Verhandlungsbericht der Deutschen Gesellschaft für Urologie

27. Tagung

vom 1. bis 4. Oktober 1975 in Düsseldorf

Tagungsleitung

D. ZOEDLER, Düsseldorf

Redigiert durch den ersten Schriftführer der Deutschen Gesellschaft für Urologie

REINHARD NAGEL, Berlin

Mit 218 Abbildungen und 130 Tabellen

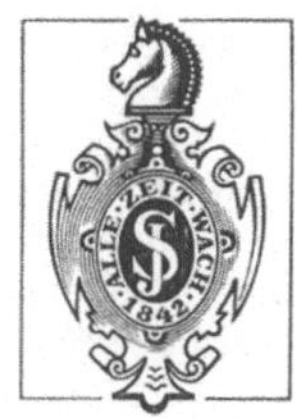

Springer-Verlag Berlin · Heidelberg · New York 1976

ISBN-13: 978-3-540-07667-4   e-ISBN-13: 978-3-642-81026-8
DOI: 10.1007/978-3-642-81026-8

Bindearbeiten: Großbuchbinderei A. Hiort, Wiesbaden

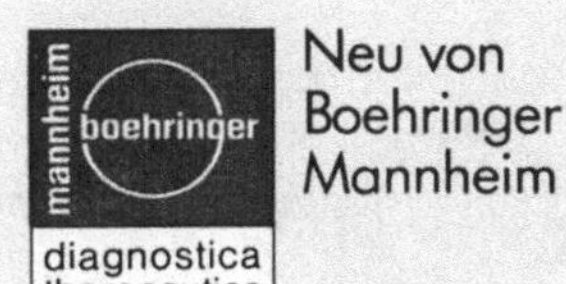

Neu von
Boehringer
Mannheim

Bei bakteriellen Infekten

Omsat®

Co-trimoxazol

praxisorientiertes
Breitband-Chemotherapeutikum

Co-trimoxazol, die Kombination von Trimethoprim und Sulfamethoxazol
hat sich in der täglichen Praxis hervorragend bewährt.

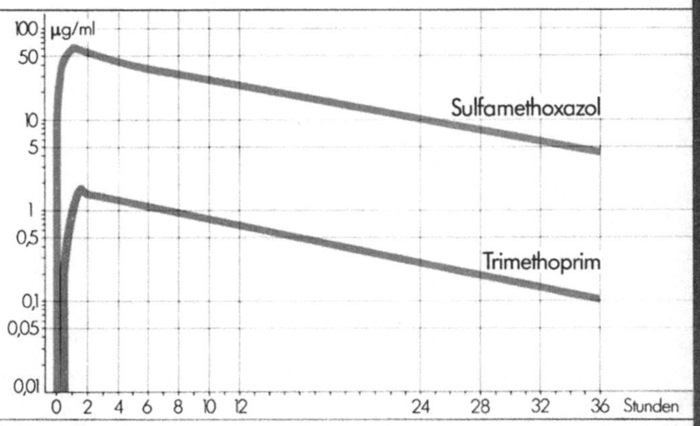

Deshalb Omsat bei Infekten –
der Harnwege, der Atemwege, des Darmtraktes,
im HNO-Bereich, in der Gynäkologie und Geburtshilfe,
in der Dermatologie und in der Pädiatrie.

*) Aus den Forschungsabteilungen Klinische Pharmakologie, Medizinische Kinetik
  und Bioanalytik von Boehringer Mannheim (1976).

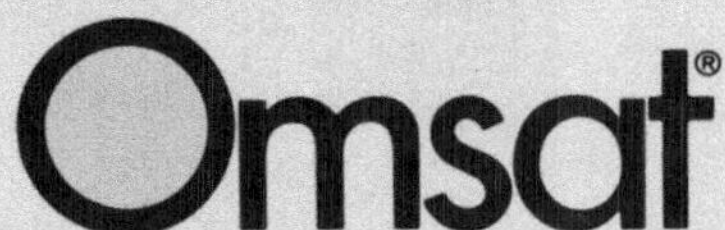

Omsat®

praxisorientiertes
Breitband-Chemotherapeutikum

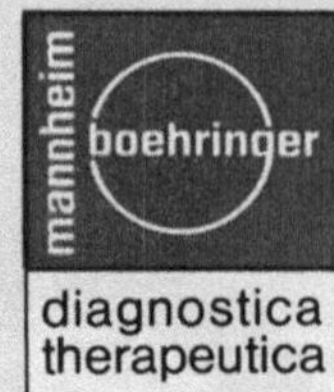

Kurzinformation zu Omsat

Zusammensetzung:

Omsat Tabletten
1 Tablette enthält:
 80 mg Trimethoprim
400 mg Sulfamethoxazol

Omsat Saft für Kinder
1 Meßlöffel (= 5 ml)
Saft für Kinder enthält:
 40 mg Trimethoprim
200 mg Sulfamethoxazol

Omsat Tabletten für Kinder
1 Tablette für Kinder enthält:
 20 mg Trimethoprim
100 mg Sulfamethoxazol

Für die Verordnung:

OP mit 20 Tabletten   17,20 DM m. MwSt.
OP mit 50 Tabletten   38,40 DM m. MwSt.
Klinikpackung mit 250 Tabletten

Saft für Kinder 100 ml   11,80 DM m. MwSt.
Klinikpackung Saft für Kinder 5 × 100 ml

OP mit 20 Tabl. für Kinder 5,40 DM m. MwSt.
OP mit 50 Tabl. für Kinder 12,80 DM m. MwSt.
Klinikpackung mit 250 Tabletten für Kinder

Dosierung:

Erwachsene und Jugendliche

Die durchschnittliche Tagesdosis von
OMSAT beträgt   2 Tabletten morgens,
          2 Tabletten abends.

Die Einnahme sollte nach dem Essen mit
etwas Flüssigkeit erfolgen.

Kinder

Durchschnittliche Tagesdosis				
Alter	Gewicht kg	Meßlöffel Saft	Kinder Tabl.	Tabl.
6. Woche – 5. Monat	4– 7	2 x ½	–	–
6. Monat – 1. Jahr	8–10	2–3 x 1	–	–
2 Jahre – 5 Jahre	10–20	2–3 x 1	2–3 x 2	2–3 x ½
6 Jahre – 12 Jahre	20–40	2–3 x 2	2–3 x 4	2–3 x 1

Indikationen:

Siehe Vorderseite der Anzeige

Kontraindikationen:

Schwangerschaft, Stillzeit,
Blutdyskrasien,
Sulfonamid-Überempfindlichkeit (Allergie
auf Sulfonylharnstoff-Antidiabetika und
saluretische Sulfonamidabkömmlinge
ebenfalls beachten),
schwere Nieren- und Leberschäden.

Omsat sollte Früh- und Neugeborenen
und in den ersten Lebenswochen sowie bei
B12- und Folsäuremangelzuständen nicht
verabreicht werden.

Nebenwirkungen:

In der angegebenen Dosierung wird die
Kombination gut vertragen.
In Einzelfällen können Exantheme auftreten
sowie Übelkeit, Erbrechen und Diarrhoe vorkommen.

Hämatologische Veränderungen sind
besonders bei älteren Patienten beobachtet
worden. Meist waren die Erscheinungen
leicht und bildeten sich nach Absetzen des
Präparates zurück.
Beschrieben wurden Thrombopenie,
Leukopenie und Neutropenie, seltener eine
Purpura oder Agranulozytose.

Vorsichtsmaßnahmen:

Bei Langzeittherapie sind Blutbildkontrollen
angezeigt. Eingeschränkte Nierenfunktion
verlangt eine Dosisreduzierung, um eine
Kumulation zu vermeiden. In einem solchen
Fall sollten Bestimmungen der Plasmakon-
zentrationen durchgeführt werden. Bei
Funktionsstörungen der Schilddrüse
sollte diese überwacht werden.
Wegen des Sulfonamidanteils keine gleichzeitige oder alternierende Behandlung mit
hexamethylentetraminhaltigen Präparaten!
Das gleiche gilt für Aufgüsse und Tees, die
Hexamethylentetramin enthalten.

Weitere Informationen enthält der
wissenschaftliche Prospekt (z. Zt. gültige
Auflage März 1976). Auch informiert
Sie gern unser Mitarbeiter im
wissenschaftlichen Außendienst.

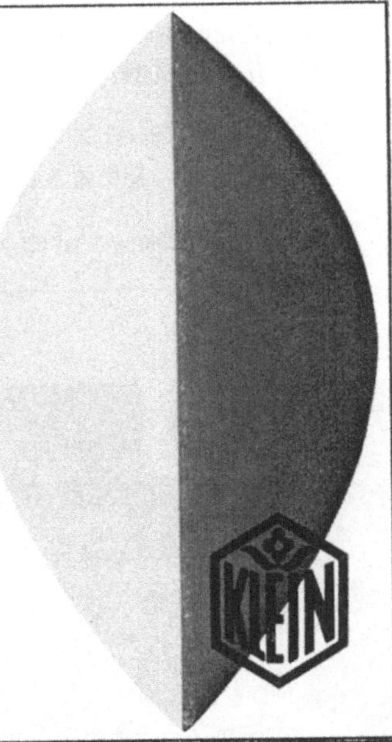

KLEIN

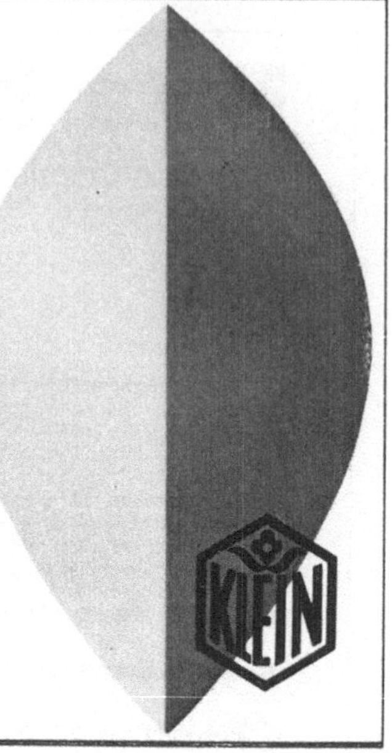

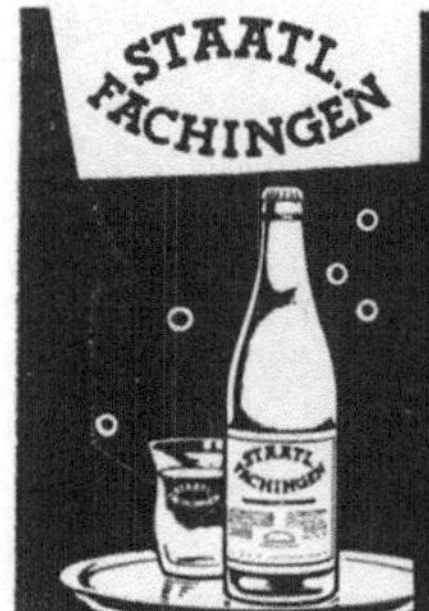

STAATL. FACHINGEN
...der rein natürliche Heilbrunnen
aus der Tiefe der Erde— STAATLICH FACHINGEN.
Als Haustrinkkur von heilwirkendem Einfluß bei ●Magen- und Darmerkran-
kungen, übermäßiger Säure (Sodbrennen) ●Stoffwechselkrankheiten (Zucker,
Behandlung unterstützend, Fettsucht) ●Krankheiten der harnableitenden Wege
und der Nierenfunktion ●Von günstigem Einfluß auf den Kalorienhaushalt. Zur
Vorbeugung und in der Rekonvaleszenz. Vermehrt z. B. auch die Diurese und
verhindert Grieß- und Steinbildung in den ableitenden Harnwegen.
Bei Krankenkassen zugelassen. Auskunft und wissenschftl. Prospekte unverbindl.
Ad usum proprium Vorzugspreise.

Refobacin

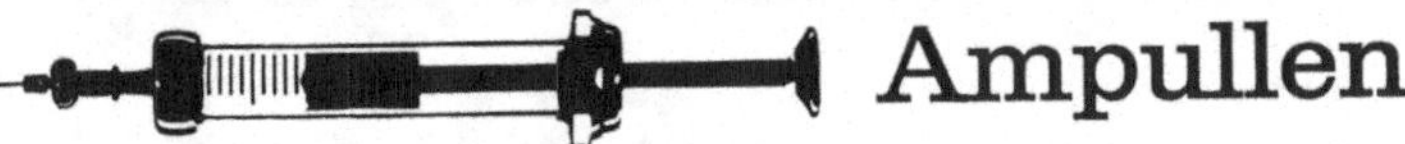

Ampullen

Hauptindikation: Pyelonephritis

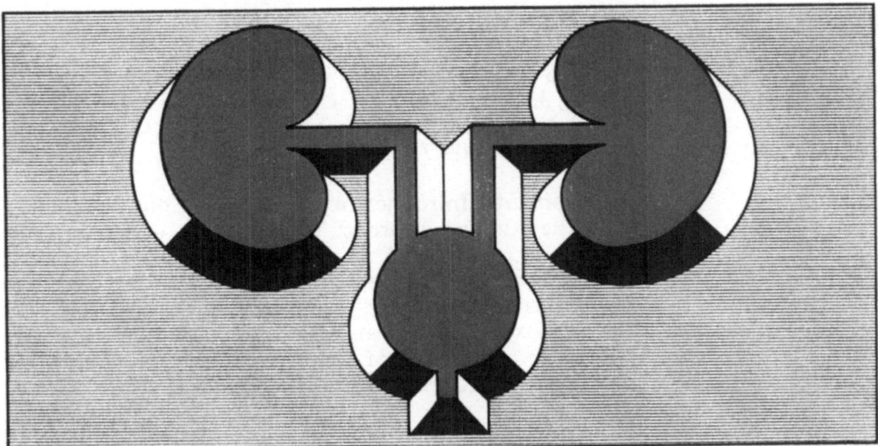

Basisinformation Refobacin-Ampullen

Bakterizides Breitband-Antibiotikum das auch Problemkeime beherrscht

Wirkstoff
Gentamycin.

Indikationen
Akute und chronische Harnwegsinfektionen. Schwere Infektionen anderer Organsysteme (z. B. Sepsis, Peritonitis, Meningitis, akute Osteomyelitis, Wund- und Weichteilinfektionen). Verbrennungen. Infektionen der Atemwege mit gentamycinempfindlichen Erregern.
Infektionen am Auge mit drohender Ophthalmie.

Kontraindikation
Erwiesene Unverträglichkeit gegenüber Gentamycin.

Nebenwirkungen und Warnhinweise
Ototoxische Nebenwirkungen sind möglich bei länger anhaltenden überhöhten Refobacin-Serumkonzentrationen, meist durch nicht der Nierenfunktion angepaßte Refobacin-Dosierung, durch absolut überhöhte Dosierungen, gleichzeitig oder früher verabreichte Aminoglykosid-Antibiotika. Da auch Diuretika wie Furosemid und Etacrynsäure möglicherweise ototoxisch wirken, ist ihre gleichzeitige Verabreichung mit Gentamycin weitgehend zu vermeiden. Es empfiehlt sich, in entsprechenden Fällen die Vestibularis- und Akustikusfunktion vor, während und nach der Refobacin-Therapie zu kontrollieren. Ein passagerer Anstieg harnpflichtiger Substanzen im Serum ist möglich. Deshalb sind besonders ältere Patienten und solche mit vorgeschädigten Nieren entsprechend zu überwachen. Auf die gelegentlich beobachteten Fälle von Nephrotoxizität bis zur Anurie unter oder nach einer Kombinationsbehandlung mit Gentamycin und zumeist hochdosiertem Cephalothin muß hingewiesen werden. Die gleichzeitige Verabreichung von potentiell nephrotoxischen Arzneimitteln ist zu vermeiden. Aminoglykosid-Antibiotika können die Wirkung von Muskelrelaxantien potenzieren. Refobacin ist in der Schwangerschaft nur bei vitaler Indikation oder bei Infektionen mit ausschließlich gentamycinempfindlichen Keimen angezeigt.

Handelsformen

Refobacin® 120	
Ampullen zu 120 mg in 2 ml	
1 Ampulle	DM 34.50
5 Ampullen	DM 146.35
Refobacin® 80	
Ampullen zu 80 mg in 2 ml	
1 Ampulle	DM 26.–
5 Ampullen	DM 104.05
Refobacin®	
Ampullen zu 40 mg in 1 ml	
5 Ampullen	DM 59.10
Refobacin® für Säuglinge und Kleinkinder	
Ampullen zu 10 mg in 2 ml	
5 Ampullen	DM 17.80
Ferrier Anstalts-Packungen	
Außerdem:	
Refobacin®-L 5 mg	
5 Trockenampullen	DM 26.80
Refobacin®-L 1 mg	
5 Trockenampullen	DM 19.60
Refobacin-L jeweils mit	Preise n. A. T.
Aqua-pro-inj.-Ampullen	Stand Sept. '75

Weitere Informationen enthält der Wissenschaftliche Prospekt, den wir Ihnen auf Wunsch gerne zusenden.

MERCK

fundierte
Diagnostik
gezielte
Therapie

Zur Diagnostik der Pyelonephritis
Nephro-Merckognost® · Hämo-Merckognost® · Merckognost® Bakteriurie
Merckobakt® BROLACIN-Agar

Zur Sensibilitätstestung gegenüber Refobacin
Merckobakt® ASS-Agar · Merckobakt® MUELLER-HINTON-Agar

Zur mikrobiologischen Konzentrationsbestimmung von Refobacin im Serum o. a. Körperflüssigkeiten
Refobacin-Test Merck

Informationen
über unser
„Diagnostica-Programm"
bereitwilligst durch
unsere Abteilung
Vertrieb Diagnostica.

MERCK

Handbuch der Urologie
Encyclopedia of Urology
Editors: L. Andersson,
R. F. Gittes, W. E. Goodwin,
W. Lutzeyer, E. Zingg

Band 13, Teil 3: Operative Urology III

R. KÜSS, C. CHATELAIN

Surgery of the Ureter

Translated from the French by A. Walsh

233 figures with more than 400 illustrations
X, 337 pages. 1975   Cloth DM 240,—; US $98.40
Subscription price Cloth DM 192,—; US $78.80
ISBN 3-540-07128-8

Contents: Introduction. — General Considerations. —
The Surgical Approach to the Ureter. — Ureterolysis. —
Ureterotomy. — Ureteral Anastomosis. — Ureterectomy.
— Replacement Ureteroplasty. — Urinary Diversion
Utilising the Ureter. — Surgery of Vesico-Uretero-Renal
Reflux. — Surgery of Megaureter. — Surgery of Ureter-
ocele. — Surgery of Retrocaval Ureter. — Surgery of the
Ureter in Kidney Transplantation. — General Conclusions.

Band 13, Teil 1

Operative Urology I

By W. Bischof, P. Bischoff, C. Franksson, R. Frey,
J. H. Harrison, J. Hellström, W. Tönnis
183 figures. XII, 460 pages (287 pages in German). 1961
Cloth DM 230,—; US $94.30
Subscription price Cloth DM 184,—; US $75.50
ISBN 3-540-02692-4

Band 13, Teil 2

Operative Urology II

By Th. Burghele, R. F. Gittes, V. Ichim, J. J. Kaufman,
A. N. Lupu, D. C. Martin
132 figures. XI, 256 pages. 1970.
Cloth DM 165,—; US $67.70
Subscription price Cloth DM 132,—; US $54.20
ISBN 3-540-05142-2

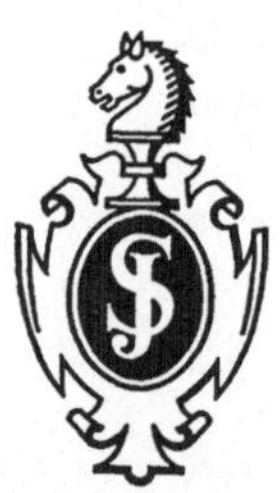

Springer-Verlag
Berlin
Heidelberg
New York

Prices are subject to change without notice

A 6

INHALTSVERZEICHNIS

Einleitender Vortrag

Urologische Komplikationen bei gynäkologischen Erkrankungen, Operationen und nach Strahlentherapie (Obere Harnwege)

Moderator: W. Lutzeyer, Aachen

Operative und konservative Therapie der Ureterstenose

IV

Urologische Komplikationen bei gynäkologischen Erkrankungen, Operationen und nach Strahlentherapie (Blase und Harnröhre)

Moderator: R. Nagel, Berlin

V

Freie Vorträge

Moderator: F. Truss, Göttingen

Funktionelle Erkrankungen der ableitenden Harnwege bei der Frau (Blase)

Moderator: R. Hohenfellner, Mainz

Radiologische und urodynamische Meßmethoden

Operative Verfahren zur Therapie der Streßinkontinenz

Inkontinenzoperationen nach Marshall-Marchetti

Andere Suspensionsoperationen

Die Reizblase

Moderator: H. Marberger, Innsbruck

Funktionelle Erkrankungen der ableitenden Harnwege bei der Frau (Harnröhre)

Moderator: K. F. Albrecht, Wuppertal

Freie Vorträge

Moderator: A. Sigel, Erlangen

Bakterielle und mykotische Erkrankungen der ableitenden Harnwege bei der Frau

Moderator: P. Mellin, Essen

X

Urologie und Schwangerschaft

Moderator: H. Klosterhalfen, Hamburg

Rundtischgespräch über die Implantation von Kunststoffprothesen in der Urologie

Moderator: J. Auvert, Paris

XII

Begrüßungsansprache des Präsidenten

Herzlich willkommen zum XXVII. Kongreß der Deutschen Gesellschaft für Urologie in Düsseldorf!

Meine sehr verehrten Damen, verehrte Gäste, verehrte Kollegen!

Zur Eröffnung des Deutschen Urologenkongresses begrüße ich Sie alle und freue mich über die zahlreichen Gäste aus fast allen europäischen Ländern: Belgien, Bulgarien, Dänemark, England, Frankreich, Griechenland, Italien, Jugoslawien, den Niederlanden, Norwegen, Österreich, Polen, Rumänien, Schweden, Schweiz, Ungarn und aus Übersee.

Sie sehen, meine Damen und Herren, Wissenschaft kennt keine Grenzen, bis auf eine, die innerdeutsche Grenze, die von unseren amtierenden Kollegen aus dem anderen Teil Deutschlands auch diesmal nicht überwunden werden kann.
Wir grüßen sie in landsmannschaftlicher und kollegialer Verbundenheit.

Ich begrüße, als Vertreter des Ministers für Wissenschaft und Forschung, Herrn Ministerialdirigenten von Medem und die Herren des Ministeriums für Arbeit, Gesundheit und Soziales, ferner die Vertreter der Landesregierung. Die Universität Düsseldorf ist durch den Dekan der Medizinischen Fakultät, Herrn Prof. Dr. von Harnack, vertreten.
Ich begrüße den Oberbürgermeister der Stadt Düsseldorf, Herrn Klaus Bungert, und die Vertreter der Städtischen Gesundheitsbehörde.
Besonders herzlich heiße ich unsere Ehrengäste willkommen, die Präsidenten befreundeter wissenschaftlicher Gesellschaften und hier besonders den Präsidenten und stellvertretenden Präsidenten der Deutschen Gesellschaft für Chirurgie, Herrn Prof. Dr. Kremer und Herrn Prof. Dr. Carstensen, die Vertreter der Deutschen Krankenhausgesellschaft, des Chefärzteverbandes, vor allem aber die Ehrenmitglieder unserer Gesellschaft.

Meine Damen und Herren, einige Worte der Begrüßung wird Herr Oberbürgermeister Bungert an uns richten.
Mein besonderer Gruß gilt den zahlreichen gynäkologischen Kollegen, mit denen uns die Thematik dieses Kongresses verbindet.
Ich freue mich besonders, daß der Präsident der Deutschen Gesellschaft für Gynäkologie und Geburtshilfe, Herr Prof. Thomsen, anwesend ist und zu unserer gemeinsamen Thematik die Grüße und Wünsche der Deutschen Gesellschaft für Gynäkologie und Geburtshilfe überbringt.

Meine Damen und Herren, Herr Bundespräsident Walter Scheel, den eine recht innige Beziehung zur Urologie mit uns verbindet, wünscht dem Kongreß einen erfolgreichen Verlauf.

Meine Damen und Herren, ich habe die Freude, einige Ehrungen vornehmen zu können und bitte die genannten Herren auf das Podium.
Der Vorstand der Deutschen Gesellschaft für Urologie hat beschlossen, Herrn Prof. Dr. Werner Staehler in Anerkennung seiner hervorragenden Verdienste für die Urologie die *Ehrenmitgliedschaft* anzutragen.

Zu *korrespondierenden Mitgliedern* der Deutschen Gesellschaft für Urologie werden in Würdigung ihrer wissenschaftlichen Verdienste und der Förderung fachlicher und kollegialer Beziehungen unserer Länder die Herren Boer, Niederlande, und Fritjofsson, Schweden, ernannt.
Ich darf Ihnen die Urkunden überreichen und Sie zu dieser Ehrung beglückwünschen.

Meine Damen und Herren, seit der letzten Tagung in München sind folgende Mitglieder von uns gegangen.

Ich darf Sie bitten, sich zum ehrenden Angedenken von ihren Plätzen zu erheben.
Prof. Dr. Eggers, Wolfenbüttel
Dr. Rossbach, Friedrichshafen
Prof. Dr. Simons, Rheydt,
Dr. Schlicht, Mannheim
Ich danke Ihnen.

Meine Damen und Herren, zum erstenmal in der Geschichte der Deutschen Urologie steht als Präsident der Deutschen Gesellschaft ein Nicht-Habilitierter vor Ihnen.

Ich empfinde diesen Moment daher in besonderem Maße als den Höhepunkt eines urologischen Berufslebens und gedenke dankbar meiner urologischen Lehrer, denen ich es verdanke und die die Schuld daran haben, daß ich hier heute vor Ihnen stehe:

Walter Paetzel, Chefarzt der Urologischen Abteilung im Krankenhaus Berlin-Neukölln, der mich in die Urologie einführte und mir den Sinn für das Praktikable vermittelte und

Hans Boeminghaus, der mich hier quasi zur Podiumsreife führte.

Ihnen allseits, verehrter Herr Prof. Boeminghaus, dem Nestor, dem ehemaligen Boss und Papst der Deutschen Urologie von ganzem Herzen Dank!

Meine Damen und Herren, gestatten Sie mir aus aktuellem Anlaß einige persönliche Worte zur Lage und einen persönlichen Appell an die jüngeren Kollegen:

Auch wenn alle drei im Bundestag vertretenen Parteien eine Sozialisierung oder Vergesellschaftung des Gesundheitswesens und damit unseres Berufsstandes weit von sich weisen, so ist doch die staatliche Einflußnahme in die innere Struktur des Krankenhauses längst vollzogen und staatlicher Dirigismus in die ärztliche Selbstverwaltung hinein wird als notwendig erachtet.

Die unvorstellbaren Kosten des Systems überzogener sozialer Sicherungen und Leistungen führten zu Denkanstößen staatlicher, politischer und gesellschaftlicher Institutionen. Bis auf eine Ausnahme steht in fast allen diesen Denkmodellen nicht etwa ein Mehr an Eigenverantwortlichkeit und Selbstbestimmung, ein Mehr an Mündigkeit des Bürgers im Mittelpunkt der Überlegung, sondern das Heil wird in mehr Dirigismus, in dem Ruf nach mehr Staat gesucht.

Wohin der Ruf nach immer mehr Staat letzendlich führen muß, steht außer Frage.

Die Sozialisierung des Ärztestandes würde sicher die Lebenserwartung der Ärzte erhöhen, für die Patienten fürchte ich das Gegenteil.

Jeder von uns sieht in dem scheibchenweisen Verlust ärztlicher Selbstbestimmung das Ende dieser Selbstbestimmung näherkommen und viele stellen resignierend fest, daß diese Entwicklung doch nicht aufzuhalten sei. Das ist falsch, denn gerade die Kostenfrage, die den Machern auf den Nägeln brennt, bietet die Möglichkeit des Eingreifens, wie es vor ein paar Tagen erst durch den Verband der niedergelassenen Ärzte praktiziert wurde.

Meine Herren, an uns liegt es, Fehlentwicklungen aufzuzeigen und Korrekturen vorzuschlagen, nicht in Konservativismus zu verharren, sondern eines der anerkannt effektivsten Systeme präventiver und kurativer ärztlicher Versorgung fortzuentwickeln, lebendig und flexibel zu erhalten und vor allem seine Funktionstüchtigkeit unter Beweis zu stellen. Das heißt auch, falschen oder böswilligen Interpretationen entgegenzuwirken.

Überlassen Sie das nicht nur den Funktionären!

Funktionäre bedürfen der täglichen Motivation!

Wenn Sie, meine jungen Kollegen, Ihre Unabhängigkeit erhalten wollen, dann werden Sie das nur erreichen, wenn Sie über Ihre Praxis- oder Kliniktätigkeit hinaus aktiv mitarbeiten in Ihrem Verband, Ihrer Gesellschaft, Ihrer Partei, wenn Sie die Arbeit der Ärztekammern unterstützen und wenn sie die ärztlichen Verbände untereinander nicht in Kompetenzstreitereien erschöpfen.

An der Basis werden die Weichen gestellt, gleich in welcher Partei oder in welchem Verband. Sie könnten die Richtung mitbestimmen, wenn Sie sich nur etwas engagierten.

Zurück zur Urologie: Meine Damen und Herren, selbst die Urologie leistet ihren Beitrag zum Jahr der Frau: Gynäkologische Urologie.

Ein Begriff, der mit dem Namen Walter Stöckel untrennbar verbunden ist, der 1909 beim Urologenkongreß in Berlin, als erstmals die gynäkologische Urologie auf dem Programm stand, das Hauptreferat über dieses Thema hielt. Einige Jahre zuvor war er auf Betreiben seines Lehrers und späteren Schwiegervaters, Geheimrat Fritsch, zu dem Urologen Prof. Viertel nach Breslau gegangen, um sich in die Geheimnisse der endoskopischen Urologie einführen zu lassen.

50 Jahre später stand die gynäkologische Urologie wieder als ein Hauptthema in einem urologischen Kongreßprogramm: 1959 in Berlin, und zwar für einen ganzen Nachmittag. Diesmal reichen die 2½ Kongreßtage kaum aus, und selbst die Eröffnung mußte zugunsten des wissenschaftlichen Programms gekürzt werden.

Wenn hier Gynäkologen und Urologen gemeinsam die Probleme gynäkologischer Urologie diskutieren, so steht der Erfahrungsaustausch im Mittelpunkt und damit ist ein Ziel dieses Kongresses die Intensivierung einer harmonischen und kollegialen Kooperation zwischen Gynäkologen und Urologen.

Mir bleibt nur zu hoffen, daß Ihre Erwartungen an Information, an interdisziplinärer Harmonisierung und an Vertiefung persönlicher, kollegialer und freundschaftlicher Kontakte in Erfüllung gehen.

Dr. D. Zoedler
Chefarzt der Urologischen Abteilung
der Klinik Golzheim
Friedrich-Lau-Straße 11
D-4000 Düsseldorf

Begrüßungsansprache
des Herrn Oberbürgermeisters
der Landeshauptstadt Düsseldorf, Klaus Bungert

Herr Präsident, meine sehr verehrten Damen und Herren!

Düsseldorf freut sich, nach rund 10 Jahren wieder einmal gastgebende Stadt Ihres Kongresses, des Kongresses der Deutschen Gesellschaft für Urologie, sein zu dürfen. Zur Eröffnung heiße ich Sie alle, die Mitglieder der Gesellschaft, die Referenten des Kongresses, Ihre Gäste und insbesondere natürlich die Gäste aus dem Ausland im Namen der Landeshauptstadt herzlich willkommen.

Meine Damen und Herren, angesichts der Tatsache, daß der Präsident Ihrer Gesellschaft, Herr Dr. Zoedler, Düsseldorfer ist, lag es vielleicht nahe, daß Sie mit Ihrer Tagung wieder einmal an den Rhein kamen, doch ich glaube, daß darüber hinaus noch manche andere unsere Stadt ehrende Gründe Ihren Entschluß beeinflußt haben. Ich möchte Ihnen für Ihre Entscheidung zugunsten Düsseldorfs jedenfalls sehr herzlich danken. Mit dem Namen Düsseldorf verbindet sich meist die Vorstellung von wirtschaftlicher Bedeutung. Daß hier z. B. auch Wissenschaft und Forschung zu Hause sind, ist im allgemeinen im Bewußtsein nur Weniger verankert. Die Landeshauptstadt hat sich in den letzten Jahrzehnten vor allem auch zu einem Zentrum der Medizin entwickelt. Sie verdankt dies insbesondere der früheren Medizinischen Akademie und heutigen Medizinischen Fakultät an der Düsseldorfer Universität sowie den zahlreichen medizinischwissenschaftlichen Instituten und Organisationen und den maßgebenden Verbänden des Krankenhauswesens, die hier ihren Sitz haben. Nicht vergessen sei in diesem Zusammenhang die Vielzahl bedeutender Tagungen mit medizinischer Themenstellung. In die Tradition dieser Tagungen reiht sich Ihre Veranstaltung, so meine ich, würdig ein. Düsseldorf hat heute ganz allgemein als Kongreßstadt und internationaler Treffpunkt einen hervorragenden Ruf. Dafür sind wohl eine Reihe von Faktoren verantwortlich, nicht zuletzt aber auch die Tatsache, daß diese Stadt es verstanden hat, sich trotz aller Hektik und Dynamik auch noch humane Züge zu bewahren. Ich glaube, Düsseldorf hat sich zu Recht zu einer Stadt der Kunst und Kultur entwickelt, Düsseldorf ist darüber hinaus eine allen schönen Dingen des Lebens aufgeschlossene Stadt. Hier sind Tradition und Brauchtum ebenso zu Hause wie Sport, Entspannung und frohe Geselligkeit.

Nun, meine Damen und Herren, Sie sind nicht als Touristen zu uns in die Stadt gekommen, Sie haben vielmehr anstrengende und sehr verantwortliche Tage vor sich. Ihr Kongreß dient dem wichtigen Gedanken- und Erfahrungsaustausch über die neuesten Erkenntnisse in einem medizinischen Teilbereich, zu dessen Entwicklung, so glaube ich, gerade auch in dieser Stadt ein wichtiger Beitrag geleistet wird. Wir haben allen Grund, dieser Tagung in jeder Hinsicht einen vollen Erfolg zu wünschen. Möge Ihre Arbeit im Kampf gegen menschliches Leid hier neue und entscheidende Impulse erfahren. Ich würde mich aber freuen, wenn Ihnen nach der Auseinandersetzung mit den ernsten Problemen doch auch noch Zeit bliebe, Düsseldorf von seiner angenehmen Seite, die ich hier eben andeutungsweise vorzustellen versuchte, kennenzulernen. Ich wünsche Ihnen jedenfalls einen recht angenehmen Aufenthalt und hoffe, daß Sie nicht nur von Ihrer Tagung, sondern auch von unserer Stadt am Rhein viele gute und positive Eindrücke mit nach Hause nehmen. Herzlichen Dank!

Klaus Bungert
Oberbürgermeister der Landeshauptstadt
D-4000 Düsseldorf

Begrüßungsansprache des Präsidenten der Deutschen Gesellschaft für Gynäkologie und Geburtshilfe, Professor Dr. Klaus Thomsen

Herr Präsident, meine Damen und Herren!

Ich bin sehr dankbar, daß ich Ihnen die Grüße der Deutschen Gesellschaft für Gynäkologie und Geburtshilfe zu Ihrer Tagung überbringen darf. Wir sind Ihnen dankbar, daß Sie dieses wichtige, für uns traditionelle Teilgebiet der gynäkologischen Urologie zu Ihrem Hauptthema gemacht haben. Dieses Gebiet hat eine alte Tradition in unserem Fach, ausgehend von der Schule Stöckel zwischen den beiden Weltkriegen in Berlin, fortgeführt durch die Schule Martius in Göttingen und jetzt fortgeführt durch Herrn Beck in Düsseldorf, Herrn Friedberg in Mainz und Herrn Käser in Basel, um nur einige zu nennen. Herr Friedberg, mein Amtsvorgänger, hat der gynäkologischen Urologie während des letzten Kongresses vor einem Jahr in Wiesbaden einen ganzen Tag gewidmet unter Beteiligung von Urologen. Wir alle haben als Assistenten, wie selbstverständlich, auch das Teilgebiet der gynäkologischen Urologie gelernt und ich selbst habe meinem Chef nicht selten bei einer Nephrektomie assistiert, Fisteln operiert, gynäkologische Plastiken ausgeführt und vieles andere mehr. Inzwischen hat sich die Urologie als Fach etabliert, und wie wir an diesem Kongreß sehen, hat sich dieses Fach zu einem bedeutenden Fach entwickelt. Es gibt sicher in mancher Beziehung Abgrenzungsschwierigkeiten:

Was gehört zum Urologen, was gehört zum Gynäkologen. Und jedes neue oder neuere Fach hat gewisse Ausbreitungstendenzen, das haben wir in jedem sich neu etablierten Fach erlebt. Ich glaube, wir sollten dieses Problem durch Kooperation lösen, da es anders nicht geht. Ich habe in Stockholm erlebt, wie eine plastische Operation bei einem Deszensus gemacht wurde durch den plastischen Chirurgen, der der Meinung war, hier gibt es zwar eine Harninkontinenz, aber das Entscheidende ist die Lageveränderug und das ist eine plastische Operation, die in das Gebiet der plastischen Chirurgie gehört. Ich glaube, so weit sollte man nicht gehen. Wir müssen alle durch Kooperation gegenseitig voneinander lernen. Es gibt nicht überall einen Urologen und die extreme Entwicklung nach der anderen Seite, insbesondere in Kliniken, in denen der Urologe sozusagen griffbereit ist und in 2 bis 5 Minuten im Operationssaal sein kann, ist nicht überall gegeben. Es muß also der Gynäkologe in Notsituationen oder bei unerwarteten Komplikationen jederzeit in der Lage sein, auch urologische Komplikationen meistern zu können. Schon aus diesem Grunde sollten die Urologen ständig mit den Gynäkologen Kontakt haben und die Gynäkologen sollten ständig versuchen, von den Urologen zu lernen. Die große Teilnahme von Gynäkologen an diesem Kongreß beweist, daß wir für die Kooperation sind. Das andere Extrem: Ureter in Sicht, Urologen bitten, ist sicher auch nicht richtig. Und so fasse ich die große Teilnahme von Gynäkologen an diesem Kongreß auf: Kooperation, gemeinsames Vorgehen, gegenseitig voneinander lernen. In diesem Sinne darf ich dem Präsidenten einen erfolgreichen Verlauf dieses Kongresses wünschen, und ich hoffe, daß er die Aufgabe meistern kann, eine so große Zahl von Vorträgen in so wenigen Tagen unterzubringen. Viel Glück für den Kongreß und viel Erfolg.

Prof. Dr. Klaus Thomsen
Direktor der Universitätsfrauenklinik
Martinistraße 52
D-2000 Hamburg-Eppendorf

Einleitender Vortrag

W. Spann: **Aufklärungspflicht — Kunstfehler — Haftpflicht**

Das Thema „Aufklärungspflicht — Kunstfehler — Haftpflicht" ist so weit gespannt, daß man ein Semester damit füllen könnte. Vielleicht ist es vermessen, es in der zur Verfügung stehenden Zeit abzuhandeln. Ich möchte es trotzdem versuchen.

1. Aufklärungspflicht

Die Verpflichtung des Arztes zur Aufklärung des Patienten kann entweder aus dem Behandlungsvertrag gegeben sein oder als Voraussetzung für die Rechtswirksamkeit der Einwilligung zu einem Eingriff geboten sein.

a) Der Patient hat ein Recht darauf, aus dem Dienstvertrag, der in der Regel zwischen ihm und dem Arzt zustande kommt, Aufklärung über Befunde, Diagnose und Prognose zu erhalten. Macht der Patient von diesem seinem Recht keinen Gebrauch, zeigt er z. B. kein Interesse an einer Information, so besteht für den Arzt — abgesehen von den Vorschriften des Gesetzes über Geschlechtskrankheiten — keine Verpflichtung zur Aufklärung.

b) Ein rechtmäßiger operativer Eingriff setzt voraus, daß eine medizinische Indikation besteht, der Patient in den Eingriff rechtswirksam eingewilligt hat und daß der Eingriff nicht gegen die Regeln der ärztlichen Kunst verstößt.

Rechtswirksam ist die Einwilligung des Patienten nur dann, wenn sie aus einer klaren Einsicht in die Situation gegeben wurde. Klare Einsicht in die Situation kann der Patient wiederum nur durch eine umfassende Aufklärung über Befunde, Diagnose, geplanten Eingriff, Risiko und Prognose erhalten.

Einen breiten Raum in der Literatur nehmen die Probleme der Begrenzung der Aufklärung ein. Dabei ist es unstrittig, daß eine Verpflichtung zur Aufklärung über alle nur denkbaren Risiken nicht besteht. Nach wie vor ist nach höchstrichterlicher Rechtsprechung herrschende Meinung, daß eine Aufklärung nur über sog. typische Gefahren zu erfolgen habe. Es ist mehrfach versucht worden, den Begriff „typische Gefahren" zu objektivieren. Als grobe Orientierung mag gelten: Eine Gefahr bzw. ein Risiko ist dann als typisch anzusehen, wenn mit seinem Eintreten mit mehr als 1 % Häufigkeit zu rechnen ist.

Obwohl für Aufklärung und Einwilligung die Schriftform nicht erforderlich ist, empfiehlt es sich aus Beweisgründen, die Einwilligung nach Aufklärung schriftlich zu verlangen.

Grundsätzlich gilt: Je weniger dringend ein operativer Eingriff geboten ist um so ausführlicher und weitergehend hat die Aufklärung zu erfolgen und umgekehrt. Aus diesem Grundsatz ist ersichtlich, daß die eben genannte Zahl von 1 % nur ein grober Richtwert sein kann, der z. B. bei rein kosmetischen Eingriffen viel zu hoch liegt, weil hier sehr weitgehend auch über entfernt mögliche Risiken aufgeklärt werden muß. Schließlich kommt es noch darauf an, welchen Stellenwert ein mögliches Risiko im Leben eines Patienten hat. So ist z. B. in jedem Falle über eine entfernt liegende Möglichkeit des Eintretens einer Sterilität nach einem Eingriff aufzuklären.

Obwohl in jüngerer Zeit, insbesondere in der Rechtslehre, für die Fähigkeit rechtswirksam einwilligen zu können, neben dem Lebensalter zunehmend auf die Einsichtsfähigkeit des Patienten abgestellt wird, ist auch im Hinblick auf Größe und Dringlichkeit des Eingriffes für die tägliche Praxis die Grenze der Volljährigkeit, die Vollendung des 18. Lebensjahres ein wertvoller Anhaltspunkt.

Ist ein Patient nicht einsichtsfähig, z. B. bewußtlos, und der Eingriff aus vitaler Indikation dringend geboten, so kann die Einwilligung durch die mutmaßliche Einwilligung des Patienten ersetzt werden. Der Arzt darf eine solche mutmaßliche Einwilligung jedoch nur dann annehmen, wenn sie nach seiner Überzeugung dem mutmaßlichen Willen des Patienten entspricht. Beim nichteinsichtsfähigen Minderjährigen ist die Einwilligung von beiden Eltern erforderlich. Verweigern die Eltern die Einwilligung und kann aus vitaler Indikation nicht zugewartet werden, so ist der Arzt verpflichtet, auch ohne Einwilligung den Eingriff durchzuführen.

Handelt der Arzt in einem solchen Falle nicht, macht er sich möglicherweise einer fahrlässigen Tötung schuldig.

Die Weigerung eines einsichtsfähigen Patienten hat der Arzt auch bei vitaler Indikation zu respektieren.

Im Gegensatz zur Auffassung vieler Ärzte salus aegroti suprema lex, geht die höchstrichterliche Rechtsprechung eindeutig nach dem Grundsatz voluntas aegroti suprema lex. Wir Mediziner sollten zur Kenntnis nehmen, daß sich auf diesem Gebiet die Auffassungen geändert haben und gerade in der heutigen Zeit nicht mehr an Verantwortung zu übernehmen trachten, als unbedingt erforderlich und dem Patienten, der als Staatsbürger während der letzten Jahrzehnte beachtliche persönliche Freiheiten dazugewonnen hat, eindeutig und klar den ihm zustehenden Teil an Eigenverantwortung für die Entscheidung überlassen.

Nur dort, wo die Aufklärung eines schwer oder gar unheilbar Kranken einen negativen Einfluß auf den Krankheitsverlauf erwarten läßt, ist die höchstrichterliche Rechtsprechung bereit, von der rückhaltlosen Aufklärung abzusehen. Dabei sind wir Ärzte und die meisten Juristen, die persönlich oder im Kreise der engeren Familie mit dem Problem direkt befaßt waren, uns darüber einig, daß die Vorhersehbarkeit der psychischen Belastbarkeit eines Patienten außerordentlich problematisch ist.

2. Kunstfehler

Der Begriff „Kunstfehler" als solcher findet sich in keiner Gesetzesvorschrift, insbesondere nicht als Tatbestand im Strafgesetzbuch. Nach den Vorschriften des BGB hat der Arzt mit der erforderlichen Sorgfalt zu behandeln. Dies bedeutet, daß er entsprechend den Regeln der ärztlichen Kunst vorzugehen hat. Als Kunstfehler ist ein Verstoß gegen die von Wissenschaft und Praxis anerkannten Regeln und Erkenntnisse der ärztlichen Kunst zu verstehen. Dies bezieht sich sowohl auf die Diagnose als auch auf die Therapie. In diesem Zusammenhang ist es wichtig zu wissen, daß ein Abweichen von den Regeln der ärztlichen Kunst nicht prinzipiell verboten ist, es muß jedoch begründet sein. Beim Abweichen von den Regeln der ärztlichen Kunst liegt das Risiko beim Arzt. Ein Verstoß gegen die Regeln der ärztlichen Kunst kann sowohl in einem aktiven ärztlichen Handeln als auch in einem Nichttun — also Unterlassen — begründet sein. Ein Verschulden des Arztes kann dann bereits gegeben sein, wenn der Arzt einen Fall übernimmt und er bei der Fallübernahme wissen mußte, daß er aufgrund seiner Kenntnisse, Erfahrungen und persönlichen Möglichkeiten nicht in der Lage ist, den Patienten entsprechend den Regeln der ärztlichen Kunst zu behandeln.

In der Urologie stellt sich, wie in allen operativen Fächern, die Frage des Kunstfehlers im Zusammenhang mit operativem Vorgehen. Rechtmäßig ist der Eingriff nur dann, wenn er ex ante indiziert ist, lege artis durchgeführt wird und der Patient rechtmäßig eingewilligt hat. Fehlt z. B. die Rechtmäßigkeit der Einwilligung dadurch, daß der Patient nicht wie erforderlich aufgeklärt wurde, so ist die Rechtmäßigkeit des gesamten Eingriffes in Frage gestellt, was häufig dazu benutzt wird, um zunächst ein Strafverfahren wegen Körperverletzung in Gang zu setzen. Der einzige Rechtfertigungsgrund, der dem ärztlichen Eingriff den Tatbestand der Körperverletzung nimmt, ist die Einwilligung.

Wird nach einem Eingriff von Seiten des Patienten gegen den Arzt der Vorwurf des Kunstfehlers erhoben, so besteht grundsätzlich die Möglichkeit einer Strafanzeige wegen Körperverletzung oder zivilrechtliches Vorgehen mit dem Ziele des Schadenersatzes. In der Mehrzahl aller Fälle wird zivilrechtlich Schadenersatz angestrebt. Nicht selten wird zunächst — um die Ermittlungen auf Staatskosten durchführen zu lassen — ein Strafverfahren eingeleitet und gleichzeitig oder später zivilrechtlich vorgegangen.

Im Strafverfahren muß dem Arzt durch die Staatsanwaltschaft ein Verschulden, in der Regel Fahrlässigkeit, nachgewiesen werden. Im Zivilverfahren muß der Kläger in der Regel die Fahrlässigkeit beweisen. Handelt es sich jedoch bei Ansprüchen gegen den Arzt um die typischen Folgen grober Behandlungsfehler, so muß der Patient im Schadenersatzprozeß die Ursächlichkeit für den eingetretenen Schaden nicht beweisen.

Der Begriff der Fahrlässigkeit wird im Straf- und Zivilrecht unterschiedlich definiert.

In beiden Verfahren muß neben dem Verschulden nachgewiesen werden, daß zwischen dem ärztlichen Tun bzw. Nichttun und dem eingetretenen Erfolg — in der Regel Mißerfolg — ein ursächlicher Zusammenhang besteht. Es liegt in der Natur der Sache, daß es in zahlreichen Fällen ex post außerordentlich schwierig zu beurteilen ist, ob sowohl ein fahrlässiges Handeln des Arztes vorliegt und ob dieses Handeln tatsächlich zum Mißerfolg geführt hat.

Es ist bekannt, daß schon bei relativ unkomplizierten Geschehnisabläufen, wie z. B. Verkehrsunfällen, rückblickend eine Fahrlässigkeit dem Verursacher nicht selten nicht nachgewiesen werden kann, obwohl ein negativer Erfolg eingetreten ist. Überall dort, wo neben technischen Problemen biologische Geschehnisabläufe mit zu berücksichtigen sind, steigt die Schwierigkeit. Selbst relativ einfache medizinische Fragestellungen kann der Richter in der Regel nicht ohne die Hilfe eines Sachverständigen beurteilen. Daraus folgt, daß praktisch in jedem Falle, in dem ein ärztliches Fehlverhalten zu beurteilen ist, der Arzt als Sachverständiger zugezogen werden muß.

3. Haftpflicht

Im Gegensatz zum Strafrecht, bei dem die Einzelperson ein Verschulden persönlich zu vertreten hat, obliegt im Zivilrecht die Haftung aus Vertrag ausschließlich dem Arzt als Vertragspartner des Patienten. Dies gilt auch für Personen, deren er sich zur Erfüllung seiner vertraglichen Verpflichtungen bedient. Wird also vom Patienten ein Schadenersatz auf eine Verletzung der Vertragspflichten gestützt, so hat der Arzt auch das Handeln aller Personen, die an der Behandlung beteiligt waren, voll zu vertreten und dafür einzustehen.

Wird die Schadenersatzforderung auf ein Verschulden außerhalb des Vertrages gestützt, z. B. auf unerlaubte Handlung, so hat der Arzt ein Verschulden von Personen, deren er sich bei der Verrichtung seiner Tätigkeit bedient, nur dann zu vertreten, wenn er bei der Auswahl dieser Personen und der Überwachung nicht die erforderliche Sorgfalt beachtet hat.

Der Begriff der Fahrlässigkeit richtet sich im Strafrecht nach den persönlichen Kenntnissen und Fähigkeiten des Arztes, der den Eingriff durchführt. Demgegenüber handelt zivilrechtlich der Arzt dann fahrlässig, wenn er die im Verkehr erforderliche Sorgfalt außer acht läßt.

In der Tat hängen die Probleme — Aufklärungspflicht, Kunstfehler und Haftpflicht —, zu denen Stellung zu nehmen mich Ihr Präsident gebeten hat, eng zusammen und spielen für die Beurteilung von ärztlichem Fehlverhalten und vor allem auch für deren Vermeidbarkeit eine entscheidende Rolle.

Sollte Ihnen — was heute nicht selten der Fall ist — der Vorwurf eines Fehlverhaltens im Zusammenhang mit einem Mißerfolg gemacht werden, so empfiehlt es sich zunächst in jedem Falle, auch wenn Sie davon überzeugt sind, daß ein Verschulden Sie nicht trifft, schon um keine Frist zu versäumen, Ihre Haftpflichtversicherung zu verständigen. Dringend abgeraten werden muß von allen Versuchen, etwas zu vertuschen oder gar der Vornahme von Korrekturen im Krankenblatt. Im Falle eines unvorhergesehenen tödlichen Ausganges empfiehlt es sich praktisch immer, wie bei Verdacht eines unnatürlichen Todes, den gesetzlichen Vorschriften folgend die Behörde zu informieren und um Aufklärung zu bitten und nicht mit einem in der Regel nicht beweisbaren natürlichen Tod zu operieren.

Bei behördlichen Untersuchungen im Zusammenhang mit dem Verdacht einer fahrlässigen Körperverletzung oder fahrlässigen Tötung werden polizeiliche Ermittlungen eingeleitet, in derem Zuge der behandelnde Arzt in der Regel vernommen wird. Der vernehmende Polizeibeamte ist den gesetzlichen Vorschriften entsprechend verpflichtet, den Arzt wie jeden anderen zunächst Beschuldigten darauf hinzuweisen, daß es ihm freistehe, ob er eine Aussage machen wolle oder nicht. Die Entscheidung darüber, ob dem ermittelnden Polizeibeamten gegenüber eine Aussage gemacht wird oder nicht, liegt somit ausschließlich bei dem beschuldigten Arzt. Die Beurteilung, ob bestimmte Sachverhalte in einem späteren Strafverfahren Bedeutung erlangen oder nicht, ob sie zum Vor- oder Nachteil des Beschuldigten verwertet werden können, ist ex ante außerordentlich schwierig.

Ebensogut, wie jeder praktisch tätige Arzt jederzeit in die Situation eines Beschuldigten geraten kann, kann er auch durch ein Gericht zum Sachverständigen ernannt werden und hat dann in dieser Situation nach bestem Wissen und Gewissen aufgrund seiner Fachkenntnisse ein Gutachten zu erstatten, in dem er sich keinesfalls zur Schuldfrage, also ob ein Handeln z. B. fahrlässig gewesen ist oder nicht, äußern soll, da dies ausschließlich in den Zuständigkeitsbereich des Gerichtes fällt.

Für die Problematik der Begutachtung sollte es sich eigentlich von selbst verstehen, daß die Grenze der Kollegialität dort enden muß, wo die Interessen eines anderen, eines Patienten, beginnen.

Prof. Dr. med. W. Spann
Direktor des Institutes für
Rechtsmedizin der Universität
Frauenlobstraße 7a
D-8000 München 2

Urologische Komplikationen
bei gynäkologischen Erkrankungen, Operationen
und nach Strahlentherapie (Obere Harnwege)

W. Lutzeyer: **Einführung in die Thematik**

Herr Präsident, meine sehr verehrten Damen und Herren!

Hiermit eröffne ich die Vormittagssitzung, die zu leiten ich die Ehre habe.

Niere, Harnleiter und Blase bilden eine funktionelle Einheit, die auf pathologische Reize in ihrer Umgebung innerhalb und außerhalb des Systems empfindlich in ihrer Gesamtheit reagiert. Diese können durch gynäkologische Erkrankungen oder Eingriffe bedingt sein, die dann zu Komplikationen an Niere und ableitenden Harnwegen führen.

Die Thematik gibt uns ein bestimmtes Gerüst, das sich aus den Vorträgen herleitet.

Hier spielen gynäkologische Erkrankungen, Operationen oder Radiotherapie bzw. die Kombination von Operation und Radiotherapie eine wesentliche Rolle.

Neben diesen kausalgenetischen Faktoren kommt besonders der Erkennung, Behandlung und Vermeidung dieser Komplikationen eine besondere Bedeutung zu und hier ergibt sich die kooperative Zusammenarbeit zwischen dem Gynäkologen und Urologen.

Aus den angemeldeten Vorträgen sollten wir folgende Detailfragen herausarbeiten:

Ursache, Zeitpunkt und Nachweis der Komplikationen, ferner ob sie indirekt, früh, spät oder interoperativ entstanden sind. Außerdem interessiert die Frage beim Nachweis von Komplikationen, wie und in welcher Weise Nierenfunktion und Harntransport durch Beschädigung betroffen sind, denn die Nierenfunktion ist schließlich das Entscheidende, wie eindeutig aus den Statistiken hervorgeht, die zeigen, daß der Tod des Karzinom-Kranken nicht allein durch die Operation oder das Karzinom selbst bedingt ist, sondern durch das Versagen der Nierenfunktion. Die Therapie möglicher Komplikationen muß in der Regel durch Absprache zwischen Urologen und Gynäkologen, d. h. durch enge Kooperation, erfolgen. Nur dann kann entschieden werden, ob man weiterhin warten kann, konservativ, instrumentell-endovesikal, operativ-offen oder sofort eingreifen muß. Als mögliche Therapie sei nur die Organerhaltung, die temporäre oder definitive Harnableitung oder die Organentfernung, d. h. die Entfernung der Niere, genannt.

Mit dieser kurzen Einleitung wollte ich die wichtigsten Probleme, die sich im Zusammenhang mit dem Hauptthema ergeben, kurz darstellen, und bitte nun Herrn Richter zu seinem Referat.

Prof. Dr. W. Lutzeyer
Lehrstuhl und Abt. für Urologie
Med. Fakultät der RWTH Aachen
Goethestraße 27/29
D-5100 Aachen

K. Richter: **Komplikationen von seiten der oberen Harnwege bei gynäkologischen Erkrankungen, Operationen und nach Strahlentherapie**

Der Harn- und der Genitaltrakt sind auf das engste miteinander verbunden. Banale Entwicklungsstörungen des weiblichen Genitale können zu schwersten Schädigungen der oberen Harnwege führen. Umgekehrt werden gynäkologische Operationen durch stets zu gewärtigende urologische Fehlbildungen kompliziert, die nicht selten auch unter dem

Bilde gynäkologischer Erkrankungen in Erscheinung treten. Infektionen des weiblichen Genitale greifen auf die Harnwege über. Sie wirken teils infektiös-toxisch, teils mechanisch auf die Ureteren zurück. Bei Uterus- und Adnextumoren bestehen isotopennephrographisch in rund der Hälfte der Fälle Funktionsbehinderungen der Ureteren. Beim Kollumkarzinom finden sich 2 bis 22 % und mehr pathologische prätherapeutische Ausscheidungspyelogramme, beim Korpuskarzinom in rund 7 %, bei den Malignomen der Eierstöcke in etwa einem Viertel der Fälle.

Alltäglich werden unsere beiden Disziplinen in 4 bis 60 % der Fälle mit den urologischen Folgeerscheinungen genitaler Senkungen und Vorfälle konfrontiert. Sie beruhen letzten Endes auf einer meist geburtstraumatischen Schädigung des Beckenabschlusses. Ihre Therapie erfordert eine Festigung des Beckenbodens, die in die Hände des Fachgynäkologen gehört.

Das Vorkommen jatrogener urologischer Komplikationen hängt von der Art des Krankengutes und des Eingriffes, von der Indikationsstellung, der Operationstechnik etc., manchmal von einem zufälligen Zusammentreffen verschiedener, mehr oder minder voraussehbarer, oft menschlicher Faktoren ab. Sicher spielen auch fragwürdige Bestimmungen der Facharztanerkennung, beispielsweise die Abverlangung eines im Hinblick auf die spätere Tätigkeit entweder völlig überflüssigen oder völlig ungenügenden Operationskataloges hinein. Bei vaginalen Hysterektomien gelingt es am Kadaver kaum, den Ureter absichtlich zu lädieren. Dennoch kommen Ureterverletzungen vor. Bei abdominalen Operationen kann der präventiv dargestellte Ureter trotz größter Vorsicht verletzt werden. Die Frequenzen an Ureterverletzungen und Ureterfisteln bei den wegen gutartiger Veränderungen vorgenommenen vaginalen und abdominalen Hysterektomien sowie bei sonstigen Laparotomien liegen etwa gleich hoch, im guten Durchschnitt um 1 bis 5 pro Tausend. Die doppelseitige Ureterunterbindung kommt sicher öfter vor, als bekannt wird. Die einseitige gilt als Dunkelziffer. Die Verletzung des Ureters bei der laparoskopischen Entnahme einer Biopsie aus dem Eierstock ist eine sozusagen moderne Art jatrogener urologischer Komplikationen.

Bei der Wertheimschen Operation kommt es durchschnittlich in 1 bis 2 %, bei der Schautaschen Operation in 0,3 % zu Verletzungen der Harnleiter. Ureterfisteln treten bei vaginalem Vorgehen in 0,8 bis 4 %, beim abdominalen in nicht ganz 1 bis über 14 % der Fälle auf. Verletzungsfisteln machen sich kurzfristig, Nekrosefisteln besonders bei vorangegangener Bestrahlung unter Umständen erst nach Monaten bemerkbar. Die Störungen und Schädigungen der Harnleiterfunktion harren noch einer genaueren Analyse durch moderne, beim Kollumkarzinom erst vereinzelt eingesetzte urodynamische Meßmethoden. Die gegenwärtige Unterscheidung zwischen temporären und stationären Harnleiterdilatationen sowie Harnleiterstenosen fußt auf urographischen Kriterien. Pathogenetisch kommen die Stase, das Ödem, die Entzündung und die Ischämie, später die Vernarbung des traumatisierten Ureters in Betracht. Der Harntransport erfolgt in eine partiell denervierte, ihrer Propriorezeptivität beraubten, hyperton reagierenden Blase. Diese Dysfunktion prädisponiert zum Harnwegsinfekt, über dessen Rolle bei der Entstehung von Fisteln, Stenosen und Strikturen man sich einig ist. Zu ihrer Bekämpfung wurde eine Vielzahl verschiedenster, nicht immer überzeugender operativer Maßnahmen empfohlen. Die Sorge für einen neuerdings mit einer Redondrainage angestrebten Abfluß des Exsudates der subperitonealen Wunde ist sicher geeignet, die periureterale Infektion zu mindern. Da das Peritoneum auch ohne Anwendung einer Saugdrainage durch den intraperitonealen Druck gegen die Beckenwand gepreßt wird, sofern sich das Exsudat nur entleeren kann, verschaffen wir ihm durch tägliches „Spreizen" des Scheidenendes Abfluß. Dies hat den Vorteil, daß das Vaginalepithel in die vesikorektale Wundhöhle vorwachsen und trotz radikaler Operation eine übernormal lange Scheide bilden kann. Nach Held besteht jede Prophylaxe darin, „daß irgendwie, respektive irgendwo etwas weniger radikal operiert wird". Dem ist im Gegensatz zu Meigs, Brunschwig und Medina u. a. mit der Einschränkung zuzustimmen, daß die Skelettierung des Ureters und die Höhe der Fistelfrequenz kein Kriterium der Radikalität hinsichtlich des Karzinoms darstellt.

Die kunstgerechte Präparation und die Durchtrennung des vom prävesikalen Ureter durchzogenen Blasenpfeilers läßt sich bei guter Schulung und Begabung eher, sonst erst nach langer Übung erlernen. Zweifellos stellt dieser kritische Akt der Radikaloperationen besondere Anforderungen an das stratographische Gefühl des Operateurs und eine der häufigsten Ursachen für die Erzeugung von Ureterscheidenfisteln dar. Neben anderen betonte Ingiulla die komplikationsmindernde Bedeutung der Erfahrung und gab damit ein nachahmenswertes Beispiel von selbstkritischem Erkenntnisdrang. Die verschiedensten zur Verhütung von Ureterfisteln angegebenen Varianten der operativen Technik (Novak; Green u. a.) erscheinen in der richtigen Perspektive, wenn man sich vor Augen hält, daß ohne sie zumindest ebenbürtige Ergebnisse zu erzielen sind. Nach einer Zusammenstellung von Käser sterben 1 bis 12% der vom Kollumkarzinom operativ Geheilten an Urämie. Daher müssen Radikaloperierte routinemäßig solange urologisch nachkontrolliert werden, bis die endgültige Sanierung des Harntraktes feststeht. Es bedarf wohl keiner Begründung, wenn ich behaupte, daß der praktische Gynäkologe dazu keineswegs in der Lage ist. Die Abschätzung und Behandlung einmal aufgetretener Störungen der oberen Harnwege nach Radikaloperationen erfordert eine besondere urologische Erfahrung, für die der besonders daran *interessierte* Fachurologe zuständig ist. Wo immer sich spezialisierte Urologen und Gynäkologen zu gemeinsamen Bemühen zusammenfanden, nahm zwar nicht die Zahl der unvermeidlichen operativen Komplikationen, wohl aber deren irreversible Folgen auf einen Bruchteil ab. Wir Gynäkologen haben daher allen Anlaß, dem Präsidenten dieser Tagung für die Auswahl der Themen und auch dafür, daß er Gynäkologen und Urologen zu einer gemeinsamen Diskussion dieser so drängenden Probleme zusammenführte, besonders zu danken.

Auch die Strahlentherapie gynäkologischer Karzinome hat eine hohe Morbidität. Die Strahlen-Frühreaktion äußert sich in einem periureteralen Ödem, das zumindest im blasennahen Bereich die Transportfunktion des Ureters behindert. Eine vorangegangene Operation verstärkt die Erscheinungen, die langsam bindegewebigen, periureteralen und paravesikalen Spätveränderungen in Form von mehr oder minder kompensierten Abflußstörungen weichen. Sie entwickeln sich meist symptomlos und führen nach Kirchhoff bei den durch Bestrahlung vom Karzinom geheilten Patientinnen in 7 bis 12% zum Nierentod. Alle diese zum Teil alarmierenden Zahlen mahnen zu einer konsequenten Beachtung des Harntraktes nach gynäkologischen Maßnahmen sowie zu einer noch engeren Zusammenarbeit zwischen Gynäkologen und Urologen, die den Patienten auf die Dauer nicht vorenthalten werden darf.

Literatur

Richter, K., Albrich, W.: Urologische Komplikationen bei gynäkologischen Erkrankungen (im Druck). — Richter, K., Albrich, W.: Urologische Komplikationen bei gynäkologischen Operationen und nach Strahlentherapie (im Druck) (ausführliche Literaturangaben).

Prof. Dr. Kurt Richter
II. Frauenklinik der
Universität München
Lindwurmstraße 2a
D-8000 München 2

F. Truss: **Komplikationen am Harntrakt nach gynäkologisch-geburtshilflicher Therapie**

Meine Absicht, das Spektrum urologischer Komplikationen, mit denen operativ tätige Gynäkologen und Geburtshelfer zu rechnen haben, anhand von klinischen Beispielen zu umreißen, mag etwas heikel erscheinen. Eine der möglichen Rechtfertigungen hierfür liefert ein serbisches Sprichwort, das sagt: „Es ist besser, einmal zu erröten, als hundertmal zu erblassen."

In der Geburtshilfe ergeben sich urologische Komplikationen überwiegend im Rahmen der forcierten bzw. der stark verzögerten Geburt, sowie beim Kaiserschnitt. Hier eine Blasen-Uterus-Fistel nach Kaiserschnitt (Abb. 1). Diesem, nach der rekonstruktiven Operation gewonnenen Röntgenbild ging eine forcierte Entbindung mit querem Einriß des Blasenbodens und Abriß beider Harnleiter voraus.

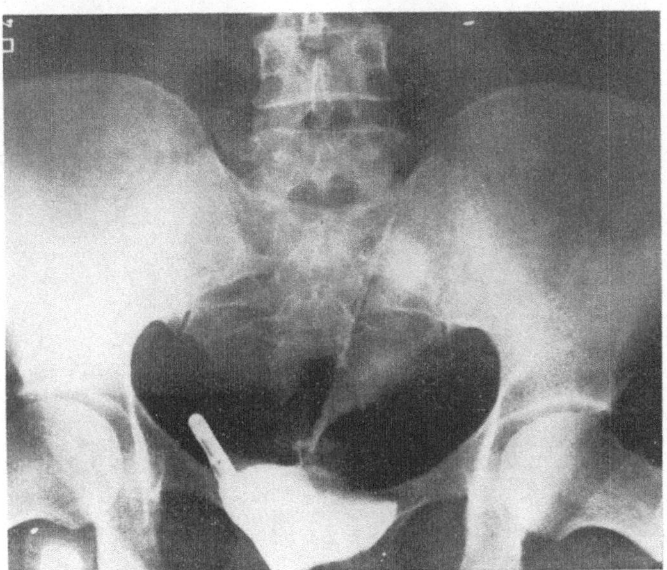

Abb. 1. Blasen-Uterusfistel nach Kaiserschnitt

Urologische Komplikationen gynäkologischer Therapie können aus falscher Indikationsstellung, aus intraoperativen Schwierigkeiten oder aus starker Strahlenbelastung resultieren. Die mit wachsender Erfahrung seltener gewordenen Strahlenstenosen des Harnleiters zeigen im Regelfall wie hier eine pfriemförmige Gestalt (Abb. 2). Abweichungen von dieser Form sollten trotz eines normalen Palpations- und Biopsiebefundes, wie in diesem Beispiel, das Mißtrauen wecken (Abb. 3). Nicht selten handelt es sich um eine peri- bzw. intraurctrale Metastase, deren Prognose um so schlechter wird, je länger die Diagnose und Therapie auf sich warten lassen (Abb. 4). Erfolgt eine gynäkologische Bestrahlung trotz bestehender Blaseninfektion, so kann, wie bei dieser Patientin, eine Strahlenschrumpfblase die Folge sein (Abb. 5).

Im Rahmen der operativen gynäkologischen Therapie ist besonders der transvaginale Zugangsweg nicht frei von Tücken. So wurden in diesem Fall beide Harnleiter unterbunden und die Scheidentamponade versehentlich durch den Blasenboden hindurch in die Harnblase eingeführt. — Die im Verlauf einer Laparotomie möglichen urologischen Komplikationen stehen vielfach mit der Schwere des Grundleidens in ursächlichem Zusammenhang. Wird z. B. bei der Wertheimschen Operation das Gros der präsakralen Ganglien mit ausgeräumt, so kann es, wie hier, zur neurogenen Blasenstörung kommen (Abb. 6). — Meist handelt es sich um ausgedehnte Tumoren, wenn sich, wie bei dieser Patientin, postoperativ eine Blasen-Scheidenfistel entwickelt (Abb. 7). Das gleiche Argument gilt für die hier gezeigte Blasen-Rektumfistel (Abb. 8). In besonders ungünstigen Fällen oder nach zusätzlicher intensiver Bestrahlung kann eine Blasen-Rektum-Scheidenfistel entstehen. — Nach der in diesem Fall durchgeführten, technisch sicherlich schwierigen Ektomie eines Ovarialtumors wurde der linke Harnleiter durchtrennt und die Blase

2 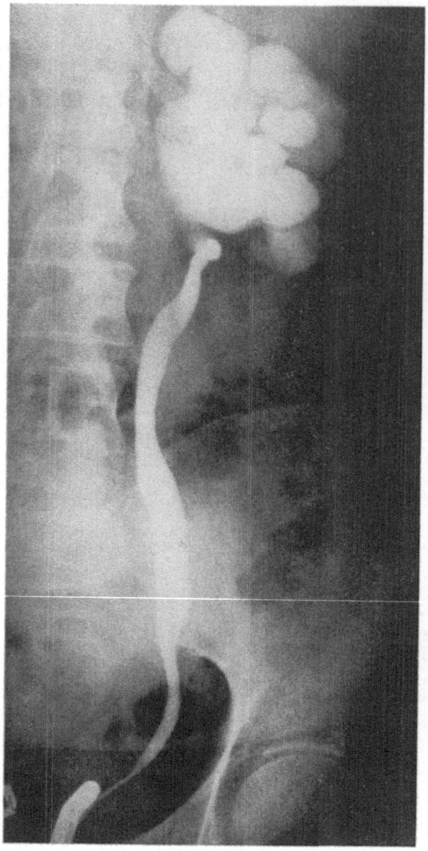 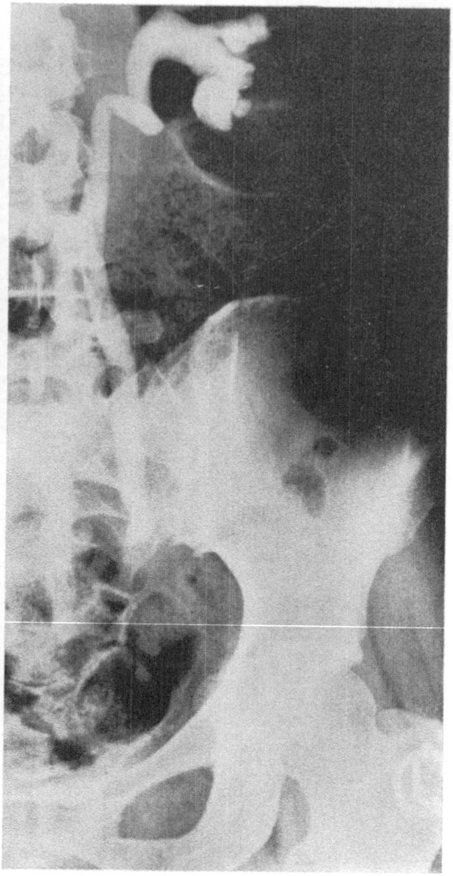   3

Abb. 2. Typische Strahlenstenose des Harnleiters

Abb. 3. Typische Harnleiterform bei periureteraler bzw. ureteraler Metastasierung

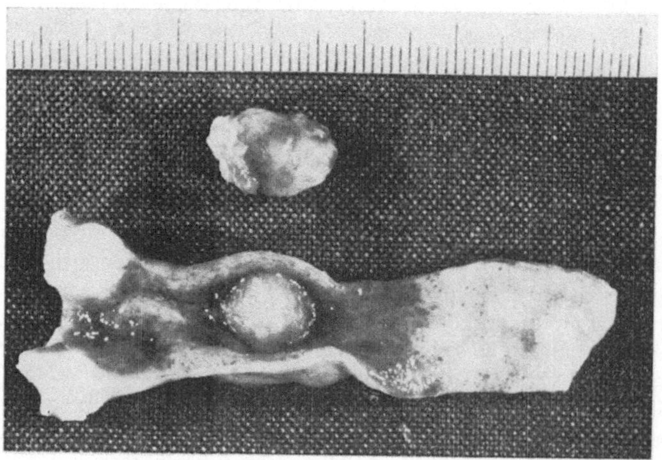

Abb. 4. Metastasen eines Collumcarcinoms im Harnleiter und dessen Umgebung

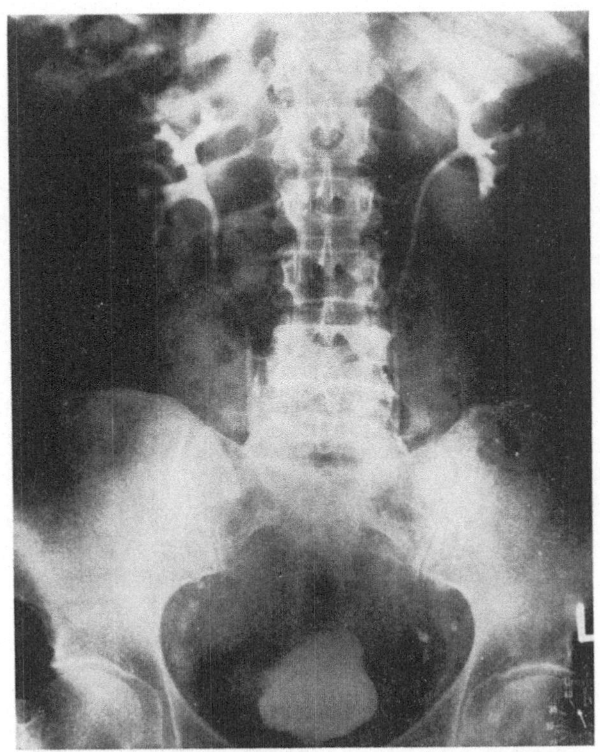

Abb. 5. Schrumpfblase nach Bestrahlung bei infizierter Harnblase

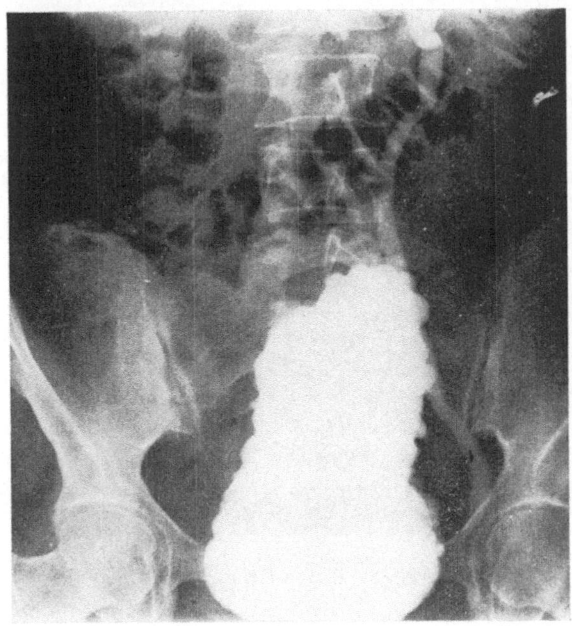

Abb. 6. Neurogene Blase nach operativer Zerstörung der präsacralen Ganglien

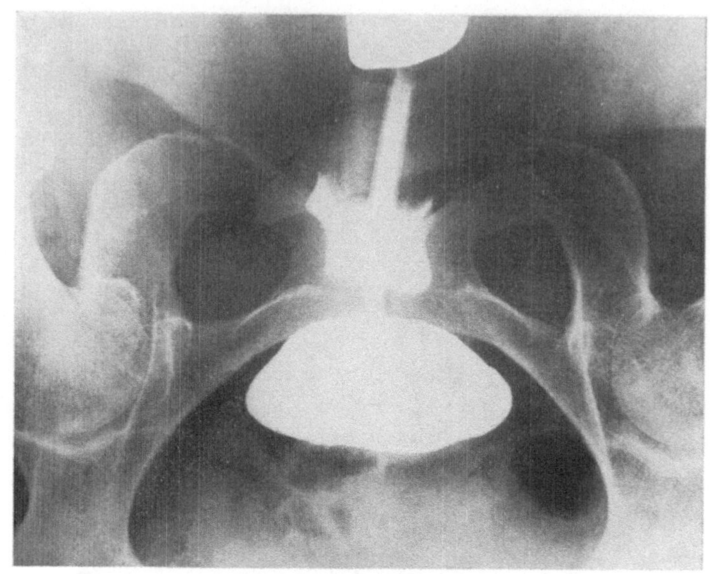

Abb. 7. Blasen-Scheidenfistel

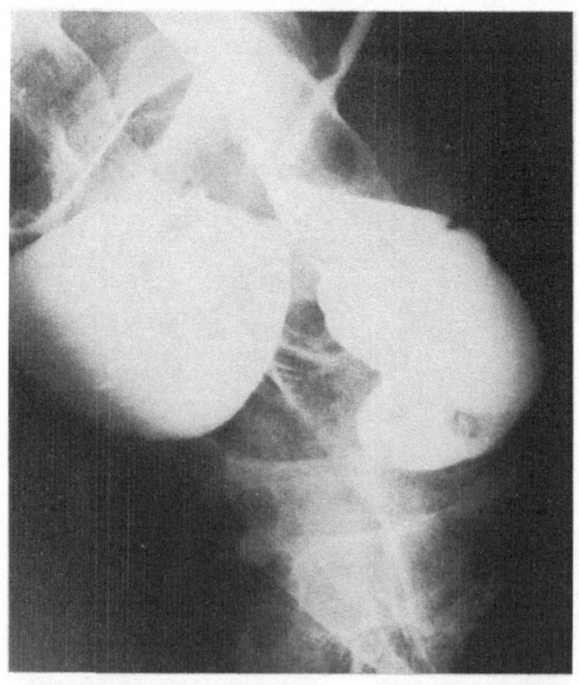

Abb. 8. Blasen-Rektumfistel

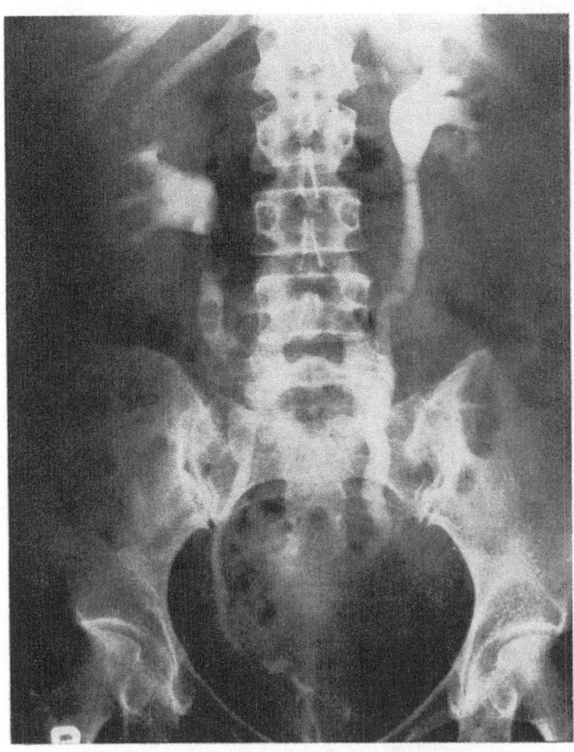

Abb. 9. Urographie nach Durchtrennung des linken Harnleiters und breiter Eröffnung der Harnblase im Rahmen der Ektomie eines Ovarialtumors

breit eröffnet. Bei der postoperativ durchgeführten Cystoskopie lagen Dünndarm und Netz in der Blase (Abb. 9).

Die für den Harnleiter zu befürchtenden Schädigungen sind, wie bereits angedeutet, seine Durchtrennung und die Ligatur. Letztere ist besonders dann möglich, wenn ein retrahiertes, stärker blutendes Gefäß zu großzügig umstochen oder in den Wundwinkeln der Beckenbodennaht zuviel Gewebe gefaßt wurde. Entweder kommt es, wie hier, zu einer partiellen Ureterligatur, oder der Ureter wird komplett unterbunden. Die Folge ist dann meist eine Ureter-Scheidenfistel. In diesem Fall entwickelte sie sich doppelseitig (Abb. 10). Bei besonders unglücklicher Konstellation kann sich, wie das Dia zeigt, zusätzlich eine Urinfistel der Bauchdecke ausbilden.

Weitere Probleme können sich ergeben, wenn der Gynäkologe gezwungen ist, den durchtrennten Harnleiter selbst in die Blase einzupflanzen. Das dann eingesetzte Operationsverfahren ist gelegentlich für den gedachten Zweck ebensowenig geeignet, wie zu grobes Instrumentarium oder zu dickes Nahtmaterial. Die Folge kann, wie in diesem Beispiel, eine durch Fadeninkrustation verursachte Abflußbehinderung sein. Nachdem Faden und Stein entfernt worden waren, resultierte ein vesicoureteraler Reflux.

Ein letztes Wort zu Risiken, die auf eine unterlassene urologische Diagnostik zurückzuführen sind. Bei dieser Patientin wurde 3mal vergeblich eine Inkontinenzoperation durchgeführt, weil der hier dargestellte, dystop in der Urethra mündende Harnleiter einer Doppelniere nicht erkannt worden war (Abb. 11). Dieser jungen Frau wäre beinahe ihre linke Beckenniere nur deswegen als „Ovarialtumor" entfernt worden, weil die Kollegen, eingeschüchtert durch die neue Röntgenverordnung, präoperativ auf ein Urogramm verzichtet hatten.

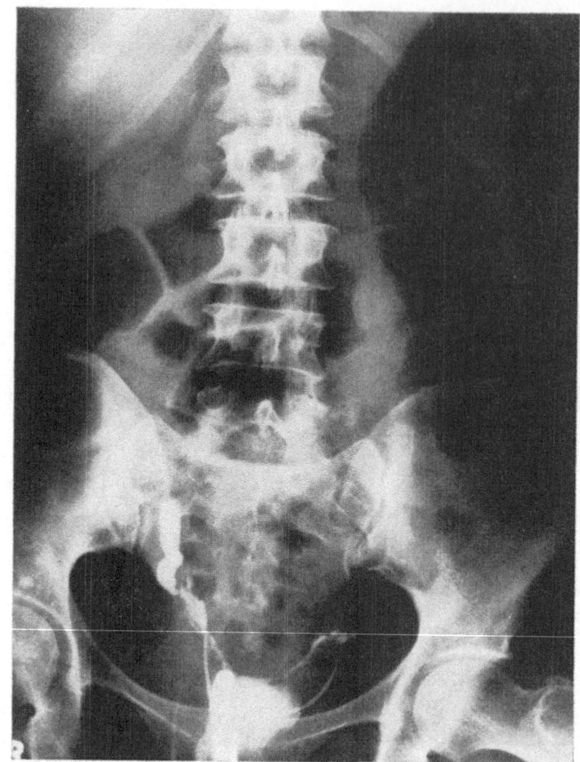

Abb. 10. Doppelseitige Ureter-Scheidenfistel

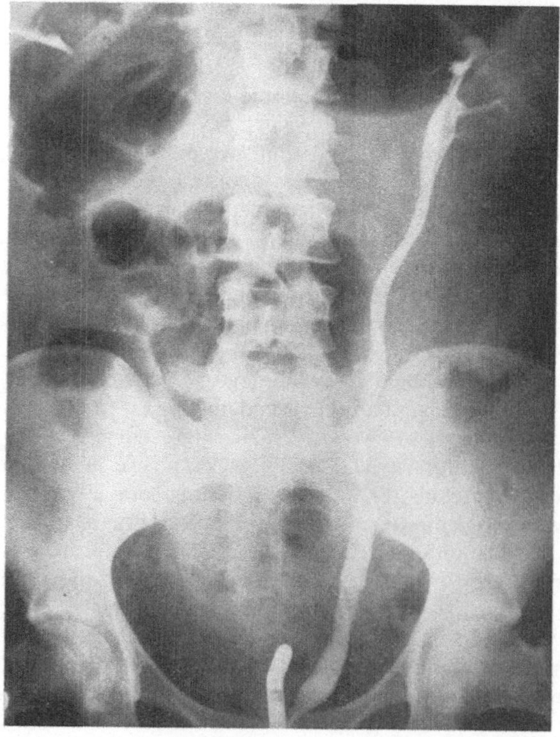

Abb. 11. Dystop in der Urethra mündender Harnleiter einer Doppelniere

Meine Damen und Herren! Wenn ich versucht habe, einen kaleidoskopartigen Überblick über Schwerpunkte möglicher urologischer Komplikationen zu geben, dann gewiß nicht, um den Beckmesser zu spielen. Auch die urologische Therapie ist nicht frei von Gefahren. Wie ein altes persisches Sprichwort sagt, trifft des einen Nachbarn Unglück auch den anderen. Was liegt daher näher als der ehrliche Wunsch, durch eine frühzeitige und optimale Zusammenarbeit zwischen Gynäkologen und Urologen zu erreichen, daß vermeidbaren Schäden vorgebeugt wird und die Folgen unvermeidbarer Läsionen auf ein Minimum reduziert werden.

Prof. Dr. F. Truss
Klinik und Poliklinik für Urologie
Goßlerstraße 10
D-3400 Göttingen

J. Lange, K. Staffeldt und R. Schwarz: **Intra- und postoperative urologische Komplikationen bei der abdominalen und vaginalen Radikaloperation des Kollumkarzinoms**

Urologische Komplikationen bei der operativen Therapie des Kollumkarzinoms können wesentlich den Krankheitsverlauf der Patientinnen mitbestimmen. Deshalb erscheint es berechtigt, anhand eines größeren Operationsmaterials erneut über die Häufigkeit des Auftretens von Harnwegkomplikationen zu berichten.

Von 1963 bis 1973 wurden in unserer Klinik 438 Radikaloperationen durchgeführt, von denen 412 Fälle ausgewertet werden konnten. Sie verteilen sich auf 254 abdominale und 158 vaginale Eingriffe. Grundsätzlich wurden nur die Stadien 1 und 2 und in ausgesuchten Fällen auch das Stadium 3 operiert. Ausgewertet wurden die intraoperativen und postoperativ bis zu einem Zeitraum von 6 Monaten aufgetretenen urologischen Komplikationen.

1. Intraoperative Läsionen (Tab. 1) des harnableitenden Systems fanden sich in insgesamt 33 Fällen. Es handelte sich um 9 Ureter- und 24 Blasen-Läsionen. Bei Wertheim-Operationen traten etwas häufiger Läsionen auf als bei der Schauta-Stoeckel-Operation.

Tabelle 1. Intraoperative Läsionen

intraoperative	Total	Wertheim	Schauta Stoeckel	postop. urologische
Läsion	N = 412	N = 254	N = 158	Komplikationen
Ureter	9	6 (2,4%)	3 (1,9%)	2 Ureter-Scheidenfisteln 2 Harnstauungsnieren
Blase	24	17 (6,7%)	7 (4,4%)	4 Blasen-Scheidenfisteln 1 suprapubische Fistel
Urethra	0	0	0	0
Total	33	23 (9,1%)	10 (6,3%)	9

Dieses ist auf den höheren Anteil von Patientinnen mit einem fortgeschrittenen Karzinom zurückzuführen. Bei Patientinnen mit einem Karzinom im Stadium 1 konnten wir keinen Unterschied in der Häufigkeit der aufgetretenen Läsionen nachweisen. Alle angeführten Verletzungen wurden intraoperativ versorgt. Dennoch entwickelte sich postoperativ aus 9 Ureterläsionen in jeweils 2 Fällen eine Fistel bzw. eine Ureterstenose mit Harnstauungsniere. 4 Patientinnen mit intraoperativen Blasenläsionen wiesen postoperativ eine Blasen-Scheiden-Fistel auf, eine Patientin eine suprapubische Fistel.

2. *Postoperative Komplikationen* haben wir eingeteilt in

a) Harninfektion
b) Harnabflußstörungen und
c) Fisteln.

a) Als Maß des *Harninfektes* galt uns die Untersuchung des ca. 14 Tage postoperativ und nach Entfernung des Dauerkatheters unter sterilen Kautelen entnommenen Katheterurins mit Nachweis von massenhaft Leukozyten und Bakterien im Sediment und in der Kultur. Bei allen hier aufgeführten Patientinnen lag präoperativ kein Infekt vor. Postoperative Infektionen traten bei der Wertheim-Operation mit 33,5% in nahezu gleicher Häufigkeit auf wie bei der Schauta-Stoeckel-Operation mit 34,2% der Fälle. Harninfekte mit *klinischer Symptomatik,* wie Schmerzen und Fieber, waren bei der abdominalen Radikaloperation in 9,8%, bei der vaginalen in 12% der Fälle nachweisbar. Bei den Patientinnen mit postoperativem Restharn lag in 62,5%, bei denen mit postoperativen Harnstauungsnieren in 53,6% der Fälle ein Harninfekt vor.

b) *Harnabflußstörungen* teilten wir ein in die mit Restharn einhergehenden *Blasenstörungen* und *ureterbedingte* Abflußstörungen.

Postoperativer Restharn ließ sich bei Wertheim-Patientinnen mit 25,2% häufiger feststellen als bei Schauta-Stoeckel-Patientinnen (12%). Bei den angegebenen Restharnwerten handelte es sich um die jeweils letzte durchgeführte Restharnuntersuchung vor der Entlassung aus stationärer Behandlung bzw. vor Beginn der Strahlentherapie.

Zwischen Restharn und Karzinomstadium konnten wir keinen Zusammenhang feststellen. Das häufigere Vorkommen von Restharn bei der Wertheim-Operation ist als operationsbedingt anzusehen und wird auch von anderen Autoren mit der stärkeren Denervierung der Blase beim abdominalen Vorgehen erklärt.

Eine *ureterbedingte* Stauung (Tab. 2) trat bei 44 Patientinnen mit präoperativ unauffälligem i.v.-Pyelogramm auf. Eine signifikante Bevorzugung einer Seite konnte nicht nachgewiesen werden. Diese Komplikation fand sich ebenfalls bei der Wertheim-Opera-

Tabelle 2. Postoperative ureterbedingte Harnabflußstörungen

Operation	bds.	re.	li.	R = 44 davon 53,6% mit Harninfekt		
				Ca. Stad. I	Ca. Stad. II	Ca. Stad. II–III
Wertheim N = 35 (13,8%)	9	12	14	12 (12,9%)	19 (13,9%)	4 (16,7%)
Schauta-Stoeckel N = 9 (5,7%)	—	4	5	6 (5,5%)	3 (6,1%)	—

tion mit 13,8% häufiger als bei der Operation nach Schauta-Stoeckel mit 5,7%. Auch dieser Unterschied ist — wie die weitere Zahlenaufschlüsselung zeigt — durch das Operationsverfahren und nicht durch das Karzinomstadium bedingt. Der urologische Krankheitsverlauf der 44 Patientinnen mit postoperativer Harnstauung konnte bei 32 Patientinnen genauer verfolgt werden. Von 26 konservativ behandelten Patientinnen wurde bei 18 ein wesentlicher Rückgang der Harnstauung erreicht. Bei 2 Patientinnen blieb der Befund unverändert und bei 6 Patientinnen trat eine Verschlechterung ein. Eine *chirurgische Korrektur* der postoperativen Harnstauung erfolgt in 5 Fällen durch Ureter-Neuimplantation und in einem Fall durch Ureterolyse. Eine Verbesserung der Abflußverhältnisse wurde dadurch in 5 Fällen erreicht. Bei einer Patientin kam es nach Ureter-Neuimplantation zu einer Verschlechterung.

c) Auch *postoperative Fisteln* (Tab. 3) wurden bei Wertheim-Patientinnen häufiger als bei Schauta-Stoeckel-Patientinnen beobachtet (8,2 zu 2,6%). Bei dieser Komplikation

Tabelle 3. Postoperative Blasen-Scheiden- bzw. Ureter-Scheidenfisteln

Operation	Gesamt	Blasen-Scheiden-Fisteln	Ureter-Scheiden-Fisteln	Karzinomstadium I	II	III
Wertheim N = 254	21 (8,2%)	10 (3,9%)	11 (4,3%)	2 (2,2%)	16 (11,7%)	3 (12,5%)
Schauta-Stoeckel N = 158	4 (2,6%)	2 (1,3%)	2 (1,3%)	3 (2,8%)	1 (2,0%)	
Gesamt	25	12	13			

war nicht so sehr das Operationsverfahren als vielmehr das Karzinomstadium für das spätere Auftreten von Fisteln entscheidend.

Bei 5 Patientinnen kam es nach konservativer Behandlung zu einem spontanen Fistelverschluß; bei weiteren 5 Patientinnen verlief eine chirurgische Fistelplastik erfolgreich. Nur bei 2 Patientinnen war die Fistel therapieresistent. Von den 13 postoperativ aufgetretenen Ureter-Scheidenfisteln schlossen sich 3 spontan. Bei 5 Patientinnen wurde eine Ureterocystoneostomie mit gutem bzw. befriedigendem Ergebnis durchgeführt. In 2 Fällen erwies sich die Fistel als therapieresistent und 3 Patientinnen konnten wegen der fortgeschrittenen Krankheit nicht behandelt werden.

Zusammenfassend ergibt sich aus unseren Untersuchungen, daß bei der Radikaloperation des Kollumkarzinoms bei 57,3% der Fälle urologische Komplikationen auftraten, wobei Harnwegsinfekte am häufigsten sind, gefolgt von Harnabflußstörungen. Etwa 60% der Harnabflußstörungen gehen mit Infekten einher. Harnabflußstörungen konnten wir unabhängig vom Karzinomstadium bei der abdominalen Radikaloperation häufiger nachweisen. Intraoperative Läsionen und postoperative Fisteln waren zwar auch bei abdominal operierten Patientinnen häufiger, die weitere Aufschlüsselung ergab jedoch, daß für diese Komplikationen nicht so sehr das Operationsverfahren, sondern das fortgeschrittenere Karzinomstadium verantwortlich ist. Bei Patientinnen mit einem Kollumkarzinom Stadium II sind diese Komplikationen eindeutig häufiger als bei Patientinnen mit Stadium I. Diese Tatsache sollte bei der Indikationsstellung zur Operation bei Patientinnen mit einem Kollumkarzinom in einem höheren Stadium berücksichtigt werden.

Dr. Johannes Lange
Frauenklinik Charlottenburg
der FU Berlin
Pulsstraße 4—14
D-1000 Berlin 19

R. Böcker, R. Meridies und A. Fischer: **Erfahrungen mit der Vaginographie zum Nachweis von Harntraktscheidenfisteln**

Bekannte urologische Untersuchungsmethoden bieten diagnostisch nicht immer eindeutige Aussage über Form, Ausdehnung und Lokalisation von Urogenitalfisteln.

Wir möchten die Vaginographie empfehlen, eine röntgenologische Untersuchungsmethode, die sich aus der Diagnostik ektoper Uretermündungen entwickelt hat.

Methode

Nach Reinigung der Scheide wird ein Darmrohr mit Ballon weit in die Scheide eingeführt und mit ca. 30 bis 50 ml Luft oder Wasser abgeblockt. Unter Bildwandlerkontrolle wird Urovison instilliert und der Katheter abgeklemmt. Röntgenbilder erfolgen a.p. und im seitlichen Strahlengang. Der Vorgang ist schmerzlos.

In den letzten 4 Jahren konnten wir bei 24 Patientinnen eine Vaginographie durchführen. Nach der Häufigkeit sahen wir

11 Harnleiter-Scheidenfisteln,
 4 Harnblasen-Scheidenfisteln,
 3 Dünndarm-Dickdarm-Harnblasen-Scheidenfisteln,
 1 Harnleiter-Harnblasen-Scheidenfistel.

In 3 weiteren Fällen konnte durch die Vaginographie ein Fistelverdacht ausgeschlossen werden.

In gleicher Zeit wurden in unserer Klinik 24 Harnblasen-Scheidenfisteln und 4 Harnleiter-Scheidenfisteln ohne Vaginographie festgestellt.

Der Nachweis der *Harnblasen-Scheidenfisteln* erfolgt vaginographisch in der Regel ohne Schwierigkeiten. Da sich Harnblasen- und Vaginalschatten überlagern, ist eine Aufnahme im seitlichen Strahlengang erforderlich. Zum Ausschluß bzw. Nachweis eines gleichzeitig bestehenden vesico-ureteralen Refluxes sollte ein retrogrades Cystogramm zusätzlich durchgeführt werden.

Fall 1: Eine Patientin wird nach einer gynäkologischen Totaloperation ständig naß.
Nach Auffüllen der Vagina stellt sich die Harnblase dar, im seitlichen Strahlengang als Harnblasen-Scheidenfistel, ausgehend vom hinteren linken Scheidengewölbe, zu lokalisieren (Abb. 1).

Fall 2: Eine Patientin wird nach einer gynäkologischen Totaloperation und postoperativer Bestrahlung ständig naß.
Die Harnblase füllt sich über einen ca. 1 cm langen Fistelgang, ausgehend vom hinteren rechten Scheidenblindsack. Gleichzeitig besteht ein beiderseitiger vesico-ureteraler Reflux, der durch ein retrogrades Cystogramm bestätigt wurde (Abb. 2).

Bei *Harnleiter-Scheidenfisteln* hat sich die Vaginographie besonders bewährt. Fistelkanäle werden durch das Kontrastmittel direkt dargestellt, so daß nicht nur die Topographie der Fisteln gesichert ist, sondern auch Information über die Ausdehnung der Ureterläsion gewonnen wird.

Fall 1: Eine Patientin ist nach 14 Tagen nach einer Wertheim-Operation ständig naß.
Im Ausscheidungsurogramm fehlt links eine Ausscheidung im 60-Min.-Bild, im Vaginogramm füllt sich ein ca. 2,5 cm langer Fistelkanal mit Darstellung des linken Harnleiters.

Fall 2: Nach einer vaginalen Hysterektomie wegen Uterus myomatosus besteht unwillkürlicher Urinabgang.
Im AUG fand sich eine Stauungsdilation des linken Harnleiters mit Kontrastmittelstop in Höhe des 1. Sacralwirbels. Im Vaginogramm füllt sich der linke Harnleiter über die Scheide, die Ureterläsion liegt dabei eindeutig tiefer (Abb. 3).

Bisher hatten wir nur einmal Gelegenheit, mit der Vaginographie eine kombinierte Fistel (Harnleiter-Harnblasen-Scheidenfistel) nachzuweisen.

Fall 1: Eine Patientin wird nach einer Wertheim-Operation wegen eines Portio-Ca ständig naß.
Bei der Vaginographie besteht eine deutliche Abgrenzung von Vaginal- und Harnblasenschatten. Gleichzeitig füllt sich der nach medial verzogene rechte Harnleiter über den Scheidenblindsack. Ein retrogrades Cystogramm unter Monitor schloß einen Reflux aus (Abb. 4).

Abschließend möchten wir an 2 Beispielen zeigen, wie mit der *Vaginographie* Fisteln oder normale Verhältnisse vorgetäuscht werden bzw. sich vermeiden lassen.

Beispiel 1: Eine Patientin klagt über Harnabgang nach Radiatio wegen eines Cervix-Ca.
Bei einer Vaginographie füllen sich Cervix uteri und Harnblase, bei einer Kontrolluntersuchung nach einigen Tagen kommt der Harnblasenschatten nicht mehr zur Darstellung. Das falsch positive Bild einer Harnblasen-Scheidenfistel war durch einen Kontrastmittelreflux über die Urethra entstanden. Der abdichtende Ballon war nicht weit genug in die Vagina eingeschoben.

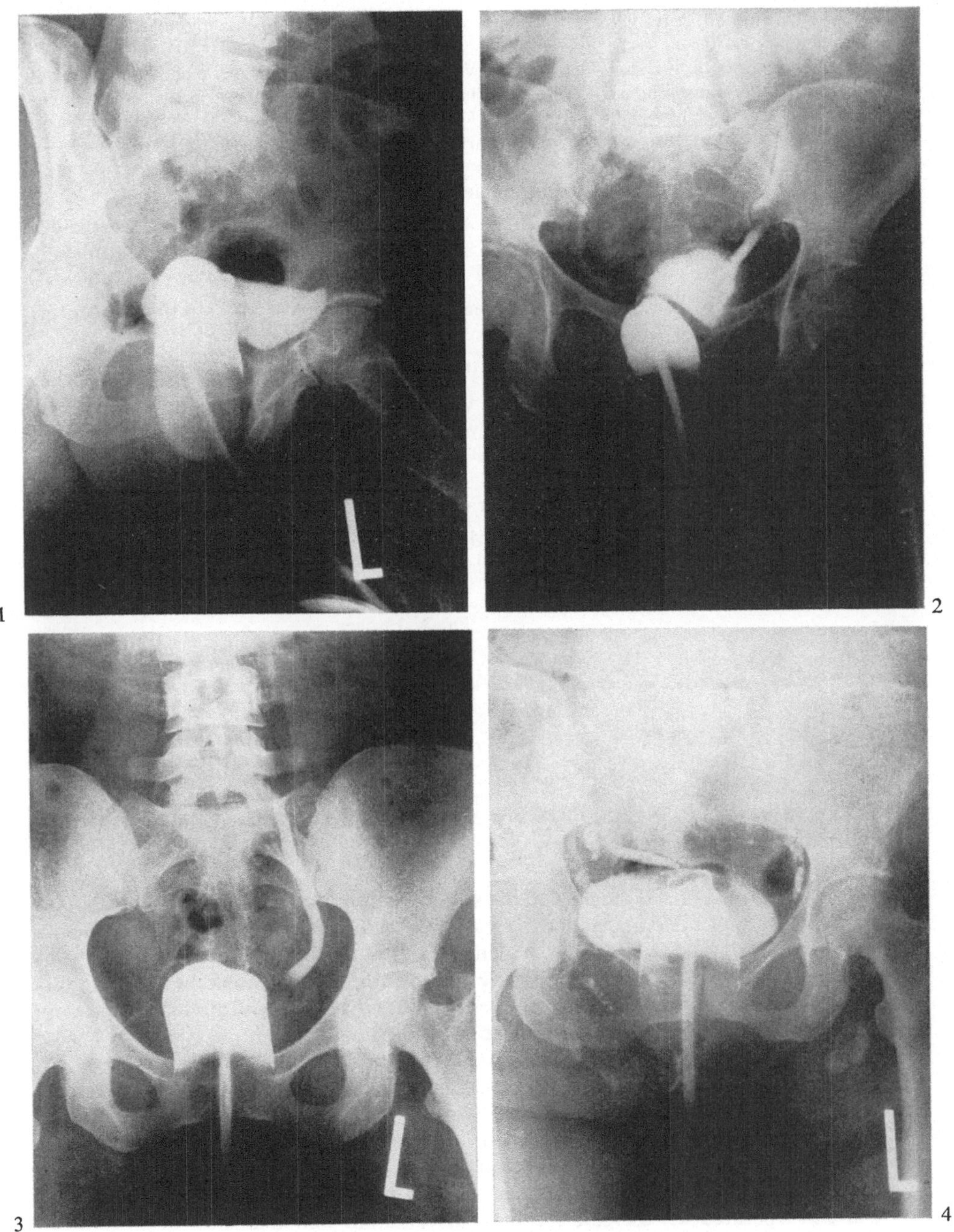

Abb. 1. Harnblasen-Scheiden-Fistel

Abb. 2. Harnblasen-Scheiden-Fistel

Abb. 3. Harnleiter-Scheiden-Fistel links

Abb. 4. Kombinierte Fistel (Harnleiter-Harnblasen-Scheiden-Fistel)

Beispiel 2: Eine Patientin wird nach einer Totaloperation wegen Uterus myomatosus ständig naß.

Bei einer Vaginographie stellt sich nur ein Vaginalschatten dar, erst bei einer Kontrolle mit veränderter Katheterlage und stärkerer Auffüllung besteht das Bild einer Harnleiter-Scheiden-fistel. Bei der ersten Untersuchung hatte die Katheterspitze den Fistelkanal verschlossen und somit zu einem falsch negativen Ergebnis geführt.

Zusammenfassung

1. Die Vaginographie ist eine einfache Untersuchungsmethode zur Diagnostik der Harntrakt-Scheidenfisteln; sie eignet sich besonders zum Nachweis von Harnleiter-Scheidenfisteln.

2. Mit ihr gelingt oft der Fistelnachweis, wenn andere Verfahren keine eindeutige Aussage erlauben.

3. Fistelverläufe werden topographisch dokumentiert.

4. Die Vaginographie informiert über Lokalisation und Ausdehnung von Ureter-läsionen. Sie liefert Aussage darüber, wie weit sich der Harnleiter zur Reimplantation eignet.

Literatur

Meridies, R., Lenz, P.: Diagnostik **5**, 543 (1972). — Skiba, G., Feustel, A.: Z. Ärztl. Fortbild. (Jena) **66**, 679 (1972). — Kass, B.: Radiol. diagnost. **3**, 349 (1974).

Dr. R. Böcker, PD Dr. R. Meridies,
Dr. A. Fischer
Urologische Universitätsklinik
Moorenstraße 5
D-4000 Düsseldorf

F. O. HUHN und G. STOCK: **Erfahrungsbericht zur Vermeidung von urologischen Komplikationen bei Hysterectomien**

In der operativen Gynäkologie sind die sorgfältige urologische Zusatzdiagnostik und eine dem individuellen Befundstatus angepaßte Operationsmethode von grundsätzlicher Bedeutung. Roden und Mitarbeiter haben 1961 [5] berichtet, daß sie mit einer vor größeren gynäkologischen Eingriffen selektiv ausgeführten Urographie bei 112 von insgesamt 455 Frauen, also in 26,8 % ihrer Fälle, krankhafte Verhältnisse aufdecken konnten. In unserer Klinik wird jene Zusatzdiagnostik seit 1968 bis auf Notoperationen vor jeder geplanten Hysterectomie routinemäßig ausgeführt. Jetzt konnten 1250 Vorsorge-Urographien ausgewertet werden: Eine Beeinträchtigung der harnabführenden Wege infolge des gynäkologischen Grundleidens fanden wir bei 28 % der operierten Frauen und unabhängig hiervon in 11 % der Fälle weitere krankhafte Befunddaten (6,3 % Dysplasien und Dystopien, in 6,1 % destruktive Veränderungen infolge chronischer Entzündungsvorgänge und in 4,4 % der Fälle sogar mehr als einen pathologischen Faktor).

Für den Operateur ist die gute Kenntnis der Anatomie zweifellos die beste Gewähr, die ihn vor einer chirurgischen Verletzung der Harnwege schützen kann. Dabei ist im Bereich der Harnblase die exakte Präparation immer besser als das „vorsorglich stumpfe Trennen und Ablösen". Noch entscheidender ist dieses operationstechnische Verhalten am Harnleiter. Unklare anatomische Verhältnisse verlangen hier immer nach einer situsgerechten Ureterdarstellung. In diesem Zusammenhang haben Antoine und Palmrich [1] eine der speziellen Ureteranatomie angepaßte Technik empfohlen, die sogar bei den ausgedehnten Krebsoperationen unseres Fachgebietes die Fistelfrequenz seit 1958 von 7,3 % auf 1 % und darunter absinken ließ [2,3,4]. Diese Art der scharfen Ureterpräparation unter Schonung seines begleitenden Bindegewebsblattes mit dem hier längs verlaufenden Gefäßplexus (Mesureter — Adureter — Parureter) gilt für uns als eine ebenso bewährte Methode, wenn Krankheitsprozesse einen penetrierenden Kontakt mit dem Ureterbett zeigen (z. B. bei Tubo-Ovarialabszessen oder externen Endometriosen).

Zur Art und Häufigkeit chirurgischer Verletzungen der harnabführenden Wege finden sich im Schrifttum leider nur selten genaue Zahlenangaben. Für unsere Schule haben Ober und Meinrenken 1964 [4] mit einer Vergleichsaussage über 2 größere Klinikbereiche im zeitlichen Abstand von 20 Jahren auf den wesentlichen Rückgang der operationsbedingten Blasen-Scheidenfisteln hinweisen können. So wurden in der Zeit von 1950 bis 1961 unter 1305 Hysterectomien nur noch 5 Blasen-Scheidenfisteln registriert. Innerhalb der letzten 8 Jahre sahen wir an einem vergleichbaren Operationsgut von 1300 Hysterectomien keinen operationsbedingten Dauerschaden an Blase oder Harnleiter.

Deshalb dürfen wir in einer zusammengefaßten Bewertung feststellen:

1. Mit einer vor größeren gynäkologischen Operationen routinemäßig ausgeführten Zusatzdiagnostik können in einem überraschend hohen Prozentsatz krankhafte Veränderungen am uropoetischen System gefunden werden, die sonst klinisch unerkannt geblieben wären.

2. Die Zusatzdiagnostik ist auch eine Entscheidungshilfe für die Wahl der gynäkologischen Operationsmethode, wenn sie mit begründetem Verzicht auf die „Ureterprophylaxe" eine großzügigere Indikationsstellung für die vaginale Hysterectomie erlaubt; sie ist erfahrungsgemäß mit einem allgemein geringeren Operationsrisiko belastet.

3. Eine urologische Vorsorge-Diagnostik, verbunden mit einer individuell festgelegten Operationsmethode und angepaßten Technik, sind heute in der operativen Gynäkologie Faktoren, die das Risiko einer chirurgischen Verletzung der harnabführenden Wege weitgehend ausschalten.

Literatur

1. Antoine, T., Palmrich, A. H.: Die Anatomie der Wertheim-Operation. Lehrfilm Wien 1960. — 2. Palmrich A. H.: Geburtsh. u. Frauenheilkunde **21**, 829 (1961). — 3. Gitsch, E., Palmrich, A. H.: Gynäkologisch-operative Anatomie. Einfache und erweiterte Hysterectomie. Ein Atlas, Berlin–New York: Walter De Gruyter 1972. — 4. Ober, K. G., Meinrenken, H.: Allgem. u. spez. chirurgische Operationslehre, begr. v. Martin Kirschner, 2. Auflage, Bd. IX, Gynäkologische Operationen. Berlin–Göttingen–Heidelberg–New York: Springer 1964. — 5. Roden, J. W., Haugen, H. M., Hall, D. G., Greenberg, P. A.: Amer. J. Obstet. Gynec. **82**, 568 (1961).

Priv.-Doz. Dr. F. O. Huhn
Leitender Arzt der Frauenklinik
im Dominikus-Krankenhaus
Rheinallee
D-4000 Düsseldorf 11

F. Willgeroth, J. Weishaar und S. Trotnow: **Ergebnisse von Röntgenuntersuchungen der ableitenden Harnwege bei abdominal radikal operierten Frauen mit Cervixcarcinom nach mehr als fünfjähriger rezidivfreier Überlebenszeit**

Postoperative urologische Komplikationen der ableitenden Harnwege nach abdominaler Radikaloperation eines Cervixcarcinoms beschäftigen immer wieder sowohl Urologen als auch Gynäkologen. Die Angaben über die Häufigkeit von Komplikationen schwanken zwischen 11 und 31 %.

Wir haben daher in unserem Krankengut anhand der prä- und postoperativ angefertigten Ausscheidungsurographien sowie weiterer Verlaufskontrollen die Häufigkeit des Auftretens pathologischer Veränderungen der oberen ableitenden Harnwege überprüft.

Wir berichten hier über Patientinnen, die wegen eines primären Carcinoms der Cervix
uteri oder in 2 Fällen wegen eines Endometrium- bzw. Vaginalcarcinoms mit Über-
greifen auf die Cervix uteri abdominal radikal operiert worden waren und eine mehr als
fünfjährige Rezidivfreiheit hatten.

Von 153 nachuntersuchten Frauen waren 45 (29,5%) entsprechend der FIGO-Klassi-
fikation präoperativ dem Stadium II zugeordnet worden, die übrigen waren niedriger
eingestuft (siehe Tab. 1). Im nachuntersuchten Kollektiv waren bei 31 Frauen (20%)
histologisch Lymphknotenmetastasen im Operationspräparat nachgewiesen worden. Von
den 153 Patientinnen wurden 46 (30%) nachbestrahlt (Telekobalt-Pendelbestrahlung
5400 bis 6000 RHD an die Beckenwände, falls nötig auch Aortalfelder). Präoperativ
waren von allen Patienten lediglich 2 mit pathologischen Urogrammen aufgefallen (siehe
Tab. 2). Es waren Weitstellungen des Nierenhohlsystems oder der Ureteren ohne wesentliche Beeinträchtigung der Ausscheidungsfunktion.

Tabelle 1. Nachuntersuchtes Kollektiv von Wertheim-Patientinnen

Stadium	< II	II
Anzahl der Patientinnen	108	45
mit Lymphknotenbefall	(11) 15	(14) 16
ohne Lymphknotenbefall	(9) 93	(12) 29

( ) = Anteil der nachbestrahlten Patientinnen

Tabelle 2. Nachuntersuchtes Kollektiv von Wertheim-Patientinnen

Urogrammbefund	pathologisch	nicht pathologisch
präoperativ	2	151
unmittelbar postoperativ	27	126
$\geq$ 5 Jahre postoperativ	4	149

14 bis 30 Tage nach der Wertheimschen Operation wurden die ersten Kontroll-
urographien angefertigt.

Bei 126 Patientinnen fanden sich unverändert völlig normale Ausscheidungsuro-
gramme.

In einem Fall hatte sich das präoperativ pathologische Urogramm gebessert.

Bei 27 (17,6%) Frauen hatte sich das postoperative Urogramm gegenüber der Voruntersuchung verschlechtert.

Innerhalb der ersten 12 Monate nach dem Eingriff normalisierten sich von den 27
postoperativ pathologischen Urogrammen weitere 11. Nach 5 und mehr Jahren hatten
lediglich 4 Patientinnen einen pathologischen Befund. In 3 Fällen lag eine Weitstellung
des Nierenhohlsystems bzw. des Ureters vor. Einmal fanden wir eine einseitige, mäßig
starke Hydronephrose mit Hydroureter bei noch guter Ausscheidung.

Vergleicht man unsere Ergebnisse mit den angegebenen Komplikationsraten in der
Literatur, so liegen wir an der unteren Grenze.

Wir führen unsere geringe Komplikationsrate auf folgende Faktoren zurück:

1. Die Ureterpräparation erfolgt in der Technik nach Antonie-Palmrich.
Der sog. Mesureter wird einschließlich des Gefäßplexus geschont und weitgehend erhalten.
Im juxta-vesikalen Abschnitt legen wir möglichst wenig Ligaturen.

2. Die Radikalität des Eingriffs (Parametriummenge) wird der Größe des Tumors angepaßt.
Durch eine sorgfältige präoperative Diagnostik (Urographie, Lymphographie, Histologie —
eigene Beurteilung von Fremdpräparaten) gelingt es meistens, sich präoperativ ein ziemlich
exaktes Bild von der Ausdehnung des Krebses zu machen. In unserem Patientengut gibt es kaum
Fälle, die lokal parametran nicht im Gesunden entfernt wurden.

3. Die sorgfältige histologische Aufarbeitung und Untersuchung der Operationspräparate
erlaubte uns, auf die Nachbestrahlung bei 70% der operierten Patienten zu verzichten.

4. Wir verwenden routinemäßig 2 Redondrainagen zur Ableitung des Wundsekretes aus den
beidseitigen sog. Pararäumen. Der tiefste Punkt der Drainage liegt auf den Levator-Muskeln.
Das führt zu einer raschen Verkleinerung der Wundhöhlen.

Aufgrund unserer Verlaufsbeobachtungen und Resultate sind Urogrammkontrollen
nach Wertheim-Operationen in vierteljährlichen Abständen zu empfehlen, wenn die erste
postoperative Kontrolle pathologisch ist, und zwar solange, bis der Befund unauffällig
wird. Auch nach einem Jahr haben wir noch Normalisierungen beobachtet.

Ist postoperativ einmal eine Normalisierung des Urogrammbefundes eingetreten,
haben wir bei unseren rezidivfreien Patientinnen keine erneute Verschlechterung mehr
beobachtet. Treten Hydroureteren oder Hydroureter plus Hydronephrose nach einer
Latenzzeit auf, besteht dringender Verdacht auf eine auswachsende Metastase an der
Beckenwand.

Dr. med. Fritz Willgeroth
Universitäts-Frauenklinik
Universitätsstraße 21—23
D-8520 Erlangen

U. ULMSTEN: **Ureterobstruktion nach der Behandlung des Kollumkarzinoms**

Die Frequenz von Ureterobstruktion nach Hysterektomie ad modum Wertheim infolge von Collumkarzinoms wurde in einer konsekutiven Serie von 100 Patienten untersucht. Die Patienten konnten in 2 Gruppen eingeteilt werden, mit Rücksicht darauf, ob
nur Operation oder Operation und Bestrahlung vorgenommen werden sollte (Abb. 1).
In bezug auf Ureterobstruktion wurden die Patienten folgendermaßen untersucht: Unmittelbar vor der Operation oder Bestrahlung wurde Urografie resp. Isotoprenografie
durchgeführt. Diese beiden Untersuchungen wiederholte man dann eine Woche bis
10 Tage nach der Operation, sowie nach 2 Monaten, 4 bis 6 Monaten, und weiter (wenn
die Befunde normal waren) einmal des Jahres, bis 5 Jahre nach Abschluß der Behandlung vergangen waren. Bei Anzeichen von Ureterobstruktion machte man je nach Bedarf
retrograde Pyelografie, antegrade Pyelografie durch eine percutane Nephropyelostomie
sowie selektive Teste der Nierenfunktion. Zur Untersuchung gehörte auch ein Vergleich
von Renografie und Urografie als Kontrolle von postoperativen Störungen im Harnabfluß. Die Hysterektomie wurde nach Wertheim-Meigs durchgeführt. Wenn radiologische Behandlung in Frage kam, geschah sie in Form von Brakyradiumbehandlung
gemäß der Stockholmer Methode mit 3 kurzen Intensivbestrahlungen mit im ganzen
6000-mg-Stunden. Im Falle einer solchen Bestrahlung wurde die Operation 1 bis 2
Monate nach abgeschlossener Strahlenbehandlung vorgenommen. Das Resultat zeigte
bei 25 Patienten vereinzelte Male leichte Störungen im Harnabfluß. Die Störungen traten
meistens unter dem 1. Monat nach der Operation auf. Bei diesen 25 Patienten waren im
weiteren Verlauf die Urografie- und Renografiebefunde normal, und wir sind deshalb der
Meinung, daß dieses vereinzelte, leichte Hindernis nicht als pathologisch gilt.

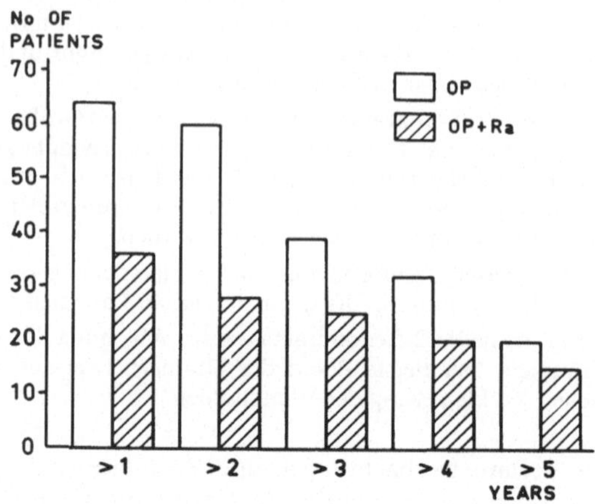

Abb. 1. Die Anzahl Patienten, in zwei Gruppen geteilt: nur Operierte bzw. Kombiniert-Behandelte mit Operation und Radiotherapie

Ein mehr bleibendes Abflußhindernis, welches mehrere Kontrolluntersuchungen und in einigen Fällen chirurgische Eingriffe erforderte, um eine zunehmende Hydronefrose zu beheben, trat bei 21 der Patienten auf. Diese Patienten werden in Tabelle 1 gezeigt. Aus der Darstellung geht hervor, daß die Ureterobstruktion in 4 Fällen auf einem Tumorrezidiv beruht, in 6 Fällen auf einer Fistel. In 11 Fällen fand man keine Erklärung der relativ umfassenden Obstruktion. Es ist außerdem ersichtlich, daß bei einem mehr fortgeschrittenen Karzinom, also Stadium 2, auch eine Menge Komplikationen vorlagen, und so war auch der Fall nach radiologischer und operativer Behandlung.

Tabelle 1. Analyse der Patienten, die ernsthafte Ureterobstruktionen aufgewiesen haben. Siehe auch den Text

	Obstr. only	Obstr. et fistula	Obstr. et recidive
No of patients	11	6	4
Surgery necessary	6	4	4
Renal function lost (one side)	2*	0	0
Nefrectomy	2	0	0
Ad exitus	0	1	4
Ra-Therapy	7	4	4
Stage I	4	2	0
Stage II	7	4	4

Abbildung 2 zeigt das prozentuelle Auftreten von Ureterobstruktion in den beiden Gruppen nur operierter resp. kombiniert behandelter Patienten. Es geht hervor, daß die Zeichen einer Obstruktion ziemlich rasch nach der Operation verschwanden. In der Gruppe von kombiniert behandelten Patienten bestand doch die Obstruktion etwas länger als in der Gruppe von nur Operierten.

Bei der Behandlung von Abflußhindernissen in den oberen Harnwegen nach einer Wertheim-Operation hat es sich oft als schwierig erwiesen, bei der Röntgenuntersuchung retrograde Pyelografie oder für Dränage den erforderlichen Ureterkatheter transuretral hochzuführen. Es besteht bei diesem Verfahren außerdem ein bedeutendes Infektions-

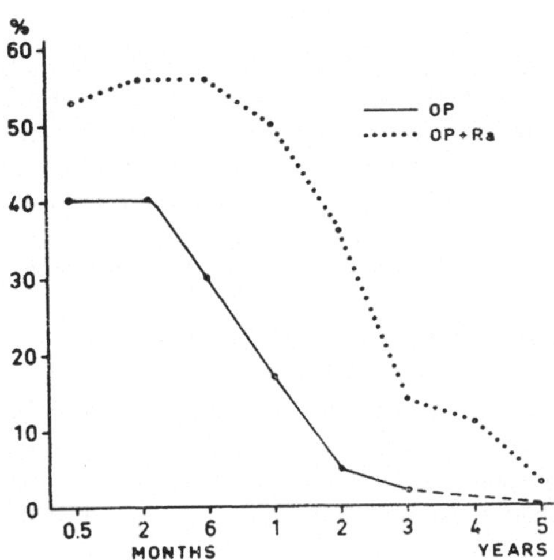

Abb. 2. Die prozentuelle Inzidenz der Ureterobstruktion bei Patienten in den beiden Gruppen nur Operierter bzw. Kombiniert-Behandelter

risiko. Wenn ernsthafte Abflußhindernisse mit progredierender Hydronephrose vorhanden sind, in welchem Fall eine frühzeitige Entlastung betont werden muß, haben wir diese Hilfe mit einer neuen Technik für percutane Nephropyelostomie nach Ulmsten & Molin geschaffen. Diese gibt auch die Möglichkeit zur Durchführung einer antegraden Pyelografie, wobei die Beschaffenheit des eventuellen Hindernisses und dessen Bedeutung ersichtlich werden kann. Der Pyelostomiekatheter wird mit Hilfe von örtlicher Betäubung unter Fernsehschirmkontrolle eingeführt. Es ist einfach und schonend für den Patienten. Für einen erfahrenen Röntgenologen nimmt das 5 Minuten. Der Pyelostomiekatheter ist als Ring präformiert mit den Drainagelöchern in der Innenseite des Kreises liegend und wird mit der Seldingertechnik eingeführt. Es hat sich erwiesen, daß dieser Pyelostomiekatheter während sehr langer Zeit liegenbleiben kann und eine effektive Entlastung bietet, sowie auch Möglichkeit für mehrmalige antegrade Pyelografien gibt. In 4 Fällen von ausgesprochener Obstruktion und in einem Fall von Obstruktion und Fistel verschwand die Hydronephrose resp. heilte die Fistel mit der Pyelostomiebehandlung. In den Fällen, wo Chirurgie notwendig war, um die Verhältnisse zu normalisieren, bestand der Eingriff in der Regel in Reimplantation der Uretere, in einem Fall außerdem Transposition zur anderen Uretere. Die weiteren chirurgischen Eingriffe werden doch anderweitig während dieses Kongresses erläutert. Es ist nach dieser Untersuchung vollkommen klar, daß die Ausbreitung des Karzinoms, das heißt seiner parametranen Infiltration, große Bedeutung für nachfolgende Ureterkomplikationen beigemessen werden soll. Es liegt infolgedessen eine deutliche Überrepresentation von Komplikationen bei Patienten mit fortgeschrittenem Karzinom im Stadium 2 vor, verglichen mit Patienten mit weniger fortgeschrittenem Karzinom im Stadium 1. Man findet auch ein Übergewicht an Ureterkomplikationen in der Gruppe kombiniert Behandelter, verglichen mit der Gruppe nur Operierter. Letzteres gegen den Hintergrund betrachtet, daß man bei mehr fortgeschrittenen Tumoren meistens kombiniert behandelt. Beim Vergleichen von Renografie- und Urografieuntersuchungen wurden zusammen 964 gleichzeitige Renografie- und Urografieregistrierungen gemacht. Es zeigte sich, daß in 10% der Fälle verschiedene Begutachtungen abgegeben wurden. Sämtliche diese Fälle stellten eine Überdiagnostik der Renografie dar, das heißt, daß man bei einer darauffolgenden Urografie keine Zeichen von Abflußhindernissen finden konnte. Dieses darf als völlig normal betrachtet werden mit Hinblick auf die außerordentliche Empfindlichkeit der Methode der Renographie.

Schlußfolgerung

1. Die Untersuchung ergibt, daß Renografie, um den Harnabfluß zu kontrollieren, völlig ausreichend ist. Pathologische Funde werden dabei nicht übersehen, während man 10% falsche positive Funde erhält wegen der großen Empfindlichkeit des Renogrammes. Wenn man einen positiven Renogrammbefund erhält, muß Urografie gemacht werden, um die Bedeutung und Beschaffenheit des Hindernisses anschaulich zu machen.

2. Wenn eine Entlastung notwendig ist, kann man diese mit Hilfe der percutanen Pyelostomie, wie vorher gezeigt, schaffen. Gleichzeitig entsteht die Möglichkeit für mehrere antegrade Pyelografien.

3. Die Untersuchungen zeigen auch, daß die parametrane Infiltration große Bedeutung für die postoperativ entstehenden Ureterobstruktionen hat, was logisch wirkt.

4. Nur durch regelmäßige und relativ häufige Kontrollen kann man eine Ureterobstruktion entdecken und bestimmen, ob ein entlastender Eingriff notwendig ist oder nicht.

5. Wenn solch eine genaue und regelmäßige Kontrolle geschieht, dürfte die Zahl von irreversiblen Nierenschäden nach Wertheim-Operationen bedeutend reduziert werden können.

Literatur

Hohenfellner, R.: Die Urologischen Komplikationen des Kollum-Karzinoms. Berlin–Heidelberg–New York: Springer 1965. — Ulmsten, U.: Studies on Ureteral function in women. Studentlitteratur, Lund, Schweden 1974. — Ulmsten, U., Molin, J.: Acta obstet. gynec. scand. **52**, 147 bis 151 (1973).

Doz. Dr. Ulf Ulmsten
Oberarzt der Frauenklinik
der Universität Lund
Allgemeines Krankenhaus Malmö
Malmö Allmänna Sjukhus
S-21401 Malmö/Schweden

H. R. Osterhage und J. G. Moormann: **Pseudozystisches Urinextravasat nach gynäkologischer Operation**

In den letzten 10 Jahren, von 1965 bis 1975, sahen wir insgesamt 132 direkt postoperative urologische Komplikationen nach gynäkologischen Operationen.

Es handelte sich um

5 Harnröhrenfisteln,

49 Blasen-Scheidenfisteln,

78 Ureterverletzungen.

Die häufigste postoperative Komplikation war die Ureterverletzung mit 59%, insgesamt fanden sich hier

51 Ureter-Scheidenfisteln, sowie

27 Harnleiterstenosen bzw. -ligaturen.

Die Therapie der Ureterverletzung wie auch die Ergebnisse derselben decken sich in etwa mit denen anderer Autoren. Das Ergebnis nach Harnleiterverletzung war in 76% befriedigend, wenn man die von Hohenfellner gesetzten 3 Kriterien (freier Harnabfluß und Rückgang der Stauung, steriler Harn sowie fehlender Reflux) berücksichtigt.

Ein außergewöhnlicher Fall sei demonstriert:

59jährige Patientin, Zustand nach supravaginaler Uterusamputation vor 6 Jahren sowie Zustand nach linksseitiger Adnektomie eines polycystischen mandarinengroßen Ovars vor 6 Wochen (histologisch: Cystadenoma serosum papilliferum). Nach zunächst glattem postoperativem Verlauf zunehmende Leibesfülle, zuletzt linksseitiger Flankentumor sowie Gewichtsabnahme von 10 kg, weswegen der Arzt wieder aufgesucht wurde. Urographisch (Abb. 1) bestand primär ein linksseitiger Zystenverdacht. Auch nach der Angiographie (Abb. 2) letztlich unklare Ätiologie der Raumforderung im Bereich des unteren Nierenpoles bzw. Verdacht auf Zystenbildung.

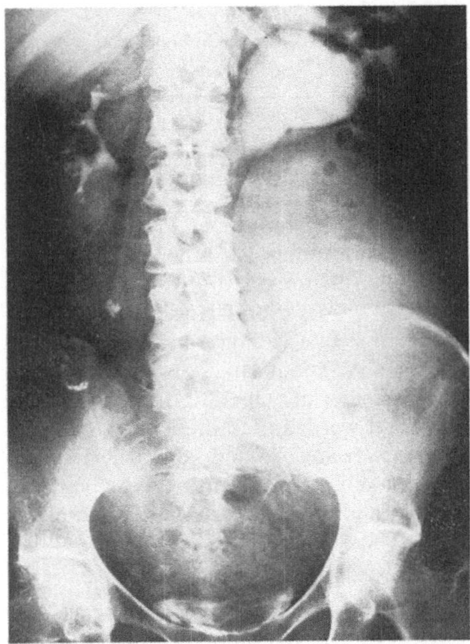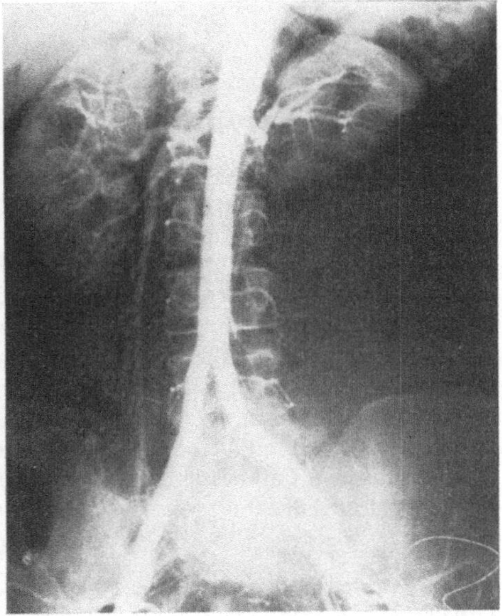

Abb. 1. Urogramm. 1-Stunden-Aufnahme, rechts unauffällige Verhältnisse, links Verdacht auf kindskopfgroße Zyste im Bereich des unteren Nierenpols mit Ausschüttungsverzögerung

Abb. 2. Übersichtsaortographie, unklare Raumforderung im Bereich des linken unteren Nierenpoles, Zystenverdacht

Es handelte sich in diesem Fall, wie die Freilegung ergab, um ein chronisches pseudo-cystisches Urinextravasat, über das kürzlich von Schreiter, Marberger und Wörsdorfer berichtet wurde. Dasselbe tritt meist posttraumatisch, gelegentlich auch iatrogen auf; insgesamt sind bislang 45 Fälle beschrieben worden.

Bei der Freilegung trafen wir zunächst auf eine gut kindskopfgroße Zyste im Bereich des unteren Nierenpols (Abb. 3). Es wurde zunächst versucht, unter Schonung des Harnleiters die Zyste uneröffnet in toto freizupräparieren und zu exstirpieren, auch im Hin-

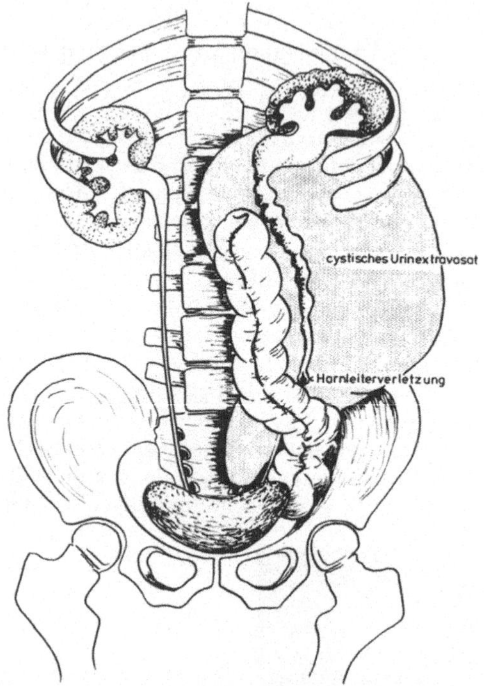

Abb. 3. Schematische Darstellung des Operationssitus bei der retroperitonealen Freilegung

blick auf das gynäkologischerseits voroperierte Ovarialkystom. Die Präparation der Zystenwand gestaltete sich dann, zumal dieselbe innigst mit dem Peritoneum bzw. Colon und Sigma verbacken war, äußerst schwierig. Der Harnleiter war mit der Zystenwand verwachsen bzw. in sie integriert. Erst gegen Ende der Präparation fand sich die Ursache der Pseudozyste als Harnleiterverletzung. Der Ureter zeigte lediglich in seinem oberen Drittel bzw. auf einer Länge von 6 cm einen normalen Wandaufbau. Es wurde deswegen, wie auch aufgrund des Alters der Patientin sowie der Dauer der Operation die linksseitige Nephrektomie durchgeführt. Retrospektiv muß gesagt werden, daß die Exstirpation der gesamten Zystenwand, welche den Eingriff insgesamt verlängerte und komplizierte, nicht zwingend war, zumal bei derartigen Pseudozysten keine Epithelauskleidung vorliegt. Auch in unserem Fall bestand die Wand histologisch aus Schwielengewebe mit scholligen Kalkablagerungen.

Literatur

1. Hohenfellner, R., Schreiter, F.: Gynäkologe 1, 2, 113 (1971). — 2. Hohenfellner, R.: Urologe 2, 351—359 (1962). — 3. Schreiter, F., Marberger, N., Wörsdorfer, O.: Akt. Urologie 1975, 157—164. — 4. Moormann, J. G., Osterhage, H. R., Kastert, H. B.: Fortschr. Med. 92, 1208—1216 (1974).

Dr. H. R. Osterhage
Urologische Universitätsklinik
D-6650 Homburg/Saar

ST. WESOLOWSKI: **Unsere Erfahrungen bei der Behandlung von Kranken mit Ureterverletzungen nach gynäkologischen Eingriffen**

Wir möchten unser Krankengut im Bereich von Verletzungen der Harnleiter bei gynäkologischen und geburtshilflichen Operationen in der Zeit von Dezember 1949 bis August 1975 besprechen.

In dieser Zeit wurden 161 Frauen mit 195 beschädigten Harnleitern behandelt. Bei 27 Frauen waren 32 Harnleiter während geburtshilflicher, bei 134 Frauen 163 Harnleiter während gynäkologischer Operationen beschädigt worden. Wir wollen die verschiedenen Arten der Schädigung sowie die daraus resultierenden Komplikationen und die jeweiligen Behandlungsverfahren darstellen.

Wir sind der Meinung, daß ein sofortiges operatives Eingreifen zwecks Wiederherstellung der Kontinuität des Harnleiters das günstigste ist. In den Fällen, in denen wegen des Zustandes der Kranken dieses nicht möglich ist, wird bei uns die Harnableitung mittels „ureterostomie in situ" angewendet. Diese Art Harnableitung hat im Vergleich mit der Nierenfistel viele Vorzüge. Sie ist für die Patientin bequemer, besonders bei bilateralen Ureterläsionen; denn eine bilaterale Nierenfistel bedeutet eine furchtbare Behinderung für die Kranke, während bei der bilateralen Ureterostomie die Kranke dagegen ohne besondere Mühe ihre Fisteln selber pflegen kann.

Nur in einigen Fällen wurde die Verletzung während der gynäkologischen Operation diagnostiziert und eine wiederherstellende Operation sofort vorgenommen.

Von den rekonstruktiven Operationen der Harnwege haben wir folgende Arten ausgeführt:

1. Ureterocystoneostomie,
2. Blasenlappen mit Ureterstumpfanastomose nach Boari,
3. End-zu-End-Ureteranastomose
4. Ureteroileocystoplastic in Fällen mit erheblichen Ureterdefekten.

Bei 5 Kranken wurde der zerstörte Ureterabschnitt mit der Appendix ersetzt, doch ist das Ergebnis nur in einem Falle befriedigend.

Die Operation nach Boari wurde bei 43 Frauen an 45 Uretern ausgeführt, in einigen Fällen beiderseits, in einigen anderen an demselben Harnleiter zweimal. Die erste Patientin, bei der wir am 12. 8. 1952 die Operationen nach Boari wegen einer uretero-vaginalen Fistel durchgeführt haben, wird bei uns regelmäßig kontrolliert. Das Ergebnis ist nach 23 Jahren gut.

Ganz besonders schwer waren die Fälle, bei denen beide Harnleiter beschädigt wurden. Von den 34 Frauen, die bei uns wegen beiderseitigen Harnleiterverletzungen operiert wurden, sind nach unseren Operationen 4 verstorben. Dieser hohe Prozentsatz zeigt, wie schwer derartige Komplikationen sind. Zu bemerken ist, daß diese Mißerfolge zu den ersten 19 Fällen gehören; von der danach operierten ist keine einzige Kranke nach der Operation verstorben.

Tabelle 1 stellt die Art der Komplikation dar, die wir nach gynäkologischen Operationen feststellten, während in Tabelle 2 die verschiedenen Arten der von uns ausgeführten Eingriffe aufgeführt sind.

Schlußfolgerung

Um Harnleiterschädigungen im Laufe gynäkologischer Operationen zu vermeiden, soll vor der Operation eine Urographie vorgenommen und am Beginn der Operation beide Harnleiter dargestellt werden. Jede Verletzung muß sofort rekonstruiert werden. Schädigungen, die erst nach der Operation festgestellt werden, sollen ebenfalls sofort rekonstruiert werden, wenn es der Zustand der Kranken erlaubt. Falls der Zustand der Kranken zu schlecht ist, muß eine Harnableitung per ureterostomiam in situ angewendet werden.

Tabelle 1. Die geburtshilflichen und gynäkologischen Verletzungen der Harnleiter 1. 12. 1949—31. 8. 1975

Laesio	Geburtshilfliche Kranke	Geburtshilfliche Ureteren	Gynäkologische Kranke	Gynäkologische Ureteren	Insgesamt Kranke	Insgesamt Ureteren
Sectio ureteris transversa	2	4	16	19	18	23
Excisio ureteris partialis	—	—	2	2	2	2
Ligatur	9	10	29	39	38	50
Ligatur – Striktur	2	2	6	6	8	8
Ligatur – Fistula uretero-vaginalis	—	—	11	12	11	12
Fistula uretero-vaginalis	10	11	67	82	77	93
Fistula uretero-cutanea	—	—	1	1	1	1
Striktur – Hydronephrosis	3	4	2	2	3	3
Avulsio	1	1	—	—	1	1
Insgesamt	27	32	134	163	161	195

Tabelle 2. Die Behandlung der geburtshilflichen und gynäkologischen Ureterverletzungen

Operation	Geburtshilfliche Kranke	Geburtshilfliche Ureteren	Gynäkologische Kranke	Gynäkologische Ureteren	Insgesamt Kranke	Insgesamt Ureteren	Ergebnisse gut	ziemlich gut	schlecht	Spät-nephrektomie	Operations-mortalität
Deligatio	3	3	15	17	18	20	20	—	—	—	—
Nephrostomia	—	—	3	5	3	5	4	—	1	—	1
Nephrektomie	5	5	4	4	9	9	9	—	—	—	—
Katheterisation	—	—	9	11	9	11	10	1	—	—	—
Ureter-ureter-Anastomose	2	2	9	9	11	11	10	—	1	—	—
Ureterostomia in situ	—	—	1	1	1	1	1	—	—	—	—
Ureterostomia intubata	1	1	2	2	3	3	3	—	—	—	—
Uretero-cutaneostomia	—	—	1	1	1	1	—	1	—	1	—
Uretero-cysto-neostomia	9	11	47	60	56	71	57	8	7	3	—
Uretero-cysto-neostomia mit Boari	4	4	37	41	41	45	37	1	7	2	1
Uretero-ileo-cysto-anastomosis	1	2	5	10	6	12	6	1	5	1	2
Ureterosigmoideostomie	2	3	1	1	3	4	—	2	2	—	—
Sine therapia	—	1	—	1	—	2	—	—	1	—	—
Insgesamt	27	32	134	163	161	195	157	14	24	7	4

Zusammenfassung

Behandlung und Ergebnisse bei 161 Kranken an 195 Harnleitern mit 195 Harnleiterschädigungen nach geburtshilflichen und gynäkologischen Operationen wurden besprochen.

Literatur

1. Boeminghaus, F.: Z. Urol. **65**, 459—465 (1972). — 2. Fischer, W.: Zbl. Gynäk. **96**, 1497—1498 (1974). — 3. Schmiedt, E.: Z. Urol. **63**, 546—562 (1970). — 4. Walsh, A.: Brit. J. Urol. **39**, 744—745 (1967).

Prof. Dr. Stefen Wesolowski
Klinika Urologiczna Akademii Medycznej
Ul. Oczkni 6
Warszawa/Polska

W. Gregoir, C. C. Schulman und M. Chantrie: **Die Harnleiter-Stase bei Uterus Prolaps**

Die erste Beschreibung einer Unregelmäßigkeit der oberen Harnwege, verbunden mit einem angegangenen Uterusprolaps, ist von Froriep (1824) gegeben. Ungefähr 20 Jahre später erwähnt Virchow (1846) auch Änderungen der oberen Harnwege in Gegenwart von genitalem Prolaps. Sie werden danach durch die besichtigenden Studien von Halban und Tandler (1907) und Kirokawa (1911) bestätigt. Die erste klinische Beobachtung einer sekundären Ureterohydronephrose zu einem genitalen Prolaps ist erst 1923 von Brettauer und Rudin veröffentlicht worden. Seitdem erwähnen in der gynäkologischen Literatur befindende gelegentliche Veröffentlichungen die Vereinigung obstruktiver Harnleiterverletzungen und genitalem Prolaps. Neue Studien haben jedoch die Bedeutung und Gefährlichkeit dieser Verletzungen gezeigt (Mueller-Heunbach, Jeukenne, Schulman, Elkin, Rudin).

Die veröffentlichten Zahlen sind sehr verschieden: 30 bis 80% der Fälle (Everett, 1940), übermäßiges Verhältnis, von Rudin et al. (1974) herabgesetzt zur vernünftigen Zahl von 5% in einer zurückblickenden Studie. Es ist schwierig, dieses Verhältnis genau anzustellen, denn die größte Majorität der Fälle ist von Gynäkologen behandelt und unterzieht kein urologisches Einstellen.

Die Vereinigung trifft hauptsächlich ältere Frauen, bei denen eine sekundäre Urininfektion sich in mehr als 70% der Fälle befindet.

Mehrere Theorien sind vorgeschlagen worden, um den verantwortlichen Mechanismus der Stase und der Harnleiterausdehnung zu erklären. Einige (Stoeckli et al., 1959) teilen das zu einer Blasestase, die selbst einer Harnröhrenknickung nachfolgend ist; diese Erklärung ist aber nicht sehr annehmbar. In den meisten bedeutenden Prolapse gibt es kein Blasenverhaltungsphänomen, aber mehr eine Harninkontinenz. Halban und Tandler (1907), später von Danforth (1938), Fontaine et al. (1962) gestützt, haben angegeben, daß der Uterus beim Überschreiten der genitalen Spalte, d. h. des unteren Randes der After-Aufhebemuskeln, in ihrem Prolaps die Niederung der Blase hinreißt und die Endteile der Harnleiter, die sich biegen und stromaufwärts ausdehnen, zusammendrückt. Brettauer und Rudin (1923) wenden ein, daß solch eine Annahme ein ständiges Blasenausfüllen angibt, da die Zusammendrückung bei einer leeren oder zuwenig ausgefüllten Blase nicht möglich ist. Sie schlagen eine Theorie vor, die seitdem am meisten angenommen ist, nach welcher die Uteringefäße im Prolaps die Harnleiter zusammendrücken, und die dadurch als Zügel wirken, der für obstruktive Phänomene verantwortlich ist (Aboulker, 1939; Mueller-Heunbach, 1969).

Diese bezaubernde Erklärung ist jedoch in allen Fällen nicht ausreichend, wie Elkin et al. (1974) und Rudin et al. (1974) es andeuten.

Klinische Studie

Wir haben 14 genitale Prolapse, die für eine Ausdehnung der Nierenausscheidung verantwortlich sind, einer präzisen klinischen, radiologischen, endoskopischen und chirurgischen Studie unterworfen. Die Studie erlaubt uns, folgende Schlußfolgerungen zu ziehen:

Die Annahme, nach welcher die Harnleiterausdehnung zu einer Zusammendrückung
der Harnleiter durch die Uteringefäße sekundär ist, ist unhaltbar, denn

— die Ausdenung, selbst sehr bedeutend, ist bei Kranken beobachtet, die einer Hysterektomie lange davor unterworfen waren, wie wir es bei 3 unserer Kranken festgestellt
haben (Abb. 1).

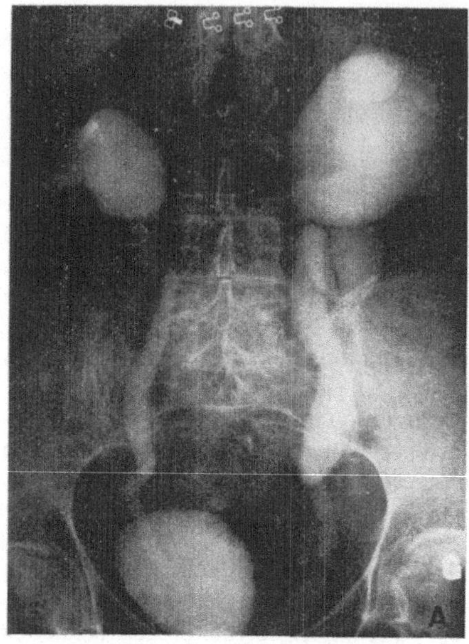
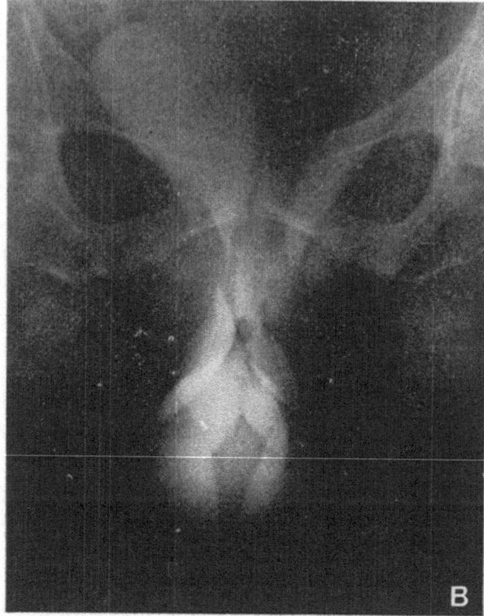

Abb. 1. Genitaler Prolaps. A. Harnleiterausdehnung.
B. Bettelsackblase beim Durchgehen der pelvis. Der obere Teil besteht aus der Frontwand und
der Kuppel. Der untere Teil besteht in dem Trigonum

— in den frühzeitigen Abschnitten hat die Ausdehnung ein spindelförmiges, vorschreiten-
des Aussehen, das gar nicht mit der Annahme einer sehr lokalisierten Zusammendrückung mit einer Ader oder mit einem Zügel übereinstimmt (Abb. 2A).
— während des genitalen Prolapses ändern sich die anatomischen Verhältnisse. Die
Uterinader, die bei einem normalen Menschen zum Harnleiter praktisch perpendiku-
lär ist, wird schräger und schräger, um endlich fast parallel an ihrer Frontseite zu verlaufen. Die Kreuzung der Uterinader mit der Harnleiter wird immer höher stehen,
als der Vorfall hervortritt. In 3 Fällen haben wir während eines chirurgischen Scheiden-
eingriffs eine sehr sorgfältige Zergliederung der Harnleiter gemacht, bis zu ihrer
Kreuzung mit der Uterinader. Wir haben feststellen können, daß diese keine Zusammendrückung auf die Harnleiter gibt und daß die Ausdehnung unter der Kreuzung
schon anwesend ist.

— wie es die radiologische Studie sowie die direkte Beobachtung in der Chirurgie zeigen,
fängt die Harnleiter-Ausdehnung ab der hinzukommenden Blase in den angegangenen
Fällen an (Abb. 2A).

Die Ausdehnung und die Stase entwickeln sich in zwei nacheinanderfolgenden Abschnitten. Jeder hat einen verschiedenen Mechanismus.

— In einem ersten Abschnitt bringt die Entkräftung der Organe eine Ausstreckung der
Harnleiter. Wie wir wissen, hat die Harnleiter eine Wand, deren Gewebeorganisa-
tion dieselbe ist wie ein Schleifengewebe (Muskeln, Bindestutz und elastische Gewebe).
Die Ausstreckung erzeugt die Wirkung des „chinesischen Fingers“, einer vorschrei-

36

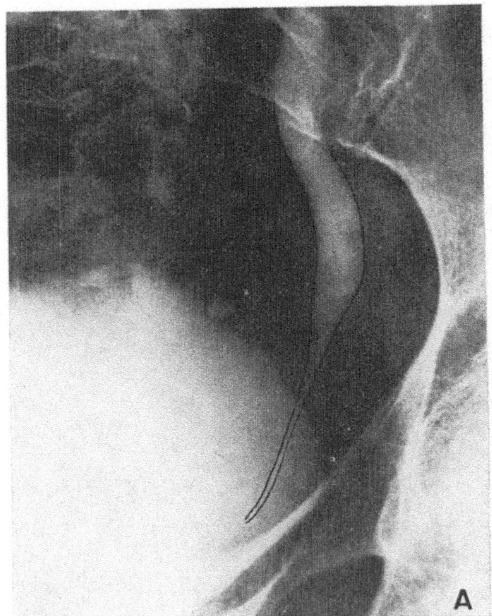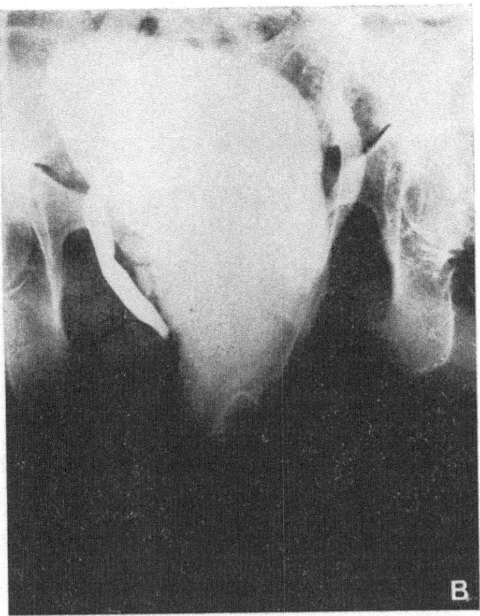

Abb. 2. A. Angegangene Harnleiterausdehnung: Ausstreckung und Verminderung des Kalibers.
B. Kneifen der Harnleiter im angegangenem Uterusprolaps

tenden Verminderung des Kalibers, der Steifheit undbesonders eine starke Verminderung der Harnleiterausdehnbarkeit, die den der peristaltischen Welle vorangehenden Durchgang des Flüssigkeit enthaltenden Beckens bremst (Abb. 2A).

Diese Ausstreckung zeigt sich durch eine vorschreitende und gewehrförmige, für den ersten Abschnitt charakteristische Ausdehnung.

— In einem zweiten, mehr angegangenen Abschnitt fügt sich der Mechanismus einer spitzen Winkelknickung von dem Intramural-Harnleiter an ihre Verbindung mit dem terminalen Harnleiter. Bei einem vorschreitenden Prolaps ändern sich die anatomischen und topographischen Verhältnisse der Blasenstrukturen wesentlich. Das am Anfang fast horizontale Trigonum biegt sich nach unten und nach vorne mit dem Blasenhals als Winkelgelenk. Diese Bewegung kommt nach der Trigonum Rückentkräftung der Niederung der Blase, die das Trigonum dann nach unten zieht. Endlich, in den angegangenen Prolapsen anstatt nach oben und leicht nach vorne zu gucken, guckt das Trigonum ganz nach hinten, steht senkrecht und ist am Blasenhals mit seinem Distalrand festgehalten. Man kann diese strukturelle Änderung, diese topographische Inversion vollkommen bemerken, wenn man bei einem chirurgischen Eingriff die Blase von oben aufmacht, z. B. für die Abnahme eines sekundären Blasensteins. Die Blase wird beim Durchgehen der pelvinmuskulären Blende bettelsackförmig. Der obere Teil besteht aus ihrer Frontwand und dem Kuppel. Der untere Teil besteht in dem Trigonum nach vorne, die Niederung der Blase und die hinteren Wände unten und hinten. Bei diesen topographischen Änderungen und der Trigonumumdrehung um das Genickwinkelgelenk erleidet das intramurale Harnleitersegment eine Umdrehung von 120 bis 150°; dieses ist nicht mehr in Verlängerung des Harnleitersegments neben der Blase und macht mit ihm einen spitzen Winkel. In diesem Abschnitt wachsen die Ausdehnung und die Stase wesentlich, die Ausdehnung wirkt auf den ganzen Harnleiter bis zur hinzukommenden Blase; die vom Anfang der Gewehrform verbleicht, die Niereninsuffizienz setzt ein und kann zur Anurie führen (2 unserer Fälle).

Symptomenlehre

Außer den Symptomen des genitalen Prolapses selbst kann die Harnleiterausdehnung sehr lange unbemerkt bleiben und den Kranken sehr langsam zu einem angegangenen Nierenunzulässigkeitsstand ohne offenbare klinische Manifestationen bringen. Die häufig-

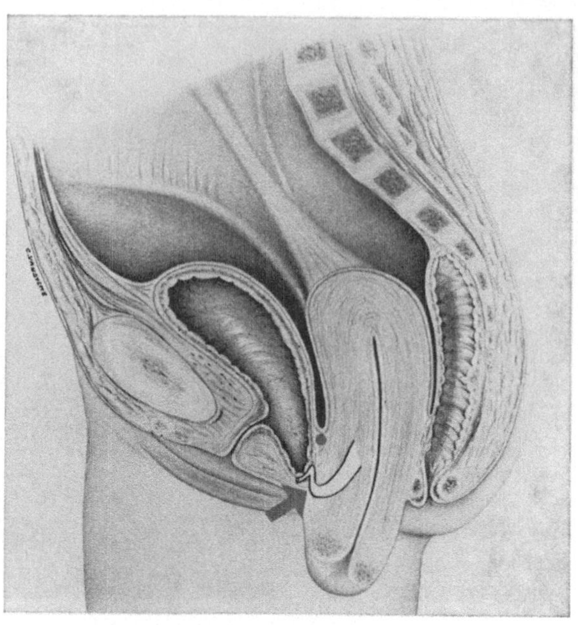

Abb. 3. Topographische Änderungen im Uterusprolaps: Umdrehung des Trigonum und der intramuralen Harnleiter

sten Symptome sind eine Harnschwierigkeit und Harnschmerz, wenn die Infektion einsetzt, was sehr oft passiert (8 Fälle aus 14). Die Harnstrenge tritt viel hervor, wenn die Blasestase zu einer sekundären Steinkrankheit führt. Die Anstrengung-Unenthaltsamkeit ist sicher kein beständiges Zeichen (3 Fälle aus 14). Die gesamte Verhaltung scheint noch mehr außerordentlich zu sein (2 Fälle). Die Bauchfellreizung mit Subobstruktionsphänomen kann getroffen werden (1 Fall); ihr Mechanismus ist aber noch nicht klar. Endlich sind die allgemeinen Urämie- und Nierenunzulässigkeitszeichen manchmal die einzigen, die den Kliniker darauf aufmerksam machen, die Möglichkeit einer Krankheit der oberen Nierenaussonderungswege festzustellen.

Radiologische Diagnostik

Die radiologischen Zeichen sind die folgenden:

— Die gewehrförmige Harnleiterausdehnung und Verdünnung in einem ersten Abschnitt (Abb. 2A).

— Die Gangsenkung, die Kreuzung der Harnleiter und der pubischen und Sitzbeinbogen (Abb. 1A).

— Das Kneifen des Harnleiteröffnungswinkels; die Pelvin-Ureter sind praktisch parallel, wo sie sich normalerweise zum Eintreten in die Blasenwand biegen müssen (Abb. 2B).

— Eine „Sanduhrblase" oder „Bettelsackblase". Der untere Teil dieser Blase steht gewöhnlich nicht auf den einfachen Röntgenaufnahmen, die zu hoch genommen werden; es ist sehr wichtig, auf Weißglut Röntgenaufnahmen in jedem Vorfall zu nehmen, die die ganze prolabierte Blase zeigt. Sonst kann die Diagnostik eines auf die Blasenlederung liegenden Steins verfehlt sein (Abb. 1B).

Behandlung

Die Notbehandlung in den akuten Nierenunzulässigkeitsfällen besteht in der manuellen Reduzierung des Prolapses, ihn eventuell mit einem Pessar oder Scheidenpfropfen an seine Stelle zu halten, den absoluten Decubitus aufzudrängen und eine ständige Sonde zu legen; in der Majorität der Fälle ist die Harnstoff- und Kreatininverminderung rasch und die Verbesserung der Nierenfunktion spektakulär. Die endgültige Behandlung ist natürlich chirurgisch und grundsätzlich zur gynäkologischen Chirurgie bestimmt. Die Behandlung hängt vom Prolapstyp, Bauchfellmuskelstand, einer früheren Hyserektomie usw. ab. Zu merken ist noch, daß die Scheidenabschlagung nach Lefort-Verfahren, verbunden mit einer Abschließung der hinteren Scheidenvorhofsgabel, bei sehr alten Frauen (die Majorität) und besonders bei denen, die eine Hysterektomie schon erlitten haben, ausgezeichnete Resultate ergibt.

Literatur

Brettauer, J., Rubin, I.: Amer. J. Obstet. Gynec. **6,** 696 (1923). — Danforth, W. C.: Surg. Clin. N. Amer. **18,** 213 (1938). — Elkin, M., Goldman, S. M., Meng, C.-H.: Radiology **110,** 289 (1974). — Everett, H. S., Sturgis, W. I.: Urol. Cut. Rev. **44,** 638 (1940). — Fontaine: J. Radiol. **43,** 90 (1962). — Froriep, R.: Chirurgische Kupfertaler, Weimar 1824, Tafel 399 und 416. — Halban, J., Tandler, J.: Anatomie und Ätiologie der genitalen Prolapse beim Weibe. Wien: W. Braumueller 1907. — Jeukenne, M.: Acta urol. belg. **38,** 357 (1970). — Kirokawa, W.: Dtsch. Z. Chir. **119,** 19 (1911). — Mueller-Heunbach, E.: J. Amer. Geriat. Soc. **17,** 1055 (1969). — Rudin, L. J., Megali, M. R., Lattimer, J. K.: Urology **4,** 73 (1974). — Schulmann, C. C.: Acta urol. belg. **38,** 510 (1970). — Stoeckli, A., Hochuli, E.: Gynacologia **148,** 313 (1959). — Virchow, R.: Gesammelte Abhandlungen. Frankfurt a. Main: 1856.

Prof. Dr. W. Gregoir
Clinique Urologie
Université Libre de Bruxelles
Hôpital Brugmann
B-1020 Bruxelles

H. D. Lehmann: **Uretersigmafistel nach Elektrokoagulation per pelviscopiam post partum**

Die pelviskopische Sterilisation durch Koagulation der Tuben wird heute zunehmend häufiger ausgeführt. Eine bisher nicht bekannt gewordene Komplikation 8 Jahre nach Voroperation wegen Ovarialzysten und chronischer Salpingitis wurde beobachtet und operiert. Bei einer 35 Jahre alten Patientin wurde eine Laparotomie links wegen Ovarialzysten und chronischer Salpingitis 1966 durchgeführt. Am 24. 6. 1974 erfolgte die Spontangeburt des 3. Kindes.

Am 4. Tage post partum erfolgte wegen rh-Unverträglichkeit Sterilisation durch pelviskopische Koagulation. Es fand sich dabei ein gut faustgroßer Uterus, rechte Adnexe o. B., Schleieradhäsionen im linken Adnexgebiet. Ein tubenähnlicher Strang von der seitlichen Beckenwand links zum Fundus uteri wurde als Resttube angesehen und wie rechts koaguliert, aber nicht durchtrennt. Zunächst komplikationsloser Verlauf, Entlassung nach 4 Tagen beschwerdefrei.

Wenige Tage später erneut Unterbauchschmerzen links mit Durchfällen, als Verdachtsdiagnose wurde zunächst eine Enteritis angenommen. Wegen urinösen Geruchs der wäßrigen Durchfälle Vorstellung beim Facharzt für Urologie. Bei der Untersuchung fand sich im Urogramm eine linksseitige Stauung im unteren Harnleiterdrittel, in der retrograden Darstellung des linken Harnleiters eine Stenose in Höhe der Linea terminalis mit KM-Übertritt ins Sigma.

Bei der Operation am 7. 8. 1974 fand sich eine für eine Knopfsonde durchgängige Fistel zwischen Ureter und Sigma bei normaler Lage beider Organe. Nach Trennung von Harnleiter und Sigma wurde der Darm übernäht und der Harnleiter nach Schienung und Resektion des fisteltragenden Anteils End-zu-End mit 6 atraumatischen 4 × 0-Chrom-catnähten spannungsfrei anastomosiert. Bei glattem postoperativem Verlauf waren die Urogramme 4 und 12 Monate nach dem Eingriff völlig normal.

Dr. H. D. Lehmann
Chefarzt der Urologischen Abteilung
Neufeldstraße 32
D-5000 Köln-Hohlweide

P. H. PETRITSCH und H. J. PREXL: **Zwei Fälle von Harnleiterobstruktion durch Endometriose**

Es wird anhand von 2 Fällen einer Endometriosis extragenitalis mit Harnleiterobstruktion auf den teils uncharakteristischen Verlauf und die besondere Problematik dieses Leidens hingewiesen.

Bei einer 30jährigen Patientin handelte es sich um eine linksseitige Harnleiterobstruktion, hervorgerufen durch eine Blasenendometriose. Die Zystoskopie ergab einen kirsch-

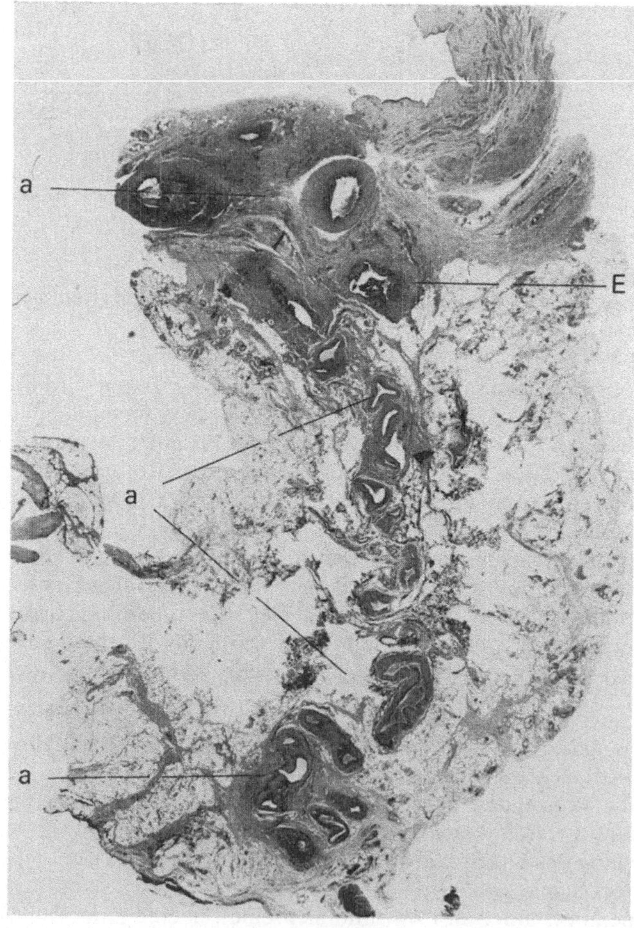

Abb. 1. Endometriose (E) der Harnblase. Auffallend zahlreiche kaliberstarke Arterien (a). Vergrößerung 5fach. Hämatoxylin-Eosin-Färbung

großen Tumor mit einem landkartenartig scharf begrenzten Hof, von kräftig roter Farbe
im Bereich des linken Ureterostiums. Eine bei dieser Gelegenheit durchgeführte Probe-
biopsie (PE) ergab lediglich ein unspezifisches Granulationsgewebe. Wegen der bestehenden Ureterobstruktion haben wir dann eine Blasenteilresektion und Ureterozystoneostomie durchgeführt. Die histologische Untersuchung des Operationspräparates ergab
dann in tiefen Schichten das Bild einer Endometriose, welche in reichliches Bindegewebe
eingebettet war. Auffallend war der überaus große Gefäßreichtum des Tumors (Abb. 1),
der eine Verwechslung mit einem Hämangiom erlauben würde. Die reichliche Binde-
gewebsneubildung ist dabei als eine Reaktion des aus dem Erythrozyten stammenden
Eisens anzusehen und umgibt oft in dicken Schichten den eigentlichen Herd, was wiederum den negativen Ausfall der PE erklärt.

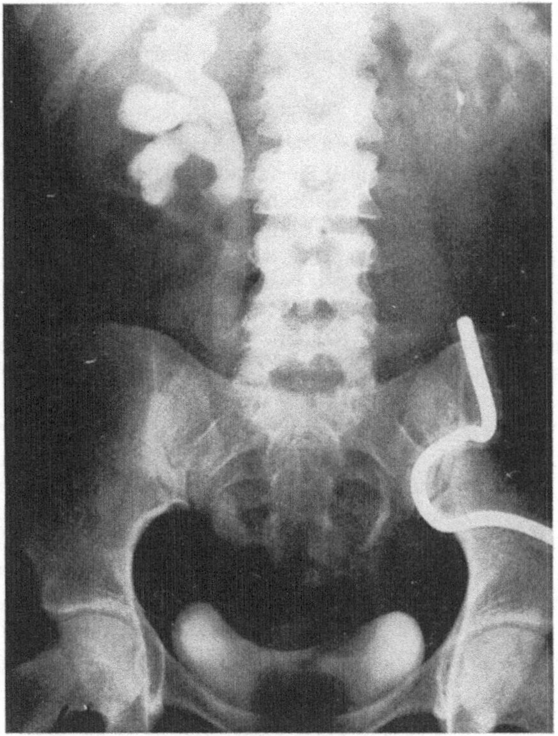

Abb. 2. I.v. Urogramm bei einer 25jährigen Patientin: Ureterobstruktion rechts durch Endometriose des Sigmoids

Bei einer weiteren 25jährigen Patientin handelte es sich um eine ausgedehnte Endometriose des Sigmoids, die zu einer Obstruktion des rechten Harnleiters (Abb. 2) und
zu massiven Verwachsungen im kleinen Becken geführt hat. Ein dadurch verursachter
mechanischer Ileus führte die Patientin an unsere Klinik, wo als erste Maßnahme eine
Sigmoideostomie angelegt werden mußte. Bis zu diesem Zeitpunkt litt die Patientin jahrelang an unklaren Unterbauchschmerzen, Schmerzen im rechten Nierenlager und ver-
stärkten Regel- und Defäkationsbeschwerden. 3 Wochen nach der palliativen Erstopera-
tion wird als definitive Maßnahme eine supravaginale Uterus- und Adnexexstirpation,
Entfernung des endometriotischen Konglomerattumors im Sigmoid und eine Ureterozystoneostomie durchgeführt.

Bei beiden Patienten konnte der Endometrioseherd radikal entfernt werden und sie
sind 4 Jahre postoperativ völlig beschwerdefrei.

Literatur

1. Boden, J. T.: Z. Urol. **67**, 907—910 (1974). — 2. Kaplan, J. H., Kudish, H. G.: Urology **3**, 327—329 (1974). — 3. Petritsch, P., Hubmer, G., Lipsky, H.: Seltene Formen obstruktiver Erkrankungen des distalen Harnleiterabschnittes. Med. Klin. **69**, 593—598 (1974). — 5. Potempa, J.: Urologe **2**, 345—350 (1963).

Dr. P. H. Petritsch, Dr. H. J. Prexl
Department für Urologie
Universitätsklinik für Chirurgie
Auenbruggerplatz 1
A-8036 Graz

R. LEUPPI: **Zwei Fälle von Endometriose des Harnleiters**

Wir berichten Ihnen über 2 Fälle von Endometriose des Ureters. Das klinische Bild beider Patientinnen (43 und 45 Jahre alt) war gleich. Sie wiesen eine kurze Anamnese mit kolikartigen Flankenschmerzen auf. Sie standen in keinem zeitlichen Zusammenhang mit der Menstruation. Klinisch und insbesondere bei der bimanuellen Austastung des kleinen Beckens war kein pathologischer Befund zu erheben. Es lag lediglich eine Bakteriurie ohne Hämaturie vor.

Das Urogramm zeigt im 1. Fall eine Stauung der oberen Harnwege links mit dilatiertem proximalen und auffallenderweise zartem distalen Ureter. Im 2. Fall findet sich eine große, radiologisch stumme Niere rechts. Die Obstruktionen werden durch retrograde Pyelogramme weiter abgeklärt, welche kurze, praktisch identische Stenosen der distalen Ureteren zeigen.

Eine ätiologische Diagnose dieser Befunde durch radiologische Analogie erwies sich als schwierig, wie ein Vergleich unserer Bilder mit den hier gezeigten deutlich macht.

Bei der operativen Revision fanden wir in beiden Fällen eine massive Dilatation des Ureters mit tumorartigen Veränderungen. Die Schnellschnittuntersuchung ergab eine Endometriose. Histologisch zeigten sich neben normaler Uretermuskulatur das typische Endometriumstroma mit Hämosiderin-Makrophagen, welche die Serosa und Muskularis des Ureters durchdrangen.

Der befallene Harnleiterabschnitt wurde reseziert und der Ureter neu in die Blase mit Antirefluxplastik eingepflanzt. Anschließend erfolgte eine Hormontherapie mit Ovulen (Ethynodioldiacetat). Der postoperative Verlauf war komplikationslos, das nach einem Jahr durchgeführte Urogramm zeigt gute Abflußverhältnisse.

Dr. Rudolf Leuppi
Urologische Universitätsklinik
Anna-Seiler-Haus
CH-3008 Bern

S. TROTNOW: **Diskussionsbemerkung zum Vortrag „Erfahrungsbericht zur Vermeidung von urologischen Komplikationen bei Hysterektomien (F. O. Huhn)"**

Ergänzend zu den Mitteilungen von Herrn Huhn sollen in diesem Kurzreferat die Daten der Erlanger Klinik sowie die Verfahren, die sich zusätzlich bewährt haben, mitgeteilt werden.

Von 1962 bis Ende 1974 wurden 1331 abdominale Hysterektomien vorgenommen. Im gleichen Zeitraum betrug die Zahl der vaginalen Hysterektomien 2173.

Bei diesen insgesamt 3504 Operationen am Uterus traten 2 Ureterdurchtrennungen und 2 Ligaturen des Ureters auf, die während der Operation entweder bereits erkannt oder zumindest vermutet wurden. Diese 4 Fälle traten bei abdominalen Hysterektomien auf, bei vaginalen Operationen hatten wir keine Ureterkomplikation zu verzeichnen.

Die Harnblase wurde unfreiwillig 12mal bei abdominalen und 17mal bei vaginalen Hysterektomien eröffnet. Die Verletzungen wurden in üblicher Weise versorgt und verheilten ohne Fistelbildung.

Die 4 Ureterschäden, die gravierendsten Komplikationen auf urologischem Gebiet, gehen zu Lasten der erfahrensten Operateure im Haus, wobei es sich stets um ganz ungewöhnliche Situationen, wie Cervix-Myome mit Massenblutung an der Beckenwand oder ausgedehnte Endometriosen, handelte.

Wir sind der Ansicht, daß diese Zahl an Komplikationen relativ niedrig ist, und glauben, daß gerade jüngere Operateure dann weniger Komplikationen haben, wenn sie die bei Gynäkologen doch weitverbreitete Scheu vor dem Ureter verlieren. Wir stellen daher bei jeder abdominalen Hysterektomie den Ureter dar, das geschieht manchmal vor, manchmal nach der Uterusentfernung. Für den jüngeren Operateur ist der zuerst genannte Weg der sicherere. In jedem Falle geht die Schere des Operateurs in den „Uretertunnel" des Parametriums ein und begleitet den Harnleiter bis zur Blase. Dabei versichert sich der Operateur, daß die Ligaturen ausreichend weit entfernt vom Ureter liegen.

Durch dieses Training gerade der jüngeren Assistenten auch bei einfachen Hysterektomien verlieren diese die Scheu vor dem Ureter, so daß später dann bei komplizierten Operationen weniger Komplikationen entstehen.

Dr. S. Trotnow
Frauenklinik mit Poliklinik
und Hebammenschule der
Universität Erlangen/Nürnberg
Universitätsstraße 21—23
D-8520 Erlangen

Diskussion zu den Vorträgen Seite 10 bis 43
Urologische Komplikationen bei gynäkologischen Erkrankungen, Operationen und nach Strahlentherapie (Obere Harnwege)
Moderator: W. Lutzeyer, Aachen

Moderator: Wegen der Systematik der Diskussion würde ich vorschlagen, daß zuerst die Referate 2 bis 4 diskutiert werden.

G. Rodeck, Marburg: Es wurde mehrfach die Redon-Drainage nach gynäkologischen Operationen angesprochen. Ich möchte deshalb die Referenten fragen, wie lange die Drainage unter Sog belassen wird. Bei der Bearbeitung des Kapitels über Operationen des Retroperitonealraumes in der Operationslehre von Breitner habe ich vor der routinemäßigen Anwendung dieser Form der Ableitung gewarnt, und zwar aus folgenden Gründen:

1. Es handelt sich um ein starres Rohr.

2. Wenn das Rohr auch noch gekürzt werden muß, ist der Rand sehr scharf, und außerdem besteht ein unkontrolliert hoher Sog, der nicht nur zur Ableitung des Sekrets führt, sondern auch zum Heranziehen benachbarter Organe, wie Darm, Gefäße usw. Ich bin deshalb der Meinung, daß es nur 24, höchstens jedoch 36 Stunden belassen bleiben sollte, wenn es in breiterer Form angewendet wird. Für eine länger dauernde Ableitung ist m. E. die Verwendung eines weichen, vorne gerundeten Katheters — wie etwa des einmal zu verwendenden Nelaton-Katheters mit verschiedenen Löchern — unter Anwendung eines Soges von 30 mm Hg besser.

K. Richter, München: Wie ich sagte, vermeiden wir die Redon-Drainage bei der Wertheimschen Operation dadurch, daß wir die Vulva spreizen, d. h., die subperitoneale Wunde offenhalten. Außerdem bekommen wir dadurch lange Vaginen trotz radikaler Operation des Karzinoms.

H. Kremling, Würzburg: Im Rahmen der Maßnahmen vor der Strahlentherapie und vor gynäkologischen Eingriffen möchte ich noch auf die Diagnose und Therapie vor allem der symptomarmen Pyelonephritis hinweisen. Diese ist ja nicht selten. Wie aus zahlreichen Nachuntersuchungen bekannt ist, nimmt die Frequenz der Harnleiterstenose sowohl nach Operation als auch nach der Strahlentherapie ungleich häufiger zu, als wenn eine Pyelonephritis zuvor behandelt wurde.

F. Huhn, Düsseldorf: Zur Frage der Redon-Drainage möchte ich noch darauf hinweisen, daß eine sorgfältige Blutstillung auch bei der Wertheimschen Operation entscheidend ist. Dann kann in der Regel auf eine Redon-Drainage verzichtet werden. Wir selbst verwenden lange weiche Penrose-Drainagen, die weit extraperitoneal zur Beckenwand gelegen sind. Sie werden an dem Scheidenwundrand mit Catgut (3×0) fixiert und stoßen sich am 8. Tag spontan ab. In diesem Zusammenhang haben wir noch nie eine Verhaltung oder eine Fistel gesehen.

Moderator: Auch ich glaube, daß die Penrose-Drainage ausgezeichnet ist, weil sie nicht ansaugt und die Redon-Drainage u. U. doch durch Gewebsbrocken verstopft werden kann.

H. Marberger, Innsbruck: Wenn ich Sie richtig verstanden habe, Herr Kollege Richter, so betonten Sie, daß es nach Eingriffen an der Blase mit Skelettierung zu einer hypertonen Blasenentleerungsstörung komme. Wie erklären Sie sich die Hypertonie der Blasenmuskulatur?

K. Richter, München: Es handelt sich um eine denervierte Blase, wie dies u. a. auch durch die Präparationen von Halter und Platzer nachgewiesen wurde. Bei jeder Radikaloperation wird der Plexus hypogastricus inferior mehr oder weniger vollständig durchtrennt, bei der Latzkoschen Operation mehr als bei der üblichen Wertheimschen Operation und bei der erweiterten Schautaschen Operation mehr als bei der gewöhnlichen Operation nach Schauta.

H. Marberger, Innsbruck: Ich glaube, Herr Kollege Richter, wenn ich im Namen der Urologen spreche, daß wir uns mit der „hypotonen" Blase nach solchen Eingriffen zu befassen haben und daß wir so in einem gewissen Gegensatz stehen. Vielleicht kommt dieses Thema jedoch im Laufe des Kongresses noch näher zur Sprache.

Moderator: Zweifellos gehört dieses Thema in den Gesamtkomplex, wird aber sicher im Teilkomplex der Urodynamik behandelt. Diese Komplikation wird ja in der Regel wieder behoben, Herr Marberger, denn es handelt sich ja um eine Störung, die nicht dauernd bleibt.

S. Trotnow, Erlangen: Herr Willgeroth hat über unsere Zahlen berichtet. Wir drainieren seit etwa 1965 generell mit einem Redon-Drain. Bei Wertheim-Operationen werden 2 Redon-Drainagen in die Pararäume gelegt, und wir haben bisher keine Komplikationen beobachten können, die wir der Redon-Drainage anlasten müßten. Die Redon-Drainagen bleiben in der Regel 2 bis 3 Tage liegen, wobei wir uns danach richten, wieviel Sekret entleert wird. Die Redon-Drainage wird dann entfernt, wenn das Sekret nicht mehr blutig ist, sondern serös wird. Bei einfacher abdominaler Radikaloperation legen wir nur ein Redon-Drain, weil die Pararäume ja nicht so weit eröffnet werden. Hier kann man meistens die Redon-Drainage früher ziehen. Ich glaube, daß diese Polyäthylenkatheter unter Körpertemperaturen noch weicher werden; denn wir haben nie Drucknekrosen gesehen.

K. Richter, München: Ich kann die Ausführungen von Herrn Trotnow nur bestätigen. Die Redon-Drainage ist ausgezeichnet, und es ist ziemlich gleichgültig, welches Material man verwendet. Ich wollte nur darauf hinweisen, daß man sie nicht unbedingt benötigt, außerdem wollte ich insbesondere auf den Nebeneffekt, die lange Vagina, die bei der Radikaloperation ja doch sehr wichtig ist, hinweisen. Ihr ehemaliger Mitarbeiter, Herr Trotnow, der sich die Dinge an meiner Klinik angesehen hat, war wohl doch von der Länge der Vagina nach radikalen Operationen trotz Entfernung der Hälfte der Vagina sehr beeindruckt.

Moderator: Ehe die Vorträge 5 und 6 diskutiert werden, möchte ich die gynäkologischen Kollegen noch folgendes fragen: Man liest immer wieder im Hinblick auf die Prophylaxe der Harnleiterverletzungen, daß man dieses oder jenes tun müsse, vor allem zuerst die beiden Harnleiter mit Ureterensonden versehen, um sie dann entsprechend tasten und auch markieren zu können. Eine zweite Möglichkeit wäre, nach Abschluß der Operation eine Diureseinfusion anzuschließen mit Farbstoff, um auch kleinste Verletzungen des Harnleiters intraoperativ erkennen und sie sofort versorgen zu können. Es sind vor allem amerikanische Kollegen, die diese Vorschläge machen, und ich möchte Sie als Gynäkologen bitten, dazu Stellung zu nehmen.

K. Richter, München: Diese Maßnahmen sind völlig überflüssig. Man gewinnt nichts, wenn man die Ureteren sondiert. Dies wurde bereits wiederholt betont. Wichtig ist, den Ureter präventiv zu präparieren und sich nicht erst hinterher zu überzeugen, ob man ihn verletzt hat oder nicht. Man muß ihn sich vorher darstellen, und dann ist man auch sicher, daß man ihn nicht verletzt hat.

Moderator: Vielen Dank, Herr Richter, für diese Antwort. Ich habe diese Frage bewußt provokativ angeschnitten, weil sich diese Dinge in den Lehrbüchern von Jahr zu Jahr, von Generation zu Generation fortschleppen. Ich glaube, daß das, was Sie uns als gynäkologischer Partner eben sagten, das Entscheidende ist: Exaktes Operieren unter Schonung des sog. Mesoureters, ist das richtig?

K. Richter, München: Wichtig ist, gleichgültig, was man operiert, daß man anatomisch operiert! Das bedeutet, daß man sich der gefäßführenden Verdichtungszone bedient. Man muß wissen, wo sich die Gefäße befinden und man muß die in chirurgischer Hinsicht leeren Gewebsräume, d. h. die Pararäume, kennen und sie ausnützen.

Moderator: Damit kommen wir zur Diskussion der Vorträge 5 und 6.

K. Richter, München: Zu den schönen Demonstrationen der Vaginographie möchte ich sagen, daß man selbst oft das Bedürfnis hat und auch die Notwendigkeit besteht, über die Fistel selbst hinaus noch Informationen zu bekommen, ebenso über das Verhalten der übrigen Hohlorgane, wie Blase, Rektum, Vagina und auch der Urethra. Dazu eignet sich, wie wir glauben, ganz besonders die Docht-Urethro-Zysto-Vagino-Rektographie, keine sehr elegante Bezeichnung, über die Herr Küper berichten wird. Ich glaube, auch in der Ausstellung können Sie die entsprechenden Bilder sehen.

H. Kremling, Würzburg: Zur Vaginographie möchte ich Herrn Böcker fragen, ob sie auch für die ektope Uretermündung geeignet ist. Der ektope Ureter ist ja wohl meist verengt und mündet entweder in der Scheide oder in der Vulva. Läßt sich der ektope Ureter auf diese Weise besser darstellen?

R. Böcker, Düsseldorf: Wir haben damit keine Erfahrungen. Aus der Literatur jedoch kann ich feststellen, daß die Vaginographie aus der Diagnostik ektoper Harnleitermündungen sich entwickelt hat, darüber ist 1959 und 1962 bereits mit ausgezeichneten Ergebnissen berichtet worden.

K. Richter, München: Ich bin der Meinung, daß sich diese Methode nicht eignet. Ich habe ein junges Mädchen operiert, bei der von hervorragender urologischer Seite der ektop in die Vagina mündende Ureter exstirpiert wurde. Man war mit dem Erfolg sehr zufrieden, sie war jedoch weiterhin inkontinent. 5 Jahre später habe ich dann den doppelten Ureter, es handelte sich um einen ektop in die Harnröhre mündenden Ureter, entfernt.

Moderator: Ich möchte die gynäkologischen Kollegen noch etwas fragen: Es bestehen gewisse Differenzen über den Zeitpunkt des Auftretens der sog. Nekrosefisteln. Zum Teil wird behauptet, daß sie zwischen dem 8. und 10. Tag auftreten, z. T. sollen sie erst zwischen dem 16. und 20. Tag auftreten. Gibt es da einen gesetzmäßigen Ablauf? Ist dies eine sekundäre Fistel, oder handelt es sich um eine primäre Verletzung, die sich erst sekundär öffnet?

K. Richter, München: Im allgemeinen sagt man, daß die sog. Verletzungsfisteln innerhalb der ersten 8 Tage auftreten, die Nekrosefisteln später. Nach Vorbestrahlung kann man sie evtl. erst nach Wochen oder auch nach Monaten noch feststellen.

Moderator: Ich glaube, wir sollten hier genau unterscheiden zwischen der reinen operativen iatrogenen Fistel und der radiologischen oder der radiotherapeutischen Fistel; denn es handelt sich doch sicher um zwei völlig verschiedene Vorgänge dabei.

K. Richter, München: Durch Nachbestrahlung potenzieren und addieren sich die Schäden. Es kommt postoperativ zu einer Stase, zu einer Ernährungsstörung und zum Ödem. Wenn danach noch bestrahlt wird, vermehrt sich das Ödem, und es besteht die erhöhte Gefahr einer Ernährungsstörung, und so ist es dann wie bei einem Hund, der sich in den Schwanz beißt.

Moderator: An die gynäkologischen Kollegen möchte ich noch folgende Frage richten: Es gibt Arbeiten, aus denen hervorgeht, daß die operative Therapie des Kollumkarzinoms in den entsprechenden Stadien eine geringe Komplikationsrate hat, was die Ureterverletzungen oder die Abfluß- bzw. Transportstörung betrifft. Eine höhere Komplikationsrate dagegen ergibt sich durch die Kombination von Operation und Bestrahlung. Ist diese nun bedingt durch die Schwere der Grundkrankheit? Aus der von mir zitierten Arbeit geht auch hervor, oder es wird dahingehend interpretiert, daß die alleinige Bestrahlung die geringsten Komplikationen habe.

K. Richter, München: Zur ersten Frage möchte ich feststellen, daß es divergente Meinungen gibt, daß das Stadium an und für sich beispielsweise die Abflußstörungen nicht beeinflusse, es also gleichgültig ist, ob im Stadium I oder II operiert wird. Sicherlich besteht aber ein Unterschied, ob es sich um ein Stadium III oder um ein Stadium II bis III handelt, das sich an der Grenze der Operabilität befindet. In diesem Fall ist natürlich die Gefahr von Verletzungen und Störungen des Harnleiters größer. Prinzipiell ist zu sagen, daß die Gefahr von Entleerungsstörungen nach der Bestrahlung allein nicht geringer ist als nach der Operation. Aber es halten sich die beiden Verfahren diesbezüglich die Waage.

F. Huhn, Düsseldorf: Ein Stadium III würde ich nicht mehr operieren; denn man kann nicht mehr im Gesunden operieren. Ferner ist bekannt, daß die Kombination von zwei ausgedehnten therapeutischen Maßnahmen, wie eine große Operation und eine Nachbestrahlung mehr Komplikationen erwarten läßt. Es ist gut, und das hat sich auch bewährt, wenn man das Operationspräparat sorgfältig durchmustert. Findet man nur in den Beckenlymphknoten kleinherdige Metastasen, kann man also davon ausgehen, daß die Lymphknotenentfernung therapeutisch war, würden wir auf jede routinemäßige Nachbestrahlung verzichten und sie nur dann einsetzen, wenn man nachträchlich am Operationspräparat feststellen mußte, daß man auch hier nicht im Gesunden operieren konnte. Wir selektieren dann auch genau, ob es an der rechten oder linken Beckenwand war, um die zu erwartenden Komplikationen niedrig zu halten.

K. Richter, München: Zu Herrn Huhns Stellungnahme möchte ich feststellen, daß ich selbstverständlich auch nie ein Stadium III operiere, andere dies jedoch tun und ich es deshalb nur erwähnt habe. Ich stimme Ihnen zu, daß man selektionieren und gezielt nachbestrahlen muß und daß eine entsprechende morphologische Durchmusterung des Operationspräparates unbedingt erforderlich ist. Diesbezüglich sind Sie ja Meister.

K. Thompson, Hamburg: Zu verschiedenen Teilen dieser Diskussion möchte ich einige Bemerkungen anfügen:

1. Verletzungsfisteln treten ziemlich früh in Erscheinung. Sie können sogar schon am nächsten Tag manifest sein. Ist ein Ureter durchtrennt worden, läuft bereits am nächsten Tag Urin aus der Scheide. Es kann aber auch durchaus vorkommen, daß dies erst nach 5 oder 6 Tagen der Fall ist. Andere Fisteln, wie Nekrosefisteln, treten frühestens nach dem 12. Tag auf.

Zur Frage der Verletzung oder der Stenosierung des Ureters möchte ich feststellen, daß sie zweifellos nach Operation und Bestrahlung häufiger ist, wenn diese rein therapeutisch war, wobei ich Rezidive und fortgeschrittene Karzinome nicht mit einbeziehe. Man muß aber unterscheiden, wie bestrahlt wird. Es besteht überhaupt kein Zweifel darüber, daß es bei der kombinierten Radium- und Tele-Kobalt-Bestrahlung zu einer Überbelastung eines Ureterabschnittes kommen kann, der sich nicht in jedem Falle vermeiden läßt, weil das Radium sich auch während der Liegezeit, selbst wenn gut tamponiert ist, verschieben kann und sich auch tatsächlich verschiebt; allein schon dadurch, daß die Vaginaltamponade, die zur Fixation eingelegt wird, sich immer mehr anfeuchtet. Aus diesem Grunde sollte man sofort feuchte Tamponaden nehmen und auch noch andere Kleinigkeiten beachten. Die Zahl der Stenosierungen des Ureters jedoch ist nach reiner Tele-Kobalt-Therapie mit Homogenbestrahlung selbst bei 8000 rad in Beckenmitte, abfallend zu 6000 rad zur Beckenwand, äußerst gering, ebenso die entzündlichen Komplikationen.

Nun ein Wort zur Drainage: Ich meine, daß man darüber verschiedener Ansicht sein kann. Wir haben jahrelang die Redon-Drainage benutzt und sie inzwischen wieder abgeschafft, wobei ich auf die Gründe dafür hier nicht näher eingehen will. Herr Ober hat sie in der Erlanger Klinik eingeführt, und wir haben uns mehrfach darüber unterhalten. Ich bin der Meinung, daß, wenn das Wundgebiet nicht trocken ist, das Offenlassen der Scheide der allerbeste Weg ist, wie dies von Herrn Richter ja bereits angesprochen wurde. Hier kommt es zu einer Verlängerung der Scheide, selbst wenn Sie die Hälfte der Scheide entfernt haben, und es kommt zu einem zugfreien Abfluß ohne Verletzungsgefahr anderer Organe. Wird drainiert, dann drainieren wir mit einem abgerundeten Darmrohr von Kleinfingerdicke, das eben die Scheidenkuppe überragt und keine Verletzungen verursachen kann.

Mit der Schienung des Ureters haben wir die schlechtesten Erfahrungen gemacht, und ich glaube, dieses Verfahren sollte man unbedingt verlassen. Dies haben einige Operateure getan, um den Ureter leichter und besser zur Darstellung zu bringen. Hierbei wird jedoch die Innenwand des Ureters geschädigt, und außerdem wird er noch von außen weitgehend skelettiert, so weit, wie dies eben notwendig ist. Das sind also zwei Schädigungen, die zu erhöhter Fistelbildung führen.

Zur Vermeidung von Ureterschäden möchte ich noch folgendes sagen: Man sollte den Ureter oder beide Ureteren während der Operation so spät und so wenig wie möglich skelettieren. Es spielt nämlich eine Rolle, ob sie zu Beginn der Operation den Ureter freilegen oder erst später. Er kühlt auf jeden Fall ab und trocknet aus. Wir gehen so vor, daß wir ihn nur teilweise zu Beginn der Operation präparieren und erst am Ende beim Absetzen des Präparates dann so weit, wie es notwendig ist.

Moderator: Vielen Dank, Herr Thompson, für Ihre vielen praktischen Hinweise. Nun möchte ich um die Diskussion der Vorträge 7 bis 10 bitten.

P. Kolle, Hannover: Ich möchte Herrn Ulmsten und auch die anderen gynäkologischen Kollegen fragen, ob sie mit mir darin übereinstimmen, daß beim Kollumkarzinom eine in der Verlaufskontrolle plötzlich stumm werdende Niere praktisch immer als Karzinomrezidiv anzusehen ist, und nicht, wie das so oft diskutiert wird, als ein Spätschaden, z. B. nach Bestrahlung. Ich erwähne ausdrücklich nicht die zunächst durch die gestörte Urodynamik leicht gestaute Niere, sondern die später erneut auftretende Stauung oder gar Funktionslosigkeit der Niere. Bedeutet sie ein Karzinomrezidiv?

H.-J. Melchior, Aachen: Ich möchte an die Arbeitsgruppe aus Erlangen zwei Fragen richten: Ich finde die Zahl der spontanen Remissionen bei postoperativen Harntransportstörungen erstaunlich hoch. Die überwiegende Mehrzahl hat auch noch nach über einem Jahr eine deutliche Besserung des Befundes ergeben. Ich möchte Sie deshalb fragen, wann Sie die Indikationen zur operativen Revision stellen?

Herrn Prof. Wesolowski möchte ich fragen, da er die primäre Harnableitung in Form der Ureterotomia in situ oft durchführt, wann die operative Rekonstruktion dann in Form der Sekundärrekonstruktion durchgeführt wird. Denn gerade hierüber gehen die Diskussionen ja auseinander. Soll man eine Frührekonstruktion durchführen, d. h. innerhalb der ersten 4 bis 6 Wochen, oder sollen wir eine lange Zeit zuwarten und erst nach einem halben Jahr oder nach einem Jahr die Harnwege rekonstruieren?

F. Willgeroth, Erlangen: Ich hatte es ja bereits erwähnt, daß wir eigentlich sehr wenig Komplikationen bei unseren rezidivfreien Patienten haben. Wir hatten daher auch keine Revisionen im eigentlichen Sinne. Es ist also keine Verschlechterung bei einem normalen Urogrammbefund aufgetreten. War dies der Fall, dann hatten die Patienten Rezidive. Wir haben hier über rezidivfreie Patienten berichtet und haben dieses Problem nicht gehabt.

S. Wesolowski, Warschau: Ich bin der Meinung, daß man rekonstruktive Operationen so früh wie möglich durchführen sollte. Ist dies unmöglich, dann sollte man die Ureterotomia in situ durchführen und die Rekonstruktion dann, wenn es der Zustand der Patientin erlaubt, d. h. nach einigen Wochen. Man sollte auf keinen Fall zu lange warten.

G. Rodeck, Marburg: Ich glaube, daß die Kasuistik von Herrn Osterhage und Herrn Moormann zu einer kritischen Anmerkung herausfordert, die ich auch mit einer Frage verbinden möchte. Das Urogramm zeigte uns, daß es sich um ein durchaus erhaltungsfähiges Organ handelte und man wohl primär operativ mit dem Bestreben intervenierte, diesen zystischen Tumor zu entfernen. Das reduzierte Allgemeinbefinden mit den offenbar toxischen Erscheinungen ließ doch eigentlich folgenden Weg für gegeben erscheinen: Zunächst dieses große Urinom durch eine einfache Maßnahme zur Ableitung zu bringen, um eine Entgiftung herbeizuführen, um dann nach einer späteren Phase, abhängig vom klinischen Befund, die Rekonstruktion herbeizuführen. Die Anfärbung dieses Urinoms im Urogramm ließ doch bereits einen Zusammenhang mit dem Urosystem erkennen. Mir scheint deshalb, und dies ist meine Frage, daß das primäre operative Vorgehen nicht ganz berechtigt war; denn ich möchte nur kurz erwähnen, daß wir 3 ähnliche Fälle hatten, und zwar einmal als Spätkomplikation nach einer Ureterolithotomie, in einem anderen Falle nach einer hohen Schlingenextraktion und im 3. Falle nach einer Spätinsuffizienz bei Reimplantation. In allen Fällen konnte das Organ erhalten werden.

I. V. Albescu, Mallersdorf: Zum Vortrag von Herrn Ulmsten möchte ich einige seltene Metastasierungen des Kollumkarzinoms durch einige Diapositive illustrieren.

In der Universität Bukarest haben wir 280 Patientinnen gehabt, bei denen es zu urologischen Symptomen nach Kollumkarzinom kam. Als erstes Symptom traten zunächst die Anurie, und zwar 14mal, auf, so daß immer bei einer Anurie an ein Rezidiv eines unbekannten Kollumkarzinoms zu denken ist, und zum anderen fanden wir sehr oft eine Beteiligung der Harnleiter nach der Operation im fortgeschrittenen Stadium, wenn keine Kontrolle erfolgt ist. Es ist deshalb um so bedauerlicher, wenn diese Kontrolle nicht erfolgt, weil dann eine sog. geheilte Krebspatientin an einer urologischen Komplikation sterben kann.

Operative und konservative Therapie der Ureterstenose

F. Boeminghaus und R. Meridies: **Langzeitergebnisse nach Rekonstruktion fistulöser und stenotischer Harnleiterläsionen als Komplikation gynäkologischer Therapie**

Bis Mitte 1974 wurden an der Düsseldorfer Urologischen Universitätsklinik insgesamt 157 Patientinnen wegen Ureterläsion nach gynäkologischer Therapie rekonstruktivchirurgisch behandelt. 126 Patientinnen konnten nachuntersucht werden. 62mal wurde eine Boariplastik und 64mal eine UCN durchgeführt. Bei beiden Methoden wurde versucht, durch submuköse Tunnelung einem Reflux entgegenzuwirken. Innerhalb der beiden Gruppen wurde das jeweilige Operationsverfahren zu zwei Drittel der Fälle wegen Harnleiter-Scheidenfistel und zu einem Drittel wegen Ureterstenose angewandt. Als Mindestbeobachtungszeit haben wir 12 Monate angesetzt.

Das Operationsresultat wurde mit gut oder schlecht beurteilt. Als befriedigend haben wir Operationsergebnisse bezeichnet, die zwar noch eine Harnabflußstörung zeigten, jedoch in Anbetracht der Grundkrankheit der Patientin bzw. einer fehlenden Verschlechterungstendenz als nicht revisionsbedürftig zu bezeichnen sind.

Zunächst seien die Resultate der beiden Operationsverfahren getrennt vorgestellt, um sie dann miteinander zu vergleichen.

Entsprechend der genannten Beurteilungskriterien fanden wir nach durchschnittlich 4½ Jahren folgende Resultate nach Boariplastik: 48mal, das sind 77,42%, war ein gutes Langzeitergebnis nachzuweisen. Befriedigende Ergebnisse fanden wir in insgesamt 9,7%, bezogen auf die Gesamtzahl des Krankengutes. Von diesen 6 Patientinnen verstarben 3 aufgrund des Grundleidens vor Erreichen einer 2jährigen Überlebenszeit, so daß bei der bekannten Progredienz des Grundleidens eine Revision nicht in Betracht kam. Bei einer Patientin handelte es sich um die Revision einer bereits außerhalb voroperierten Fistel. 2mal war die gynäkologische Prognose ungünstig.

Schlecht waren die Spätergebnisse in 8 von 62 Fällen = 12,9%.

In unserem Patientengut mit UCN fanden wir nach durchschnittlich 3 Jahren folgende Ergebnisse:

Gutes Langzeitresultat in 67,21%. Als befriedigend zu bezeichnende Resultate fanden wir in 9,38%. Schlechte Langzeitergebnisse fanden wir in 23,45%.

In 11 der 15 Fälle mußte bereits in den ersten Monaten sekundär nephrektomiert werden. Wir haben diese Fälle deswegen in unserer Analyse mit aufgenommen, um den Unterschied zu den Resultaten nach Boariplastiken zu verdeutlichen.

Die zahlenmäßig gleichgroßen Kollektive legen einen Vergleich untereinander nahe. Bei annähernd gleichgroßer Häufigkeit guter Resultate nach beiden Methoden sind die Befunde nach UCN insgesamt schlechter (Tab. 1). Hervorgehoben sei, daß 13 Patientinnen mit gutem Resultat nach Boariplastik gleichzeitig präoperativ eine HSTN aufwiesen, gegenüber 5 von 32 bei UCN.

Deutlicher noch sind die Unterschiede in den Resultaten nach Stenosenkorrektur: 76% als gut zu bezeichnende Spätergebnisse nach Boariplastik stehen 50% nach UCN

48

gegenüber, bei der sich entsprechend häufiger nur befriedigende (18%) und schlechte (32% gegenüber 24%) Langzeitresultate nachweisen ließen (Tab. 2). Hierbei sei auf die der urologischen Therapie voraufgegangenen gynäkologischen Strahlenbehandlung hingewiesen.

Tabelle 1. Korrektur von Ureter-Vaginalfisteln durch

Resultat	Boari Pl. n = 41		UCN n = 42	
	n	(%)	n	(%)
gut	32	78,05	32	76,19
befriedigend	6	14,65	2	4,76
schlecht	3	7,32	8	19,05
		präop. HSTN		
gut	13	40,62	5	15,62
schlecht	∅		4	50,00

Tabelle 2. Korrektur tiefer HL-Stenosen durch

Resultat	Boari Pl. n = 21		UCN n = 22	
	n	(%)	n	(%)
gut	16	76,17	11	49,99
befriedigend	∅		4	18,18
schlecht	5	23,83	7	31,82
		präop. Radiotherapie		
gut	11	68,75	6	54,54
schlecht	4	25,00	3	27,27

Eine einseitige Belastung der Gruppe mit UCN gegenüber der mit Boariplastik durch längere Intervalle zwischen Ende der gynäkologischen Therapie und Behebung der Ureterläsion ist nicht gegeben.

Aus den Ergebnissen dieser Nachuntersuchungsserie ziehen wir folgende Schlüsse:

1. Zur Fistelkorrektur ist die Boariplastik der einfachen UCN überlegen, besonders dann, wenn neben der Ureterfistel gleichzeitig eine Abflußbehinderung vorliegt.

2. Zur Korrektur von Stenosen scheint die Boariplastik besonders dann geeignet zu sein, wenn eine Strahlentherapie voraufgegangen bzw. die Ursache ist und der distale Ureter soweit wie möglich fortfällt.

3. In einer Analyse des Einzelfalles mit schlechtem Resultat ließen sich daraufhin nachträglich in einer Reihe von Fällen Fehlindikationen erkennen, sowohl hinsichtlich der Wahl des Operationsverfahrens als auch der Frage einer primären Nephrektomie nach Harnleiterläsion. Nach unserer Auffassung ist auf der anderen Seite auch in ungünstigen Situationen der Versuch einer Rekonstruktion zu vertreten, da wir eine Operationsmortalität weder beim primär organerhaltenden Eingriff noch nach sekundärer Nephrektomie zu verzeichnen haben.

Abschließend noch eine Feststellung, die uns überrascht hat und zu denken gibt:

4. Die meisten dieser Patientinnen litten an einem Carcinom und unterzogen sich meist regelmäßig und gewissenhaft einer Krebsnachsorge. Dagegen wird eine regelmäßige Kontrolle der Harnwege nach Behebung der genannten Läsionen auffallend häufig unterlassen. Das überrascht um so mehr, als die Spätschäden an den harnableitenden Wegen, also nicht nur am operierten Harnleiter, bekannt sind.

Die Folgerung daraus kann nur sein, daß wir unseren Patientinnen die Notwendigkeit von urologischen Langzeitkontrollen auf das Dringlichste einschärfen. Dem Gynäkologen und Hausarzt, die die Patientin ja häufiger sehen, kommen dabei die entscheidende Rolle zu, säumige Patientinnen zu diesen Kontrollen zu überweisen. Nur so lassen sich enttäuschende Langzeitverläufe vermeiden. (Demonstration eines Falles mit anfänglich gutem Resultat, das aber nach einem untersuchungsfreien Intervall von 6 Jahren eine beträchtliche Verschlechterung zeigte).

Priv.-Doz. Dr. F. Boeminghaus
Priv.-Doz. Dr. R. Meridies
Urologische Klinik der Universität
Moorenstraße 5
D-4000 Düsseldorf

B. BREHMER, K. SCHULTE-VELS, W. HOMANN und P. MELLIN: **Ergebnisse der Boariplastik**

In der Zeit von 1962 bis 1974 wurden 104 Boariplastiken an 97 Patienten ausgeführt. Dabei handelte es sich um 57 Frauen, 18 Männer und 22 Kinder.

Operationsindikationen waren: Harnleiterstenosen, Harnleiterfisteln und Megalureteren (Tab. 1). Die Indikation zur Plastik wurde in ausgewählten Fällen gestellt und nicht als Alternative zur einfacheren Methode der Ureteroneozystostomie betrachtet (s. Tab. 1). Bei den 54 Ureterstenosen bestanden langstreckige Strikturen nach Harnleiteroperationen, nach ausgeheilter Uro-Tuberkulose und nach Radiotherapie gynäkologischer Tumoren. Bei den Fällen mit Megalureter handelte es sich ausschließlich um Rezidivoperationen.

Der Beurteilung der Operationsergebnisse bei Nachuntersuchungen lagen Urogramm, Miktions-Zyst-Urethrogramm und das Ergebnis der Harnkultur zugrunde.

Tabelle 1. Indikation zur Boariplastik

Ureterstenosen	N = 54	(34)
Ureterfisteln	N = 32	(4)
Megalureter	N = 18	(82)
	104	120

Die bei denselben Grundleiden ausgeführten Ureteroneozystostomien sind in Klammern gesetzt. Ureterstenosen infolge von Blasentumoren wurden dabei nicht berücksichtigt.

Tabelle 2. Spätergebnisse der Boariplastiken 6 Monate bis 6½ Jahre nach der Operation

gut	N = 36	(58%)	
befriedigend	N = 13	(21%)	Erfolgsquote
schlecht	N = 13	(21%)	79%
	62		

Beobachtungen von 6 Monaten bis 6½ Jahre nach Operation ergaben bei 62 Plastiken in 58% der Fälle ein gutes, in 21% ein befriedigendes und in weiteren 21% der Fälle ein schlechtes Resultat. Die Erfolgsquote betrug 79% (Tab. 2). Eine Operationsmortalität war nicht zu verzeichnen. Mißerfolge, unter Berücksichtigung des Grundleidens zusammengestellt (Tab. 3), zeigen auf, daß besonders Patientinnen mit gynäkologischen Karzinomen infolge Tumorrezidivs betroffen sind. Weiterhin versagte die Methode bei

Tabelle 3. Anzahl der unbefriedigenden Operationsergebnisse nach Boariplastik unter Berücksichtigung des Grundleidens der Patienten

Gynäkologische Tumoren	N = 6	von 18
Megalureter	N = 4	von 18
Ureter-Scheidenfisteln	N = 3	von 32

Megalureteren in 4 von 18 Fällen. Schlechte Ergebnisse bei Ureterfisteln waren auf stark entzündliche Veränderungen im Operationsgebiet zurückzuführen. Ein vesiko-ureterorenaler Reflux wurde bei 32 Patienten festgestellt, von denen 6 Patienten gleichzeitig einen Harnwegsinfekt aufwiesen. Ein Reflux scheint somit nach unseren Beobachtungen das Operationsergebnis in geringerem Ausmaß zu beeinträchtigen. Er ist durch submuköse Tunnelung des Harnleiters an der Implantationsstelle zu vermeiden. Zwei Drittel der Patienten, bei denen die Anastomose nach der Methode von Gil-Vernet vorgenommen wurde, waren ohne Reflux, während bei der End-zu-End-Anastomosierung mit einer Ausnahme immer ein Reflux nachgewiesen werden konnte.

Literatur

1. Bischoff, P. F.: Z. Urol. **59**, 169 (1966). — 2. Gil-Vernet, M.: J. Urol. Nephrol. **65**, 504 (1959). — 3. Küss, R.: Urol. int. **3**, 175 (1956). — 4. Lenz, P., Meridies, R.: Urol. int. **25**, 245 (1970). — 5. Scheidt, J., Schach, H.: Boari-Plastik und vesiko-uretero-renaler Reflux. In: P. Strohmenger, Der vesiko-uretero-renale Reflux, S. 178. Stuttgart: G. Thieme 1974. — 6. Schreiter, F., Hohenfellner, R., Ivancevic, L., Ay, R.: Urol. int. **27**, 191 (1972). — 7. Scott, F. B., Greenberg, M.: South. Med. J. **65**, 1308 (1972). — 8. Williams, J. L., Porter, R. W.: Brit. J. Urol. **38**, 528 (1966).

Priv.-Doz. Dr. B. Brehmer
Urologische Klinik
der Gesamthochschule
Hufelandstraße 55
D-4300 Essen

H. Haschek und H. Pum: **Spätergebnisse nach Boarischer Blasenlappenplastik**[*]

Bis zum 31. 12. 1970 wurden an 58 Patienten 63 Boarische Operationen ausgeführt. Die Operationstechnik ist unverändert geblieben, wie sie von Deuticke und Schimatzek 1959 angegeben wurde. Eine Antirefluxtechnik wurde nicht angewendet.

Die Ursachen für die Boarische Blasenlappenplastik sind in Tabelle 1 zusammengestellt. Entsprechend dem Grundleiden stehen Uretero-Vaginalfisteln und Ureterstenosen nach Wertheimscher Radikaloperation an der Spitze.

Bei den 63 durchgeführten Plastiken sind 2 Patienten postoperativ verstorben (1mal paralytischer Ileus, 1mal Sepsis bei retroperitonealer Phlegmone). 6 Operierte konnten

* Mit Unterstützung aus dem Felix-Mandl-Fonds der Gemeinde Wien zur Förderung wissenschaftlicher Arbeiten.

51

Tabelle 1. Ursachen

URETEROVAG. FISTEL N. WERTHEIM'SCHER OP.	34	53,9%
URETER STENOSE N. WERTHEIM'SCHER OP.	12	19,0
URETEROVAG. FISTEL N. EXSTIRPATIO UTERIC+ADNEX	7	11,2
URETERSTENOSE N. STEINERKRANKUNG	3	4,7
URETEROVAG. FISTEL N. SCHAUTA'SCHER OP.	2	3,2
MEGAL URETER	2	3,2
URETERSTENOSE N. EXSTIRPATIO RECTI (~)	1	1,6
URETERSTENOSE BEI UROGENITAL-TBC	1	1,6
URETERSTENOSE BEI ENDOMETRIOSE	1	1,6

nicht ausreichend nachuntersucht werden. 16 Patienten haben die 4-Jahres-Grenze nicht erlebt; sie sind am Karzinomrezidiv gestorben. Bei 5 kam es zu Komplikationen mit Funktionsverlust der Niere innerhalb der ersten 4 postoperativen Jahre. Es waren dies 4 Stenosebildungen, eine Rezidivfistel an der Anastomose. Wir glauben, daß diese Mißerfolge weniger auf fehlerhafte Operationstechnik zurückzuführen sind, sondern vielmehr in der Grundkrankheit (1mal retroperitoneale unspez. Entzündung, 1mal Urogenitaltuberkulose) und zum weiteren in der Bestrahlungsauswirkung zu suchen sind. Bemerkenswert erscheint noch, daß die Stenosen mit einer Ausnahme in den ersten beiden Jahren nach dem Eingriff aufgetreten sind. Man könnte daraus ableiten, daß mit Komplikationen an der Anastomosestelle in späteren Jahren postoperativ nur in Ausnahmefällen gerechnet werden muß (Tab. 2).

Tabelle 2. Boari-Plastiken (bis 31. 12. 1970)

	OP.	%
ANZAHL DER OPERATIONEN	63 (58 PAT.)	
POSTOPERATIV VERSTORBEN	2	3,2%
NICHT AUSREICHEND KONTROLLIERT	6	9,6%
4 JAHRE NICHT ÜBERLEBT	16	25,4%
KOMPLIKATION BIS 4. POSTOP. JAHR MIT FUNKTIONSVERLUST DER NIERE	5	7,9%
SPÄTKONTROLLE NACH ZUMINDEST 4 JAHREN	34	53,9%

Zur Beurteilung der Spätergebnisse nach mindestens 4 Jahren postoperativ verbleiben 34 Boarische Operationen. Die Nachbeobachtungszeiten reichen dabei bis zu 18 Jahren, 14 Plastiken wurden länger als 10 Jahre kontrolliert (Tab. 3).

26 Plastiken (76,4%) sind als sehr gut bzw. befriedigend zu bewerten. Langjährige Nachkontrollen haben gezeigt, daß flüchtige Refluxe ohne Auswirkung auf die Nierenfunktion bleiben. Bei 6 Plastiken kam es bei sterilem Harn und klinisch bedeutungs-

losem, nicht regelmäßig nachweisbarem Reflux zur Schrumpfung der zugehörigen Niere.
Bei allen diesen Patienten hat eine längerdauernde präoperative Rückstauung bestanden,
ein besseres Spätergebnis war nicht zu erwarten.

Bei 8 plastischen Eingriffen (23,6%) konnte kein positives Spätergebnis erzielt werden.
5mal führte ein hochgradiger Reflux zum Untergang der Niere. Eine Analyse dieser
Patienten ergibt, daß es sich ohne Ausnahme um schwer vorgeschädigte Nieren gehandelt
hat (massive Rückstauung, schwere Pyelonephritis bzw. Nierenabszesse). Verstärkt wurde
die Refluxneigung noch durch die Notwendigkeit, 2mal doppelseitige Fisteln zu versorgen. Eine Patientin mit beidseitiger Boarischer Operation ist — nachdem sie sich jahre-

Tabelle 3. Spätergebnisse bei 34 Boarischen Operationen

HARN: STERIL KEIN REFLUX i.v.P.: o.B.	14	41,2%	⎫
HARN: STERIL HIGH PRESSURE REFLUX i.v.P.: o.B.	6	17,6%	⎬ 76,4%
HARN: STERIL REFLUX WECHSELND i.v.P.: SCHRUMPFNIERE	6	17,6%	⎭
HARN: INFIZIERT LOW PRESSURE REFLUX i.v.P.: PATHOLOGISCH	5	14,8%	⎫
STENOSE AN DER ANASTOMOSE NACH 45 Mo. u. 12 JAHREN NACH BESTRAHLUNG	2	5,9%	⎬ 23,6%
HARN: STERIL KEIN REFLUX i.v.P.: MÄSSIGE HYDRONEPHROSE u. HYDROURETER	1	2,9%	⎭

lang den Nachkontrollen entzogen hat — an den Folgen der rezidivierenden Pyelonephritis bei hochgradigem Reflux verstorben. Bei 2 Patienten kam es nach 45 Monaten
bzw. 12 Jahren zu einer Stenosebildung an der Anastomose; es mußte die Nephroureterektomie durchgeführt werden. Wir glauben, daß bei diesen Patienten die Bestrahlungs-
behandlung eigentliche Ursache der Stenosebildung war.

Eine mäßiggradige Stenose bei spiegelklarem Harn und fehlendem vesico-ureteralem
Reflux besteht bei einer Patientin. Die Nierenfunktion ist seit Jahren gleichbleibend, zu
einer Nephroureterektomie konnten wir uns vorläufig nicht entschließen. Wenn wir die
vorgelegten Ergebnisse in Zusammenschau interpretieren, könnte man folgende Schlußfolgerung ableiten: In Abhängigkeit von den präoperativen Voraussetzungen ist bei etwa
zwei Drittel aller Patienten mit einem befriedigenden Ergebnis zu rechnen. Diese Richt-
werte werden auch in der Literatur angegeben. Es bleibt abzuwarten, ob eine Antirefluxplastik, wie auch wir sie in letzter Zeit ausführen, bei schwer durch Rückstauung ver-
ändertem Ureter einen entscheidenden Fortschritt bringen wird. Eigene Erfahrungen
deuten darauf hin, daß dabei die Stenosegefahr nicht sicher vermeidbar ist. Bei noch
weitgehend normaler präoperativer Anatomie sind die Ergebnisse ausgezeichnet, auch
bei beidseitigen Operationen.

Zusammenfassend kann die Boarische Blasenlappenplastik als eine ausgezeichnete
Operationsmethode auch hinsichtlich der Spätergebnisse empfohlen werden.

Literatur

Deuticke, P., Schimatzek, A.: Urol. int. **18,** 100—112 (1964). — Haschek, H., Pum, H.: Il Reflusso vesico-ureterale dopo gli interventi con la tecnica di Boari: Risultati et Esidi a distanza. Atti della Societa Italiana di Urologia. Vol. II, Firenze 1970. — Schreiter, F., Hohenfellner, R., Ivancevic, L., Ay, R.: Urol. int. **27,** 191—204 (1972). — Lenz, P., Meridies, R.: Urol. int. **25,** 245—251 (1970). — Melchior, H., Lutzeyer, W.: Urologe A **12,** 105—111 (1973).

Prof. Dr. H. Haschek
Vorstand der urologischen Abteilung
der Allgemeinen Poliklinik
der Stadt Wien
Oberarzt Dr. H. Pum
Mariannengasse 10
A-1090 Wien/Österreich

H. Melchior und W. Lutzeyer: Ureterpartialersatz durch Hörnerblase

Die hohe Ureterozystoneostomie unter Bildung einer „Hörnerblase" ist keine Erfindung der letzten 10 Jahre (Witzel, 1896; Dolff, 1952). Mit dieser Methode gelingt sowohl auf extraperitonealem wie transperitonealem Wege die Überbrückung pelviner Harnleiterdefekte bis in Höhe von LWK 5.

Operationstechnik (Abb. 1)

Nach Mobilisation und Extraperitonealisation der Blase mit Ligatur und Durchtrennung der Vasa vesicales superiores beiderseits wird ein „Blasenhorn" über dem Zeige-

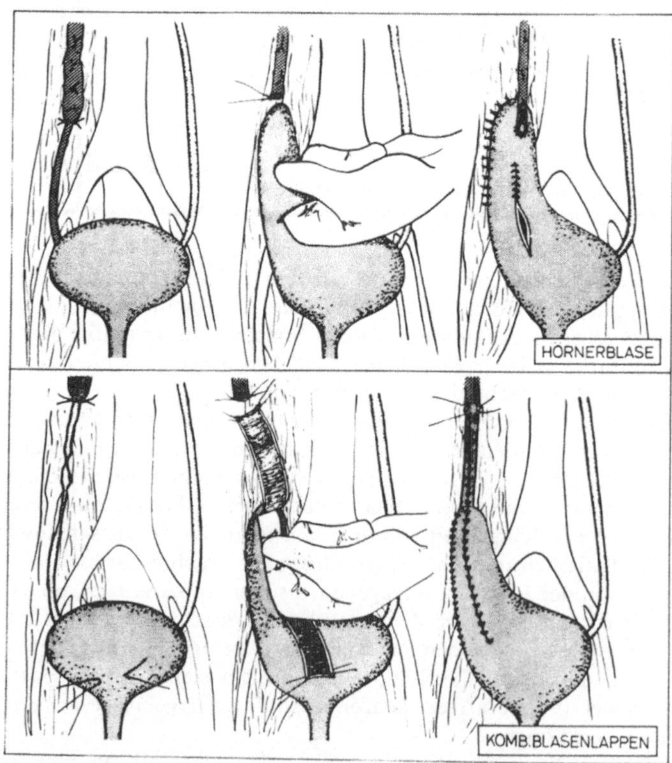

Abb. 1. Die hohe Ureterozystoneostomie unter Bildung einer Hörnerblase (Operationsskizze)

finger ausgestülpt und auf dem M. psoas fixiert. Der Ureter wird auf der Medialseite des Blasenhornes submukös implantiert. Zur Sicherung der Harnableitung ist eine temporäre transvesikale PVC-Schiene (8 Charr) geeignet. Durch Kombination von Hörnerblase und Boari-Lappen können selbst Defekte des distalen Harnleiters von mehr als 20 cm Länge überbrückt werden.

Ergebnisse (Abb. 2)

In der Urologischen Klinik Aachen wurden seit 1965 43 Hörnerblasen angelegt: 27 nach gynäkologischen Ureterverletzungen, 15 nach urologischen Eingriffen und eine nach einer Appendektomie. Aufgrund unserer Ergebnisse kann man annehmen, daß die Hörnerblase sowohl zur Akutversorgung frischer Harnleiterverletzungen als auch zur Überbrückung älterer Ureterdefekte gut geeignet ist. Durch Kombination von Hörnerblase und Boari-Lappen können auch größere Defekte autoplastisch überbrückt werden.

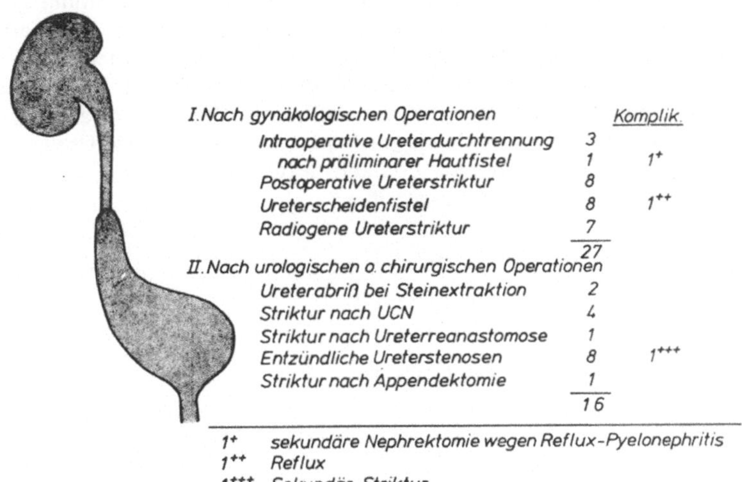

Abb. 2. Hörnerblasen: Indikationen der Urologischen Klinik Aachen 1965—1975

Die Hörnerblase bietet gegenüber dem Boari-Lappen den Vorteil, daß die Kontinuität der Harnblase erhalten bleibt. Durchblutungsstörungen mit Lappennekrosen oder Nahtinsuffizienz sind bisher nicht bekannt geworden. Als Kontraindikationen sind anzusehen: Schrumpfblasenbildung und ausgeprägte Blasenwandhypertrophie.

Literatur

Dolff, C.: Zbl. Gynec. **74**, 1777 (1952). — Lymberopoulos, S., Lutzeyer, W., Terhorst, B.: Urol. int. **28**, 80—90 (1973). — Melchior, H., Lymberopoulos, S., Terhorst, B., Lutzeyer, W.: Acta urol. belg. **40**, 778—783 (1972). — Turner-Warwick, R., Worth, P. H. L.: Brit. J. Urol. **41**, 701 (1969). — Witzel, O.: Zbl. Gynec. **20**, 289 (1896). — Zimmerman, I. J., Precourt, W. E., Thompson, C. C.: J. Urol. **83**, 113 (1960).

Prof. Dr. med. H. Melchior
Abt. Urologie der
Medizinischen Fakultät der RWTH
Goethestraße 27—29
D-5100 Aachen

O. Schmucki, H. J. Leisinger und B. Bonvin: **Überbrückung doppelseitiger, pelviner Harnleiterdefekte durch Bipartition der Harnblase**

Doppelseitige Uretero-Vaginalfisteln oder doppelseitige Ureterstenosen treten vorwiegend nach gynäkologischen Eingriffen oder nach Bestrahlungen im kleinen Becken auf. Bei der Wiederherstellung der Kontinuität der defekten Ureteren im pelvinen Anteil ist die direkte Reimplantation des Ureters in die Harnblase anzustreben. Sie ist den homologen oder gar heterologen Ersatzplastiken weit überlegen.

Ist der doppelseitige Ureterdefekt jedoch länger als 4 bis 5 cm, so ist die beidseitige Ureterocystoneostomie nur in eine künstlich verlängerte Blase möglich. Eine solche Verlängerung wird durch die Bipartition der Harnblase erreicht und ist eine technisch einfache und komplikationsarme Methode.

Bei dieser Operationsmethode wird nach vollständiger Extraperitonealisation die Blase durch Eröffnen der Vorder- und Hinterwand in sagittaler Richtung zweigeteilt. Die Rekonstruktion der Harnblase geschieht durch Einzelknopfnähte, wobei am tiefsten Punkt der Inzisionsstelle die Hinter- und Vorderwand vereinigt werden und die beiden Blasenzipfel so in sich verschlossen werden. Dadurch entstehen 2 Halbblasen, deren Kuppen bis zur Gefäßkreuzung hochgezogen und, wenn nötig, am Psoas fixiert werden können (Abb. 1). So wird die Möglichkeit geschaffen, 2 spannungsfreie Ureterocystoneostomien mit Antirefluxplastiken analog Politano-Leadbetter anzulegen. Zur Illustration sei eine der Krankengeschichten herausgegriffen:

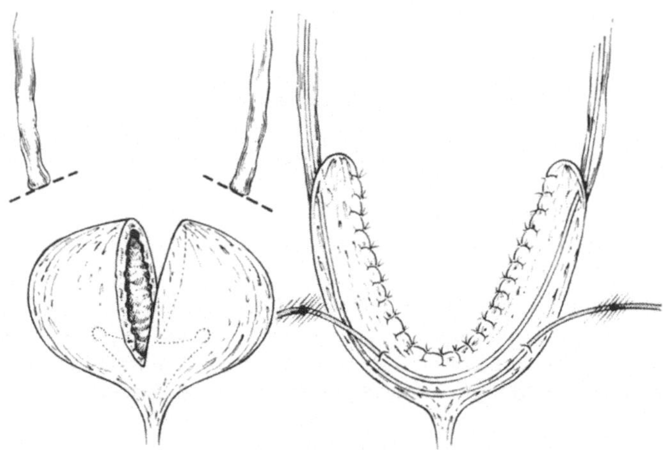

Abb. 1. Bipartition der Harnblase und Ureterocystoneostomie beidseitig mit Antirefluxplastik. Schematische Darstellung

Bei einer 36jährigen Patientin wurde wegen eines Carcinoma colli, Stadium Ib, eine erweiterte abdominale totale Hysterektomie und Adnexektomie und Lymphektomie durchgeführt. 14 Tage postoperativ Auftreten einer Vaginalfistel, deren Abklärung eine doppelseitige pelvine Ureterleckage ergab bei im i.v.P. deutlich sichtbaren Pseudohydroureter beidseits (Abb. 2). 2 Monate später beidseitige Ureterocystoneostomie mit Antirefluxplastik analog Politano-Leadbetter mittels Blasenplastik durch Vesica bipartita (Abb. 3).

Insgesamt haben wir in den letzten 5 Jahren 11 Patientinnen nach dieser Methode operiert. Bei den Nachkontrollen ergaben sich weder Harnentleerungsstörungen noch Stenosen bei der Neostomie, hingegen bestand bei 2 Patientinnen ein vesicoureteraler

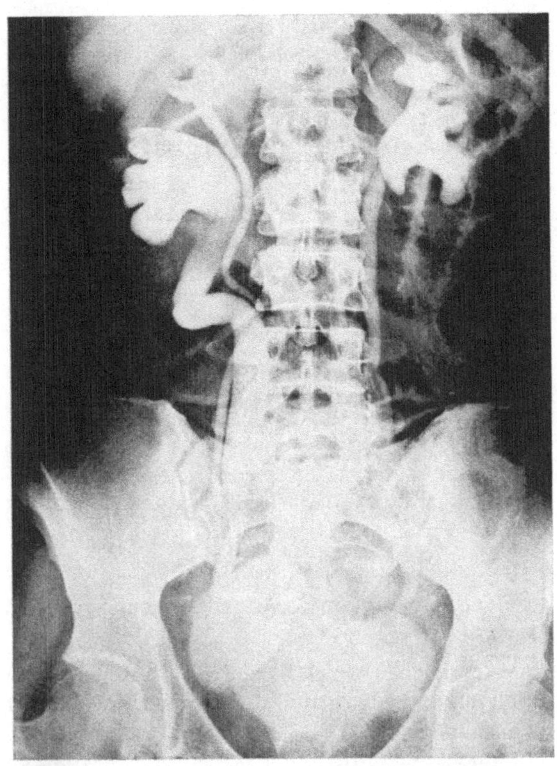

Abb. 2. Beidseitige Pseudohydroureter mit Uretero-Vaginalfisteln
bei Status nach Hysterektomie vor
2 Monaten mit bekannter Doppelniere rechts und Ureter fissus

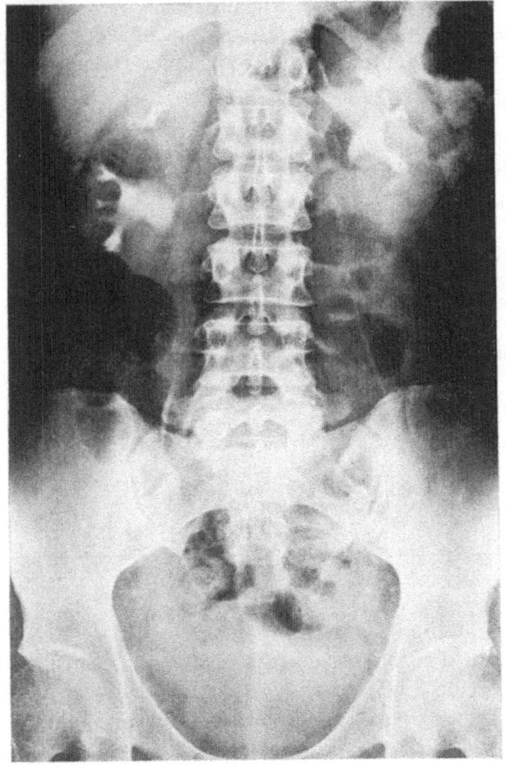

Abb. 3. Nach Ureterocystoneostomie
beidseitig unter Bipartition der Harnblase 3 Monate nach der Operation.
Normale Abflußverhältnisse beidseitig

Reflux beidseits und bei einer Patientin ein einseitiger Reflux. In den postoperativ durchgeführten Zystogrammen zeigt sich, daß sich die Blase schon wenige Monate postoperativ adaptiert und ihre Idealform wieder annimmt.

Dr. O. Schmucki
Urologische Universitätsklinik
Kantonspital
CH-8000 Zürich/Schweiz

P. KOLLE und G. STAEHLER: **Die Psoas-Zipfelblase — Eine Alternative zur Boariplastik**

Die Wiedereinpflanzung des Harnleiters in die Blase ist in der Regel nur beim primären Reflux unproblematisch, d. h. dann, wenn keine gröberen anatomischen oder funktionellen Veränderungen am Ureter vorliegen. Bei Stenosen und Ureter-Scheidenfisteln muß jedoch meistens ein größerer Harnleiterdefekt überbrückt werden. Die Blasenlappenplastik nach Boari ist hierbei seit Jahrzehnten weltweit die bevorzugte Technik, hat jedoch unseres Erachtens zwei Nachteile:

1. den in einem hohen Prozentsatz in Kauf zu nehmenden Reflux [1,6],

2. die Leckbildung durch den in seiner Durchblutung gestörten Blasenlappen und hierdurch hervorgerufene sekundäre Stenose.

Bei der Suche nach einem anderen Weg stießen wir 1969 auf die Mitteilung von Turner-Warwick über den Ersatz des unteren Harnleiterdrittels durch Hochzipfelung der mobilisierten Blase an den Psoas, die von ihm als „Psoas bladder-hitch procedure" bezeichnete Operation, die er zum Zeitpunkt seiner Mitteilung bereits seit vier Jahren an 23 Fällen erprobt hatte und als Methode der Wahl bezeichnete.

Wir haben diesen im Prinzip bereits 1896 von Witzel angegebenen Eingriff mit wenigen Ausnahmen ebenfalls als Standardverfahren übernommen und bei folgenden Indikationen angewandt:

Tabelle 1. Indikationen für die Psoas-Zipfelblase
(psoas bladder-hitch procedure)

87 Operationen an 80 Kranken zwischen 8 und 69 Jahren
♀ 60   ♂ 20
(1971—1975)

	n
1. Prävesikale Stenose (Stein, Tbc, Tumor, gynäkologische Operation oder Bestrahlung)	34
2. Vesikorenaler Reflux	23
3. Ureter-Scheiden-Fistel	19
4. Megalureter	7
5. Intraoperative Harnleiterverletzung bei chirurgischen und gynäkologischen Eingriffen	4
	Gesamt 87

Die von uns leicht modifizierte Technik geht aus den Abb. 1 bis 3 hervor.

Die Ergebnisse dieser Operation, die an den Urologischen Universitäts-Kliniken in München und Hannover in den Jahren 1971 bis 1975 erzielt worden sind, zeigt Tabelle 2.

Die Kriterien der Erfolgsbeurteilung bei der Psoas-Zipfelblase werden aus Tabelle 3 deutlich.

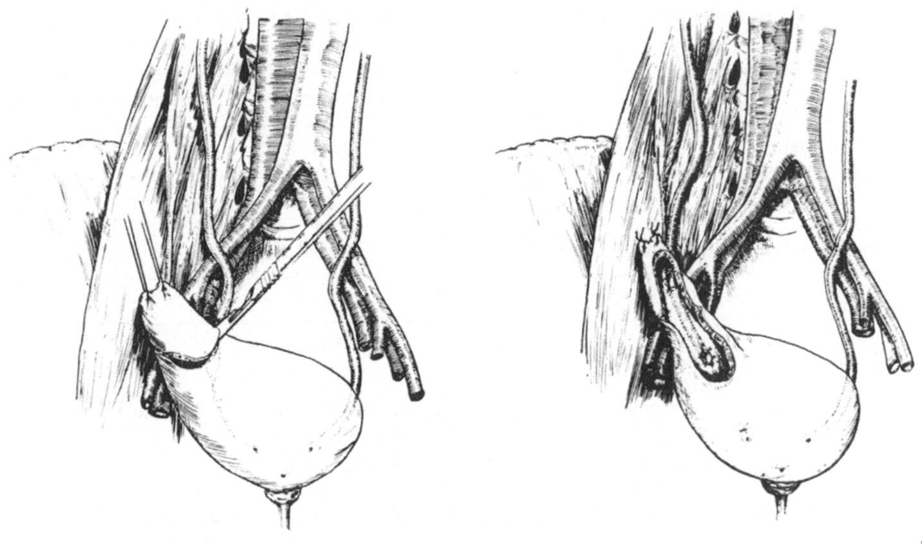

1

2

Abb. 1. Die ausgedehnt mobilisierte rechte Blasenhälfte wird zipfelartig an den Psoas gezogen und bogenförmig inzidiert

Abb. 2. Durch die vorausgegangene Inzision läßt sich noch eine weitere Strecke gewinnen, wobei bei der Fixierung an den Psoas eine gewisse Spannung im Bereich der Blase keine Rolle spielt. Der Harnleiter läßt sich jetzt unter optimaler Einstellungs- und Sichtkontrolle in üblicher Weise mit submuköser Tunnelierung entsprechend der Technik von Politano-Laedbetter implantieren

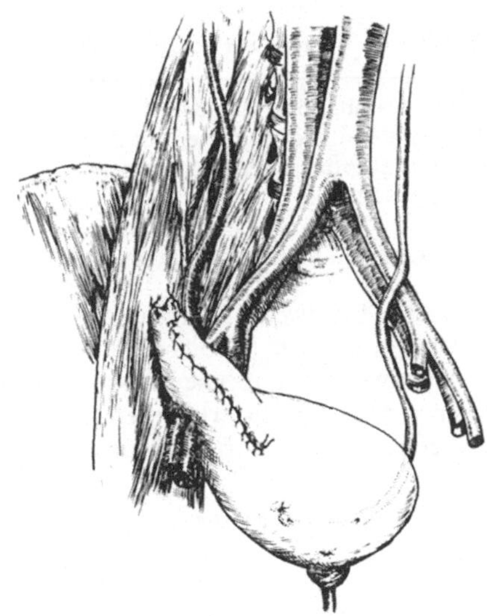

Abb. 3. Zustand nach Beendigung des Eingriffs. Die ursprünglich quere Inzision ist jetzt längsvernäht

Die Vorteile dieses Verfahrens zeigt Tabelle 4.

Die Methode ist ebenfalls geeignet zum beidseitigen Ersatz des unteren Harnleiterdrittels, indem man beide Harnleiter in die einseitig hochgezipfelte Blase implantiert.

Tabelle 2. Ergebnisse der Psoas bladder-hitch procedure bei 72 Eingriffen an 66 Kranken (1971—1975)

	n	sehr gut	gut	ausreichend	schlecht
Prävesikale Stenose	26	11	3	6	6
Vesikorenaler Reflux	22	11	4	4	3
Ureter-Scheiden-Fistel	15	10	2	1	2
Megalureter	5	1	1	ø	3
Intraoperative Ureterverletzung	4	4	ø	ø	ø
Gesamt	72	37	10	11	14
				80 %	20 %

Tabelle 3. Kriterien der Erfolgsbeurteilung bei der Psoas-Zipfelblase

	sehr gut	gut	ausreichend	schlecht
Urogramm	o. B.	o. B.	Restektasie	hochgradig gestaut oder funktionslos
Reflux	ø	ø	+	ø
Harninfekt	ø	gering	gering	+
Restharn	ø	ø	ø	+
Beschwerden	ø	ø	ø	+

Hierzu ist anmerkend zu sagen, daß selbstverständlich bei den als ausreichend klassifizierten Ergebnissen ein Reflux nur dann in Kauf genommen wird, wenn die Operation nicht aus dieser Indikation heraus durchgeführt wurde.

Tabelle 4. Vorteile der Psoas-Zipfelblase

1. Ersatz des unteren Harnleiterdrittels möglich
2. Anastomosenbereich immer gut durchblutet
3. Refluxpräventive Ureterimplantation
4. Einfache Technik

Voraussetzung: Anatomisch und funktionell normale Harnblase.

Schwierigkeiten können auftreten bei zweizeitigem, doppelseitigem Vorgehen, wenn infolge der vorausgegangenen ausgedehnten Mobilisierung, die in der Regel bis über die Mittellinie heraus vorgenommen werden muß, die Verwachsungen an der kontralateralen Seite zu stark sind. Bei einer zunächst nicht erkannten doppelseitigen Ureter-Scheidenfistel mußte hier die in den letzten Jahren einzige Boariplastik durchgeführt werden.

Literatur

1. Frick, J., Greber, F.: Urologe A 7, 169 (1968). — 2. Melchior, H., Lutzeyer, W.: Urologe A 12, 105 (1973). — 3. Pasandoro, V., Pulone, M.: Verh. dtsch. Ges. Urol. 25, 186 (1974). — 4. Politano, V. A., Leadbetter, W. F.: J. Urol. (Baltimore) 79, 932 (1958). — 5. Schmiedt, E.: Z. Urol. 63, 547 (1970). — 6. Thompson, J. M., Ross, G.: J. Urol. (Baltimore) 111, 483 (1974). — 7. Turner Warwick, R., Worth, P. H. L.: Brit. J. Urol. 41, 701 (1969). — 8. Witzel, O.: Zbl. Gynäk. 20, 289 (1896).

Professor Dr. P. Kolle
Urologische Klinik der MHH
Postfach 61 0180
D-3000 Hannover 61

Dr. med. G. Staehler
Urologische Klinik der Universität
Thalkirchner Straße 48
D-8000 München 2

K. RUILE und C. F. ROTHAUGE: **Operative Behandlung von Harnleiterschäden unter besonderer Berücksichtigung des Harnleiterersatzes durch Dünndarm**

Läsionen des prävesikalen Harnleiterabschnittes nach gynäkologischen Eingriffen oder nach Strahlentherapie rekonstruieren wir im allgemeinen durch direkte Harnleiterneueinpflanzung oder durch eine Blasenlappenplastik nach Boari. Bei ausgedehnten Zerstörungen des distalen Harnleiters, die durch konventionelle Verfahren nicht mehr überbrückt werden können, hat sich der Ersatz des Harnleiters durch Dünndarm bewährt.

An Alternativen dazu stehen zur Diskussion:
1. die hohe Boariplastik,
2. die Autotransplantation der Niere und
3. die Transureteroureterostomie.

Die Voraussetzung für eine hohe Boariplastik — ausreichend gesundes Blasenwandmaterial — ist bei ausgedehnten, meist bestrahlungsbedingten Läsionen häufig nicht mehr gegeben. Einer Autotransplantation der häufig schon geschädigten Niere ins kleine Becken sind durch entzündliche, narbige oder postaktinische Veränderungen in diesem Bereich Grenzen gesetzt. Die Transureteroureterostomie setzt einen gesunden kontralateralen Harnleiter und eine genügend verwendbare Länge des geschädigten Harnleiters voraus. Wägt man darüber hinaus das Risiko für die gesunde Seite ab, wird man sich häufiger zur Nephrektomie der geschädigten Seite entschließen.

Die Indikation zum Harnleiterersatz durch Dünndarm ist eng begrenzt. Sie sollte Funktionszustand des Harnsystems, Grunderkrankung und allgemeine Lebenserwartung des Patienten berücksichtigen — eine normale Blasenfunktion ist Voraussetzung. In erster Linie stellt sich das Problem natürlich bei Solitärnieren bzw. bei Zuständen mit weitgehendem Funktionsverlust der Gegenseite. Bei den bestrahlten Patientinnen ist jedoch gerade die bilaterale Harnleiterläsion häufiger anzutreffen. Meist ist bei diesen Patienten die Nierenfunktion durch Harnstauung und Infektion nach zum Teil wiederholten Konstruktionsoperationen an den Harnwegen erheblich eingeschränkt. Die Erhaltung auch stärker geschädigter Nieren ist deshalb geboten.

Die Operationstechnik bei der Harnleiterersatzplastik ist weitgehend standardisiert.

Eine distale Dünndarmschlinge wird ausgeschaltet und isoperistaltisch zwischen Harnleiterstumpf bzw. Nierenbecken und Harnblase interponiert. Bei der Auswahl des Darmabschnittes sind mögliche Veränderungen infolge vorausgegangener Strahlenbehandlungen zu berücksichtigen. Modifikationen ergeben sich je nachdem, ob man einen Harn-

Tabelle 1. Dünndarmersatzplastiken bei Harnleiterläsion nach gynäkologischer Karzinomtherapie (Urologische Abteilung der Universität Gießen 1961—1974)

Alter	Schädigung	Technik	*	Ergebnis	Bemerkung
33 A. F.	Radiatio	bil. part.	15	gut	—
55 M. R.	Radiatio, Boari bds. Rollenlappenplastik	unil. part.	8	gut	—
48 E. G.	Radiatio, Boari	unil. total	8	gut	—
54 M. S.	Radiatio, Boari bds. Nephrostomie	bil. part.	7	schlecht	Niereninsuffizienz
55 L. K.	Radiatio, Wertheim	unil. part.	2	befried.	Metastasierung
35 H. W.	Radiatio, Interpos. Plastik + UNC bds. Boari li, Rollenlappenplastik	bil. part.	1	gut	—
35 J. K.	Radiatio, Wertheim, Hl.-Op. bds.	bil. part.	—	—	exitus postop.
45 L. K.	Radiatio, Nephrostomie	bil. part.	—	schlecht	Schlingennekrose

* Beobachtungszeit (Jahre)

leiter oder beide Harnleiter ersetzen muß und ob der Ersatz partiell oder total erfolgen soll. Die Harnleiter-Darmanastomose nehmen wir end-zu-seit vor, nur ausnahmsweise bei sehr dilatiertem Harnleiter end-zu-end. Die Schlinge sollte von angemessener Länge sein und spannungsfrei interponiert werden, eine Torsion, wie wir es in einem Fall erleben mußten, führt rasch zur Nekrose des Interponats.

Das eigene Krankengut umfaßt 14 Patienten, bei denen seit 1961 ein Harnleiterersatz durch Dünndarm durchgeführt wurde (Tab. 1). In 8 Fällen handelt es sich um Harnleiterläsionen nach gynäkologischer Karzinomtherapie. Stets war eine Strahlenbehandlung vorausgegangen, meist gefolgt von operativen Eingriffen an den ableitenden Harnwegen. Unsere Ergebnisse sind nach zum Teil recht langer Beobachtungszeit unterschiedlich. Bei 4 Patientinnen war das Resultat des Eingriffes gut. Eine Frau mit einer renalen Insuffizienz kam postoperativ im Kreislaufversagen ad exitum. Eine weitere Patientin starb nach 2 Jahren bei guter Nierenfunktion an den Metastasen ihres Grundleidens. In einem Fall kam es zu einer Schlingennekrose infolge Torsion, bei einer weiteren Patientin verschlechterte sich die vorbestehende Niereninsuffizienz.

Die Ergebnisse nach Harnleiterersatz durch Dünndarm und damit letztlich die weitere Prognose des Patienten werden entscheidend vom präoperativen Funktionszustand des Nierenparenchyms bestimmt. Durch den Eingriff lassen sich zwar die Ursachen der Harnstauung beseitigen und der Harnabfluß sicherstellen. Ob sich eine eingeschränkte Nierenfunktion erholen kann, das hängt schließlich davon ab, inwieweit sich die meist vorhandene Infektion des Parenchyms verselbständigt und fortschreitet.

Tabelle 2. Nierenfunktion vor und nach Harnleiterdünndarmersatz (geprüft am Serumkreatinin)

Funktion (Kreatinin)	Vor Operation	Nachuntersuchung nach 1—15 Jahren		
		gebessert	unverändert	verschlechtert
Normal bis 1,2 mg%	3 (2)	—	3 (2)	—
Leicht eingeschränkt 1,2—1,6 mg%	3 (1)	2	1 (1)	—
Deutlich eingeschränkt über 1,6 mg%	4 (3)	2 (2)	—	2 (1)
Gesamt	10 (6)	4 (2)	4 (3)	2 (1)

(Zahlen in Klammern betreffen Patienten mit gynäkologischem Grundleiden)

Die Nierenfunktion haben wir bei 10 unserer Patienten am Verhalten des Serum-Kreatinins vor der Operation und zum Zeitpunkt der Nachuntersuchung überprüft (Tab. 2).

Die Zahlen in Klammern beziehen sich dabei auf die Fälle nach gynäkologischer Karzinomtherapie. Bei normaler Funktion trat in keinem Falle eine Verschlechterung ein — das ist vor allem dann interessant, wenn man sich vergegenwärtigt, daß bei dem Eingriff keine Refluxsicherung vorhanden ist. Bei leichter Einschränkung der Funktion konnte diese erhalten bzw. in 2 Fällen gebessert werden. Auch bei deutlicher Minderung der Nierenfunktion konnten wir bei 2 Fällen eine langfristige Besserung der Funktion erzielen. Das bestärkt uns in der Ansicht, daß man auch bei bereits eingeschränkter Nierenfunktion noch einen Harnleiterdünndarmersatz vornehmen kann.

Bei der Verwendung von Darm zur Rekonstruktion der ableitenden Harnwege stellt sich immer die Frage nach der postoperativen Elektrolytstörung und nach dem Reflux. Elektrolytverschiebungen spielen offenbar bei der Dünndarmzwischenschaltung eine untergeordnete Rolle. Trotz zum Teil eingeschränkter Nierenfunktion fanden wir in keinem Falle eine hyperchlorämische Azidose.

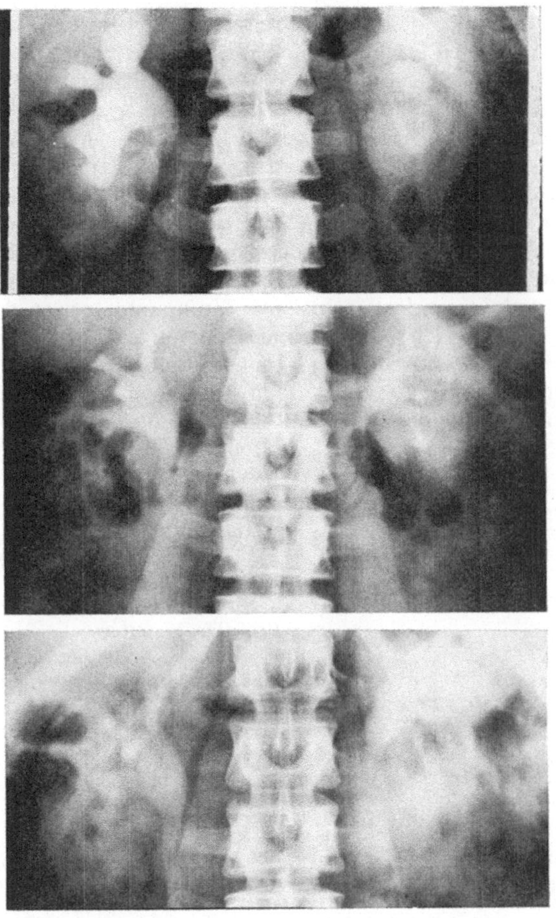

Abb. 1a. Ureteroileocystostomie beidseitig oben vor der Operation (1960).
Mitte Kontrolle 1967, unten Befund jetzt

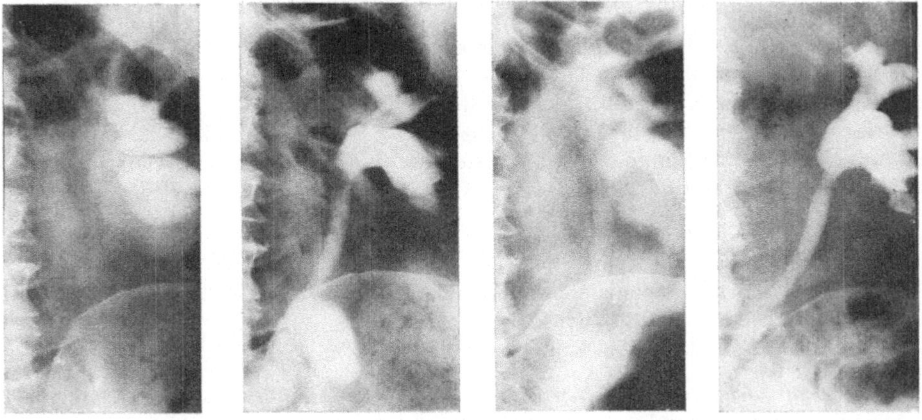

Abb. 1b. Verlaufskontrollen nach Ureteroileocystostomie links.
Von links nach rechts: Vor Operation (1967), 1969, 1971 und 1975

Der vesiko-intestino-ureterale Reflux ist bei der angegebenen Operationstechnik nicht vermeidbar und war bei allen Nachuntersuchungen feststellbar.

Seine Auswirkungen scheinen durch die Eigenperistaltik und das Lumen der Schlinge jedoch von geringerem Gewicht zu sein. Abschließend seien noch die intravenösen Urogramme von 2 Patientinnen mit längerer Verlaufszeit demonstriert (Abb. 1a und b).

Bei einer 33jährigen Frau (Abb. 1a) wurden vor 15 Jahren nach Strahlenschädigung beide Harnleiter ersetzt. Das Bild zeigt den Zustand vor der Operation, bei einer Kontrolle 1967 und den jetzigen Befund. Die nächste Abbildung (Abb. 1b) stammt von einer 55jährigen Patientin, bei der eine Dünndarmzwischenschaltung rechts vorgenommen wurde. Vorausgegangen war ein bestrahltes Collumkarzinom, Restenosierung nach Boariplastik links und Funktionsverlust rechts. Die Urogramme zeigen den Status vor der Operation, nach 2 Jahren, nach 4 Jahren und den heutigen Zustand.

Im Ersatz des Harnleiters durch Dünndarm bei sorgfältiger und begrenzter Indikation sehen wir heute ein leistungsfähiges Verfahren, das in der Lage ist, die Nierenfunktion zu erhalten und dem Patienten die Probleme einer irgend gearteten supravesikalen Harnableitung zu ersparen.

Literatur

1. Bitker, M.: J. Chir. (Paris) **91**, 199—214 (1966). — 2. Janknegt, R. A.: Urol. int. **22**, 435—445 (1967). — 3. Moonen, W. A., Tan, T. L., Valcke, P.: J. Urologie **72**, 1—18 (1966). — 4. Rothauge, C. F.: Verh. dtsch. Ges. Urol. **22**, 332—340 (1968).

Prof. Dr. K. Ruile
Urologische Abteilung
der Justus-Liebig-Universität
Klinikstraße 37
D-6300 Gießen

P. MÜLLER-BEISSENHIRTZ, H. SCHUBERT und J. MIELKE: **Vorteile der Transuretero-uretero-stomie**

Unter Transuretero-uretero-stomie verstehen wir die Verlagerung eines Ureters auf die kontralaterale Seite und Anastomosierung mit dem gegenüberliegenden Ureter.

Unsere Indikation zu diesem Verfahren: Irreparable Unwegsamkeit des unteren Ureterdrittels, wenn eine Boariplastik ohne Aussicht auf Erfolg ist.

Technik: 10 cm Pararektalschnitt auf der stenosierten Seite — Mobilisierung des oberhalb der Stenose durchtrennten Ureters — 10 cm Pararektalschnitt auf der Gegenseite und Darstellung des Ureters über 5 cm — Stumpfes, bimanuelles, *retroperitoneales* Tunnelieren vor den großen Gefäßen — Durchzug des Ureters und End-zu-Seit-Anastomosierung. Ureterotomie 5 cm distal der Anastomose und Einlegen von Ureterschienen bis in beide Nierenbecken für 10 bis 14 Tage.

Vorteile unserer Methode:

1. Rein retroperitoneales Vorgehen.
2. Auch bei kurzen proximalen Ureterresten durchführbar.
3. Operationsdauer 1½ Stunden.
4. Optimale Bestrahlung bei Karzinomfällen möglich.

Krankengut nach gynäkologischer Voroperation: 5 Patientinnen, die 1 bis 3 Jahre nach Transuretero-uretero-stomie von seiten des Urogenitalbefundes alle voll rehabilitiert sind. Röntgenologisch bei allen befriedigende bis sehr gute Endresultate. In 2 Fällen noch rezidierende Harnwegsinfekte.

1. (E. K., 45 Jahre): Ein halbes Jahr nach Wertheim röntgenologisch und isotopen-nephrographisch funktionslose Niere rechts durch Ureterverschluß bei 15 cm. Zunächst 6 Wochen Nephrostomie und anschließend Transuretero-uretero-stomie (Abb. 2).

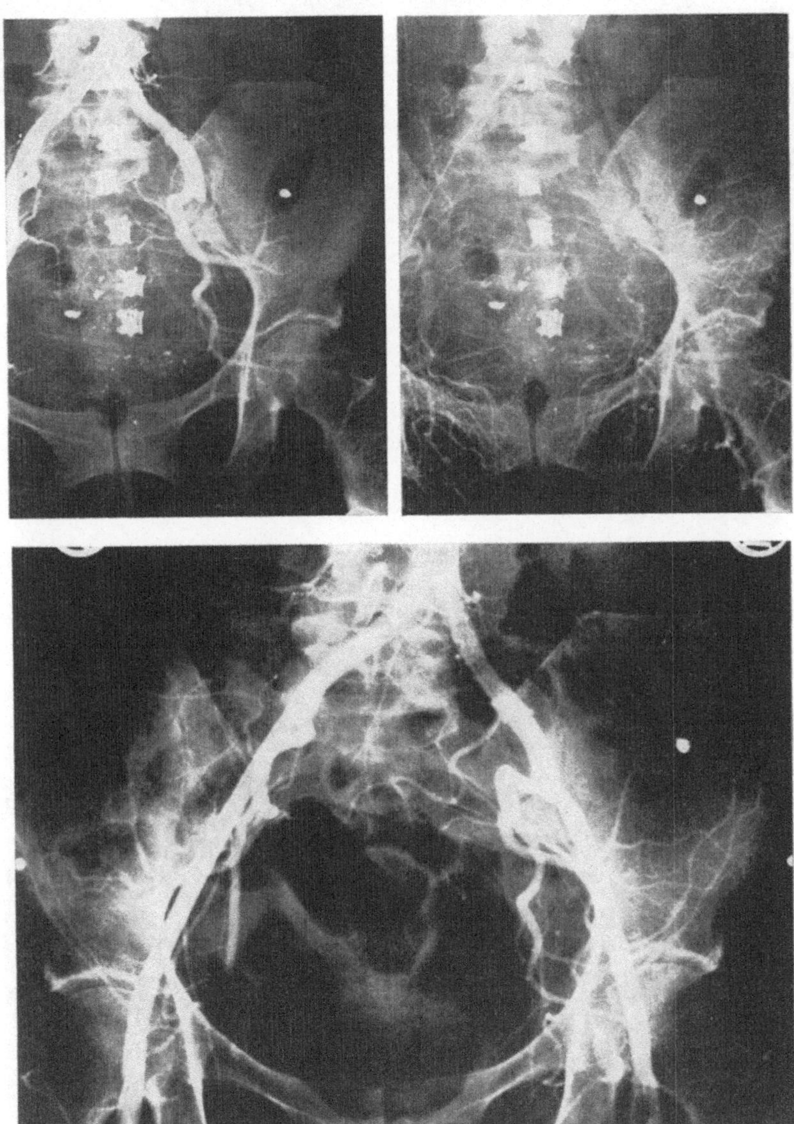

Abb. 1. Obere Bildhälfte: Angiogramm bei Aufnahme der Patientin: 4 cm langer Verschluß der A. iliaca ext. Untere Bildhälfte: Angiogramm ein halbes Jahr nach Resektion und End-zu-End-Naht

2. (M. G., 63 Jahre): Bei Ektomie eines kopfgroßen Ovarialsarkoms unbemerkte Durchtrennung des Ureters und ausgedehnte Verletzung der A. iliaca ext. mit proviso-rischer Übernähung. Bei Übernahme der Patientin ist das Bein total anämisch, im Operationsgebiet massive Urininfiltration. Sofortoperation:

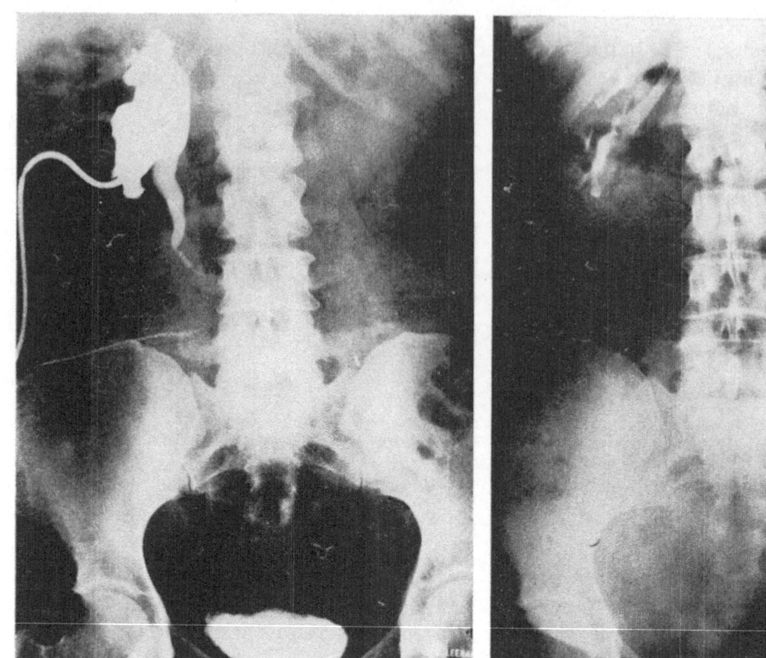

Abb. 2. Linke Bildhälfte: Nephrostomiefüllung 10 Tage nach Transuretero-uretero-stomie links/
rechts. Rechte Bildhälfte: Ausscheidungsurogramm 2¼ Jahre nach Operation. Man erkennt
seitengleiche Ausscheidung und freien Abfluß. Die Anastomose in Höhe des Silberclips

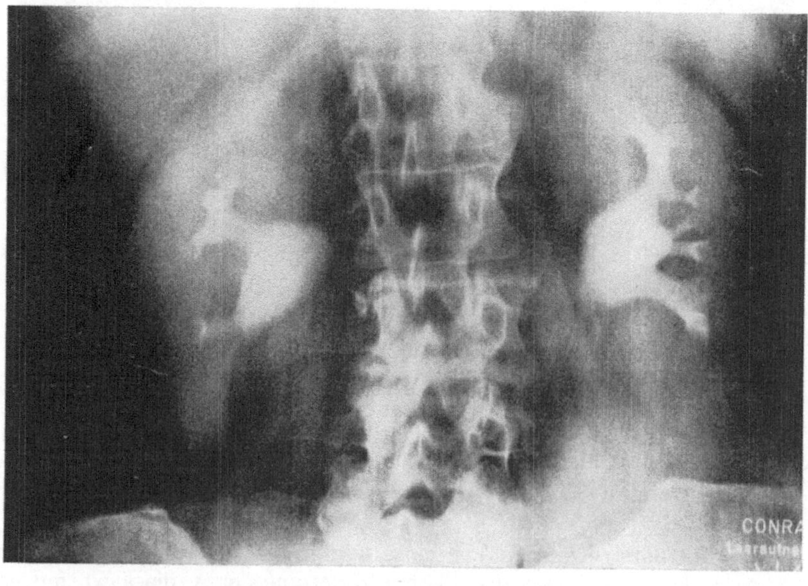

Abb. 3. Ausscheidungsurogramm (7-Minuten-Aufnahme): 1½ Jahre nach Transuretero-uretero-
stomie links/rechts. Die Anastomose liegt in Höhe des Silberclips

Iliacaresektion über 4 cm und End-zu-End-Naht sowie Ureter-End-zu-End-Naht. Nach 3 Wochen Transuretero-uretero-stomie wegen vollständiger Nekrose des distalen Ureters, aber erhaltenen 10 cm des proximalen Ureters. 1½ Jahre nach Operation und Nachbestrahlung Rezidivfreiheit und volle Arbeitsfähigkeit (s. Abb. 1 und 3).

Dr. med. P. Müller-Beißenhirtz
Urologische Abteilung,
des II. Städt. Krankenhauses
Salzdahlumer Straße 90
D-3300 Braunschweig

P. Carl und F. Eisenberger: Die Oligo-Anurie beim Genitalkarzinom der Frau

1. Einleitung und Fragestellung

Bei allen Harnleiterstenosen, die während oder nach einer Strahlenbehandlung des weiblichen Genitales auftreten, stellt sich die Frage, ob eine radiogene Enge oder eine Obstruktion infolge eines Tumorrezidivs vorliegt. Besteht eine Oligo-Anurie — wobei eine Niere meist schon früher unbemerkt ihre Funktion eingestellt hat —, dann kann durch die retrograde Ureteropyelographie lediglich eine prärenale oder renale Ursache ausgeschlossen werden. Für weitere differentialdiagnostische Überlegungen bleibt wenig Zeit. Lymphographie und Lymphszintigramm [6] können eine tumorbedingte Einfluß-stauung oft nicht verifizieren. Die Feinnadelbiopsie aus dem Parametrienbereich erscheint — soweit sie von einem Geübten durchgeführt wird — aussagekräftiger. Ein negativer zytologischer Befund schließt jedoch eine karzinomatöse Ummauerung der Ureteren nicht aus.

Eindeutig tumorbedingt sind Oligo-Anurien bei noch unbehandelten Karzinomen. Gerade hier wird der Urologe seine Therapie von der Prognose des Gynäkologen abhängig machen. Läßt der Tastbefund der Parametrien keine bindende Aussage zu, so stehen wir vor einer schweren Entscheidung: der Verzicht auf eine operative Therapie führt zum baldigen Tod in der Urämie.

Ein entlastender Eingriff wie z. B. die transrenale Nephrostomie, kann andererseits die sinnlose Verlängerung eines unbeherrschbaren Tumorleidens bedeuten. Wir haben daher das Schicksal der Frauen verfolgt, bei denen wir uns wegen einer Oligo-Anurie bei bekanntem Genitalkarzinom zum operativen Eingreifen entschlossen hatten.

Tabelle 1. Überblick über 114 Nephrostomien wegen Oligo-Anurie bei weiblichen Genital-karzinomen

Operations-jahr	jetziges Schicksal bekannt		jetziges Schicksal unbekannt (lt. gyn. Prognose infaust)	Gesamtzahl der Fälle
	davon leben	davon verstorben		
1967	—	16	2	18
1968	1	14	3	18
1969	—	11	—	11
1970	—	15	1	16
1971	—	16	—	16
1972	—	7	3	10
1973	—	14	—	14
1974	5	6	—	11
Gesamt	6 = 5,3%	99 = 86,8%	9 = 7,9%	114 = 100%

2. Eigenes Krankengut

In unserer Klinik erhielten zwischen dem 1. 1. 1967 und dem 31. 12. 1974 114 Frauen wegen einer Oligo-Anurie bei bekanntem gynäkologischen Tumor eine Nephrostomie. Das weitere Schicksal von 105 Patientinnen (Tab. 1) konnten wir in Erfahrung bringen. Nur 6 dieser Kranken leben noch, wobei 5 Frauen erst die Ein-Jahres-Grenze erreicht haben. Bei 9 Fällen, über deren jetzigen Zustand wir keine Auskunft erhalten konnten, war die Prognose aufgrund des letzten gynäkologischen Untersuchungsbefunds als infaust angesehen worden. Somit läßt sich eine Letalität von 94,7% errechnen. Ein nicht tumorbedingter Exitus ist nur in 2 Fällen anzunehmen.

Wie die graphische Darstellung (Abb. 1) zeigt, verstarb die Hälfte der Nierenfistelträgerinnen innerhalb des ersten postoperativen Vierteljahres. Nur 8% erreichten die Ein-Jahres-Überlebensgrenze.

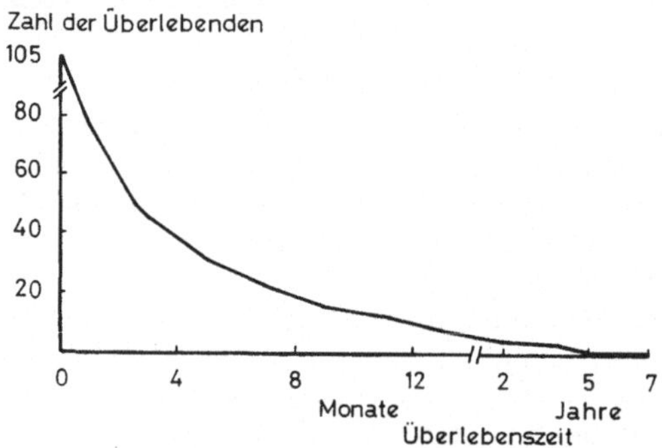

Abb. 1. Überlebenszeit nach Nephrostomie bei 105 weiblichen Genitalkarzinomen. Urologische Klinik und Poliklinik der Universität München 1967—1974

Meist lag ein Karzinom des Collum oder Corpus uteri vor (Tab. 2). Die Prognose dieser Primärtumoren ist bei Auftreten einer Anurie kaum besser als diejenige anderer Genitalkarzinome. Die geringen Überlebenszeiten bei Kollumkarzinomen, die vom Gynäkologen primär als Stadium I oder II eingestuft worden waren, läßt auf Fehldiagnosen,

Tabelle 2. Überlebenszeiten nach Nephrostomie in Abhängigkeit vom Lebensalter

Alter bei Nierenfistelung	Fallzahl	Durchschnittliche Überlebenszeit*	Überlebenszeit > 1 Jahr
20—30 Jahre	1	6,0 Monate	—
31—40 Jahre	12	16,1 Monate	1
41—50 Jahre	32	10,7 Monate	2
51—60 Jahre	21	20,1 Monate	1
61—70 Jahre	15	15,3 Monate	3
71—80 Jahre	11	11,3 Monate	—

* Bei Kranken mit einer Überlebenszeit unter 12 Monaten

d. h. auf Vorliegen eines fortgeschritteneren Stadiums, schließen. Die durchschnittlichen Überlebenszeiten wurden für diejenigen Fälle errechnet, die weniger als ein Jahr überlebten. Eine Altersabhängigkeit der Überlebenschancen konnten wir nicht feststellen (Tab. 3).

Bei noch unbehandelten Karzinomen wird in der nach der Nierenfistelung vorgesehenen Bestrahlung häufig eine therapeutische Chance gesehen [4]. Nach unseren Ergebnissen (Tab. 4) erscheint die Prognose dieser Fälle aber besonders ungünstig.

Tabelle 3. Überlebenszeiten in Abhängigkeit vom gynäkologischen Primärtumor

Primärtumor	Zahl der Verstorbenen			Zahl der Lebenden	Gesamtzahl der Fälle
	Überlebenszeit < 1 Jahr	(durchschnittl. Überlebenszeit)	Überlebenszeit > 1 Jahr		
Kollumkarzinom					
Stadium I	8	15,8 Wochen	1	—	9
Stadium II	13	20,4 Wochen	—	—	13
Stadium II—III	1	11,5 Wochen	1	—	2
Stadium III	37	15,1 Wochen	3	1	41
Stadium III—IV	5	22,9 Wochen	—	—	5
Stadium IV	9	13,5 Wochen	1	—	10
ohne Stadieneinteilung	1	0,5 Wochen	—	1	2
Korpuskarzinom	3	16,0 Wochen	—	4	7
Uterussarkom	2	3,3 Wochen	—	—	2
Ovarialkarzinom	8	10,8 Wochen	1	—	9
Vaginalkarzinom	5	4,3 Wochen	—	—	5
Gesamt	92	—	7	6	105

Tabelle 4. Überlebenszeit nach Nephrostomie in Abhängigkeit von der vorausgegangenen gynäkologischen Therapie

gynäkologische Vorbehandlung	Zahl der Verstorbenen			Zahl der Lebenden
	Überlebenszeit < 1 Jahr	(durchschnittl. Überlebenszeit)	Überlebenszeit > 1 Jahr	
nur Bestrahlung	59	20,0 Wochen	6	4
Operation u. Bestrahlung	25	11,0 Wochen	1	2
nicht vorbehandelt	8	7,7 Wochen	—	—

Bei bestrahlten Genitaltumoren war die Überlebenszeit weder vom Intervall zwischen Radiotherapie und Harnleiterobstruktion, noch von der Methode der Strahlenbehandlung abhängig. Eine der Bestrahlung vorausgegangene Radikaloperation verbesserte die Überlebensaussichten ebenfalls nicht.

Vom Gynäkologen hatten wir vor der Entscheidung zur Nephrostomie in 33 von 114 Fällen, also in knapp 30%, eine günstige prognostische Auskunft erhalten. In der Mehrzahl der übrigen Fälle war kein eindeutiger gynäkologischer Befund zu erheben.

3. Ergebnisse

Aufgrund der vorliegenden Ergebnisse erscheint eine kritischere Einstellung gegenüber der operativen Intervention erforderlich. Nur bei einer einzigen Kranken, die bisher rezidivfrei überlebt hat, konnte die 1968 angelegte Nierenfistel nach einer Dünndarmzwischenschaltung wieder aufgelassen werden. Die gelegentlich diskutierte Substitution des obstruierten Harnleiters durch synthetisches Material [13] erscheint aufgrund unserer Erfahrungen im allgemeinen nicht indiziert.

Vor dem Entschluß zur operativen Intervention muß bedacht werden, daß beim Fortschreiten des Tumorgeschehens jede Lebensverlängerung eine Qual, der Urämietod demgegenüber aber eine Erlösung bedeuten kann. Beim Nachweis von Fernmetastasen sollte von einer Operation Abstand genommen werden, falls nicht persönliche — vor allem familiäre — Umstände eine, wenn auch geringfügige, Lebensverlängerung erforderlich machen.

Literatur

1. Böckler, H., Prinz, D.: Geburtsh. u. Frauenheilk. **19**, 858 (1959). — 2. Brin, E. N., Schiff, M. jr., Weiss, R. M.: J. Urol. **113**, 619 (1975). — 3. Buchmann, E.: Strahlentherapie **99**, 20 (1956). — 4. Döpper, Th., Jakob, A.: Strahlentherapie **109**, 289 (1959). — 5. Drescher, H.: Strahlentherapie **80**, 99 (1949). — 6. Feldmann, H. U.: Klinikarzt **1**, 21 (1972). — 7. Hagstrom, R. S., Bridenbaugh, J. H.: Urol. int. (Basel) **2**, 126 (1956). — 8. Hofmann, D., Künzler, E.: Geburtsh. u. Frauenheilk. **19**, 789 (1959). — 9. Hohenfellner, R.: Die urologischen Komplikationen des Kollumkarzinoms. Berlin–Heidelberg–New York: Springer 1965. — 10. Klosterhalfen, H.: Z. Urol. **53**, 693 (1960). — 11. Muth, H.: Zbl. Gynäk. **18**, 861 (1959). — 12. Schmiedt, E.: Z. Urol. **63**, 547 (1970). — 13. Wagenknecht, L. V., Auvert, J.: Chirurg **43**, 334 (1972). — 14. Weghaupt, K.: Urologe A **7**, 253 (1968).

Dr. P. Carl
Priv.-Doz. Dr. F. Eisenberger
Urologische Klinik und Poliklinik
der Universität München
Thalkirchner Straße 48
D-8000 München 2

R. Meridies und W. Schmandt: **Endoprothesenbehandlung von Ureterschäden nach gynäkologischen Eingriffen und Bestrahlungen**

Seit etwa 10 Jahren wird an den Urologischen Universitätskliniken Düsseldorf und Münster in geeigneten Fällen die konservative Endoprothesenbehandlung von Ureterstenosen und -fisteln angewandt, die bei und nach geburtshilflich-gynäkologischen Eingriffen und nach gynäkologischen Bestrahlungen auftreten können. Schmitz, Hegemann und Lenz aus unserer Klinik haben 1966 erstmals über dieses Verfahren berichtet und auf seine weitere Anwendbarkeit bei Ureterstenosen jeglicher Genese, bei Nierenbeckenplastiken und bei komplizierten Uretersteinoperationen hingewiesen.

Bei den hier zu besprechenden geburtshilflich-gynäkologischen Grundleiden besteht die Methode darin, transurethral einen Polyvinylchloridschlauch, der durch einen innenliegenden Ureterkatheter versteift wird, über die Stenose bzw. Fistel hinweg in das obere Hohlsystem vorzuschieben. Das distale Ende dieser „PVC-Schiene" wird in der Regel nicht nach außen abgeleitet, sondern mit einer kleinen Kornzange in die Blase zurückgeschoben, wo sie sich an den Blasenwänden abstützt. Da auch das Einlegen eines Blasenkatheters entfällt, unterbleibt eine Kontamination mit der keimbesiedelten Umwelt, und die Kranken können sich unbehindert bewegen.

Das PVC-Material ist gewebefreundlich und bei Körpertemperatur leicht flexibel. Im nichtinfizierten Harn tritt lediglich eine milchige Verfärbung des Kunststoffes auf, aber kaum eine Inkrustation (wie unsere rasterelektronenmikroskopischen Untersuchungen ergaben, so daß die Endoprothese über mehrere Wochen in situ belassen werden konnte). Bei bestehendem Harnweginfekt sollte in der Regel nach 2 bis 3 Wochen ein Schienenwechsel erfolgen. Unter gezielter Antibiotikatherapie kann während einer Endoprothesenbehandlung Keimfreiheit des Harnes erreicht werden.

Den schienenbedingten vesiko-uretero-renalen Reflux nehmen wir bewußt in Kauf, da sich nach unseren Beobachtungen bei liegender Endoprothese Erweiterungen des Nierenhohlsystems stets zurückbildeten. Durch Anfertigung eines Zystogrammes und durch den dabei auftretenden Reflux kann man sich über die genaue Lage der röntgennegativen PVC-Schiene orientieren.

Neben den in laufenden Metern gelieferten PVC-Schläuchen können auch fertige röntgenpositive Säuglingsernährungssonden und Silikonmaterial vorteilhaft angewandt werden.

Kontraindikationen zur Anwendung der Endoprothese sind im wesentlichen Blasenentleerungsstörungen neurogener und organischer Art. In besonders gelagerten Fällen kann dann die Einlage eines Blasenballonkatheters notwendig werden.

Tabelle 1 zeigt eine Übersicht über die Endoprothesenanwendung bei 178 Patientinnen mit malignem gynäkologischen Grundleiden, die operativ und bzw. oder strahlentherapeutisch vorbehandelt worden waren. In 59 Fällen hatte sich der Ureterschaden beidseitig

Tabelle 1. Ureter-Endoprothesenbehandlung bei *malignem* gynäkologischen Grundleiden. Urologische Universitätskliniken Düsseldorf und Münster 1965—1974

Gynäkologisches Grundleiden	Zahl der Patienten	Ureter-fisteln	Ureter-stenosen	Endoprothese erfolgreich	Notwendige Nachoperationen
Kollumkarzinom I und II	93	17	91	57	27 Neuimplantationen 10 Hautfisteln 14 Nephrektomien
Kollumkarzinom III und IV	64	3	102	48	3 Neuimplantationen 28 Hautfisteln 26 Nephrektomien
Korpusmalignom	15	2	16	8	6 Hautfisteln 4 Nephrektomien
Ovarialkarzinom	6	1	5	2	2 Hautfisteln 2 Nephrektomien
Gesamt	178	23	214	115	122

lokalisiert. Die Endoprothesenbehandlung wurde unter drei Aspekten als erfolgreich angesehen: einmal als *palliative* Maßnahme, wenn dadurch bis zum Ableben der Patientin durch das Grundleiden die Harnableitung ohne zusätzliche Anlage von Nieren- oder Ureterfisteln erfolgte. Weiter halten wir die PVC-Schieneneinlage zur *zeitlichen Überbrückung* für einen wesentlichen Vorteil der Methode, wenn es z. B. bei gynäkologischen Eingriffen zu fistelnden Ureterverletzungen oder zu Harnleiterverlegungen durch Massenligaturen kommt und nach Einlegen von PVC-Schienen der korrigierende Zweiteingriff auf einen hinsichtlich des Allgemeinbefindens der Patientinnen und der lokalen Wundverhältnisse günstigeren Zeitpunkt verlegt werden kann. Die alleinige *kurative* Endoprothesenanwendung hatte in etwa 20 bis 25 % zu einer Heilung von Stenosen und kleinen Fisteln geführt.

Tabelle 2. Ureter-Endoprothesenbehandlung bei *benignem* gynäkologischen Grundleiden. Urologische Universitätskliniken Düsseldorf und Münster 1965—1974

Gynäkologisches Grundleiden	Zahl der Patienten	Ureter-fisteln	Ureter-stenosen	Endoprothese erfolgreich	Notwendige Nachoperationen
Uterusmyom	22	5	18	13	3 Boariplastiken 5 Neuimplantationen 2 Nephrektomien
Adnex-erkrankungen	14	1	14	10	2 Boariplastiken 3 Neuimplantationen
Geburts-komplikationen	4	2	2	4	—
Gesamt	40	8	34	27	15

Tabelle 2 zeigt die Anwendung der Ureterprothese bei 40 Patientinnen mit gutartigem gynäkologischen Grundleiden, bei 2 Frauen lag ein beidseitiger Ureterschaden vor.

Priv.-Doz. Dr. R. Meridies
Oberarzt der Urolog. Univ.-Klinik
Moorenstraße 5
D-4000 Düsseldorf

Prof. Dr. W. Schmandt
Direktor der Urolog. Univ.-Klinik
D-4400 Münster/Westf.

J. Auvert, J. L. Perrin und F. Duval: **Harnleiterersatz durch Silikonprothese (8 Ureter bei 6 Patienten)**

Geschichtliche Darstellung

Die Substitution des Ureters durch synthetisches Material ist erst mit Silikonprothesen möglich geworden. Die Vorversuche wurden an Hunden zwischen 1967 und 1970 in Frankreich durchgeführt.

Unsere erste erfolgreiche Implantation einer Ureterprothese bei einem Patienten wurde von uns im Jahre 1970 veröffentlicht [1 a]. Die Implantationstechnik hat in Frankreich, wo man über 50 Fälle berichtet hat, das Interesse erweckt. In Europa wurden ungefähr 150 Ureterprothesen eingeführt.

Implantationstechnik

Die Ureterprothese wurde in dem Rhone-Poulenc-Versuchslabor von den Herren A. Sausse und A. Granger entwickelt.

Die Prothese besteht aus einem Silikonrohr, das zwischen 10 bis 25 cm lang und dessen Durchmesser 3 bis 6 mm breit ist.

Die innere Fläche ist mit einer Anti-Kalk-Inkrustationssubstanz beschichtet, wodurch eine glatte Beschaffenheit erzielt wird. Die oberen und unteren Enden verlaufen leicht konisch. Der obere Anteil der Prothese wird in den Ureterstumpf eingeführt und der untere in die Blase. Am oberen und unteren Ende der Prothese sind zwei Ringe aus gewebtem Rhodergon-Stoff angebracht. Diese Ringe sind am oberen Ende zylinderförmig und am unteren Ende in Form einer Scheibe; diese zwei Ringe ermöglichen eine feste Anastomose.

Die Ringe werden mit Nylon- oder Dexonfäden an den Ureter genäht. Die Prothese ist im Laufe der Zeit geändert worden. Das letzte Modell ist ein spiralförmiges Rohr, das den Knickbildungen, Drehungen und achsengerechten Zügen durch Bewegungen der Nieren und der Blase gut widersteht.

Man kann entweder einen Teil oder den ganzen Ureter ersetzen. Die Prothese kann das Nierenbecken oder einen Kelch und pelvinen Ureter verbinden. Bei der schnabelförmigen Antirefluxklappe, die in die Blase eingeführt wurde, hat man in manchen Fällen eine nachfolgende Inkrustation festgestellt. Deshalb muß man diese Klappe als noch nicht brauchbar betrachten.

Tabelle 1. In Frankreich durchgeführter Ureterersatz durch Prothese

Institut Gustave Roussy	Lacour, J.	35 cas (1973)	35 Karzinome
Hôpital Necker	Dufour, B.	10 cas (1974)	8 Karzinome 1 Tuberkulose 1 Bilharziose
Hôpital Henri Mondor	Auvert, J.	6 cas (1975)	6 Karzinome

Tabelle 2. Ureterprothesen
Paris Creteil Henri Mondor

	Fall 1	Fall 2	Fall 3	Fall 4	Fall 5	Fall 6	Total
Sexe M F	M	M	F	F	F	M	3 M 3 F
Age	73	55	52	28	46	68	Moyenne 53
Etiologie	F.R.P.N. K prostate	F.R.P.N. K rectum	F.R.P. radique K col utérin	F.R.P.N. K sigmoide	F.R.P.N. K col utérin	F.R.P.N. K rectum	Recto- sigmoide 3 col uterin 2 prostate 1
Anurie	I.R.	I.R.	+	+	+	+	4
Prothèses	1	1	2	2	1	1	8

F.R.P.N. = Fibrose rétro-péritonéale néoplasique — F.R.P.R. = F.R.P. radique —
I.R. = Insuffisance rénale

Kasuistik

Wir werden hier über unsere 6 letzten Fälle berichten.

Fall 1: 73 Jahre, männlich

Prostatakrebs, linke Ureterstenose. Ersatz des halben Ureter durch eine Prothese (Xerri). Unauffälliger Verlauf während 8 Monaten. Tod an Metastasen.

Fall 2: 55 Jahre, männlich

Rektumkrebs. Beidseitige Verstopfung des Ureters wegen Retroperitonealcarcinose. Rechtsseitige Nephrektomie. Linke Ureterprothese bis zum pelvinen Ureter (Auvert).
Mißerfolg: Ureter-Dickdarmfistel; der Tumor befällt den oberen Ureter, weil die Prothese zu kurz ist.
Linksseitige Nephrostomie — kurzes Überleben (etwa 2 Monate).

Fall 3: 32 Jahre, weiblich

Cervix-uteri-Krebs. Anurie. Beidseitige kutane Ureterostomie. 14 Tage später Laparotomie und Einführung von zwei ganzen Prothesen (Pradel). Gute Funktion der Nieren nach 14 Tagen, aber eine obere Fistel zwingt zur Nachoperation. Dabei wurde die Defektanastomose mit Einzelnähten korrigiert.

Fall 4: 28 Jahre, weiblich

Anurie wegen Dickdarmkrebs, der sich im Retroperitoneum ausgebreitet hat und auch die Vena cava einengt. Rechter Ureterkatheter. Dann Einführung von zwei ganzen Ureterprothesen (Lambert) und in derselben Sitzung palliative Dickdarmresektion. Die linke Niere bleibt stumm. Die rechte Prothese hält nicht am Nierenbecken. 20 Tage später muß eine neue Prothese eingesetzt werden. Nach 6 Monaten Stauung der rechten Niere. Überlebenszeit 8 Monate ohne Nephrostomie; Tod durch Metastasen.

Fall 5: 46 Jahre, weiblich

Anurie durch karzinomatöse retroperitoneale Fibrose bei Kollumkarzinom. Linker Ureterkatheter und dann spiralförmige Ureterprothese (Auvert), die den ganzen linken Ureter ersetzt.
Ausscheidungsurogramm: Normale Nieren nach 16 Tagen.
Überleben: Bisher mehr als 3 Monate.

Fall 6: 76 Jahre, männlich

Rektumkarzinom; Anurie nach 6 Monaten. Totale rechte Ureterprothese (Lachand). Gute Funktion der Niere nach 19 Tagen. Weiter unauffälliger Verlauf nach 2 Monaten.

Tabelle 3. Operationsschema der Prothesen

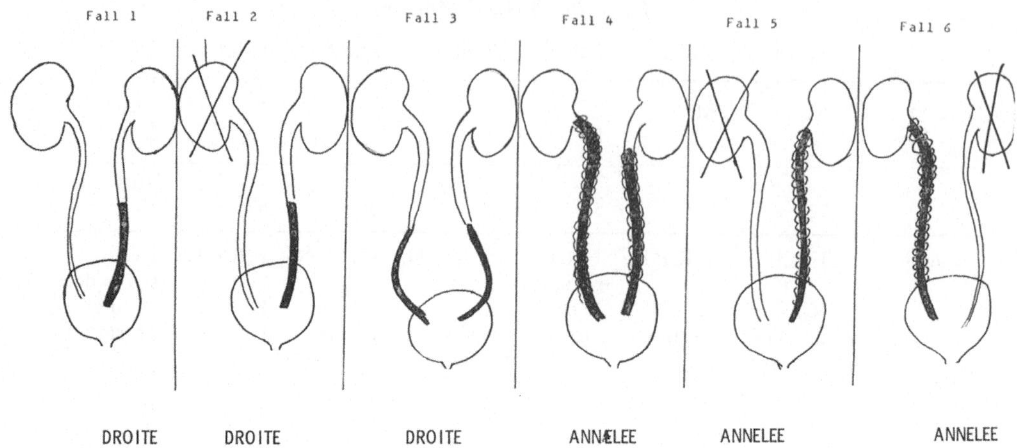

Tabelle 4. Ureterprothesen

	Fall 1	Fall 2	Fall 3	Fall 4	Fall 5	Fall 6
Suites	bonnes mais reflux	-fistule urostercorale -hydronephrose -ablation prothèse 6-ème mois -néphrostomie	fistule urinaire bilatérale	1-ère prothèse fistule urinaire haute 2-ème prothèse bon résultat	simples	simples
Survie	8 mois décès	7 mois décès	perdue de vue	8 mois décès	en vie (3-ème mois)	en vie (2-ème mois)

Paris Creteil (Professeur J. Auvert), September 1975

Diskussion

Technik (Tab. 3)

8 Prothesen wurden bei 6 Patienten eingesetzt, davon 2 doppelseitig. Die 4 letzten Harnleiter wurden durch Spiralprothesen ersetzt.

Komplikationen (Tab. 4)

Bei 8 Prothesen traten 4 obere Fisteln auf, die eine Nachoperation erforderten. Davon wurden 3mal eine neue Prothese eingesetzt und 1mal eine Nephrostomie durchgeführt. Der vesico-ureterale Reflux schadet offenbar den Nieren nicht — im Hinblick auf die kurze Überlebenszeit nicht mehr als 8 Monate.

Somit wurde durch diese Prothese für 5 von 6 Patienten ein Überleben ohne Nephrostomie ermöglicht.

Indikationen (Tab. 3)

3 von 6 Patienten waren Frauen. Die Indikationen sind hauptsächlich die retroperitonealen Karzinosen mit intakter Blase. Der Primärtumor war 3mal im Rektosimoid, 2mal im Collum und 1mal in der Prostata. Bei Bestrahlungsschäden des Ureters muß der ganze Harnleiter ersetzt werden. Die Nephrostomie ist überflüssig.

Es erscheint uns berechtigt, auch einen durch Bilkarziose oder Tuberkulose befallenen Ureter zu ersetzen, wie es Dufour gemacht hat.

Das gleiche gilt für die idiopathische retroperitoneale Fibrose, wie von Ziegler durchgeführt, wenn man nach der Mobilisierung die Nekrose des Harnleiters befürchten muß.

Abschließend kann festgestellt werden, daß wir glauben, mit dieser Prothese einen guten Ersatz für den Harnleiter zu besitzen, vor allem bei ausgedehnten Krebsen, besonders der Cervix uterie.

Sie wird wahrscheinlich in Zukunft auch für andere Krankheiten nützlich sein.

Literatur

1. Auvert, J., Xerri, A., Benchekroun, A., Dufour, B., Farge, C.: J. Urol. Nephrol. **75**, 221—226 (1969). — 1a. Auvert, J., Xerri, A., Broc, A., Dufour, B.: J. Urol. Nephrol. **76**, 734—770 (1970). — 2. Blum, J. A.: Sci. Forum **13**, 501—503 (1962). — 3. Blum, J. A., Skemp, C., Reiser, M.: J. Urol. (Baltimore) **90**, 276—280 (1963). — 4. Dufour, B., Auvert, J.: J. Urol. Nephrol. **77**, 444—450 (1971). — 5. Furet, C. A.: J. Urol. (Baltimore) **85**, 525—530 (1961). — 6. Kocvara, S., Zak, F.: J. Urol. (Baltimore) **88**, 365—367 (1962). — 7. Kohler, F. P., Murphy, J. J.: J. Urol. (Baltimore) **84**, 293—296 (1960). — 8. Kohler, F. P.: J. Urol. (Baltimore) **97**, 544—545 (1967). — 9. Lachand, A. J.: Sur les remplacements totaux de l'uretère. Paris: Thèse 1970. — 10. Sankey, N. E., Heller, E.: J. Urol. (Baltimore) **97**, 309—313 (1967). — 11. Ulm, A. H., Krauss, L.: J. Urol. (Baltimore) **83**, 575—582 (1960). — 12. Valentin, F., Jonchères, Ph., Lange, J.: Bordeaux Med. **8** (*12*), 1437—1442 (1975). — 13. Wagenknecht, L. V., Auvert, J., Sausse, A.: Europ. Surg. Res. **4**, 131—139 (1972). — 14. Ziegler, M., Röhl, L., Gerlach, L., Roth, F. J., Sausse, A., Wegener, K.: Verh. dtsch. Ges. Urol. **24**, 204—209 (1973).

Prof. Dr. Jean Auvert
Urologie
Hôpital Henri Mondor
F-94010 Creteil/France

E. Baranyai und I. Váradi: **Erfahrungen bei gleichzeitig durchgeführten urologischen und gynäkologischen Operationen**

Die operative Tätigkeit des Urologen und Gynäkologen läßt sich in 4 Hauptgruppen zusammenfassen:

1. Den größten Anteil der gemeinsamen Eingriffe bildet die Lösung akzidentieller Probleme mit intraoperativem Charakter.

2. Der zweite, kleinere Teil enthält die verschiedenen postoperativen Erscheinungen, die als Komplikation bei gynäkologischen Operationen auftreten.

3. In die dritte Gruppe reihen wir die urologischen Veränderungen der meist inkurablen gynäkologischen Erkrankungen ein.

Unser Krankengut von 10 Jahren demonstriert diese Tatsache deutlich.

Unsere Angaben beziehen sich in der Hauptsache auf die *bösartigen Geschwülste der Gebärmutter,* und zwar zum größten Teil in Verbindung mit dem Collumcarcinom. Diesen unmittelbar folgend zeigen die bei den *Myomoperationen* auftretenden Komplikationen die größte Verhältniszahl. *In mehr als der Hälfte der Fälle betraf die urologische Irritation den Ureter, während die Harnblase nur bei einem Fünftel der Fälle eine Komplikation aufwies.*

4. Die vierte Gruppe wird durch derartige Fälle repräsentiert, bei denen urologische und gynäkologische Erkrankungen unabhängig voneinander bestehen, in ihrem Erscheinungsbild hingegen des öfteren zur Vereinigung der Beschwerden führen können und die Funktion der sich in diesen Gebieten befindlichen Organe beeinflussen.

Die Behandlung der angeführten Fälle erfolgt nach vorheriger Diagnosestellung durch ein Ärzteteam von Urologen und Gynäkologen zum gleichen Zeitpunkt.

Unsere Operationen führten wir mit Hilfe der Sectio alta bzw. beim Befall des unteren Ureterabschnittes mit Hilfe eines erweiterten Pfannenstiel-Schnittes durch. Unsere Erfahrungen beweisen, daß die in einer Sitzung durchgeführte gynäkologische und urologische Operation ohne bedeutende Schwierigkeiten ausführbar ist und eine komplikationsfreie postoperative Phase aufweist.

Wegen der urologischen Seite des Krankheitsbildes führen wir eine extraperitoneale Drainage der Wundhöhle durch. Es ist von sehr ausschlaggebender Bedeutung, daß wir den Patienten vor der Operation sehr eingehend untersuchen und ihn auch vom anästhesiologischen Standpunkt auf den bevorstehenden Doppeleingriff vorbereiten, da dieser den Organismus doch erheblich in Anspruch nimmt. Neben der präoperativen Vorbereitung ist der postoperativen Phase eine gebührende Aufmerksamkeit zu schenken, besonders vom Gesichtspunkt der Thromboembolie-Prophylaxe.

Unseren Patienten war so ein ungestörter Heilungsprozeß sicher und wir beobachteten weder die Nierenfunktion beeinträchtigende noch andere abdominale Komplikationen.

Wir möchten zwei unserer Fälle demonstrieren:

Fall 1

Es handelt sich um eine 43jährige Frau mit folgender Anamnese: Vor 2 Jahren wegen rechtsseitiger renaler Hypoplasie vorgenommene Nephrektomie. Seit einem Jahr leidet die Patientin wiederholt unter Schüttelfrost, Fieber, akuter Pyelonephritis der solitären linken Niere mit septisch-urämischen Symptomen. Die Untersuchung weist nach, daß die sich immer wieder wiederholenden schwergradigen pyelonephritischen Schübe durch den zur solitären Niere führenden Ureterreflux aufrechterhalten werden. Gleichzeitig wird bei der gynäkologischen Untersuchung ein subseröser, aus mehreren großen Knoten bestehender myomatöser Uterus nachgewiesen, der gleichzeitig eine Harnblasenimpression verursacht. Mit Hilfe der i.v. Urographie und der retrograden Zystographie ist der Ureterreflux und der erweiterte untere Ureterabschnitt gut nachweisbar.

Wegen der sich ständig steigernden Einschränkung der Nierenfunktionen und der schwergradigen, durch therapieresistenten Klebsiella verursachten Pyelonephritiden entschlossen wir uns zur Auftahrung des unteren Ureterabschnittes. Der Ureter war auf Fingerdicke erweitert und 2 cm über der Harnblasenmündung beobachteten wir eine durch die Arterie und Vene ovarica verursachte Stammarterienkreuzung. Diese resezierten wir und führten eine der Refluxmündung entsprechend veränderte Gregoir-Plastik aus.

Nach Beendigung der retroperitonealen urologischen Operation schritten wir zur Eröffnung des Peritoneums und exstirpierten den mehrknotigen, männerfaustgroßen myomatösen Uteruskörper mit gleichzeitiger, beidseitiger Adnexektomie. Die Patientin genas ohne irgendwelche Komplikationen. Seit der Operation (31. Juli 1974) ist die Patientin fieber- und beschwerdefrei, die Nierenfunktion hat sich verbessert, und die Röntgenkontrollaufnahmen zeigen eine weitere Verbesserung des unteren Ureterabschnittes.

Die Beschwerden bei der Miktion haben sich behoben, der Urin ist steril.

Fall 2

Bei der 46jährigen Patientin läßt sich anamnestisch eine vor 6 Jahren durchgeführte linksseitige Teratom-Entfernung ermitteln. Der Exstirpation folgte eine Irradiation.

Die urologische Untersuchung zeigte rechtsseitig eingeschränkte Nierenfunktionen und einen zur Ureterdislokation führenden raumeinengenden Prozeß.

Bei der gynäkologischen Untersuchung wurde ein gänseeigroßer Adnextumor nachgewiesen.

Nach Ausführung eines schrägen lumbalen Schnittes fanden wir eine sich am unteren Pol der Niere befindende Zyste von der Größe eines Kinderköpfchens.

Eine hochgradige Kompression des Hohlraumsystems war nachzuweisen. Nach der Nephrektomie eröffneten wir das Peritoneum und entfernten ein rechtsseitiges, faustgroßes Teratom des Ovariums. Die Heilung verlief ohne Komplikationen.

Histologisch wurde die Diagnose Hypernephroma cysticum renis bzw. Teratoma adultum gestellt. Die Patientin ist seit der Operation beschwerdefrei.

Dr. E. Baranyai
Dr. I. Varadi
Uzsoki u. 29
H-1145 Budapest/Ungarn

Å. Fritjofsson und J. Malina: **Behandlung von Verletzungen der oberen Urinwege bei gynäkologischen Eingriffen**

An der Urologischen Klinik in Örebro (Schweden) wurden während eines Zeitraumes von 6 Jahren insgesamt 16 Patienten mit Ureterschäden nach gynäkologischen Eingriffen behandelt: 8 uretero-vaginale Fisteln und 8 Ureterstenosen.

Die Entstehungsursache war in den meisten Fällen Extensivbehandlung (radikale Hysterektomie mit Lymphknotenausräumung oder anderen Eingriffen) eines Cervixkarzinoms oder totaler Hysterektomie beim Myom. Bemerkenswert ist eine ureterovaginale Fistel nach Konisation. Die Patientin hatte bilaterale Doppelnieren, und die Ureteren, welche die oberen Nierenbecken drainieren, mündeten ektopisch am Blasenhals, und die Fistel ging von dem rechten dieser Ureteren aus.

In einem Fall entstand die Ureterverletzung nach Uterusperforation bei legalen instrumentellen Abort.

Die Ureterschäden wurden zu einem Zeitpunkt diagnostiziert, der zwischen einer und 6 Wochen nach der primären gynäkologischen Operation lagen.

Die urologische Behandlung bestand in den meisten der Fälle in einer Reimplantation des Ureters in die Blase mittels einer extravesikalen oder kombiniert extra- und intravesikalen Technik. In einem Fall wurde Ureterolyse ausgeführt. Bei einer Patientin wurde ein totaler Ureterersatz durch Dünndarm vorgenommen. In 2 Fällen erfolgte Nephrektomie. In beiden Fällen hatte sich bei der primären Operation erwiesen, daß es sich um einen genitalen Krebs handelte, der nicht radikal exstirpiert werden konnte.

In 7 der Fälle wurde vor der Rekonstruktion des Ureters eine temporäre Nephropyelostomie angelegt.

Die Ergebnisse der Ureterrekonstruktionen wurden durch Vergleich der prä- und postoperativen Urogramme ausgewertet. Die Hydronephrose wurde nach der Erweiterung des Nierenbeckens sowie die Weite des Ureters und die Kontrastausscheidung in 4 Graden klassifiziert:

Grad 0   Normales Urogramm.

Grad I   Leichte Erweiterung von Nierenbecken und Ureter mit grazilen Kelchen und Papillen und normaler Kontrastausscheidung.

Grad II   Mäßige Erweiterung von Ureter und Nierenbecken, leichte Abflachung der Papillen, plumpe Kelche und normale oder nur leicht eingeschränkte Kontrastausscheidung.

Grad III   Hochgradige Erweiterung von Ureter und Nierenbecken und stark eingeschränkte Kontrastausscheidung.

Grad IV   Keine oder nur unbedeutende Kontrastaufladung des Parenchymes und keine sichtbare Kontrastausscheidung in das Nierenbecken.

Der Vergleich der prä- und postoperativen Urogramme zeigte, daß in 8 der Fälle eine Normalisierung des Urogrammes (Grad 0) erlangt hatte. Bei 5 dieser Fälle bestand präoperativ eine hochgradige Nierenbeckenerweiterung und hochgradig reduzierte Kontrastausscheidung (Grad III und IV). 6 Patienten hatten bei der zuletzt vorgenommenen Urographie leichte Nierenbeckenerweiterung und normale Kontrastausscheidung (Grad I). Bei 5 dieser Patienten lagen präoperativ hochgradige urographische Veränderungen vor (Grad III und IV), die 6. Patientin hatte mäßige Erweiterung und leichte Einschränkung der Kontrastkonzentration (Grad II).

Zusammenfassung

Iatrogene Ureterschäden bei gynäkologischen Operationen schädigen oft einen gesunden Ureter, der eine gesunde Niere drainiert. Unsere Untersuchung zeigt, daß die rekonstruktive urologische Chirurgie oft gute Möglichkeiten zur Wiederherstellung von im wesentlichen normalen anatomischen und funktionellen Bedingungen im Bereich der ableitenden Urinwege bietet. Dieses gereicht dem Urologen und den Patienten zur Freude und dem Gynäkologen zum Trost.

Dr. med. Å. Fritjofsson
Urologische Universitätsklinik
Akademisches Krankenhaus
S-750 14 Uppsala/Schweden

Dr. med. J. Malina
Thorax Chirurgische Klinik
Regionkrankenhaus
S-701 85 Örebro/Schweden

R. J. SCHOLTMEIJER: **Ursachen und Behandlung von Harnleiterläsionen infolge von gynäkologischen Operationen**

Von September 1969 bis Juli 1975 wurden von mir 15 aus verschiedenen Kliniken stammenden Patientinnen mit nach einer gynäkologischen Operation entstandenen Harnleiterverletzungen behandelt. 7 dieser Frauen wiesen eine doppelseitige Harnleiterläsion auf.

In der Mehrzahl der Fälle handelte es sich bei der gynäkologischen Operation um eine technisch nicht schwierige Hysterektomie wegen eines Myoms, einer Endometriose oder eines Kollumkarzinoms. Um so mehr hat es mich gewundert, wie leicht man sich dazu entschließt, die Harnleiter durchzuschneiden oder zu unterbinden.

Aus diesem Grunde habe ich versucht nachzuspüren, weshalb ein Harnleiter während eines gynäkologischen Eingriffs so häufig verletzt wird, und ich kam zum Schluß, daß es dafür verschiedene Gründe gibt. An erster Stelle gibt es den Faktor Technik, und damit berühre ich einen heiklen Punkt. Die meisten Gynäkologen haben keine oder nur eine äußerst beschränkte chirurgische Vorbildung genossen. Sie sind oft schlecht informiert über chirurgische Grundsätze und Techniken.

Es ist mir aufgefallen, daß es Gynäkologen gibt, die bei einer Hysterektomie das Peritoneum auf die hintere Bauchwand nicht sofort öffnen und auf das Ligamentum latum uteri, bis an einem Punkt jenseits des Ligamentum rotundum, eine lange Klemme anbringen. Das Parametrium wird vorher meistens nicht geöffnet und der Harnleiter wird nicht aufgesucht. In dieser Weise kann der Harnleiter leicht in der Klemme oder in der Naht erfaßt und verletzt werden.

Bei einigen meiner Patientinnen entstand eine schwer zu stillende Blutung, bei der manchmal aufs Geratewohl Klemmen angebracht oder Durchstechungen angelegt wurden, wodurch dann der Harnleiter verletzt wurde. Eine Frau wurde wegen einer Nachblutung aufs neue operiert; in diesem Fall war das Operationsfeld so unübersichtlich, daß beide Harnleiter bei diesem Eingriff in den Nähten erfaßt wurden.

Meistens entstehen die Blutungen dadurch, daß zuviel Gewebe zu gleicher Zeit in der Klemme gefaßt wird, worauf Gewebe mit Blutgefässen sich leicht aus der Ligatur löst, mit anderen Worten, die Operationstechnik ist hier wiederum von großem Einfluß, aber auch das benutzte Instrumentarium spielt möglicherweise eine Rolle. Der Gynäkologe verwendet gern lange grobe Arterienklemmen, welche die Abklemmung einer, größeren Gewebsmenge auf einmal fördern. Zur Verringerung der Zahl der Harnleiterverletzungen bei gynäkologischen Eingriffen wäre es erwünscht, das viele Gynäkologen chirurgisch besser ausgebildet wurden und ihre Operationstechniken verfeinerten. Um sie dazu zu bewegen, wird viel Takt erforderlich sein, denn es ist doch eine delikate Sache, wenn man es wagt, von einem anderen Fachgebiet heraus soviel Kritik zu äußern.

Bei den 15 von mir behandelten Frauen war in 7 Fällen ein Harnleiter durchgeschnitten worden, 3mal war der eine Harnleiter durchgeschnitten und der andere Harnleiter unterbunden worden, 3mal waren beide Harnleiter durchgeschnitten worden und 1mal waren beide Harnleiter unterbunden worden.

Bei 11 Patientinnen wurde der Harnleiter mittels eines modifizierten Verfahrens nach Boari, wobei der Harnleiter in einen submukösen Tunnel gelegt wird, wiederum mit der

Blase verbunden. Bei 2 Frauen wurde der Harnleiter unmittelbar in die Blase implantiert; jedoch mußte wegen Stenosebildung später eine Operation nach Boari vorgenommen werden. Bei einer Patientin gelang eine doppelseitige Implantation der Harnleiter in die Blase und bei einer anderen wurde zuerst eine Nephrostomie angelegt, weil der Gynäkologe durch 2 neue Operationen wegen Nachblutung eine Primärrekonstruktion unmöglich gemacht hatte. Nur bei 2 Frauen wurde ein mäßiger Erfolg erzielt mit herabgesetzter Nierenfunktion. 13 Frauen erlitten glücklicherweise keine schädlichen Folgen. Die modifizierte Technik nach Boari hat sich als eine gute Lösung für die Behandlung der tiefliegenden Harnleiterläsion erwiesen.

Prof. Dr. R. J. Scholtmeijer
Direktor der Urolog. Univ.-Klinik
Academisch Ziekenhuis
der Vrije Universiteit
de Boelelaan 1117
NL-1011 Amsterdam/Niederlande

P. LICHTENAUER: **Zur Steinbildung nach Uretero-Ileo-Cystoplastik**

An der Medizinischen Hochschule Lübeck sind seit 1959 6 Uretero-Ileo-Cystoplastiken (UICP) durchgeführt worden.

Hier die derzeitigen Überlebensdaten und das Resultat.

Ich möchte nur über eine — bei unseren Fällen — recht häufige Verlaufskomplikation berichten. In den ersten Jahren nach dieser Plastik nämlich, d. h. bis etwa zum 4./5. Jahr danach, ist es in 5 von unseren 6 Fällen zu wiederholter, in einem Fall sogar überschießender Steinbildung in diesem wieder rekonstruierten Harntrakt gekommen. In der Literatur wird eine derartige Steindiathese mit der persistierenden Pyelonephritis und dem unvermeidlichen vesico-renalen Reflux erklärt.

Infekt und Reflux bestanden auch bei unseren Patienten. Gleichzeitig aber sahen wir während dieser rezidivierenden Steinbildung eine auffallende Schleimanreicherung in dem ausgeschiedenen Urin. Obwohl bei der Steinanalyse nur Phosphatsteine festgestellt wurden, ohne eigentliche Mucoid-Beimengungen, möchten wir doch eine Wechselwirkung zwischen der Schleimhypersekretion durch das interponierte Ileum-Segment einerseits und der Steinbildung und dem Harnwegsinfekt andererseits annehmen. Bei einer Patientin nämlich mußten wir schon ein Jahr nach einseitiger Plastik diesen Harntrakt wegen multipler Steinbildung bei gleichzeitig starker Schleimabsonderung wieder ektomieren. Histologisch zeigte die entsprechende Ileum-Schleimhaut eine starke Hypertrophie der schleimbildenden Drüsen, möglicherweise induziert durch die andauernde Urinirritation.

Eine andere Patientin ist 7 Jahre nach UICP bei Einzelniere an einem Herzinfarkt gestorben. Zu diesem Zeitpunkt war die Patientin urologisch beschwerdefrei, zu einer Steinbildung war es seit Jahren nicht mehr gekommen, der Infekt war nur noch unterschwellig nachweisbar. Histologisch zeigte sich diese Ileum-Schleimhaut abgeflacht und atrophisch ohne Anhalt für eigene Aktivitäten.

Wir glauben deshalb, daß klinisch manifester Infekt und Steinbildung mit zunehmender Zeit post plastik seltener werden, und daß die langfristige Prognose einer solchen UICP befriedigend ist, dann nämlich, wenn erst einmal die Assimilationsschwierigkeiten dieses Ileum-Interponats, wie z. B. Abwehr des organfremden Milieus usw., überwunden sind.

Priv.-Doz. Dr. P. Lichtenauer
Operatives Zentrum I
der Medizinischen Hochschule
Ratzeburger Allee 160
D-2400 Lübeck

Diskussion zu den Vorträgen Seite 48 bis 79
Operative und konservative Therapie der Ureterstenose
Moderator: W. Lutzeyer, Aachen

Moderator: Damit eröffne ich die Diskussion zur Ureteroneozystostomie, und zwar zuerst zur Hörnerblase und Boariplastik.

Zimmer, München: Der Herr Vorsitzende und einige der Vortragenden haben zu Recht darauf hingewiesen, daß bei Patientinnen nach gynäkologischen Operationen (z. B. Wertheim-Operationen) oder bei Patientinnen nach einer Boariplastik u. ä. urologischen Operationen eine sorgfältige Nachkontrolle notwendig ist. Wenn ich Herrn Richter in seinem einleitenden Referat korrekt verstanden habe, so hat er diese Aufgabe der Nachkontrolle gynäkologisch operierter Patienten den Urologen zugedacht. Herr Boeminghaus als Urologe wiederum hat gesagt, daß die Gynäkologen und die Hausärzte bei der Nachkontrolle eine wichtige Aufgabe zu erfüllen hätten.

Im Interesse einer kooperativen Zusammenarbeit würde ich darum bitten, daß die Rollenverteilung in der Nachkontrolle solcher Patientinnen diskutiert wird.

F. Boeminghaus, Düsseldorf: Ich habe die Kontrollen von seiten des Urologen deshalb so betont, weil wir bei früheren und auch der jetzigen Nachuntersuchungsserie im Jahre 1975 feststellen mußten, daß die Patientinnen teilweise 2 Jahre lang den Gynäkologen aufsuchten und dann verzogen waren. Wir haben immer versucht, über den Gynäkologen die Patientinnen zu erreichen, und fragten dann, was inzwischen erfolgt ist. Wurde ein Urogramm angefertigt, hat man die Patientinnen zum Urologen geschickt, das gleiche gilt natürlich auch für den Hausarzt. Darüber hinaus mußten wir aber feststellen und waren eigentlich über diese Tatsache sehr erschüttert, daß eine große Zahl von Patientinnen, die wir jetzt nachuntersucht haben, niemals kontrolliert worden sind. Es kann auch nicht unsere Aufgabe sein, daß wir nun jährlich die Patientinnen zu uns einbestellen oder aber die Adressen der im Einzugsgebiet niedergelassenen Urologen verteilen. Ich glaube schon, daß der Hausarzt und der Gynäkologe die Kontrolle übernehmen sollten.

K. Richter, München: Ich möchte direkt an die Ausführungen von Herrn Boeminghaus anknüpfen: Dem Therapeuten allein sollte die Kontrolle der von ihm behandelten Patientinnen obliegen, nicht dem Hausarzt, der ja auch nicht urologisch untersuchen kann. Ebenso soll sie auch nicht durch den Urologen erfolgen, der die gynäkologische Grundkrankheit gar nicht kennt, sondern der Gynäkologe allein sollte über Möglichkeiten verfügen. Dies ist eine prinzipielle, auch standespolitische Frage, die man einmal zu Ende diskutieren müßte, allerdings glaube ich nicht in diesem Rahmen.

Moderator: Ich glaube, man kann das, was die Herren Zimmer, Boeminghaus und Richter gesagt haben, wie folgt zusammenfassen: Die operierten Patientinnen gehen selbstverständlich zum Urologen, der sie operiert hat, weil dieser sein Operationsergebnis kontrollieren möchte. Sie geht aber auch zum Gynäkologen, der die primäre Operation durchgeführt hat. Dies ist echte Kooperation und ich glaube auch, daß der moderne Gynäkologe, soviel mir bekannt ist, seine Patientinnen, die er ohne Komplikationen operiert hat, durch Urogramm überwacht.

S. Trotnow, Erlangen: Die Gynäkologen interessiert sicherlich nach den Vorträgen von Herrn Boeminghaus bzw. Herrn Brehmer, ob und welche ihrer Patientinnen komplett durchbestrahlte Zervixkarzinome mit Veränderungen im Sinne eines „frozen pelvis" hatten, bei denen eine Implantation des Ureters in die Blase erfolgte. Wie sehen bei diesem speziellen Krankengut die Erfolgsraten aus?

E. Brehmer, Essen: Wir haben 18 Patientinnen, die nach vorangegangener Radiotherapie wegen eines gynäkologischen Karzinoms operiert werden mußten, nachkontrolliert und festgestellt, daß 6 infolge Tumorrezidiv ein schlechtes Ergebnis hatten, obwohl wir vor der Operation vom Gynäkologen informiert wurden, daß die Patientinnen *kein* Rezidiv hätten. Deshalb führen wir jetzt aufgrund unserer Erfahrungen bei diesen Patientinnen keine Boariplastik mehr durch, sondern legen sofort eine Ureterhautfistel an.

Ludvik, Wien: Eine absolute Indikation zur Anlegung einer Hörnerblase gegenüber einer Boariplastik besteht dann, wenn gleichzeitig eine Blasenteilresektion mit Einbeziehung des entsprechenden Ostiums notwendig ist. Wir haben bei einer Patientin mit einem Kollumkarzinomrezidiv, das in die Blase eingebrochen war, die Blasenteilresektion durchgeführt. Eine Überbrückung des Defektes mittels Boarilappens war nicht mehr möglich, da dieser uns nicht ausreichend mit Gefäßen versorgt erschien. Deshalb haben wir eine Hörnerblase mit gutem Ergebnis angelegt, wie die Kontrolle 5 Jahre nach der Operation ergab.

M. Bergmann, Linz: Ich möchte mich mit meiner Anfrage auf das Referat von Herrn Haschek beziehen, der uns berichtete, daß nach 45 Monaten und nach 12 Jahren noch Stenosen aufgetreten sind. Er führt diese Stenosebildung auf die Folge der Bestrahlung zurück. Meine Frage geht dahin, ob diese Bestrahlung vor der Boari-Operation durchgeführt wurde oder erst im Anschluß daran? Weiterhin würde mich interessieren, ob man im Anschluß an eine Neueinpflanzung noch weiter bestrahlen kann.

H. Haschek, Wien: In beiden Fällen ist die Bestrahlung der Boariplastik vorausgegangen. Um uns eine Vorstellung zu verschaffen, in welchen Zeiträumen man nach der Bestrahlung noch mit Stenosen zu rechnen hat, haben wir uns mit unserer Frauenklinik in Verbindung gesetzt. Es ist richtig, daß die Mehrzahl der Stenosen schon in den ersten Jahren nach der Bestrahlung auftritt, daß aber Spätstenosen auch noch nach 8 oder 10 Jahren bekannt sind. Aus diesem Grunde haben wir das Auftreten dieser Spätstenosen, wie im Vortrag berichtet, auch so gedeutet.

D. Zoedler, Düsseldorf: Herr Boeminghaus zeigte in seiner Tabelle, daß bei ihm die Boariplastik wesentlich bessere Ergebnisse brachte als die direkte Implantation. Ich möchte Sie deshalb also fragen, worauf Sie diese günstigen Ergebnisse der Boariplastik zurückführen? Weiterhin möchte ich an die Herren, die Plastiken nach Boari durchführen, die Frage stellen: Sie geben als ungünstiges Ergebnis durchschnittlich 25 bis 30% an. Haben Sie diese ungünstigen Ergebnisse dahingehend aufgeschlüsselt, ob bei diesen Patienten eine Vorbestrahlung erfolgt ist? Ich finde in meinem eigenen Krankengut, daß die Boariplastik bei vorbestrahlten Patienten sicher ungünstiger ist als die Hörnerblase, weil hier die Nekrose der Basis des Lappens eher stattfindet als bei nichtbestrahlten Patientinnen.

F. Boeminghaus, Düsseldorf: Die günstigen Ergebnisse nach Boariplastik erklären wir uns dadurch, daß man bei der Resektion des Harnleiters relativ radikal vorgehen kann und auch einen großen Zipfel bilden kann, wie wir es auf den Bildern gesehen haben. Dadurch entfällt der vorbestrahlte Anteil des Harnleiters zu einem wesentlichen Teil. Wir glauben, daß die Boariplastik auch bei Patientinnen mit Stenose und Fistel nach einer Bestrahlung mit gutem Erfolg anwendbar ist, wie ich dies in den Tabellen zeigen konnte.

H. Haschek, Wien: In Antwort auf Herrn Zoedler möchte ich feststellen, daß unsere Klinik dafür bekannt ist, daß sie jeden Mißerfolg kritisch betrachtet und sich besonders verantwortlich fühlt. Es hat sich jedoch herausgestellt, daß die Ausgangsposition bei den Mißerfolgen auch durch massiven Reflux außerordentlich ungünstig war; denn es handelte sich fast ausschließlich um bestrahlte Fälle, und die Ureteren waren in ihrer Wand sehr geschädigt und erweitert. Bei einem Patienten lag sogar ein Nierenabszeß vor. Wir haben aus der Analyse unserer Fälle den Eindruck gewonnen, daß wir eigentlich mit 90%iger Sicherheit ein gutes Ergebnis voraussagen können, wenn wir schon kurz nach dem gynäkologischen Eingriff unbestrahlte Fälle überwiesen bekommen. In dem Augenblick, wo die Wand des Ureters geschädigt ist und eine Infektion bereits vorliegt, was sehr häufig ist, wenn zugewartet wird, sinkt die Erfolgsrate wesentlich ab, und es ist fraglich, ob wir dann eigentlich etwas Besseres erreichen können.

Moderator: Vielen Dank, Herr Haschek, für diesen Hinweis. Auch ich glaube, daß das Entscheidende der Harnleiter und nicht die Blase in solchen Fällen ist.

P. Bischoff, Hamburg: Ich möchte das bestätigen, was Herr Haschek sagte: Die Qualität der Wand des Boarilappens ist außerordentlich wichtig.

Weiterhin möchte ich darauf hinweisen, daß ich vor etwa 10 oder 15 Jahren eine größere Zusammenstellung von Boariplastiken einschließlich der Spätergebnisse gemacht habe. Ich habe dabei die ganzen Bestrahlungs- und Karzinomfälle aussortiert und nur die Fisteln berücksichtigt. Auch bei diesem Krankengut ergaben sich in 25% der Fälle Mißerfolge, und die Mehrzahl, ich glaube 20%, waren bedingt durch einen Reflux. Dies scheint mir das Hauptproblem zu sein, das wir ja alle kennen.

An die Referenten, die plastisch operieren, möchte ich jedoch noch eine Frage stellen: Wie stehen Sie zur Nachbehandlung mit Cortison, insbesondere möchte ich dies Herrn Meridies fragen, der den Ureter mit einem Polyvinylschlauch schient.

R. Meridies, Düsseldorf: Wir geben kein Cortison.

J. Altwein, Mainz: Ich glaube, man kann die Mißerfolgsrate bei den Boariplastiken senken, wenn man 3 kritische Punkte bei der Technik beachtet, die ich auf dem Dia zusammengestellt habe. Wir haben unsere Patientinnen nach Boariplastik, die mehr als 1 Jahr zurücklag, nachuntersucht und die Mißerfolge analysiert. 10,9 % der Operationen sind als Mißerfolg anzusehen. Als Ursache dafür ergab sich, daß der Lappen an der Basis zu breit geschnitten wurde, so daß dann praktisch eine divertikelartige Ausstülpung auftrat. Der 2. neuralgische Punkt ist die Tunnellänge und der 3. ist der Durchmesser des Boarirohres. Er sollte in einem angemessenen Verhältnis zum Durchmesser des Harnleiters stehen.

L. Baan, Kecskemet, Ungarn,: Ich möchte einige Bemerkungen zu Erfahrungen mit der Transuretero-Ureterostomie machen. Die Operationsindikation ist dann gegeben, wenn es sich um einseitige sakrale Ureterschädigung handelt, oder wenn eine Boariplastik bzw. andere Methoden nicht durchführbar sind und kein vesiko-ureteraler Reflux auf der Gegenseite besteht. Auch solitäre Nieren, wenn der Ureterstumpf auf der kontralateralen Seite intakt und ausreichend lang ist, sind geeignet. Die Vorteile dieser Operationsverfahren sehe ich darin, daß sie physiologischer als andere Methoden sind. Als Nachteile sind anzusehen, z. B. ein Ureter fissus, weil es immer einen minimalen Reflux in den empfangenen Ureter gibt. Wie ich Ihnen an diesem Fall mit Ureter-Scheidenfistel rechts und Blasen-Scheidenfistel nach gynäkologischer Operation zeigen kann, war eine Boariplastik nicht durchführbar wegen des transvesikalen Blasenfistelverschlusses. Später wurde dann eine Transuretero-Ureterostomie mit gutem Erfolg durchgeführt, wie das Urogramm 6 Jahre später ergab.

Moderator: Abschließend möchte ich noch das Problem der Endo-Harnleiterprothese besprechen. Darf ich Herrn Modelski als ersten bitten.

W. Modelski, Krakau: Ich möchte ganz kurz Stellung zu der Frage der beidseitigen Einpflanzung der Harnleiter durch Zweiteilung der Blase nehmen. Ich selbst habe 6mal solche Operationen in den letzten 10 Jahren durchgeführt. Die Ergebnisse waren gut. Ich glaube, daß für die erfolgreiche Einpflanzung ausschlaggebend eine gute Befestigung der beiden Blasenzipfel ist, die wie bei der Hörnerblase durchgeführt wird. Operiert man jedoch transperitoneal — und wir sind Anhänger des transperitonealen Zuganges bei der Neueinpflanzung — dann hat man Schwierigkeiten mit der Befestigung der Hörner. Wir fixieren dann beide Zipfel an den Rändern des Peritoneum parietale. Wir haben also auch bei dieser Methode mit der beidseitigen Überbrückung von Harnleiterdefekten keine Schwierigkeiten, auch dann nicht, wenn sie den ganzen pelvinen Abschnitt der Harnleiter einnehmen. Schwierigkeiten ergeben sich nur bei einem Verschluß der Blase, und zwar in der Mittellinie, wenn sich dort ausgedehnte entzündliche Infiltrationen, durch gynäkologische Operationen oder Harnfisteln z. B., befinden. In einem Falle, bei dem wir die vordere und hintere Blasenwand nicht verschließen konnten, haben wir zur Deckung der Lücke Rektumwand benutzt.

M. Ziegler, Homburg/Saar: Ich möchte ein Langzeitergebnis von einer Patientin vorstellen, die wir bereits 1972 in Hannover gezeigt haben. Es handelt sich um eine jetzt 62jährige Patientin, bei der im März 1972 eine Operation nach Wertheim vorgenommen wurde. Postoperativ fand sich eine Stauungsniere rechts bei prävesikaler Stenose und Ureter-Vaginalfistel. 3 Wochen später haben wir (April 1972) eine uretero-vesikale Prothese implantiert und damals auch gleichzeitig das Ergebnis vorgestellt. Während man 1 Jahr nach der Implantation noch eine Ektasie des Hohlraumsystems sah, ist jetzt das Ausscheidungsurogramm der Patientin — 3½ Jahre nach Implantation dieser Prothese — gut. Im Anschluß an diese Ureterimplantation wurde noch die Radiotherapie durchgeführt.

M. Schmidt-Mende, Hildesheim: Ich möchte Herrn Meridies fragen, wie lange die Endoprothese bei kurativer Anwendung liegen bleibt und was er unternimmt, wenn die Prothese wieder aus dem Harnleiter herausrutscht und was er gegen den Reflux unternimmt, der ja zwangsläufig auftreten muß.

R. Meridies, Düsseldorf: Das Herausrutschen der Schiene wird dadurch verhindert, daß wir sie mit einem Scherenschlag einkerben, so daß sich ein kleines Stück des PVC-Materials abhebt und sich so in der Schleimhaut verfangen kann. Das kann zwar eine kleine Läsion innen am Harnleiter geben, verhindert aber immer das Herausrutschen der Schiene. Ist die Schiene jedoch einmal herausgerutscht, ist dies auch als günstiges Zeichen zu werten, da man dann eine stärkere

Schiene einführen kann, die dann vielleicht etwas fester sitzt. Wir haben im allgemeinen 3 verschiedene Stärken von PVC-Schienen zur Anwendung.

Bezüglich des Refluxes ist zu sagen, daß er selbstverständlich vorhanden ist, wie wir nachweisen konnten. Wie meine letzten Diapositive jedoch gezeigt haben — sie stammten allerdings aus Münster —, sehen Sie, daß die Hohlraumektasie sich zurückbildet, obwohl ein vesiko-ureteraler Reflux besteht. Man sollte die Patienten, wenn sie eine Schiene tragen, anhalten, daß sie nicht unbedingt die Bauchpresse zu stark bei der Miktion betätigen. Vielleicht ist auch darauf hinzuweisen, daß sie keinen zu starken Miktionsdruck haben. Wir überblicken eine große Anzahl von Fällen und können deshalb aus der Erfahrung sagen, daß sich die Hohlraumektasie trotz vesiko-renalen Refluxes bei liegender PVC-Schiene zurückbildet.Auch bei Nierenbeckenplastiken, bei denen wir in einem Teil der Fälle eine endoureterale Schiene eingelegt haben, haben wir bisher nur günstige Ergebnisse erzielt.

Garnisow, Pforzheim: Ich möchte noch eine Frage an Herrn Schmidt-Mende stellen und auch gleichzeitig noch eine Antwort geben. Wir haben eine Patientin mit beidseitiger Thrombose bei inoperablem Kollumkarzinom und haben bei dieser Patientin eine PVC-Schiene eingelegt, die 4mal herausgerutscht ist. Schließlich haben wir eine PVC-Schiene eingelegt und diese PVC-Schiene abgestöpselt, damit die Patientin keinen Reflux hat, wobei wir gleichzeitig seitlich ein paar Löcher für den Ablauf des Urins angebracht haben. Diese Schiene liegt bei der Patientin 22 Monate und ist genauso gut durchgängig, wie die Bilder von Herrn Zoedler gezeigt haben. Außerdem liegt bei der Patientin bis jetzt kein Harninfekt vor. Bei anderen Patienten, bei denen wir diese schlingenförmige — genau wie bei einer Zeiß-Schlinge — PVC-Schiene eingelegt haben, haben sich allerdings Steine gebildet, und wir mußten Schienen mit größerem Kaliber anstelle der 18-Charr.-Katheter einlegen. Diese Schienen liegen bei manchen Patienten 12 bis 14 Monate. Meine Frage geht nun dahin, wie lange man diese PVC-Schienen im Ureter belassen kann, weil mit der Zeit die Schiene hart wird.

P. Bischoff, Hamburg: Ich möchte eine Bemerkung machen, die mir sehr wichtig erscheint zur Verwendung von Dünndarm als Harnleiterersatz. Ich habe sehr große Erfahrungen mit Bricker-Blasen. Die Dysplasie oder Metaplasie der Dünndarmschleimhaut in eine nicht mehr sezernierende Schleimhaut tritt tatsächlich später ein und zwar zwischen dem 6. und 10. Jahr. Nach dieser Zeit hat man nicht mehr mit Steinen zu rechnen. In den ersten Jahren muß man bei jeder Dünndarmblase und bei jedem Dünndarmharnleiter mit einer Steinbildung, wahrscheinlich bedingt durch die Schleimabsonderung, rechnen.

E. Schmiedt, München: Ich möchte Herrn Meridies fragen, wie hoch die Infektionsquote bei der Endoprothese ist?

R. Meridies, Düsseldorf: Wir haben bei liegender PVC-Schiene auch das Harnsystem unter gezielter Antibiotikatherapie steril bekommen. Zur Dauer der Schienung möchte ich wie folgt Stellung nehmen: In der Regel wird bei uns die Schiene nach 2 bis 3 Wochen gewechselt. Wenn wir dann feststellen, daß der Harn steril ist, kann eine solche PVC-Schiene im Ureter aber auch 2 bis 3 Monate liegen bleiben. Wir haben diese Schienen aufgeschnitten und dabei nur eine verhältnismäßig geringe Ablagerung von Kristallen, Leukozyten u. ä. gesehen.

Zusammenfassung und Schlußwort des Moderators: Meine sehr verehrten Damen und Herren! Abschließend darf ich noch ganz kurz zusammenfassen, was wir heute vormittag erarbeitet haben. Eingehend auf die eingangs vorgestellte Konzeption können die Hauptfragen dahingehend beantwortet werden:

1. Die Frequenz der gynäkologischen Erkrankungen, die zu einer Komplikationshäufigkeit führen würde, hat nicht zugenommen.

2. Bei den Komplikationen nach Operation dominieren als Ursache die abdominalen vor den vaginalen Eingriffen, und zwar haben hier die radikalen abdominalen Eingriffe die höchste Komplikationsrate.

3. Bei der Radiotherapie wird die direkte Applikation vor der Hochvolttherapie durchgeführt.

4. Die radikale Operation zusammen mit der Radiotherapie übersteigt die anderen Komplikationsraten, d. h. Ausgangslage und klinisches Stadium des operativen Befundes sind entscheidend für die urologischen Komplikationen.

5. Bezüglich der Komplikationen haben wir gehört, daß es Früh- und Spätkomplikationen gibt und daß die Frühkomplikationen in der Regel kurz nach der Operation bis zum 20. Tag etwa auftreten können.

6. Die intravenöse Ausscheidungsurographie sowie die Isotopennephrographie als Korrelation sollte auch prätherapeutisch vorgenommen werden, um nach der Operation bereits Frühschädigungen der Niere leichter feststellen zu können.

7. Bezüglich der Therapie ist festzustellen, daß von der Cortison-Behandlung nicht viel zu erwarten ist, sondern daß die Infektbehandlung entscheidend wichtig ist.

8. Man kann zwar expektativ zuwarten, man kann jedoch auch versuchen, instrumentell-endovesikal den Verschluß einer Ureterfistel mittels Ureterkatheter zu erreichen.

9. Die Endoprothese scheint ein ganz entscheidender Fortschritt für eine temporäre oder auch eine dauernde innere Harnableitung zu sein.

10. Bezüglich der Wiederherstellung der ableitenden Harnwege ist festzustellen, daß sowohl Blasenlappen, Hörnerblase, Transuretero-Ureterostomie, Dünndarminterposition und Einlegen einer Prothese jeweils ihre speziellen Indikationen haben und vom Ausgangsbefund abhängig sind. Diese Verfahren können die Patienten vor dem Schicksal der deletären Nephrostomie bewahren und bei kritischer Indikation bis zum Lebensende eine für die Patienten erleichterte Situation bringen.

Mit dem Dank an die Referenten und Diskussionsredner schließe ich die Vormittagssitzung.

Urologische Komplikationen bei gynäkologischen Erkrankungen, Operationen und nach Strahlentherapie
(Blase und Harnröhre)

M. Busch: **Komplikationen der ableitenden Harnwege bei der gynäkologischen Strahlentherapie, strahlendosimetrische Gesichtspunkte**

Nicht nur bei der reinen Strahlentherapie, sondern auch bei der kombinierten Therapie von malignen Tumoren durch Operation, Bestrahlung und Anwendung von Chemotherapeutika gilt der Grundsatz, daß der letzte Anwender für einen eventuell eintretenden Schaden am umgebenden Gewebe des Tumors oder an kritischen Nachbarorganen juristisch verantwortlich ist. Das bedeutet, daß man sich bei solchen einschneidenden therapeutischen Maßnahmen, wie es die Operation, die Strahlentherapie oder die Chemotherapie darstellen, nach vorangegangenen Maßnahmen erkundigen muß, um das Risiko der eigenen Therapie abschätzen zu können. Oft genug kommt es nach Operationen temporär zu einer mangelhaften Gefäßversorgung von Geweben im Operationsgebiet. Wenn dieser Umstand nicht erkannt oder nicht berücksichtigt wird, kann eine nachfolgende Strahlentherapie mitunter erhebliche und unerträgliche Nebenwirkungen an den betreffenden Geweben verursachen. Sehr viel schwerwiegender als vorangegangene Operationen wirken sich nach unseren Erfahrungen Destruktionen von kritischen Gewebsabschnitten durch den bösartigen Tumor im Bereich des weiblichen Genitale aus (Septum rectovaginale, Septum vesicovaginale, Gewebe um Ureter und Urethra). Dabei kann bei zu rasch durchgeführter Strahlentherapie das Tumorgewebe zerfallen, bevor sich der Defekt durch Narbengewebe verschlossen hat, so daß es zu Fistelbildungen kommen kann. Im anderen Falle wird der Tumor infolge der Strahlenwirkung durch schrumpfendes Narbengewebe ersetzt, die Folge sind Strikturen im Bereich des Ureters oder auch im Bereich von Lymphgefäßen oder von größeren Blutgefäßen.

Die folgende Tabelle zeigt die vielfältigen Möglichkeiten urologischer Komplikationen nach gynäkologischer Strahlentherapie.

Tabelle 1. Mögliche urologische Komplikationen bei gynäkologischer Strahlentherapie

Urethra:	abakterieller Reizzustand bakterielle Entzündungen Tenesmen Schleimhautläsionen Strikturen Fisteln	Blase:	abakterieller Reizzustand bakterielle Entzündungen Blutungen Ulcera Fisteln Blasenschrumpfung
Ureter:	Entzündungen Ödeme Strikturen kompletter Verschluß Fisteln	Niere:	Pyelitis, Pyelonephritis Aufstau, Hydronephrose Funktionseinschränkungen, Funktionsausfall Urämie

Aus unserer Erfahrung ist zu sagen, daß bei sachgemäßer Durchführung einer gynäkologischen Operation zur Entfernung des Tumors und bei sachgemäßer Strahlentherapie (lokale Gamma-Therapie und Tiefentherapie) die schwereren Nebenwirkungen (Tab. 1) meist durch die Mitwirkung des Tumors zustande kommen. Ein geringer Prozentsatz an radiogenen Schäden im gynäkologisch-urologischen Bereich beruht auf chronisch entzündlicher Vorschädigung der bestrahlten Gewebe.

Ich möchte nun versuchen, Ihnen die Prinzipien der stochastischen Strahlenwirkung zu erläutern. Bei einer solchen Betrachtungsweise wird ein homogenes Krankengut vorausgesetzt (was wegen der verschiedenen Ausdehnung und Lokalisation sowie Histologie der Tumoren in der Praxis nie vorliegt). Die lokale Tumorheilung hängt dann deutlich von der Höhe der applizierten Strahlendosis ab, je höher die Strahlendosis ist, um so größer ist auch die Chance der endgültigen Tumorvernichtung (Abb. 1).

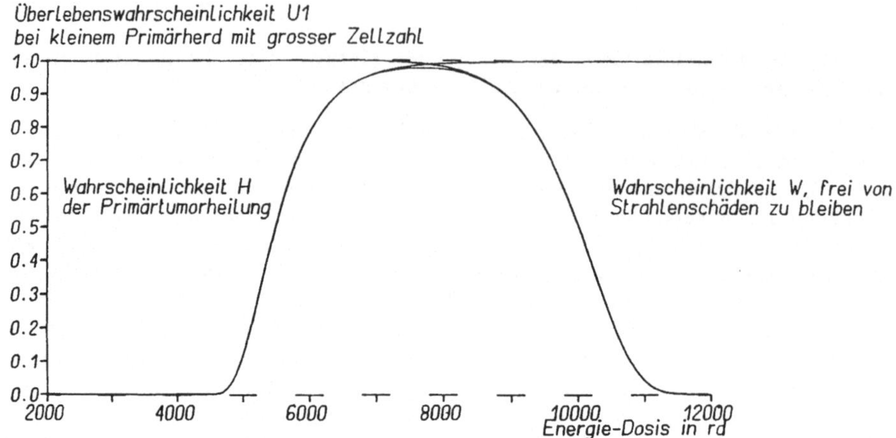

Abb. 1. Überlebenswahrscheinlichkeit bei der Strahlentherapie von Tumoren: Je geringer die Strahlendosis ist, um so geringer ist die Chance der Tumorheilung. Wird die Strahlendosis jedoch zu hoch gewählt, dann sinkt die Wahrscheinlichkeit, daß der Patient die Bestrahlung ohne Nebenwirkungen übersteht, rapide ab. Auch dies wirkt sich auf das Überleben des Patienten aus. Das Strahlendosisoptimum liegt demnach im Bereich des Überlebensmaximums (Nach Busch und Popp, 1975).

Andererseits nimmt die Wahrscheinlichkeit, von Strahlenschäden frei zu bleiben, deutlich ab, wenn immer höhere Strahlendosen gewählt werden. Die richtige Strahlendosis liegt im Bereich des Überlebensmaximums, bei dem sowohl die Tumorheilungschance als auch die Wahrscheinlichkeit, frei von Strahlenschäden zu bleiben, am größten ist. Mathematisch läßt sich dieser Sachverhalt in folgender Gleichung ausdrücken:

$$U = H \cdot W$$

(U = Überlebenswahrscheinlichkeit, H = lokale Heilungschance des bestrahlten Tumors, W = Wahrscheinlichkeit, die Bestrahlung ohne schwerere Nebenwirkungen zu überstehen.)

Die schematische Darstellung der Überlebensvorgänge bei strahlenbehandelten Tumorpatienten besteht aus zwei Kurventeilen. Im 50%-Bereich zeigt jede Kurve eine außerordentliche Steilheit; man kann damit rechnen, daß an dieser Stelle die lokale Heilungschance des Tumors um 4 bis 5% zunimmt, wenn die applizierte Strahlendosis um 1% erhöht wird. Haben wir bei einer bestimmten Strahlendosis jedoch bereits 50% Strahlenschäden, so bewirkt eine nur einprozentige Erhöhung der eingestrahlten Dosis bereits eine Zunahme der Strahlenschäden um 5%. Solange die beiden Kurvenanteile so weit auseinanderliegen wie in Abbildung 1, ergeben sich für die Genauigkeit der Dosierung keine Schwierigkeiten. Zeigt jedoch der betreffende Tumor eine geringere Strahlenempfindlichkeit oder ist der Tumor zu ausgedehnt, und ist gleichzeitig das im Bestrahlungsbereich liegende Gewebe vorgeschädigt bzw. zu ausgedehnt, so rücken die beiden Kurventeile zusammen. In der Praxis kann das bedeuten, daß der Radiologe gezwungen ist, ganz gefährlich zwischen Scylla und Charybdis hindurchzusegeln und die Strahlendosis bis auf 5% oder besser genau zu planen und auch zu applizieren. Trotzdem liegen

86

dann die Heilungschancen und Überlebenschancen bei sehr viel geringeren Werten als in unkomplizierten Fällen.

Sie sehen also, daß es bei der Strahlentherapie darauf ankommt, eng mit dem Gynäkologen und Urologen zusammenzuarbeiten, um aus dem jeweiligen Lokal- und Allgemeinbefund die Risiken der durchzuführenden Strahlentherapie richtig abschätzen und dem Patienten eine optimale Überlebenschance bieten zu können.

Literatur

Busch, M., Popp, F.: Strahlentherapie **149**, 75—92 (1975). — Busch, M.: Risiken der speziellen Gefährdung bei der Behandlung gynäkologischer Tumoren. 16. Jahrestagung der Vereinigung Deutscher Strahlenschutzärzte, Kiel 1975 (im Druck).

Prof. Dr. M. Busch
Univ.-Strahlenklinik
der Gesamthochschule
Hufelandstraße 55
D-4300 Essen 1

F. Eisenberger, E. Schneider, P. Carl, A. Leonhardt und W. Wieland:
Radiogene Veränderungen am Harntrakt ein Jahr nach kombinierter Radium-Super-Volt-Therapie des weiblichen Genitalkarzinoms

Nach kombinierter Radium-Röntgen-Therapie des Kollumkarzinoms, die in unserem Krankengut nach den unterschiedlichsten Methoden durchgeführt wurde, treten in Abhängigkeit von Dosis und Applikation ödembedingte Strahlenfrühreaktionen auf, die sich in Dys- und Pollakisurie äußern und meistens nach Abschluß der Bestrahlungstherapie verschwinden.

Sind auch durch trophische Störungen hervorgerufene, mit einer Latenzzeit bis zu 25 Jahren auftretende Strahlenspätfolgen wie Ulzera der Blasenschleimhaut, Blasen-Scheidenfisteln und Strahlenblasen durch exakte Indikationsstellung und ausgefeilte Bestrahlungstechnik seltener geworden, so bereiten sie uns doch immer wieder therapeutische Schwierigkeiten.

Aufgabe unserer Untersuchungen war es, an dem großen Krankengut der Gynäkologisch-Onkologischen Klinik Bad-Trissl — wir danken hier Herrn Kollegen Leonhardt sehr herzlich für die ausgezeichnete Zusammenarbeit — aufzuzeigen, welche urologischen Befunde ein Jahr nach Abschluß der Bestrahlung nachzuweisen waren und in welcher Korrelation diese Befunde zu den von den Kranken spontan angegebenen Beschwerden stehen, mit dem Ziel, durch urologische Überwachung zum frühestmöglichen Zeitpunkt mit der Therapie einzusetzen und Strahlenspätfolgen zu vermindern (Tab. 1).

Tabelle 1. Kollumkarzinome-Stadium I bis III (1968—1974)

Gesamtzahl	n = 950
9 bis 15 Monate nach Bestrahlung nachuntersucht (ausschließlich bestrahlte rezidivfreie Fälle)	n = 202 (100%)
ohne urologischen Befund	n = 90 (44,6%)
mit urologischem Befund	n = 112 (55,4%)

Von 950 Kranken mit Kollumkarzinom der Stadien I bis III haben wir 202 ausschließlich bestrahlte rezidivfreie Fälle, 9 bis 15 Monate nach Strahlentherapie, nachuntersucht. Zur Beurteilung wurden der gynäkologische Befund, der klinische Verlauf,

Laborwerte, Infusionsurogramm, nuklearmedizinische Funktionsuntersuchungen einschließlich der Endoskopie und Urinzytologie herangezogen.

44,6%, das sind 90 Kranke, waren ohne urologischen Befund. Bei 55,4%, das sind 112 Kranke, waren Strahlenfolgen nachzuweisen (Tab. 2), wobei die Strahlenzystitis mit 30,2% an der Spitze lag, gefolgt von der Harninfektion mit 12,9% und den Abflußstörungen der oberen Harnwege mit 9,4%, auf deren Problematik wir in einem späteren Vortrag noch eingehen werden. An einem Ulkus der Blase litten lediglich 6 Patientinnen (Tab. 3).

Tabelle 2. Kollumkarzinome-Stadium I bis III ohne Anhalt für Rezidiv

9 bis 15 Monate nach Bestrahlung	n = 202 (100%)
1. Abflußstörung der oberen Harnwege	n = 19 (9,4%)
2. Strahlenzystitis, Strahlenulkus	n = 67 (33,1%)
3. Harninfektion	n = 26 (12,9%)
	n = 112 (55,4%)

Tabelle 3

	Stadium I n = 47 (23,3%)	Stadium II n = 88 (43,64%)	Stadium III n = 67 (33,1%)
Harninfektion	13	14	26
Strahlenzystitis	18	37	19
Strahlenulkus	1	2	4
Harnabflußstörung der oberen Harnwege	6	7	7
	38	60	56
Spontan geäußerte subjektive Beschwerden	11	22	17

Eine Aufgliederung dieser Befunde auf die einzelnen Stadien des Kollumkarzinoms zeigt die folgende Tabelle.

Interessanterweise gaben im Stadium I lediglich 11 von 38, im Stadium II 22 von 60 und im Stadium III nur 17 von 56 Patientinnen mit urologischen Befunden spontan Beschwerden an, das sind ca. 25%.

Das Fehlen von dysurischen Beschwerden entbindet somit nicht von einer regelmäßigen, *auch* urologischen Kontrolle.

Sind die therapeutischen Möglichkeiten bei der Strahlenzystitis und dem Ulkus der Blase auch beschränkt, so steht die konsequente Bekämpfung der Harninfektion im Vordergrund.

Zusammen mit dem strahlenbedingten Ödem der Blasenschleimhaut und dem meist vorliegenden Restharn ist sie ein wesentlicher Faktor für die Schwere der Strahlenspätfolgen. Abflußstörungen der oberen Harnwege verlangen auf den Einzelfall abgestimmte, zeitlich nicht genau definierbare röntgenologische Kontrollen.

Unnötig wegen der Gefahr der aszendierenden Infektion mit Pyonephrose sind bei Harnstauungsnieren diagnostische oder therapeutische retrograde Sondierungen des Ureters.

Aufgrund unserer Untersuchungen sind kurzfristige urologische Kontrollen nach kombinierter Radium-Röntgen-Therapie des Kollumkarzinoms mit den eingangs erwähnten diagnostischen Maßnahmen unerläßlich, auch wenn entsprechende Beschwerden fehlen. Insbesondere durch konsequente Therapie der Harninfektion lassen sich Strahlenspätfolgen zwar nicht verhindern, aber doch wesentlich vermindern.

Priv.-Doz. Dr. F. Eisenberger
Urolog. Klinik und Poliklinik
der Universität
Thalkirchner Straße 48
D-8000 München 2

E. J. ZINGG, E. WALTHER und F. HALTER: **Postaktinische Veränderungen in Harnblase und Rektum nach Bestrahlung von Genitaltumoren der Frau**

Die kombinierte Radium/Supervolt-Therapie des Kollum- und Corpuskarzinoms ist immer mit dem Risiko einer unerwünschten aktinischen Läsion an Blase, Darm und Rektum belastet. Inzidenz und Schweregrad der Strahlenspätfolgen sind abhängig von der Höhe der applizierten Dosis und der Größe des bestrahlten Volumens (Abb. 1).

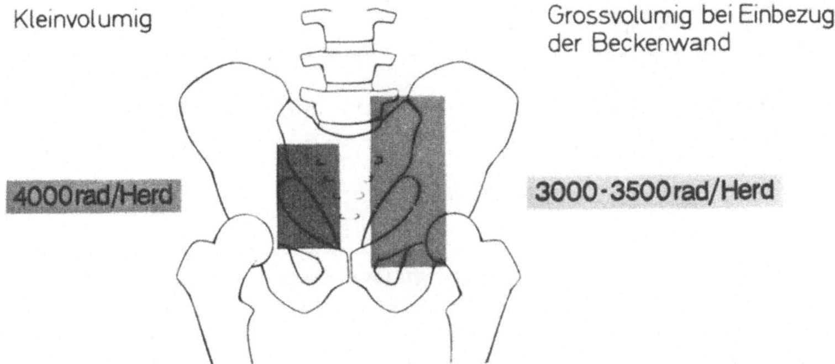

Abb. 1. Toleranzdosis für Blase/Rektum/Parametrium bei kombinierter Ra/Rö-Tiefentherapie

Bei der kombinierten Radium/Megavolt-Bestrahlung sind die Meinungen über die Toleranzdosen noch unterschiedlich. Fletcher stellte 1966 fest, daß bei Erhöhung der Bestrahlungsdosis um 1000 r und Erhöhung des Strahlenvolumens ein Anstieg der Komplikationsrate an Blase und Darm von etwa 20% erfolgt. Im Sinne einer Pilotstudie soll mit den folgenden Ausführungen ein Beitrag zur Klärung der Toleranzdosis der Blase geleistet werden.

Von 546 Patienten mit einem Kollum- oder Corpuskarzinom aus den Jahren 1968 bis 1974 wurden willkürlich 84 Patienten* untersucht. Alle Patienten mit und ohne subjektive Beschwerden wurden zystoskopiert und bei 10 Kranken eine Biopsie resp. Spühlzytologie zum Ausschluß eines Malignoms entnommen. Der Untersuchungszeitraum beträgt bis zu 7 Jahre nach Abschluß der Strahlentherapie.

Die Einteilung des Schweregrades der Strahlenspätveränderungen erfolgte ausschließlich nach endoskopischen Gesichtspunkten (Tab. 2). Grad 0 bedeutet Normalbefund, I° vereinzelte Teleangiektasien mit Abblassen der Schleimhaut, II° ausgeprägte Teleangiektasien mit Schleimhautatrophie, III° ulzerierende hämorrhagische Zystitis, zum Teil mit Konkrementbildung, sowie nekrotische Schleimhautbezirke, und schließlich IV° Fistelbildung zwischen Blase, Vagina oder Dünndarm resp. Dickdarm.

---

* Nach kombinierter Radium/Supervolt-Therapie

Tabelle 1

	Patienten	Zystoskopie	Biopsie/ Zytologie
Total	84	84	10
Intervall nach Radiotherapie			
1 Jahr	26	26	1
2—3 Jahre	44	44	6
4—7 Jahre	14	14	3

Tabelle 2. Endoskopische Einteilung — Strahlenspätfolgen an der Blase

Normalbefund	0
Teleangiektasien vereinzelt Ablassung der Schleimhaut	I°
Wie I°, jedoch ausgeprägt	II°
Schleimhautulzeration Blutung, Inkrustation oder Kongremente Nekrosen	III°
Fisteln	IV°

Tabelle 3. Grad der Strahlenspätfolge — Subjektive Beschwerden

0 I° II°	Keine Beschwerden
III° IV°	Dysurie, Tenesmen (evtl. beschwerdefrei*) Sehr starke Beschwerden

* Die endoskopische Nachkontrolle allein aufgrund der subjektiven Beschwerden erfaßt nicht alle der auftretenden Strahlenspätschäden III°.

Bei Veränderungen der Grade 0 bis II° wurden von den Patienten keine subjektiven Beschwerden angegeben (Tab. 3). Bei Blasenläsionen III° äußerten die Kranken häufig,

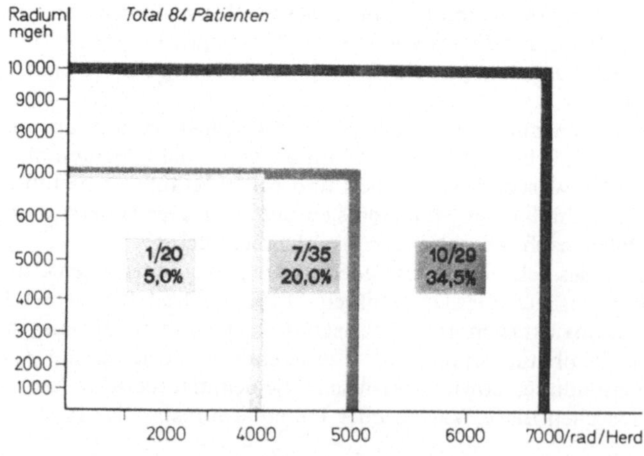

Abb. 2. Strahlenspätfolgen an der Blase in Abhängigkeit von der applizierten Dosis

jedoch nicht in allen Fällen subjektive Symptome, wie Dysurie und/oder Tenesmen. Diese Tatsache weist darauf hin, daß nur bei endoskopischer Kontrolle alle entstehenden Spätfolgen nach Radiotherapie auch wirklich erfaßt werden können.

Aus unserer stichprobenartigen Untersuchung ergeben sich die folgenden Konsequenzen (Abb. 2):

Bei Applikation von bis 7000 mgeh Radium intracavitär kombiniert mit einer perkutanen Supervolt-Bestrahlung bis 4000 r am Herd sind höchstens 5% aktinische Läsionen III an der Blase und analog auch am Rektosigmoid zu erwarten. Die Strahlenspätveränderungen I und II beeinträchtigen das subjektive Befinden der Patientinnen in keiner Weise und führen nicht zu einer funktionellen Blasenstörung. Sie sind nicht als Strahlenschaden, sondern als tolerierbare postaktinische Narbe analog einer postoperativen Narbe zu betrachten.

Überschreitet man jedoch gezwungenermaßen die Toleranzgrenze von 4000 r am Herd und 7000 mgeh Radium, so steigen bei einer um 1000 r am Herd höheren perkutanen Strahlendosis bereits die möglichst zu vermeidenden Strahlenspätläsionen auf ca. 20% und bei noch höheren Radium- oder Megavoltdosen sogar auf über 30% an.

Prof. Dr. Ernst J. Zingg
Direktor der Urolog. Univ.-Klinik
Inselspital
CH-3008 Bern/Schweiz

H. J. Kümper: **Harnblasenbefunde bei gynäkologischer Strahlentherapie**

Die Topografie des weiblichen Urogenitaltraktes macht bei der gynäkologischen Strahlentherapie eine gewisse Mitbelastung auch der Harnblase zwangsläufig.

Die übliche radiogene Reaktion läßt sich zystoskopisch erkennen:

Vor der Bestrahlung das normale Schleimhautbild, unmittelbar nachher nahezu immer eine vermehrte Gefäßinjektion, manchmal mit vorspringenden Trabekeln, und noch nach Jahren eine blaßgelbe Tönung der Schleimhaut mit verschieden stark durchschimmernden Gefäßkonturen, auch Irradiationserythem genannt.

Als gesteigerte Reaktion gilt eine hämorrhagisch, eine bullös, eine ulzerös veränderte Schleimhaut.

Die zusätzliche infektiöse Gefährdung der Harnblase wird aus einem tabellarischen Überblick deutlich:

Tabelle 1. Bakteriurien bei gynäkologischer Strahlentherapie (n = 188)

	symptomatische Bakteriurien		asymptomatische Bakteriurien	
	n	%	n	%
mit Leukozyturie	52	27,7	9	4,8
ohne Leukozyturie	0	0,0	34	18,1
n	52	27,7	43	22,9

Es ist also bei etwa der Hälfte der Patientinnen mit einer Bakteriurie zu rechnen, davon je zur Hälfte mit einer symptomatischen und einer asymptomatischen.

Die Zeit der Radiumeinlage mit liegendem Harnblasenkatheter stellt dabei die größte Belastung dar:

Tabelle 2. Bakteriurien bei gynäkologischer Strahlentherapie (n = 188)

	n	%
Vor der Bestrahlung	11	5,8
Nach 1. Radiumapplikation	54	28,7
Nach 2. Radiumapplikation	30	16,0
Bei der Entlassung	0	0,0

Im Hinblick auf die möglichen Spätfolgen ist eine entsprechend gezielte antiinfektiöse Therapie angezeigt.

Die Funktionsbeeinträchtigung der Harnblase im Rahmen der gynäkologischen Strahlentherapie erfaßt die Zystotonometrie. Bei der weitgehend standardisierten Strahlenapplikation ist am Beispiel von Patientinnen mit Kollumkarzinom die übliche Reaktion (Abb. 1):

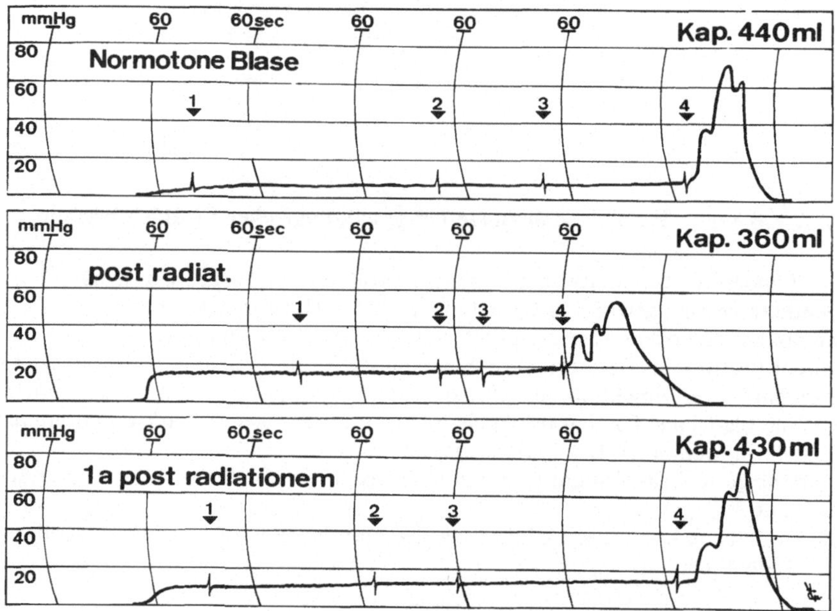

Abb. 1. Zystotonometrie bei gynäkologischer Strahlentherapie:
Vor der Bestrahlung (oben), unmittelbar nach Abschluß (Mitte),
1 Jahr nach der Bestrahlung (unten)

Im Vergleich zu den Ausgangswerten unmittelbar nach Abschluß der Bestrahlung ein deutlich erhöhter Tonus, die Kapazität um rd. 20% verringert, der Miktionsdruck vermindert. Ein Jahr später zeigt sich noch eine geringe Tonuserhöhung, minimale Verringerung der Kapazität, geringe Anhebung des Miktionsdruckes.

Eine Abhängigkeit der Funktionsbeeinträchtigung von der gemessenen Strahlendosis im therapeutischen Bereich ließ sich — wie ein Diagramm zeigt — nicht feststellen (Abb. 2):

Auch die sog. „radiogene Zystitis" (*im Diagramm) war nicht erkennbar dosisabhängig.

Bei den Funktionskontrollen bis zur „Fünf-Jahres-Heilung" des Malignoms läßt sich durchschnittlich eine gleichsinnige Reaktion von Harnblasentonus und Kapazität in

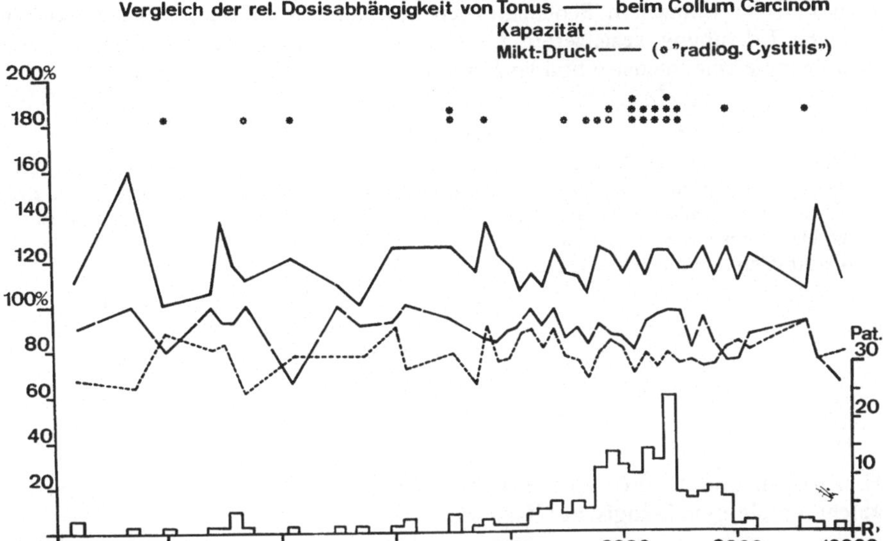

Abb. 2. Dosisabhängigkeit von Harnblasen-Funktionswerten bei gynäkologischer Strahlentherapie

Form einer Abhängigkeit zur abgelaufenen Strahlentherapie mit Tendenz zur Hypertonie erkennen.

Die klinisch wichtige Beziehung dieser beiden Parameter Harnblasentonus und Kapazität findet noch im Tonometrischen Index $\left(\text{TI} = \dfrac{\text{max. Tonus}}{\text{max. Kapazität}}\right)$ nach Richter Ausdruck und läßt die Reaktionen in zeitlichem Ablauf grafisch ablesen (Abb. 3):

Gegenüber einem Normkollektiv vor Strahlenbeginn bereits eine Erhöhung, eine weitere entsprechend der Strahlentherapie und nach rückläufigen Werten ein Verbleiben bei hypertoner Tendenz.

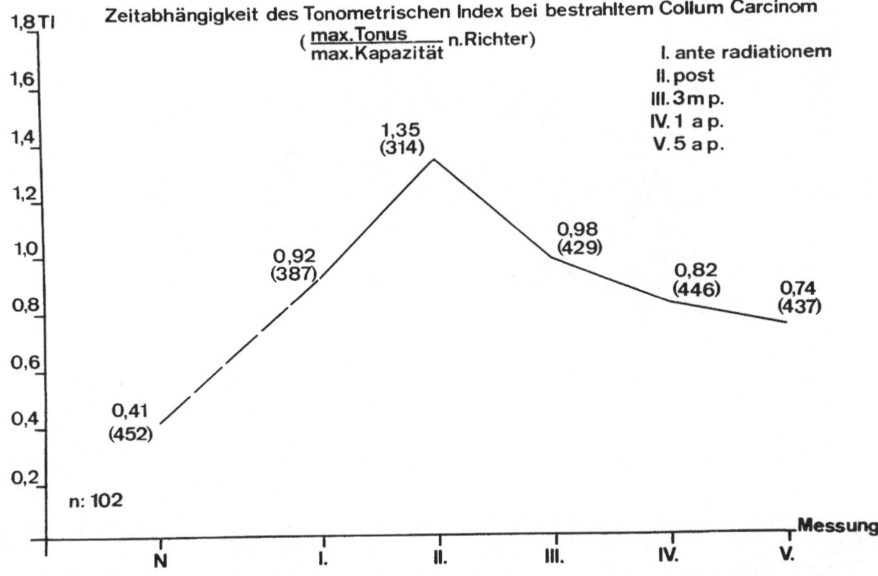

Abb. 3. Tonometrischer Index bei gynäkologischer Strahlentherapie in Zeitabhängigkeit

Aufgrund der gemachten Beobachtungen möchten wir meinen, daß zur möglichst frühzeitigen Erkennung gesteigerter Reaktionen der Harnblase bei gynäkologischer Strahlentherapie eine intensive und langfristige Überwachung angezeigt ist.

Literatur

Kümper, H. J.: Zum funktionellen Verhalten der Harnblase bei der Therapie des Uteruskarzinoms mit ionisierenden Strahlen. Habil.-Schrift, München 1972. — Kümper, H. J.: Zystoskopische und zystografische Befunde beim Kollumkarzinom. In: Fortschritte der Endoskopie. Stuttgart–New York: F.-K. Schattauer 1973. — Kümper, H. J., Michailov, M. Ch., Penning, W., Götz, A.: Strahlentherapie **149,** 602 (1975).

Priv.-Doz. Dr. Hans Jürgen Kümper
II. Frauenklinik der Universität
Lindwurmstraße 2a
D-8000 München 2

H. ZIEGLER und D. VÖLTER: Zytologische Untersuchungen des Urins nach der Strahlentherapie gynäkologischer Tumoren

Bei der Bestrahlungstherapie von malignen gynäkologischen Tumoren liegt die Blase immer im direkten Einwirkungsbereich der ionisierenden Strahlen. Unabhängig von der Strahlenquelle — seien es Radiumeinlagen oder Hochvolteinrichtungen, wie Telekobalt, Betatron oder Linearbeschleuniger — sind die zytologischen Veränderungen des Blasenepithels *gleichartig* und ausschließlich abhängig von der Herddosis, die auf die Blase einwirkt.

Unsere Untersuchungen führten wir bei 46 Patientinnen im Alter von 41 bis 78 Jahren durch, die wegen eines malignen gynäkologischen Tumors, in der Mehrzahl wegen eines Kollumkarzinoms, einer Bestrahlungstherapie unterzogen wurden. Die Zeit nach

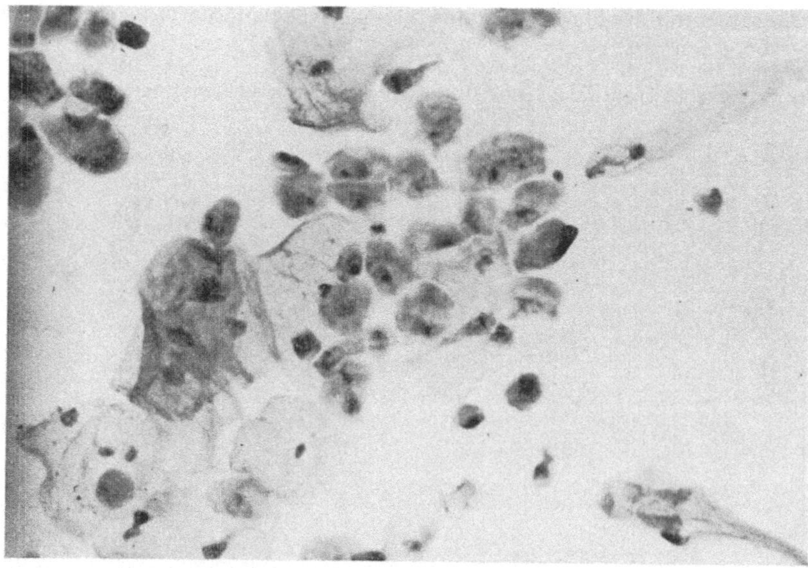

Abb. 1. Urinzytologisches Präparat. Urinabnahme 10 Tage nach Bestrahlungsende eines gynäkologischen Tumors, bei einer Herddosis der Blase von etwa 4000 rd. Zytologisch erkennt man Vergrößerungen von Zellkern und Plasma, Chromatinverdichtungen sowie Kernlappungen
(HE 400fach)

Beendigung der Bestrahlung und der Urinuntersuchung lag zwischen einem Tag und zwei Jahren, wobei einige Fälle über einen Zeitraum von 6 bis 13 Monaten kontinuierlich verfolgt werden konnten.

Die zytologischen Präparate wurden in der von uns bereits an anderer Stelle publizierten Ultrafiltrations-Imprinttechnik gewonnen, ein optimales und einfaches Verfahren mit zytologisch relevanter Aussagewertigkeit [1].

Die zytologischen Ergebnisse lassen sich in zwei Gruppen aufteilen:

1. die direkten, sofortigen Zellschäden und
2. die indirekten, persistierenden Veränderungen.

Sofort nach der Bestrahlung, bei einer Radiumeinlage z. B., tritt eine sehr starke Exfoliation des Blasenepithels ein, die jedoch zum Unterschied einer diffusen Zystitis weder Leukozyten noch Bakterien aufweist, aber typische Zellveränderungen zeigt.

Es kommt zu Kern- und Zytoplasmavergrößerungen, dem sog. Kernödem. An der Peripherie der Kernmembran treten häufig Chromatinverdichtungen auf. Außerdem finden sich Kernlappungen sowie intranukleäre und zytoplasmatische Vakuolisierungen. Diese Veränderungen kommen individuell graduiert vor und korrelieren klinisch mit der Symptomatik der akuten Zystitis.

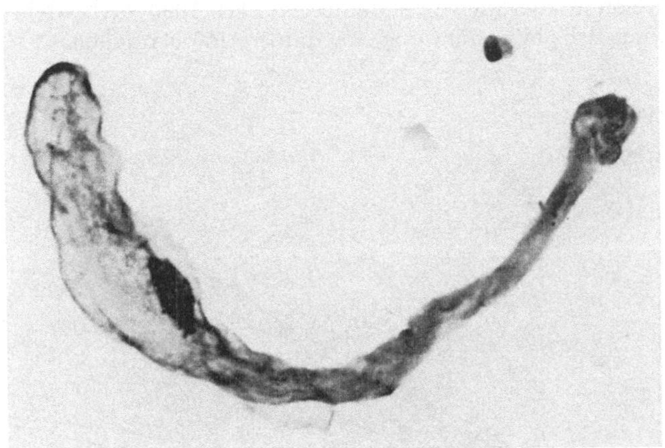

Abb. 2. Bizarr geformte Riesenzelle mit Doppelrandbildung und Polychromasie des Zytoplasmas. Urinabnahme 1 Jahr nach Bestrahlungsende eines gynäkologischen Tumors bei einer Herddosis der Blase von etwa 4700 rd (HE 400fach)

Als *persistierende Schäden,* die urinzytologisch noch nach Jahren gefunden werden können, treten bei signifikant weniger exfoliiertem Material Riesenzellen mit bis zu 10-fachem der Normgröße, bizarre sog. „Kaulquappenzellen", Doppelrandbildungen und eine Polychromasie des Plasmas auf. Die klinische Symptomatik entspricht meist den Dysurien einer Reizblase oder einer chronischen Zystitis.

Zusammenfassend läßt sich sagen, daß bestrahlungsbedingte Veränderungen des Blasenepithels nach aktinischer Behandlung gynäkologischer Tumoren auftreten, die urinzytologisch eindeutig als solche erkannt werden können, und die die Differentialdiagnose Zystitis oder Malignom nicht beeinflussen.

Literatur

1. Völter, D., Ziegler, H.: Act. Urol. **6,** 83—88 (1975).

Dr. H. Ziegler
Priv.-Doz. Dr. D. Völter
Urologische Abteilung der Universität
Calwer Straße 7
D-7400 Tübingen

D. VÖLTER, R. RIEDEL und V. WEISSWANGE: **Die Xenon-Resorption der Harn-blase unter der Strahlenbehandlung gynäkologischer Tumoren**

Die Strahlenbehandlung von Malignomen im kleinen Becken führt zu einem sog. Strahlenkatarrh, der bisher nur an den subjektiven Beschwerden, der Untersuchung des Urins und dem zystoskopischen Befund zu erkennen war. Mit der 133-Xenon-Exhala-tionsmessung steht uns nun eine Untersuchungsmethode zur Verfügung, um den Funk-tionszustand des Blasenepithels zu erfassen [2]. Dabei wird mit Hilfe eines Exhalameters das von der Blase resorbierte Xenon fortlaufend registriert.

Bei 10 Patienten, bei denen wegen eines Uteruskarzinoms eine Telekobalt-Pendel-konvergenz-Bestrahlung bis 4000 bzw. bis 6000 RHD durchgeführt wurde, haben wir vor Beginn der Strahlenbehandlung und jeweils nach der Verabreichung von 1000 RHD Xenon-Exhalationsmessungen durchgeführt. Weitere Messungen der Xenon-Resorption erfolgten 3 Monate nach Abschluß der Strahlenbehandlung. Dabei zeigte sich mit steigen-der Strahlenbelastung eine Zunahme der Blasenresorption (Abb. 1). Zwischen der ver-abreichten Strahlendosis und dem Ausmaß der Resorption aus der Harnblase bestand eine lineare Korrelation. Der Korrelationskoeffizient betrug + 0,55. Das Signifikanz-niveau des Korrelationskoeffizienten lag unter 5%. Pro 1000 RHD Mehrbelastung fand sich bei der Xenon-Exhalationsmessung eine mittlere Impulszunahme von 41%.

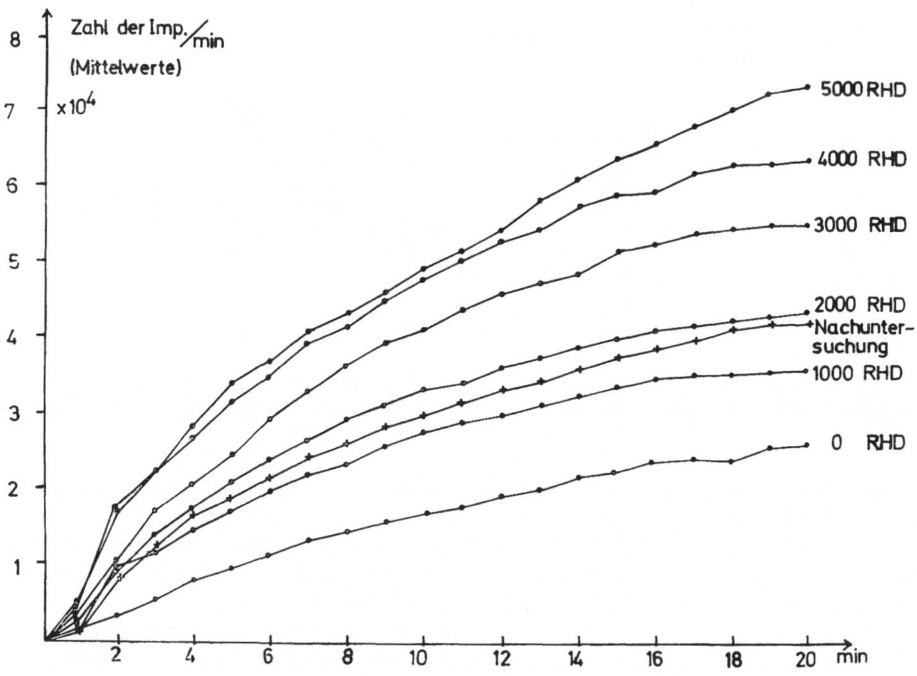

Abb. 1. 133-Xenon-Exhalationsmessung bei steigender Strahlenbelastung
(Mittelwerte von je 10 Patienten)

Bei den Kontrolluntersuchungen 3 Monate nach Abschluß der Strahlenbehandlung war in der Regel nur noch eine gering erhöhte Resorption feststellbar (Tab. 1). Nur bei einer Patientin lag bei der Kontrolluntersuchung eine höhere Resorption vor als am Ende der Strahlenbehandlung. Bei dieser Patientin, bei der sich eine ausgeprägte Cystocele mit Restharnwerten von 200 bis 300 ml fanden, kam es unter der Strahlentherapie zu einer bakteriellen Zystitis. 3 Monate nach Beendigung der Strahlenbehandlung war hier die

Tabelle 1. Die prozentuale Steigerung der 133-Xenon-Resorption am Ende der Strahlentherapie (A) und 3 Monate nach Beendigung der Strahlenbehandlung (B), bezogen auf die Resorptionswerte vor Beginn der Strahlentherapie

Patient Nr.	A	B
1	96%	91%
2	165%	57%
3	141%	66%
4	226%	123%
5	122%	52%
6	124%	0%
7	154%	0%
8	481%	564%
9	266%	31%
10	286%	58%

Xenon-Resorption noch auf über 500% erhöht, während bei den übrigen Patienten die mittlere Resorptionserhöhung bei 53% lag.

Im Gegensatz zum sog. Strahlenkatarrh, einer reversiblen Frühreaktion des Blasenepithels, treten die meist irreversiblen Strahlenveränderungen der Harnblase erst nach einem längeren Intervall auf. Untersuchungen in größerem Umfang und vor allem Langzeituntersuchungen werden zeigen, inwieweit bei einer über längere Zeit erhöhten Xenon-Resorption mit einer solchen irreversiblen Schädigung der Harnblase gerechnet werden muß. Von unseren 10 Patienten fand sich nur bei einer Patientin bei der Nachuntersuchung eine stark erhöhte Xenon-Resorption. Nach Beseitigung des Harnwegsinfektes durch eine intensive antibiotische Behandlung kam es zu einer weitgehenden Normalisierung der Xenon-Resorption.

Eine einmalige Bestimmung der Xenon-Resorption, etwa ein halbes Jahr nach Abschluß der Strahlenbehandlung, ermöglicht es, funktionelle Störungen des Harnblasenepithels, die nicht mit dem Sedimentbefund korrelieren müssen, zu erkennen. Bei einer erhöhten Xenon-Resorption sollte man nach einem Restharn, einer Harnwegsentzündung sowie nach Blasenläsionen fahnden. Die Beseitigung dieser Störungen stellt eine wesentliche Voraussetzung dar, um die sog. Strahlenspätreaktionen an der Harnblase gering zu halten.

Literatur

1. Lichtenauer, P., Nentwig, N., Lobsien, I.: Fortschr. Med. **92**, 1199—1201 (1974). — 2. Völter, D., Weisswange, V., Ziegler, H., Schubert, G. E.: Urologe A **14**, 38—40 (1975).

Prof. Dr. D. Völter
Urologische Abteilung
Dr. R. Riedel und Dr. V. Weisswange
Nuklearmedizinische Abteilung
der Universität
Calwer Straße 7
D-7400 Tübingen

K. Buhl, U. Seppelt und H. Wand: **Differentialdiagnose und Therapie der radiogenen Cystitis**

Als Grundlage für die Therapie der Spätreaktionen der radiogenen Zystitis hat sich bei uns die Einteilung in folgende Stadien bewährt:

Stadium I   Teleangiektasien mit dazwischenliegender Gefäßrarifizierung,

Stadium II   Teleangiektasien mit multiplen Schleimhauteinblutungen,

Stadium III Polypöse Schleimhautveränderungen mit Teleangiektasien und Schleimhauteinblutungen, ohne und mit zentraler Nekrose, ohne und mit Einbeziehung eines oder beider Ostien,

Stadium IV   Fistelbildung ohne und mit den Schleimhautveränderungen der Stadien II und III.

In den Stadien III und IV muß ein Tumorrezidiv histologisch ausgeschlossen werden. Differentialdiagnostisch ist die radiogene Zystitis gegen die Endoxan-Zystitis durch die fehlenden Teleangiektasien abzugrenzen.

Die Schleimhautveränderungen im Stadium I sind therapierefraktär. Wir behandeln lediglich intermittierend mit einem Chemotherapeutikum. Die Schleimhautveränderungen der Stadien II bis IV lassen sich durch Instillationsbehandlung mit Actihaemyl® und Cysto-Myacine® bei gleichzeitiger chemotherapeutischer Abdeckung im Verlauf von maximal 2 Monaten immer in das beschwerdefreie Stadium I zurückführen. Ein Fistelverschluß ist jedoch nur operativ möglich.

Dr. med. K. Buhl
Abteilung Urologie im Klinikum
der Christian-Albrechts-Univ.
Hospitalstraße 40
D-2300 Kiel 1

H.-U. Eickenberg: **Behandlung der lebensbedrohlichen Blasenblutung nach Bestrahlung oder Cyclophosphamidtherapie mit Formalininstillationen**

Verschiedentlich sind katastrophale Blasenblutungen mit letalem Ausgang bei Tumoren, Strahlenblasen oder Cyclophosphamid-Zystitis beschrieben worden [1, 2, 3]. Speziell zur Stillung der Blasenmassenblutung wurde die lokale und systemische Anwendung von Kortikosteroiden [4] und Vitamin E [5] ohne großen Erfolg versucht. Das gilt auch für die Versuche durch transurethrale Elektrokoagulation [6], hydrostatische Blasentamponade mit Hilfe eines transurethral eingelegten Ballons [7] oder beidseitige Hypogastrika-Unterbindungen, so daß die Situation oft nur durch eine Zystektomie mit supravesikaler Harnableitung zu beherrschen war [8,9]. Von Bedeutung ist zweifellos die prophylaktische Diuresesteigerung und Alkalisierung des Urins unter der Cyclophosphamidbehandlung und die wiederholte oder dauernde Blasenspülung mit Reducdyn® sofort bei Auftreten einer Erythrozyturie, mit der Vahlensieck und Mitarbeiter [10] die Häufigkeit der schweren Blasenblutung dramatisch senken konnten. Kommt es trotzdem zu einer akuten schweren Blasenblutung, bietet sich eine Formalininstillation als Behandlungsmethode der Wahl an, wie Brown [2] 1969 berichtete, der erstmals eine schwere Blutung bei einem inoperablen Karzinom mit 10% Formalin coupierte, und wie es dann auch später von anderen Autoren bestätigt wurde.

Wir haben uns in den letzten 4 Jahren experimentell und klinisch mit der Frage der Möglichkeit der Coupierung einer schweren abakteriellen Blasenblutung nach Irradiatio oder Cyclophosphamidbehandlung mit Formalin beschäftigt.

98

Methodik und Ergebnisse

Bei 10 männlichen Hunden, zwischen 25 bis 35 kg wiegend, wurde mit einer einzigen i.v. Gabe von 50 mg/kg Körpergewicht innerhalb von 24 bis 48 Stunden eine akute Makrohämaturie erzeugt. Bei 5 Tieren wurde nach Manifestation der Blasenblutung je 100 ml 5%ige und bei 5 Tieren je 100 ml 10%ige Formalinlösung in die Harnblase instilliert und nach 30 Minuten wieder abgelassen. Die Blutung stand bei allen Tieren nach einmaliger Applikation sowohl von 5%iger als auch 10%iger Formalinlösung. Bei makroskopischer Untersuchung fanden sich 1 bis 4 Wochen nach der Instillation in allen Blasen Wandverdickungen. Histologisch fand man entzündliche Herde in der Mukosa, stellenweise Ulzerationen sowie submuköse, ödematöse Verdickungen. Für die Cyclophosphamidvorbehandlung typisch waren Teleangiektasien der Mukosa, Kernatypien und Muskelfibrose. Bei diesen 10 Tieren wie bei weiteren 10 Versuchstieren mit sterilem Urin und alleiniger Formalininstillation (5% und 10%) in die Harnblase wurde die Formalinresorption gemessen. Vor Versuchsbeginn und dann alle 10 Minuten bis zu einer Stunde danach wurde venöses Blut abgenommen und darin der Formaldehydspiegel colorimetrisch gemessen. Die Kurve (Abb. 1) zeigt die ansteigende Konzentration von Formaldehyd in Abhängigkeit von der Konzentration der instillierten Formalinlösung. Die etwas höheren Werte bei den cyclophosphamidvorbehandelten Tieren sind wahrscheinlich auf die Vorschädigung der Mukosa zurückzuführen. Klar ist damit, daß Formalin zumeist in der Blasenwand gebunden bleibt und die Verdickung verursacht, und von dort über längere Zeit resorbiert wird. Im Moment untersuchen wir die Frage der Formaldehydkonzentration im Gewebe verschiedener Organe im Hinblick auf eventuelle Toxizitätszeichen.

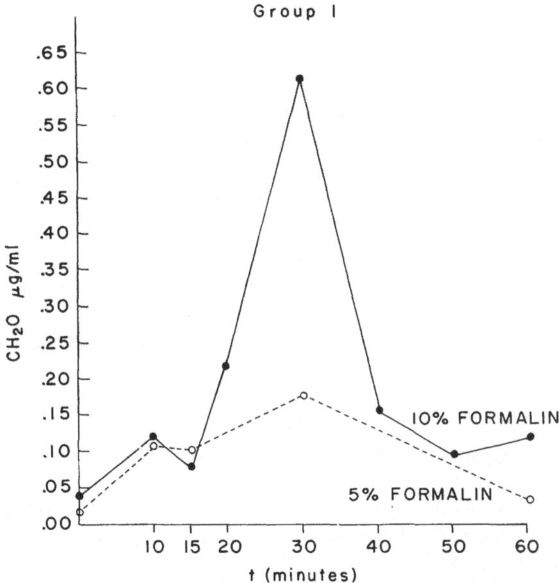

Abb. 1. Intravasale Absorption von Formaldehyd in Abhängigkeit von der Konzentration

Da wir bei den Tierversuchen keinen Anhalt für eine allgemeine schwere Intoxikation gesehen hatten, glaubten wir, die Formalininstillation bei schweren klinischen Fällen als Alternative zu operativen Eingriffen ansehen zu können und behandelten zwischen 1. 7. 1971 und 30. 6. 1974 auf diese Weise 11 Patienten mit ansonsten therapieresistenter schwerer Blasenblutung. In 5 Fällen handelte es sich um eine Cyclophosphamidblutung und in 6 Fällen um Strahlenblasen.

Methodisch gingen wir folgendermaßen vor:

1. In Allgemein- oder Epiduralanästhesie Evakuation von Koagula, und Elektrokoagulation soweit möglich.

2. Einlegen eines transurethralen Katheters und Durchführung eines Zystogrammes zum Ausschluß von Refluxen.

3. Nach vorheriger Prüfung der Blasenkapazität Instillation von 200 bis 300 ml 5%iger Formalinlösung in die Harnblase und Belassung für 15 Minuten.

4. Nachspülung mit 1 l Aqua dest.

Tabelle 1. Patienten mit akuter Blasenblutung (1. 7. 1971 bis 30. 6. 1974)

Nach	Anzahl	Formalin	Kontrolle	Formaldehyd i. Blut pos.
Irradiatio:				
Blasen-Ca	2	10%	ja	2
Prostata-Ca	1	5%	ja	—
Cervix-Ca	3	10%	ja	1
Cyclophosphamid:				
Mamma-Ca	3	5%	ja	1
Leukämie	2	5%	ja	—
Total	11		11	4

Insgesamt haben wir bei unseren 11 Patienten 13 Formalininstillationen durchgeführt (Tab. 1). Bei keinem Patienten kam es zu einer erneuten massiven Blutung, obwohl in 80% der Fälle Mikrohämaturien persistierten. Trotz anfänglicher Pollakisurie und Blasentenesmen war die Blasenkapazität im Vergleich zu vorher nur geringfügig eingeschränkt. Eine Blasenerweiterungsplastik oder sogar sekundäre Zystektomie mit supravesikaler Harnableitung könnte bei unerträglichen Beschwerden eventuell notwendig werden, insbesondere im Hinblick auf in Einzelfällen und bei zu hoher Formalinkonzentration beschriebenen Schrumpfblasen (Fair [11]), beidseitige intramurale Harnleiterstenosen (Spiro [12]), Papillennekrose (Kalish [13]) und Perforation (Scott [14]). Wir denken, daß die Verwendung von 5%igem Formalin vor solchen Komplikationen schützt. Noch wesentlicher aber ist die primäre Blutstillung, welche Notoperationen mit hohem Risiko oder einem letalen Ausgang verhindern kann.

Literatur

1. Anderson, E.: J. Urol. **97**, 857 (1967). — 2. Brown, R.: Med. J. Aust. **1**, 23 (1969). — 3. Goldstein, A.: Brit. J. Urol. **40**, 475 (1968). — 4. Persky, L., Austin, G., jr.: J. Urol. **70**, 724 (1953). — 5. Wojewski, A., Roessler, R.: Bull. Pol. Med. Sci. Hist. **8**, 100 (1965). — 6. Lapides, J.: J. Urol. **104**, 707 (1970). — 7. Helmstein, P., Jacobson, K., Pederson, J. F., Sorenson, J. S.: J. Urol. **109**, 234 (1973). — 8. Marsh, F. P.: Brit. J. Urol. **43**, 324 (1971). — 9. Paulels, R., Moone, W. A.: Urol. int. **25**, 1577 (1961). — 10. Vahlensieck, W., Hoefer-Janker, H., Bruehl, H., Scheef, W.: Münch. med. Wschr. **116**, 1889 (1974). — 11. Fair, W. R.: Urology **3**, 573 (1974). — 12. Spiro, L. H., Hecht, H., Horowitz, A., Orkin, L.: Urology **2**, 669 (1973). — 13. Kalish, M., Silber, S. J., Herwig, K. R.: Urology **2**, 315 (1973). — 14. Scott, M. P., jr., Marshall, S., Lyon, R. P.: Urology **3**, 364 (1974).

Dr. H.-U. Eickenberg
Department of Urology
University of Louisville
School of Medicine
Louisville, Ky./USA

G. BARTSCH und H. MARBERGER: **Orgotein — ein neues Medikament in der Behandlung der Radium-Röntgen-Cystitis**

Trotz Anwendung verschiedenstartiger Behandlungsmethoden bei der Radium-Röntgen-Zystitis (Persky und Austen, 1973; Hohenfellner und Weghaupt, 1963; Moss und Ackermann, 1965; Anderson und Kobb, 1965; Wojewski und Rößler, 1965; Antiles, 1966; Frick und Hittmair, 1967; Vitenson et al., 1972) sind die Ergebnisse bis heute unbefriedigend geblieben. Auch die Verwendung von Steroiden, von welchen man sich einen entscheidenden Fortschritt versprach, zeigte nicht den erwarteten optimalen Erfolg (Persky und Austen, 1953; Anderson und Cobb, 1965).

Tabelle 1. Orgotein (Huber et al., 1968)

Metallprotein		Enzymaktivität	
Aminosäuregehalt	(ml %)	Superoxyd-Dismutase:	$3000 \pm 10\%$ E/mg
Glycinsäure	16,83	Molekulargewicht:	$32\,600 \pm 3\%$
Asparaginsäure	11,75	Sedim. Koeffizient:	$2,72 \times 10 - {}^{13}S_2{}^{\circ}0$,
Valinsäure	10,37		W in sec
Lysinsäure	6,87	isoelektr. Punkt:	pH $5,03 \pm 0,03$
Glutaminsäure	6,68	Löslichkeit:	> 50 mg/ml
Elementanalyse	(%)		
Kohlenstoff	46,82		
Stickstoff	16,13		
Kupfer	0,40		
Zink	0,40		

Orgotein wurde erstmalig von Huber und Mitarbeitern 1968 beschrieben (Tab. 1). Es handelt sich dabei um ein wasserlösliches Metallprotein mit einem hohen Gehalt an Superoxyd-Dismutase-Aktivität. Die antiphlogistische Wirkung dieser Substanz wurde in zahlreichen Entzündungsmodellen bei verschiedenster Tierspezies (Carson et al., 1973) beschrieben. Die Pharmakokinetik vom Orgotein besteht in einer vermehrten Mobilisation und Chemotaxis von Leukozyten, einer allgemein erhöhten Membranstabilisierung (etwa der der sauren Hydrolasen und der sauren Phosphatasen) und einer erhöhten Superoxyd-Dismutase-Aktivität (Tab. 2). Die letztere ist verantwortlich für die Bindung freier toxischer Superoxyd-Radikale im Gewebe.

In einer klinischen Studie konnte eine ausgezeichnete Verträglichkeit dieser neuen Wirksubstanz in verschiedensten Applikationsformen bei verschiedenen urologischen Krankheitsbildern gezeigt werden (Marberger et al., 1974).

Tabelle 2. Pharmakokinetik des Orgoteins

1. Effekt der Mobilisation, Chemotaxis und Schutzwirkung auf Leukozyten.
2. Membranstabilisierung (hemmt z. B. Freisetzung von saurer Phosphatase und Hydrolasen aus Lysosomen).
3. Superoxyd-Dismutase-Aktivität:
   Katalysiert freie Superoxyd-Radikale zu Wasserstoffsuperoxyd und Sauerstoff.
   $$O_2^- + O_2^- + 2\,H \longrightarrow H_2O_2 + O_2$$

Material und Methodik

An der Urologischen Universitätsklinik in Innsbruck wurden in den letzten 4 Jahren 39 Patientinnen mit Radium-Röntgen-Zystitis mit Orgotein behandelt. Dabei handelt es sich durchwegs um Patientinnen der Universitäts-Frauenklinik Innsbruck, bei welchen nach einem einheitlichen Therapieplan wegen eines Kollumkarzinoms eine kombinierte Radium-Röntgen-Therapie durchgeführt wurde. Zur Behandlung mit Orgotein wurden die Patientinnen jeweils stationär aufgenommen. Die Wirksubstanz wurde in Allgemeinanästhesie mittels einem Instillations-katheters unter endoskopischer Sicht direkt in das pathologisch veränderte Areal der Harnblase eingebracht. Die durchschnittlich einmalig verabreichte Dosis betrug etwa 11 mg. Je nach dem Schweregrad des Krankheitsbildes, d. h. also nach dem Ausmaß pathologisch veränderter Harn-blasenwandareale wurden am Beginn der Therapie mehrfach Instillationen in vierwöchigen Ab-ständen durchgeführt. Durchschnittlich wurde bei der Mehrzahl der Patientinnen 1 bis 4 In-stillationen vorgenommen (Abb. 1). Hernach wurden die Patientinnen in dreimonatigen Ab-ständen ambulant kontrolliert.

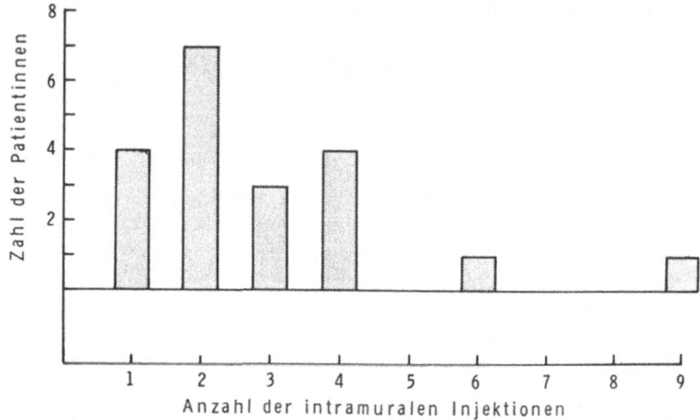

Abb. 1. Anzahl durchgeführter Instillationen, bezogen auf die Zahl von Patientinnen

Die Anwendungsmöglichkeit bzw. der klinische Erfolg soll anhand von 22 Patientinnen, die wir länger als ein Jahr seit Therapiebeginn überblicken, aufgezeigt werden. Zur Bewertung des Krankheitsverlaufes wurden folgende Parameter verwendet (Tab. 3): Die klinische Symptomatik, wie Miktionsfrequenz, Miktionsschmerz, suprapubischer bzw. Kreuzschmerz und Hämaturie wurde entsprechend einer 5-Punkte-Skala evaluiert. Zusätzlich wurde eine Harnuntersuchung, eine Blasenkapazitätsbestimmung und eine Zystoskopie vorgenommen. Auch dabei wurde ver-sucht, die pathologischen Veränderungen wie Ulkus, Inkrustation, Wandödem, Fibrose, Tele-angiektasie und begleitende nekrotisierende Entzündung nach einer 5-Punkte-Skala zu evaluieren.

Tabelle 3. Verwendete Parameter zur Evaluierung des klinischen Beschwerdebildes vor und nach Orgoteintherapie bei Radium-Röntgen-Zystitis

I. Symptomatik

Miktionsfrequenz	evaluiert nach:
Miktionsschmerz	0 = keine Beschwerden
Kreuz- bzw. Unterbauch-	1 = leichte Beschwerden
schmerz	2 = mäßige Beschwerden
Hämaturie	3 = starke Beschwerden
	4 = ausgeprägte Beschwerden

II. Harnbefund

III. Blasenkapazität

IV. Zystoskopie

Ulkus	evaluiert nach:
Inkrustation	0 = geschwunden
Fibrose	1 = deutlich besser
Teleangiektasie	2 = etwas besser
Ödem	3 = keine Veränderung
Nekrose	4 = schlechter
Entzündung	

Tabelle 4. Therapieerfolg von Orgotein bei 22 Patientinnen mit Radium-Röntgen-Zystitis

	Zahl der Patientinnen	Anhalten des Therapieerfolges (Monate)
Völlige Beschwereefreiheit	2	24
	4	12
	2	6
	6	2—3
Deutliche Besserung	4	3—6
des Beschwerdebildes	2	1—2
Geringfügige Besserung		
des Beschwerdebildes	2	½—1

Ergebnisse und Diskussion

Von den insgesamt 22 Patientinnen, die wir seit Therapiebeginn länger als 1 Jahr überblicken, sind 2 Patientinnen nach 2- bis 3maliger Orgoteininstillation über 2 Jahre, 4 Patientinnen über 1 Jahr und 2 Patientinnen über ein halbes Jahr klinisch völlig beschwerdefrei (Tab. 4). Bei 6 Patientinnen erreichten wir eine passagäre Beschwerdefreiheit von 2 bis 3 Monaten jeweils nach der letzten Instillation. Bei 8 Patientinnen erreichten wir keine völlige Beschwerdefreiheit. Analysieren wir jedoch diese Patientengruppe, so sind dabei 4 Patientinnen, bei welchen sich einzelne Symptome, wie Miktionsschmerz und Miktionsfrequenz, nach Orgotein deutlich besserten. Nur bei 2 Patientinnen, bei welchen die Veränderungen der Blase gegenüber den anderen Patientinnen weit ausgedehnter waren, kam es zu einer nur vorübergehenden geringfügigen Besserung des Krankheitsbildes.

Bei mehr als der Hälfte der Patientinnen, das sind 13 von 22, erreichten wir bereits mit 1 bzw. 2 intramuralen Instillationen mit Orgotein eine deutliche Besserung des Beschwerdebildes. Nur bei 2 Patientinnen mit ausgeprägten pathologischen Veränderungen benötigten wir 6 bzw. 9 Instillationen in Abständen von jeweils 2 Monaten, um eine passagäre Erleichterung des Krankheitsbildes zu erreichen.

Tabelle 5. Blasenkapazität vor und nach Orgoteintherapie

Gruppe	Zahl der Patientinnen pro Gruppe	Mittelwert der Blasenkapazität/ml		Unterschied
		vor Behandlung	nach Behandlung	
normal	3	313	291	n. s.
vermindert	10	179	277	$p < .001$
stark vermindert	7	98	205	$p < .01$

Entsprechend der Besserung des klinischen Beschwerdebildes kam es auch bei jenen 17 Patientinnen (Tab. 5), bei welchen vor Beginn der Orgoteintherapie eine erniedrigte Blasenkapazität nachweisbar war, zu einer deutlichen Zunahme derselben. Die zystoskopischen Kontrollen zeigten vor allem eine Abnahme von ödematös und entzündlich veränderten Blasenschleimhautbezirken; sie lassen ein rascheres Granulieren von Ulcera vermuten. Die oft rigide Blasenwand, die wir in vielen Fällen als Ursache der Beschwerden sahen, wurde nach wiederholt durchgeführter Instillation weicher. Unbeeinflußt von der Orgoteintherapie blieben Teleangiektasien.

Auffallend war die gute Verträglichkeit von Orgotein. Bei mehr als 100 durchgeführten Blasenwandinstillationen bei 39 Patientinnen sahen wir keine Nebeneffekte. Während die früheren Behandlungsarten durch die meist nach der Behandlung einsetzenden Beschwerden vom Patienten gefürchtet wurden, bleiben die Patientinnen direkt nach der Instillation mit Orgotein nahezu beschwerdefrei.

Die Ergebnisse dieser Studie sind ermutigend; bei 65 % aller behandelten Patientinnen erreichten wir eine Beschwerdefreiheit, bei 30 % eine deutliche Besserung von Einzelsymptomen, wie Miktionsschmerz und Miktionsfrequenz. Wichtig erscheint es uns, darauf hinzuweisen, daß die lokale, in diesem Falle also die intramurale Instillation, gegenüber der intramuskulären Applikation die Therapie der Wahl ist. Sie erlaubt es, die Wirksubstanz direkt in das pathologisch veränderte Gewebe zu bringen.

Literatur

Anderson, E. E., Cobb, O. E.: Urol. Dig. **4**, (2) 17 (1965). — Antiles, L.: J. Urol. **96**, 385 (1966). — Carson, S., Vogin, E. E., Huber, W., Schulte, T. L.: Toxicol. Appl. Pharm. **26**, 184 (1973). — Frick, J., Hittmair, A.: Urol. int. **22**, 429 (1967). — Hohenfellner, R., Weghaupt, K.: Strahlentherapie **122**, 362 (1963). — Marberger, H., Huber, W., Bartsch, G., Schulte, T., Swoboda, P.: Orgotein: a new anti-inflammatory metalloprotein drug: evaluation of clinical efficacy and safety in inflammatory conditions of the urinary tract. Int. Urol. Nephrol. **6**, 61 (1974). — Moss, W. T., Ackermann, L. V.: Therapeutic Radiology. 2nd ed. St. Louis: Mosby 1965. — Persky, L., Austen, G.: ACTH in radiation cystitis. — Vitenson, J. H., Grabstald, H., Whittmore, W. F.: J. Urol. **107**, 973 (1972). — Wojewski, A., Rössler, R.: Pol. Med. Sci. Hist. **8**, 110 (1965).

Dr. G. Bartsch, Prof. Dr. H. Masberger
Urologische Universitätsklinik
A-6020 Innsbruck/Österreich

S. Havliček: Früh- und Spätkomplikationen der Harnwege nach Strahlentherapie und in Kombination mit Operation des Kollumkarzinoms

Bei der Behandlung des Kollumkarzinoms durch Bestrahlung und in Kombination mit einer Operation sind unmittelbar oft die Harnwege betroffen.

In unserem Onkologischen Institut haben wir bei allen Kollumkarzinom-Fällen, die von 1964 bis 1967 zur Aufnahme kamen, auch den Harntrakt vor der Therapie und nach 6 Monaten sowie nach einem Jahr, nach 3 und 5 Jahren nach der Therapie untersucht. Verwendet wurden Zystoskopie, Urographie und Radionephrographie. In dieser Zeit sind 209 Patientinnen in allen Stadien des Kollumkarzinoms gekommen. In die Studie sind Primärfälle ohne Nachbestrahlung nicht eingeschlossen (Abb. 1).

Vor der Therapie fanden wir 25,8 % pathologische Chromozystoskopien, 27,7 % pathologische Urographien und 30,6 % pathologische Radionephrographien.

Im Vergleich der bei uns festgestellten pathologischen Urographien mit den Resultaten der anderen Autoren sind unsere Ergebnisse gleich hoch, außer dem Stadium I, wobei wir höhere Pathologie am Harntrakt festgestellt haben. Die höhere Prozentzahl im Stadium I erklärt sich als Folge im höheren Alter der Patientinnen und durch Nebenerkrankungen.

Während dieser Zeit haben 133 Patientinnen nur Strahlentherapie bekommen und 67 Patientinnen wurden zusätzlich nach Wertheim-Meighs operiert.

9 Patientinnen waren nach der Strahlentherapie nur probatorisch laparotomiert.

Vor der Therapie haben wir fast in einem Drittel der Fälle pathologische Veränderungen an den Harnwegen festgestellt. 6 Monate nach der Therapie stiegen die Komplikationen am Harntrakt an. Pathologische Befunde könnten noch höher sein, wenn wir die Sterblichkeit zu dieser Zeit dazurechnen würden. Nach 6 Monaten sind 21 Patientin-

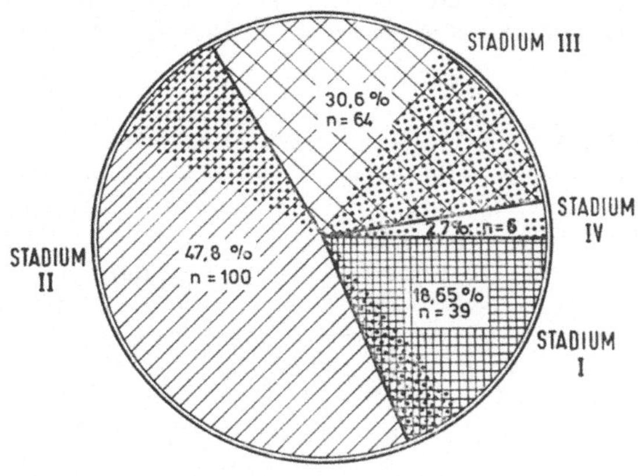

Abb. 1

nen (10%) gestorben, davon 9 Patientinnen wegen der begleitenden Komplikationen am Harntrakt.

Ein Jahr nach der Therapie steigen immer noch die pathologischen Urographien; die Radionephrographien und Chromozystoskopien jedoch sinken mehr oder weniger ab. Ein Jahr nach der Therapie sind 58 Patientinnen (27,7%) gestorben: 27 Patientinnen wegen des Karzinoms und der begleitenden urologischen Komplikationen und 3 Patientinnen wegen der Urämie ohne Karzinom. Nach einem Jahr bleiben die pathologischen Veränderungen gleich hoch, außer Urographien, die von 43,4 auf 25,3% bzw. nach 5 Jahren auf 23,2% gesunken sind (Abb. 2).

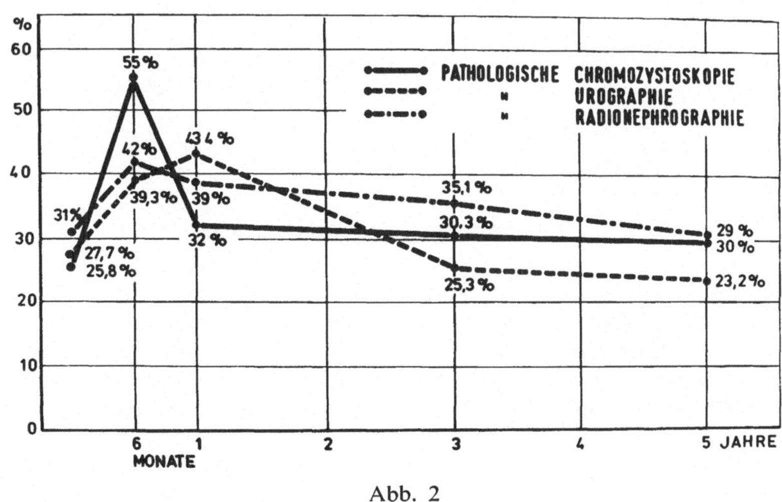

Abb. 2

Die Mortalität beim Kollumkarzinom aller Stadien steigt bis zu einem Jahr und bleibt bis zu 2 Jahren hoch. In 5 Jahren sind insgesamt 124 Patientinnen (59,3%) gestorben. Die Patientinnen (42,9%) sind zum größten Teil an dem Karzinom und infolge der Komplikationen am Harntrakt gestorben. Wegen Urämie ohne Karzinom exitierten 8,2% der Patientinnen (Tab. 1).

Tabelle 1. Ursache der Mortalität des Kollumkarzinoms

Die Ursache	6 Mon.	6 Mon. bis 1 Jahr	1 Jahr bis 3 Jahre	Zusammen in 3 Jahren in %	in 4 Jahren in %	in 5 Jahren in %	in 7 Jahren in %
Karzinom	4	7	6	17 = 16,8	21 = 18,8	21 = 17,3	21 = 16,9
Ca + urologische Komplikationen	3	8	11	22 = 21,7	24 = 22,4	24 = 19,8	25 = 20,1
Ca + Uremia	5	11	8	24 = 23,7	27 = 25,1	27 = 23,1	28 = 22,1
Uremia ohne Ca	1	2	5	8 = 7,9	—	10 = 8,2	10 = 8,2
Nebenursachen ohne Ca	5	4	6	15 = 14,8	19 = 17,0	19 = 17,0	21 = 16,9
Unbekannte Ursache	—	5	10	15 = 14,8	18 = 15,3	19 = 15,7	19 = 15,3
Zusammen	18	37	46	101 = 100	117 = 100	121 = 100	124 = 100

Urologische Operationen sind bei kombinierter Therapie, d. h. nach Operationen und Bestrahlungen, öfters als bei nur bestrahlten Patientinnen durchgeführt worden.

Zusammenfassend stellen wir vor und nach der Therapie des Kollumkarzinoms hohe begleitende urologische Komplikationen fest. Steigender Hydronephrosegrad und Abnahme der Nierenparenchymfähigkeit verlaufen symptomlos.

Bei der kombinierten Therapie kommen Frühkomplikationen häufiger vor als bei Bestrahlungen, bei denen sie erst nach einem Jahr oder noch später auftreten können.

Um Früh- oder Spätkomplikationen zu beseitigen, sind rechtzeitige und regelmäßige urologische Untersuchungen durchzuführen. Größere urologisch-plastische Operationen kommen in 1 bis 2 Jahren nach der Therapie in Frage. Mit regelmäßigen und systematischen urologischen Untersuchungen sowie mit aktiver Operationstätigkeit an den Harnwegen könnten wir noch in ca. 10% das Leben der Patientinnen retten.

Doz. Dr. sc. Dr. med. S. Havliček
Onkologisches Institut, Med. Fakultät
YU-61000 Ljubljana/Jugoslawien

L. V. WAGENKNECHT: Zur Blaseninstillationsbehandlung

An der Urologischen Universitätsklinik Hamburg wurde in den letzten 3 Jahren bei 82 Patienten mit Zystitiden eine Blaseninstallationstherapie durchgeführt.

Nach Entleerung der Blase erfolgte 2mal täglich mittels Einmalolive die transurethrale Instillation einer Mixtur von Urbason-Kristallsuspension, Actihämyl und Procain-Hydrochlorid; danach Rollkur für 10 Minuten je Seite nach Art der Magenrollkur; gleichzeitige Gabe von Sedative und Antibiotika.

Die *Indikation* war in 52 Fällen eine radiogene Zystitis, bei den restlichen 30 Patienten eine hämorrhagische Zystitis, Ulcus simplex, tuberkulöse oder Endoxanblase.

Die 10tägige Instillationstherapie führte bei radiogener Zystitis mit wenigen Ausnahmen zu einer Normalisierung bzw. eindeutigen Besserung der Miktionsbeschwerden
und des endoskopischen Befundes. Die Ergebnisse waren weniger überzeugend bei Ulcus
simplex, Tbc und Endoxanblase.

Bei der hämorrhagischen Zystitis ergab sich stets eine Normalisierung.

Der zystoskopische Befund der demonstrierten Dia zeigte eine akute radiogene Schädigung (bullöse Panzystitis mit diffusen Blutungsstellen) sowie die Besserung nach 10-
tägiger Instillationstherapie im gleichen Areal.

Bei radiogener Zystitis wurde bei einem unserer Patienten eine beidseitige Harnwegsstauung festgestellt. Nach 2maliger Instillationskur von jeweils 10 Tagen ergab sich eine
weitgehende Normalisierung des endoskopischen Befundes und der oberen Harnwegsstauung.

Priv.-Doz. Dr. L. V. Wagenknecht
Urologische Univ.-Klinik
Martinistraße 52
D-2000 Hamburg 20

Diskussion zu den Vorträgen Seite 85 bis 107
Urologische Komplikationen bei gynäkologischen Erkrankungen, Operationen und nach Strahlentherapie (Blase und Harnröhre)
Moderator: R. Nagel, Berlin

Moderator: Die Thematik des heutigen Nachmittags war den urologischen Komplikationen
der gynäkologischen Erkrankungen, Operationen und nach Strahlentherapie, vor allem der Blase,
gewidmet. Es handelte sich, wie aus den Vorträgen hervorging, um ein recht heterogenes Gebiet,
das in der Diskussion etwas zu gliedern sein wird. Abschließend sollte festgestellt werden, ob
sich aus den Vorträgen bestimmte bewährte diagnostische bzw. therapeutische Verfahren kon-
densiert haben.

Zu Beginn der Diskussion möchte ich gleich Herrn Busch, im Anschluß an sein einführendes
Referat, als Radiologen bitten, noch einmal Stellung zu Komplikationen bei der gynäkologischen
Strahlentherapie an den ableitenden Harnwegen sowie zu strahlendosimetrischen Gesichtspunkten
im Anschluß an die Vorträge zu nehmen.

M. Busch, Essen: Eingehend auf die Toleranzdosis der Blase möchte ich feststellen, daß sie
generell bei der gynäkologischen Strahlentherapie bei etwa 6000 rad festliegt. Sie ist allerdings
keine feste Größe, sondern variabel. Je größer der bestrahlte Wandbezirk der Blase ist, um so
geringere Dosen werden toleriert. Bestrahlt man die ganze Blase, wie wir dies aus der Strahlentherapie der Blasentumoren wissen, dann liegt die Toleranzgrenze bei etwa 5000 rad. Ist die Blase
vorher durch chronisch entzündliche Zystitiden, die lange Jahre bestanden haben, vorgeschädigt,
so muß man damit rechnen, daß die Toleranzdosis 10% niedriger liegt als die vorgetragenen
Toleranzdosen. In Essen leisten wir es uns gelegentlich bei völlig einwandfreien Verhältnissen
der Blase bei der Therapie des Kollumkarzinoms, die Blase innerhalb von 6 Wochen ganz lokal
bis zu 6600 rad zu belasten, wobei wir damit rechnen, daß der belastete Bezirk nicht größer als
etwa ein 10-Pfennig-Stück ist. Sobald er jedoch 5-Mark-Stück-Größe hat, darf man nie mehr als
6000 rad geben. Die Toleranzdosis ist ferner abhängig von der Protrahierung der Gesamttherapie.
Ich möchte nur eine Patientin erwähnen, der wir eine Blasenbelastung von 7800 rad wegen eines
ausgedehnten Kollumkarzinoms mit Befall des Septum vesico-vaginale haben zumuten müssen,
so daß die Patientin insgesamt 9000 mg/eh Radium erhalten hat. Damit hat die Patientin schließlich eine Blasendosis von etwa 7800 rad erhalten, wobei die Therapie sich über ein halbes Jahr
hinzog. An diesem Fall wollte ich darstellen, daß man also sehr sorgfältig, wenn man therapeutische Erfolge erreichen will, den bestrahlten Blasenbezirk, die Größe des Schleimhautbezirkes,
die Zeit und vorangegangene Schädigungen, auch Tumorinfiltrationen, berücksichtigen muß.
Durch die Diskussion des Radiologen mit dem Urologen kann man sich meist ein Bild über die
Toleranzdosis machen. Man sollte jedoch flexibel genug sein, und wenn man während der
Therapie feststellt, daß nach einer bestimmten Dosis noch keine wesentliche Reaktion der Blase

besteht und der Tumor noch eine Dosis benötigt, die man sich leisten kann, daß man dann mehr an Strahlentherapie gibt, als ursprünglich vorgesehen war. Aber, wie gesagt, im Endstadium der Dosierung muß man ausgesprochenes Fingerspitzengefühl beweisen.

Moderator: Vielen Dank, Herr Busch, daß Sie vor allem noch einmal diese notwendige Kooperation zwischen Röntgenologen und Urologen betont haben.

F. Arnholdt, Stuttgart: Gehen die Veränderungen der Blase und des Rektums miteinander parallel, handelt es sich also um gleich starke Veränderungen, und wie oft sehen Sie eine Pannusbildung in der Bauchhaut?

M. Busch, Essen: Bei dieser Pannusbildung handelt es sich um eine subkutane Induration, die früher bei der Telekobalt-Therapie gelegentlich auftrat, da das Dosismaximum bei der Telekobalt-Therapie in 5 mm Tiefe liegt. Heute wissen wir, daß diese subkutane Induration offenbar erblich verankert ist, und es gibt einen Teil der Patienten, die auf eine Oberflächendosis von etwa 6000 rad, d. h. ca. 10%, mit einer solchen subkutanen Induration reagieren. Leider können wir dies nicht voraussagen. Wir vermeiden eine solche Induration dadurch, daß wir, wenn wir nicht genügend an Strahlendosis von einem Feld einstrahlen können, dann mehr kreuzfeuerartig bestrahlen, so daß auch an die seitlichen Felder heranzukommen ist. Dies natürlich nicht mit Telekobalt, sondern auch manchmal mit höheren Strahlenenergien, beispielsweise mit 42 Megavolt Röntgenstrahlen. Bei diesen Röntgenstrahlen braucht man eine solche subkutane Induration nicht zu befürchten.

Zur Frage der Parallelität zwischen Blasen- und Rektumschleimhautreaktionen kann ich dahingehend antworten, daß sehr häufig ein Dosisunterschied bei gut gelegenem Präparat zwischen Blase und Rektum besteht. Wir richten uns mit der Toleranzdosis sowohl nach Blase und nach Rektum und geben das Maximum, wobei wir uns bei der Strahlentherapie danach richten, welches Organ die maximale Strahlenbelastung zeigt. Durch Distanzierung von Blase und Rektum vom in der Zervix liegenden Präparat können wir die Blasen- und Rektumdosis doch recht gut vermindern. Haben wir weite Verhältnisse, verwenden wir eine große Platte und bestücken sie dann auch nicht stärker als eine kleine Platte und können damit die Toleranzdosis recht gering halten. Ich möchte aber betonen, daß wir uns sowohl nach der Blase als auch nach dem Rektum richten und für beide etwa gleiche Toleranzdosen ansetzen können. Allerdings sind die räumlichen Verhältnisse manchmal recht unterschiedlich.

H. Lax, Berlin: Herr Kollege Busch, ich bin etwas erstaunt, daß Sie noch einmal den Begriff mg-Elementstunden hier als Radiologe vertreten. Wir hatten eigentlich gehofft, daß diese Einheit langsam sterben würde. Wir sind uns ja wahrscheinlich einig darüber, daß dies keine vernünftige Größe ist, um Bestrahlungen durchzuführen, zumal wir heute bekanntlich über eine Fülle hervorragender Dosimeter verfügen, so daß es keine Mühe macht, präzise den Dosiszufluß zu messen. Ich würde noch einen Schritt weiter gehen und sagen, daß es in der gynäkologischen Strahlentherapie vermeidbare und unvermeidbare Schädigungen gibt, wobei zu den vermeidbaren Schädigungen mit Sicherheit die Störungen und auch Fisteln zu rechnen sind, die aufgrund der mg-Elementstunden-Dosierung entstehen. Was Sie bezüglich von Toleranz von Blase und Rektum sagen, so kann man nicht verschiedener Meinung sein. Dies dürfte inzwischen ein absolut zuverlässiger Wert sein, ist jedoch aber weitgehend davon abhängig, wie eng oder wie weit das vordere und seitliche Scheidengewölbe ist. Man kann mit den berühmten 4000 oder 6000 mg-Elementstunden eine bildschöne Blasen-Scheiden- oder Rektum-Scheidenfistel bekommen, die zu vermeiden wäre, wenn man bei verengtem Scheidengewölbe die Dosis gemessen hätte. Meine Frage an Sie geht nun dahin, warum Sie als Radiologe nun, was schon im Kreise der Gynäkologen offenbar nicht auszurotten ist, immer noch die mg-Elementstunden als Dosis verwenden?

M. Busch, Essen: In Beantwortung Ihrer Frage darf ich vielleicht feststellen, daß ich das Wort mg-Elementstunden vielleicht 2mal und das Wort Dosis in rad vielleicht 50mal erwähnt habe. Sie können daraus bei mir persönlich die Bewertung der mg-Elementstunden leicht entnehmen. Wie Sie sicher wissen, gehen meine Bemühungen seit 15 Jahren dahin, mich für die Abschaffung der mg-Elementstunden bei der gynäkologischen Strahlentherapie einzusetzen, und wir richten uns in der Tat nur nach der Dosis in rad. Dabei kommt es eben heraus, wenn man nach alter Rechnung sagt, daß eine Patientin 9000 mg-Elementstunden bekommen habe, die andere jedoch nur 3500. Beide Patientinnen jedoch haben die gleiche Dosis an der Blase erhalten.

Moderator: Damit scheint dieses radiologische Problem geklärt zu sein, und ich möchte noch einmal auf die urologische Stadieneinteilung der Strahlenblase, wie sie von den Herren Zingg und Buhl gegeben wurde, eingehen. Ich möchte Herrn Zingg noch einmal fragen, wie seine Einteilung mit der von Herrn Buhl übereinstimmt.

E. Zingg, Bern: Ich möchte sagen, daß die Übereinstimmung sehr eng ist, wobei natürlich die Bezeichnung Stadium I bzw. Stadium II sehr stark vom subjektiven Empfinden des Untersuchers abhängig ist, zumal speziell Teleangiektasien, Blutungen der Schleimhaut: Was ist Stadium I, was ist Stadium II? Dies hängt eindeutig von der Erfahrung des Untersuchers ab, und darum sollten die Fälle, wenn möglich, jeweils vom gleichen Untersucher betrachtet werden, damit wir dann zumindest im eigenen Material zu einer einheitlichen Klassifizierung kommen. Das Stadium III stimmt in der von Herrn Buhl und mir gegebenen Klassifikation überein und wird auch mit den Nekrosen so definiert, während das Stadium IV die Fistelbildung darstellt.

Moderator: Damit ist auch diese Frage geklärt, zumal wir aus den Vorträgen feststellen konnten, daß ein erheblicher Teil der Patienten, die postaktinische Veränderungen in der Blase haben, praktisch beschwerdefrei sind, daß also die Zystoskopie in der Nachkontrolle eine wesentliche Rolle spielt.

H. Marberger, Innsbruck: Ich möchte die Herren Zingg und Buhl fragen, ob sie keine Schwierigkeiten bei der endoskopischen Beurteilung der Effloreszenzen haben. Wir sehen, daß auch bei tiefnarkotisierten Patienten beim Ablassen der Spülflüssigkeit sofort zusätzliche Veränderungen auftreten, die das ursprüngliche Bild verwischen und bei schweren Veränderungen die Beurteilung außerordentlich erschwert ist. Wir haben versucht, eine Reihe von Parametern aufzustellen und uns an ein bestimmtes Protokoll zu halten, um möglichst vielschichtig die subjektiv gefärbten und schwer dokumentierbaren Symptome an der Blasenschleimhaut zu erfassen. Wir haben gesehen, daß die Endoskopie absolut notwendig ist, die Befunde jedoch mit gewisser Vorsicht zu interpretieren sind. Deshalb meine ich, daß es außerordentlich schwierig ist, eine exakte Stadieneinteilung zu treffen.

G. Rodeck, Marburg: Ich glaube, daß für die zystoskopische Befunderhebung wesentlich ist, bei diesen Fällen einen geringeren als sonst üblichen Füllungsdruck anzuwenden. Der Einlaufdruck sollte höchstens 50 cm, möglichst noch weniger, betragen und daß der beurteilende Kollege sofort die Untersuchung vornimmt und nicht durch einen Erstuntersucher zuerst das Instrument eingeführt wird und dann erst eine Zweitbeurteilung erfolgt. Dadurch kann die Traumatisierung und Schädigung der Blasenschleimhaut, wodurch eine klare Beurteilung des Befundes beeinträchtigt wird, vermieden werden. Wie auch bei der Blasentuberkulose beobachte ich immer wieder, daß ein geringer Einlaufdruck zu petechialen Blutungen erheblichen Ausmaßes führen kann, der eine genaue Beurteilung nicht mehr ermöglicht.

H. Melchior, Aachen: Herr Kümper hat den Tonuskapazitätsquotienten als ein reproduzierbares Maß für die elastischen Eigenschaften der Harnblase angegeben. Nun ist jedoch gerade die Kapazität im Zusammenhang mit dem Tonus eine sehr subjektive Größe. Die Blase ist ein elastisches Organ, für das sich eine gewisse Definition eingebürgert hat, d. h. die Änderung des intravesikalen Druckes in Abhängigkeit von der Füllung. Und gerade diese Größe, und dies war auch in den 3 Kurven der Verlaufskontrolle deutlich zu erkennen, zeigten eindeutige Veränderungen im Rahmen der Compliances bereits zu Beginn der Blasenfüllung.

H. J. Kümper, München: Ich kann nur feststellen, daß man sich immer noch bemüht, objektive Größen zu finden. Es wundert mich, daß man bei einem äußeren Erscheinungsbild, wie z. B. der Blasenschleimhaut, beginnt. Die Schleimhaut als solche besitzt gar keine Aussagekraft, ob sie nun mehr getönt ist oder nicht. Ein objektiver Parameter wäre, und das ist auch unsere Ansicht, wenn Meßdaten zu finden wären. Diese Meßdaten sind jedoch, wie wir ebenfalls gehört haben, auch bei der Dosis nicht absolut, sondern relativ. Und deshalb haben Sie sicherlich auch gesehen, daß wir unsere Untersuchungen von einem Ausgangswert abhängig machen und nicht von einem Normwert. Wenn wir es einer Norm, die eine große Schwankungsbreite hat, entgegenhalten, dann müssen wir damit rechnen, allgemein verstanden zu werden. Aber es ist so, daß der Ausgangswert das entscheidende Kriterium ist und dort sind auch, wenn auch mit großer Schwankungsbreite, diese Zahlen wieder außerordentlich gut zu rekonstruieren, und wir haben ja gezeigt, daß man 5 Jahre später Verlaufskurven, wenn auch nur im Hinblick auf einen kurzen Überblick, aufzeichnen kann, wobei eine gewisse Reaktion rekonstruierbar bzw. wieder rückgängig gemacht werden kann, indem man auf den Ausgangswert zurückgreift. Insofern ist die Relation zwischen Kapazität und Tonus, so wie es Herr Richter gezeigt hat, doch ein Maß dafür, wie das klinische Bild ist, und dies halte ich für entscheidend, da schließlich die Blase im Endeffekt ein Funktionsorgan ist.

K. Bandhauer, St. Gallen: Obgleich es nicht unmittelbar mit der Therapie zusammenhängt, möchte ich doch an die Urologen eine Frage stellen, die sich viel mit postaktinischen Schädigungen beschäftigt haben: Wie oft haben Sie in Ihrem Krankengut aufgrund einer länger zurückliegenden Bestrahlung primäre Harnblasenkarzinome beobachtet? Wir haben an einem relativ kleinen Krankengut an unserer Klinik jetzt 2 Patientinnen, die vor vielen Jahren bestrahlt worden sind, die dann ein primäres, wenn auch oberflächliches, Urothelkarzinom entwickelt haben, das aber praktisch therapiemäßig nicht zu halten war. Bei diesen ganzen postaktinischen Schädigungen habe ich den Hinweis auf evtl. nach dieser Bestrahlung auftretende Urothelkarzinome vermißt. Oder ist es nur ein Zufall, daß wir in unserem kleinen Krankengut diese 2 Fälle beobachtet haben?

H. Marberger, Innsbruck: Kürzlich haben wir ein multilokuläres anaplastisches Karzinom entdeckt, das sich aus einer Bestrahlungszystitis entwickelt hat. Die Relation interstitielle Zystitis und anaplastisches Karzinom ist jetzt seit etlichen Jahren absolut bekannt und eine Gegebenheit. Wie aus dem Material der Mayo-Klinik aus einem großen Krankengut hervorgeht, entwickeln sich aus einer jahrelang bestehenden interstitiellen Zystitis, die nicht immer eine Strahlenzystitis sein muß, in einem ganz hohen Prozentsatz, beim Mann etwa in 90% der Fälle, bei der Frau in einem etwas geringeren Prozentsatz, Tumoren, und zwar vom rasch wachsenden multilokulären anaplastischen Typ des Urothels.

Moderator: Ich möchte nun noch um Diskussionsbemerkungen über die Therapie mit Formaldehyd-, Orgotein- u. a. anderen Instillationen, wie etwa Urbason in die Blase bei Strahlenzystitis, bitten. Bestehen hier Erfahrungen?

F. Truss, Göttingen: Zum Actihaemyl möchte ich feststellen, daß es immer wieder zur Behandlung der Strahlenzystitis empfohlen wird. Dieses Präparat kann zwangsläufig um so besser wirken, je länger es in der Blase verbleibt. Actihaemyl stellt einen guten Nährboden für Bakterien dar, da sich in vitro-Versuchen beweisen läßt, daß reines Actihaemyl die vorhandene Zystitis verschlechtert. Ich möchte deshalb dringend empfehlen, Actihaemyl nie allein, sondern immer nur in Verbindung mit einem Antibiotikum zu geben.

Diskutant, Erlangen: Ich möchte noch einmal auf die Beschwerden eingehen, die zur Zystoskopie Anlaß geben und dabei in diesem Zusammenhang darauf hinweisen, daß die Vaginainspektion unbedingt hinzugehört, da die zystoskopische Stadieneinteilung ohne Einbeziehung des vaginoskopischen Aspektes sicher unvollständig ist. Oft wird man eine schwere ulzerierende Entzündung in der Scheide finden. Aus diesem Aspekt der lokalen Radiumwirkung, die kombiniert wird durch den Kastrationseffekt, denn meist wird kombiniert bestrahlt und schon früh eine ausreichende Kastrationsdosis erreicht, resultiert ein Gedanke zur Behandlung, und zwar zur präventiven Behandlung der Strahlenzystitis durch die frühzeitige Östrogensubstitution, schon bereits während der laufenden Karzinomtherapie. Wir führen diese Methode in Erlangen durch und heparinisieren gleichzeitig während der Radiumtherapie. Dabei haben wir den Eindruck, daß wir eine Anzahl von Strahlenreaktionen in der Blase vermeiden können unter der Vorstellung, daß die Trophik der Blase verbessert wird. Aufgrund des Heparins hatten wir auch keine thromboembolischen Komplikationen.

Moderator: Vielen Dank, Herr Kollege, für den Hinweis. Ich bin jedoch sicher, daß die Vaginoskopie von den Urologen bei bestrahlten Patienten sicher immer mit durchgeführt wird.

P. Lichtenauer, Lübeck: Angeregt durch Literaturstudium haben wir zwar nicht Formaldehyd-Instillationen durchgeführt, sondern Essigsäure in steigender Konzentration bei chronisch blutenden Strahlenblasen instilliert und haben bei 2 Fällen versucht, und zwar über 3 bis 4 Wochen, über einen Spülkatheter ständig in steigender Dosierung, bis zu einem Maximum von 8%, Essigsäure in die Blase zu instillieren. Dies wurde von den Patienten bei gewisser Sedierung und Daueranalgetika-Behandlung toleriert, hat auch für eine gewisse Zeit vorgehalten, konnte jedoch nicht als endgültiger Erfolg angesehen werden, da es bei den Patienten wieder zu Blasenblutungen kam.

Moderator: Ich möchte Herrn Marberger folgendes fragen: Gibt es Komplikationen durch die Injektion von Orgotein in die Blasenschleimhaut bzw. in die Blasenmuskulatur?

H. Marberger, Innsbruck: Was in der Zukunft sein wird, kann ich nicht sagen; bis jetzt haben wir jedoch noch keine Komplikationen gehabt. Man spritzt das Mittel in die Blasenwand ein und nach einer vielleicht 3 bis 4 Stunden lang anhaltenden Irritation sind die Patienten, die ja

110

vorher Schmerzen hatten, beschwerdefrei. Dies ist zweifellos ein Ergebnis, daß man fast nicht erwarten konnte, und dieses Ergebnis hat uns auch am meisten beeindruckt. Wir haben bisher, wie ich bereits betonte, keinerlei Nebenwirkungen, wie Nachblutungen etc., gesehen. Selbst Patienten, die man einmal instilliert hat, bluten danach erstaunlicherweise nicht mehr.

K. Bandhauer, St. Gallen: Ich möchte hier nicht die Wirkung dieser Medikamente im Speziellen bezweifeln, glaube jedoch, daß alle von uns die Erfahrung gemacht haben, daß allein die Dehnung der Blase oft bei diesen Radiozystitiden eine schlagartige subjektive Besserung bringt. Ich bin deshalb der Ansicht, daß die Beurteilung der Wirkung eines Präparates nicht nur aufgrund einer subjektiven vorübergehenden Besserung erfolgen kann. Ich bezweifle absolut nicht den Wert des Orgoteins, jedoch die Dehnung der Blase allein bringt in so vielen Fällen über lange Zeit ein gutes Ergebnis, daß man in der Beurteilung von Medikamenten gerade in dieser Frage doch sehr vorsichtig sein sollte.

W. Lutzeyer, Aachen: Ich möchte Herrn Marberger fragen, wie der pharmakologische Wirkungsmechanismus ist. Wir haben zwar die Formel gesehen, es fehlt uns jedoch die Vorstellung, wie man sich die Wirkung des Orgoteins vorstellt.

H. Marberger, Innsbruck: Ich selbst kann darauf auch keine Antwort geben, da ich darüber nichts weiß. Die mir zur Verfügung stehende Literatur will ich dir gern zur Verfügung stellen. Man nimmt an, daß man in eine überschießende entzündliche Reaktion in einer Phase des Wundheilungsgeschehens eingreift und nun diese entzündliche Reaktion zurückdrängt. Dies scheint ja wohl auch das Prinzip anderer moderner Medikamente, die man mit Erfolg anwendet, zu sein. Zu Herrn Bandhauer möchte ich noch sagen, daß er ja sicherlich aus seiner Innsbrucker Zeit noch in Erinnerung hat, wie das mit dem Auffüllen und mit der Behandlung der interstitiellen Zystitis vor 10 bis 15 Jahren war. Wir haben alles versucht, wir haben die Blasen fast zum Platzen gebracht und mußten auch zystektomieren. Selbst mit der Kortison-Instillation sind wir gescheitert. Das, was ich mit dem Orgotein bisher gesehen habe, war so überzeugend, daß dies sicherlich ein wesentlich besseres Behandlungsverfahren ist.

H. DUVENBECK und F. BAUMBUSCH: **Über die Wertigkeit diagnostischer Methoden bei urogenitalen Fisteln**

Leitsymptom einer urogenitalen Fistel ist der kontinuierliche unfreiwillige Harnabgang in zeitlichem Zusammenhang mit einer gynäkologischen Erkrankung oder nach einer gynäkologischen Operation. In den meisten Fällen ist die Diagnose einfach und durch Anamnese und urologische Routineuntersuchungen zu stellen. Urogramm, Zystogramm und Zystoskopie führen bei Blasen-Scheidenfisteln fast immer zur Abklärung der Ursache des Harnabganges aus der Scheide. Manche Blasen-Scheidenfisteln lassen sich auch bei der Zystoskopie mit einem Ureterkatheter sondieren.

Sehr feine Blasen-Scheidenfisteln werden durch Auffüllen der Blase mit Farbstofflösung und gleichzeitiger Einlage eines Mulltampons in die Scheide verifiziert: die Färbung des Tampons beweist das Vorliegen einer Fistel.

Schwieriger ist oft die Diagnose und vor allem die *Seitenlokalisation* einer *Ureter-Scheidenfistel,* die klinisch durch Urinabgang per vaginam gekennzeichnet ist, gleichzeitig aber noch normale Blasenentleerung ermöglicht. Urogramm und retrogrades Pyelogramm geben oft nicht die *Seitenlokalisation* an, selbst wenn Ektasie und Kalibersprung auf den lädierten Harnleiter hinweisen, wie Abb. 1 zeigt.

In diesem Falle hat für uns die Vaginographie einen hohen Stellenwert, wie aus unserer Klinik bereits anläßlich der Tagung der nordrhein-westfälischen Gesellschaft für Urologie 1974 in Rheydt ausführlich berichtet wurde.

Über Ursprung, Fehlerquellen und Fehldeutungen des Verfahrens hat heute früh Herr Böcker berichtet, so daß ich hierauf nicht mehr eingehe.

Die technische Ausführung ist einfach (Abb. 2): Das Vestibulum wird mit Hilfe eines großen Foley-Ballonkatheters blockiert und die Scheide mit verdünntem Kontrastmittel

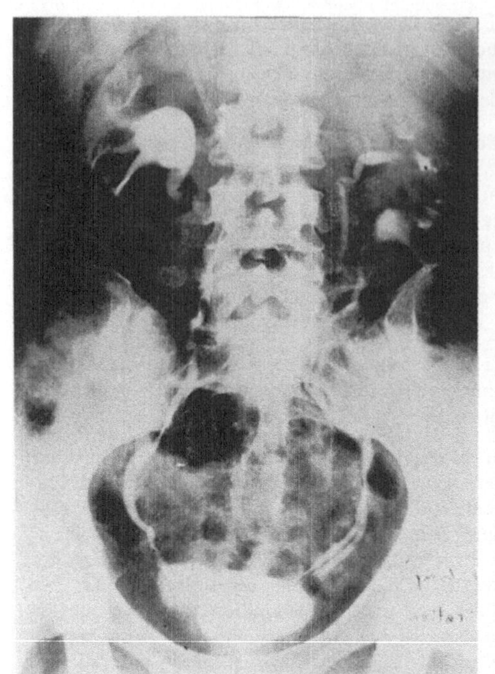
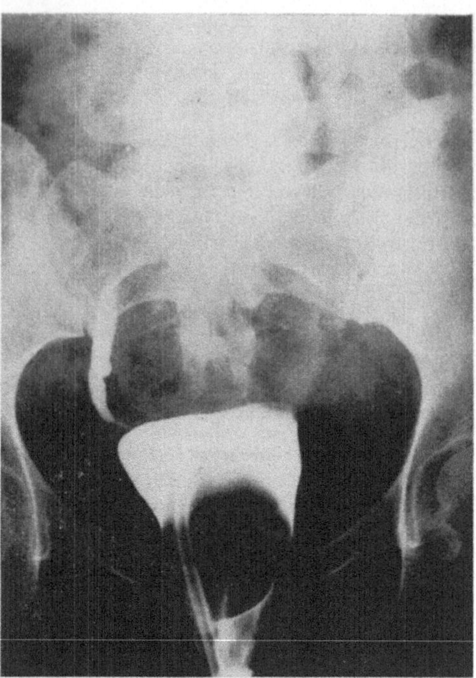
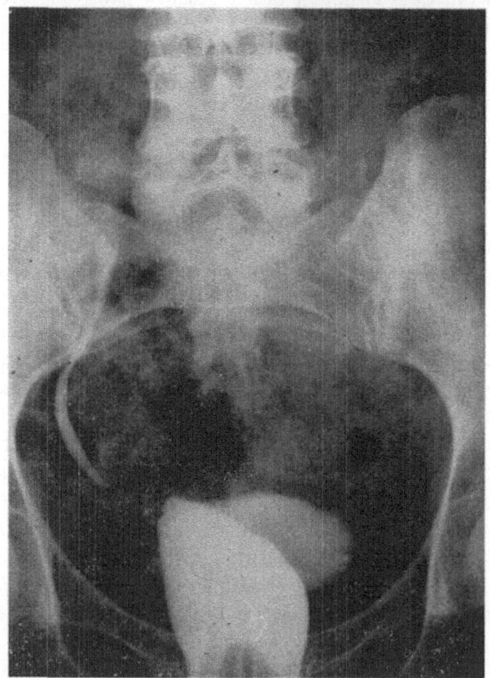

Abb. 1. Harnleiter-Scheidenfistel, Urogramm: Obwohl Kontrastfüllung der Vagina, keine Seitenlokalisation der Fistel möglich

Abb. 2. Harnleiter-Scheidenfistel, Vaginogramm: Eindeutige Seitenlokalisation der Fistel

Abb. 3. Harnleiter-Scheidenfistel, Vaginogramm: Prograde Füllung der Harnblase von der
Fistel aus

aufgefüllt. Wir sehen dann so gut wie immer einen Übertritt des Kontrastmittels in den geschädigten Harnleiter. Die Seitenlokalisation kann röntgenologisch eindeutig dokumentiert werden. In manchen Fällen kommt es zusätzlich zur prograden Darstellung der Harnblase, wie das letzte Bild (Abb. 3) zeigt.

Dr. H. Duvenbeck
Urologische Klinik der
Städt. Krankenanstalten
Lutherplatz 40
D-4150 Krefeld

P. Lichtenauer, W. v. Massenbach, L.-V. Wagenknecht und H. Wiechell:
Zur Problematik und operativen Therapie von Blasen-/Darmfisteln nach Strahlenbehandlung eines Collum-Ca

Ich referiere über 30 Fälle von vesico-intestinaler Fistelbildung nach kombinierter Strahlenbehandlung eines Kollumkarzinoms, in 9 Fällen zusätzlich verbunden mit einer operativen Behandlung. In 20 Fällen war diese Fistel eine reine Strahlenreaktion, bei 10 Patientinnen handelte es sich zusätzlich um ein Karzinom-Rezidiv.

Die Symptomatik dieser Blasen-Darmfisteln war in allen Fällen typisch und ist bekannt. Die Latenzzeit zwischen initialer Behandlung und Auftreten der Fistel lag zwischen einem Vierteljahr und 20 Jahren.

Die Lokalisation der Fisteln ist aus folgender Tabelle zu ersehen. Meist ließen sie sich eher röntgenologisch als endoskopisch beweisen. Das Zystogramm oder der Kontrasteinlauf waren die entscheidenden Maßnahmen, das Urogramm oder die MDP halfen assistierend, wobei sowohl Harnwege wie Intestinum häufig und zusätzlich Strahlenirritationen, wie Stenosen oder Verschluß, aufwiesen. In wenigen Fällen bestand zwar eine eindeutige Klinik, zeigen aber ließ sich die Fistel nicht.

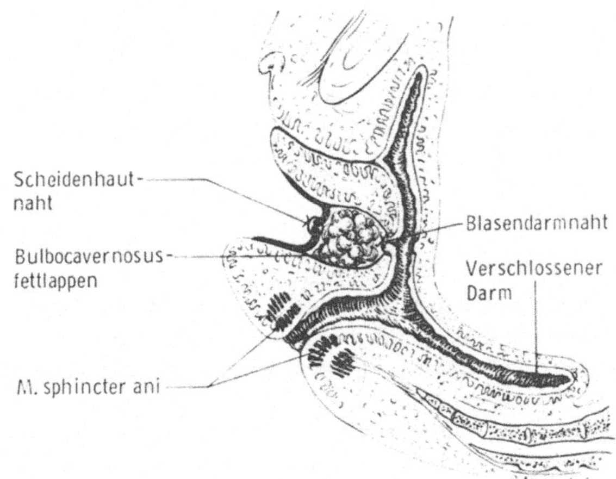

Abb. 1. Schema zur Vesico-Recto-Anastomose nach v. Massenbach

Therapeutisch stellten sich uns 4 Wege:
Zum einen der sehr ungenügende Versuch, durch Dauerkatheter und Ureterschienen diese Fistel klinisch erträglich zu machen. Nur in 3 präfinalen Fällen mußten wir uns auf derartige Maßnahmen beschränken.

Bei 7 Patientinnen wurden Blase und Darm voneinander gelöst, der Blasendefekt großzügig umschnitten und durch Naht versorgt, wenn möglich Sicherung dieser Naht durch das daraufgesteppte Corpus uteri. Das fisteltragende Darmsegment wurde reseziert und die Darmkontinuität wiederhergestellt. Meist erfolgte dieses Vorgehen nach vorbereitender Anlage eines doppelläufigen Anus praeter oder unter sichernder Coecalfistel.

In 12 unserer Fälle war eine direkte Sanierung wegen Karzinom-Rezidiv oder massiven Strahlenreaktionen an Darm und Harnwegen nicht möglich. Wir mußten uns mit einer Inaktivierung der Fistel durch endgültige suprafistuläre Harnableitung, meist Nephrostomie mit Ureterligatur, und endständigem Anus praeter begnügen.

Tabelle 1. 30 Fälle von Blasen-Darmfisteln (1955—1975)

Initiale Therapie des Kollumkarzinoms:	Röntgen/Radium	= 2
	Telekobalt/Radium	= 11
	Telekobalt-Rezidiv	= 5
	Telekobalt/Radium-Rezidiv	= 3
	Wertheim und Röntgen	= 2
	Wertheim und Röntgen/Radium	= 3
	Wertheim und Telekobalt/Radium	= 4
Histologischer Lokalbefund bei operativer Therapie der Fistel:	Reine Strahlenreaktion	= 20
	Ca-Rezidiv/-Persistenz	= 10
Intervall zwischen initialer Therapie und Auftreten der Blasen-Darmfistel:	0— 1 Jahr	= 8
	1— 5 Jahre	= 10
	5—10 Jahre	= 7
	10—15 Jahre	= 4
	15—20 Jahre	= 1

Tabelle 2. 30 Blasen-Darmfisteln (1955—1975)

Lokalisation der Fistel		beweisende Diagnostik			
		Endoskopie	Zystogramm	MDP	Kontrasteinlauf
Blasen-Scheiden-Rektum	= 11	(+)	++	—	(+)
Blasen-Rektum	= 10	(+)	++	—	+
Blasen-Sigma	= 6	+	++	+	+÷
Blasen-Ileum	= 3	(+)	++	+	—

Bei 8 Fällen bestand eine zusätzliche Inkontinenz durch zwischengeschaltete Scheidenfistel. Eine Kloakenbildung durch einfache Kolpokleisis sollte wegen des nicht beherrschbaren Infektes und der entzündlichen Steindiathese in dem vaginalen Recessus vermieden werden. Statt dessen wurde in einer ersten Sitzung ein endständiger Anus praeter angelegt und in einer zweiten dann eine Vesico-Recto-Anastomose durchgeführt. Hierbei werden die Fistelränder von Blase und Rektum angefrischt und direkt aufeinandergenäht und dadurch das Rektum als zusätzliches Harnreservoir gewonnen. Ein Scheidenblindsack kann bei dieser von v. Massenbach bereits 1950 beschriebenen Methode nicht entstehen, die Scheidennaht wird durch eine Bulbo-Cavernosus-Fettlappenplastik unterfüttert.

Hier ein Verlaufsbild davon (12 Jahre nach Vesico-Recto-Anastomose); nach 3 Jahren aber kann es auch schon so aussehen. Die Miktion erfolgt postoperativ kontrolliert per anum, die Urethra verödet.

Wie Grundleiden und postaktinische Reaktionen erwarten lassen, war der weitere
Verlauf innerhalb dieser Patientengruppe recht komplikationsreich. Die direkt angegangenen Fisteln blieben bis auf eine geschlossen.

Mit Karzinom-Rezidiv sind die Frauen wechselnd bald verstorben. Von den insgesamt 8 Vesico-Recto-Anastomosen überleben noch 3 Patienten seit nunmehr 21, 12
und 3 Jahren. Die übrigen Frauen haben um etwa 10 Jahre überlebt, häufig ist es aber
während dieser Zeit zu urologisch-nephrologischen Komplikationen gekommen. Teilweise waren auch Harnabflußstörungen und ascendierender Infekt mit den entsprechenden Folgezuständen dann die Todesursache.

Priv.-Doz. Dr. P. Lichtenauer
Operatives Zentrum I
der Medizinischen Hochschule
Ratzeburger Allee 160
D-2400 Lübeck

P. SCHABERT und R. NAGEL: **Therapie von Fisteln zwischen Vagina und Blase
bzw. Harnröhre**

Fisteln zwischen Harnleiter, Blase oder Harnröhre und der Vagina sind in der Regel
Folge von Geburtstraumen, gynäkologischen Operationen oder einer intensiven Strahlentherapie. Die Häufigkeit, in der der Urologe mit diesen Fisteln konfrontiert wird, hängt
daher von der operativen Aktivität des behandelnden Gynäkologen ab. Wir konnten
deshalb in der Zeit von 1959 bis 1975 nur 55 derartige Fisteln (17 Harnleiter-Scheidenfisteln, 26 Blasen-Scheidenfisteln, 5 Harnröhren-Scheidenfisteln und 7 Blasen-Scheiden
Rektumfisteln) beobachten. Im folgenden sollen unsere therapeutischen Bemühungen
kurz geschildert werden.

Bei 17 Ureter-Scheidenfisteln nahmen wir in 4 Fällen eine Nephroureterektomie vor,
bei 10 Patientinnen eine Boariplastik, und in einem Fall genügte eine Ureteroneozystostomie. Bei 2 Patientinnen kam es zu einem Spontanverschluß der Fistel, 10 bzw. 4
Wochen nach dem Eingriff, der zu ihrer Entstehung geführt hatte. Nach Held schließen
sich Harnleiter-Scheidenfisteln etwa zu einem Drittel der Fälle spontan, wobei in etwa
50% dieser Fälle jedoch ein Nachlassen der Sekretion aus der Fistel durch Funktionsverlust der betroffenen Niere bedingt ist.

Die Therapie der Blasen-Scheidenfisteln war in den Jahren 1959 bis 1975 in unserer
Klinik recht unterschiedlich (Tab. 1) und wurde nur zum Teil von dem Sitz, der Anzahl
und der Größe sowie der Art ihrer Genese bestimmt. Von insgesamt 26 Patientinnen mit
Blasen-Scheidenfisteln waren, bedingt durch ihr Grundleiden, nur 21 Frauen operabel.
Ein endgültiger Fistelverschluß wurde bei 17 Patientinnen mit 21 Operationen erreicht,
wobei 6 dieser Patientinnen mit Rezidivfisteln in unsere Behandlung kamen.

Es wurde von vaginal 6mal nach Füth mit einem Versager, 5mal eine Lappenplastik
nach Döderlein mit 2 Fehlergebnissen und 2mal nach Latzko operiert. Bei 5 Eingriffen
über einen transvesikalen Zugang trat bei einer Patientin postoperativ ein kleines Rezidiv
auf, das vaginal verschlossen wurde. 3 Fisteln wurden transperitoneal durch Interposition
eines Fett- oder Peritoneallappens beseitigt. In 4 Fällen mußte von vornherein eine Urinableitung angelegt werden, 3mal als Harnleiter-Darm-Implantation, bei einer weiteren
Patientin als doppelseitiger Ureter cutaneus.

In dem genannten Zeitraum beobachteten wir 5 Urethra-Scheidenfisteln. Die Beschwerden der Patientinnen werden von dem Sitz der Fistelöffnung bestimmt. Die Symptomatik reicht von einer Streßinkontinenz bis zur fast völligen Inkontinenz. 2 unserer
Patientinnen wurden durch eine Lappenplastik nach Döderlein wieder vollauf kontinent.
Bei 2 weiteren Patientinnen, die wegen einer Streßinkontinenz auswärts vaginal bereits

Tabelle 1. Therapie von Blasen-Scheidenfisteln von 1959 bis 1975

OP-Methode	Zahl der Eingriffe		Versager
Vaginal	13		3
Füth		6	1
Döderlein		5	2
Latzko		2	
Transperitoneal	3		0
Transvesikal	5		1
Harnableitungen	4		
in das Colon		2	
Ileum-Conduit		1	
Ureter cutaneus		1	
	25		4
Operationsfähige Patienten		21	
nicht operable Patienten		5	

voroperiert waren, wurde die Urethrafistel verschlossen und eine Kontinenz durch eine Suspensionsplastik nach Zoedler erreicht. Bei einer Frau trat eine Urethra-Scheidenfistel als Folge eines fortgeschrittenen Harnröhrendivertikelkarzinoms auf. Sie war demzufolge inoperabel.

Blasen-Scheiden-Rektumfisteln sind meist die Folge sehr weit fortgeschrittener Genitalkarzinome. Daher hat ihre Therapie auch vielfach nur symptomatischen Charakter. Lediglich bei einer von 7 Patientinnen konnte durch Interposition von lyophilisierter Dura ein echter Fistelverschluß erreicht werden. Bei 3 Patientinnen wurde ein Ileum-Conduit und ein Anus praeter angelegt, bei je einer weiteren Patientin erfolgte die Urinableitung über Nierenfisteln bzw. in den Darm nach Scheidenverschluß.

Das therapeutische Vorgehen in Indikationsstellung und Operationsplan bei den genannten Fisteln wird von dem auslösenden Faktor und der Lebenserwartung der Frau bestimmt. Unserer Meinung nach soll man bei der Therapie von Blasen-Scheidenfisteln kein starres Konzept verfolgen. Transperitonealer, transvesikaler oder vaginaler Zugang haben je nach lokalen Verhältnissen und persönlicher Erfahrung des Operateurs nebeneinander ihre Berechtigung. Entscheidend für den Therapieerfolg sind ein übersichtlicher Zugang, eine saubere Präparation der Fistelregion und ein exakter Verschluß der einzelnen Gewebsschichten.

Literatur

Held, E.: Arch. Gynäk. **116,** 37 (1974).

Priv.-Doz. Dr. Peter Schabert
Spandauer Damm 130
D-1000 Berlin 19

Prof. Dr. R. Nagel
Direktor der Urolog. Klinik und
Poliklinik der FU Berlin
im Klinikum Charlottenburg

C. F. Rothauge: **Ergebnisse der operativen Behandlung von Blasen-Scheiden-und Blasen-Rektumfisteln nach gynäkologischer Karzinomtherapie**

Zum Verschluß von Blasen-Scheiden- und Blasen-Rektumfisteln wurden folgende Operationsverfahren angewandt:

1. das vesikovaginale Durchzugsverfahren nach Laibe,
2. die Interpositionsplastik,
3. die Döderleinsche Rollappenplastik.

Zu den Operationstechniken möchte ich nur so viel sagen, daß wir zur Interposition 15mal einen Peritoneallappen, 3mal lyophilisierte Dura und 1mal die Muskuli pyramidales verwandten. Das große Netz wurde 1mal beim Verschluß einer Blasen-Rektumfistel zur Interposition herangezogen. Was die Technik der Döderleinschen Rollappenplastik betrifft, so erscheint es uns wichtig, daß der eingerollte Lappen druckknopfartig in den angefrischten Defekt hineinplaziert wird, wobei wir auf die lateralen Fixierungsnähte, die in der ersten Abbildung (Abb. 1) dargestellt sind, großen Wert legen.

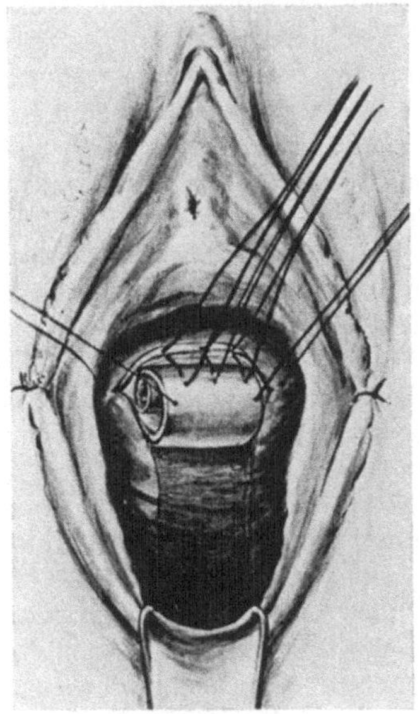

Abb. 1

Bezüglich der Indikation ist zu sagen, daß das vesikovaginale Durchzugsverfahren ausschließlich bei englumigen, röhrenförmigen oder kapillären Fisteln angezeigt ist. Ist der Defekt größer als ein Zehnpfennigstück, so ist die Durchführung einer Interpositionsplastik oder einer Döderleinschen Einrollplastik erforderlich. Die Interpositionsplastik muß zur Anwendung kommen, wenn bei großen Defekten gleichzeitig eine plastische Korrektur geschädigter blasennaher Harnleiterabschnitte erforderlich ist.

Die folgende Tabelle (Tab. 1) zeigt Ihnen die Verteilung auf die verschiedenen Operationsverfahren. Sie sehen, daß bei 41 Patientinnen 57 Eingriffe durchgeführt wurden, davon 5mal das vesikovaginale Durchzugsverfahren, 20mal die Interpositionsplastik und 21mal die Döderleinsche Rollappenplastik.

Und nun zu den Ergebnissen und zur Analyse der Mißerfolge. Beim vesikovaginalen Durchzugsverfahren stehen 4 Erfolge 1 Mißerfolg gegenüber, wobei der Mißerfolg später durch eine Interpositionsplastik korrigiert werden konnte. Bei der Interpositionsplastik standen 12 geglückten Fistelverschlüssen 8 Fehlschläge gegenüber. Die Interposition von lyophilisierter Dura hat sich uns nicht bewährt, da bei 3maliger Anwendung

Tabelle 1. 57 Eingriffe zum Verschluß von Blasen-Scheiden- und Blasen-Rektumfisteln bei
41 Patienten

Anzahl	Operationsverfahren	in Kombination mit	
5	Vesikovaginales Durchzugsverfahren nach Laibe	einseitiger Boariplastik	1mal
		doppelseitiger Boariplastik	1mal
20	Interpositionsplastik	doppelseitiger Ureteroneocystostomie	3mal
		einseitiger Ureteroneocystostomie	1mal
		einseitiger Boariplastik	1mal
21	Doederleinsche Rollappenplastik		
2	Einfacher Nahtverschluß		
9	Kolpokleisis	einläufigem Anus praeter	6mal
		doppelläufigem Anus praeter	1mal
57			

das interponierte Durastück 2mal abgestoßen wurde. Weiterhin habe ich bei der Interpositionsplastik einmal den Fehler gemacht, in dem Bestreben, die Harnleitermündungen
zu erhalten, die Abpräparation des Blasenbodens vom Rektum nicht ausgiebig genug
vorzunehmen. In 6 Fällen konnte durch einen weiteren Eingriff das schlechte Ergebnis
korrigiert werden, davon 3mal durch eine Döderleinsche Einrollplastik. Die Döderleinsche Rollappenplastik, die 21mal durchgeführt wurde, führte 14mal zu einem Verschluß der Blasen-Scheidenfistel. Die Analyse der Mißerfolge ergab in einem Fall ein
gleichzeitiges Vorliegen einer Harnleiter-Scheidenfistel, die in die Blasen-Scheidenfistel
einmündete und die übersehen worden war, da die i.v. Urographie keinerlei Zeichen einer
Rückstauung zu erkennen gab. In einem weiteren Falle scheiterte die Rollappenplastik
infolge der ungenügenden Größe des Defektes. In den restlichen Fällen einschließlich der
Interpositionsplastik mußte das schlechte Operationsergebnis auf die durch die vorausgegangene Bestrahlung herabgesetzte Heilungstendenz des Gewebes zurückgeführt werden. Die Ergebnisse können nicht völlig zufriedenstellen. Gleichwohl konnte, wie Sie aus
der letzten Tabelle ersehen (Tab. 2), bei 41 Patientinnen, von denen 12 bereits außerhalb erfolglos voroperiert waren, 30mal eine Rekonstruktion einer defekten Blase im
Sinne einer Restitutio ad integrum erzielt werden. 5mal konnte durch Kolpokleisis doch
noch ein befriedigender Zustand erreicht werden. Von den verbleibenden 6 Mißerfolgen
sind 2 auf das Weiterwachstum des Karzinoms zurückzuführen, 3 Patientinnen verstarben
an ihrer aszendierenden Pyelonephritis bei hochgradig durch Rückstauung geschädigten
Nieren, eine Patientin verstarb an einer foudroyanten Lungenembolie.

Tabelle 2. Ergebnisse des operativen Blasen-Scheiden- und Blasen-Rektumfistelverschlusses bei
41 Patientinnen

Rekonstruktion der defekten Blase	30
Befriedigendes Ergebnis durch Kolpokleisis	5
Mißerfolge	6
	41

Ich fasse zusammen: Vesikovaginales Durchzugsverfahren, Interpositionsplastik und
Döderleinsche Rollappenplastik sind keine konkurrierenden Behandlungsverfahren,
sondern haben ihre fest umrissenen Indikationen und ergänzen sich gegenseitig. Eine
präoperativ durchgeführte Tumorbestrahlung verschlechtert die Prognose der operativ
behandelten Blasen-Scheiden- und Blasen-Rektumfisteln entscheidend. Wir fordern daher eine operativ gesetzte Blasen-Scheiden- oder Blasen-Rektumfistel vor Durchführung

der Nachbestrahlung zu verschließen, insbesondere bei Patientinnen mit Kollumkarzinom im 1. Stadium, bei denen durch Lymphographie Lymphknotenmetastasen ausgeschlossen werden können.

Prof. Dr. C. F. Rothauge
Lehrstuhl und Abt. für Urologie
der Justus-Liebig-Universität
D-6300 Gießen

E. Breuer und W. Weber: Vesico-zervikale Fisteln

Weniger als 1% aller Fisteln der unteren Harnwege der Frau sind vesiko-uterine Fisteln.

Sie entstehen fast immer bei geburtshilflichen Operationen, und hier gewöhnlich durch Verletzung der Blase beim isthmischen Kaiserschnitt. Es sind deshalb praktisch ausschließlich vesiko-zervikale Fisteln. Fisteln zwischen Blase und Corpus uteri sind Rarität, interessieren aber wegen der ausgefallenen Symptomatik.

Das führende Symptom der vesiko-zervikalen Fistel ist die Harninkontinenz. Daneben besteht eine zyklische Hämaturie.

Leitsymptom der Fistel zwischen Blase und Corpus uteri ist die Menstruation durch die Blase. Aber es besteht Kontinenz, weil der physiologische Isthmustonus höher ist als der Blasentonus während der Miktionsintervalle.

Verletzungsanamnese sowie Symptome weisen auf die Diagnose der vesiko-zervikalen Fistel. Gesichert wird sie durch Zystoskopie und vaginale Inspektion.

Die Fistelöffnung liegt median über dem Trigonum zur Hinterwand der Blase. Die Blasenfüllung mit Indigokarminlösung entleert sich aus der Portio.

Oft bedarf es zusätzlich der Fistelfüllung von der Blase oder durch Hysterographie.

Häufigste Fehldiagnosen sind:

vesiko-vaginale Fistel wegen der Inkontinenz sowie
Endometriose wegen der zyklischen Harnblutung.

Fisteln, die in 3 bis 4 Monaten nicht spontan heilen, soll man operieren. Das kann von vaginal geschehen oder von abdominal, und hier transvesikal oder extravesikal. Wir sind in 4 Fällen kombiniert vorgegangen.

Nach Vorziehen von Blase und Uterus spannen sich die Verwachsungen über der median gelegenen Fistel an. Sie werden gelöst, das Peritoneum zwischen Blase und Uterus wird quer inzidiert. Bereits jetzt eröffnen wir von einem kleinen Schnitt aus die Blase und legen in die Fistel eine weiche, gut biegsame Bleisonde. Neben der Sonde läßt sich das paravesikale Gewebe jetzt leicht am Uterushals entlang über den Fistelkanal hinaus in die Tiefe sowie nach rechts und links jeweils für 1 cm spalten. Das ist ausreichend. Die eingelegte Sonde gestattet die gezielte begrenzte Präparation problemlos. An der Uteruskante verlaufen Arterien und Venengeflechte im parametranen Gewebe.

Der Verschluß der Fistelöffnung in der Blase erfolgt 2schichtig mit 3—0 Chromcatnähten. Die gleichzeitige Inspektion von der Blase aus gestaltet die lockere Adaptation der Gewebsschichten sicherer und großzügiger. Die Fistel im Uterus verschließen wir 1schichtig mit 2—0 Chromcat. Die Interposition eines Peritoneallappens ist bei dieser Präparations- und Nahttechnik nicht erforderlich. Für 10 Tage wird ein Katheter in die Blase eingelegt.

Dr. E. Breuer
Abt. für Urologie im Zentrum für Chirurgie
der Universität
Theodor-Stern-Kai 7
D-6000 Frankfurt/Main

H. KLOSTERHALFEN: **Erfahrungen mit der Vaginallappenplastik bei Blasen-Scheidenfisteln**

1968 haben wir ein Operationsverfahren zur Behandlung von Blasen-Scheidenfisteln publiziert, das sich vor allem für Blasenbodendefekte mit Ureterkontakt eignet, mit dem sich aber auch Harnröhren-Scheidenfisteln verschließen lassen. Das Verfahren besteht in einer Modifikation der von Latzko angegebenen partiellen Kolpokleisis:

Nach Erweiterung des vaginalen Zugangs durch einen Beckenboden-Dammschnitt zieht man sich das Scheidengewölbe mit Hilfe eines in die Fistel eingeführten Ballonkatheters ins Operationsfeld. Dann wird das Fistelloch je nach Größe der Fistel im Abstand von durchschnittlich 2 cm kreisförmig umschnitten. Dann wird die Vaginalwand im umschnittenen Bereich sorgfältig von ihrem Epithel befreit, mit Ausnahme eines dem Durchmesser des Blasenbodendefektes entsprechenden Schleimhautstreifens, aus dem ein Lappen gebildet wird, dessen Basis am Fistelrand liegt. Dieser Scheidenlappen wird um 180° gewendet, in seiner Länge und Größe dem Defekt zugeschnitten und nach Wendung mit dem freien Ende am oberen und seitlichen Fistelrand invertierend vernäht.

Damit ist der Defekt verschlossen, wobei das gewendete Vaginalepithel die neue Innenseite des Blasenbodens bildet. Der Situs gleicht jetzt der partiellen Kolpokleisis: Die vom Epithel allseitig befreite Vaginalwand wird nur noch mit Einzelknopfnähten über der Fistel aufeinandergenäht. Mit einer zweiten Nahtreihe vereinigt man die Vaginalhaut über der verschlossenen Fistel.

Wenn man den Eindruck hat, daß im Operationsfeld Spannung vorhanden ist, ist es empfehlenswert, seitlich der Umschneidungsfigur Entlastungsschnitte in der Art, wie wir sie von der Hypospadie am Dorsum penis kennen, anzubringen.

Im Vergleich zu anderen Methoden hat dieses Verfahren den Vorteil, daß man sich um die Schonung der Ureteren und der Ostien nicht zu kümmern braucht, weil an der Blase und am Blasenboden nichts präpariert und nichts mobilisiert zu werden braucht.

Einschließlich der Patienten, die von meinen früheren Mitarbeitern Kaufmann, Lantzius und Siefker operiert wurden [9], haben wir nach dieser beschriebenen Methode bisher 44 Fälle operiert, davon 3 Harnröhren-Scheidenfisteln. Wir hatten 2 Rezidive. Ein Viertel der Fälle war 1- bis 5mal voroperiert.

Meine Damen und Herren! Wir sollten auch darüber reden, wer die Fisteln operiert. Verstehen Sie mich bitte richtig: Ich möchte keinen Totalitätsanspruch für die Urologie anmelden, andererseits aber doch noch einmal deutlich sagen — und dies ist eine Binsenwahrheit —, daß die Chance, eine Fistel zu verschließen, beim ersten Versuch am größten ist. Vielfach üblich ist es aber, daß der Fistelverschluß zuerst einmal dort versucht wird, wo die Fistel entstanden ist, und wenn es dann gar nicht mehr anders geht, wird der Urologe geholt. Natürlich ist auch mir bekannt, daß das an manchen Häusern anders gehandhabt wird. Ich meine aber, wir könnten uns in der Forderung treffen, Fisteln nur dort zu operieren, wo die Fisteloperation eine Routineoperation und nicht eine Rarität ist.

Literatur beim Verfasser.

Prof. Dr. H. Klosterhalfen
Urolog. Univ.-Klinik
Martinistraße 52
D-2000 Hamburg 20

H. Kaulen und P. Kolle: **Erfahrungen mit der transvesikalen Verschiebelappenplastik bei Blasen-Scheidenfisteln**

Wenn man die Frage erörtert, auf welchem Zugangsweg eine Blasen-Scheidenfistel
operiert werden sollte, dann muß man zunächst die Prinzipien herausstellen, die einen
sicheren Verschluß garantieren. Aus unserer Sicht — und das wird auch in der einschlä-
gigen gynäkologischen Literatur bestätigt — verdienen folgende Punkte besonders hervorgehoben zu werden:

1. Exzision der alten Fistel,
2. Präparation der einzelnen Schichten, um einen separaten und spannungslosen Verschluß zu gewährleisten,
3. gegebenenfalls Verschiebelappen oder Interposition von großem Netz oder Peritoneum.

Aus dieser Zusammenstellung ergibt sich ganz zwanglos eine Indikationsliste, die die
jeweiligen kritischen Momente, wie z. B. Größe, Rezidiv oder Bestrahlung, berücksichtigt.

Fistel	Zugangsweg, OP-Verfahren
klein vorn gelegen unkompliziert	transvaginal
groß hinten gelegen ureternahe Rezidiv	transvesikal Verschiebelappen
sehr groß Harnleiter-Reimplantation Rezidiv Bestrahlungsfolge?	kombiniert transvesikal-transperitoneal (Netz-, Peritoneum- Interposition)
Bestrahlungsfolge sehr groß Rezidiv	supravesikale Harnableitung (Ileum conduit)

Aus manchen Gründen, die an dieser Stelle nicht diskutiert werden müssen, werden
dem Urologen in der Regel die unkomplizierten Fälle nicht zugewiesen; vielmehr sind
es in der überwiegenden Zahl große, hinten gelegene, ureternahe Rezidivfisteln, mit denen
er sich auseinanderzusetzen hat. In diesen Fällen bietet die transvesikale Verschiebelappenplastik ganz entscheidende Vorteile:

1. gewohnter Zugang,
2. exakte Präparation und Isolierung der anatomischen Schichten,
3. separater Verschluß der einzelnen Schichten, zusätzliche Deckung durch Verschiebelappen (Erweiterung des Zuganges — transperitoneal).

Die Nachuntersuchung der von uns seit 1973 operierten Patientinnen bestätigt die
von Schmiedt und Carl 1972 veröffentlichten Ergebnisse in praktisch allen Punkten. Auf
gewohntem Terrain operierend, lassen sich auch größere Rezidivfisteln — bei einer unserer
Frauen handelte es sich um das 3. Rezidiv — sicher verschließen, die Nachbarschaft der
Ureter spielt keine Rolle, die Ostien werden unter Sicht geschont, oder es wird eine
primäre Harnleiter-Reimplantation durchgeführt.
Problematisch sind alle radiogenen Fisteln. Sozusagen beflügelt durch einige gute
Resultate und auch gedrängt durch die Patientinnen, die nach langwieriger Krankheit
z. B. einer künstlichen Harnableitung nicht zustimmen mochten, haben wir in zwei Be-

strahlungsfällen auch nach Interposition von Netz und Peritoneum ein Rezidiv nicht vermeiden können. Hier muß die Frage aufgeworfen werden, ob nicht ein Ileum conduit primär sinnvoller gewesen wäre.

Literatur

Falk, H. C.: The gynecological Management of Urologic Injuries. Philadelphia: Davies 1957. — 2. Georgiades, E., Kraus, U., Palmrich, A. H.: Gynaecologie (Basel) **168**, 157 (1969). — 3. Hertel, E.: Act. Urol. **4**, 259 (1973). — 4. Hohenfellner, R.: Die urologsichen Komplikationen des Collum-Karcinoms. Berlin–Heidelberg–New York, Springer 1965. — 5. Mack, W. S.: Brit. J. Urol. **41**, 641 (1969). — 6. Persky, L., Rabin, R.: Amer. J. Surg. **125**, 763 (1973). — 7. Schmiedt, E., Carl, P.: Urologe A **11**, 309 (1972). — 8. Su, C. T.: J. Urol. (Baltimore) **102**, 56 (1969).

Dr. H. Kaulen
Urolog. Klinik der Med.
Hochschule Hannover
Karl-Wiechert-Allee 9
D-3000 Hannover-Kleefeld

J. LANGE: **Ergebnisse der transvaginalen operativen Behandlung von Blasen-Scheidenfisteln**

Von 1964 bis 1974 wurden in der Frauenklinik Charlottenburg, FU Berlin, 40 Fälle von Blasen-Scheidenfisteln auf vaginalem Weg versorgt, von denen durch Nachuntersuchung im postoperativen Zeitraum von 3 Monaten bis 5 Jahre 34 Fälle für diesen Bericht ausgewertet werden konnten (Tab. 1).

Die Fisteln wurden mit wenigen Ausnahmen von einem Operateur nach dem Verfahren von Füth-Mayo operiert. Nur in 5 Fällen hatten schlechte lokale Gewebsverhältnisse dazu geführt, zusätzlich zur Füth-Plastik eine Bulbocavernosus-Fettlappenplastik nach Martius vorzunehmen.

Die Ursache der Fistelbildung zeigt Tabelle 2.

Tabelle 1. Blasen-Scheiden-Fistel-Operationen (1964 bis 1974)

Operationsverfahren	Anzahl	Auswertbar (N)
Fueth-Mayo	35	29
Martius	5	5
Total	40	34

Tabelle 2. Ursache der Blasen-Scheidenfisteln (N = 34)

Ursache	N
Abdominale Hysterektomie (einfache und erweiterte)	18
Vaginale Hysterektomie (einfache und erweiterte)	10
Geburtsschädigung (einschließlich Sectio caesarea)	4
Radiotherapie	2

Bei allen Patientinnen lag unkontrolliertes kontinuierliches Harnträufeln aus der Scheide vor. Die Fisteln wurden durch Urethro-Zystoskopie, vaginale Spekuluminspektion und Blauprobe nachgewiesen. Im routinemäßig durchgeführten präoperativen i.v.- oder Ausscheidungs-Urogramm konnte in 16 von 34 Fällen vesiko-vaginaler Kontrastmittelübertritt demonstriert werden. Nur in einigen Fällen war zur genaueren Abklärung eine Vaginographie nötig. Der Eingriff wurde in der Regel 2 bis 3 Monate nach Auftreten der Fistel durchgeführt, nachdem der Versuch, die Fistel konservativ durch Dauerkatheter- und Antibiotikabehandlung zu verschließen, frustran verlaufen war.

Der Erfolg der Fisteloperation ist außer von der Technik wesentlich von der Vor- und Nachbehandlung abhängig. Lokale Entzündungsbehandlung mit Kaliumpermanganat-Sitzbädern, Antibiotika-Ovula und in der Prä- und Postmenopause eine lokale und evtl. auch parenterale Östrogentherapie gingen der Operation voraus. Bei allen Patientinnen bestand ein Harninfekt, der präoperativ und langzeitig postoperativ nach Maßgabe des Antibiogramms behandelt wurde.

Bei ca. einem Drittel der Fälle war bei einer engen, langen Scheide und bei einer tief im Scheidengewölbe liegenden Fistel eine Erweiterung des vaginalen Zuganges durch Episiotomie oder Schuchard-Schnitt notwendig. Von einem in der Literatur oftmals empfohlenen Einlegen von Ureterenkathetern sahen wir ab. Als Nahtmaterial kamen Catgutfäden bei atraumatischen Nadeln zur Anwendung. Die Fisteln wurden wie angegeben mit 2 Nahtreihen verschlossen, wobei auf gewebegerechtes Operieren mit gründlicher Gewebsmobilisierung und guter Blutstillung besonders geachtet wurde. Postoperativ erfolgte antibiotische Abdeckung und Urinableitung durch Urethra-Drainage mittels Dauerkatheter für 10 bis 12 Tage. Die Kriterien für ein gutes Operationsergebnis waren:

1. Harnkontinenz (nach Angabe der Patientin),
2. gesicherter Fistelverschluß (Spekuluminspektion, Zystoskopie, Blauprobe),
3. postoperatives i.v.- oder Ausscheidungs-Urogramm o. B.,
4. steriler Harn.

Tabelle 3. Operationsergebnisse der Blasen-Scheidenfisteln (N = 34)

Verfahren	primär gutes Ergebnis	sekundär gutes Ergebnis	schlechtes Ergebnis
Fueth-Mayo N = 29	22	4	3
Martius N = 5	4	—	1
Total	26	4	4

Tabelle 3 veranschaulicht unsere Ergebnisse. Von 34 vaginal operierten Blasen-Scheidenfisteln konnte in 26 Fällen ein primär gutes Ergebnis erzielt werden. Daß ein vorausgegangener operativer frustraner Versuch zum Fistelverschluß keine Indikation zur Ablehnung einer erneuten vaginalen Fisteloperation darstellt, zeigen die 4 Fälle, bei denen durch eine Sekundäroperation die Fistel verschlossen werden konnte. Davon waren 3 Patientinnen primär auswärts operiert worden. Die 4 schlechten Ergebnisse fallen auf 2 Fälle von radiogen bedingten Fisteln und auf 2 Fälle, bei denen sich die Patientinnen nach primär schlechtem Operationsergebnis zu keinem zweiten Eingriff entschließen konnten.

Dr. Johannes Lange
Frauenklinik Charlottenburg der FU Berlin
Pulsstraße 4—14
D-1000 Berlin 19

G. WANDSCHNEIDER: **Ein Beitrag zur Behandlung vesico-vaginaler Defekte**

Große vesiko-vaginale Defekte, die man im eigentlichen Sinne nicht mehr als Fisteln bezeichnen kann, entstehen mitunter nach großen vaginalen oder abdominalen gynäkologischen Operationen, nach mißglückter operativer Versorgung vesiko-vaginaler Fisteln und als Folge einer intensiven Strahlentherapie.

Die üblichen vaginalen Operationsmethoden, wie sie bei vesiko-vaginalen Fisteln Anwendung finden, eignen sich meiner Ansicht nach für diese Fälle nicht, da, abgesehen von der Größe der Defekte, die Ureteren-Ostien im Defektrand liegen.

Bei Anwendung der üblichen abdominalen Operationsverfahren mit transvesikalem oder transperitonealem Zugang müssen in diesen Fällen beide Ureteren in die Blase reimplantiert werden, weil bei der Blasennaht beide Ostien in den Nahtbereich fallen.

Seit 1971 führen wir an unserer Abteilung für diese großen vesiko-vaginalen Defekte ein Operationsverfahren durch, das wir als Peritoneallappenplastik bezeichnen und das ich Ihnen kurz vorstellen möchte.

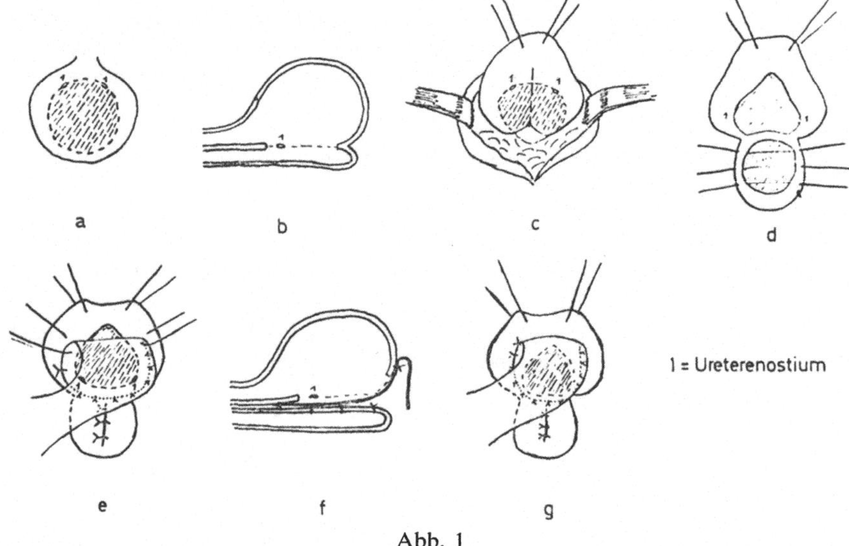

Abb. 1

Von einem medianen Unterbauchschnitt aus werden zunächst die Blase und das Peritoneum gut mobilisiert und die Harnblase von der Vagina (Vaginalstumpf) abpräpariert, wobei man sehr bald in den vesiko-vaginalen Defekt gelangt. Wegen der besseren Übersicht wird die Blasenhinterwand etwas gespalten und die Präparation bis in die Gegend des Blasenhalses fortgesetzt. Der Defekt in der Vagina wird einschichtig mit Chromcatgut 2/0 (Abb. 1) verschlossen, aus dem gut mobilisierten Peritoneum ein breiter, gestielter Lappen gebildet und dieser mit dem Epithel blasenlumenwärts auf den Blasendefekt gesteppt (Abb. 1), ähnlich der Blasenerweiterungsplastik nach Hohenfellner. Der Blasendefektrand wird dabei nicht angefrischt. Der Peritoneallappen wird extraperitonealisiert und nach guter Drainage die Wunde verschlossen.

Ca. am 16. postoperativen Tag wird der Urethra-Katheter entfernt, und es erfolgt die Spontanmiktion.

Wir haben bisher 5 Fälle auf diese Weise operiert. Glücklicherweise kommen diese großen Defekte ja nur sehr selten vor. Eine Patientin ist uns an einem Rezidiv-Uteruskarzinom gestorben. Die anderen Frauen konnten nach einem komplikationslosen postoperativen Verlauf vollkommen wiederhergestellt werden.

Aus Zeitmangel möchte ich Ihnen nur einen unserer Fälle, unseren letzten Fall, anhand von Röntgenbildern vorstellen.

124

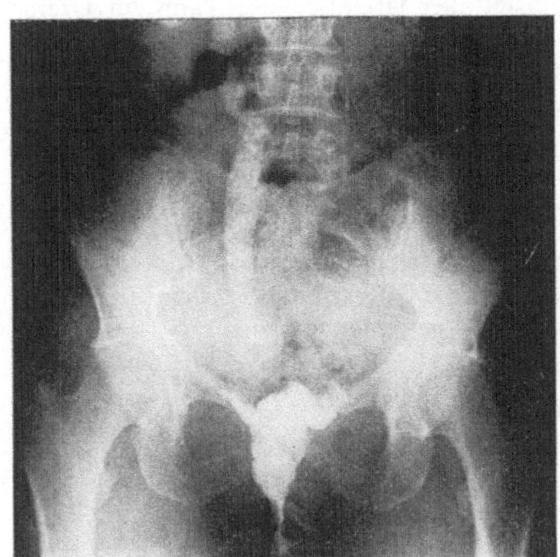

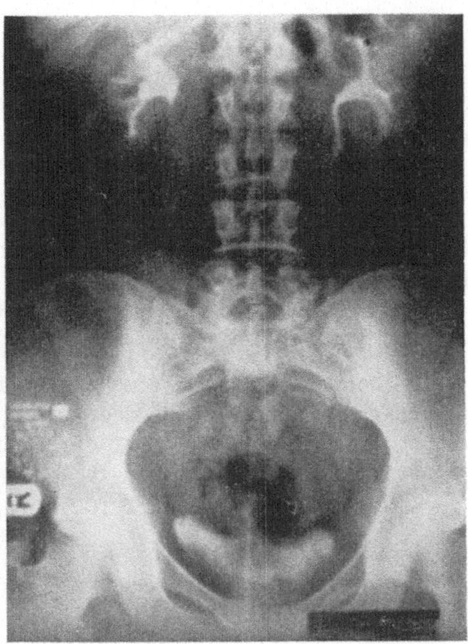

Abb. 2   Abb. 3

Es handelt sich um eine 44jährige Patientin mit einem großen, für 3 Querfinger durchgängigen vesiko-vaginalen Defekt nach durchgeführter Uterusexstirpation wegen eines großen Uterus myomatosus. Im i.v. Urogramm (Abb. 2) sehen Sie die mit Kontrastmittel gefüllte Vagina. Die Blase füllt sich nicht auf, und es besteht eine beträchtliche Einflußstauung des rechten Ureters. Es bestand zusätzlich zum großen vesiko-vaginalen Defekt eine Ureter-Vaginalfistel rechts.

Wir haben die Peritoneallappenplastik durchgeführt und den rechten Ureter in die Blase reimplantiert.

Das i.v. Urogramm (Abb. 3) 6 Monate nach durchgeführter Operation zeigt ganz normale Verhältnisse. Die Zystographie (Abb. 4) zeigt einen normal großen Blasenschatten mit glatter Blasenkontur. Kein vesiko-ureteraler Reflux.

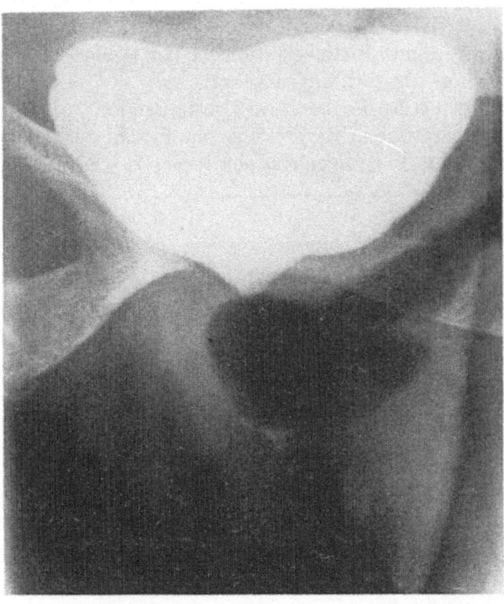

Abb. 4

Die Merkmale dieses Operationsverfahrens sind:

1. Große Übersicht durch den abdominalen-transperitonealen Zugang.

2. Das Unterbleiben der Blasennaht, wodurch die Ostien, die im Defektrand gelegen sind, belassen werden können.

3. Besteht gleichzeitig eine Ureter-Vaginalfistel oder Ureterstenose, kann der Ureter leicht in die Blase reimplantiert werden.

4. Das Peritoneum eignet sich vorzüglich zur Deckung von Blasendefekten; es wird bei kleineren Fisteln ja auch interponiert und ist bei entsprechender Präparation immer im genügenden Maße vorhanden.

5. Die Vagina wird durch dieses Operationsverfahren nicht verkürzt, ein Umstand, der besonders bei jüngeren Frauen nicht unwichtig ist.

Die Voraussetzungen für das Gelingen des Eingriffes sind: Eine genaue Untersuchung und Diagnosestellung und der richtige Zeitpunkt für die Operation. So sollen die Defekt-ränder zum Zeitpunkt der Operation demarkiert und gereinigt sein.

Dr. G. Wandschneider
Landeskrankenhaus
Urolog. Abteilung
A-8036 Graz/Österreich

O. HALLWACHS und R. TURNER-WARWICK: **Omentum-majus-Interposition als ultima ratio beim Verschluß von Blasen-Scheiden-Rezidivfisteln**

Alle Operationsverfahren zur Behandlung einer Blasen-Scheidenfistel, sei es auf vaginalem, transvesikalem oder transperitoneal-transvesikalem Zugangsweg mit Peritoneallappeninterposition, garantieren in bis zu 95 % der Fälle einen sicheren Fistelverschluß.

Bei den Fällen mit zweitem oder drittem Fistelrezidiv bei radiologisch bedingten Ulzera mit zusätzlich strahlengeschädigtem Beckenwandperitoneum oder möglicher Beeinträchtigung der lokalen Wundheilung durch Infektion, Diabetes usw. ist die Interposition von Omentum-majus gewissermaßen eine ultima ratio:

Umhüllung mit Netz im Urogenitalbereich

1. Hilfe bei komplizierten Wiederherstellungsoperationen
2. Bessere Durchblutung eines Fistelverschlusses bei Beeinträchtigung der lokalen Wundheilung durch Infektion, Bestrahlung, Diabetes etc.
3. Ersatz von Gewebsverlust im Becken und Dammbereich
4. Elastische, den urodynamischen Bewegungsablauf nicht behindernde Gewebsumhüllung
5. Erleichterung eventuell notwendiger Reoperationen

Dem Rat von Turner-Warwick folgend, der seit vielen Jahren bei den verschiedensten rekonstruktiven Eingriffen im Urogenitalbereich Netz verwendet, umhülle auch ich jetzt beispielsweise wegen Steinrezidiven mehrfach indizierte Nieren, aus fibröser Ummauerung gelöste Harnleiter, Harnleiterfisteln oder intubierte Ureterotomien gelegentlich mit Netz.

Über den Verschluß einer Blasen-Scheiden-Rektumfistel mit einer durch die Scheidenfistel transvaginal herausgeleiteten Netzplombe bei einer 52jährigen Patientin nach Strahlenbehandlung eines Zervixkarzinoms habe ich kürzlich in der „actuellen urologie" berichtet.

Die Heilungstendenz von Netz, der besten Lymphdrainage im Bauchraum, ist wesentlich stärker und schneller als beispielsweise die von perirenalem oder periureteralem Fettgewebe, das nur spärlich vaskularisiert ist, keine Resistenz gegen Infektionen hat und gewöhnlich ein hartes, fibrotisches Narbengewebe bildet. Nach Abschluß des Heilungs-

126

prozesses gewinnt das Netz wieder seine Geschmeidigkeit und elastische Konsistenz
zurück.

Wird die Arteria gastroepiploica, die der Länge der großen Magenkurvatur vom
Duodenum bis zur Milz entspricht, sorgfältig abpräpariert, und zwar nach Möglichkeit
nach rechts (Abb. 1), weil ihr Gefäßkaliber nach links relativ schmal wird, läßt sich selbst
ein primär kurzes Netz bis ins Becken hinunterziehen, am besten extraperitoneal hinter
dem Colon ascendens (Abb. 2), unter Umständen auch hinter dem Colon descendens.
Die Arteria gastroepiploica sollte immer vollständig vom Magen bis zum Duodenum
mobilisiert werden, da sonst Darmblähungen am letzten nichtgeteilten Arterienast zerren
können.

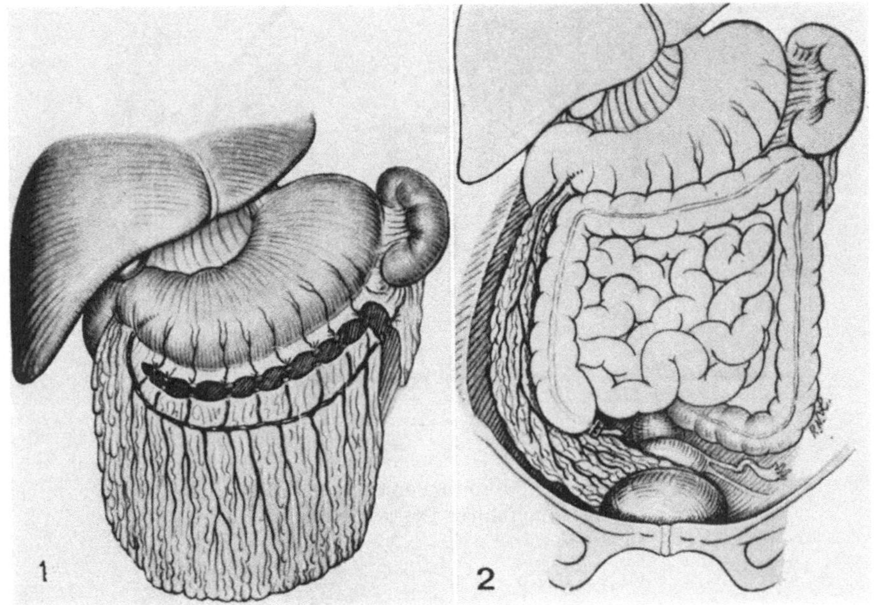

Meine Damen und Herren! Mit der Omentum-majus-Umhüllung oder -Interposition
habe ich Ihnen sicher keine Neuigkeit verraten. Die Kenntnis der speziellen Technik der
Netzmobilisation und die in Erinnerung gerufenen vorteilhaften Eigenschaften von Netz
sind aber vielleicht für den einen oder anderen von Ihnen eine Anregung, bei komplizierten urologischen rekonstruktiven Eingriffen in Zukunft häufiger Netz zu verwenden.

Prof. Dr. med. O. Hallwachs
Städt. Urol. Klinik
Grafenstraße 9
D-6100 Darmstadt

H. Wand und J. Rathcke: Weitere Erfahrungen in der operativen Behandlung von malignen Tumoren im Bereich der weiblichen Harnröhre

1971 berichteten wir über die Theorie und Technik eines erfolgreichen Totalersatzes
der weiblichen Harnröhre entsprechend der Originalmethode von Barnes und Wilson
durch einen Lappen der Harnblasenwand. Wegen ihres ähnlichen anatomischen Auf-

baues und der gleichsinnigen Innervation ist die Detrusor-Muskulatur zum Ersatz der weiblichen Harnröhre in anatomischer und funktioneller Hinsicht geeignet.

Aufgrund unserer Erfahrung an mehreren Fällen des Totalersatzes bei maligner Tumorerkrankung empfehlen wir die gepunktet gezeichnete operative Variation (Abb. 1). Durch Verlängerung der Neourethra läßt sich der abdichtende intraluminäre Druck ohne Restharnbildung erhöhen (Abb. 2), so daß die Gefahr der Streßinkontinenz noch

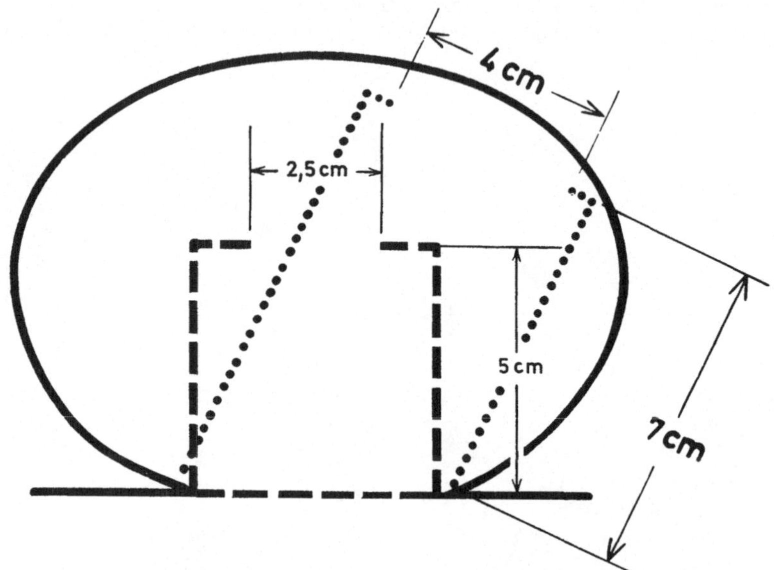

Abb. 1. – – – Frühere Schnittführung und Maße für den Blasenlappen
... Jetzt empfohlene Operationstechnik

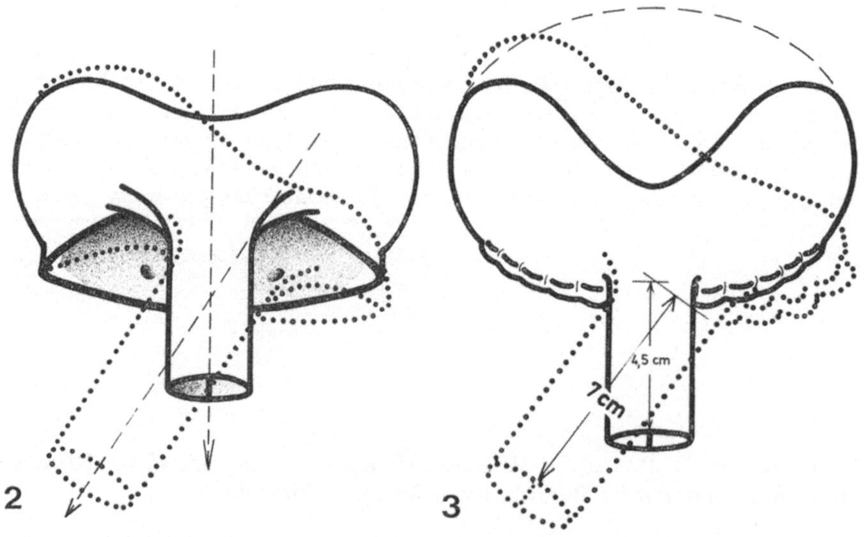

Abb. 2. Schema des Blasenlappens und des aus ihm geformten Rohres ... (s. Abb. 1)

Abb. 3. Schematisierte Situation am Operationsende ... (s. Abb. 1)

geringer wird (Abb. 3). Durch Benutzung eines Lappens aus der seitlichen Harnblasenwand entfällt die mögliche Ventilwirkung durch den operativ verlagerten Blasenscheitel
und damit eine unfreiwillige Unterbrechung der Miktion.

Literatur

Barnes, E. R. W., Wilson, W. M.: Urol. Cut. Rev. **53**, 604 (1949). — Wand, H.: Urol. A, **10**,
234—236 (1971).

Prof. Dr. H. Wand
Abt. Urologie im Klinikum d. Univ.
Hospitalstraße 40
D-2300 Kiel

E. VON TROTHA: **Blasen-Scheidenfisteln**

Wir haben in den letzten 15 Jahren in der Klinik Golzheim, Düsseldorf, 83 gynäkologische Fisteln operiert, davon 50 Blasen-Scheidenfisteln.

Die Hysterektomie war die häufigste Ursache für die Fistelbildung, wobei die vaginale
Hysterektomie häufiger zu Fisteln führte als die abdominale (zwei Drittel zu einem Drittel).

Wir haben in den letzten 10 Jahren die Fisteln vaginal verschlossen und sehen in der
Operation dieser „unkomplizierten" Fisteln kein Problem. Alle Methoden, mit denen
man vertraut ist, führen bei guter Mobilisation zum Ziel.

Ganz anders, kompliziert und unerfreulich, ist die Situation bei aktinischen Fisteln,
deren Verschluß durch Interposition gesunden, nicht bestrahlten und gut durchbluteten
Gewebes versucht wird.

Von 8 postaktinischen Blasen-Scheidenfisteln lag bei 3 Patienten der vergebliche
Verschlußversuch länger als 10 Jahre zurück, ihr Schicksal konnte nicht mehr verfolgt
werden.

Einen Mißerfolg haben wir aus den letzten Jahren zu verzeichnen, wobei es trotz
Omentum majus interposition nicht zum völligen Verschluß der Fistel kam.

So kurz das Zahlenmaterial der Klinik Golzheim.

Dr. E. v. Trotha
Urol. Abt. der Klinik Golzheim
Friedrich-Lau-Straße 11
D-4000 Düsseldorf

ST. WESOLOWSKI: **Unsere Erfahrungen bei der Behandlung von Kranken mit Ureterverletzungen nach gynäkologischen Eingriffen**

Wir möchten unser Krankengut im Bereich von Verletzungen der Harnleiter bei
gynäkologischen und geburtshilflichen Operationen in der Zeit von Dezember 1949 bis
August 1975 besprechen.

In dieser Zeit wurden 161 Frauen mit 195 beschädigten Harnleitern behandelt. Bei
27 Frauen waren 32 Harnleiter während geburtshilflicher, bei 134 Frauen 163 Harnleiter
während gynäkologischer Operationen beschädigt worden. Wir wollen die verschiedenen
Arten der Schädigung sowie die daraus resultierenden Komplikationen und die jeweiligen
Behandlungsverfahren darstellen.

Wir sind der Meinung, daß ein sofortiges operatives Eingreifen zwecks Wiederherstellung der Kontinuität des Harnleiters das Günstigste ist. In den Fällen, in denen wegen

des Zustandes der Kranken dieses nicht möglich ist, wird bei uns die Harnableitung mittels „Ureterostomie in situ" angewendet. Diese Art Harnableitung hat im Vergleich mit der Nierenfistel viele Vorzüge. Sie ist für die Patientin bequemer, besonders bei bilateralen Ureterläsionen; denn eine bilaterale Nierenfistel bedeutet eine furchtbare Behinderung für die Kranke, während bei der bilateralen Ureterostomie die Kranke dagegen ohne besondere Mühe ihre Fisteln selber pflegen kann. Nur in einigen Fällen wurde die Verletzung während der gynäkologischen Operation diagnostiziert und eine wiederherstellende Operation sofort vorgenommen.

Von den rekonstruktiven Operationen der Harnwege haben wir folgende Arten ausgeführt:

1. Ureterocystoneostomie,
2. Blasenlappen mit Ureterstumpfanastomose nach Boari,
3. End-zu-End-Ureteranastomose und
4. Ureteroileocystoplastik in Fällen mit erheblichen Ureterdefekten.

Bei 5 Kranken wurde der zerstörte Ureterabschnitt mit der Appendix ersetzt, doch ist das Ergebnis nur in einem Falle befriedigend.

Die Operation nach Boari wurde bei 43 Frauen an 45 Uretern ausgeführt, in einigen Fällen beiderseits, in einigen anderen an demselben Harnleiter zweimal. Die erste Patientin, bei der wir am 12. 8. 1952 die Operation nach Boari wegen einer uretero-vaginalen Fistel durchgeführt haben, wird bei uns regelmäßig kontrolliert. Das Ergebnis ist nach 23 Jahren gut.

Ganz besonders schwer waren die Fälle, bei denen beide Harnleiter beschädigt wurden. Von den 34 Frauen, die bei uns wegen beiderseitigen Harnleiterverletzungen operiert wurden, sind nach unseren Operationen 4 verstorben. Dieser hohe Prozentsatz zeigt, wie schwer derartige Komplikationen sind. Zu bemerken ist, daß diese Mißerfolge zu den ersten 19 Fällen gehören; von der danach operierten ist keine einzige Kranke nach der Operation verstorben.

Tabelle 1 stellt die Art der Komplikation dar, die wir nach gynäkologischen Operationen feststellten, während in Tabelle 2 die verschiedenen Arten der von uns ausgeführten Eingriffe aufgeführt sind.

Tabelle 1. Die geburtshilflichen und gynäkologischen Verletzungen der Harnleiter 1. 12. 1949 bis 31. 8. 1975

Laesio	Geburtshilfliche		Gynäkologische		Insgesamt	
	Kranke	Ureteren	Kranke	Ureteren	Kranke	Ureteren
Sectio ureteris transversa	2	4	16	19	18	23
Excisio ureteris partialis	—	—	2	2	2	2
Ligatur	9	10	29	39	38	50
Ligatur/Striktur	2	2	6	6	8	8
Ligatur/Fistula uretero-vaginalis	—	—	11	12	11	12
Fistula uretero-vaginalis	10	11	67	82	77	93
Fistula uretero-cutanea	—	—	1	1	1	1
Striktur/Hydronephrosis	3	4	2	2	3	3
Avulsio	1	1	—	—	1	1
Insgesamt	27	32	134	163	161	195

Tabelle 2. Die Behandlung der geburtshilflichen und gynäkologischen Ureterverletzungen

Operation	Geburts-hilfliche		Gynäko-logische		Insgesamt		Ergebnisse				
	Kranke	Ureteren	Kranke	Ureteren	Kranke	Ureteren	gut	ziemlich gut	schlecht	Spät-nephrektomie	Operations-mortalität
Deligatio	3	3	15	17	18	20	20	—	—	—	—
Nephrostomie	—	—	3	5	3	5	4	—	1	—	1
Nephrektomie	5	5	4	4	9	9	9	—	—	—	—
Katheterisation	—	—	9	11	9	11	10	1	—	—	—
Ureter-ureter-Anastonose	2	2	9	9	11	11	10	—	1	—	—
Ureterostomia in situ	—	—	1	1	1	1	1	—	—	—	—
Ureterostomia intubata	1	1	2	2	3	3	3	—	—	—	—
Uretero-cutaneostomia	—	—	1	1	1	1	—	1	—	1	—
Uretero-cysto-neostomia	9	11	47	60	56	71	57	8	7	3	—
Uretero-cysto-neostomia m. BOARI	4	4	37	41	41	45	37	1	7	2	1
Uretero-ileo-anastomosis	1	2	5	10	6	12	6	1	5	1	2
Ureterosig-moideostomie	2	3	1	1	3	4	—	2	2	—	—
Keine Therapie	—	1	—	1	—	2	—	—	1	—	—
Insgesamt:	27	32	134	163	161	195	157	14	24	7	4

Schlußfolgerung

Um Harnleiterschädigungen im Laufe gynäkologischer Operationen zu vermeiden, sollen vor der Operation eine Urographie vorgenommen und am Beginn der Operation beide Harnleiter dargestellt werden. Jede Verletzung muß sofort rekonstruiert werden. Schädigungen, die erst nach der Operation festgestellt werden, sollen ebenfalls sofort rekonstruiert werden, wenn es der Zustand der Kranken erlaubt. Fall der Zustand der Kranken zu schlecht ist, muß eine Harnableitung per ureterostomiam in situ angewendet werden.

Zusammenfassung

Behandlung und Ergebnisse bei 161 Kranken an 195 Harnleitern mit 195 Harnleiterschädigungen nach geburtshilflichen und gynäkologischen Operationen wurden besprochen.

Literatur

1. Boeminghaus, F.: Z. Urol. **65**, 459—465 (1972). — 2. Fischer, W.: Zbl. Gynäk. **96**, 1497 bis 1498 (1974). — 3. Schmiedt, E.: Z. Urol. **63**, 546—562 (1970). — 4. Walsh, A.: Brit. J. Urol. **39**, 744—745 (1967).

Prof. Dr. Stefan Wesolowski
Klinika Urol., Akad. Medycznej
Ul. Oczki 6
Warszawa/Polen

R. J. Scholtmeijer: **Blasen-Scheidenfisteln**

In den vergangenen 8 Jahren behandelte ich 17 Patientinnen mit einer Blasen-Scheidenfistel.

Bei 7 Patientinnen war die Fistel nach einer kombinierten gynäkologisch-radiologischen Behandlung entstanden und wurde eine Bricker-Operation vorgenommen. Keine dieser Frauen wünschte später eine weitere Wiederherstellung, weil sie nach ihrer Bricker-Operation sehr zufrieden waren. Eine Patientin mit einer Blasen-Mastdarm-Scheidenfistel wurde einer Brunschwig-Operation unterzogen.

Bei 3 Patientinnen wurde die Fistel mit Peritonealinterposition erfolgreich transvesikal geschlossen, und bei 4 Patientinnen wurde die Fistel mit Omentum-majus-Interposition ebenso erfolgreich transvesikal geschlossen. Zweimal war die Fistel so klein, daß die dünnste Koagulationssonde nur gerade in die Fistel eingeführt werden konnte. Nach Koagulation schloß sich die Fistel spontan.

Obwohl bei chirurgischer Korrektur die Peritonealinterposition gute Erfolge zeitigte, gebe ich der Omentum-majus-Interposition den Vorzug, weil diese sich als technisch einfacher erweist und weil das Operationsfeld sich über einen größeren Teil mit gut durchblutetem Material abdecken läßt. Dies ist vor allem bei sehr großen Fisteln wichtig. Das Freipräparieren eines festen Peritoneallappens ist im Bereich, wo schon früher operiert und manchmal auch Strahlentherapie angewandt wurde, keine leichte Sache und ist deshalb nur in jenen Fällen vorzuziehen, in denen nicht genügend Omentum majus vorhanden ist.

Prof. Dr. R. J. Scholtmeijer
Academisch Ziekenhuis
Vrije Universiteit
De Boelelaan 1117
Amsterdam 1011/Niederlande

J. Bačič: **Myom der weiblichen Harnröhre**

Die Patientin ist 54 Jahre alt. Sie beklagt sich über erschwertes Harnlassen, Juckreiz und Schmerzen im urethralen Gebiet. Bereits seit ca. 4 Monaten bemerkte sie manchmal und sehr selten Blutungen zu Beginn des Harnlassens. Die ersten Tage der Behandlung ergaben folgende Diagnose: „Carruncula urethrae. inflammatio". In diesem Sinne wird auch die Therapie durchgeführt (Dia 1, 2). Da sie zu einer unbedeutenden Besserung des lokalen Status führt (Dia 3), wird eine operative Intervention beschlossen. Pathohist. dg: Fibromyoma urethrae. Der postoperative Lauf (bereits 2 Jahre) ist in Ordnung, es können keinerlei pathologische Veränderungen festgestellt werden, und die Patientin ist ohne Beschwerden.

Eine junge, 25 Jahre alte Frau beschwert sich über Anstrengungen bei Miktion, eine relative Dysurie und zeitweise auch Schmerz bei Sexualverkehr, manchmal auch Hämaturie. Laut Gynäkologen ist der Befund in Ordnung, alle Labor- und Röntgenuntersuchungen des Urotraktes sind o. B. Urethrozystokopie: Schleimhaut in Ordnung, jedoch an der Seitenwand, direkt hinter der äußeren urethralen Öffnung, befindet sich ein glattes, scharf angegrenztes Gewächs in Größe einer Walnuß (Dia 4, 5, 26, 27). Operative Entfernung bei Urethra-Konstruktion pathohist. dg: Leiomyoma urethrae. Bereits 18 Monate befindet sie sich unter Kontrolle — normale Miktion, keine subjektiven Beschwerden (Abb. 1).

132

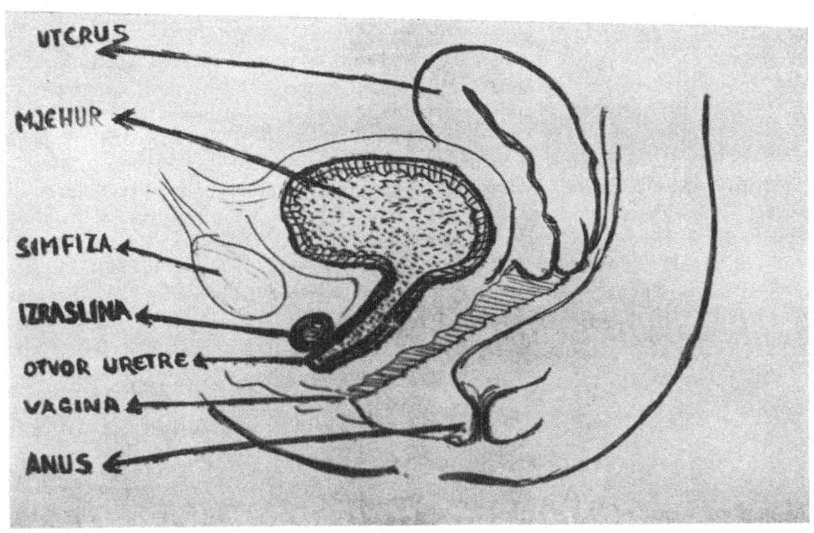

Abb. 1

Diskussion

Der häufigste pathologische Prozeß im weiblichen Urethra ist der Infekt [5,3]. Neben seltenen natürlichen Entwicklungsunregelmäßigkeiten [9,14], erworbene oder natürliche morphologische Veränderungen [4,6,8], Strikturen und Verletzungen treffen wir auch auf 2 Arten von Gewächsen: gutartige und bösartige. Obwohl die anfängliche Symptomatologie sehr ähnlich ist, ebenso die klinischen Tests sehr annähernd, differenzieren die Therapie und die Folgen im späteren Verlauf sehr wohl das Karzinom vom gutartigen Tumor [7,10,12].

Allein die gutartigen Gewächse der weiblichen Urethra treten in vielen Arten auf und sind fast immer von Entzündungsprozessen begleitet [11]. Manchmal ist sehr schwer zu sagen, wo die Grenze zwischen einer ergiebigen Urethritis und einem polypoiden Gewächs liegt bzw. wann die Urethritis endete und der polypoide Prozeß begann und umgekehrt [2].

Das häufigste gutartige Gewächs einer weiblichen Urethra ist carruncula urethrae, das bei Männern nie auftritt. Die Ursache liegt im chronischen Infekt, in der hormonalen Involution oder in der nach außen prolabierten Schleimhaut. Prädilektionärer Ort, d. h. Übergang vom mehrreihigen Ureterepithel in vielschichtiges Plattenepithel der Vulva ist auch der „beliebte Ort" des Urethrakarzinoms. Deshalb ist auch die Behandlung operativ bei einer sorgfältigen histologischen Untersuchung des entfernten Gewebes [13].

Fibrome, Myome und Fibromyome treten sehr selten in weiblichen Urethra auf. Man kann ohne weiteres sagen: außerordentlich selten [1,11]. Gewöhnlich sind es kleine, harte Gewächse, die langsam wachsen und nicht als subjektive Schwierigkeiten erscheinen. Sollten sie mit ihrem Wachstum und der Lage eine Miktion erschweren, oder Schmerzen beim sexuellen Verkehr auftreten, ist eine operative Entfernung zur Gänze erforderlich.

Ausgangsstelle ist für gewöhnlich eine Schicht der glatten Muskulatur der Urethrawand. Das sehr seltene leiomyomatozive Gewebe stammt von der Wand einer größeren Blutbahn ab. Von der Art des Auftretens und der Relation zwischen den muskulösen Elementen und dem fibrösen Gewebe hängt es ab, ob wir von einem Fibrom, Myom oder Leiomyom, Fibromyom etc. sprechen. Sehr selten zeigen sie eine Neigung zu bösartigen Gewächsen, obwohl es manchmal nicht leicht ist, gutartig geformten Muskeltumor vom bösartigen zu unterscheiden.

Dies ist ein Grund mehr, wenn sie bereits festgestellt wurden, diese operativ zu entfernen.

Literatur

1. Ackermann, L., del Regato, J.: Cancer, IV-th edition, p. 820—829, St Louis: C. V. Mosby Company 1970. — 2. Banić, B.: Kongenitalne anomalije uretre, Prvi jugosl. kongres o kongen. anom. II, 1970. — 3. Grabstald, H.: Cancer **32**, 1236 (1973). — 4. Hans, J. P., de Backer, E., Dutronc, G.: J. Urol. Néphrol. **12**, 572—577 (1972). — 5. Marsh, P., Murray, M., Panchammia, P.: Urol. **3**, 368 (1972). — 6. Martinez-Cuétere, M., Ponce de Leon, I., Berian, J. M.: J. Urol. Néphrol. **12**, 561—566 (1972). — 7. Masson, P.: Tumeurs Humaines, p. 635—639, Paris: Libraire Maloine 1956. — 8. Patrick, S.: Brit. J. Urol. **6**, 667—676 (1972). — 9. Roger, R. E., Burns, B.: Obstet. gynec. Surv. **33**, 54 (1969). — 10. Rozenberg, J. W., Al-Askari, S.: J. Urol. **110**, 686 (1973). — 11. Shield, D. E., Weis, R. M.: J. Urol. **109**, 430—431 (1973). — 12. Silk, M., Lebovitz, J.: J. Urol. **100**, 66 (1969). — 13. Zeigermann, J. H.: Act. Urol. **4**, 143—148 (1973). — 14. Winston-Evans, R.: Histological appearances of tumors, p. 1187—1190, Edinbourgh and London: S. Livingstone Ltd. 1968.

Dr. J. Bačič
Medizinisches Zentrum
M. Marinovica
YU-5000 Dubrovnik/Jugoslawien

S. TROTNOW: **Beitrag zum transvaginalen Verschluß von Blasen-Scheidenfisteln**

Blasen-Scheidenfisteln lassen sich mit einem wesentlich kleineren Eingriff, als dies transvesikal möglich ist, bei richtiger Indikationsstellung auf transvaginalem Wege verschließen.

An der Frauenklinik Erlangen wurden von 1963 bis 1972 insgesamt 28 Blasen-Scheidenfisteln durch vaginale Operationen behandelt (Tab. 1). Die Spätergebnisse haben wir nach einem umfangreichen standardisierten Programm einschließlich Miktions-Urethro-Zystographie, Zystoskopie und sorgfältiger gynäkologischer Nachuntersuchung überprüft.

Tabelle 1. Von 1962 bis 1972 durchgeführte vaginale Fisteloperationen bei Blasen-Scheidenfistel oder blasenhalsnaher Urethra-Scheidenfistel

1. Hohe Kolpokleisis nach Latzko	15
2. Methode nach Füth	4
3. Resektion der Ränder und Verschluß	5
4. Fistelverschluß + Bulbo-cavernosus-Fettlappen	2
5. Fistelverschluß durch Interpositio uteri vesico-vaginalis	2

Wir haben folgende Ergebnisse erzielt:

Bei unseren zwei definitiven Mißerfolgen handelte es sich in beiden Fällen um aktinische Fisteln als Folge eines bestrahlten Genitalkarzinoms.

Einmal mußte eine Restfistel nach Latzko-Operation durch Zweitoperation verschlossen werden. Diese Patientin ist jetzt beschwerdefrei.

Bei einer anderen Frau, die als Folge einer abdominosakralen Rektumamputation unter Mitnahme der Gebärmutter bei Rektumkarzinom eine Blasen-Scheidenfistel hatte, haben wir versucht, diese mit der Operation nach Latzko zu verschließen. Es kam zu einer Rezidivfistel, die dann suprasymphysär transvesikal verschlossen wurde.

Bei einer weiteren Patientin, bei der zweimal transvesikal vergeblich versucht wurde, die Fistel zu verschließen, haben wir diese transvaginal nach Latzko verschließen können. Allerdings entwickelte die Patientin 3 Jahre später ein Konkrement in einem kleinen Blasenrezessus, der der früheren Narbe nach Latzkoscher Operation entsprach. Dieses

Konkrement wurde transurethral elektrohydraulisch zertrümmert und der Hals des Rezessus endoskopisch reseziert. Die Patientin ist jetzt beschwerdefrei.

Betrachtet man die Ätiologie der Fisteln (Tab. 2), dann dominiert nicht nur in unserem Krankengut die Hysterektomie als Hauptursache. Gerade diese Fisteln stellen u. E. nach aber die idealen Fälle dar, bei denen eine Fistel nach der Methode von Latzko verschlossen werden kann.

Tabelle 2. Ätiologie der durch vaginale Operationen behandelten Blasen-Scheidenfisteln

Folge von Hysterektomie	18
Folge von plastischer vaginaler OP, ohne Hysterektomie	5
Folge von abdomino-sacraler Rectumamputation unter Mitnahme der Gebärmutter	1
Folge von Geburt oder geburtshilflicher OP	2
Folge von Bestrahlung eines Genitalcarcinoms	2

Ich möchte ganz kurz auf zwei technische Einzelheiten eingehen: Wir sind der Meinung, daß bei der Latzko-Technik darauf geachtet werden muß, daß die Scheidenwand nicht in ihrer ganzen Dicke bei der Umschneidung reseziert wird, sondern daß lediglich deepithelisiert wird.

Wir haben es in keinem Falle für erforderlich gehalten, wie Klosterhalfen einen Lappen zu bilden. Nur ein einziges Mal haben wir einen Hilfsschnitt im Sinne Schuchardts oder eine Episiotomie für nötig gehalten. Auch wir verwenden üblicherweise die Falksche Technik mit dem durch die Fistel eingelegten Foley-Katheter.

Die Größe einer Fistel halten wir für nicht entscheidend.

Abschließend darf ich aufgrund unserer Nachuntersuchungen feststellen, daß die immer wieder erhobene Behauptung, daß es nach der Latzko-Technik zu einer Verkürzung der Scheide komme, wohl nicht zutrifft; wir sind der Ansicht, daß die Verkürzung der Scheide eher eine Folge der Hysterektomie und der dabei mit entfernten Scheidenmanschette ist.

Wie aus den vorangegangenen Vorträgen festzustellen war, können wir es als Gynäkologen nur begrüßen, daß auch die Urologen den vaginalen Zugang bei Blasen-Scheidenfisteln mit viel Erfolg anwenden, zumal es sich dabei um einen wesentlich kleineren Eingriff als bei dem transvesikalen Zugang handelt. Wie die Ergebnisse zeigen, kann man bei richtiger Indikationsstellung Blasen-Scheidenfisteln mit großer Sicherheit transvaginal verschließen.

Dr. S. Trotnow
Frauenklinik mit Poliklinik
und Hebammenschule der
Universität Erlangen/Nürnberg
Universitätsstraße 21—23
D-8520 Erlangen

P. CARL und H. GÖTTINGER: **Der transvesikale Verschluß von Blasen-Scheidenfisteln**

Der Verschluß von Blasen-Scheidenfisteln wird an unserer Klinik seit 1966 ausschließlich transvesikal mit einer Verschiebelappenplastik durchgeführt. Insgesamt überblicken wir 82 Eingriffe bei 76 Frauen (Tab. 1).

Bei Einbeziehung von 5 Zweitoperationen entspricht die Erfolgsquote der verwertbaren Fälle 92,6%.

Tabelle 1. Transvesikale Verschlußoperationen bei 76 Blasen-Scheidenfisteln (1960 bis 1975)

Spätergebnis nicht bekannt	8 Fälle	
Spätergebnis bekannt	68 Fälle	entspr. 100%
Primärer Verschluß gelungen	58 Fälle	
Zweitoperation gelungen	5 Fälle	entspr. 92,6%
Mißerfolge	5 Fälle	entspr. 7,4%

Mißerfolge traten vorwiegend bei radiogenen Fisteln auf, deren operativen Verschluß wir jedoch nur in Ausnahmefällen anstrebten.

Die Größe des Blasendefektes spielt nach unseren Erfahrungen keine Rolle für die Erfolgsaussichten der Verschiebelappenplastik.

Als Vorteil der Methode sehen wir die Übersichtlichkeit des Operationsgebiets an und die Möglichkeit, die trophisch gestörten Fistelränder großzügig anzufrischen. Die Beteiligung eines Harnleiterostiums an der Fistel kann dann genau überprüft werden. Die Reimplantation eines Harnleiters war bei unseren Fällen 10mal erforderlich und wurde in gleicher Sitzung vorgenommen.

Der vaginale Fistelverschluß durch eine partielle Kolpokleisis nach Latzko erscheint insbesondere bei jungen Frauen problematisch. Zudem entsteht ein Totraum zwischen Blase und Vagina, der durch einen Sekretstau infektgefährdet ist. Bei zwei auswärts voroperierten Frauen hatten sich hierdurch neben einer Rezidivfistel walnußgroße Steine gebildet.

OA. Dr. P. Carl
Dr. H. Göttinger
Urol. Klinik d. Univ.
im Städt. Krankenhaus
Thalkirchner Straße 48
D-8000 München 2

Diskussion zu den Vorträgen Seite 111 bis 136
Urologische Komplikationen bei gynäkologischen Erkrankungen, Operationen und nach Strahlentherapie (Blase und Harnröhre)
Moderator: R. Nagel, Berlin

Moderator: Ich möchte jetzt die Diskussion zu der *operativen Behandlung* der Blasen-Scheidenfistel eröffnen.

R. Hohenfellner, Mainz: Zur rezidivierenden Blasen-Scheidenfistel möchte ich vor allem zu dem, was Herr Scholtmeijer gesagt hat, einige Bemerkungen anfügen. Ich bin der Ansicht, daß, wenn man bei radiogen entstandenen Fisteln oder bei Fisteln nach vielen Voroperationen — in unserem Material sind es bis zu 7 Voroperationen — die Mißerfolge analysiert, man dann zu dem Ergebnis kommt, daß man oft fuchsbauartige Fistelgänge hat, die blind enden. Durch das Nahtmaterial sickert Urin ein, und es entstehen zwischen Blase und Scheide erneut fuchsbauartige Tropfsteinhöhlen und Kalkinkrustationen, wie ich Ihnen anhand dieses Diapositives zeigen kann. Ich kann deshalb eigentlich Herrn Scholtmeijer nicht ganz zustimmen. Ich glaube nämlich, die Abpräparation des Peritoneallappens, auch durch Unterspritzung von Kochsalz, ist technisch eigentlich einfacher, als wenn man das gesamte Netz ablöst, wie wir dies ja auch gelegentlich tun. Für die Mehrzahl der Fälle jedoch ist diese Methode der Ablösung des Peritoneallappens einfacher. Bei der Präparation und bei der Trennung zwischen Blase und Scheide muß der letzte dieser fuchsbauartigen Fistelgänge freipräpariert werden, und erst dann kann das Peritoneum interponiert werden, wie Sie auf diesem Diapositiv sehen. Den Peritoneallappen sollte man mit 3 oder 4 atraumatischen Catgutnähten fixieren. In der Mehrzahl der Fälle kann man entweder die Blase verschließen oder auch, wie das Herr Wandschneider gezeigt hat, offenlassen. Aufgrund der Erfahrungen an unserem Material möchte ich Sie vor allem auf einige Komplikationen hinweisen, von denen die schwerere der Bridenileus ist, besonders dann, wenn die Patientinnen mehrfach voroperiert wurden. Man sollte dann versuchen, die Peritonealisierung so exakt wie möglich durchzuführen.

W. Modelski, Krakau: Ich möchte noch einmal kurz zu der von Latzko angegebenen Methode der oberen Kolpokleisis eine Diskussionsbemerkung machen. Diese Operation, die in der überwiegenden Mehrzahl unserer Fistelfälle sich gut bewährt hat, haben wir in wichtigen Einzelheiten modifiziert.

Technik: Nach dem üblichen, den Operationszugang erleichternden Schuchardtschnitt wird die Vaginalschleimhaut zwei bis drei cm vom Fistelrand elliptisch inzidiert und die breite Mukosa-Manschette wird fistelwärts abpräpariert und entfernt. Die Ränder des Blasenwanddefektes werden lediglich mit einigen Situationsnähten (feines Catgut) aneinandergebracht. Der entscheidende Fistelverschluß beruht auf sorgfältiger einschichtiger Naht der vorderen und hinteren Vaginalwand mit einigen Nylon-Nähten, so daß eine Selbstadaptation gewährleistet ist.

Der zwischen dem Blasenboden und dem verschlossenen Scheidengewölbe entstehende tote Raum, in dem sich Wundsekret, Blut und Harn sammelt, bildet u. E. die größte Gefahr für eine Nahtdehiszenz bzw. ein Fistelrezidiv. Um dem vorzubeugen, drainieren wir diesen Raum paravaginal nach außen, und diese Drainage ist unserer Erfahrung nach für eine komplikationslose Wundheilung geeigneter als das Einlegen eines Bulbo-Kavernosus-Lappen in den Hohlraum.

Von 96 Blasen-Scheidenfisteln nach Uterus-Exstirpation — dabei handelte es sich in der Mehrzahl um Kranke mit einem Carcinoma colli, einige davon hatten eine zusätzliche Bestrahlung, haben wir bisher 80 Fälle nach der beschriebenen Methode operiert. Es waren 3 Mißerfolge zu verzeichnen.

Aufgrund unserer diesbezüglichen Erfahrungen betrachten wir die weniger belastende, transvaginale obere Kolpokleisis mit paravaginaler Drainage als Methode der Wahl bei der Behandlung postoperativer Blasen-Scheidenfisteln. Die mehr aufwendigen transvesikalen bzw. transvesiko-transperitonealen Zugänge halten wir nur dann für angezeigt, wenn der vaginale Zugang völlig ungeeignet ist, z. B. bei übermäßig großen Fisteln mit starren, unbeweglichen Rändern und bei gleichzeitiger Indikation zur Reimplantation des Ureters.

Bezüglich der beidseitigen Harnleiter-Scheidenfisteln haben wir in den letzten 15 Jahren in 6 Fällen eine einseitige bilaterale Ureteroneozystostomie mit der Bipartition der Blase durchgeführt. Bei gut erhaltener Kapazität lassen sich durch ausgedehnte Bipartition der Blase beidseitige, auch pelvine Ureterdefekte ohne große Mühe überbrücken. Wesentlich für die erfolgreiche Ureteroneozystostomie ist jedoch die Fixation der beiden Blasenzipfel. Wenn das Psoas-hitch-Verfahren oberhalb der iliakalen Gefäße nicht durchführbar ist, kann die Blasenwand an die Ränder des gespaltenen Peritoneum parietale entlang dem mobilisierten pelvinen Anteil des Ureters fixiert werden.

Zur Vorbeugung des postoperativen Refluxes haben wir in allen Fällen eine diagonale End-zu-Seit-Einpflanzung eingeführt. Bei kurzem, stark erweiterten Ureterstumpf wurde außer dem submukösen Kanal noch die Harnleiterplastik nach Girgis angewandt.

In einem Falle, bei dem der spannungslose Verschluß der Blase in der Mittellinie nicht möglich war, haben wir die Blasenwandlücke mit intakter vorderer Rektumwand gedeckt.

Im postoperativen Verlauf haben wir keine nennenswerten Komplikationen erlebt. Nach Beseitigung des Verweilkatheters wurde keine Beeinträchtigung der Funktion und der Entleerung der Blase festgestellt. Zystographische Kontrolluntersuchungen erwiesen in einem Falle einen beidseitigen Reflux, in einem anderen Falle lediglich einen Reflux auf einer Seite.

Moderator: Vielen Dank, Herr Modelski, für die Darstellung dieser modifizierten Latzkoschen-Technik und der Bipartition der Blase.

Für die folgende Diskussion möchte ich ein Problem ansprechen, das bisher eigentlich nur am Rande erwähnt wurde, und zwar den Zeitpunkt, wann man die Fisteln operieren soll.

Soll man sie früh oder spät operieren? Gibt es bestimmte Zeiträume, aufgrund größerer Erfahrungen, daß man zuwarten sollte, oder sollte man versuchen, die Fistel sofort zu verschließen?

H. Lax, Berlin: Wir operieren Fisteln, die postoperativ entstanden sind, erst nach 6 bis 8 Wochen. Wir halten diese Zeit für erforderlich, so lästig sie selbstverständlich auch für die

Patientinnen ist. Selbstverständlich kann man unter starkem persönlichen Druck und vielleicht auch unter Berücksichtigung psychologischer Situationen von diesem Schema abweichen. Prinzipiell halten wir uns jedoch an dieses Schema. Zu den Ausführungen von Herrn Klosterhalfen möchte ich sagen, daß wir uns eigentlich absolut auf einer Linie befinden; denn es sollte derjenige Fisteln operieren, der Fisteln auch operieren kann. Dieses Problem gleicht etwa dem Streit zwischen Gynäkologen und Chirurgen darüber, wer nun die Mamma behandelt. Ich halte diese Diskussionen für völlig überflüssig; denn wer die Methoden beherrscht, soll auch operieren. Dazu gehört allerdings — und da gibt es glaube ich keine Meinungsverschiedenheit — eine ständige Übung.

Im Hinblick auf die verschiedenen Zugangswege kann man auch verhältnismäßig einfach antworten: Der Gynäkologe, der sich in der Topographie des weiblichen Genitale außerordentlich gut auskennt aus der Erfahrung vaginaler Hysterektomien und radikaler Hysterektomien, wird sich für den vaginalen Zugang für fast alle Blasen-Scheidenfisteln entscheiden. Von gynäkologischer Seite aus gesehen gibt es keinen zwingenden Grund, Fisteln transperitoneal oder transvesikal zu verschließen. Bei allen genannten Fisteln — Herr Lange hat dies an unserem Material ja zeigen können — ist, glaube ich, das Ergebnis miteinander identisch. Ich halte es für völlig sinnlos, sich deshalb darüber zu streiten. Ich glaube aber, daß der vaginale Zugang einfacher ist; denn eine gewöhnliche Blasen-Scheidenfistel zu verschließen dauert unter günstigen Umständen 20 Minuten, während der transperitoneale Zugang zweifellos mehr Zeit beansprucht. Der transperitoneale, transvesikale Weg könnte — und das müßte allerdings sehr subtil untersucht werden — eine Hilfe für die großen radiogenen Fisteln sein. Ich finde es auffallend, daß gerade diese Fisteln in den Diskussionen immer zu kurz kommen, auch bei den Gynäkologen. Diese stellen nämlich das eigentliche Problem dar, während wir die gewöhnlichen Fisteln doch einfach operieren. Und in diesem Falle könnte ich mir durchaus vorstellen, ob der Bulbo-cavernosus-Lappen von Herrn Martius nicht ein wenig stiefmütterlich in letzter Zeit behandelt wird. Wir selbst behalten uns den Bulbo-cavernosus-Fettlappen in Reserve bei allen Fisteln, die nicht ganz so einfach sind und die aus verschiedenen Gründen vielleicht doch zu einem Rezidiv neigen. Wir sind dann ganz froh, wenn wir bei einer zweiten Operation, oder wenn die Patientin schon in anderen Kliniken mehrfach voroperiert wurde, den Bulbo-cavernosus-Lappen zu Hilfe nehmen können. Ich kann nur sagen, daß es sich um ein exzellentes Material handelt, das man ausgezeichnet auf die Naht legen und durch lose Fixation eine hervorragende Abdichtung erzielen kann. Gerechterweise muß man zugeben, Herr Klosterhalfen, dafür sind wir ja da, daß wir die Fisteln operieren, die draußen mehrfach voroperiert worden sind. Daß das nicht gut ist, darüber brauchen wir uns sicher nicht zu streiten. Aber ich meine, daß die Kollegen wissen sollten, an welchen Stellen große Erfahrungen im Fistelverschluß bestehen, so daß auch noch mit großer Wahrscheinlichkeit die Patientinnen nach der 4. oder 5. Operation geheilt werden können.

W. von Massenbach, Lübeck: Zur Frage des Zeitpunktes, wann man eine Fistel verschließen soll, hat sich Herr Lax ja schon geäußert. Ich bin sogar noch weiter gegangen und habe bei den geburtshilflich und gynäkologisch entstandenen Fisteln sogar mindestens 3 Monate bis zu 4 Monaten gewartet. Sehr viel schwieriger ist der Zeitpunkt der radiologisch entstandenen Fisteln, die man nur dann operieren kann, wenn sie sich gereinigt haben, d. h. also etwa nach 1 bis 2 Jahren, manchmal sogar erst nach 3 Jahren, d. h. wenn sich der gesamte Strahlenschorf abgestoßen hat. Dann kann man sie auch ohne Schwierigkeiten vaginal operieren. Auch ich möchte den von Herrn Lax genannten Bulbo-cavernosus-Lappen meines ehemaligen Chefs Martius in Erinnerung bringen. Ich finde ihn besser als die Drainage des Hohlraumes, die Herr Modelski empfohlen hat. Ich kann nur empfehlen, in diesen entstehenden Hohlraum nicht ein starres Drain zu legen, das evtl. eine neue Nekrose in einem frischen Wundgebiet schafft, gleichgültig, wie die Fistel verschlossen wurde. Ich kann nur empfehlen, wie bei einem Zahnarzt, den entstandenen Hohlraum durch einen Bulbo-cavernosus-Fettlappen, der sich dazu ausgezeichnet eignet, als Füllung zu benutzen. Dies stellt keine Vergrößerung der Operation dar; denn er heilt immer. In meiner gesamten Tätigkeit habe ich es nicht einmal erlebt, daß er sich infiziert hat und nicht eingeheilt ist.

H. Klosterhalfen, Hamburg: Ich glaube, wir sind mit Herrn Lax und Herrn v. Massenbach in der Sache im Prinzip einer Meinung. Ich glaube aber nicht, daß es richtig ist, so apodiktisch festzustellen, daß Blasen-Scheidenfisteln nur nach diesem oder jenem Verfahren operiert werden sollten. Dies ist sicherlich falsch. Was ich in meinem Vortrag zum Ausdruck bringen wollte war, die Urologen darauf aufmerksam zu machen, daß es auch den vaginalen Zugangsweg gibt, und ich möchte dies hier noch einmal den Fachkollegen gegenüber betonen.

138

R. Hohenfellner, Mainz: Bezüglich der Frage des Zugangsweges möchte ich Ihnen direkt antworten. Hier war die Rede von der negativen Auslese, d. h. von Patientinnen, bei denen im Rahmen einer gynäkologischen Operation der Blasenboden verlorengegangen ist, einschließlich der Harnleiterostien. Es handelt sich um Patientinnen, bei denen der Blasenfundus vor der Scheide liegt, bei denen riesige radiologische Fisteln mit einem Durchmesser von mindestens 7 cm vorhanden sind und bei denen die Harnleitermündungsgebiete in die Fisteln mit einbezogen wurden. Nur von diesen Fisteln sprach ich, als ich die Peritonealplastik erwähnte. Die anderen Fisteln operieren natürlich auch wir vaginal. Mir persönlich ging es nur um die Frage des Mehrfachrezidivs, der Bestrahlungsfistel und der komplizierten Fistel.

Moderator: Vielen Dank, Herr Hohenfellner. Ich glaube auch, daß ich Herrn Trotnow dahingehend widersprechen muß, daß man alle Fisteln vaginal operieren kann, auch ohne Hilfsschnitte; denn manchmal sind die Fisteln mehrfach voroperiert und die Scheide ist so eng, daß man ohne Hilfsschnitt einfach nicht auskommt. Man wird es wohl deshalb so apodiktisch nicht sagen können.

K. Richter, München: Für die vaginale Operation spricht noch ein Argument: Wir haben nämlich nicht nur vielfach die Fisteln zu verschließen, sondern die Patienten sind häufig auch inkontinent, vor allem dann, wenn die Fistel am Übergang von Blase zu Urethra liegt. Man kann anläßlich der Fistelplastik auch eine Diaphragmaplastik durchführen, so daß die Patientinnen dann wirklich geheilt sind. Es hat auch sicher wenig Sinn, wenn die Fistel gut verschlossen ist, die Patientinnen aber inkontinent sind. Im übrigen glaube ich auch, daß man die meisten Fisteln oder zumindest viele, die gezeigt wurden, einschließlich der großen Fisteln nicht unbedingt transvesikal operieren muß, sondern ohne weiteres per vaginam recht gut verschließen kann, gleichgültig, ob sie etwas höher oder weniger hoch liegen.

D. Zoedler, Düsseldorf: In diesem Zusammenhang möchte ich noch darauf hinweisen, daß wir eine große Anzahl von Operationen kombiniert haben mit der Suspensionsplastik, da eine Reihe von Fisteln deshalb entstanden sind, weil die Patientinnen wegen ihrer relativen Inkontinenz operiert wurden. Es wurde dann eine Hysterektomie durchgeführt, eine vordere Scheidenplastik und das Ergebnis dieser Operationen war dann eine Fistel, die, wie Sie es sehr richtig sagten, Herr Richter, am Übergang von der Blase zur Scheide lag. Da wir vorher wußten, daß eine relative Inkontinenz bestand, haben wir nicht nur diese Fisteln vaginal verschlossen, sondern gleichzeitig eine Suspensionsoperation durchgeführt. Von unserer Seite aus darf ich deshalb noch einmal sagen, was Herr v. Trotha schon betont hat, daß bei den Fisteloperationen viele Wege möglich sind und jeder Operateur wird mit der Methode die besten Erfolge erzielen, mit der er am besten vertraut ist. Dies spricht für alle unkomplizierten Fälle nach Hysterektomien, und ich finde es sehr richtig, Herr Lax, daß das Problem wirklich erst bei der postaktinischen Fistel beginnt und daß wir leider viel zu wenig über diese Art von Fisteln sprechen.

C. F. Rothauge, Gießen: Von 21 Döderleinschen Einrollplastiken, die ich durchgeführt habe, handelte es sich in 10 Fällen um radiogene Fisteln. Ich habe keine Inkrustationen dieser eingerollten Lappen oder irgendwelche Konkrementbildungen in der Blase gesehen.

Moderator: Es wurde auch noch das Problem mit der Interposition von Dura angeschnitten. Ich glaube, Herr Rothauge, Sie hatten schlechte Erfahrungen? Hat sonst noch jemand Erfahrung mit der Interposition von Dura?

C. F. Rothauge, Gießen: Vielleicht kann ich soviel dazu sagen, daß es mir lediglich in einem einzigen Falle gelungen ist, mit einem Durastück die Blase durch Interposition zu verschließen. Dabei muß man allerdings beachten, daß diese Transformation der Dura etwa 3 Wochen benötigt. Man muß also den Blasenverweilkatheter 3 Wochen liegen lassen, und in 2 Fällen wurde leider in meinem Material das interponierte Durastück abgestoßen.

K. Richter, München: Wenn man Dura zur Suspension verwendet, beispielsweise anläßlich einer Operation, wie es Sie, Herr Zoedler, erwähnten, so können wir aufgrund unserer Erfahrung bemerken, daß die Fäden, mit denen die Durabänder verknüpft werden, langsam herauskommen. Wir haben dieses 3mal beobachtet.

P. Carl, München: Ich möchte die Operateure, die auch große Defekte ausschließlich oder überwiegend vaginal operieren, fragen, wie oft sie später Harnleiterobstruktionen gesehen haben?

H. Lax, Berlin: Die Zahl größerer Defekte, die vaginal operiert wurden, wurden durch partielle Kolpokleisis und nicht nach dem üblichen Verfahren nach Latzko verschlossen. Das geht an sich sehr gut, und ich glaube, Herr Hohenfellner, daß Sie ja die Ureteren neu implantieren müssen, wenn sie sich wirklich in unmittelbarer Nachbarschaft der Uretermündungen befinden, gleichgültig, welches Verfahren Sie dann auch anwenden. Ich wollte nur feststellen, daß wir bei der Durchführung des Verschlusses nicht mehr darauf erpicht sind, tatsächlich Blase mit Blase zu verschließen, sondern einfach die mobilisierte Hinterwand der Scheide bei radiogenen Fisteln in einem hohen Ausmaß verwenden. Wir nähen die hintere Scheidenwand auf den großen Defekt, etwa 5markstückgroß, und machen dann darüber eine Überwallungsnaht und legen dann den Bulbo-cavernosus darüber. Wenn wirklich das Gewebe gut vaskularisiert ist, dann sollte man so lange warten, wie es von Herrn v. Massenbach angegeben wurde, und man erhält ein gutes Ergebnis. Ich möchte nicht falsch verstanden werden: Ich habe keinen Anlaß und keine Kompetenz, an dieser Stelle zu sagen, daß das eine Verfahren dem anderen überlegen ist, da ich mich sofort überzeugen ließe und sofort ein anderes Verfahren wählen würde, wenn ein anderes Verfahren sich als besser erwiese.

R. Hohenfellner, Mainz: Ich glaube, die Verkürzung der Scheide ist doch ein Problem, und die partielle Kolpokleisis bei einer jungen Frau ist eine nicht unproblematische Operation. Zum anderen besteht das Problem doch darin, wie etwa bei einem komplizierten Duodenalverschluß oder bei einer tiefen Rektum- oder Sigmastenose, eine schnelle Verklebung und Wasserdichtigkeit zu erreichen, und leider hat Fett kein Peritoneum, das verkleben kann. Deshalb haben wir wiederum eine negative Auswahl. Wir haben viele Patienten gesehen, nicht aus Berlin, die diese Steininkrustationen im Septum vesico-vaginale hatten, auf die bereits auch Herr Carl hingewiesen hat.

C. F. Rothauge, Gießen: Zu der Bemerkung von Herrn Lax, daß man nicht unbedingt anstreben sollte, Blase mit Blase zu verschließen, und das hat ja auch Herr Wandschneider angeführt, möchte ich feststellen, daß myn bei präoperativer Untersuchung der Patientin nicht selten feststellt, daß sich zwischen der Blasenwand und der Scheidenwand ein gewisser Spalt befindet. Ich habe in einem Falle, wo es mir nicht möglich war, die Blase vollständig zu verschließen, erlebt, daß dann im postoperativen Verlauf der Urin in diesen Spalt eindrang und die Patientin eine Urinphlegmone bekam, die zum Glück noch durch eine ausgiebige Inzision beherrscht werden konnte. Ich glaube deshalb, daß man doch den primären Blasenverschluß anstreben und nicht einfach die Blase offenlassen sollte.

S. Trotnow, Erlangen: Zu Herrn Carl möchte ich sagen, daß ich meine, daß die Größe der Blasen-Scheidenfistel bei den nicht-aktinischen Fisteln viel mehr eine Frage des Zuwartens ist. Die Fisteln werden kleiner, wenn man nicht schon nach 4 bis 6 Wochen operiert, sondern etwas länger zuwartet. Ein anderes Problem, das immer wieder angeschnitten wurde, ist die zu kurze Vagina. Ich glaube, dieses Problem wird überbewertet, wenn man die Latzko-Technik so anwendet, wie sie von Latzko beschrieben wurde. In diesem Falle resultiert dann keine wesentliche Verkürzung der Scheide; denn die Krause, die mitgenommen wird, d. h. der deepithelialisierte Scheidenbezirk, ist wirklich minimal. Die Länge einer Scheide bei einer Frau, die ohnehin hysterektomiert ist — sonst kann man keinen Latzko machen —, vielmehr abhängig von anderen Faktoren und zwar, ob noch eine Östrogenproduktion besteht, ob sie regelmäßig Kohabitationen hat u. ä.

E. Schmiedt, München: Ich möchte fragen, wie die vorwiegend vaginal Operierenden vorgehen, wenn, was wir immer wieder einmal erleben, die Uretermündung bei relativ großen Blasen-Scheidenfisteln direkt in die Fistelöffnung hineinreicht, bzw. in den Fistelrand?

S. Trotnow, Erlangen: Ich glaube, Herr Klosterhalfen hat einige Fälle in seinem Krankengut, bei denen sich die Uretermündung im Blasen-Scheidenfenster befand. Wir haben auch eine solche Patientin nach Latzko operiert, und die Operation war erfolgreich. Wir haben sie später kontrolliert und keine Infektion und keine Rezessusbildung feststellen können. Man sieht lediglich die Narbe.

H. Klosterhalfen, Hamburg: In Beantwortung der Frage von Herrn Schmiedt möchte ich sagen, daß es nicht nur auf die Distanz ankommt. Wenn das Ostium am Rand der Fistel liegt, können Sie ohne weiteres vaginal verschließen. Mündet das Ostium aber in den Rand der Fistel, dann müssen Sie natürlich von transvesikal operieren. Dies scheint mir klar und ich habe deshalb eben gesagt, daß man bezüglich des Zuganges nicht zu apodiktisch sein sollte.

G. Wandschneider, Graz: Man kann sicherlich darüber streiten, ob man vaginal oder abdominal operiert. Aber eine Situation gibt es, wo ich auf keinen Fall vaginal operieren würde und die ist dann gegeben, wenn eine Uretervaginalfistel besteht oder aber eine Ureterstenose. Und es ist oft gar nicht so leicht, vor allem bei einem größeren Defekt, vor der Operation festzustellen, ob noch zusätzlich eine Uretervaginalfistel vorhanden ist. In dem von mir gezeigten Falle waren wir uns vor der Operation nicht ganz sicher und haben erst bei der Operation festgestellt, daß noch zusätzlich eine Uretervaginalfistel bestand.

Zusammenfassung und Schlußwort des Moderators

Ich möchte den heutigen Nachmittag, bei dem sehr vielfältige Methoden zur Sprache kamen, nur ganz kurz zusammenfassen. Gegenstand der Referate und Diskussionen waren die Erkrankungen der Blase nach gynäkologischen Operationen oder nach der Strahlentherapie, und es wurde festgestellt, daß die postaktinischen Veränderungen z. T. ein Dosisproblem sind, z. T. sich aber auch nicht vermeiden lassen. Weiterhin ist festzustellen, daß die Patientinnen unbedingt einer strengen und regelmäßigen Kontrolle bedürfen, da nach Toleranzdosen von etwa 5000 bis 6000 rad in einem hohen Prozentsatz postaktinische Veränderungen auftreten, ohne daß die Patientinnen Beschwerden haben müssen. Das heißt also, daß zur Nachuntersuchung die Kontrolle des Urins gehört, ebenso die Zystoskopie und die Harnkultur.

Bei der konservativen Behandlung postaktinischer Veränderungen wurde das Orgotein empfohlen, ferner die Formalin- bzw. Urbason-Instillation oder aber die Östrogenbehandlung.

Bei den Operationsverfahren scheint sich so viel herauskristallisiert zu haben, daß zumindest einige Wege nach Rom führen: Wer vaginal operieren kann, kann in vielen Fällen auf diesem Wege Fisteln verschließen. Viele Urologen dagegen werden sich sicherer fühlen, eine Fistel transvesikal zu verschließen.

Bei einem Teil der Fälle jedoch, vor allem bei postaktinischen Fisteln, wird man aber auch gezwungen sein, durch Verschiebelappen, Interposition von großem Netz oder aber durch Interposition von Peritoneum eine Separierung zwischen Blase und Scheide zu erzielen.

Ich glaube, wir haben heute damit durch die Referate und Diskussionen einen gewissen Konsensus zwischen Urologen und Gynäkologen erzielen können.

Ich möchte nochmals allen Vortragenden und Diskussionsrednern herzlich danken und die heutige Sitzung damit schließen.

Freie Vorträge

K. M. Schrott und A. Sigel: **Neue Aspekte der Pharmakotherapie der neurogenen Blase**

Die Behandlung der neurogenen Blase setzt teils schwer vereinbare Ziele: die Protektion der oberen Harnwege und die Behebung der sozial untragbaren Harninkontinenz. Lösungen oder bestmögliche Kompromisse erfordern eine Skala an Daten, den neurourologischen Status.

Neurourologischer Status

1. *Neuronläsion:*

   A sensorisch

   B motorisch

   C sensorisch-motorisch: (komplett, inkomplett)
       I obere   (automatische Reflexblase)
       II untere   (autonome Blase)
       III gemischte: somatomotorisch
                       visceromotorisch ($\alpha+\beta$-sympathisch, parasympathisch)

2. *Grad der Harninkontinenz:* total, partiell
   Restharn (postexpressionell, nach Triggern oder Pseudomiktion mit Bauchpresse)
   verfügbare Blasenkapazität (Grenze zur Urge-Inkontinenz)
   Trockenperiode

3. *Harnbakteriologie:* chron. Infekt?

4. *Manometrie:*
   Blasendruck (normotensiv, hypertensiv)
   Resistenz der Auslaßregion
   Kontraktilität (normo-, sub-, nonkontraktil)
   Kinetik (asystolisch, hypo-, hyperkinetisch)

5. *AUR:* Stauung der oberen Harnwege?
   Cystourethrographie: Reflux bei Retentionsblasen?
   Blasenhals offen oder geschlossen (positives oder negatives Schrammsches Zeichen)?

Unsere gegenwärtigen, theoretischen Grundlagen wurden vorrangig von El-Badawi [1], Schenk [1], Groat [2] und Nergårdh [3,4] sowohl experimentell als auch klinisch erarbeitet, ausgehend von Alquist's Rezeptorentheorie. Klassische Schemata über die Innervation der Harnblase — auch das von Bors und Comarr [5] aus dem Jahre 1971 — müssen ergänzt werden durch die interganglionären Wechselbeziehungen und die Kontinuität der Innervationsfelder über das Müllersche Wandnervensystem mit den kurzen Neuronen und dem neuroterminalen Plexus. Im Detail stellt sich diese dreifache multineuronale Vermaschung von parasympathischen, sympathischen, prä- und postganglionären Neuronen dar als Verflechtung der extramuralen Ganglien, als Vernetzung im System der kurzen Neurone und des neuroterminalen Endplexus. In einem eigenen Modell (Abb. 1) versuchen wir die Verteilung der viscero- und somatomotorischen Innervation der Blase mit ihrer Auslaßregion nach der Rezeptorentheorie zu verdeutlichen: Gleichmäßige Verteilung des Parasympathikus. Anhäufung der Alpha-Rezeptoren im Blasenhals, in der hinteren Harnröhre und im quergestreiften urethralen Sphincter; zusätzlich alpha-sympathische Inhibition in den parasympathischen extravesicalen Ganglien!

Die Pharmakotherapie kennt als Alternativen:

1. *Die Beseitigung des Restharns* durch α-Sympathikolytika, kombiniert mit Parasympathikomimetika;

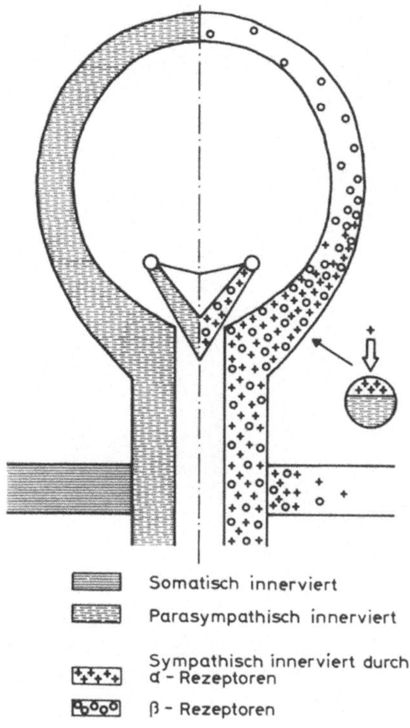

Abb. 1. Modell zur Veranschaulichung der Verteilung von parasympathischer bzw. -sympathischer und somatischer Innervation in Blase, Urethra und Sphincter externus

2. *die Verringerung der Harninkontinenz* mittels Sympathikomimetika, bei nötiger Dämpfung reflektorischer Detrusorkontraktionen, evtl. mit Parasympathikolytika.

Um die Dysfunktion zwischen Detrusor und Auslaßregion im Sinne einer verbesserten Kontinenz oder Entleerung zu balanzieren und angeborene oder erworbene Leitungsdefekte der Visceromotorik und teilweise der Somatomotorik zu überbrücken, stimulieren wir selektiv die Rezeptoren des Erfolgsorganes.

1. Alpha-Sympathikolyse

Medikamente: Phenoxybenzamin, Phentolamin, Tolazolin, Azapetin, Dihydroergotamin.

Indikation: neurogene Retentionsblase (periphere Durchblutungsstörungen).

Wirkungsweise: Beseitigung von Restharn durch Herabsetzen der α-sympathikotonen Sphincterresistenz (Blasenhalskontraktur und Sphincter-Externus-Spastik), also Relaxieren der Auslaßregion. (Somatomotorische Spastik des gemischt innervierten urethralen Sphincters ist nur teilweise beeinflußbar.)

Kontraindikation: Asthma bronchiale, dekomp. Herzinsuffizienz.

Das urologisch gravierende Problem der neurogenen *Retentionsblase*, mit chronischer Infektion und drohenden, stauungsbedingten Schäden der oberen Harnwege, kann mittels *Alpha-Sympathikolyse* durch Relaxieren der Sphincterresistenz (s. Abb. 2, linke Seite) behandelt werden, evtl. kombiniert mit Parasympathikomimetika (z. B. Bethanechol). Für die Dämpfung der überschießenden Erregung der Alpha-Rezeptoren und Spastik

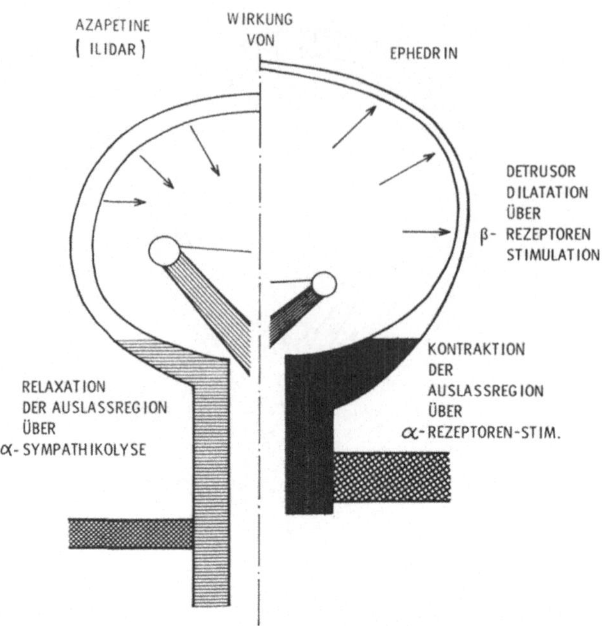

Abb. 2. Modell zur Veranschaulichung der Wirkungen von Ephedrin® und Ilidar® auf die Harnblase und ihre Verschlußmechanismen

der Blasenauslaßregion verwenden wir erfolgreich Azapetin (Ilidar®), das gegenüber dem
seit Kleemann [6] zumeist eingesetzten Alpha-Rezeptoren-Blocker Phenoxybenzamin bei
hoher Wirksamkeit, nach unserer Beobachtung keine gefährlichen Nebenerscheinungen
wie Hypotonie und Hypovolämie zeigt. Der vasomotorische Effekt äußerte sich sogar
angenehm. Marmorierte, kalte, spastisch-paretische Beine wurden wärmer. Wir formulie-
ten deshalb den Leitsatz: „Wie die peripheren Gefäße, so reagiert der Blasenhals!"

Kasuistik der Alpha-Sympathikolyse mit Azapetin bei neurogenen Retentionsblasen

Dosierung: 3mal 1 bis 2 mg Ilidar®/kg KG/d per os.

Wirkungseintritt: zunehmend nach 1 Woche.

Ätiologie der 12 Fälle

MMC, sacrale Agenesie: gemischte NL	4
operat. Läsion des pl. pelvicus: untere visc. mot. NL	3
spinaler Tu: obere NL	1
Bandscheiben-Prolaps bzw. -OP: incompl. untere NL	2
Tetraspastik bei M. Little: incompl. obere NL	1
amyotroph. Lateralsklerose: mot. paralyt. Blase	1

Restharn, vorher (in ml)	60	100—200	300—400	500—700
	(1)	(5)	(4)	(2 Fälle)
unter Azapetin	60	20	0—50	60
Mißerfolge:	1mal	1mal (90 ml)	2mal (220 ml)	2mal (500 ml)

Vorherige Harninkontinenz bei 9 Fällen

unter Azapetin:	gebessert	3
	unverändert	4
	verstärkt	2

Die medikamentös herabgesetzte Resistenz und der verringerte Restharn erhöhte nur bei 3 Patienten die nutzbare Blasenkapazität bei verminderter Harninkontinenz.

4 sind unverändert, 2 sogar verstärkt naß. Bei 7 Patienten wurde der Restharn deutlich auf 0 bis 60 ml reduziert, das sind 10 bis 20% der vorherigen Retention. Zu unseren Mißerfolgen zählen 3 automatische Reflexblasen und eine untere visceromotorische Neuronläsion mit anhaltender Harnsperre. In 2 Fällen wurde die ungenügende Weitstellung der Auslaßregion abgestuft mittels uni- oder bilateraler Sphincterotomie behoben, einmal mit Blasenhalsresektion.

Nach unserer Meinung lösen Alpha-Rezeptoren-Blocker wirksamer die Blasenhalskontraktur einer gestörten Visceromotorik und weniger die Resistenz oder gar Spastik des somatomotorischen Beckenbodens mit quergestreiftem urethralem Sphincter. Als Alternative setzen wir dann Diazepam ein. Assoziierter vesicoureteraler Reflux wird unter Alpha-Sympathikolyse nur indirekt durch Beseitigung der infravesicalen Obstruktion verringert, aber keinesfalls kausal abgestellt. Theoretisch würde Reflux eher ausgelöst. Neben den berichteten 12 Fällen lösten wir mittels Ilidar® bei 4 Kindern mit occulter neuropathischer Blase erfolgreich deren Blasenhalskontraktur nach ungefähr 3monatiger Dauertherapie. Die rezidivierenden Infekte und Enuresis sistierten bei signifikant ansteigendem Uroflow.

2. Sympathikotone Kontinenztherapie

Medikament: Ephedrin.

Indikation: inkomplette Harninkontinenz neurogener Blasen mit intermitt. restharnfreier Entleerung (postexpressionell, nach Triggern) ohne vesicoureteralen Reflux.

Wirkungsweise: Vergrößerte verfügbare Blasenkapazität und verlängerte Trockenperioden durch sympathische Tonussteigerung und erhöhte Resistenz der Auslaßregion.

Gleichzeitig Inhibition der extramuralen parasympathischen Ganglien mit Ruhigstellung des Detrusors und synergistisch dessen β-sympathikomimetische Dilatation.

Kontraindikation:
allgemein: Hypertonie, Tachycardie, Glaukom;
urologisch: vesicoureteraler Reflux, Restharn mit Infektion.

Neurogene Blasen mit inkompletter Harninkontinenz behandeln wir durch Ephedrin und manuelle Expression im Intervall. Die vorherige mindestens 3malige gründliche Blasenentleerung durch Ausdrücken (oder Triggern) schafft in der Regel eine verfügbare Blasenkapazität bis zur einsetzenden Grenze der Urge-Inkontinenz von 70 bis 150 ml und damit eine Trockenperiode von 30 bis 120 min. Die gemischte $\alpha+\beta$-*sympathikomimetische* Therapie mit Ephedrin erhöht den Sphinctertonus, inhibiert die extramuralen parasympathischen Ganglien und fördert die Dilatation des Detrusors (s. Abb. 2, rechte Seite).

Die verfügbare Blasenkapazität vergrößert sich deutlich auf 120 bis 250 ml bei erhöhter Resistenz der Auslaßregion. Trotz Tonisierung des Blasenhalses mit Urethra posterior und externem Schließmuskel ist unter Ephedrin weiterhin die manuelle Expression möglich, da der aufgebrachte Druck von über 100 cm Wassersäule die auf ungefähr 35 bis 50 angehobene Sphincterresistenz bei weitem übertrifft.

Kasuistik der sympathikotonen Kontinenztherapie mit Ephedrin

Dosierung: 2- bis 3mal 0,75 bis 1,5 mg/kgKG/d per os (1-Ephedrin).

Wirkungseintritt: rasch, in ungefähr ½ Std.

Ätiologie der 12 Fälle:

MMC, sacrale Agenesie:	gemischte NL	10
traumat. Querschnitt:	obere NL	1
	untere NL	1

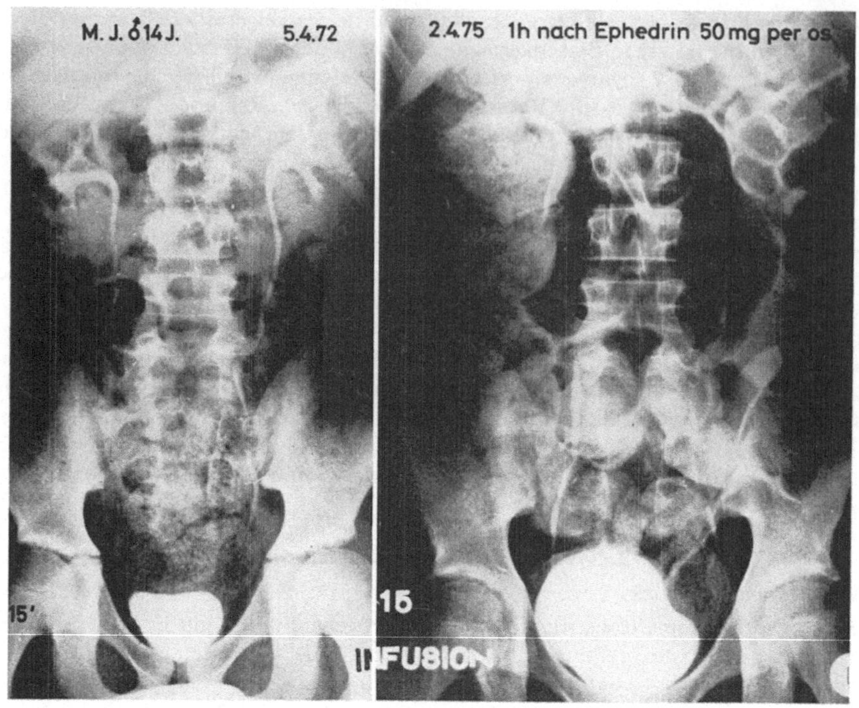

Abb. 3. ♂ 14 J., mit op. lumbosacraler MMC, Harn- und Stuhlinkontinenz (untere NL).
Seit Jan. 74 mit 3mal 50 bis 75 mg 1-Ephedrin und vorheriger Blasenexpression jeweils 3 bis 4 h
trocken

Verfügbare Blasenkapazität:
(bis Urge-Inkontinenz oder reflekt. Urinabgang)

a) *postexpressionell* oder nach Triggern   70—150 ml
b) *unter Ephedrin:*   120—250 ml

Trockenperioden:

a) postexpressionell   30—120 min
b) unter Ephedrin   3—6 h

Mißerfolge: 3 von 12 Fällen.

1mal sog. Durchlaufblase bei gemischter NL,
1mal automat. Reflexblase bei o. mot. NL,
1mal wegen Tachycardie über 120 und Brechreiz abgesetzt.

Wir erzielten in 9 Fällen Trockenperioden von 3 bis 6 Stunden. Mit Erfolg ist zu rechnen bei überwiegend unterer viscero- und somato-motorischer Neuronläsion mit weitgehend relaxierter Auslaßregion und restharnfrei exprimabler Blase, selbstverständlich ohne gravierenden vesicoureteralen Reflux. Geringgradiger Reflux kann unter der sympathikomimetischen Tonisierung des oberflächlichen Trigonums (s. Abb. 2, rechte Seite) sogar sistieren, wie wir mehrfach beobachteten. Die medikamentöse Kontrolle automatischer Reflexblasen (obere sensorisch-motorische Neuronläsion) versagte in einem von 2 Fällen, ebenfalls bei einer Durchlaufblase (gemischte, obere viscero- und untere somato-motorische Neuronläsion) mit totaler Harninkontinenz. Unser 3. Mißerfolg geht zu Lasten einer Unverträglichkeit von Ephedrin, nämlich Tachycardie über 120 und Brechreiz. Ansonsten hielten sich die vorübergehende Pulsbeschleunigung unter

100/min und die Blutdruckerhöhung unter 135 mmHg. Diese über mehr als 2 Jahre erprobte sympathikotone Kontinenztherapie ist eine beachtliche Alternative in der Versorgung der sozial untragbaren Harninkontinenz, vor allem bei Mädchen.

Literatur

1. El-Badawi, A., Schenk, E. A.: J. Urol. **99**, 585 (1968); **105**, 368 (1971); **105**, 372 (1971); **111**, 613 (1974). — 2. Groat, W. C., Saum, W. R.: J. Physiol. **220**, 297 (1972). — 3. Nergårdh, A.: Scand. J. Urol. Nephrol. **8**, 100, 108 (1974). — 4. Nergårdh, A., Boréus, L. O.: Scand. J. Urol. Nephrol. **6**, 32 (1972). — 5. Bors, E., Comarr, A. E: Neurological Urology, Basel: S. Karger-Verlag 1971. — 6. Kleemann, F. J.: J. Urol. **104**, 549 (1970).

Dr. K. M. Schrott
Urol. Klinik der Univ.
Krankenhausstraße 12
D-8520 Erlangen

R. Hartung, W. Mauermayer und F. Beck: **Intraoperative Blutverlustbestimmung bei der TUR, ein neues Gerät**

Die Notwendigkeit einer intraoperativen Blutverlustbestimmung bei transurethralen Elektroresektionen am Blasenhals und in der Blase wird heute allgemein anerkannt.

In früheren Untersuchungen haben wir bereits die Anwendbarkeit und Genauigkeit bisher bekannter Methoden untersucht, die entweder eingeschränkt abwendbar sind, durch die Operationsart selbst fehlerhaft werden oder umständlich und aufwendig sind. Allein die Nesbitsche Methode erschien uns bisher als für die Routine schnell, aber nur für Blutverluste bis 200 ml ausreichend genau. Ferner ist der Fehler bei Abweichung von diesem Standard-Hb nicht unbeträchtlich, denn Hb und Hämatokrit sind durch die präoperative Nüchternperiode oft deutlich erhöht.

So war es unser Ziel in Zusammenarbeit mit der Technik ein Gerät zu entwickeln, daß folgende Forderungen erfüllen sollte:
— Optimale Meßgenauigkeit
— Bezugnahme auf Hb-Wert des Patienten bei Operationsbeginn
— rasche und einfache Bedienung
— Anzeige eines endgültigen Ergebnisses.

Das hier vorgestellte neuartige Photometer verwendet als Strahlungsquelle eine Leuchtdiode, die nach der Art des verwandten Halbleitermaterials ein Licht einer engbegrenzten Wellenlänge aussendet. Die erforderlichen elektronischen Verstärkungs- und Anzeigeelemente wurden ebenfalls mit modernsten Halbleiterteilen ausgeführt, so daß bei nur geringem Stromverbrauch ein Batteriebetrieb möglich wurde. Die Kompensation des Patienten Hb erfolgt durch diese Verstärkungsregelung.

Während oder nach einer transurethralen Resektion werden aus dem gut durchmischten 10-Liter-Eimer, in dem bei Operationsbeginn 100 g kristallines Natriumcitrat zur Vermeidung der Blutgerinnung gegeben wurden, 1 ml des Spülwasser-Blutgemisches entnommen und mit 9 ml des für diese Volumina entsprechend verdünnten Boehringer-Reagenz zur Cyanhämoglobinbestimmung versetzt. Diese Probe wird in das Photometer gegeben, der präoperative Hb-Wert eingestellt und der Blutverlust in ml an der Digitalanzeige abgelesen.

Zur Beurteilung der Meßgenauigkeit wurden in Laborversuchen und im Operationsbetrieb Messungen mit bekannten und unbekannten Blutmengen im Vergleich des Gerätes mit unserer bisherigen Hämatin-Methode und der Hb-Bestimmung mit einem Spektralphotometer durchgeführt. Dabei zeigen sich deutliche Unterschiede gegenüber der Nesbit-Methode, die vorgegebene größere Mengen ab ca. 200 ml nicht mehr als solche mißt, während mit dem Spektralphotometer eine Übereinstimmung festzustellen ist (Abb. 1).

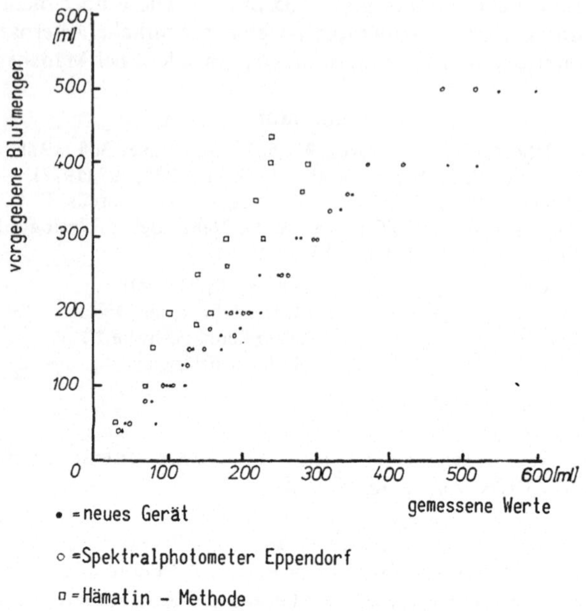

Abb. 1. Messung bekannter Blutmengen mit den verschiedenen Methoden

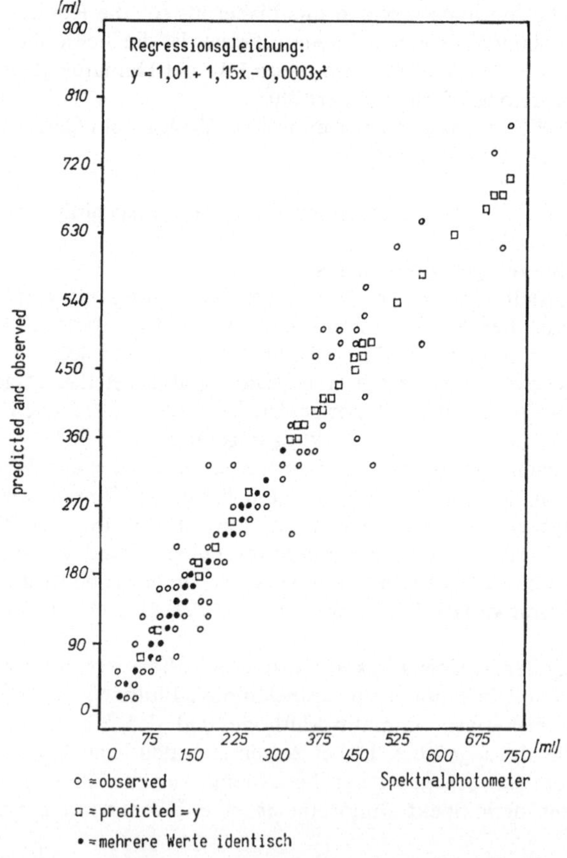

Abb. 2. Meßwerte des Testgerätes in bezug auf errechnete Idealgerade (n = 140)

Im Operationsbetrieb eingesetzt, ergab sich bei 140 vergleichenden Messungen unbekannter Blutverluste dieses Verhalten (Abb. 2): Die Kästchen liegen auf der nach der Regressionsgleichung errechneten Idealgeraden, leere und volle Kreise sind einzelne bzw. mehrere mit dem Testgerät übereinstimmende Meßwerte.

Zum Ausschluß eines Fehlers bei der Probenbereitung wurden Vergleichmessungen bei Abnahme vom Boden, aus der Mitte und der Oberfläche des Eimers vorgenommen, wobei die Abnahmetiefe bei gutdurchmischtem Eimer nicht als Fehler eingeht. Ebenso zeigt ein Vergleich der Probenentnahmen mit einer 5-ml-Spritze einer Eppendorf-Pipette und einer Glaspipette keine auffälligen Unterschiede.

Ich fasse zusammen: Wir stellen ein in seinem Meßprinzip neuartiges Photometer vor, dessen zuverlässige Meßgenauigkeit bestätigt werden konnte, das im Routinebetrieb auf Fehlermöglichkeiten überprüft wurde und das einfach im Operationssaal von Hilfspersonal zu bedienen ist und rasch ein reproduzierbares Ergebnis liefert.

Dr. Rudolf Hartung
Urol. Klinik und Poliklinik
Rechts der Isar, TU München
Ismaninger Straße 22
D-8000 München 80

W. Mauermayer: **Die Gliederoptik in der urologischen Diagnostik und im Lehrbetrieb**

Walter Heynemann, der Konstrukteur vieler endoskopischer Instrumente hat einmal die transurethralen Operationen als die „einäugige Kunst ohne Zeugen" bezeichnet. Diese Feststellung gibt den damaligen Stand der Technik wieder.

Eines der ersten Hilfsmittel zur Mitbeobachtung endoskopischer Untersuchungen war die Doppel-Okularoptik. Heute verwendet man gerne aufsetzbare Ansätze, die mit einer Schnellkupplung auf das Okular des Instruments geklemmt werden können. Diese beiden starren Systeme haben den *Vorteil*, daß in beiden Einblicköffnungen ein gleich gutes, scharfes und helles Bild zu sehen ist. Ihr wesentlicher *Nachteil* ist die starre Verbindung. Beide Beobachter müssen ihre Bewegungen koordinieren. Ihre Anwendbarkeit bei transurethralen Operationen ist daher auf die Demonstration kurzer Szenen limitiert.

Die Fiberoptiken, im Klinikjargon oft „Spione" genannt, sind dagegen flexibel und erlauben eine ungestörte Mitbeobachtung, auch von Operationen. Ihre Bildqualität ist dagegen merklich geringer als die der starren Systeme. Dies ist durch das Raster der Glasfäden bedingt. Die Stränge sind nur für eine direkte Mitbeobachtung geeignet. Man kann durch sie nicht photographieren, filmen oder gar eine Fernsehkamera anschließen.

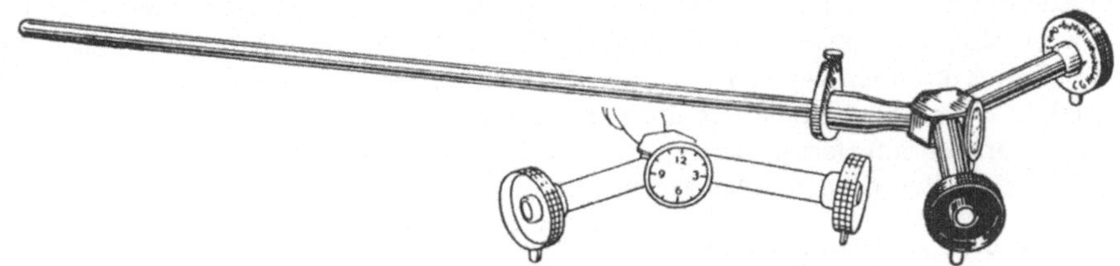

Abb. 1. Doppelokularoptik der 30er Jahre. Dieses System wurde an Stelle der normalen, monokularen Optik in das Cystoskop eingeführt

Die Gliederoptik ist ein kombiniertes System aus Linsen und Prismen, die die Vorteile beider geschilderten Geräte, jedoch ohne deren Nachteile in sich vereinigt. Endoskopische Bilder werden in guter Schärfe und Helligkeit übertragen, wie das an Dias zu sehen ist, die durch die Gliederoptik hindurch aufgenommen wurden. Die Anbringung dieses neuen Systems an die Endoskopoptik erfolgt durch einen Schnellverschluß. Eine Filmkamera kann in gleicher Weise mit der Gliederoptik verbunden werden. Eine kurze Filmszene einer transurethralen Operation zeigt die gute Qualität der Aufnahmen.

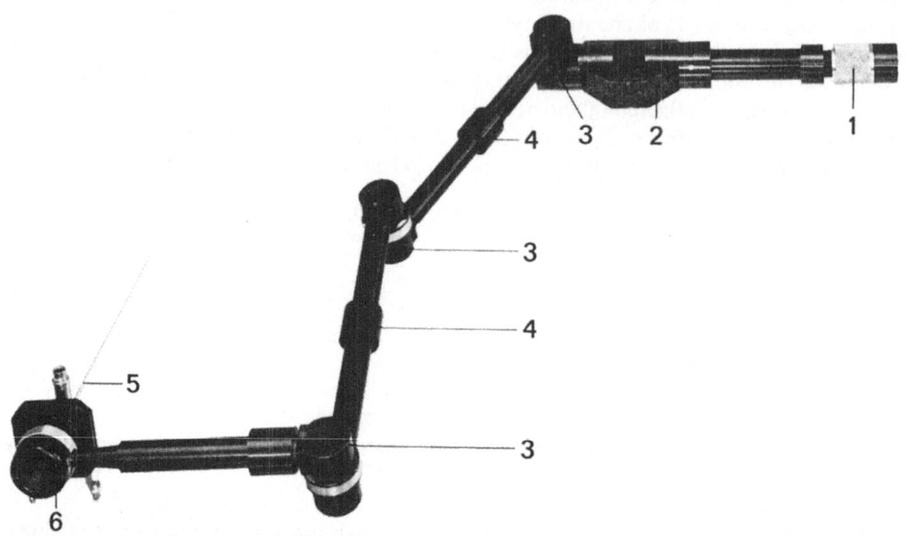

Abb. 2. Gliederoptik nach Hopkins („double viewing attachment"). Das Instrument besteht aus einer Gruppe von optischen Gliedern, die in ihrer Gesamtheit eine fast vollständige Flexibilität bewirken. Durch das Okular (1) kann das Bild, das aus der Cystoskopoptik (5) aufgenommen wird, betrachtet werden. Der Operateur sieht durch das 2. Okular („Durchblickokular") (6), das durch eine Klemmvorrichtung am Cystoskopokular befestigt wird. In den Gliedern „3" kann das System wie ein Ellenbogengelenk bewegt werden, in den Gliedern „4" kann eine vollständige axiale Rotation erfolgen. Durch das Prismenstück „2" kann das Bild im Uhrzeigersinn so gedreht werden, daß es der Blickrichtung des Operateurs entspricht

Photographieren und Filmen endoskopischer Eingriffe ist dadurch eine einfache Routine geworden und hat nichts mehr mit der Artistik zu tun, als man noch durch das Sucherbild der Film oder Photokamera hindurch operieren mußte.

Das letzte Anwendungsbeispiel der Gliederoptik ist die Übertragung von Farbfernsehbildern aus der Blase oder von transurethralen Operationen. Die Abbildung 7 zeigt, wie die Gliederoptik an eine Farbfernsehkamera angeschlossen wurde. Der Eingriff kann nun auf einem Monitor mitbeobachtet und auch gleichzeitig auf Magnetband gespeichert werden. Leider konnten wir nicht genügend Monitore hier im Saal aufstellen, um Ihnen auch das zu zeigen. Sie können sich unser erstes Band, das wir noch unter Zeitdruck rasch vor dem Kongreß angefertigt haben, draußen in der Ausstellung ansehen. Durch dieses System ergeben sich neue Möglichkeiten des Lernens und Lehrens:

1. Transurethrale Untersuchungen und Operationen können ohne Gefährdung des Patienten einem beliebig großen Auditorium vorgeführt werden, auch über eine Eidophoranlage.

2. Der Operateur kann die Bandaufnahme der Operation nach dem Eingriff ansehen und seine Technik überprüfen.

3. Der Endzustand der Operation kann aufgezeichnet werden. Ein ungenügendes Operationsergebnis wird dadurch analysierbar.

150

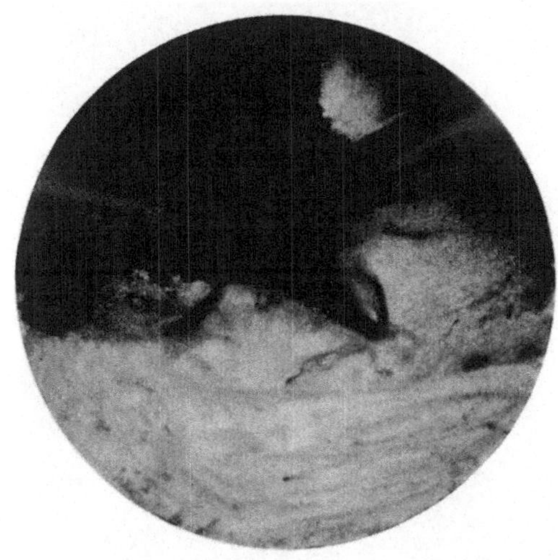

Abb. 3. Endophotographie durch die Gliederoptik: Ein spritzendes Gefäß in der Prostataloge wurde während einer Elektroresektion aufgenommen. Normale 0° Arbeitsoptik. Blitzlicht durch Fiberstrang

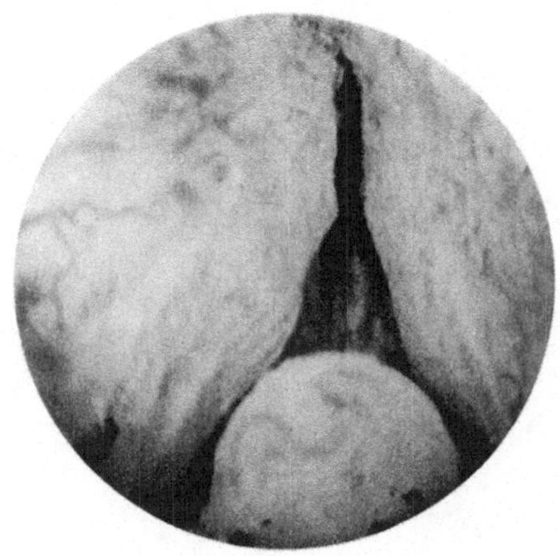

Abb. 4. Endophotographie durch die Gliederoptik: Blasenhals vor der Operation. Normale 0° Arbeitsoptik. Blitzlicht durch den Fiberstrang

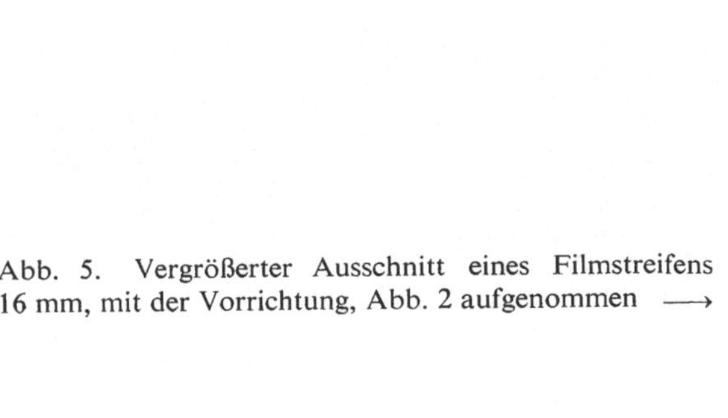

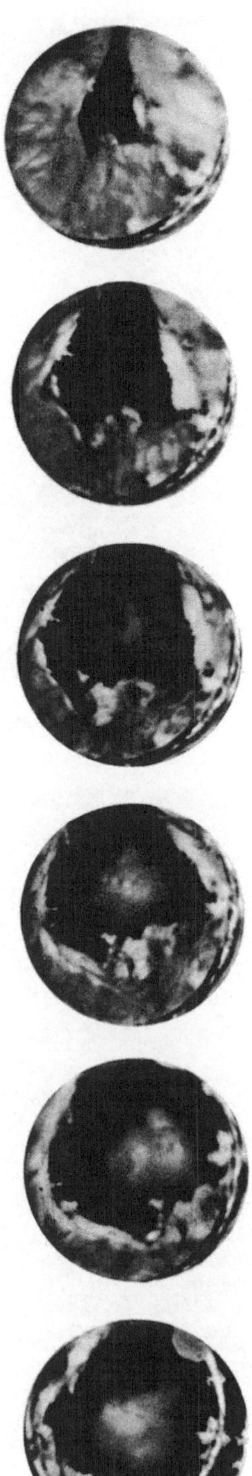

Abb. 5. Vergrößerter Ausschnitt eines Filmstreifens 16 mm, mit der Vorrichtung, Abb. 2 aufgenommen $\longrightarrow$

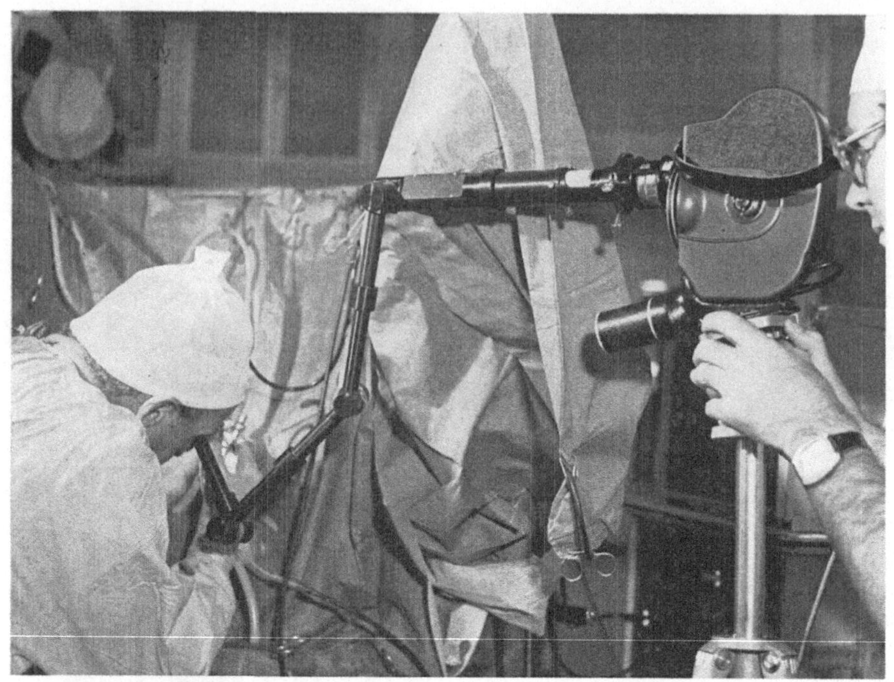

Abb. 6. Eine Filmkamera ist durch die Gliederoptik mit dem Endoskop verbunden

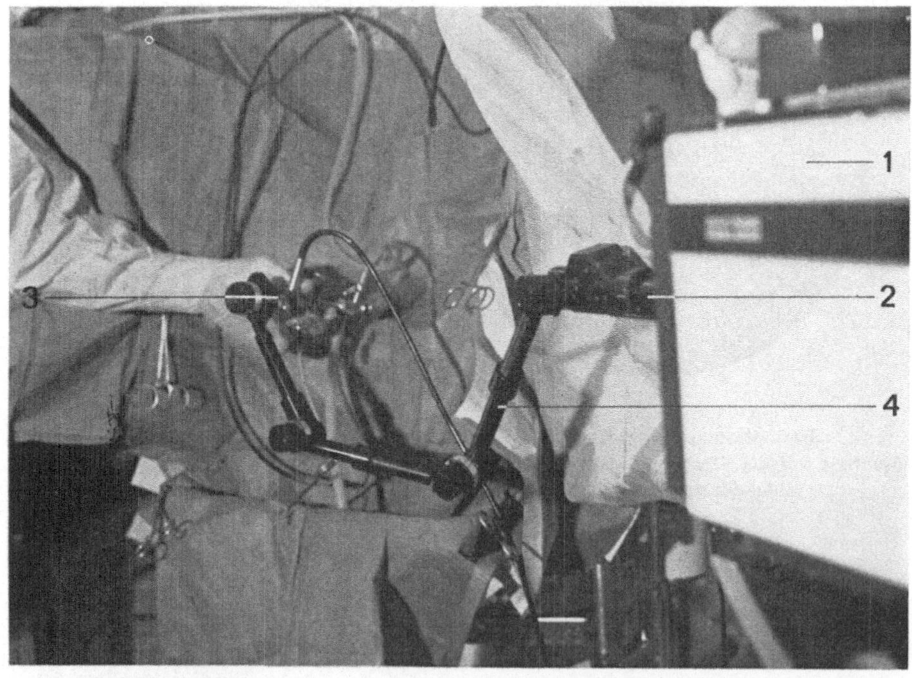

Abb. 7. Die Farbfernsehkamera (1) ist mit Hilfe der Gliederoptik (4) an das Resektionsinstrument angeschlossen. Die Gliederoptik ist mit der Kamera fest verschraubt (2). Das Durchblickokular (3) ist am Resektionsinstrument angeklemmt

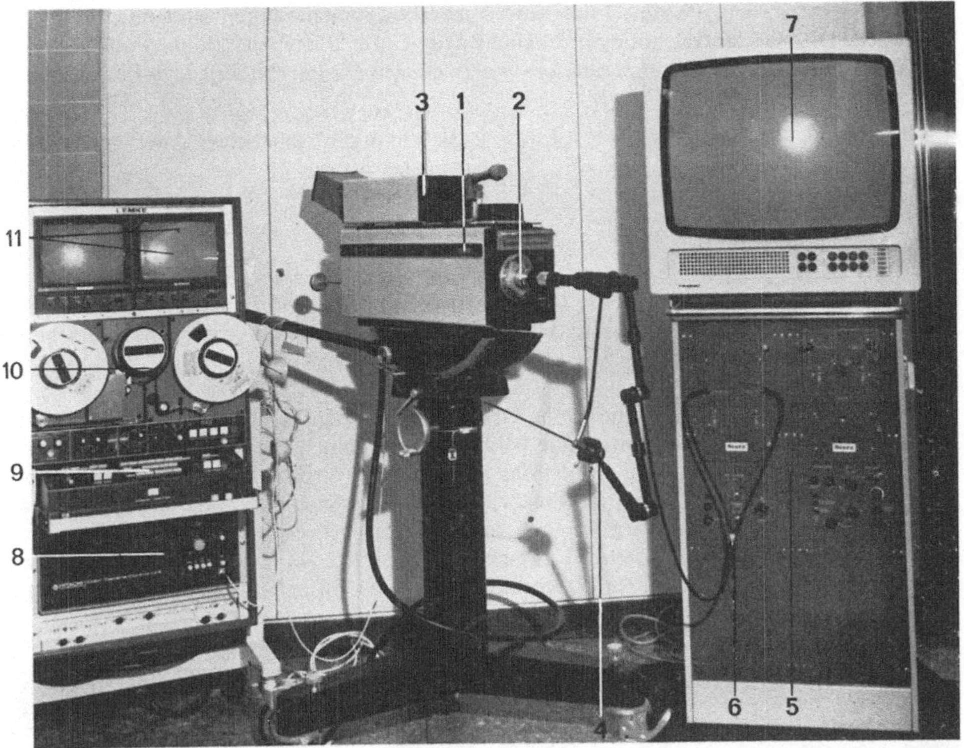

Abb. 8. Farbfernseheinrichtung der Urologischen Klinik r.d.I.: Farbfernsehkamera (1) mit einem Spezialobjektiv (2) zur Anpassung der Gliederoptik. Schwarzweiß-Beobachtungsmonitor auf der Kamera, der auch um 180° (zum Operateur zu) geschwenkt werden kann (3). Gliederoptik mit einer Endoskopoptik verbunden (4). Das nötige Licht für die Aufnahme liefert die Speziallichteinheit (5). Ein Lichtkabel ist fest mit der Endoskopoptik verbunden. Die Lichtfasern (6) laufen ohne Unterbrechung bis zum Operationsgebiet („integrierte Optik"). Auf einem großen Monitor können mehrere Personen den Eingriff mitbeobachten (7). Um die Kamera leicht zu gestalten, ist ein Teil ihrer Elektronik gesondert untergebracht (8). Oberhalb davon befindet sich das Mischpult (9), mit dem Bilder einer 2. Kamera eingeblendet werden können. Durch die Magnetbandmaschine (10) kann das Fernsehbild in guter Qualität gespeichert werden. Das Bild von 2 Kameras wird auf den kleinen Monitoren (11) beobachtet. Mit dieser kleinen Einheit ist eine Bildregie möglich

4. Die Sammlung von Operationsszenen und die Zusammenstellung von Lehrbändern ist leicht möglich.

5. Seltene Befunde können bei der routinemäßigen Aufzeichnung festgehalten werden.

6. Durch das langsame Abspielen der Bänder in „slow motion" erkennt man Details, die bei der raschen Routinearbeit untergehen.

7. In Operationskursen, die wir ab Frühjahr 1976 abhalten werden, kann der Eingriff zuerst „life" mitverfolgt werden. Die spätere Bandbeobachtung ermöglicht die Diskussion einzelner Phasen des Eingriffs.

8. Bandkonserven dienen dabei zur Ergänzung.

Ich fasse zusammen:

Mit Hilfe einer Gliederoptik können endoskopische Bilder sowohl direkt beobachtet als auch durch die Optik hindurch als Photo oder Film festgehalten werden. Über die Gliederoptik kann eine Farbfernsehkamera an jede genügend lichtstarke Endoskopoptik angeschlossen werden. Photo-, Film- und Fernsehdokumentationen sind nun Routine geworden. Die Bandaufzeichnung ermöglicht neue Formen der Ausbildung von Studenten, ärztlichen Mitarbeitern und eine besonders effektive Weiterbildung von Fachärzten.

Prof. Dr. W. Mauermayer
Urol. Klinik der Technischen Universität
Ismaninger Straße 22
D-8000 München 80

D. Hauri, H. Schauwecker, O. Schmucki und H. J. Leisinger: **Urinkontinenz nach totaler Prostatektomie: Der urodynamische Beweis einer anatomischen Hypothese**

Das Prostatacarcinom, welches seine Organgrenzen noch nicht überschritten hat, ist mit der totalen Prostato-Vesiculectomie heilbar, sofern keine Fernmetastasen vorhanden sind. Bei dieser Operation wird jedoch das ganze Gebiet des Sphincter internus mitentfernt. Da der vorwiegend somatisch innervierte Sphincter externus allein die Kontinenz niemals gewährleisten kann, liegt die postoperative Inkontinenzrate hoch — nach verschiedenen Berichten in der Literatur zwischen 10 bis 50%.

Durch eine geeignete Operationstechnik läßt sich die Inkontinenz jedoch vermeiden. Wir möchten diese kurz demonstrieren.

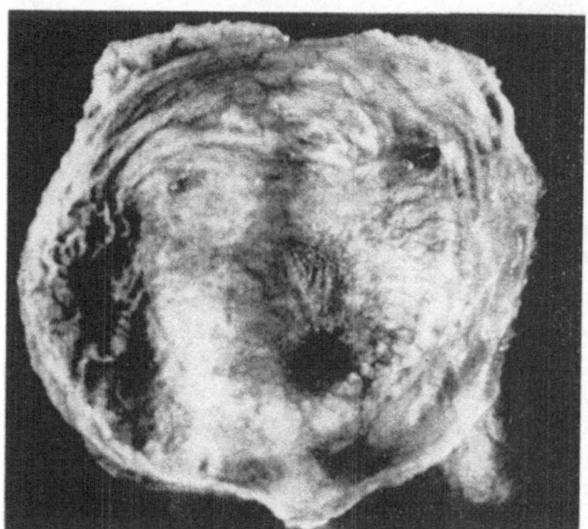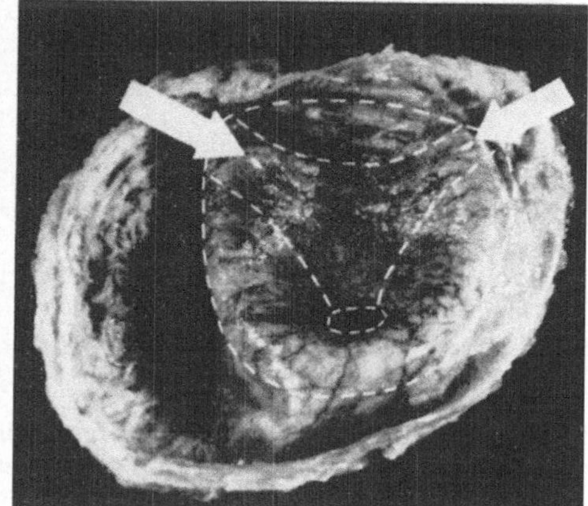

Abb. 1. (Nach Hutch) Base-plate, demonstriert an einem anatomischen Präparat

1966 hat Hutch auf die sogenannte „Base-plate" aufmerksam gemacht. Es ist die um den Blasenausgang gelagerte, zirkuläre, von der mittleren Detrusorschicht her stammende, glatte Muskelfaserschicht mit Einbezug des Trigonum (Abb. 1). Dadurch daß die Muskelfasern beim gesunden Patienten konzentrisch und in einer Ebene um den Blasenausgang gelagert sind, erfüllen sie mit ihrem Ruhetonus eine passive, eventuell sogar eine aktive Sphincterfunktion. Unmittelbar vor Einsetzen der Miktion wird dadurch, daß Muskelfaserzüge von der Blase in die hintere Urethra einstrahlen, diese „Base-plate" in einen Trichter umgeformt, wodurch der Widerstand in der hinteren Urethra entscheidend gesenkt wird. In Kombination mit der nun folgenden Detrusorkontraktion kommt die Miktion in Gange (Abb. 2).

Hutch hat nun vorgeschlagen, die „Base-plate" nach totaler Prostatektomie als neuen Sphincter einzusetzen, indem diese Gegend zu einem Tubus umgeformt, mit dem distalen Urethrastumpf zu anastomosieren sei (Abb. 3).

154

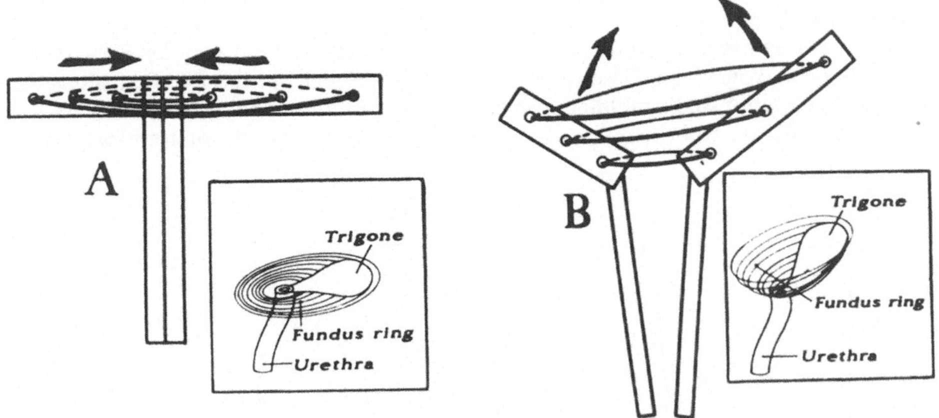

Abb. 2. (Nach Hutch) A: Base-plate in Ruhe: Die zirkulären glatten Muskelfasern üben eine Verschlußfunktion aus. B: Durch die innere Blasen-Urethramuskelschicht ist der Blasenhals trichterförmig umgeformt worden. Nun stabilisieren die Muskelbündel der Base-plate den Trichter

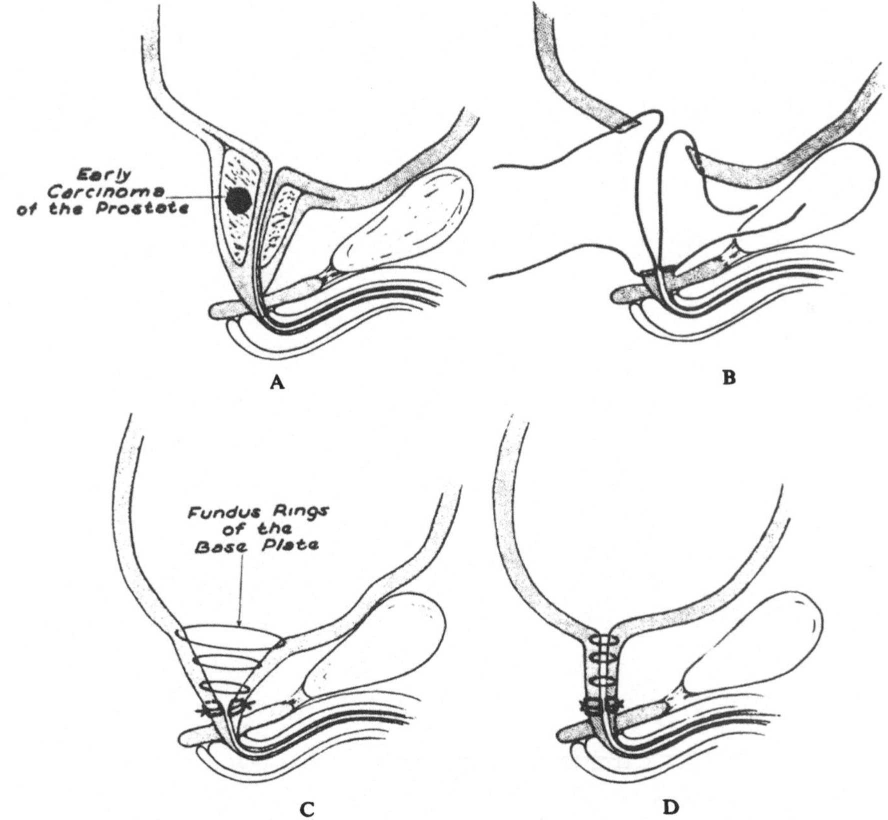

Abb. 3. Vorschlag von Hutch der Anastomose zwischen Base-plate und distalem Urethrastumpf nach totaler Prostatektomie

Die Richtigkeit dieser anatomischen Hypothese haben wir urodynamisch nachgewiesen. Aus zeitlichen Gründen müssen wir auf die Beschreibung der Meßmethodik und der urodynamischen Kurvenbilder verzichten.

Das Wichtigste in Kürze:

Ein speziell konstruierter Doppellumen-Perfusionskatheter wird von der Blase durch die Urethra mit konstanter Geschwindigkeit und unter gleichbleibender Perfusionsrate durchgezogen. Somit sind simultane Druckmessungen in Blase und Urethra möglich.

In Abb. 4 ist das Ruheprofil eines inkontinenten Patienten nach totaler Prostatektomie aufgezeichnet.

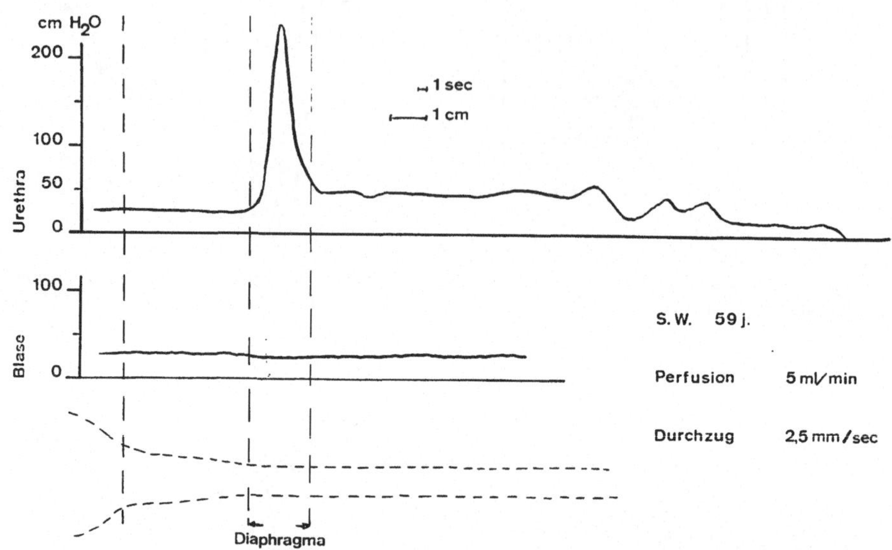

Abb. 4. Ruheprofil eines Inkontinenten nach totaler Prostatektomie

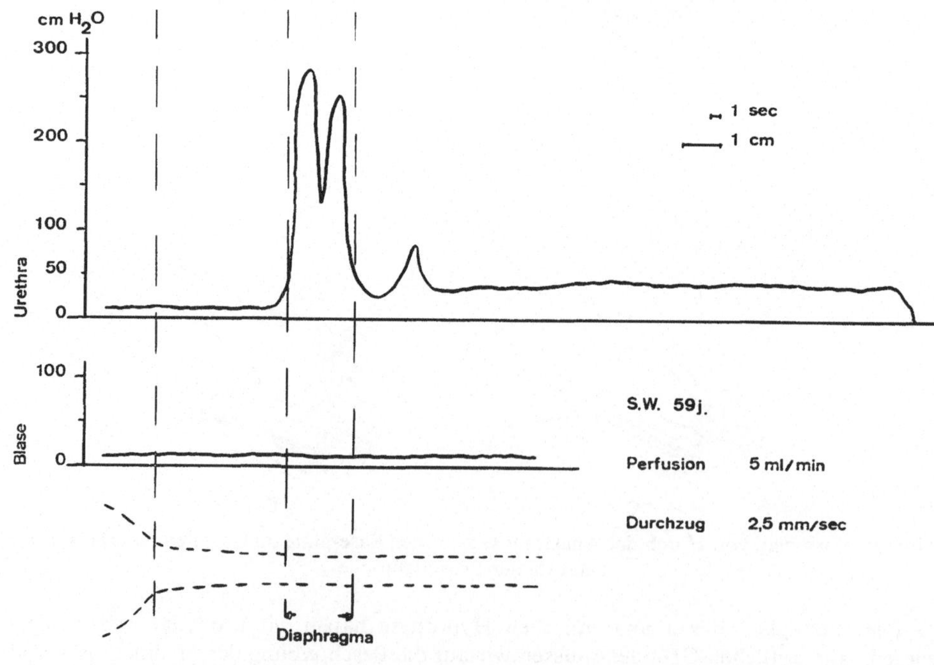

Abb. 5. Sphincterbetätigung des gleichen Patienten wie unter Abb. 4

156

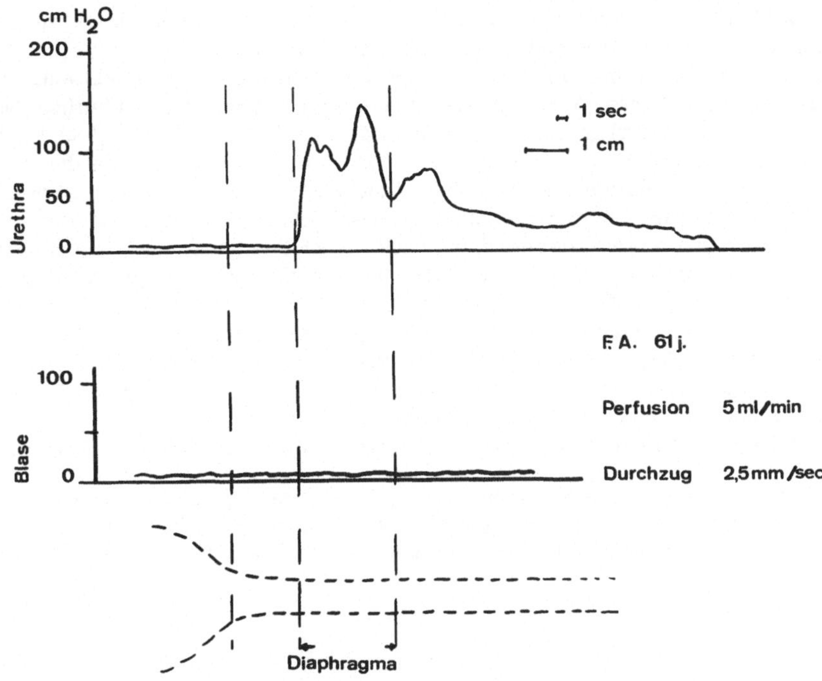

Abb. 6. Ruheprofil eines kontinenten Patienten nach totaler Prostatektomie

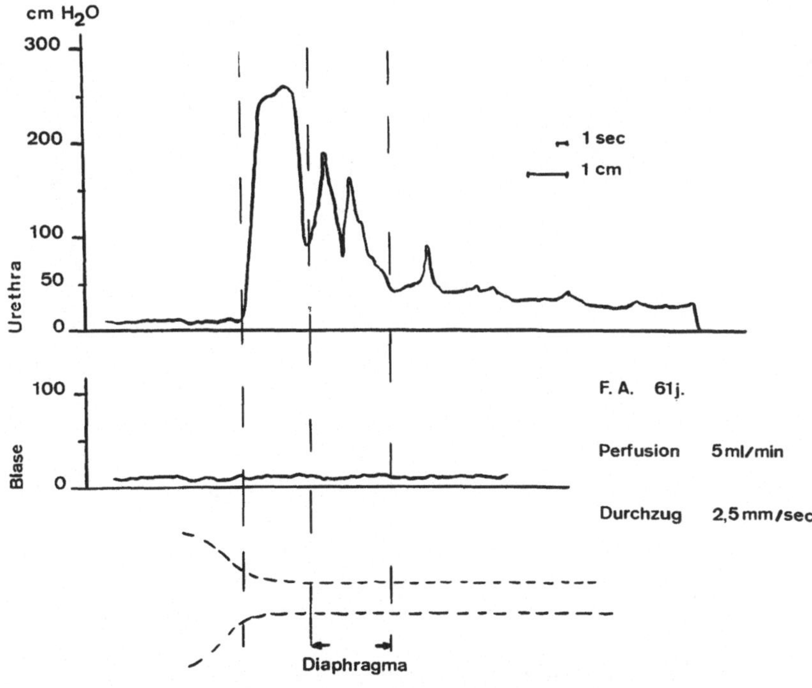

Abb. 7. Sphincterbetätigung bei Kontinenz nach totaler Prostatektomie: Blasenwärts kommt eine neue durch den Tubus der Base-plate entstandene Druckwelle zur Darstellung

Bei willkürlicher Sphincterbetätigung (Abb. 5) steigt der Urethraldruck im Gebiete des Sphincter externus. Trotzdem ist dieser Patient inkontinent.

Abb. 6 zeigt das Ruheprofil eines Kontinenten nach totaler Prostatektomie mit der Anastomose nach Hutch. Wenn dieser Patient seinen Sphincter willkürlich betätigt (Abb. 7), kommt zusätzlich zu der vom Ruheprofil schon bekannten Hochdruckzone blasenwärts eine neue Druckkurve zur Darstellung. Daß es sich hier um die zu einem Tubus umgeformte „Base-plate" handelt und nicht um einen zufällig registrierten intravesikalen Druckanstieg, zeigt der simultan mitgeschriebene Blasendruckverlauf.

Auch wir hatten unsere Inkontinenten nach totaler Prostatektomie. Seitdem wir aber seit 1972 die Anastomose nach dem von Hutch vorgeschlagenen Vorgehen anlegen, sind unsere sämtlichen zur Zeit 30 total prostatektomierten Patienten ab Operation vollkommen kontinent. 20 davon haben wir mittels unseres Urethraprofils nachkontrolliert, und alle weisen die typische neue Druckwelle bei Sphincterbetätigung im Gebiete der zu einem Tubus umgeformten „Base-plate" auf. Dieser Druckanstieg fehlt bei den inkontinenten Patienten nach totaler Prostatektomie.

Zum Schluß möchten wir die Operation anhand einiger Schemata demonstrieren:

Abb. 8A zeigt die Ausgangssituation. In Abb. 8B wird der Beginn der Anastomose demonstriert; nach ausreichender Mobilisierung des Trigonum werden die ersten Nähte dorsal angelegt. Anschließend wird mit der Anastomose entlang der ganzen Circumferenz der Urethra weiter ge-

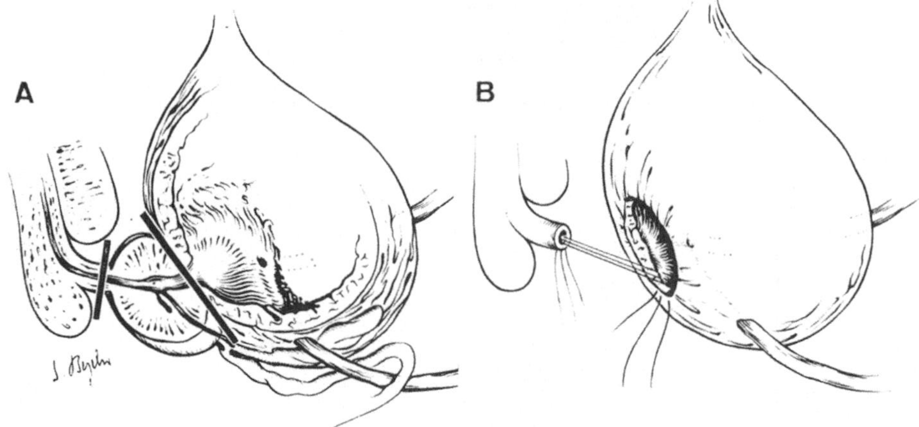

Abb. 8. A und B: Erklärung im Text

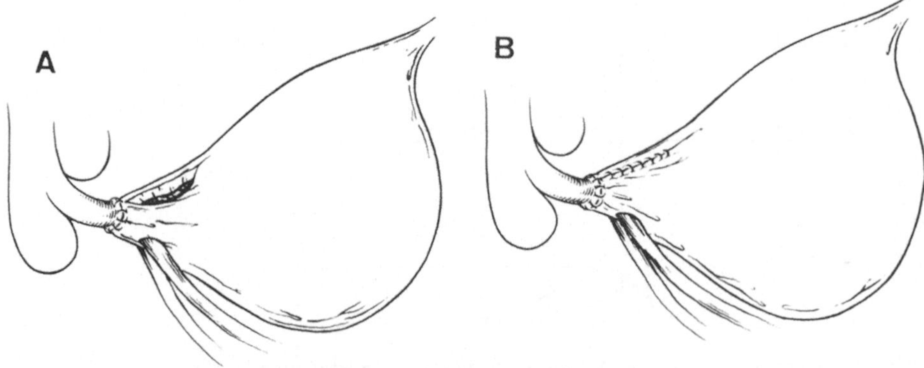

Abb. 9. A und B: Erklärungen im Text

fahren (Abb. 9 A). Somit entsteht spannungsfrei ein Tubus, wobei die Ureterenostien nahe der Urethra zu liegen kommen. Am Schluß wird die neu entstandene Vorderwand verschlossen (Abb. 9 B).

Wir sind der Überzeugung, daß das Prostatakarzinom im kurativ-operablen Stadium mittels totaler Prostatektomie zu sanieren sei und können versichern, daß bei richtiger Technik eine postoperative Urininkontinenz weitgehend vermeidbar ist.

Dr. D. Hauri
Urol. Univ.-Klinik
Rämistraße 100
CH-8000 Zürich/Schweiz

B. J. Norlén, Å. Fritjofsson und L. Hakelius: **Freie autologe Muskeltransplantation zur Behandlung von Urininkontinenz bei Männern**

Die freie Transplantation von Muskulatur wurde 1971 von Thompson in die plastische Chirurgie eingeführt.

Die Voraussetzungen für eine erfolgreiche Transplantation von isolierter Muskulatur sind:

1. Daß der Muskel etwa 2 bis 3 Wochen vor der definitiven Verpflanzung denerviert wird, wodurch der Stoffwechsel der Muskelzelle sich umstellt und eine spätere Nekrose vermieden wird.

2. Daß das Muskeltransplantat bei der Verpflanzung in engen Kontakt mit normal innervierter Muskulatur kommt, um eine Reinnervation zu ermöglichen, welche nach drei bis zwölf Monaten zu erwarten ist.

1974 veröffentlichte Hakelius von der Klinik für Plastische Chirurgie am Akademischen Krankenhaus in Uppsala die Ergebnisse einer Operation bei vollständiger Analinkontinenz. Durch freie Transplantation einer Muskelschlinge erzielte er eine einwandfreie Sphincterfunktion.

So lag es für uns nahe, bei Patienten mit postoperativer Harninkontinenz die Verpflanzung einer Muskelschlinge zu versuchen. Gegenüber früheren Methoden, wie zum Beispiel der Verpflanzung von Fascie, erwarteten wir bessere Resultate, da eine Muskelschlinge elastischer ist, und ihr Tonus bewußt beeinflußt werden kann, da sie innerviert ist.

Operationstechnik

Die Muskelschlinge wurde um den bulbären Anteil der Urethra gelegt und mit beiden Enden an der Hinterfläche der Symphyse fixiert. Durch den engen Kontakt mit der Beckenbodenmuskulatur durfte eine Reinnervation erwartet werden.

Lagerung des Patienten in Steinschnittlage mit Beinstutzen. Zunächst wird nach einem perinealen Schnitt die Beckenbodenmuskulatur unter dem bulbären Anteil der Urethra frei gelegt. Dann wird nach einem Pfannenstielschnitt das Cavum Retzii präpariert und die Beckenbodenmuskulatur mit einer Pean-Klemme stumpf durchstoßen.

Das Muskeltransplantat wird eingesetzt und an der Symphyse unter leichter Spannung fixiert.

Ergebnisse

Seit Mai 1974 wurden sechs Patienten nach dieser Methode operiert. Bei allen Patienten wurde präoperativ die Harnwegsfunktion genau untersucht, sie waren alle nach verschiedenen Prostataoperationen vollständig inkontinent.

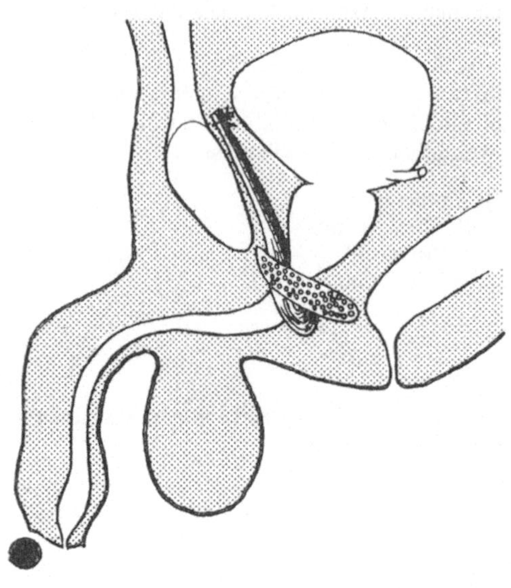
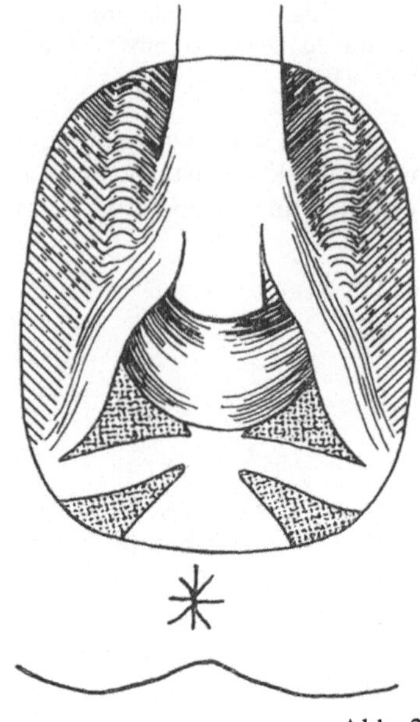

Abb. 1   Abb. 2

Die kurze postoperative Beobachtungszeit unserer Patienten erlaubt noch keine endgültige Beurteilung der Ergebnisse, da noch nicht alle Transplantate reinnerviert sind.

Die vorläufigen Resultate sind: Einer von sechs Patienten ist postoperativ vollständig kontinent. Bei einem weiteren Patienten, der bereits dreimal wegen Harninkontinenz operiert worden war, zeigt sich keine Verbesserung. Die übrigen vier Patienten sind postoperativ deutlich verbessert, weisen aber noch eine Streßinkontinenz verschiedenen Grades auf.

Trotz der kurzen Nachbeobachtungszeit ermutigen uns die vorläufigen Ergebnisse dieser neuen Behandlung der Harninkontinenz mit der Transplantation einer Muskelschlinge, diese Methode weiter anzuwenden.

Literatur

1. Thompson, N.: Transplantation **12**, 353 (1971). — 2. Thompson, N.: Plast. Reconstr. Surg. **48**, 11 (1971). — 3. Hakelius, L.: Acta chir. scand. **1**, 69 (1975).

Dr. B. J. Norlén
Urol. Univ.-Klinik
Akademisches Krankenhaus
S-750 14 Uppsala/Schweden

Dr. med. L. Hakelius
Klinik Plastische Chir.
Akademisches Krankenhaus
S-750 14 Uppsala/Schweden

Z. Szendröi: **Ergebnisse der Behandlung mit Estracyt bei 130 Patienten mit Prostatakarzinom**

Unsere Untersuchungen erfolgten an den Urologischen Univ.-Kliniken in Budapest und Pécs, unter der Leitung von Prof. Balogh, unterstützt durch die Medizinische Abt. der Fa. AB Leo. (Leiter: J. Könyves).

In der Mehrzahl der malignen Prostata-Prozesse läßt sich eine lange symptomfreie Periode durch hormonelle Suppression erreichen, wenn wir auch in 5 bis 20% der Fälle eine primäre Hormonresistenz und später — mit individuellen Unterschieden — das Entstehen einer sekundären Resistenz feststellen müssen.

160

Indessen kann man oft eine erneute Regression durch ein Wechseln des Präparates, die Gabe von anderen Antiandrogen-Substanzen, Radiothcrapie und durch die Kombination der Hormonmittel mit Zytostatika erreichen.

Ein neues Präparat stellt auch das *Estracyt* dar (Phenol- bis (2 Chloräthyl)-karbonat des Östradiol-17-phosphat, Hersteller: Fa. Leo, Helsinborg), dessen therapeutische Ergebnisse wir aufgrund unserer Beobachtungen an 130 behandelten Prostatakarzinom-Kranken kurz vorstellen möchten.

Die Verabreichung erfolgte in 70 Fällen intravenös, bei 32 Patienten oral und bei 28 Kranken kombiniert. Die Tumordiagnose wurde histologisch oder zytologisch verifiziert. Mit Ausnahme von 26 Patienten hatten sämtliche Patienten eine vorhergegangene Hormontherapie. Die verabreichte Estracytmenge betrug 6 bis 7 g innerhalb von 3 Wochen, folglich 300 bis 600 mg/Tag. Die Werte der sauren Phosphatase, des Blutbildes, Thrombozyten und Leberfunktion wurden regelmäßig kontrolliert. Das vorgestellte Krankengut wurde erst mindestens 1 Jahr nach Beendigung der Behandlung beurteilt.

Aus Tabelle 1 sind die Ergebnisse zu entnehmen: sie zeigt die Veränderung im Prostatatumor, im Residualharn, in den Laborwerten sowie betreff Metastasen und Allgemeinstatus. Das Estracyt bewirkte die auffallendsten Veränderungen in den subjektiven Symptomen und im Allgemeinstatus, doch läßt sich, wie es ersichtlich ist, eine bedeutende Verbesserung auch im primären Tumor, in der Menge des Restharns und in den Laborwerten feststellen.

Immerhin haben wir — allerdings nur bei 3 unserer 41 Patienten mit Metastasen — eine durch Röntgen darstellbare Regression angetroffen.

Tabelle 1. Ergebnisse

	Besserung	Unverändert	Verschlechterung
Prostatatumor	69	40	21
Restharn	67	41	22
Laboruntersuchungen	77	37	16
Metastasen (von 41 Patienten)	3	28	10
Subjektive Symptome Allgemeinzustand	98	11	21

Tabelle 2. Nebenwirkungen

Thrombophlebitis	6
Störung der Leberfunktion	10
Magen-Darm-Symptome	8
Knochenmarkdepression	10
Perineale Symptomen	5
Gynäkomasti	4
Zusammen:	43

Die Tabelle 2 zeigt die Nebenwirkungen. Es läßt sich hervorheben, daß transitorische Thrombophlebitis in 6 Fällen erfolgte. Eine Störung der Leberfunktion sowie Zeichen einer Knochenmarkdepression waren bei jeweils 10 Patienten festzustellen. Die Nebenwirkungen waren in den meisten Fällen leicht und transitorisch; nur bei 5 Kranken waren wir zum Unterbrechen der Therapie gezwungen.

Zusammenfassend können wir feststellen, daß zuvor nur eine transitorische, aber markante Besserung bei 50% unserer, sich im IV. Stadium befindlichen Prostatakarzi-

nom-Kranken festzustellen war. Im Vergleich zu den Patienten in gutem Allgemeinstatus
und ohne Metastasen war eine Besserung bei 70%.

Nach der Estracyt-Behandlung pflegt ein Versagen der Therapie — gleich wie bei der
Therapie mit anderen Medikamenten — früher oder später gleichfalls zu erfolgen.

Doz. Dr. Z. Szendröi
8.P.O. Box 194
H-1428 Budapest/Ungarn

Funktionelle Erkrankungen der ableitenden Harnwege bei der Frau (Blase)

R. HOHENFELLNER: **Funktionelle Erkrankungen der ableitenden Harnwege bei der Frau (Blase)**

Meine sehr verehrten Damen und Herren!

Im ersten Teil dieses Vormittages wollen wir uns über radiologische und urodynamische Meßmethoden unterhalten. Dieser erste Teil ist vorwiegend informativ; denn es geht um Fragen der Nomenklatur, über den Stand der Technik und über das minimale Abklärungsprogramm, das Sie, meine Damen und Herren, in Ihrer Praxis durchführen können. Ebenfalls informativ sind Fragen des erweiterten urodynamischen Abklärungsprogrammes.

Zusammen mit Herrn Prof. Dr. Beck, den ich hier ganz besonders herzlich als Vertreter der Gynäkologen sowie Herrn Prof. Friedberg begrüßen möchte, haben wir uns entschlossen, durch eine Änderung des Programmes die ausführlicheren Einführungsreferate wegfallen zu lassen, so daß als erster Vortrag sofort Herr Melchior über die Standardisierung berichten wird.

Wie Sie wissen, gibt es im urodynamischen Sektor eine ganze Reihe verschiedener Meßmethoden und divergenten Fragen der Nomenklatur. Die internationale Continence-Society hat eine Kommission zusammengestellt, damit eine Vereinheitlichung der Nomenklatur erreicht wird, damit wir schließlich alle auf dem urodynamischen Gebiet die gleiche Sprache sprechen. Ich glaube, daß dies bei dem jetzigen Stand der Forschungsergebnisse von ganz besonderer Bedeutung ist.

Darf ich jetzt Herrn Melchior zu seinem Vortrag bitten.

Radiologische und urodynamische Meßmethoden

H. MELCHIOR: **Die Funktion des unteren Harntraktes**
(In Anlehnung an den ersten Bericht zur Standardisierung der Terminologie)*

Das Standardisierungskomitee der International Continence Society hat die Aufgabe, Empfehlungen für eine einheitliche Terminologie zur Funktion der unteren Harnwege, speziell zu Harninkontinenz und Miktionsstörungen zu erarbeiten.

I. Harninkontinenz

Die Harninkontinenz ist eine Krankheit, bei welcher der unkontrollierte Urinabgang ein soziales oder hygienisches Problem darstellt. Klinisch unterscheidet man zwischen Streßinkontinenz, Urge Incontinence, Reflexinkontinenz, Überlaufinkontinenz sowie der extraurethralen Inkontinenz.

Bei der eigentlichen *Streßinkontinenz* klagen die Patienten über unwillkürlichen Urinabgang während körperlicher Arbeit. Klinisch wird die Streßinkontinenz durch Beobachtung des Urinabganges aus der Urethra bei Betätigung der Bauchpresse verifiziert. Die pathophysiologische Ursache der Streßinkontinenz liegt in einem Anstieg des

---

* Standardisierungskomitee der Internat. Continence Society: P. Bates, W. E. Bradley, E. Glen, H. Melchior, D. Rowan, A. Sterling und T. Hald (Chairman).

intravesikalen Druckes über den Harnröhren-Verschlußdruck, ohne daß eine Detrusoraktivität nachweisbar wäre.

Urge Incontinence nennt man den unwillkürlichen Urinabgang bei imperativem Harndrang. Die motorische Urge Incontinence beruht auf nicht beeinflußbaren Detrusorkontraktionen, bei der sensorischen Urge Incontinence sind solche Detrusoraktivitäten nicht nachweisbar.

Die *Reflexinkontinenz* ist die Folge einer pathologischen spinalen Reflexaktivität ohne das subjektive Gefühl des Harndranges.

Ursache der *Überlaufinkontinenz* ist ein Anstieg des intravesikalen Druckes als Folge passiver Überdehnung der Blasenwand.

Einen Urinabgang durch andere Kanäle als die Urethra bezeichnet man als *extraurethrale Inkontinenz*.

Untersuchungen zur Harnspeicherung

1. Zystometrie (Abb. 1)

Entscheidend für die differentialdiagnostische Abklärung der Harninkontinenz ist die zystometrische Bestimmung des Detrusorkoeffizienten („Compliance"), der Blasenkapazität sowie der Nachweis von intravesikalen Druckschwankungen.

$$DETRUSOR\text{-}KOEFFIZIENT: \qquad C = \frac{\Delta V}{\Delta p}$$

$$BLASENKAPAZITÄT: \qquad maximale$$
$$effektive$$

$$INTRAVESIKALE\ DRUCKWELLEN \quad > 15\,cm\ H_2O$$
$$< 15\,cm\ H_2O$$

$$WILLKÜRLICHE\ DETRUSORKONTRAKTIONEN\ ?$$

Abb. 1. Wichtige zystometrische Befunde.

Der Detrusorkoeffizient („Compliance") setzt die Änderung von Blasendruck und Blasenfüllung miteinander in Beziehung.

Die maximale Blasenkapazität ist das Füllungsvolumen, bei dem der Patient einen starken Harndrang verspürt. Die effektive Blasenkapazität ist definiert als die maximale Blasenkapazität minus Restharn.

Intravesikale Druckwellen mit einer Amplitude von mehr als 15 cm H_2O, die vom Patienten nicht unterdrückt werden können, sind charakteristisch für eine unkontrollierte Blase, „uninhibited bladder". Druckerhöhungen von weniger als 15 cm H_2O müssen vom klinischen Befund her interpretiert werden.

Die Fähigkeit, willkürliche Detrusorkontraktionen zu induzieren, ist typisch für eine intakte Nervenbahn von der Großhirnrinde zum Detrusor. Ihr Fehlen erfordert jedoch weitere diagnostische Maßnahmen, bevor eine Diagnose gestellt werden kann.

2. Urethra-Druckprofil (Abb. 2)

Neben der Zystometrie liefert das Urethra-Druckprofil wertvolle Informationen zur differentialdiagnostischen Abklärung speziell der Streßinkontinenz.

Man bestimmt den maximalen Harnröhrendruck, den in der Harnröhre gemessenen absoluten Maximaldruck. Der maximale Harnröhren-Verschlußdruck ist die Differenz zwischen maximalem Harnröhrendruck und Blasendruck. Die funktionelle Harnröhrenlänge entspricht dem Harnröhrensegment, in welchem der Harnröhrendruck höher ist als der Blasendruck. Die totale Harnröhrenlänge ist im allgemeinen klinisch nicht relevant.

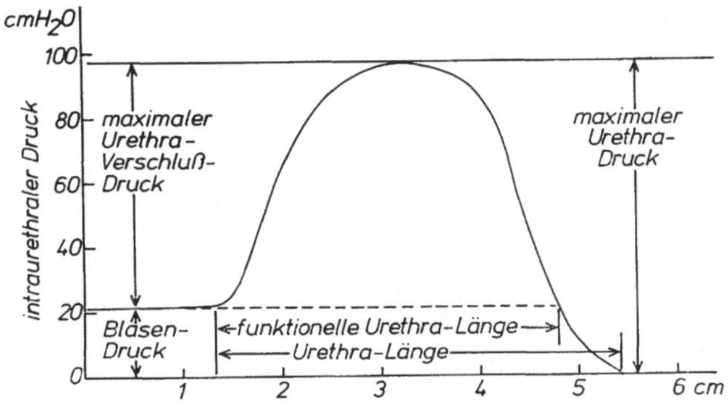

Abb. 2. Befunde des Urethra-Druckprofils

II. Miktionsstörungen

1. Uroflowmetrie (Abb. 3)

Miktionsstörungen können durch die Uroflowmetrie verifiziert werden. Der Harnfluß ist das in der Zeiteinheit per urethram ausgeschiedene Flüssigkeitsvolumen. Man bestimmt den maximalen Harnfluß, den mittleren Harnfluß, das Miktionsvolumen, die Miktionszeit und die Zeit vom Miktionsbeginn bis zum Erreichen des maximalen Harnflusses, die „Flußanstiegszeit". Die gleichen Parameter wie für die normale einzeitige Miktion gelten für die unterbrochene Miktion.

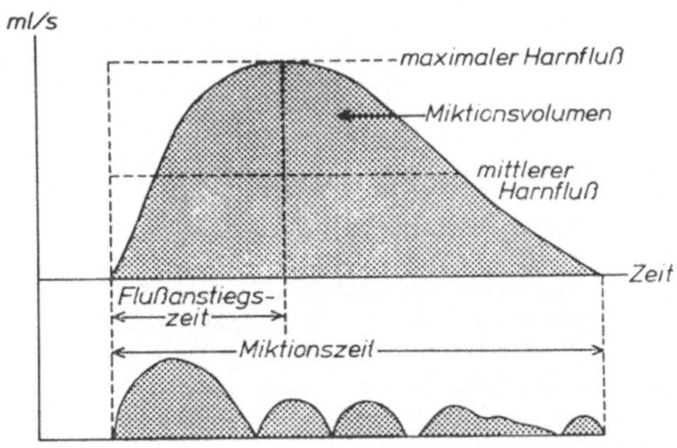

Abb. 3. Befunde der Uroflowmetrie

Die Aussagekraft der Uroflowmetrie allein ist relativ gering. Wesentlich größer wird ihr Informationswert, wenn man sie in Beziehung zu Blasendruck, Blasenfüllung und Restharn setzt. Sie ist geeignet

1. als Screening-Test bei Verdacht auf Blasenentleerungsstörung
2. zur postoperativen Verlaufskontrolle
3. zur Beobachtung eines Krankheitsverlaufs.

2. Druckmessungen während der Miktion

Der Indikationsbereich für Druckmessungen während der Miktion liegt weniger in der klinischen Routine, sie sind vielmehr bei speziellen Fragestellungen angezeigt. Durch simultane Messungen von Blasendruck, Abdominaldruck und Harnfluß können Detrusordruck, Öffnungsdruck sowie ein Faktor des Miktionswiderstandes berechnet werden. Speziell bei der Interpretation des Widerstandsfaktors ist besondere Vorsicht geboten, da die Strömungsgesetze in der Urethra nicht den Gesetzen in starren Rohren gehorchen.

III. Maßeinheiten (Tab. 1 und 2)

In der gängigen urodynamischen Literatur gibt es keine einheitlichen Maßeinheiten. So wird zum Beispiel der intravesikale Druck einmal in mm Hg, einmal in cm H_2O angegeben. Das Standardisierungskomitee der ICS schlägt daher vor, daß sämtliche urodynamischen Meßergebnisse in „SI-Einheiten" angegeben werden. Das „SI-System der Maßeinheiten" entspricht in Umfang und Aufbau dem traditionellen metrischen System, es enthält 7 Grundeinheiten, alle anderen Einheiten werden von diesen abgeleitet. Für die Urodynamik interessant sind die Maßeinheiten für Länge, Volumen, Zeit, Temperatur, Durchfluß, Druck und Geschwindigkeit.

Tabelle 1. Grundeinheiten des SI-Maßsystems

Größe	Einheit	Symbol
Masse	Kilogramm	kg
Länge	Meter	m
Zeit	Sekunde	s
Temperatur	Kelvin	K
elektrischer Strom	Ampère	A
Helligkeit	Candela	cd
Menge eines Stoffes	Mol	mol

Tabelle 2. Urodynamische SI-Maßeinheiten

Größe	Einheit	Symbol
Volumen	Milliliter	ml
Zeit	Sekunden	s
Durchfluß	Milliliter/Sekunde	$ml\ s^{-1}$
Druck	Zentimeter Wassersäule[1]	cm H_2O
Länge	Meter oder Untereinheiten	m, cm, mm
Geschwindigkeit	Meter pro Sekunde oder Untereinheiten	$m\ s^{-1}$, $cm\ s^{-1}$
Temperatur	Grad Celsius[2]	°C

[1] Die SI-Einheit ist Pascal; gegenwärtig ist es aber nur praktikabel, die urodynamischen Meßgeräte in cm H_2O zu eichen. Ein Zentimeter Wassersäule entspricht etwa 100 Pascal (1 cm H_2O = 98,07 Pa). Wenn man jedoch andere Parameter berechnet, die eine Funktion des Druckes sind (s. B. Detrusorkoeffizient), dann muß man Pascal verwenden, um Mißverständnissen vorzubeugen. Meßergebnisse, welche in Millimeter Quecksilbersäule (mm Hg) angegeben werden, können nicht mehr akzeptiert werden.

[2] Die SI-Einheit ist Grad Kelvin. Die Temperaturskala nach Kelvin ist praktisch identisch mit der nach Celsius, nur beginnt die Kelvin-Skala am absoluten Nullpunkt (—273,16 °C), was für die medizinische Praxis unpraktisch erscheint. Daher sollte weiterhin die Celsius-Skala bevorzugt werden.

Zusammenfassung

Die von dem Standardisierungskomitee der ICS empfohlene Terminologie soll den Vergleich von Untersuchungsergebnissen verschiedener urodynamischer Arbeitsgruppen untereinander erleichtern. Es wird daher empfohlen, auf die Verwendung dieser Terminologie in Publikationen durch eine entsprechende Anmerkung zur Methodik hinzuweisen.

Prof. Dr. H. Melchior
Abt. Urologie der Med. Fakultät der
Rhein.-Westf. Techn. Hochschule
Goethestraße 27/29
D-5100 Aachen

K. RICHTER, H. J. KÜMPER, J. KOCH und A. GÖTZ: **Über Urethrozystokolporektographische Kriterien bei gynäkologischen Patientinnen**

Gynäkologisch-urologische Alltagserscheinungen beruhen vielfach auf einer statischen Insuffizienz des Beckenbodens und gehen mit einer Störung des abdomino-pelvinen Gleichgewichtes einher. Die Folge sind Lageveränderungen der weiblichen Beckenhohlorgane, deren Erfassung bei der Routinebefundung sehr schwierig sein kann. So werden der Grad eines Deszensus genitalis mit oder ohne Harninkontinenz unterschätzt, eine Enterozele als solche nicht erkannt, aber auch bei Fistel- und Fehlbildungen die Begleitumstände nicht klar genug gesehen. Dabei trägt man den funktionellen Zusammenhängen aller Beckenhohlorgane in ihrem dynamischen Gleichgewicht nicht ausreichend Rechnung.

Hier bietet sich die Docht-Urethrozystokolporektografie, eine von uns in wesentlichen Punkten weiterentwickelte Kolpozystorektografie, an. Mit ihr lassen sich bei bestimmten, klinisch wichtigen Funktionsabläufen wie beim Zurückhalten mit Anheben des Beckenbodens oder beim Pressen mit Anspannen der Bauchdecke therapeutische Konsequenzen erkennen, die ein sogenannter gynäkologischer „Status" nicht erbringen könnte.

Bei der Befundung dienen uns recht unterschiedliche urethrozystokolporektografische Kriterien, von denen wir einige, häufig wiederkehrende anführen wollen; ihre Wertung im einzelnen soll an dieser Stelle nicht erfolgen.

Die Beziehung der weiblichen Beckenhohlorgane zueinander stellt sich normalerweise in Einzelausschnitten aus einem Serienröntgenogramm so wie in Abb. 1 dar:
in Ruhe (oben links die glatte Harnblasenkontur mit nahezu rechtwinkligem Übergang in die konkav verlaufende Urethra, die Vagina mit typischer Perinealkrümmung, das Rektum ampullenförmig mit winklig dazu verlaufendem Analkanal;
beim Zurückhalten (oben rechts) kommt es bei intaktem Beckenboden zum Anheben von Rektum und Analkanal, weiterer Krümmung der Vagina, Eindellung der hinteren Harnblasenwandung und Streckung der Urethra;
beim Pressen (unten links und später rechts) treten mit Erschlaffung des Beckenbodens die Hohlorgane verhältnismäßig tiefer, der urethro-vesikale Übergang beginnt trichterförmig zu werden, die Perinealkrümmung der Vagina wird aufgehoben, Rektum und Analkanal laufen gestreckter.

Deutliche Lageveränderungen mit entsprechenden Kriterien erkennt man in den folgenden Funktionsabläufen:
Abb. 2: schon in Ruhe (links) ein breiter Harnröhren-Harnblasenübergang praktisch ohne dorsale Abwinkelung, die übrigen Organe etwa normal gelagert;
beim Pressen (rechts) eine beginnende Senkung des gesamten Eingeweideblockes, der Blasentrichter wesentlich erweitert: es liegt eine Vesikalisation der Urethra mit beginnendem vertikalen Deszensus vor, zudem eine Rektozele.
Im nächsten Fall (Abb. 3) ist das Ruhebild (links) etwa ähnlich dem obigen, beim Pressen (rechts) jedoch senkt sich die Harnblase stärker und rotiert um eine in Höhe des

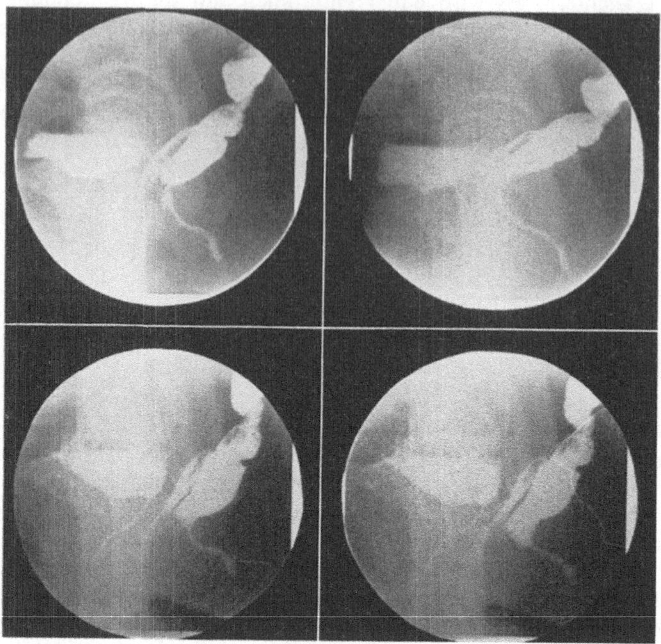

Abb. 1. Normales Urethrozystokolporektogramm in Ruhe (oben links), beim Zurückhalten (oben rechts), beim Pressen (unten links und später rechts)

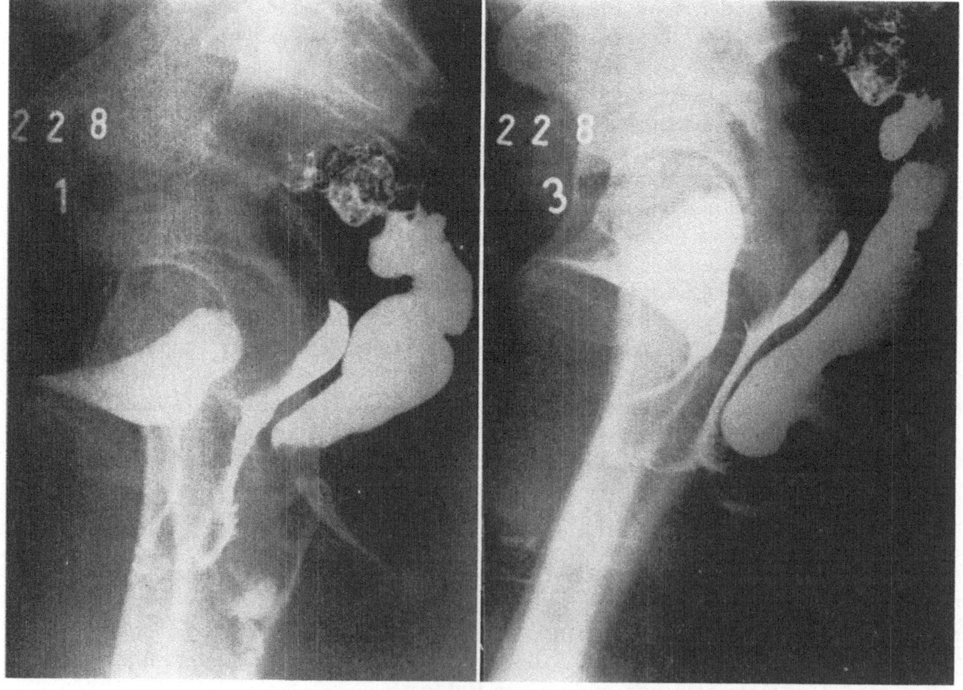

Abb. 2. Urethrozystokolporektogramm bei Vesikalisation der Urethra mit beginnendem vertikalen Deszensus der Harnblase und Rektozelenbildung, in Ruhe (links), beim Pressen (rechts)

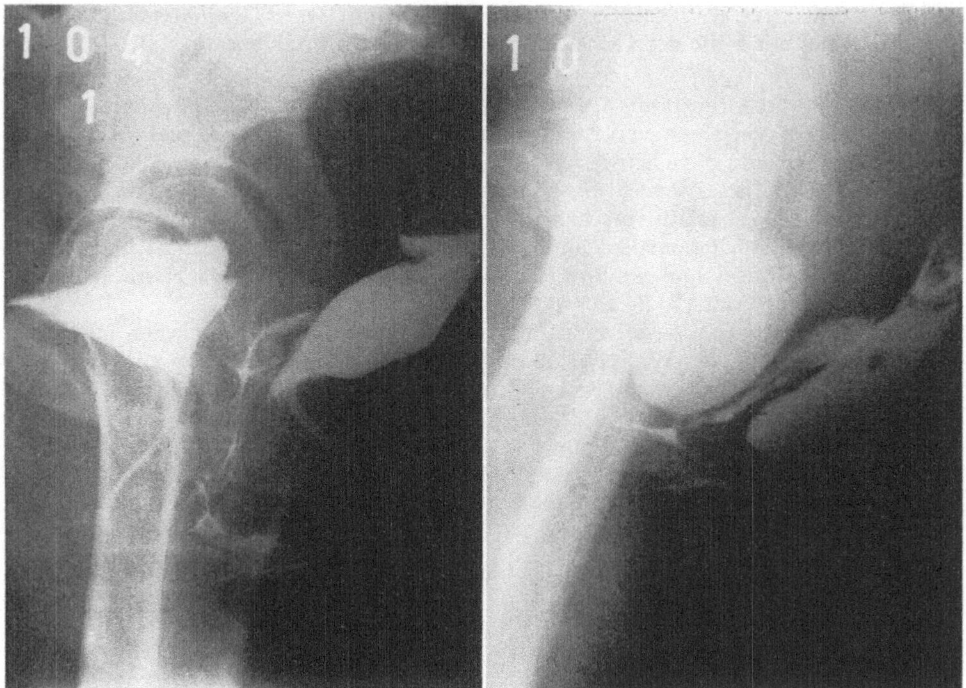

Abb. 3. Urethrozystokolporektogramm bei rotatorischem Deszensus der Harnblase und Rektozelenbildung, in Ruhe (links), beim Pressen (rechts)

Orificium internum urethrae gedachte Achse: hier liegt ein sogenannter rotatorischer
Deszensus vor, auch diesmal eine Rektozele.

Eine weitere Steigerung von Lageveränderung ist der Prolapsus:
in Ruhe besteht bereits eine große Zystozele mit sanduhrförmiger Einschnürung in Höhe
des Orificium internum urethrae;
beim Pressen senkt sich dann mit dem gesamten Eingeweideblcck die Harnblase noch
weiter, dabei wird die Harnröhre abgequetscht, mechanisch unter dem klinischen Bilde
der Harnverhaltung; zudem liegt häufig eine Rektozelenbildung vor.

Ebenfalls ein Prolapsus ist die Enterozele, jedoch als solche schwer zu verifizieren, vor
allem bei gleichzeitigem Vorkommen mit einer Zystozele und/oder einer Rektozele:
einmal kann sich beim Pressen eine Enterozele mit einer Zystozele vergesellschaften, dann
aber auch eine Enterozele mit einer Rektozele, wobei die Harnblase am Deszensus unbe-
teiligt bleibt.

Es ermöglichen also urethrozystokolporektografische Kriterien bei der oftmals auch
für einen Erfahrenen schwierigen Befundung von Lagebeziehungen der weiblichen
Beckenhohlorgane eine sichere Erfassung der tatsächlichen Gegebenheiten in einem
Funktionsablauf und damit die Voraussetzung für das jeweils erforderliche therapeutische Vorgehen.

Literatur

Richter, K., Hausegger, K., Lissner, J., Kümper, H. J., Koch, J., Macketanz, B.: Geburtsh.
u. Frauenheilk. **34,** 711 (1974). — Richter, K., Kümper, H. J., Koch, J.: Fortschr. Med. **93,**
411 (1975). — Kümper, H. J., Richter, K., Koch, J.: Zbl. Gynäk. **97,** 1217 (1975).

Priv.-Doz. Dr. Hans Jürgen Kümper
II. Frauenklinik d. Univ.
Lindwurmstraße 2a
D-8000 München 2

F. Tettamanti, R. Tscholl und O. Wörsdörfer: **Das Harnröhrendruckprofil. Registrierung mit Hilfe der CO$_2$-Perfusion und hoher Durchflußrate**

Das Harnröhrendruckprofil beschreibt die Verschlußfunktion der Harnröhre.

Hier soll ein Verfahren vorgestellt werden, welches so einfach ist, daß es routinemäßig eingesetzt und ohne Schwierigkeiten absolut geeicht werden kann. Wir haben es seit mehr als 1 Jahr verwendet, unabhängig von Robertson, der es in anderer Art und ohne Eichung 1974 ebenfalls vorschlug.

Ein Katheter mit terminaler Öffnung wird in die Harnblase eingeführt und an ein CO$_2$-Zystometer angeschlossen. Von Hand wird der Katheter durch die Harnröhre nach außen gezogen und mit 120 ml CO$_2$ pro Minute perfundiert.

Jede der durch CO$_2$-Insufflation registrierten Kurven wurde verglichen mit einer solchen, die mit Hilfe der Wasserperfusion geschrieben wurde.

Zur Eichung beider Kurven verwendeten wir ein Hohlorganmodell (Abb. 1), welches von Schauwecker und Säuberli in Zürich zur Kalibrierung von Oesophagus-Druckmessungen entwickelt wurde. Ein dünnwandiger Gummischlauch durchläuft eine Druckkammer, die an ein Manometer angeschlossen ist. Der mit dem Ballon aufgebaute Druck wirkt auf den Schlauch wie die Sphinkter auf das Urethrallumen.

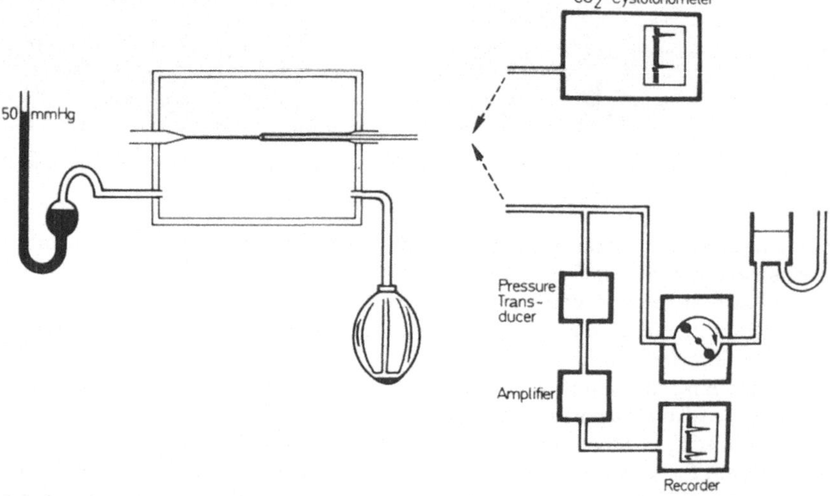

Abb. 1

Der aus der Harnröhre gezogene Katheder wird in den Schlauch des Modells geschoben und perfundiert wie zuvor in der Urethra. Der Druck in der Kammer wird stufenweise gesteigert, so daß eine absolute Eichtreppe entsteht, die mit dem nebenstehenden Urethralprofil verglichen werden kann. Das an die Druckkammer angeschlossene Manometer zeigt für jede registrierte Amplitude den tatsächlichen Druck in mm Hg an.

Der Verlauf, der durch Gas- und Wasserperfusion aufgezeichneten Kurven stimmt weitgehend überein. Die Amplituden, die bei 10 Patienten mit beiden Methoden registriert wurden, korrelieren sehr gut (Abb. 2).

Die mit Hilfe der CO$_2$-Insufflation registrierten Harnröhrendruckprofile sind reproduzierbar. Ihre klinische Aussagekraft ist gut.

Die Kurve einer streßinkontinenten Frau beispielsweise zeigt typischerweise, daß die Hustenspitzen des Blasendruckes diejenigen des Urethraldruckes übersteigen. Nach erfolgreicher Kontinenzoperation ist dieses Merkmal verschwunden.

Die hohe Durchflußrate und das Perfusionsmedium CO$_2$ erfordern eine Erläuterung.

170

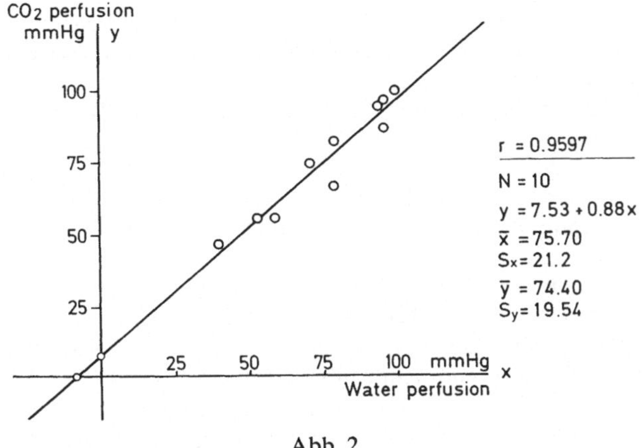

Abb. 2

Die geschlossene Urethra kann betrachtet werden, entweder als eine Röhre mit einem dehnungsabhängigen, segmentweise meßbaren partiellen Verschlußdruck — fälschlicherweise Wandspannung genannt — oder aber als ein System mit einem meßbaren Vermögen, Energie zu absorbieren. Diese Betrachtungsweise beruht auf der Beobachtung von Edwards, daß der Druck bei zunehmender Perfusion der Harnröhre zunächst in Funktion der Durchflußmenge wächst, daß er aber dann jenseits einer gewissen Durchflußmenge auch bei weiter zunehmender Perfusion konstant bleibt.

Wir sind der Ansicht, daß diesem charakteristischen Druckverlauf Vorgänge zugrundeliegen, die sich schematisch folgendermaßen darstellen lassen (Abb. 3).

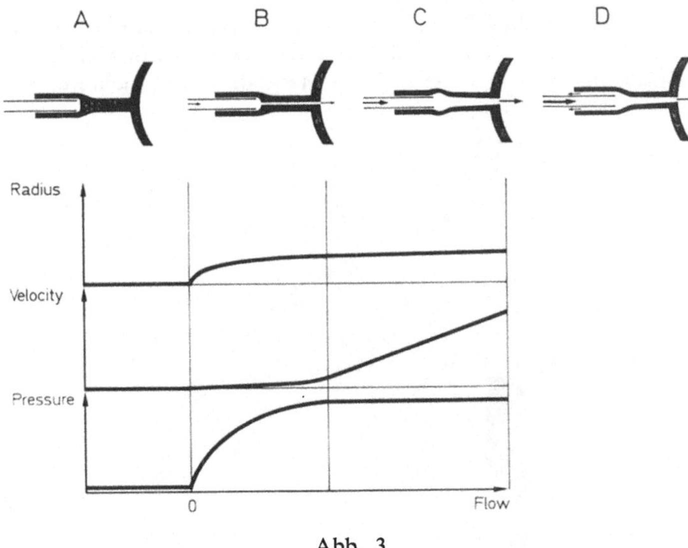

Abb. 3

Bei kleinen Perfusionsraten — im Schema unter B — wird die Harnröhre zu einem kleinkalibrigen Rohr mit instabiler, durchflußabhängiger Geometrie, die sich in einem variablen Druck äußert. Diese Umformung der Harnröhre absorbiert Energie.

Unter der Wirkung von großen Perfusionsraten — wie unter C — erreicht die Harnröhre eine stabile Geometrie. Wenn die Durchflußmenge weiter wächst, wird die zusätzliche Energie kaum mehr im System aufgenommen, sondern als zusätzliche kinetische Energie des fließenden Mediums nach außen abgegeben: der Druck bleibt konstant, während die Durchflußgeschwindigkeit zunimmt.

Dieser Gleichgewichtszustand destabilisiert sich schließlich, wenn — wie unter D — der Zufluß so groß wird, daß das strömende Medium nicht nur blasenwärts, sondern auch rückwärts aus dem Meatus fließt.

Die Energie hoher Perfusionsraten konsumiert das ganze Kontinenzpotential der Harnröhre, ausgedrückt im maximal erreichbaren Verschlußdruck, und nicht nur einen willkürlichen, unbekannten Anteil desselben wie die kleinen Durchflußraten aller Verfahren, welche die sogenannte Wandspannung messen. Das mit großer Perfusion geschriebene Harnröhrendruckprofil bringt die wahre Energiereserve des unteren Harntraktes zum Ausdruck.

Als Perfusionsmedium ist CO_2 dem Wasser in jeder Hinsicht ebenbürtig. Die Genauigkeit und das Auflösungsvermögen der mit CO_2 und mit Wasser geschriebenen Kurven sind von gleich hoher Qualität. Daneben besitzt CO_2 aber wesentliche Vorteile: die Registrierung des Harnröhrendruckprofils ist einfacher, rascher und billiger.

Dr. F. Tettamanti
Urol. Univ.-Klinik und Poliklinik
Anna-Seiler-Haus
Inselspital
CH-3010 Bern/Schweiz

Å. Fritjofsson, B. Harvig, M. Asmussen und U. Ulmsten: **Eine neue Technik zur Messung des Druckprofils der Urethra**

Der Verschlußmechanismus der Urethra findet in letzter Zeit zunehmend stärkeres Interesse, und zwar nicht nur bei der weiblichen Inkontinenz, sondern auch bei verschiedenen Entleerungsstörungen der Blase beim Mann.

Bei der bisher angewandten Technik zur Messung des intraluminalen Drucks in der Urethra wurden offene, flüssigkeitsgefüllte Katheter verwendet und der Druck über konventionelle Drucktransducer registriert. Diese Methode ist mit mehreren Nachteilen behaftet.

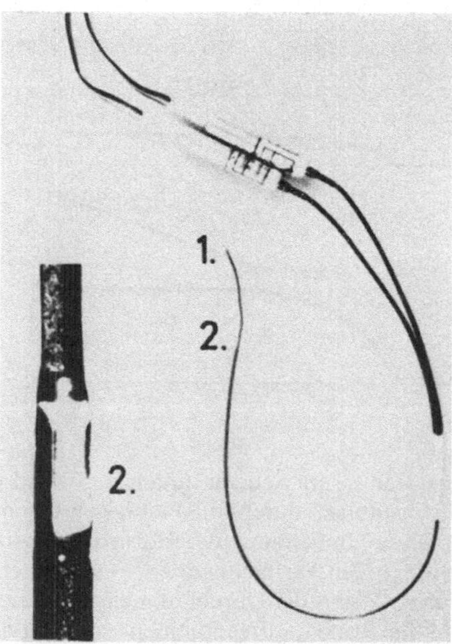

Abb. 1. Katheter mit zwei eingebauten mikro-Transducers® (Nr. 1 und 2). Vergrößerung der Transducer Nr. 2

Asmussen u. Mitarb. in Malmö haben eine neue Methode zur gleichzeitigen Druckmessung in Urethra und Blase entwickelt, und diese bei ihren gynäkologischen Patientinnen angewendet [1,2,3,4]. Wir haben sie nun auch für unsere urologischen männlichen Patienten übernommen. Bei dieser neuen Technik wird ein geschlossener, semiflexibler Dacronkatheter 7 F, entsprechend einem Durchmesser von 2,3 mm, verwendet (Abb. 1). Im Katheter sind zwei Drucküberträger, sogenannte „mikro-Transducer®" eingebaut, einer davon in der Katheterspitze, der andere 6 cm proximal davon. Die druckempfindliche Oberfläche hat eine Größe von 0,75 mm² und kommt seitlich zu liegen.

Die Impulse der Druck-Transducer werden über einen Verstärker auf einen Schreiber übertragen, wobei die Druckdifferenz zwischen beiden Meßstellen registriert wird.

Bei der Messung des Druckprofiles der Urethra wird der Katheter so weit vorgeschoben, daß sich beide mikro-Transducer innerhalb der Blase befinden. Anschließend wird der Katheter mit Hilfe eines motorgetriebenen Zugapparates langsam mit einer konstanten Geschwindigkeit von 3,6 mm/sec zurückgezogen, wobei der eine Transducer dann jeweils den Druck in jedem Abschnitt der Urethra mißt, während der andere gleichzeitig den Druck in der Blase angibt.

Abb. 2a zeigt ein Profil eines urologisch gesunden Mannes. Der Druck steigt relativ schnell auf ein kurzes Plateau, welches dem Gebiet der Prostata entspricht, danach findet sich eine deutliche Drucksteigerung, wahrscheinlich bei Passage des Sphincter externus.

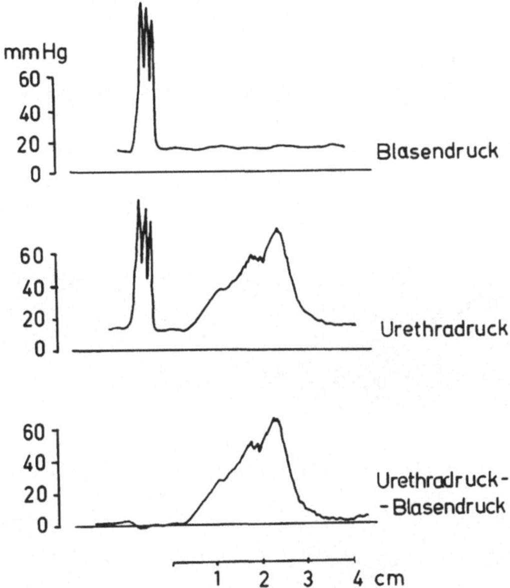

Abb. 2a. Das Druckprofil eines urologisch gesunden Mannes

Gelegentlich erhält man im Normalfall auch eine ausgesprochen zweigipflige Kurve, mit einer deutlichen Spitze, die dem Sphincter externus entspricht.

Am Punkt mit maximalem Urethradruck wird der Katheter angehalten. Der Patient wird nun aufgefordert, zuerst abzuklemmen, dann zu husten und dann Wasser zu lassen. Die Auswirkung auf den Urethradruck kann dabei direkt registriert werden. Abb. 2b zeigt die Verhältnisse bei einem Mann ohne urologische Krankheit.

Besonders interessant sind die Veränderungen während der Miktion. Zunächst sinkt der Druck in der Urethra stark und erst etwa 1 bis 2 Sekunden später steigt der intravesicale Druck als Ausdruck der beginnenden Funktion des Detrusor vesicae. Wenn der intravesicale Druck den Druck in der Urethra zu übersteigen beginnt, entleert sich Urin neben dem Katheter.

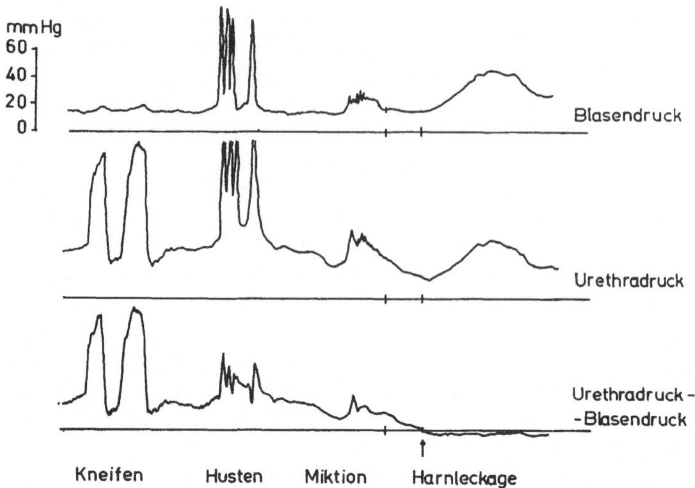

Abb. 2b. Katheter mit Transducer Nr. 2 am Punkt mit maximalem Urethradruck angehalten; Patient wurde aufgefordert zu kneifen, husten und Wasser zu lassen

Abb. 3a zeigt ein Urethrogramm eines Patienten mit Urethrastriktur im proximalen Anteil der Pars bulbosa, und Abb. 3b der pathologischen Druckkurve in der Urethra. Der zusätzliche Gipfel in der Profilkurve entsteht bei Passage der Striktur.

Zusammenfassend kann man sagen, daß diese Methode der gleichzeitigen Druckmessung in Blase und Urethra sich als sehr genau erwiesen hat, wir halten sie für sehr wertvoll für die Beurteilung von Harninkontinenz und Obstruktionen der Urethra.

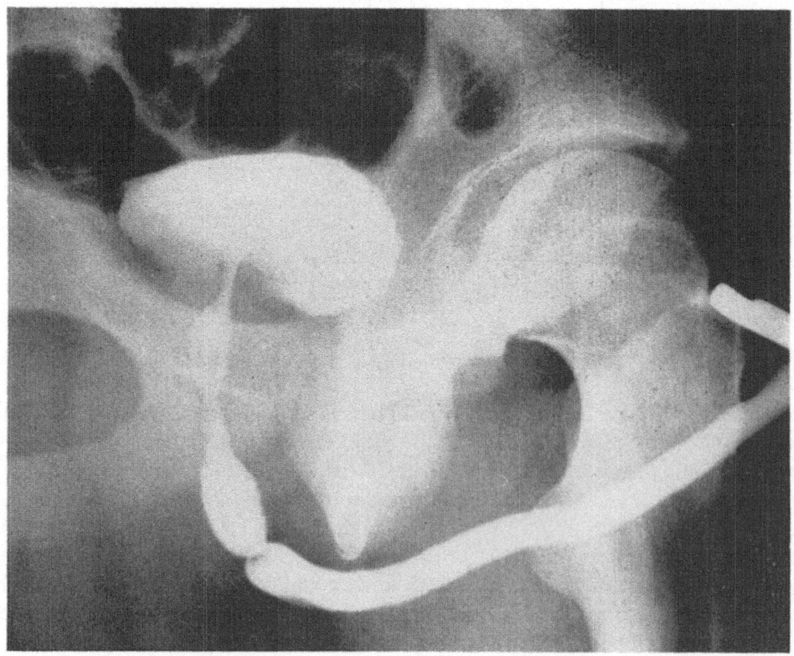

Abb. 3a. Urethrogram eines Patienten mit Urethrastriktur im proximalen Anteil der Pars bulbosa

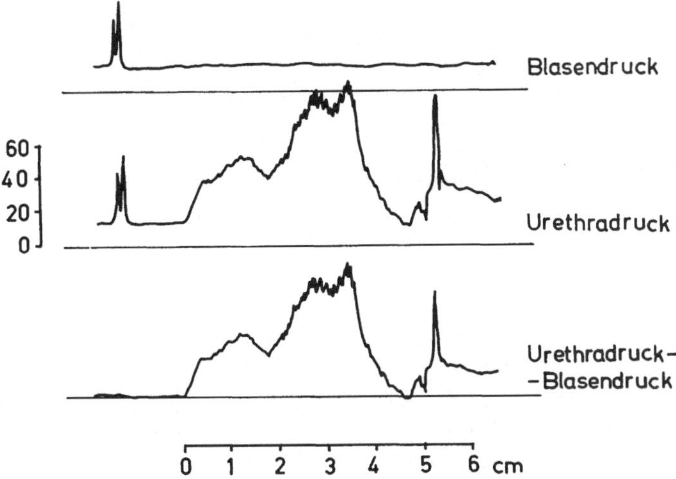

Abb. 3b. Druckkurve in der Urethra. Bei Passage der Striktur entsteht ein zusätzlicher Gipfel

Literatur

1. Asmussen, M.: Urethro-Cystometri in Women. Development and clinical application of a new standardized technique for simultaneous intravesical-intraurethral pressure recording, including measurements of the urethral pressure profile. Studentlitteratur, Lund 1975. — 2. Asmussen, M.: Intraurethral pressure recording. — A comparison between tip-transducer catheters and open end catheters with constant flow. Scand. J. Urol. Nephrol. (im Druck). — 3. Asmussen, M., Ulmsten, U.: A new technique for measurements of the urethra pressure profile. Acta Obstet. Gynecol. Scand. (im Druck). — 4. Asmussen, M., Ulmsten, U., Frank, D.: Simultaneous urethrocystometry with a new technique. Scand. J. Urol. Nephrol. (im Druck).

Dr. med. Å. Fritjofsson   Dr. med. U. Ulmsten
Urolog. Univ.-Klinik   Frauenklinik
Akademisches Krankenhaus   Allgemeines Krankenhaus
S-75014 Uppsala/Schweden   S-21401 Malmö/Schweden

H. PALMTAG: Urodynamische Aspekte zur operativen Therapie der Streßinkontinenz bei der Frau

Der pathophysiologische Störmechanismus bei streßinkontinenten Frauen beruht auf einer Änderung der Elastizitätsverhältnisse im Beckenbodenbereich. Bei vielen Frauen mit Streßinkontinenz ist zu beobachten, daß die Inkontinenz mit Restharnbildung einhergeht, eine Beobachtung, die zu einer genaueren Untersuchung der zugrundeliegenden pathophysiologischen Störung veranlaßte, zumal Restharn für den Urologen stets ein Alarmzeichen darstellt.

Durch urodynamische Untersuchungen mittels videographischer Urethro-Zystographie mit simultaner Druck-Flußmessung, mittels Urethral-Druckprofilmessungen und ergänzenden zystographischen Untersuchungen konnten folgende Feststellungen gemacht werden:

Es lassen sich drei verschiedene Formen pathophysiologischer Störmechanismen bei der Streßinkontinenz der Frau unterscheiden (Abb. 1):

1. Die einfache und bezüglich der Therapie problemlose Streßinkontinenz. Hierbei handelt es sich um einen Elastizitätsverlust im Beckenbodenbereich mit mehr oder

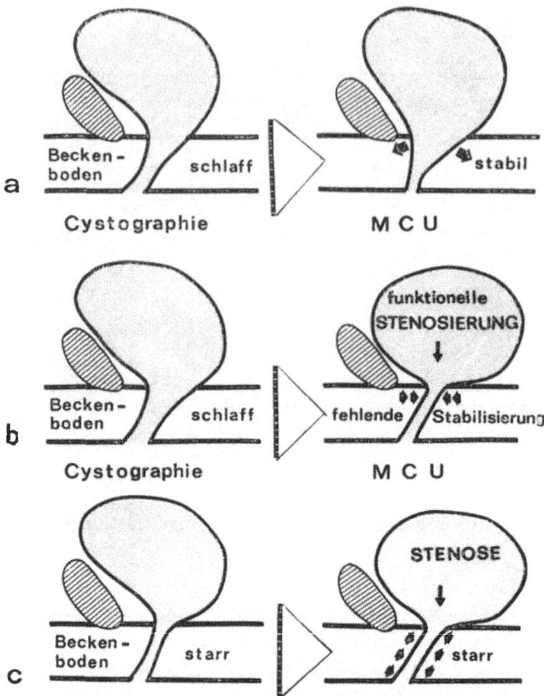

Abb. 1a—c: Zystographie und MCU bei Streßinkontinenz der Frau
a) Typische Veränderung bei der sogenannten einfachen Streßinkontinenz mit erniedrigtem infravesikalem Widerstand unter Miktion
b) Fehlende Stabilisierung des Blasenhalses führt unter Miktion zu einer funktionellen Stenosierung
c) Eine Starre des Beckenbodens verursacht eine Stenose unter Miktion bei Inkontinenz während der Füllungsphase

weniger ausgeprägter Zystocele. Der Blasenhals zeigt die typische Weitstellung und Tunnelung sowohl unter Streßbedingungen als auch unter der Miktion. Die Miktion kann restharnfrei durchgeführt werden, meist sogar sturzbachartig.

2. Bei der zweiten Form liegt ebenfalls ein Elastizitätsverlust im Beckenbodenbereich vor, jedoch ist es zu einer instabilen Verankerung des Blasenhalses im periurethralen Gewebe gekommen, so daß sich der Blasenhals unter der Miktion zusammenzieht und eine funktionelle Stenosierung bewirkt.

3. Die dritte Gruppe weist eine Starre des Beckenbodens auf, die unter Streßbedingungen zum unfreiwilligen Urinverlieren führt, unter Miktion aber eine Öffnung des Blasenhalses verhindert und somit als echte Stenose wirksam wird.

Welche Folgerungen ergeben sich?

1. Bei schlaffem Beckenboden stellen unsere Operationsmethoden der Urethrozystopexie die Kontinenz wieder her durch eine passive Widerstandserhöhung mit Stabilisierung im Blasenhalsbereich. Durch diese Maßnahme kann sogar die funktionelle Stenosierung bei fehlender Verankerung des Blasenhalses im periurethralen Gewebe beseitigt werden und eine verbesserte Miktion eintreten (Abb. 2a).

2. Bei Beckenbodenstarre führt die kurzstreckige Urethrozystopexie zu einer weiteren Stenosierung und Zunahme der Miktionsstörung. Hier empfiehlt sich die langstreckige Operationsmethode der Urethrozystopexie, da entsprechend dem Hagen-Poiseuilleschen Gesetz der Widerstand in 4. Potenz vom Radius und in einfacher Potenz von der Länge

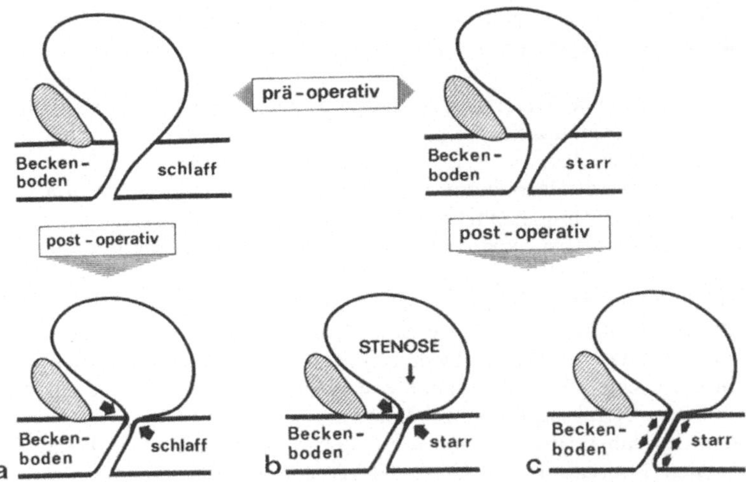

Abb. 2 a—c:

a) Wenn bei schlaffem Beckenboden eine Urethro-Zystopexie durchgeführt wird, so wirkt sich die gleichzeitige Stabilisierung im Blasenhalsbereich günstig auf die Miktion aus

b) Bei starrem Beckenboden führt die Urethro-Zystopexie zu einer weiteren Stenosierung im Blasenhalsbereich, wenn eine kurzstreckige Anhebung vorgenommen wird (Schlingenoperationen)

c) die langstreckige Urethro-Zystopexie vermeidet diesen Effekt

einer Röhre abhängt. Als therapeutische Alternative hat Susset (1974) bei streßinkontinenten Patientinnen mit Beckenbodenstarre eine Kerbung des Sphinkter internus durchgeführt und so nicht nur eine Verbesserung der Miktion, sondern auch eine Wiederherstellung der Kontinenz erreicht durch einen Elastizitätsgewinn nach Durchtrennung des Narbengewebes (Abb. 2b, c).

Differentialdiagnostisch bietet sich deshalb bei streßinkontinenten Patientinnen mit begleitender Restharnbildung die zystographische Untersuchung unter Ruhebedingungen, unter Streßbedingungen und unter Miktion an, um zu einer differenzierteren Therapie zu gelangen. Ergänzend muß festgestellt werden, daß Urethral-Druckprofilmessungen keine Beurteilung der Verhältnisse unter Miktion zulassen und deshalb nur einen ganz bedingten Aussagewert haben.

Literatur

Heidenreich, J., Melchert, F., Wendt, B., Beck, L.: Klin. Wschr. 50, 165 (1972). —Hodgkinson, C. P.: Surg. Gynec. Obstet. 120, 595 (1965). — Palmtag, H.: Electromedica 4, 139 (1975). — Palmtag, H., Boettger, F., Stahl, J., Roehl, L.: Urol. int. 30, 77 (1975). — Susset, J. G., Leriche, A.: Multiple etiology of stress incontinence and its therapeutic complications. 4. Ann. Meet. Int. Cont. Soc. Mainz 1974.

Dr. H. Palmtag
Urol. Abt. des Chirurg. Zentrums der Univ.
Kirschnerstraße 1
D-6900 Heidelberg

ST. VON RITTER und D. NEUBÜSER: **Die Zystotonometrie als Entscheidungs-hilfe vor Inkontinenz-Operationen**

Nicht selten auftretende Mißerfolge nach operativer Therapie einer Harninkontinenz unterstreichen die Notwendigkeit, die präoperativen diagnostischen Maßnahmen zu intensivieren. Die subtile Anamnese bleibt ein wichtiger Pfeiler der Diagnostik. Der Deszensus der Scheide mit Harninkontinenz darf nicht das einzige Kriterium der Indikationsstellung, z. B. zur Colporrhaphia anterior mit Hysterektomie sein.

Eine Harninkontinenz bei hypertoner Blase sollte nicht primär operativ behandelt werden.

Ebenso müssen häufige Ursachen der Harninkontinenz, wie Urethritis, Zystitis u. a. Entleerungsstörungen ausgeschlossen werden. Mit Hilfe des Zystotonometers ist es möglich, die hypertone Blase zu diagnostizieren, die durch einen Ruhetonus von mehr als 15 bis 20 mm Hg, einer Blasenkapazität von weniger als 350 bis 300 ml und einem Miktionsdruck über 80 ml Hg gekennzeichnet ist.

Seit Beginn des Jahres 1975 führten wir bei etwa 70 Patientinnen, die zur vaginalen und abdominalen Extirbation des Uterus vorgesehen waren, die Zystotonometrie in unsere präoperativen Routineuntersuchungen ein.

Nach unseren bisherigen Erfahrungen läßt sich feststellen, daß wir mit dieser Untersuchungsmethode im Rahmen der anderen diagnostischen Maßnahmen eine relativ sichere Entscheidungshilfe vor den Inkontinenzoperationen zur Verfügung haben, durch die sich die Verdachtsdiagnose einer hypotonen Blase bei Deszensus sichern und eine hypertone Blase ausschließen läßt.

Wir haben weiterhin begonnen, den operativen Defekt durch zweimalige postoperative Verlaufskontrollen zu dokumentieren.

Wegen der Kürze der Zeit sei hier nur darauf hingewiesen, daß sich nach 16 Tagen p. o. im Zystotonogramm in der Regel eine Blasenhypotonie und nach 6 Wochen eine Blasennormotomie bei Beschwerdefreiheit zeigte. Über Einzelheiten dieser Ergebnisse werden wir zu einem späteren Zeitpunkt berichten.

Dr. St. von Ritter
Dr. D. Neubüser
Zentrum für Frauenheilkunde
und Geburtshilfe der Univ.
D-6300 Gießen

J. HEIDENREICH und L. BECK: **Urethro-Cysto-Tonometrie**

Eines der Hauptprobleme der Diagnostik bei Frauen mit Harninkontinenz ist wegen des unterschiedlichen therapeutischen Vorgehens die Differenzierung zwischen einer streßbedingten und nicht streßbedingten Inkontinenz.

An unserer Klinik wird seit mehreren Jahren zur Diagnostik der Inkontinenz die Urethro-Cysto-Tonometrie mittels kontinuierlicher Perfusion der Urethra eingesetzt. Die Methode wurde von uns auf der Basis der sphinkterometrischen Meßverfahren von L. Beck und Enhörning entwickelt. Die Untersuchungsapparatur (Herstellung Fa. Hellige/Freiburg-Breisgau) ist so konzipiert, daß Bedienung und Durchführung der Untersuchung von einer technischen Assistentin vorgenommen werden können.

Methode

Durch einen Harnröhrenkatheter (Charrier 12) mit endständiger Öffnung, der 1 cm in die Blase hineinragt, werden zwei dünne Kunststoffkatheter eingeschoben. Die Mündung des einen Katheters liegt in Höhe der Mündung des Harnröhrenkatheters. Der andere Druckkatheter überragt den Harnröhrenkatheter um 5 bis 8 cm und verbleibt

während der gesamten Messung in der Harnblase. Über die beiden Druckkatheter wird
der Druck mittels Druckwandler und Verstärker in der Blase und Urethra kontinuierlich
gemessen und auf einem Zweikanalschreiber aufgezeichnet. Mit Hilfe eines Perfusors erfolgt eine konstante Flüssigkeitszufuhr durch den Harnröhrenkatheter in die Harnblase
(Abb. 1).

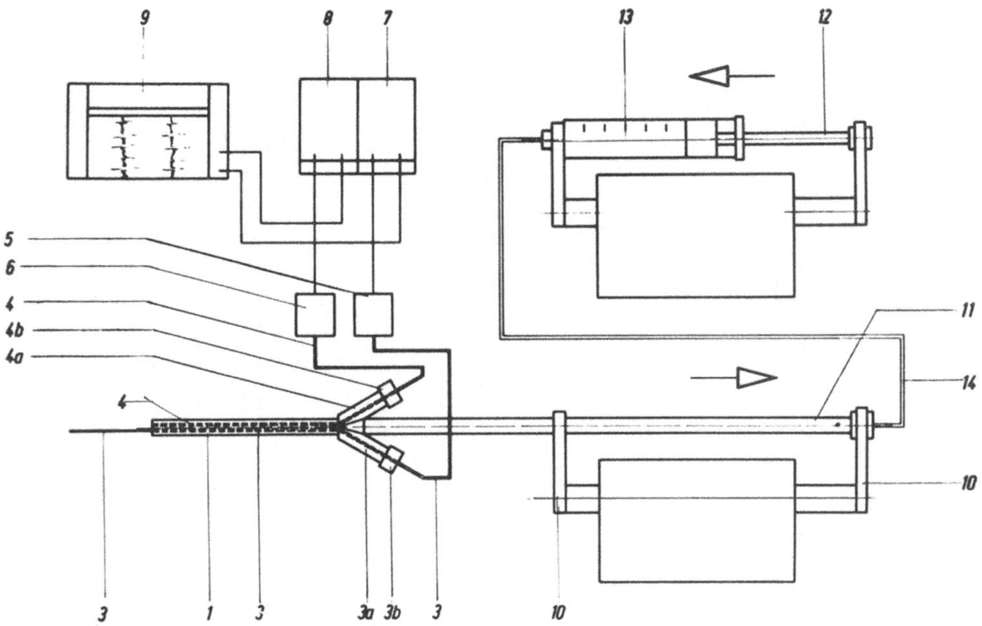

Abb. 1. Konstruktionsschema unseres Meßgerätes

1 Blasenkatheter, 3 Katheter I, 3a Fixierung, 3b Verschluß I, 4 Katheter II, 4a Fixierung
4b Verschluß II, 5 Druckaufnehmer I, 6 Druckaufnehmer II, 7 Manometer, 8 Manometer,
9 2-Kanal-Kompensationsschreiber, 10 Transportvorrichtung mit Führung, 11 Rohr, 12 Kolben,
13 Infusionsspritze, 14 Schlauch

Meßvorgang

Während des Meßvorganges wird das gesamte Kathetersystem maschinell mit einer
Geschwindigkeit von einem cm pro Minute aus der Harnblase durch die Harnröhre nach
außen gezogen. Beim Zurückziehen des Kathetersystems wird fortlaufend der Perfu-
sionswiderstand gemessen, den die Urethra und das umgebende Gewebe auf die perfundierte Flüssigkeit ausüben. Dieser Widerstand stellt ein Maß für die urethrale Verschlußkraft dar. Die urethrale Verschlußkraft kann dem intraurethralen Druck (Urethralverschlußdruck) gleichgesetzt werden. Sobald die Mündung des Kathetersystems in die
Urethra hineinkommt, steigt der intraurethrale Druck an und nimmt laufend zu (Abb. 2,
Abb. 3). Wahrscheinlich entspricht der Bereich der höchsten Druckwerte anatomisch
der Stelle des Durchtritts der Urethra durch das Diaphragma Urogenitale, beim weiteren
Zurückziehen fällt die Druckkurve langsam ab. Dieses Verhalten ist bedingt durch ein
teilweises Abfließen der perfundierten Flüssigkeit nach außen neben dem Katheter. Erhöht die Patientin willkürlich den intraabdominalen Druck durch Husten oder Pressen,
kommt es zu einem Anstieg des blasen- und intraurethralen Druckes (schneller Druckanstieg beim Husten, langsamer Druckanstieg beim Pressen). Das Verhalten der Druckwerte ist von der Art der Drucksteigerung, von der Lage der Druckkatheter in bezug auf
die Urethra und von der Funktionsfähigkeit des Blasenverschlusses abhängig. Bei einer
Rückzuggeschwindigkeit des Kathetersystems von 1 cm pro Minute und bei einem
Papiervorschub des Schreibers von 10 cm pro Minute entspricht 1 cm der Druckkurve

einer Harnröhrenlänge von 1 mm. Die anatomische* Länge der Harnröhre wird auf der Druckkurve durch den Druckanstieg und den Druckabfall auf null gekennzeichnet (Abb. 2, Abb. 3). Die für den Harnröhrenverschluß wirksame funktionelle Harnröhrenlänge entspricht nicht der anatomischen Länge der Urethra.

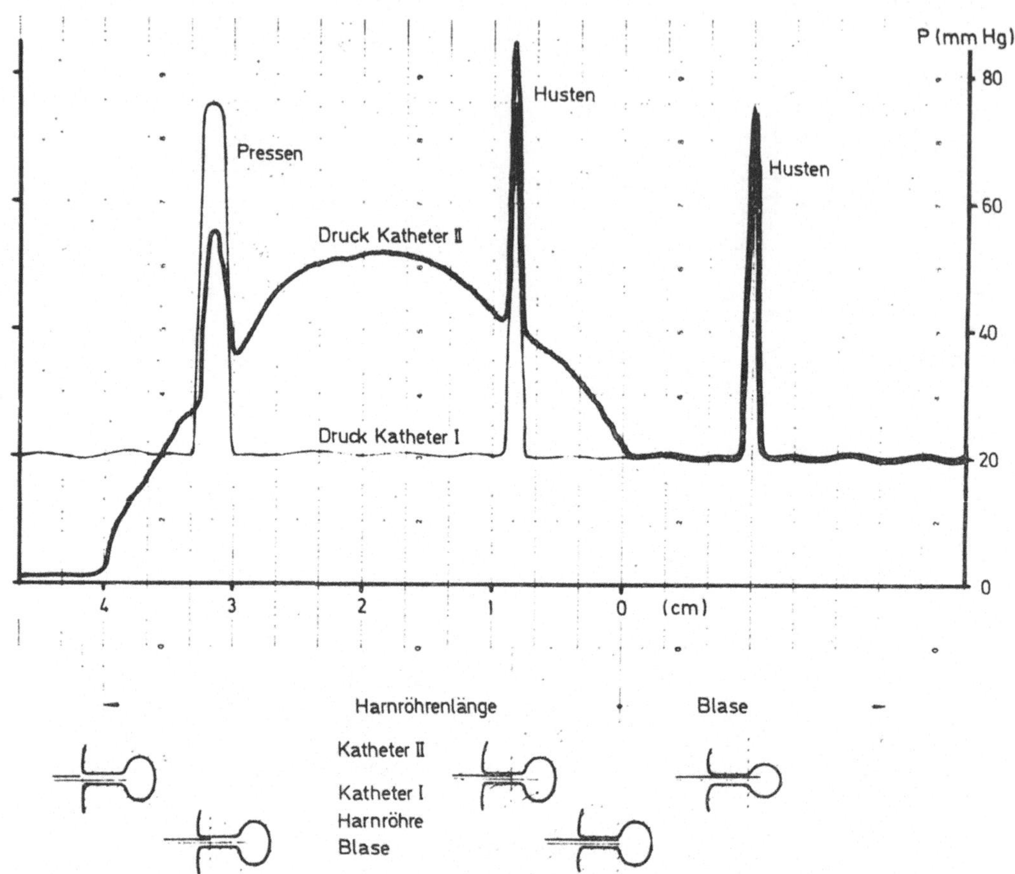

Abb. 2. Urethro-cysto-tonometrische Druckregistrierung in Beziehung zur Lage des Kathetersystems in Harnröhre und Harnblase
Druckkatheter 1: Messung des intravesikalen Druckes
Druckkatheter 2: Messung des urethralen Druckprofils

Meßergebnisse

Bei kontinenten Frauen finden wir, wie auch Enhörning, die höchsten Druckwerte im mittleren Teil der Urethra. Vergleicht man die Druckkurven kontinenter (Abb. 3a) und streßinkontinenter Frauen (Abb. 3b) unter Ruhebedingungen, so zeigt sich, daß in der Mehrzahl der Fälle von Streßinkontinenz ein deutlich flacherer Druckverlauf gegenüber kontinenten Frauen besteht.

Mit zunehmendem Schweregrad der Streßinkontinenz kommt es zu einer immer stärkeren Erniedrigung der maximalen Druckwerte der Urethra (Abb. 4).

Für die Beurteilung des Funktionszustandes des Harnblasenverschlusses reichen aber die Druckwerte in Ruhe nicht aus. In einzelnen Fällen von Streßinkontinenz, vor allem bei einer Inkontinenz leichten Grades, kann der Druckverlauf in Ruhe unauffällig sein. Eine Differenzierung ist erst mit Hilfe des Urethro-Cysto-Tonograms unter Belastung

---

* Laut neuer Definition der International Continence Society (Glasgow, September 1975)

180

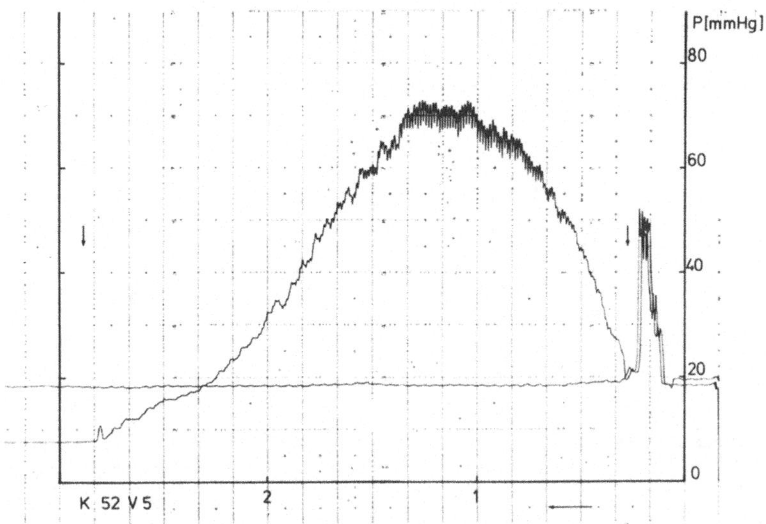

Abb. 3. Urethro-cysto-tonometrische Druckkurven in Ruhe
a) Kontinente Frau

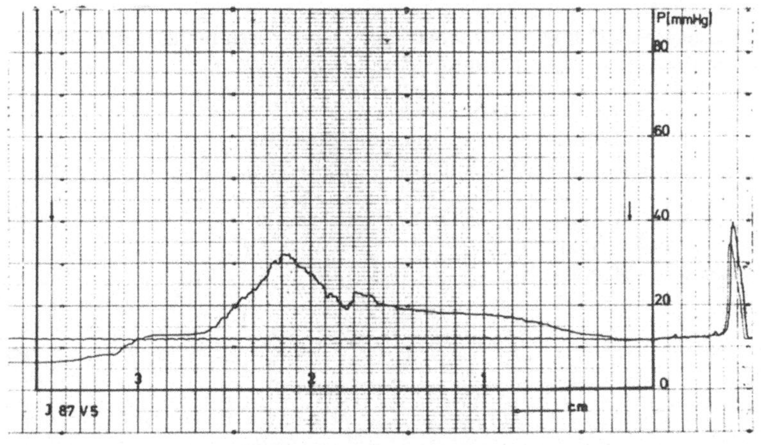

Abb. 3 b) Inkontinente Frau

Auf der Abzisse ist die Urethralänge in cm, auf der Ordinatenachse der Druck in mm Hg aufgetragen; die schwächer gezeichnete, annähernd gleichbleibende Kurve gibt den intravesikalen, die stärker gezeichnete den urethralen Druck wieder.

Bei der kontinenten Frau zeigen beide Druckkurven (Harnblase und Harnröhre) geringe, langsame Schwankungen, die durch die intraabdominalen Druckunterschiede zwischen In- und Exspiration hervorgerufen sind. Die stärkeren, schnellen Schwankungen im Bereiche der hohen Urethraldruckwerte sind auf pulsbedingte Druckunterschiede im Gefäßpolster der Urethra zurückzuführen.

Bei der inkontinenten Frau fehlen die schnellen, pulssynchronen Druckschwankungen.

(Husten und Pressen) möglich. Bei langsamen und schnellen intraabdominalen Drucksteigerungen kommt es bei kontinenten und inkontinenten Frauen zu einem gleichzeitigen Druckanstieg in der Harnblase und Harnröhre (Abb. 5a und 5b). Bei kontinenten Frauen lagen die intravesikalen Druckanstiege zwischen 60 und 150 mm Hg. In der Urethra haben wir bei schnellen intraabdominalen Drucksteigerungen (Husten) Werte bis zu 227 mm Hg und bei langsamen intraabdominalen Drucksteigerungen (Pressen) bis zu 208 mm Hg gemessen.

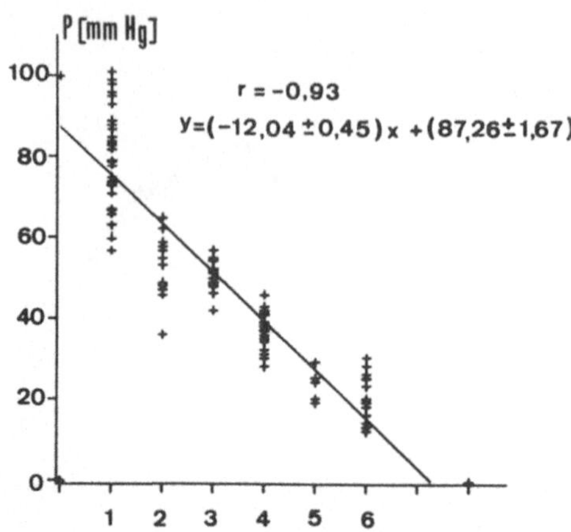

Abb. 4. Korrelation zwischen Inkontinenzgrad und maximalem Druck in der Urethra in Ruhe.
Auf der Abszisse ist der Inkontinenzgrad (Einteilung s. u.), auf der Ordinate der maximale
Urethraldruck angegeben

Die Inkontinenz wurde in sechs Schweregrade eingeteilt:

Gruppe 1: kontinente Frauen

Gruppe 2: Frauen mit Urinabgang bei schnellen intraabdominalen Druckanstiegen (Husten)

Gruppe 3: Frauen mit Urinabgang bei schnellen und langsamen intraabdominalen Druckanstiegen (Husten und Pressen)

Gruppe 4: Frauen mit Urinabgang bei schnellen und langsamen intraabdominalen Druckanstiegen (Husten und Pressen) sowie beim Gehen und Laufen

Gruppe 5: Frauen mit Urinabgang im Liegen unter Belastung (schnelle und langsame intraabdominale Druckanstiege)

Gruppe 6: Frauen mit Urinabgang im Liegen ohne Belastung

Bei der klinischen Einteilung der Inkontinenz in Schweregrade nach Ingelman-Sundberg entsprechen:

Gruppen 2 und 3   — Stadium   I
Gruppe 4   — Stadium II
Gruppen 5 und 6   — Stadium III

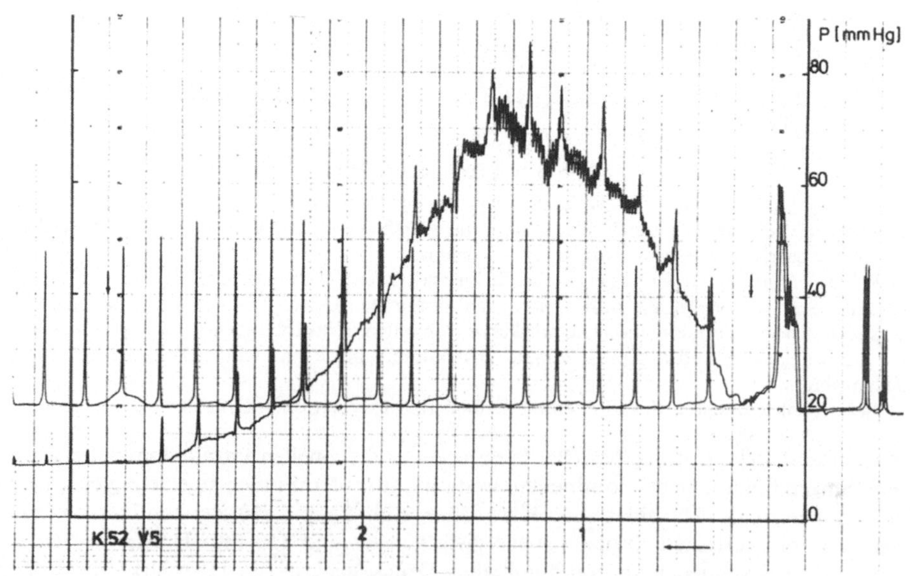

Abb. 5. Urethro-cysto-tonometrische Druckkurven unter Belastung
a) kontinente Frau (entsprechend der Ruhekurve Abb. 3a)

182

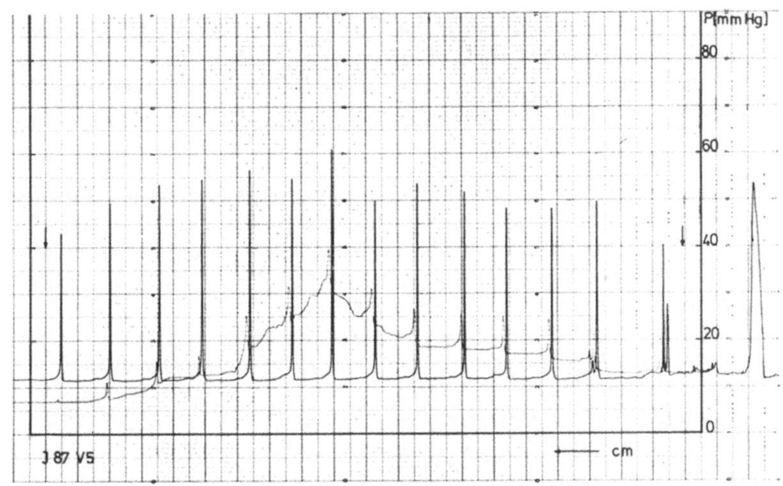

Abb. 5 b) inkontinente Frau (entsprechend der Abb. 3 b)
Auf der Abzisse ist die Urethralänge in cm, auf der Ordinatenachse der Druck in mm Hg aufgetragen

Methodenkritik

Geschwindigkeit des Katheterrückzuges

Beim Rückzug des Kathetersystems von Hand weichen die registrierten Druckkurven erheblich voneinander ab. Die Bewegung des Kathetersystems kann zu einer Reizung der Urethra und damit zum Auftreten von Druckschwankungen bei der Druckregistrierung führen. Die Reproduzierbarkeit des Druckanstieges und der Druckhöhe ist bei kontinuierlichem Rückzug des Kathetersystems am ehesten gegeben; die möglichen geringen Druckschwankungen beeinträchtigen das Meßergebnis nicht.

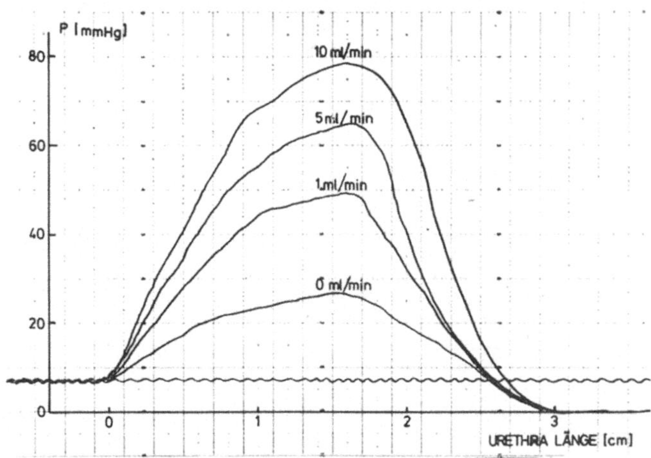

Abb. 6. Urethrale Druckprofile derselben Patientin in Ruhe bei Perfusionsgeschwindigkeiten von 0, 1, 5 und 10 ml pro Minute
Auf der Abzisse ist die Urethralänge in cm angegeben, auf der Ordinate der urethrale Druck in mm Hg

Bewegungsrichtung des Kathetersystems

Beim Vorschieben des Kathetersystems kommt es zu einem steileren Druckanstieg als beim Zurückziehen des Kathetersystems. Der steilere Anstieg ist wahrscheinlich auf ein kurzes, vorübergehendes Anlegen der inneren Wandschicht der Urethra an die Öffnung des urethralen Druckkatheters zurückzuführen. Wesentliche Unterschiede in der Druckhöhe wurden nicht gefunden. Wegen der Einfachheit der Durchführung der Untersuchung haben wir der Methode des Katheterrückzuges den Vorzug gegeben.

Perfusionsgeschwindigkeit

Während der Untersuchung wird der Strömungswiderstand des Urethralverschlußes gegen die perfundierte Flüssigkeit gemessen. Der Strömungswiderstand in Röhrensystemen ist abhängig von der Strömungsgeschwindigkeit. Deshalb ist es verständlich, daß bei einer Patientin das Aussehen der urethralen Druckprofile erheblich von der Perfusionsgeschwindigkeit beeinflußt wird (Abb. 6).

Bei 73 kontinenten und 56 inkontinenten Frauen haben wir diese Abhängigkeit am Beispiel des maximalen Druckes in der Urethra in Ruhe statistisch untersucht (Abb. 7). Die Abhängigkeit des maximalen urethralen Druckes von der Perfusionsgeschwindigkeit ist statistisch signifikant (P = 0,001). Nur eine konstante Perfusion ergibt somit reproduzierbare Verläufe des urethralen Druckprofils. Wir verwenden eine Perfusionsgeschwindigkeit von 5 ml pro Minute.

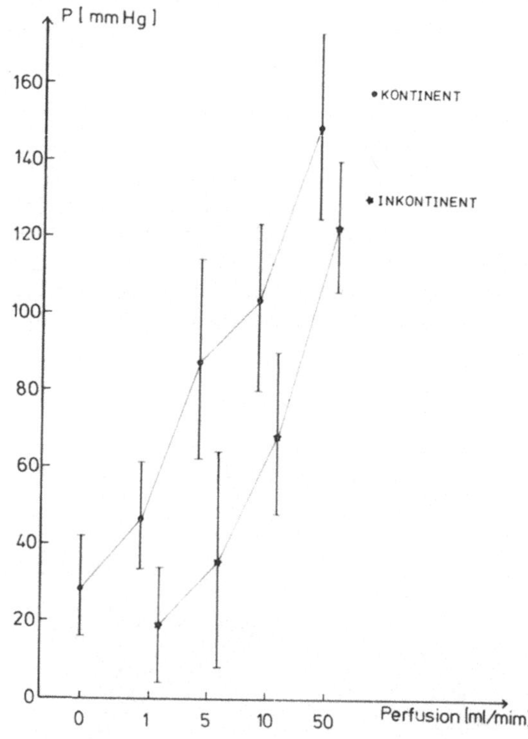

Abb. 7. Abhängigkeit der maximalen Druckwerte in der Urethra in Ruhe von der Perfusionsgeschwindigkeit mit Angabe der Mittelwerte und Standardabweichungen

Harnblasenfüllung

Mit zunehmender Blasenfüllung kommt es bei kontinenten und inkontinenten Frauen zu einer Erniedrigung der urethralen Druckwerte. Bei einer vollen Harnblase liegen die urethralen Druckwerte 10 bis 20% unter denjenigen bei leerer Blase (Abb. 8).

Der Einfluß der Blasenfüllung auf den Verlauf des Druckprofils ist zwar geringer als der Einfluß der Perfusionsgeschwindigkeit, doch sollte zur Vermeidung von Meßfehlern immer bei der gleichen Blasenfüllung (höchstens jedoch 200 ml) gemessen werden. Bei

184

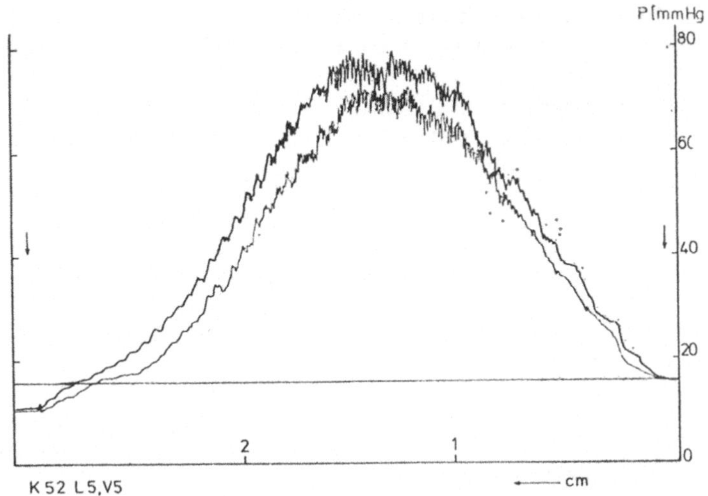

Abb. 8. Urethrale Druckprofile derselben kontinenten Frau bei verschiedener Blasenfüllung: obere Kurve entspricht einer Blasenfüllung von 10 ml, untere Kurve einer Blasenfüllung von 400 ml

Fällen von Urge-Inkontinenz ist der Einfluß der Blasenfüllung entsprechend größer. Wir führen die Untersuchung bei einer Blasenfüllung von 100 ml durch.

Körperlage

Die Urethro-Cysto-Tonometrie im Liegen und Stehen zeigt fast identische Druckkurvenverläufe. Lediglich die absolute Druckhöhe ändert sich entsprechend den hydrostatischen Druckverhältnissen. Wir haben bei 59 Frauen die Urethro-Cysto-Tonometrie im Sitzen, Liegen und Stehen durchgeführt und festgestellt, daß nach Korrektur des hydrostatischen Druckes kein statistisch signifikanter Unterschied besteht. Wegen der Einfachheit der Untersuchungsdurchführung führen wir diese in Rückenlagerung (Steinschnittlage) durch.

Aus den obigen Ausführungen zur Methodenkritik ergibt sich, daß die urethro-cystotonometrische Untersuchung mittels der kontinuierlichen Perfusion der Urethra und bei konstanten Untersuchungsbedingungen (Blasenfüllung, Perfusionsgeschwindigkeit, Rückzugsgeschwindigkeit und Körperlage) durchgeführt werden muß, da andernfalls wesentliche Fehler bei der Messung auftreten können.

Literatur

Heidenreich, J.: Diagnostik und Therapiekontrolle der Streß-Inkontinenz der Frau mit Hilfe der Urethro-Cysto-Tonometrie, Habilitationsschrift, Düsseldorf 1974. — Heidenreich, J., Beck, L.: Arch. Gynäk. **211**, 325 (1971). — Heidenreich, J., Beck, L.: Experimentelle Untersuchungen zur Ursache der Streß-Inkontinenz der Frau. Vortrag: 2. Symposion für experimentelle Urologie, Köln 1974. — Ingelman-Sundberg, A.: Gynäkologische Urologie. In: O. Käser, V. Friedberg, K. G. Ober, K. Thomsen, J. Zander — Gynäkologie und Geburtshilfe, Band III, Spezielle Gynäkologie, Stuttgart: G. Thieme Verlag 1972.

Priv.-Doz. Dr. J. Heidenreich
Prof. Dr. L. Beck
Universitäts-Frauenklinik
Moorenstraße 5
D-4000 Düsseldorf

U. Jonas: **Standardisiertes Untersuchungsschema zur Druck- und Flow-Messung, entsprechend den Empfehlungen der International Continence Society (ICS)**

1973 benannte die International Continence Society (ICS) ein Komitee, dessen Aufgabe es war, die Terminologie der urodynamischen Funktionen der unteren Harnwege zu standardisieren. In 2 Berichten faßten Bates (London), Bradley (Minneapolis), Glen (Glasgow), Melchior (Aachen), Rowan (Glasgow), Sterling (Leiden) und Hald (Hellerup) die Ergebnisse ihrer Beratungen zusammen, die in Mainz (1974) und Glasgow (1975) diskutiert wurden.

In konsequenter Befolgung dieser Nomenklaturempfehlungen wurden Untersuchungsbögen sowohl für die Flow- als auch für die Urethro-Cysto-Manometrie entworfen mit dem Ziel, künftig bei urodynamischen Abklärungen eine gemeinsame Sprache zu sprechen und gemeinsamen Kriterien zu folgen. Nur dadurch wird ein exakter Vergleich der gewonnenen Ergebnisse ermöglicht.

Die genannten Untersuchungsbögen sowie eine Zusammenstellung der erklärenden Definitionen sind z. Z. im Druck und werden dem interessierten Urologen auf Anfrage jederzeit zugesandt (Adresse am Ende des Beitrags).

Meßeinheiten

Es wurde festgelegt, daß künftig der Druck in cm H_2O zu messen sei, das Volumen in ml und die Temperatur in °C. Als O-Linie wurde die *Oberkante der Symphyse* festgelegt.

Flowmetrie (Abb. 1)

Der erste Teil dieses Untersuchungsbogens legt die Untersuchungsparameter fest, z. B. ob die Untersuchung im Sitzen, Liegen oder Stehen durchgeführt wird und auf welche Weise die Blase gefüllt wird: durch Diurese bzw. durch Katheter.

7 Werte sollen bei der Flowmetrie erfaßt werden und sind im Folgenden definiert:

1. *Flow:* Flüssigkeitsvolumen, das in einer Zeiteinheit (sec) durch die Urethra ausgeschieden wird.

2. *Flowzeit:* Zeit, während der der Flow stattfindet (sec).

3. *Zeit bis Maximalflow:* Zeit vom Flowbeginn bis Flowgipfel (sec).

4. *Maximale Flowrate:* maximaler Flow-Wert (ml/sec).

5. *Durchschnittsflowrate:* Entleerungsvolumen dividiert durch Flow-Zeit (ml/sec).

6. *Entleerungsvolumen:* Gesamtvolumen, das über die Urethra ausgeschieden wird (ml).

7. *Entleerungszeit:* Gesamtablauf der Miktionsdauer: beinhaltet Flow-Zeit und dazwischenliegende Miktionsunterbrechungen.

Urethromanometrie (Abb. 2)

Die Harnröhrendruckmessung wurde von der Blasendruckmessung getrennt. Wiederum ist zunächst die Festlegung der Untersuchungstechnik und der Untersuchungsbedingungen von Wichtigkeit. Folgende 3 Aussagen sollten bei der Messung des urethralen Profils getroffen werden:

1. *Maximaler Urethraldruck:* Maximaldruck des Urethralprofils (cm H_2O).

2. *Maximaler Urethralverschlußdruck:* Differentialdruck: maximaler Urethraldruck minus Blasendruck (cm H_2O).

3. *Funktionelle Urethralprofillänge:* Urethralänge, die den Blasendruck übersteigt (cm).

Die anatomische Harnröhrenlänge ist für die Funktion nicht entscheidend.

Untersuchungsbogen Flowmetrie

Pat.:   Datum:
                                                   Untersucher:

1. Einrichtung...

2. Untersuchung, sitzend 1 ☐
                liegend 2 ☐
                stehend 3 ☐ .... ☐

   Einzeluntersuchung   1 ☐
   Kombinationsuntersuchung 2 ☐ .... ☐

   Methode der Blasenfüllung: durch Diurese, spontan   1 ☐
                                              forciert   2 ☐ .... ☐

                     durch Katheter, transurethral 1 ☐
                                      suprapubisch   2 ☐ .... ☐

                     Füllgeschwindigkeit (ml/min) .... ☐☐
                     Temperatur (° C) .... ☐☐

Flowmessung

Flow kontinuierlich   1 ☐
      intermittierend   2 ☐ .... ☐
Flowzeit (sec) .... ☐☐☐
Zeit bis Maximalflow (sec) .... ☐☐
Maximale Flowrate (ml/sec) .... ☐☐
Durchschnittsflowrate (ml/sec) .... ☐☐
Entleerungsvolumen (ml) .... ☐☐☐☐
Entleerungszeit (Gesamtablauf)
              sec .... ☐☐☐

Diagnose: ....

          ....

Abb. 1. Untersuchungsbogen Flowmetrie: die obere Hälfte beinhaltet die Charakteristika wie
Patientennamen, Datum, Untersucher, Untersuchungseinrichtung und die Untersuchungstechnik.
Die Untersuchungswerte, die bei der Flowmetrie erfaßt werden sollen, sind im Text definiert. Die
Meßeinheiten sind cm H_2O (Druck), ml (Volumen) und °C (Temperatur). Die Bezugs-0-Linie
ist die Oberkante der Symphyse

Untersuchungsbogen Urethromanometrie

Pat.:   Datum:
                                              Untersucher:

1. Einrichtung ....

2. Untersuchungsbedingungen:
   Narkose, Sedativum etc. ....
   sitzend 1 ☐
   liegend 2 ☐ .... ☐
   Zugang: transurethral 1 ☐
            suprapubisch   2 ☐ .... ☐
   Medium: flüssig   1 ☐
            gasförmig   2 ☐ .... ☐

3. Technik:
            Perfusion   1 ☐
            Ballon   2 ☐ .... ☐
            Einfachlumen   1 ☐
            Mehrfachlumen 2 ☐ .... ☐
            Kathetertyp (Hersteller) ....
            Katheterstärke (Charr.) .... ☐☐

Urethrometrie:
Perfusionsgeschwindigkeit, wenn Perfusion (ml/min) .... ☐☐
Profil, kontinuierlich   1 ☐
       intermittierend   2 ☐ .... ☐
Zuggeschwindigkeit (mm/sec) .... ☐☐
Maximaler Urethraldruck (cm H_2O) .... ☐☐☐
Maximaler Urethral-Verschlußdruck (cm H_2O) .... ☐☐☐
Funktionelle Urethraprofillänge (cm) .... ☐☐

Diagnose: ....

           ....

Abb. 2. Untersuchungsbogen Urethromanometrie: Zunächst Festlegung der Untersuchungstechnik und der Untersuchungsbedingungen. Wichtig beim Urethralprofil ist, ob es kontinuierlich
oder intermittierend durchgeführt wurde, es sollte jedoch immer maschinell mit langsamem Zug
geschehen. 3 Aussagen sollten getroffen werden: maximaler Urethraldruck, maximaler Urethra-
Verschlußdruck und die funktionelle Urethralänge (Definitionen s. Text)

Untersuchungsbogen Cystomanometrie

Pat.:   Datum:
                                        Untersucher:

1. Einrichtung ....
2. Untersuchungsbedingungen:
   Narkose, Sedativum etc. ....
   sitzend 1 ☐
   liegend 2 ☐   .... ☐
   Zugang: transurethral 1 ☐
            suprapubisch   2 ☐ .... ☐
   Medium: flüssig   1 ☐
            gasförmig   2 ☐ .... ☐
3. Technik:
            Perfusion   1 ☐
            Ballon   2 ☐ .... ☐
            Einfachlumen   1 ☐
            Mehrfachlumen 2 ☐ .... ☐
            Kathetertyp (Hersteller) ....
            Katheterstärke (Charr) .... ☐☐

Cystometrie

Füllung, kontinuierlich 1 ☐   ☐
         steigernd   2 ☐ ....
Füllgeschwindigkeit (ml/min) .... ☐☐
Temperatur (°C) .... ☐☐
Restharn (ml) .... ☐☐☐
Maximale Blasenkapazität (ml) .... ☐☐☐☐
Effektive Blasenkapazität (ml) .... ☐☐☐☐
Prämiktionsdruck (cm H$_2$O) .... ☐☐☐
Blasenöffnungsdruck (cm H$_2$O) .... ☐☐☐
Öffnungszeit (sec) .... ☐☐
Peak-Flow-Druck (cm H$_2$O) .... ☐☐☐
Peak-Flow-Kontraktionsdruck (cm H$_2$O)......................... ☐☐☐

Diagnose: ....

Abb. 3. Untersuchungsbogen Cystomanometrie: Die Punkte 1 bis 3 sind identisch zu Abb. 2.
8 Fragen nach Restharn, Blasenkapazität, Blasendruck, Miktionsdruck und der Miktionszeit
sollen beantwortet werden, die im einzelnen im Text definiert sind.
Die Kästchenreihen am jeweils rechten Bildrand sollen eine spätere maschinelle Auswertung ermöglichen

Cystometrie (Abb. 3)

Die Fragen zur Einrichtung, Technik und den Untersuchungsbedingungen sind eine Wiederholung der Punkte 1 bis 3 des Untersuchungsbogens Urethrometrie (Abb. 2) und erübrigen sich, wenn eine Urethro-Cystometrie durchgeführt wird. Neben den Feststellungen der Füllung (kontinuierlich oder steigernd), der Füllgeschwindigkeit (ml/min) und der Temperatur (°C) der Füllflüssigkeit, die etwa 37° C betragen sollte, sind folgende Aussagen in der Beurteilung eines Cystogramms von besonderer Wichtigkeit:

1. *Restharn.*
2. *Maximale Blasenkapazität:* Volumen, bei dem der Patient starken Miktionsdrang verspürt (ml).
3. *Effektive Blasenkapazität:* maximale Kapazität minus Restharn (ml)
4. *Prämiktionsdruck:* Ruhedruck unmittelbar vor Miktion (cm H_2O).
5. *Blasenöffnungsdruck:* Blasendruck bei Flow-Beginn (cm H_2O).
6. *Öffnungszeit:* Zeit von Beginn der Detrusorkontraktion bis zu Miktionsbeginn (sec).
7. *Peak-Flow-Druck:* Druckwert bei maximalem Flow (cm H_2O).
8. *Peak-Flow-Kontraktionsdruck:* Differenzdruck: Peak-Flow-Druck minus Prämiktionsdruck (cm H_2O).

Hauptanliegen zum Entwurf dieser Untersuchungsbögen war, die wichtigsten Untersuchungsparameter zu erfassen, sie einheitlich zu definieren (nach den Empfehlungen der ICS) und den Untersuchungsgang weitgehend zu standardisieren. Etwa 20 Zentren werden bereits in Zukunft diese Bögen verwenden, durch Ihre Mitwirkung kann das Kollektiv einheitlich untersuchter Patienten erweitert werden, die Untersuchungsbögen stehen Ihnen jederzeit zur Verfügung.

Dr. U. Jonas
Urol. Univ.-Klinik
Langenbeckstraße 1
D-6500 Mainz

Freie Diskussion zu den Vorträgen Seite 163 bis 190
Funktionelle Erkrankungen der ableitenden Harnwege bei der Frau (Blase)
Moderator: R. Hohenfellner, Mainz

Moderator: Es ist völlig klar, meine Damen und Herren, daß von dem einzelnen in der täglichen Arbeit von diesem maximalen Abklärungsprogramm, wie es in den Vorträgen dargestellt wurde, nur wenige Kriterien erfüllt werden können. Es würde aber genügen, wenn er diese wenigen Kriterien, die der Untersucher erhoben hat, in seine Blätter einträgt und Patienten mit fraglichen Befunden, die an einen großen urodynamischen Meßplatz überwiesen werden müssen, mitgibt. Damit wird eine Vereinheitlichung und auch eine Gleichheit in der Sprache erreicht.

Wie Sie aus dem 1. Teil entnommen haben, gibt es eine Reihe von verschiedenen Meßmethoden, die jetzt frei diskutiert werden sollen. Es würde sich jetzt zunächst einmal die Frage anbieten, welches ist das optimale, welches das minimale Abklärungsprogramm, das in der Praxis durchgeführt werden kann, welche Einrichtungen sind dazu am besten geeignet, und wie sind die Kosten? Weiterhin erscheint mir wichtig, daß sich in der Diskussion vielleicht herauskristallisiert, wieviel Prozent von Inkontinenz man damit abklären kann, d. h. die Frage, bei wieviel Patienten sich hinter der scheinbaren Streßinkontinenz eine ganz andere Störung, z. B. eine neurogene Blasenentleerungsstörung verbirgt oder aber auch die Frage überlappender Befunde, d. h., daß die Patientinnen sowohl eine Streßinkontinenz als auch eine neurogene Blasenentleerungsstörung haben.

190

H. Melchior, Aachen: Die wichtigste Basisuntersuchung zur Differentialdiagnose ist und bleibt die Zystometrie. Ob man diese nun als Gas- oder Flüssigkeitszystometrie durchführt, ob man kontinuierlich oder stufenweise füllt, scheint von sekundärer Bedeutung. Wichtig ist nur, daß eine standardisierte Methode verwendet wird. Sobald der Nachweis von nicht unterdrückbaren Detrusorkontraktionen gegeben ist, liegt zumindest keine reine Form der Streßinkontinenz mehr vor. Dann bedarf es der weiteren Klärung. Hier liegt sicherlich die Ursache dafür, daß eine große Anzahl operativer Mißerfolge bei der Behandlung der Streßinkontinenz vorliegt, unabhängig davon, ob man nun lang- oder kurzstreckig den Blasenhals suspendierte, da man vorher keine ausreichende Klärung der Situation herbeigeführt hat. Das Harnröhrendruckprofil ist dann als 2. Informationsstufe anzusehen. Die billigste Methode ist das einfache Zystometer, wie es im Handel, soweit ich informiert bin, für etwas über 1000,— DM zu erhalten ist. Es läßt sich leicht und einfach anwenden. Für das Harnröhrendruckprofil dagegen ist sicherlich schon ein aufwendigeres Gerät und vor allem ein wesentlich größerer personeller Aufwand erforderlich.

Moderator: Wie hoch würden Sie, Herr Melchior, in Ihrem unselektionierten Patientenmaterial den Anteil von Patienten schätzen, die zusätzlich eine neurogene Entleerungsstörung hatten?

H. Melchior, Aachen: Bei unserem Krankengut ist sicherlich die komplizierte Form der Inkontinenz ebenso groß, wenn nicht größer, als die Zahl der reinen Streßinkontinenz. Ich glaube, das ist ein sehr wichtiger Gesichtspunkt, und ich würde bitten, daß Herr Zoedler vielleicht dazu Stellung nimmt.

D. Zoedler, Düsseldorf: Wir haben eine ganze Reihe von Inkontinenzoperationen durchgeführt, z. Z. sind es etwa über 500, und ich verfüge leider nicht über die Apparaturen, die zu einer erweiterten Diagnostik verwendet werden können. Unsere Diagnostik basiert auf der normalen urologischen Untersuchung, der Zystoskopie und der Zystometrie. Ich glaube, daß bei den günstigen Ergebnissen, die wir bei unseren Suspensionsplastiken haben — sie liegen bei etwa 97% — wir keine wesentlichen Schwierigkeiten bisher hatten, eine neurogene Inkontinenz von einer Streßinkontinenz abzugrenzen. Natürlich bin ich davon überzeugt, daß die Urethrozystometrie ein wesentliches Hilfsmittel auch zur Objektivierung des Operationserfolges darstellt und zur weiteren Kontrolle. Für die normale, auch klinische Diagnostik und Abgrenzung einer Streßinkontinenz reichen m. E. diese Methoden aus, wie es ja auch Herr Melchior sagte.

Moderator: Ich glaube, daß darüber Einstimmigkeit herrscht, daß ein minimales urodynamisches Abklärungsprogramm durchgeführt werden soll. Es wird noch darüber zu sprechen sein, welche Methode sich am besten eignet.

H. Madersbacher, Innsbruck: Ich stimme voll mit Herrn Melchior überein, daß die einfache Zystomanometrie als Routinemethode ausreicht. Ich möchte nur noch ein kleines Hilfsmittel erwähnen: Man sollte nicht nur auf die ungehemmten Detrusorkontraktionen warten, sondern man sollte beim Zystometrogramm auch immer den Provokationstest durchführen, wie ich es Ihnen an diesen Kurven hier zeigen kann. Aus ihnen geht hervor, daß sich die Patientin klinisch als Streßinkontinenz präsentierte. Wir haben dann die Blase mit 50 ml aufgefüllt und sie aufgefordert, zu husten, und man sieht nun an der Kurve deutlich, daß der Hustenstoß 4 Sekunden später zu einer unwillkürlichen, nicht unterdrückbaren Detrusorkontraktion geführt hat, so daß bei der Patientin eine unstabile Blase bestand, obgleich klinisch nur eine Streßinkontinenz vorzuliegen schien. Es handelte sich um eine Inkontinenz, allerdings um keine Streßinkontinenz, sondern um eine Inkontinenz, die durch ungehemmte Detrusorkontraktion ausgelöst war. Daher sollte auch immer der Provokationstest durchgeführt werden.

Moderator: Vielen Dank, Herr Madersbacher, für diesen sehr wertvollen klinischen Hinweis.

F. H. Schröder, Würzburg: Herrn Melchior möchte ich folgendes fragen: Sie haben ein sehr schönes Dia gezeigt von den Befunden, die bei den verschiedenen Arten von Inkontinenz erhoben werden können, und Sie haben auch anamnestische Angaben aufgeschrieben. Mich würde interessieren, in wieviel Prozent etwa bei exakter Anamnese und körperlicher Befunderhebung urodynamische Untersuchungen über die Ergebnisse der Untersuchung und Anamnese hinausführende Angaben machen, die zu einer vorher nicht vermuteten Diagnose einer neurogenen Blasenentleerungsstörung führen?

H. Melchior, Aachen: Die Bedeutung der Anamnese ist zweifellos als entscheidend anzusehen. Herr Madersbacher hat ja gerade angegeben, wie man auf der einen Seite leicht auf einen falschen Weg geleitet werden kann und in der Mehrzahl jedoch bereits bei der Exploration in Richtung auf eine neurogene Anamnese im Sinne der unkontrollierten Blase gelenkt wird. Gerade die Angaben des imperativen Harndranges scheinen ein so entscheidendes Kriterium zu sein, daß wir darüber nicht hinwegsehen dürfen. Genauso verhält es sich mit der anderen Frage, ob es z. B. auch im Bett oder in Ruhesituationen zu einem unwillkürlichen Urinabgang kommt. Derartige Angaben sind so wesentlich, daß wir hier entscheidende differentialdiagnostische Kriterien in die Hand bekommen.

Moderator: Ich darf Sie auf die Checkliste der Inkontinenz verweisen, die von der Continence-Society ausgearbeitet wurde, auf der alle Kriterien aufgeführt sind. Diese Bögen sind sowohl über Herrn Melchior als auch über Herrn Jonas zu erhalten.

P. Kolle, Hannover: Herr Tettamanti zieht den Katheter beim Harnröhrendruckprofil von Hand und Herr Jonas hat darauf hingewiesen, daß man das unbedingt maschinell machen müsse. Mich würde jetzt die Frage interessieren, welche Methode nun richtig ist? Auch wir machen es maschinell, aber hierbei handelt es sich ganz ohne Frage um einen zusätzlichen Aufwand.

R. Tscholl, Bern: Wir haben zunächst auch mit einem Retraktor gearbeitet. Nachdem wir jedoch die Literatur durchgesehen haben, ob die Länge der funktionellen Harnröhre klinisch einen Aussagewert hat, sind wir im Interesse einer klinisch einfach anwendbaren Methode dazu übergegangen, den Katheter von Hand zurückzuziehen. Es wurde ja bereits eine größere und eine kleinere Methodik erwähnt, auch in der Aufstellung von Herrn Jonas. Ich bezweifle, ob diese größeren Meßplätze klinisch eine Relevanz haben, und es war unsere Ansicht, ein billiges Verfahren vorzustellen, das schnell durchführbar ist. Hier stellt sich allerdings noch die Frage der verschiedenen Perfusionsgrößen. Herr Heidenreich hat gezeigt, wozu ich mich nicht weiter äußern möchte, da es ebenso viele Literaturangaben gibt, die dem widersprechen, daß eben der Druck von einer gewissen Perfusionsgröße an nicht mehr beeinflußt wird. In Stichproben konnten wir das selbst auch nachweisen, so daß dies wahrscheinlich einer näheren Abklärung würdig wäre.

Moderator: Wenn ich Sie richtig verstanden habe, Herr Tscholl, so sind Sie doch der Ansicht — denn wir sprechen ja jetzt über das minimale Abklärungsprogramm und nicht über die Zweifel unter den Urodynamikern bezüglich des erweiterten Abklärungsprogrammes und der Methodik —, daß Sie im minimalen Abklärungsprogramm den Katheter von Hand ziehen und genügend Aussagekraft über das bekommen, was hinsichtlich der Unterscheidung: Inkontinenz und neurogene Blasenentleerungsstörung wichtig ist.

R. Tscholl, Bern: Ich stimme Ihnen zu, bis der Beweis erbracht ist, daß die sog. funktionelle Harnröhrenlänge tatsächlich einen klinischen Wert hat.

Moderator: Als zweites möchte ich Sie nun fragen: Was kostet Ihre Einrichtung, die Sie für die Praxis empfehlen würden?

R. Tscholl, Bern: Ich glaube, daß unser Gerät etwa 8000,— Franken, d. h. also etwas weniger in DM kostet.

Moderator: Wie ist es nun mit der Bedienung? Müssen Sie dies während der ganzen Untersuchungszeit selbst tun, oder können Sie diese Arbeit delegieren?

R. Tscholl, Bern: Das Einführen des Katheters und die Zystomanometrie dauert, wie Sie wissen, etwa 2 Minuten, und das Zurückziehen nochmals 1 Minute, so daß sich daraus ein Aufwand von weniger als 5 Minuten ergibt, der in keinem Verhältnis zu den großen Abklärungsprogrammen steht. Herr Melchior hat ja eben erwähnt, daß auch bei den größeren Programmen ein erheblicher personeller Aufwand erforderlich ist.

H. Melchior, Aachen: Für die Praxis genügt dies sicherlich völlig, wenn man mit einem normalen Zystometer und einer langsamen Tropfinfusion den Katheter einmal durch die Harnröhre zieht, um zumindest orientierend den maximalen Harnröhrenverschlußdruck messen zu können. Alle weiteren Größen, insbesondere die funktionelle Harnröhrenlänge, erfordern eine sichere Zuordnung von Passiergeschwindigkeit und Durchzugsgeschwindigkeit zum Katheter. Dies ist am aufwendigsten durchzuführen mit einem XY-Schreiber, mit dem man den Katheter sogar mehrfach hin- und herschieben kann und an jedem Punkt der Harnröhre einen reproduzierbaren Druck bekommt. Sonst sind wir nämlich immer darauf angewiesen, irgendwie zu kalkulieren. Wir haben etwa 6 Sekunden gebraucht, um den Katheter durchzuziehen, und haben doch an der einen oder anderen Stelle den Katheter liegengelassen. Hinzu kommt, daß der Katheter durchhängen kann und sich mit seinem eigenen Gewicht herauszieht. Sie sehen also, daß sich hier erhebliche Probleme ergeben, die einer speziellen Erfahrung bedürfen. Zur orientierenden Untersuchung jedoch, etwa wie hoch der maximale Harnröhrendruck und der Blasendruck ist, genügt ein einfaches Zystometer, wie es überall vertrieben wird.

J. Heidenreich, Düsseldorf: Das urethrale Druckprofil in Ruhe gestattet nicht die Diagnose einer Streß-Harninkontinenz. Bei den prä- und postoperativen Messungen des urethralen Druckprofils in Ruhe hat sich gezeigt, daß keine Veränderung auftritt, gleichgültig, welches Operationsverfahren angewandt wurde (Diaphragma-Plastik mit Uterusexstirpation und Beckenboden-Plastik, Operationen nach Marshall-Marchetti, Schlingen-Operation). Die Diagnose einer Streßinkontinenz kann nur durch die simultanen Druckmessungen in Harnröhre und Harnblase bei Belastung festgestellt werden. Wenn der Druck in der Harnblase bei Husten, Lachen oder Drücken den Druck in der Harnröhre übersteigt, liegt eine Streßinkontinenz vor. Diese Kriterien der Urethro-Zysto-Tonometrie mit Belastung, gilt auch für die Feststellung der postoperativen Ergebnisse der nach der Operation kontinent gewordenen Frauen, bei denen in allen Fällen mt Belastung ein höherer Druckanstieg in der Urethra im Vergleich zum Druckanstieg in der Harnblase festgestellt wurde.

Moderator: Anfügen möchte ich: wobei es sich hauptsächlich um die Frage der Reproduzierbarkeit des Operationsergebnisses handelt.

H. Marberger, Innsbruck: Die modernen urodynamischen Untersuchungs- und Meßmethoden sind kompliziert und die Einrichtung kostet viel Geld, abgesehen davon, daß sie mit Fehlern behaftet ist. Wir wissen, daß wir es selber tun und machen es auch seit Jahren. Zweifellos muß man messen, und man sollte auch nach Möglichkeit zu objektiv reproduzierbaren Werten kommen. Es bleibt aber zu fragen, ob der Praktiker sich nicht doch noch an gewisse Screening-Tests erinnern sollte, die man früher, jedenfalls beim Mann, zum Ausschluß der spastischen Blase mit außerordentlichem Vorteil angewendet hat. Die periodische Verabreichung von Spasmolytika, z. B. Buscopan-comp., scheidet die obstruktionsbedingte Pollakisurie von der enthemmten neurogenen Blase beim alten Mann. Die enthemmte neurogene Blase und die Pollakisurie sind außerordentlich häufig wegen der Zerebralsklerose. Sie ist genauso häufig, vielleicht nicht ganz so häufig, bei der Frau. Könnte man nicht durch 1 bis 2 oder auch 3 Tage lang dauernde Verabreichung von Spasmolytika versuchen, zu eruieren, ob sich der Zustand bessert, ob er gleich bleibt oder schlechter wird? Zu dieser Frage bitte ich doch die Experten um ihre Stellungnahme.

R. Tscholl, Bern: Zu dem, was ich vorhin sagte, muß ich mich insofern berichtigen, als das Gerät, das wir verwenden, nur 1200,— Franken kostet, während das Flüssigkeitsgerät 8000,— Franken kostet. In bezug auf die Ausführung von Herrn Heidenreich hätte ich noch die Frage, ob die gesamte urodynamische Abklärung der Harnröhre über die Klinik hinaus wesentlich mehr liefert; denn ich meine, ob eine Frau eine echte Streßinkontinenz hat oder nicht, kann man m. E. ebenso gut klinisch feststellen.

Moderator: Ich möchte noch einmal die Duskussion ausgesprochen zu dem sog. minimalen Abklärungsprogramm hinführen; denn wenige der Anwesenden im Saal haben sich jemals mit der erweiterten Abklärung beschäftigt. Die Frage lautet also: Minimale Abklärung mit urodynamischen Meßmethoden?

K. Richter, München: Zur minimalen Klärung genügt einfach ein Manometer und ein Vierwegehahn, deren Kostenpunkt etwa 1000,— DM beträgt. Man kann nämlich eine ziemlich weitgehende Information für die Therapie erlangen — und dies ist keine Theorie, sondern basiert auf 30jähriger Praxis. Wichtig ist, daß man unter standardisierten Bedingungen mißt, daß man weiß, ob die Patientin vor der Messung einen Dauerkatheter getragen hat, u. ä., weil sie dann nämlich ganz andere Werte als unter normalen Bedingungen bekommen. Dies ist deshalb besonders postoperativ beispielsweise nach den radikalen Operationen wichtig. Vielleicht darf ich auch noch eine Lanze für den tonometrischen Index brechen. Der tonometrische Index wurde als Druck in mm Wassersäule definiert, dividiert durch maximale ccm Blasenfüllung. Man bekommt dann, wenn man diese Messung durchführt, verschiedene Kurven. Bestimmt man den tonometrischen Index, dann sind die Kurven in ihren Endpunkten definiert, und Sie können sie statistisch auswerten. Zur Definition möchte ich noch folgendes ausführen. Herr Melchior, Sie sagten, daß eine Inkontinenz dann bestehe, wenn die Patienten nach Betätigung der Bauchpresse Harn verlieren. Da Sie dies bestätigen, kann ich feststellen, daß dies insofern zutrifft, als man zuerst die Bauchpresse betätigen muß, um die Inkontinenz feststellen zu können, aber das ist praktisch synchron. Wenn eine Inkontinenz nach Betätigung der Bauchpresse auftritt, ist es immer eine simulierte Inkontinenz.

K. Haubensak, Homburg/Saar: Wir führen ebenfalls seit mehreren Jahren urodynamische Messungen durch, und ich möchte kurz meine Erfahrungen darstellen. Eine exakte urodynamische Abklärung bedeutet einen erheblichen zeitlichen, apparativen und kostenmäßigen Aufwand. Ich glaube, daß eine exakt aufgenommene Anamnese und eine Kenntnis der modernen Physiologie des unteren Harntraktes der Kontinenz und der Miktion ausreichend sind, um aus einer guten Anamnese die Fälle zu trennen, die näher untersucht werden müssen und die Fälle, bei denen es sich um eine einfache Streßinkontinenz handelt. Weiterhin muß man natürlich auch die Fälle aussondern, bei denen man sich nicht sicher ist, so daß eine differenzierte Untersuchung erforderlich ist, die dann allerdings einem speziell eingerichteten Arbeitsplatz vorbehalten bleiben muß.

L. Beck, Düsseldorf: Wenn ich das minimale Abklärungsprogramm aus der gynäkologischen Sicht kurz umreißen darf, dann ist selbstverständlich die Anamnese außerordentlich wichtig. Weiterhin ist für uns Gynäkologen der Untersuchungsbefund bedeutsam und zwar dahingehend, ob ein Deszensus vorliegt oder nicht. In den Rahmen des gynäkologischen Untersuchungsbefundes gehört auch die alte Probe, bei der man mit einem Stieltupfer den Bereich des Blasenhalses nach oben drückt und die Patientin dann nochmals auffordert, zu pressen.

Zu den einfachen urodynamischen Methoden haben wir die Zystometrie empfohlen, und es ist natürlich die Frage, wie weit die Zystometrie, so wie sie hier dargestellt wurde, alle Fragen der nicht-streßbedingten Inkontinenz auch erfaßt. Zur direkten Bestimmung der Streßinkontinenz und ihrer Messung ist das Verfahren, das wir angegeben haben, u. E. relativ aufwendig. Wenn man ein einfaches, auch weniger kostenaufwendiges Verfahren angeben würde, dann würden wir meinen, daß das, was uns beispielsweise in Düsseldorf Herr Dr. Robertson mit der CO_2-Methode, die hier bereits erwähnt wurde, gezeigt hat und die wir z. Z. ebenfalls erproben, ein Verfahren darstellt, das relativ wenig aufwendig ist und Einblicke in die Diagnose vermittelt und zugleich, was eben nicht angesprochen wurde, mit Hilfe der Urethroskopie zumindest das obere Drittel der Harnröhre bei Belastung und Nichtbelastung Einblicke gewährt. Das würden wir als minimales Abklärungsprogramm und als notwendig erachten.

Moderator: Vielen Dank, Herr Beck. Sie haben alles noch einmal zusammengefaßt, wobei das Air- oder das CO_2-Zystometer heute eine gleichwertige Stellung wahrscheinlich im minimalen Abklärungsprogramm haben dürfte. Nur ist ja jetzt die groteske Situation eingetreten, daß wir früher die Patienten zu den Neurologen mit der Frage schickten, ob sie etwas finden, während es heute umgekehrt ist; denn die Neurologen schicken die Patienten an Meßplätze mit der Frage der Höhe und der Art der Läsion. Diese erweiterten Abklärungsprogramme an den großen Meßplätzen mit einem Kostenpunkt zwischen 100000,— und 200000,— DM werden immer ganz wenigen Zentren vorbehalten bleiben, und es lag mir daher daran, besonders die Frage des minimalen Programmes in den Vordergrund zu stellen.

Nun möchte ich zur 2. Frage überleiten: Inwieweit sind radiologische Methoden relevant, inwieweit müssen sie präoperativ durchgeführt werden, um daraus eine Differentialindikation ableiten zu können. In diesem Zusammenhang möchte ich sofort die Frage an Herrn Kümper stellen, ob er der Meinung ist, daß radiologische Abklärungsprogramme für seine Methode und Differentialindikation zu einer bestimmten Methode von Bedeutung sind? Sie, Herr Kümper, haben die Begriffe „vertikaler" und „rotatorischer" Deszensus gebracht, worüber dann ja noch bei der Therapie zu sprechen sein wird. Sind Sie der Meinung, daß das eine Methode ist, die man unbedingt präoperativ durchführen muß?

K. Richter, München: Da Herr Kollege Kümper das Wort an mich weitergegeben hat, möchte ich die Frage dahingehend beantworten, daß es in einfachen Fällen nicht unbedingt notwendig ist, und zwar einfach aus zeitlichen Gründen. Das Verfahren ist aufwendig, man braucht eine Viertelstunde dazu, bei größerer Übung, neben der gesamten Apparatur, möglichst mit Fernseheinrichtung. Wie Sie wissen, ist eine Röntgenapparatur mit dem gesamten Hilfspersonal sehr aufwendig. Man braucht die Methode jedoch in allen Fällen, in denen etwas nicht ganz klar ist, weil man dann auf sie nicht verzichten kann. Als Beispiel seien nur Patientinnen genannt, die inkontinent sind, z. B. nach Anwendung einer Zoedlerschen Suspensionsplastik. Wenn wir nun feststellen wollen, worin die Ursache der weiter bestehenden Inkontinenz liegt, dann können wir dies auf unsere Art und Weise tun. Wir werden dann finden, daß das Zoedler-Band schlecht angelegt ist, etwas zu weit zurück, dort, wo sich die Blasenplatte befindet, die angehoben ist. Das geht nicht auf diese oder andere Art und Weise abzuklären. In gewöhnlichen Fällen allerdings, glaube ich, ist die Methode nicht erforderlich.

D. Zoedler, Düsseldorf: Ich möchte Herrn Richter noch einmal fragen, da ja immer noch die Messung des urethro-vesikalen Winkels bei der Beurteilung der Inkontinenz in den Arbeiten herumgeistert, ob er eine Relevanz bei der Messung des urethro-vesikalen Winkels in bezug auf die Inkontinenz geführt hat.

K. Richter, München: Keine. Das Verstrichensein des urethro-vesikalen Winkels ist ein Symptom wie die Inkontinenz selbst. Daß die Inkontinenz behoben wird, wenn ich eine Unterstützung durchführe, beispielsweise durch das Band, dann handelt es sich um eine andere Angelegenheit.

L. Beck, Düsseldorf: Die röntgenologischen Meßmethoden geben, das sollte man klar aussprechen, einen Hinweis auf die topographische Deviation, auf topographische Veränderungen. Diese topographischen Veränderungen können natürlich dem Operateur auch einen Hinweis geben für die Korrektur. Die röntgenologischen Methoden, so, wie sie von Herrn Richter angegeben sind, sind kein Hinweis für die Diagnose. Sie sind ein Hinweis für das, was sich verändert hat, aber sie sind nicht ein Hinweis, ob eine Inkontinenz vorliegt oder nicht. Ist das richtig, Herr Richter?

K. Richter, München: Es handelt sich nicht nur um die Topographie, sondern sie gibt uns ja auch Aufschluß über die intraabdominellen Druckverhältnisse. Normalerweise herrscht im Abdomen ein Gleichgewicht, das ist das Tonus-Turgor-Spiel Selheims, d. h., wenn die Bauchpresse betätigt wird, muß sich reflektorisch der Beckenboden ebenso anspannen, sonst hätten wir ja bei jedem Lachen unten Ausbuchtungen. Wenn nun dieses Verhältnis gestört ist, dieses Zusammenspiel zwischen Tonus und Turgor, dann kann ich Veränderungen topographischer Natur feststellen. Aber das Wesentliche für das Zustandekommen der Inkontinenz ist die Störung dieses Gleichgewichtes. Es kommt, wenn der Beckenboden insuffizient ist, zu einem Ausweichen des Eingeweideblockes in die Gegend der geringsten Resistenz, des geringsten Widerstandes. Es weicht der Eingeweideblock aus, und die Blase wird wie von einemHammersc hlag getroffen, und dann ist der beste Blasenabschluß, man spricht immer von Sphinkter, das sollte man vielleicht auch noch diskutieren, nicht dem Druck gewachsen.

J. Marberger jun., Innsbruck: Die radiologischen Meßmethoden nehmen an der Frauenklinik Innsbruck seit vielen Jahren einen gesicherten Platz in der Diagnostik der Deszensus- und Inkontinenzleiden ein. An Hand einer kürzlich durchgeführten Untersuchungsreihe bei 50 Patientinnen mit Deszensus und Streßinkontinenz zeigte sich, daß bei allen Fällen mit gutem postoperativem Erfolg der Blasenhals, bezogen auf den unteren Symphysenrand, deutlich gegenüber dem präoperativen Zustand, angehoben war. Bei den Rezidiven stand er tiefer. Andere Kriterien, wie Trichterform und hintere Angulation des Blasenboden-Urethralwinkels gaben keine signifikante Übereinstimmung.

Moderator: Ich möchte Sie fragen, Herr Marberger, ob Sie Stellung nehmen wollten zur Reproduzierbarkeit einer bestimmten Operationsmethode auf radiologischem Wege oder zur präoperativen Entscheidungshilfe für ein bestimmtes Operationsverfahren? Das ist im Augenblick die Frage, die wir erörtern wollen. Entscheiden Sie sich aufgrund Ihrer präoperativen radiologischen Befunde zu einem bestimmten Verfahren, oder verwenden Sie dieses für eine postoperative Beurteilung Ihrer Ergebnisse?

J. Marberger jun., Innsbruck: Das geschilderte Verfahren gehört dazu. Wir verwenden natürlich auch ein hydrodynamisches Verfahren für das Urethraldruckprofil, weil es einfach dazugehört, und besonders dadurch kann man dann im postoperativen Verlauf gute Operationsergebnisse verifizieren.

Moderator: Ich möchte noch etwas nachfragen: Halten Sie es bei der heutigen Kostenexplosion für eine notwendige Untersuchung oder aber für eine, die man auch unterlassen kann, ohne dabei etwas zu versäumen?

J. Marberger jun., Innsbruck: Es ist zweifellos eine Untersuchung, die in die Klinik und nicht unbedingt in die Praxis gehört.

K. Richter, München: Ich bin nicht der Ansicht, daß es ganz gleichgültig ist, ob der Harnröhren-Blasenübergang ein bißchen höher oder ein bißchen tiefer steht. Im Gegenteil: es kann der Blasen-Harnröhrenübergang vor der Therapie sehr tief sein, und die Patientin ist nicht nur nicht inkontinenz, sondern hat eine Harnsperre, da sich ein Quetschhahnmechanismus ausgebildet hat. Dann heben Sie die Blase sehr hoch, vielleicht etwa 5 cm durch die Operation, und sie ist inkontinenz.

J. Marberger jun., Innsbruck: Dazu können wir nur sagen, daß wir unsere Untersuchungen an einer Gruppe mit Patientinnen mit einem Deszensus, nicht mit einem Prolaps durchgeführt haben und auch aus einem persönlichen Gespräch mit Stamey sind wir der Ansicht, daß für den postop. Verlauf der Höhenstand der Blase doch eine entscheidende Rolle spielt. An der untersuchten Gruppe, die statistisch genau erfolgte, ist eine klare statistische Übereinstimmung festzustellen.

H. Palmtag, Heidelberg: Ich möchte noch einmal auf das hinweisen, was ich vorhin zeigte. Ich halte die röntgenologische Klärung in der Praxis für enorm wichtig und zwar deshalb, weil sie vieles ersparen kann. Wenn man eine Weitstellung des Blasenhalses sieht, der Patient hustet und Urin verliert, ist alles klar, sie riskieren aber die Operation nicht. Wenn jedoch der Patient Restharn hat und eine Zystozele, dann ist es schon etwas schwieriger, wenn man auch den Restharn in der Zystozele sehen kann, der Beckenboden ist schlaff, wie mit dem Finger leicht zu prüfen ist. Das dritte jedoch ist, wenn ein Patient evtl. schon voroperiert bzw. vorbestrahlt und der Blasenhals eng ist. Man sieht das im Röntgen bei der einfachen Untersuchung mit Restharn. Dann wird die alleinige röntgenologische Untersuchung für den Operateur gefährlich, und er muß sich eine speziellere Untersuchungstechnik zulegen. Weiterhin möchte ich feststellen, daß die Urethradruckprofilmessung eine dynamische Messung ist. Was wir durch die Operation allerdings erreichen, ist eine Änderung der Dynamik, d. h., wir prüfen passive Vorgänge und ändern den aktiven, oder beeinflussen den aktiven Miktionsvorgang, was jeder weiß, wenn er den Katheter nach einer Suspensionsplastik oder überhaupt nach Inkontinenzkorrektur entfernt. Die Patienten können erst mehr oder weniger schwer Wasserlassen. Wie wir das beeinflussen, davon hängt auf der anderen Seite der Erfolg für den Patienten ab: Denn Restharn ist auf die Dauer schädlich, und Inkontinenz ist unangenehm.

Moderator: Sie verwenden, Herr Palmtag, also die radiologischen Untersuchungsmethoden mit als Entscheidungshilfe und insbesondere, wenn ich Sie richtig verstanden habe, für die problematischen Fälle mit Inkontinenz. Können Sie dieser Interpretation zustimmen, damit wir uns auf dem radiologischen Teil einigen können?

H. Palmtag, Heidelberg: Nicht ganz, weil, wie ich bereits gesagt habe, wir es meist nur mit Problemfällen zu tun haben, von denen ich doch ausging. Ich versuchte eigentlich, das für die Praxis darzustellen, und in der Praxis sind Restharn und die radiologischen Methoden viel. Wobei ich noch eines sagen kann: eine Urinflußmessung kostet im billigsten Falle 30,— DM, ist abrechnungsfähig. Wichtig ist auch die Anamnese, wie bereits schon angedeutet wurde; denn man kann wesentliche Hinweise auf die Dynamik erhalten. In der Praxis sollte man auf keinen Fall komplizierte Untersuchungen durchführen, aber ein Röntgengerät ist meist vorhanden.

F. Schreiter, Hamburg: Ich möchte Herrn Fritjofsson bezüglich seines neuen Meßkatheters fragen, ob dieser nicht zu überempfindlich ist und dadurch z. B. eine hohe Artefaktrate durch Bewegungsartefakte verursacht. Mir wurde von kardiologischer Seite mitgeteilt, daß man in der Kardiologie bereits davon wieder abgeht, weil diese Geräte wegen ihrer Empfindlichkeit zu ungenaue Ergebnisse geben.

A. Fritjofsson, Uppsala: Ich würde gerne diese Frage Herrn Ulmsten übertragen. Denn er ist derjenige, der die Methode entwickelt hat, und ich weiß, daß er noch einige andere Bemerkungen machen wollte.

U. Ulmsten, Malmö: Auf einer ersten Abbildung möchte ich Ihnen ein typisches Urethradruckprofil mit einer funktionellen Länge von 25 mm zeigen. Die maximale Druckamplitude liegt 11 mm vom inneren Meatus entfernt. Auf dem nächsten Diapositiv sehen wir die Kurve einer Patientin mit Streßinkontinenz und sehen, daß der Blasendruck, wenn die Patientin hustet, den Urethraldruck übersteigt und die Patientin inkontinent ist. Auf der nächsten Abbildung sehen wir eine Patientin nach einer Zoedler-Plastik. Resultate von 50 Patientinnen haben bewiesen, daß die funktionelle Länge sich nicht verändert nach einer Operation, aber der Punkt, wo der maximale intraurethrale Druck sich befindet, liegt nahe am Blasenhals.

Moderator: Entschuldigen Sie, wenn ich Sie hier unterbreche, Herr Ulmsten, da wir dieses Thema dann im Zusammenhang mit dem operativen Teil noch einmal diskutieren wollen. Wenn es Ihnen recht ist, würden wir diesen Abschnitt, den Sie gerade erwähnt haben, zum Schluß noch einmal im Zusammenhang mit der Reproduzierbarkeit von Meßmethoden im Sinne der Operation bringen.

A. Fritjofsson, Uppsala: Zur Frage von Herrn Schreiter muß ich feststellen, daß nach dem Artefakt bei dieser Methode gefragt wird. Ich weiß nicht, ob Herr Ulmsten dazu die gleiche Meinung hat. Die Reproduzierbarkeit mit diesem Katheter finden wir jedoch sehr gut, und ich überblicke nicht, was es für Artefakte geben könnte.

U. Ulmsten, Malmö: Wir haben Untersuchungen durchgeführt, wo wir unsere Katheter mit offenen Kathetern mit und ohne Fluß verglichen haben, und diese Untersuchungen haben statistisch bewiesen, daß unsere Methode ganz sicher ist und keine Artefakte aufweist. Man kann also keine biologischen Artefakte bekommen, wenn man einen Katheter in ein Hohlorgan einführt. Dies scheint mir natürlich zu sein.

Moderator: Zum Abschluß des 1. Teils des heutigen Vormittagsprogrammes möchte ich jetzt Herrn Stockamp bitten, in seinem Referat das Thema noch einmal zusammenzufassen.

K. Stockamp: **Urodynamische Meßmethoden bei der weiblichen Harninkontinenz (Zusammenfassung und Kritik)**

Nach den vorausgegangenen Referaten und Diskussionsbeiträgen bleiben für die Mehrzahl derer, die sich mit der Behandlung der weiblichen Harninkontinenz befassen, zwei Fragen offen:

1. Ist nach dem derzeitigen Stand unseres Wissens die urodynamische Untersuchung Voraussetzung für die Indikationsstellung zu einer Inkontinenz-Operation, und ist das Risiko, unter Verzicht darauf eine sinnlose Operation durchzuführen, nicht mehr vertretbar?
2. Inwieweit ist die Durchführung eines solchen Untersuchungsprogrammes hinsichtlich des finanziellen und zeitlichen Aufwandes in der klinischen Routine überhaupt möglich?

Die Beantwortung der ersten Frage erfordert ein Resümee aus den Erfahrungen, die in den letzten Jahren mit urodynamischen Methoden gewonnen wurden. Hierzu wurde eine Umfrage in einer Reihe von urologischen und gynäkologischen Zentren im deutschsprachigen Raum durchgeführt und mitverwendet.

Das Hauptargument für die urodynamische Untersuchung bei der weiblichen Harninkontinenz wird aus der Analyse der operativen Mißerfolge abgeleitet. Man findet in einem solchen Nachuntersuchungsmaterial selten eine reine Recidiv-Streßinkontinenz — also einen echten Operationsversager —, sondern überwiegend nicht streßbedingte Inkontinenzformen. Hieraus wird die Schlußfolgerung gezogen, daß wahrscheinlich präoperativ auch keine reine Streßinkontinenz vorgelegen hat und damit eine nichtindizierte Operation vorgenommen wurde.

Es ist zweifelhaft, ob eine der klassischen Operationen bei einer nicht streßbedingten Inkontinenzform unbedingt versagen muß — denn sonst hätten wir eine höhere Mißerfolgsrate in Statistiken von Operateuren, die keine urodynamischen Untersuchungen durchführen — wir sind jedoch in der Lage, solche Inkontinenzformen unter Verwertung unserer Meßdaten risikoarm mit einfachen Mitteln erfolgreich zu therapieren.

Es bleibt also festzuhalten, daß mit urodynamischen Methoden die Indikation zur Operation der Streßinkontinenz exakt gestellt werden kann und gleichzeitig die Wahl einer differenzierten Therapie für eine nicht streßbedingte Inkontinenzform erleichtert wird. Eine urodynamische Abklärung ist somit in der klinischen Routine prinzipiell zu empfehlen, was auch nahezu ausnahmslos von den befragten Untersuchern bestätigt wird.

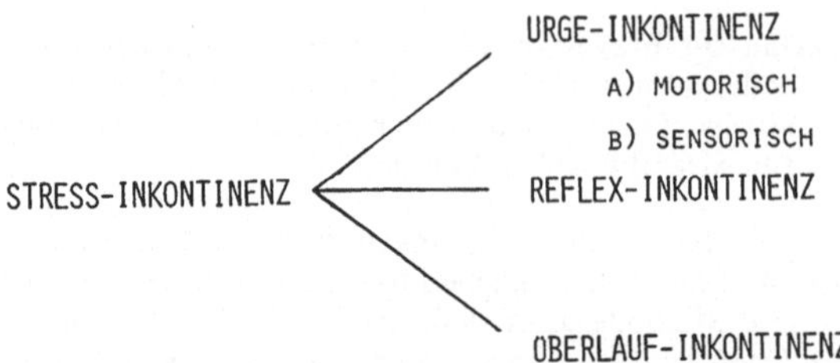

Abb. 1. Klassifikation der weiblichen Harninkontinenz

Zur Beantwortung der zweiten Frage ist die Leistungsfähigkeit der einzelnen Methoden und das, was gemessen werden soll, zu diskutieren. Entsprechend der neuen Klassifizierung (s. Referat Melchior) sind folgende Inkontinenzformen zu differenzieren (Abb. 1).

Der *Streßinkontinenz* liegt eine reine Urethralinsuffizienz zugrunde, sie betrifft je nach Krankengut zwischen 80 und 30% der Fälle.

Die *nicht streßbedingten* Inkontinenzformen finden sich überwiegend bei Patientinnen ohne Genitaldescensus und mit Inkontinenzrecidiv. Sie können daher in einem urologischen Krankengut einen Anteil bis zu 70% ausmachen.

Von Bedeutung sind hier die *Urge-Inkontinenz* mit imperativem Harndrang und die *Reflexinkontinenz*, bei der Harnverluste subjektiv unbemerkt bleiben. Die *Überlaufinkontinenz* ist von geringerem Interesse, da sie kein diagnostisches Problem darstellen sollte. Alle drei Formen können im übrigen mit einer Urethralinsuffizienz verbunden sein.

Diagnostisches Ziel ist nunmehr die Differenzierung der reinen Urethrainsuffizienz mit normalem Detrusor von der Detrusordysfunktion und die Erkennung der Ursache letzterer. Solche Ursachen sind neurogene Störungen, eine infravesicale Obstruktion oder auch nur ein psychosomatisches Problem.

Diese Fragestellungen lassen im übrigen klarwerden, daß eine urodynamische Untersuchung die klassischen Untersuchungsmethoden in dieser Hinsicht nicht ersetzen kann.

In einem „großen" urodynamischen Untersuchungsprogramm laufen mehrere Einzeluntersuchungen verschiedener Wertigkeit überwiegend synchron ab (Abb. 2):

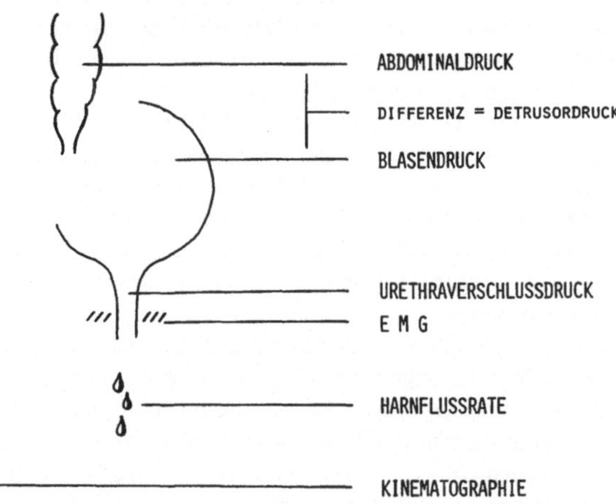

Abb. 2. Parameter der urodynamischen Untersuchung

Möglichst in sitzender Position werden unter kontinuierlicher Blasenauffüllung bis zum Miktionseinsatz parallel intrarektaler und intravesicaler Druck registriert, wobei mittels Computer gleichzeitig der Differenzdruck als Äquivalent des Detrusordruckes ermittelt wird. Ebenfalls parallel hierzu werden Volumen und Flußgeschwindigkeit des abgehendes Harnes mitgeschrieben. Der Vergleich der Harnflußrate mit dem akutellen Detrusordruck läßt den Abflußwiderstand beurteilen. Die Blasenfüllung mit Kontrastmittel erlaubt die zusätzliche Röntgeninformationen, die auf Band gespeichert werden.

Die Mitaufzeichnung des Beckenboden-EMG's — für die Funktionsdiagnostik der neurogenen Blasenstörung von großem Interesse — hat bei der weiblichen Harninkontinenz noch keine Bedeutung erlangt. Dagegen führen die meisten Untersucher zusätzlich eine Harnröhrendruckmessung mit Schreibung des „Urethraprofils" durch. Diese Untersuchung nahm in den vorausgegangenen Vorträgen einen besonders breiten Raum ein.

Der kombinierte Einsatz dieser Untersuchungsmethoden erlaubt auch in schwierigen Fällen eine exakte Diagnose, wie am Beispiel einer Patientin mit Kombination von Streßinkontinenz und motorischer Urge-Inkontinenz bei ursächlich bestehender infravesikaler Obstruktion demonstriert werden kann (Abb. 3). Diese Inkontinenzform wurde lediglich durch Harnröhrenbougierung therapiert.

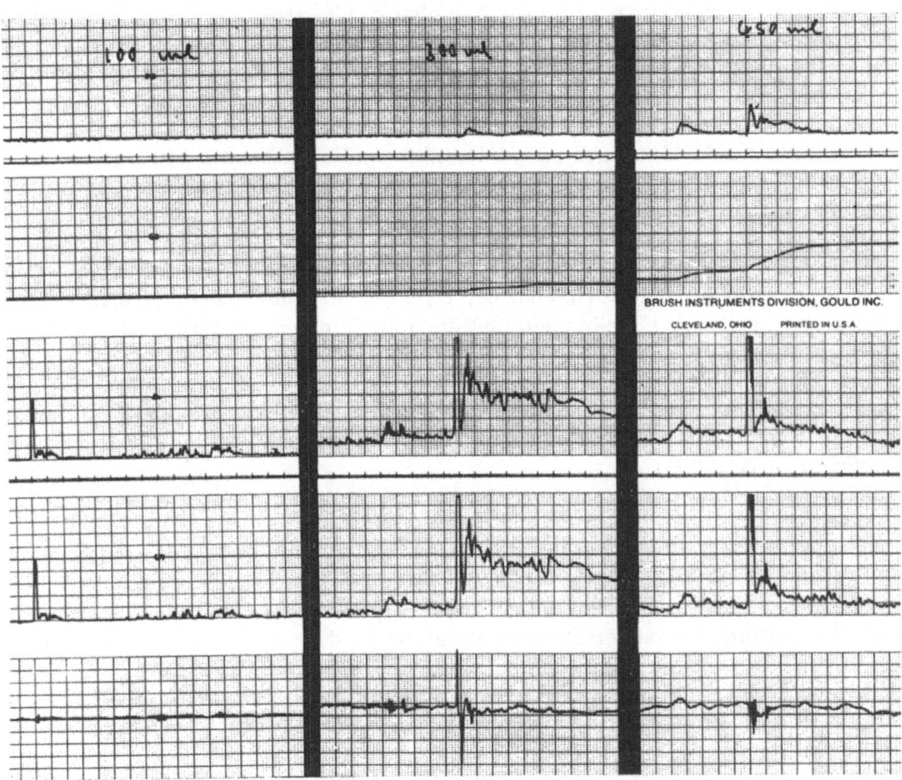

Abb. 3. Untersuchungsbefund einer Patientin mit kombinierter Streß- und motorischer Urge-Inkontinenz
Von oben nach unten sind Harnfluß, Harnvolumen, intravesikaler, intrarektaler und Differenz-Druck aufgezeichnet.
Links: Bei 100 ml kein Harnverlust beim Hustenstoß, keine Detrusoraktivität.
Mitte: Bei 300 ml erster Harndrang, beim Hustenstoß erstmals Harnabgang, nachfolgend — aus der Detrusordruckkurve ersichtlich — flache Druckwelle mit nochmaligem Harnverlust.
Rechts: Unter starkem Harndrang spontane Detrusorkontraktion mit Harnabgang, wiederum beim Hustenstoß und dann nachfolgend erneuter Harnverlust. Bei der hier nicht aufgezeichneten Miktion ergab sich als Hinweis für eine infravesikale Obstruktion ein eingeschränkter maximaler Flow von 12 ml/sec

Die Anschaffungskosten einer für solche Analysen geeigneten Anlage überschreiten die 100 000-DM-Grenze, entsprechend hoch sind die Folgekosten. Eine Routineuntersuchung beansprucht etwa 1 Stunde und erfordert einen auf diesem Gebiet erfahrenen Arzt oder zumindest eine sehr gute Spezialkraft. Sie bleibt somit einer großen Abteilung mit besonderem Interesse auf dem Gebiet der Urodynamik vorbehalten, für eine breite Anwendung in der Routine muß daher nach einer Kompromißlösung mit Einzelmethoden entsprechend ihrer Wertigkeit gesucht werden.

Auf die Durchführung der *Harnröhrendruckmessung* wird von jedem zweiten befragten Untersucher Wert gelegt. Das mit der Perfusionsmethode gewonnene Urethraprofil gibt allerdings nur qualitative und keine quantitativen Hinweise hinsichtlich der Suffizienz der Harnröhre. Die Schreibung des sog. Streßprofils, die einen mehrlumigen Katheter erfordert, ist zur Objektivierung der mittel- bis schwergradigen Streßinkontinenz geeignet, erlaubt jedoch nicht sicher den Nachweis der Streßinkontinenz I. Grades. Problematisch ist auch die Harnröhrendruckmessung bei Patientinnen mit vorausgegangener Suspensionsoperation, da sich hier das Meßergebnis nicht zwangsläufig mit dem Operationsergebnis decken muß. Harnröhrendruckmessungen sind daher derzeit nur als Ergänzungsuntersuchung zu einem kompletten Untersuchungsprogramm und als wichtig für spezielle wissenschaftliche Fragenstellungen anzusehen. Die Frage der routinemäßigen Anwendung wird man allerdings nach weiteren Erfahrungen mit der vielversprechenden Mikrotransducer-Methode (s. Referat Fritjofsson u. Mitarb.) überdenken müssen.

Die entscheidende Untersuchung — hierüber sind sich diskussionslos aller Untersucher einig — ist für die Differentialdiagnose streß- und nicht streßbedingter Inkontinenzformen die *Blasendruckmessung*, möglichst in Verbindung mit der Abdominaldruckmessung.

Weniger Einigkeit besteht hinsichtlich der Notwendigkeit einer kombinierten *radiologischen Untersuchung*. Einige Untersucher erreichen mit ihr eine hohe diagnostische Treffsicherheit, bedenklich bleibt allerdings die hohe Strahlenbelastung, nicht zuletzt für den Diagnostiker.

Eine völlig unproblematische und nach eigener Erfahrung sehr aussagekräftige Untersuchung ist die *Uroflowmetrie*. Sie ist geeignet, in Verbindung mit der Cystometrie Aufschluß über eine infravesikale Obstruktion — wohl die häufigste Ursache der Urge-Inkontinenz — zu geben.

Zusammenfassend muß zum augenblicklichen Zeitpunkt folgende Stellungnahme abgegeben werden:
Die weibliche Harninkontinenz ist durch eine zumindest orientierende urodynamische Untersuchung abzuklären. Für die Routine empfiehlt sich die Durchführung der Blasendruckmessung — am geeignetsten mit einem Gas-Cystometer — und die Uroflowmetrie. Bei der Anschaffung von entsprechenden Apparaten — die Kosten liegen jeweils um oder unter 10 000 DM — ist darauf zu achten, daß Untersuchungen wenig aufwendig wiederholt werden können und eine exakte Dokumentation durch Kurvenschreibung möglich ist. Bei der Gas-Cystometrie ist neuerdings ein Zwei-Kanal-Meßgerät erhältlich, das die Mitregistrierung des Abdominal- oder Harnröhrendruckes erlaubt.

Für Fälle, die mit einem solchen „Minimal-Programm" nicht befriedigend abklärbar sind, sollten Zentren mit umfassenderen Untersuchungsmöglichkeiten zur Zuweisung zur Verfügung stehen. Auch solche Zentren werden künftig von zusätzlichen urodynamischen screening-Untersuchungsmethoden bei der in Zukunft zu erwartenden Beanspruchung Gebrauch machen müssen.

Prof. Dr. K. Stockamp
Urol. Klinik der Städt. Krankenanstalten
D-6700 Ludwigshafen/Rhein

Operative Verfahren zur Therapie der Streßinkontinenz

L. Beck: **Funktionelle Erkrankungen der ableitenden Harnwege bei der Frau**

Gynäkologische Erkrankungen haben häufig vesico-urethrale Störungen im Gefolge. Im gynäkologischen Bereich steht die Streßinkontinenz im Vordergrund. Für ihr Zustandekommen gibt es mehrere gynäkologische Ursachen; an erster Stelle steht die Insuffizienz des Beckenbodens, die sich bei der gynäkologischen Untersuchung in vielen Fällen als descensus utero-vaginalis erkennen läßt. Aber nicht jeder Fall von Uterus- und Scheidensenkung geht mit einer Streßinkontinenz einher. Auch besteht keine Korrelation zwischen dem Grad eines Descensus und dem Grad einer Harninkontinenz. Beide können unabhängig von einander auftreten. Wenn sie aber koexistieren, kann man davon ausgehen, daß der Descensus die Ursache der Streßinkontinenz darstellt. Die klinischen Ergebnisse der Inkontinenz-Operation lassen jedoch vermuten, daß bei einem Teil der durch eine Operation nicht wiederhergestellten Fälle die Ursache nicht ausschließlich eine Beckenboden-Insuffizienz war. Auch die Nicht-Streß-Harninkontinenz hat zahlreiche gynäkologische Ursachen (Tab. 1). Ihre genaue Diagnostik ist daher für die Indikation

Tabelle 1. Gynäkologische Ursachen der Blasendysfunktion

I	Psychoveg. Störungen aus dem gynäk. Bereich
II	Neurogene Blasenstörungen nach gynäk. Ca.-Operationen
III	Reizblase bei gynäk. Erkrankungen
IV	Blasenentzündungen bei gynäk. Erkrankungen und Operationen, aktinische Reizblase

der operativen gynäkologischen Therapie und zur Vermeidung von Therapieversagern besonders wichtig. In unserem Krankengut mit überwiegend aus fachgynäkologischer Praxis überwiesener Fälle ist der Prozentsatz der nicht-streßbedingten Harninkontinenz verhältnismäßig hoch (Tab. 2). Ein besonderes Problem bieten die Fälle mit kombinierter

Tabelle 2. Diagnose von Fällen mit Harninkontinenz
UFK Düsseldorf (1. 1. 74 bis 31. 5. 75)

Streß-Inkontinenz	162	(41%)
Streß-Inkontinenz + Blasendysfunktion	90	(23%)
Blasendysfunktion	140	(36%)
Anzahl	392	(100%)

Streß- und nicht-streßbedingter Harninkontinenz. Wir haben eine operative Therapie nur dann durchgeführt, wenn die nicht-streßbedingte Harninkontinenz durch eine medikamentöse Behandlung gebessert werden konnte, so daß wir annehmen durften, daß die Streß-Harninkontinenz im Vordergrund stand. Bei den Fällen mit kombinierter Ätiologie der Harninkontinenz sind wir in den letzten Jahren jedoch zurückhaltender geworden, da wir bei den Nachuntersuchungen postoperativ festgestellt haben, daß nach der Entlassung die nicht-streßbedingte Störung sich in einer Reihe von Fällen wieder in alter Form einstellte, so daß die Patientin wieder inkontinent wurde und sich als nicht geheilt betrachtete.

Wir halten bei Indikation zur operativen gynäkologischen Therapie neben dem Ausschluß einer nicht-streßbedingten Harninkontinenz den direkten Nachweis der Streßinkontinenz durch die simultane Urethro-Cysto-Tonometrie mit Messung des urethralen Druckprofils unter Belastung (Husten, Lachen, Drücken), bei gleichzeitiger Messung des Blasendruckes, für einen großen Vorteil [1, 2, 3, 4].

Literatur

1. Beck, L.: Gynäkologe **4**, 59—73 (1971). — 2. Heidenreich, J., Beck, L.: Arch. Gynäk. **211**, 325 (1971). — 3. Heidenreich, J., Frantzen, Ch., Beck, L.: Diagnostik der Streßinkontinenz der Frau mit Hilfe der simultanen Druckmessung in Urethra und Blase, Arch. Gynäk. (im Druck). — 4. Beck, L.: Pathophysiologie der Miktion und Ätiologie der Harninsuffizienz. Arch. Gynäk. (im Druck).

Prof. Dr. L. Beck
Univ.-Frauenklinik
Moorenstraße 5
D-4000 Düsseldorf

V. FRIEDBERG: **Vaginale Operationsmethoden bei Inkontinenz**

Der Präsident Ihrer Gesellschaft hat mich gebeten, in einem kurzen Referat stichwortartig auf die in der Gynäkologie am häufigsten angewandten Operationsmethoden bei der weiblichen Harninkontinenz einzugehen, wobei ich mich aber möglichst nur auf die vaginalen Operationsmethoden beschränken soll. Dabei muß ich aber doch zumindest erwähnen, daß wir Gynäkologen schon allein wegen der oft gleichzeitig bestehenden pathologischen Befunde im Becken, wie z. B. durch Myome, Ovarialtumoren, Adnexadhäsionen usw., doch etwa bei 20 bis 25 % aller Inkontinenzoperationen den abdominalen bzw. den abdominovaginalen Weg bevorzugen. Ich werde mich aber in meinem Referat ausschließlich auf die Fakten beschränken, die wir Gynäkologen zur operativen Beseitigung einer unkomplizierten Streßinkontinenz auf vaginalem Weg für wesentlich erachten.

Man ist heute allgemein der Ansicht, daß die „Streß-Inkontinenz" nicht so sehr durch eine direkte Läsion der Muskelschichten von Harnröhre und Blasenboden hervorgerufen wird — so daß man auch den alten Ausdruck „Sphinkter-Insuffizienz" heute weitgehend vermeidet —, sondern sehr viel häufiger entsteht eine Harninkontinenz durch eine Schädigung des Stützgewebes im proximalen Bereich der Urethra und des Blasenbodens, also im Bereich des paraurethralen Gewebes.

Mit der operativen Therapie der Harninkontinenz sollen daher möglichst wieder die normalen anatomischen Verhältnisse in diesem Bereich wiederhergestellt werden, wozu

1. die Beseitigung einer Cysto-Urethrocele,

2. eine Verengung und Verlängerung des meist erweiterten proximalen Urethralabschnittes gehören, sowie

3. eine Fixierung des paraurethralen Gewebes am absteigenden Schambeinast, um die normale hintere urethro-vesicale Angulation wiederherzustellen.

In den letzten 5 bis 6 Jahrzehnten wurden mehr als 50 verschiedene Operationsmethoden zur Behebung der Harninkontinenz angegeben, was beweist, daß keine Operationsmethode vollauf befriedigt, bzw. sich für jeden Fall eignet. Manche dieser Methoden unterscheiden sich nur durch Details, viele haben nur historisches Interesse, andere wurden in der Praxis nicht ausreichend ausprobiert.

Wahl des Operationsverfahrens

Dabei spielen subjektive Momente eine entscheidende Rolle. Maßgebend sind im wesentlichen drei Faktoren:

1. Die persönliche Erfahrung des Operateurs mit bestimmten Methoden.

2. Der Grad der Urininkontinenz. Im allgemeinen besteht die Tendenz die leichteren Formen mit den einfachen vaginalen Operationen anzugehen und bei den schwereren und rezidivierenden Stadien eines der komplizierteren Verfahren anzuwenden.

3. Die Begleitpathologie, welche je nachdem ein vaginales (Zystozele, Rektozele, Prolapsus uteri) ein abdominales (großer Uterus myomatosus etc.) oder ein kombiniertes Vorgehen (großer Uterus myomatosus oder Ovarialzyste zusammen mit einer Zystourethrozele) nahelegt.

I. Raffung von Blasenhals und Urethralwand (Kelly, Stoeckel, Marion, Kennedy).

II. Operationen an der Urethra. Vesiko-Urethrolyse, abdominal oder abdomino-vaginal (Mulvany).

III. Unterpolsterungsoperationen. Interpositio uteri vesico-vaginalis (Watkins, Schauta-Wertheim); Bulbokavernosus-Fettlappenplastik (Martius); Rollenplastik (Krantz); Unterpolsterung der Harnröhre mittels Muskelanteilen aus den Levatoren (Ingelman-Sundberg).

IV. Schlingenoperationen. Pyramidalis-Faszienring-Plastik (Goebell-Stoeckel-Frangenheim) und ihre Modifikationen (Aldrige, Studdiford, Millin-Read, Narik und Palmrich); freie Faszienstreifen (Price, Maluschew und Jarecki, Held); Kunststoff-, Catgut-, lyophilisierte Durabänder (Bracht, Anselmino, Krantz, Zoedler); Hautstreifen aus den Bauchdecken (Delinotte).

V. Suspensionsoperationen. Zystourethropexie (Marshall-Marchetti-Krantz, Ball, Pereyra u. Mitarb., Burch, Louros).

Die Punkte I—V beschränken sich darauf, eine grobe Klassifizierung der wichtigsten und gebräuchlichsten Operationsmethoden vorzunehmen.

Wie schon eingangs erwähnt, beschränke ich mich im folgenden auf eine kurze Besprechung der vaginalen Operationsmethoden, die unter 1 in dieser Tabelle aufgeführt werden:

Zu den von den Gynäkologen am meisten angewandten operativen Verfahren zur Beseitigung einer Harninkontinenz gehören die vordere Kolporrhaphie mit Unterpolsterung von Urethra und Blasenboden, und Fixierung des paraurethralen Gewebes, so wie sie von Stoeckel, Kelly u. a. angegeben wurden. Dabei wird durch seitliche weit aus-

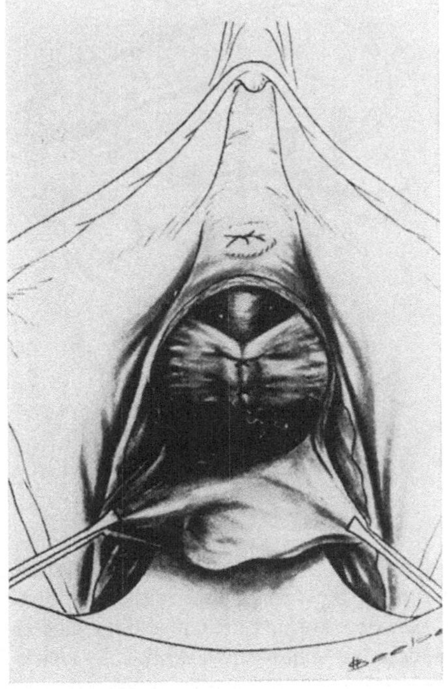

Abb. 1. Raffung der Fascia pubo-vesico-cervicalis

greifende Nähte das paraurethrale Gewebe und vor allem das Diaphragma urogenitale beiderseits gefaßt, und in der Mittellinie, d. h. im Bereich des proximalen Urethralabschnittes und des Blasenbodens vereinigt (Abb. 1). Die genügend weite Freilegung und ausreichende Raffung der Gegend des Blasenbodens, vor allem aber auch die Qualität des Gewebes und die Verankerung des Trigonum urogenitale am Schambogen, entscheiden über Erfolg oder Mißerfolg dieser Operation.

Zu dieser, aber auch zu den meisten anderen Methoden von Inkontinenzoperationen, gehören nach unserer Auffassung noch zwei Zusatzoperationen, die das Operationsergebnis sichern sollten, einmal die Beckenbodenplastik und zum anderen die Hysterektomie.

1. Eine isolierte Raffung des paraurethralen Gewebes bzw. des Blasenbodens ist wahrscheinlich in vielen Fällen nicht ausreichend, wenn nicht gleichzeitig als Zusatzoperation eine Festigung des Beckenbodens durchgeführt wird. Nachdem das Diaphragma urogenitale häufig unter der Geburt vom Centrum tendineum perinei abreißt, bliebe bei der überwiegend geburtstraumatischen Genese einer Verschlußinsuffizienz die Raffung der Diaphragmaplatte allein häufig wirkungslos, bzw. sie würde auch nach einer gut ausgeführten Harnröhrenunterpolsterung sehr bald wieder dehiszent werden, wenn nicht gleichzeitig der meist insuffiziente Beckenboden als Widerlager aufgebaut wird.

Die Abb. 2 mag diese Verhältnisse verdeutlichen: Bei einem ruckartigen Anstieg des intraabdominellen Druckes, z. B. beim Husten oder Niesen, muß sich zwangsläufig der insuffiziente Blasenboden wie die schadhafte Stelle eines aufgeblasenen Gummihand-

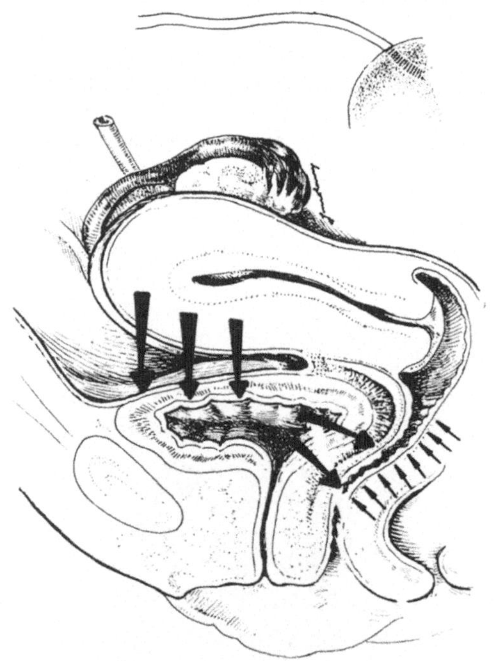

Abb. 2

schuhes (Richter) vorwölben (in Abb. 2 — 2 große Pfeile) und damit den Verschlußmechanismus der Blase öffnen, bzw. postoperativ dieses Gewebe immer wieder bis zur neuerlichen Insuffizienz belasten, wenn es nicht gelingt, ein entsprechendes Widerlager im Bereich des Beckenbodens zu schaffen (in Abb. 2 — kleine Pfeile). Nur durch einen festen Beckenboden gewinnt postoperativ der mehr oder weniger wieder durch die Operation suffizient gewordene Blasenboden den entsprechenden Halt. Fehlt dieser Halt bzw. dieses Widerlager des Beckenbodens, muß es eigentlich zwangsläufig auch bei einer primär gut ausgeführten Inkontinenz-Operation im Bereich der Harnröhre und des Blasenbodens, schließlich doch wieder zu einer Dehiszenz und damit wieder zu einem Inkontinenzrezidiv kommen. Dies bedeutet aber, daß praktisch zu jeder Inkontinenz-Operation im Bereich von Harnröhre und Blase als Ergänzung eine ausgedehnte hintere Kolporrhaphie mit Levatorplastik gehört, wodurch eine Gewebsplatte gebildet wird, die den intraabdominalen Druck auf Blasenboden und proximalen Urethralabschnitt aufzufangen vermag.

2. Als weitere Zusatzoperation sollte man zur Vermeidung von postoperativen Rezidiven prinzipiell den Uterus entfernen. Bei vielen Frauen mit einer stärkeren Harninkontinenz besteht nicht nur ein mehr oder weniger ausgeprägter Descensus uteri, sondern gleichzeitig auch ein myoplastisch vergrößerter Uterus, der allein schon durch sein Gewicht einen mechanischen Druck auf das Blasendach ausüben kann, so daß sich jede Drucksteigerung im Abdomen praktisch quantitativ auf das Blasendach auswirken muß, und damit die Harnblase mechanisch komprimiert (in Abb. 2 — 3 große Pfeile). Besteht gleichzeitig noch — wie doch wohl bei den meisten Mehrgebärenden — auch nur ein geringer Descensus uteri, so wird bei mangelhafter Fixierung des paraurethralen Gewebes im Bereich des vesico-urethralen Winkels, durch eine ruckhafte Erhöhung des intraabdominellen Druckes der Uterus jeweils tiefer treten und damit gleichzeitig den Urethralverschluß belasten bzw. öffnen.

Die Vorteile einer Hysterektomie zur Behandlung einer Harninkontinenz zeigen sich z. B. in der Statistik von Calw, der aus seinem Operationsgut die Fälle miteinander verglichen hat, bei denen allein eine Kolporrhaphie mit Urethro-Blasenplastik durchgeführt wurde, mit einer zweiten Gruppe, bei der neben der genannten Operation auch der Uterus entfernt worden war. Die Ergebnisse zeigen doch einen recht deutlichen Unterschied zwischen diesen beiden Vergleichsgruppen zugunsten der Fälle, bei denen gleichzeitig eine Hysterektomie durchgeführt wurde (Tab. 1).

Tabelle 1. Kontrolluntersuchungen nach Harninkontinenzoperationen mit und ohne Hysterektomie (angegeben die Fälle, die nach 6 bis 12 Monaten noch kontinent waren), nach Lefèvre — Rev. franç. Gynéc. **69**, 181 (1974)

Operationsmethode	Insgesamt	Kontrolle nach 6 bis 12 Monaten
Inkontinenzoperationen *mit Hysterektomie*	124	108 (87,1 %)
Inkontinenzoperationen *ohne Hysterektomie*	142	97 (68,3 %)

Zur Beseitigung einer Streßinkontinenz auf vaginalem Wege gehören demnach zur Sicherung des Operationsergebnisses zusätzlich zur eigentlichen Inkontinenzoperation, wie z. B. der Urethro-Cystopexie — gleichgültig welche der technischen Operations-Variationen man hierbei bevorzugt, eine ausreichende Beckenbodenplastik zur Wiederherstellung eines Widerlagers, um den Senkungsdruck bei intraabdomineller Drucksteigerung aufzufangen, und in den meisten Fällen auch die Hysterektomie, um den mechanischen Druck auf das Blasendach und/oder das Orif. urethrae internae zu verhindern.

Ich hoffe, daß es mir gelungen ist, Ihnen stichwortartig die Fakten zu schildern, die wir Gynäkologen zur operativen Behandlung der Harninkontinenz als wesentlich erachten.

Prof. Dr. V. Friedberg
Univ.-Frauenklinik
Langenbeckstraße 1
D-6500 Mainz

J. Hüter, T. Conradi, J. Gabelmann und F. Baier: **Nachuntersuchungs-ergebnisse von operierten Inkontinenz-Patientinnen (Laterale Zystographie, simultane Zystourethrometrie)**

Es handelt sich um ein Kollektiv von 36 Patientinnen, die frühestens 2 Jahre postoperativ nachuntersucht wurden. Alle Patientinnen wurden nach dem Operationserfolg „kontinent", „gebessert", „inkontinent" befragt und prä- und postoperativ mit der lateralen Zystographie (Green 0, I, II) und der simultanen Zystourethrometrie (Beck-Heidenreich) unter standardisierten Bedingungen abgeklärt. Diese strengen Kriterien bewirkten die relative Kleinheit des Kollektivs.

Folgende Zahlen fanden sich für die einzelnen Operationstypen: Vorderer Plastik mit Stoeckelnaht und suburethraler U-Naht 25, Urethrasuspension nach Pereyra 6, Urethrasuspension nach Marshall-Marchetti 3 und die geschlossene Kunststoffschlinge in 2 Fällen.

Wir hatten folgende Fragestellungen:

1. Wie ist das prozentuale anamnestische Erfolgsergebnis im Gesamtkollektiv und bei den einzelnen Operationstypen?

2. Wie unterscheiden sich die zystographischen und zystourethrometrischen Parameter bei erfolgreich und erfolglos behandelten Patientinnen?

3. Worauf kommt es folglich bei der Urininkontinenz-Operation an?

Wir hatten folgende Ergebnisse:

Von 25 vorderen Plastiken waren nach den Angaben der Patientinnen 8 kontinent und 17 gebessert; von 6 Pereyra 1 kontinent und 5 gebessert; von 2 geschlossenen Schlingen 1 kontinent und 1 inkontinent, 3 Marshall-Marchetti 1 kontinent und 2 gebessert.

Tabelle 1. Anamnestisches OP-Ergebnis „kontinent", „gebessert", „inkontinent" zwei Jahre postoperativ bei der vorderen und hinteren Plastik (N = 25), Pereyra (N = 6), Schlinge (N = 2) und MM (N = 3) in absoluten Zahlen

OP Typ → / Ergebnis ↓	v + h Plastik	Pereyra	Schlinge	MM
kontinent	8	1	1	1
gebessert	17	5	0	2
inkontinent	0	0	1	0

Der mittlere intravesikale Druck (Torr) des Gesamtkollektivs nach Instillation von 300 ml körperwarmer NaCl-Lösung betrug präoperativ 2,8 und 2 Jahre postoperativ 3,9.

Tabelle 2. Mittlere Strecke und mittleres Integral des Urethra-Ruhetonus über 20 Torr bei der vorderen und hinteren Plastik prä- und 2 Jahre postoperativ

OP-Typ	vordere und hintere Plastik
Urethra über 20 Torr (cm)	
prä (postop)	1,02 (0,9)
Integral (cm²)	
prä (postop)	1,60 (1,65)

Die urge-Inkontinenz (Begleit-urge-Inkontinenz) betrug im Gesamtkollektiv präoperativ 25% und 2 Jahre postoperativ 6%.

Der Mittelwert der Strecke des Ruhetonus der Urethra, der über 20 Torr lag, betrug bei der vorderen Plastik präoperativ 1,02 cm und 2 Jahre postoperativ 0,9 cm, das entsprechende Integral 1,60 bzw. 1,65 qcm, d. h., die Operation veränderte nicht den Urethra-Ruhetonus, was bedeutet, daß das Kontinentwerden nicht über eine Veränderung des Urethra-Ruhetonus zustande kommt.

Mit einer Signifikanz im X-Quadrattest von $< 1\%$ ($2\alpha < 1\%$) zeigte sich bei simultaner Zystourethrometrie, daß bei den Fällen mit vorderer Plastik 2 Jahre postoperativ im Husten-Test die urethralen Drucke größer als die vesicalen waren. Präoperativ war das Verhältnis genau umgekehrt.

Laterale Zystourethrographie
Belastung

Postop: Green II   ↓   Green 0 bzw. I   ↑

$(X^2 : 2a < 1^0/_{00})$

Bei der lateralen Zystographie nahmen im X-Quadrat-Test mit einer Signifikanz von $< 1^0/_{00}$ ($2\alpha < 1^0/_{00}$) bei den Fällen mit vorderer Plastik 2 Jahre postoperativ die Green-II-Stadien ab und die Green-0- und -I-Stadien entsprechend zu.

Zusammenfassend läßt sich festhalten, daß für die Wiedererlangung der Kontinenz die operative Wiederherstellung des hinteren urethro-vesikalen Winkels von Bedeutung ist. Dies dokumentiert sich statisch einmal in einer signifikanten Abnahme der Green-II-Grade und funktionell in einem signifikanten Übersteigen der Urethradrucke über die Blasendrucke beim simultanen Meßvergleich beim Hustentest. Der Urethra-Ruhetonus selbst wurde nicht verbessert.

Prof. Dr. J. Hüter
Univ.-Frauenklinik
Voßstraße 9
D-6900 Heidelberg

Inkontinenzoperationen nach Marshall-Marchetti

H. FROHMÜLLER, R. ACKERMANN und H.-F. ROBLICK: **Ergebnisse der Urethra-Suspensionsplastik nach Marshall-Marchetti**

Zur Beseitigung eines unwillkürlichen und spontanen Urinabgangs bei der Frau, ausgelöst durch einen plötzlichen Anstieg des intraabdominellen Druckes, stehen eine Reihe verschiedener Operationstechniken zur Verfügung.

Wir haben in den letzten 5 Jahren bei 42 Patientinnen die Korrektur einer solchen Streßinkontinenz mit dem Verfahren von Marshall und Marchetti angestrebt. 36 dieser 42 Frauen mit einem Durchschnittsalter von 49,5 Jahren konnten nach einem postoperativen Zeitintervall zwischen 1 und 34 Monaten nachuntersucht werden.

Neben einer sorgfältigen Anamnese war für die Indikation zur Operation der Nachweis einer Streßinkontinenz nach Auffüllen der Blase mit 200 bis 300 ml physiologischer Kochsalzlösung sowie das Sistieren der Inkontinenz durch temporäre Elevation der vorderen Vaginalwand entscheidend. Erfolgt diese Elevation mit der bekannten 2-Finger-

Probe nach Marchetti, so muß vor allem bei einer sehr engen Vagina darauf geachtet werden, daß ein Sistieren tatsächlich durch eine Elevation erreicht wird und nicht durch bloße Kompression der Urethra.

Bei 21 der 36 nachuntersuchten Patientinnen waren — zum Teil mehrere — gynäkologische Operationen zur Beseitigung eines Descensus und der Streßinkontinenz vorausgegangen. Lediglich bei 15 Patientinnen handelte es sich um den ersten Versuch einer Korrektur der Streßinkontinenz.

Bei der Beurteilung des Operationsergebnisses wurde eine Unterteilung in 3 Gruppen vorgenommen (Tab. 1). Gruppe 1 umfaßt jene Patientinnen, bei denen eine vollständige Kontinenz erreicht wurde. Die Ergebnisse der Gruppe 2 sind nicht voll befriedigend, da lediglich eine Besserung, jedoch keine vollständige Kontinenz vorlag. Mißerfolge wurden in der 3. Gruppe zusammengefaßt.

Tabelle 1. Ergebnisse nach Marshall-Marchetti-Operation
36 Pat.   8. 1. 1970 bis 19. 8. 1975

	Anzahl	Alter	kontinent	gebessert	inkontinent
Erstoperation	15 (41,7%)	49,4	12 (80,0%)	2 (13,3%)	1 (6,7%)
Rezidivoperation	21 (58,3%)	49,6	17 (80,9%)	1 (4,8%)	3 (14,3%)
Gesamt 36		49,5	29 (80,6%)	3 (8,3%)	4 (11,1%)

Auffallend ist die Tatsache, daß bei Patientinnen mit und ohne vorhergehende gynäkologische Eingriffe die Kontinenzquote bei 80% liegt. Dies rechtfertigt unseren Standpunkt, daß diese Operationsmethode, im Gegensatz zur Meinung mancher anderer Autoren, durchaus als Zweitoperation erfolgreich angewandt werden kann.

Retrospektive Recherchen bei jenen Patientinnen, bei denen die Inkontinenz persistierte, ergaben, daß eine Patientin bereits einen Monat nach der Operation wieder in der Landwirtschaft arbeitete und Traktor fuhr. In einem anderen Fall war die Patientin früher mit Dondren-Injektionen in das Cavum Retzii behandelt worden. Dies hatte zu einer schweren Sklerosierung und Fibrosierung des gesamten periurethralen Gewebes geführt.

Abschließend kann gesagt werden, daß wir mit der Methode von Marshall und Marchetti ähnliche Ergebnisse erzielen konnten und etwa auf der selben Linie liegen wie z. B. Marshall selbst, Hodgkinson, Rost u. Mitarb. u. andere. Eine ganz wesentliche Voraussetzung für ein gutes Resultat ist neben einer einwandfreien Operationstechnik sicherlich eine sorgfältige präoperative Untersuchung der Patientin sowie eine exakte Indikationsstellung.

Literatur

Green, T. H. jr.: Amer. J. Obstet. Gynec. **122**, 368 (1975). — Heidenreich, J., Frantzen, Ch., Beck, L.: Dtsch. Ärztebl. **72**, 2609 (1975). — Hodgkinson, C. P.: Amer. J. Obstet. Gynec. **108**, 1141 (1970). — Marchetti, A. A.: J. A. M. A. **162**, 1366 (1956). — Marshall, V. F., Marchetti, A. A., Krantz, K. E.: Surg. Gynec. Obstet. **88**, 509 (1949). — Ross, H.-G.: Fortschr. Med. **92**, 1414 (1974). — Rost, A., Krafft, P., Pust, R.: Dtsch. Ärztebl. **72**, 1047 (1975).

Prof. Dr. H. Frohmüller
Urol. Klinik und Poliklinik der Univ.
Luitpoldkrankenhaus
D-8700 Würzburg

B. VON RÜTTE: **Spätresultate der Inkontinenzoperation nach Marshall-Marchetti**

Zur Diagnose der Streß-Inkontinenz und Wahl der geeigneten Operationsmethode sowie zur kritischen Beurteilung der erzielten Erfolgsresultate ist die *genaue blasenphysiologische Vor- bzw. Nachuntersuchung* (Tab. 1) unumgänglich. — In der folgenden Statistik wird über 86 Fälle von weiblicher Streß-Inkontinenz berichtet, die von uns nach der Methode von *Marshall-Marchetti* operiert worden sind. Bei 39 Patientinnen (45%) handelte es sich um ein Rezidiv, wobei 9 Fälle schon auswärts nach *Marshall-Marchetti* behandelt worden waren.

Bei der Operation legen wir großes Gewicht auf die Präparierung der Urethra bis einen Querfinger unterhalb des Arcus pubis. Hier werden auch die ersten paraurethralen Nähte gelegt, ein oft etwas mühsames Unternehmen bei Rezidivoperationen. Neben den typischen von *Marshall-Marchetti* beschriebenen Nähten legen wir zusätzlich beidseits noch eine Naht durch die Vagina und seitlich an die Blasenwand und verankern sie nach *Burch* in das Ligamentum Cooperi oder in die Rectusmuskulatur.

In Tab. 2 wird zwischen Frühresultaten (26 Fälle 1 bis 5 Jahre nach der Operation) sowie *Spätresultaten* (60 Fälle 6 bis 15 Jahre nach der Operation) unterschieden. Die Erfolgsquote bei den Frühresultaten beträgt 84%, bei den Spätresultaten 77%.

Tabelle 1. Untersuchungsmethoden bei weiblicher Streßinkontinenz

1. Ordnung	2. Ordnung
Anamnese	Perineometrie
Urin (Sediment und Kultur)	Elektromyographie
Urethralzytologie	Cysto-Urethroskopie
Zystometrie	Intravenöses Pyelogramm
Urethrometrie	
Cysto-Urethrographie	

Tabelle 2. Früh- und Spätresultate der Inkontinenzoperation nach Marshall-Marchetti bei 86 Fällen

Postoperativer Erfolg	gut	mäßig	schlecht	
nach 1 bis 2 Jahren	13	2	—	26 Fälle
3 bis 5 Jahren	9	—	2	
Total	22 (84%)	2 (8%)	2 (8%)	
6 bis 7 Jahren	5	—	—	60 Fälle
8 bis 9 Jahren	7	2	—	
10 bis 14 Jahren	24	6	1	
15 Jahre	10	5	—	
Total	46 (77%)	13 (21,5%)	1 (1,5%)	

Die Ursache der 18 unbefriedigenden Resultate zeigt Tab. 3. Nur 3 Patientinnen wiesen eine Streß-Inkontinenz I. Grades auf, wobei letztere bei 2 Fällen erst nach 5 Jahren aufgetreten ist. Somit beträgt die Quote der Rezidiv-Inkontinenz am Total der Mißerfolge 17%.

Bei 15 Patientinnen, d. h. bei 83% der unbefriedigenden Erfolge lag eine Reizblase II. Grades (imperativer Harndrang) oder III. Grades (Urge-Inkontinenz) vor. Läßt man die 6 Spätfälle von Reizblasen, die mit der früher bestandenen Streß-Inkontinenz in

Tabelle 3. Ursache der 18 unbefriedigenden Operationsresultate

Streß-Inkontinenz I		
Frühfälle	1	} = 17%
Spätfälle	2	
Reizblase, Grad II		
Frühfälle	5	
Spätfälle	3	= 83% nur Frühfälle 75%
Reizblase, Grad III		
Frühfälle	4	
Spätfälle	3	

keinem zeitlichen oder ursächlichen Zusammenhang stehen weg, dann beträgt der Prozentsatz der Reizblasen am Mißerfolg 75%. Diese Zahlen stimmen weitgehend mit den Feststellungen von *Frewen, Turner-Warwick* sowie *Bates* überein.

Mit *Frewen* möchten wir glauben, daß es bei der Erstellung der Erfolgsstatistik nach Inkontinenzoperationen wichtig ist, bei Beurteilung der Mißerfolge zwischen Streß-Inkontinenz, d. h. passiver Inkontinenz und Urge-Inkontinenz, d. h. aktiver Inkontinenz zu unterscheisen. Dadurch würden die Erfolgsziffern verschiedener Autoren wahrscheinlich eine weniger große Streubreite zeigen.

Tabelle 4. Differenzierte Erfolgsstatistik

	Erfolg
Nur Streßinkontinenz-Rezidive berücksichtigt	96,5%
	Erfolg
Streßinkontinenz-Rezidive + Reizblase incl. Urge-Inkontinenz	79 %

Tabelle 5. Operationserfolg verschiedener Autoren mit der Methode nach Marshall-Marchetti-Krantz

		Heilung		Rezidivoperation	Heilung	
	Fallzahl	Früh-resultat	Spät-resultat		Früh-resultat	Spät-resultat
Bauer	60	90%	—	27	89%	
Boeminghaus	236	88%	—			
Cummings				19	68%	68%
Grout	48	98%				
	38	—	78%			
Hutch	29	86%	—			
Inglesi	133	98%				
	82		75%			
Kohler	60	95%	95%			
Marchetti	187	91%	87%			
Marshall				37	78%	78%
McKiel	132	89%	84%			
	24	96%	96%			
Total	1009	92%	86%	83	89%	73%

Werden bei unseren 86 Fällen (Tab. 4) nur die Streßinkontinenz-Rezidive berücksichtigt, dann beträgt die Erfolgsquote 96,5%. Werden aber zum eigentlichen Inkontinenz-Rezidiv alle Reizblasen, auch Jahre nach dem Eingriff aufgetreten, mitgerechnet, dann sinkt das Erfolgsresultat auf 79%.

In Tab. 5 ist die Erfolgsstatistik von 10 Autoren über 1009 nach Marshall-Marchetti operierte Inkontinenzfälle zusammengestellt. Bei den Frühresultaten beträgt die Streubreite 12%, wobei die durchschnittliche Erfolgsquote 92% beträgt. Spätresultate zeigen eine etwas größere Streubreite von 21% mit einer durchschnittlichen Erfolgsquote von 86%.

Über Resultate von *Rezidivoperationen* nach Marshall-Marchetti sind nur vereinzelte Angaben zu finden, so daß keine bindenden Schlüsse gezogen werden können. Unsere Erfolgsquote bei 39 Rezidivoperationen beträgt 74%, wenn die 8 Reizblasen als Mißerfolg mitgebucht werden. Andernfalls dürften bei Vorliegen nur eines Rezidivs 38 Patientinnen, d. h. 97% als geheilt betrachtet werden.

Nach unserer Erfahrung kann bei genauer Auswahl der Fälle und exakter Technik mit der Inkontinenzoperation nach Marshall-Marchetti, besonders auch bei Rezidivfällen, eine recht hohe Erfolgsquote erzielt werden.

Literatur

Bauer, O., Weidenbach, A.: Münch. med. Wschr. **111**, 1237 (1969). — Bates, C. P.: Ann. Roy. Coll. Surg. Engl. **49**, 18 (1971). — Boeminghaus cit. Bauer. — Cummings, K. B., Goodwin, W. E., Kaufmann, J. J.: J. Urol. (Baltimore) **107**, 788 (1972). — Frewen, W. K.: J. Obstet. Gynaec. Brit. **77**, 932 (1970). — Grout, D., O'Conor, V. J.: J. Urol. (Baltimore) **107**, 610 (1972).— Hutch, J. A.: J. Urol. (Baltimore) **99**, 607 (1968). — Inglesi, J. J., Villamayor, R. D., Tarzian, J.: Amer. J. Obstet. Gynaec. **108**, 1072 (1970). — Kohler, F. P., Uhle, Ch. A. W., Mackinney, Ch. C.: J. Urol. (Baltimore) **99**, 50 (1968). — Marshall, V. F., Segaul, R. M.: J. Urol. (Baltimore) **100**, 647 (1968). — Turner Warwick, R.: J. Urol. (Baltimore) **113**, 539 (1975).

PD Dr. med. B. v. Rütte
Effingerstraße 15
CH-3008 Bern/Schweiz

H. G. Ross: **Spätresultate nach Marshall-Marchetti-Krantz-Operationen**

In der Zeit von 1957 bis 1965 wurden in der Universitäts-Frauenklinik Würzburg 46 Patientinnen mit Belastungsinkontinenz nach Marshall-Marchetti-Krantz operiert. Die Operationsindikation zum MMK wurde nur bei Patientinnen mit einer relativen Harninkontinenz II. bis III. Grades und bei Patientinnen mit einem Rezidiv nach Versagen eines anderen Operationsverfahrens gestellt. Bei 28 Patientinnen konnten wir eine klinische Nachuntersuchung durchführen. Weitere 9 Patientinnen sandten einen Fragebogen zurück. 4 Patientinnen waren zwischenzeitlich verstorben. Es wird über die Altersverteilung zum Zeitpunkt der Operation berichtet (im Mittel 47 Jahre) und über die Geburtenrate (mittlere Geburtenrate 2,5 Kinder/Patientin). Die Nachbeobachtungszeit betrug bei einer Patientin 9 Jahre, bei 7 Patientinnen zwischen 10 und 12 Jahren, bei 19 Patientinnen 13 bis 15 Jahre, bei 10 Patientinnen 16 bzw. 17 Jahre. Neben der gynäkologischen Untersuchung wurden folgende Untersuchungen herangezogen: Infusionsurographie, Urethrocystographie, simultane Druckmessung in Harnröhre und Harnblase, Cystoskopie mit Indigokarmin-Probe, klinische Harninkontinenzprüfung, mikroskopische und bakteriologische Harnuntersuchung. Eine eingehende Anamnese ergänzte die Untersuchung. An postoperativen Komplikationen sahen wir eine Urethrovaginal-Fistel sowie 5 gravierende Periostitiden.

Trotz der relativ kleinen Patientenzahl ist unseres Erachtens eine Bewertung dieser Operationsmethode möglich, da wir eingehende Untersuchungen durchführen konnten und über eine lange Beobachtungszeit verfügen. Von den 37 nachbeobachteten Patientinnen ist es postoperativ in einem Fall zur Verschlechterung der Harninkontinenz gekommen. Aus Abb. 1 geht das Auftreten der Rezidive in Abhängigkeit von der Beobachtungszeit hervor. In Tab. 1 werden Ergebnisse primär Operierter mit denen bei rezidivoperierten Patientinnen verglichen.

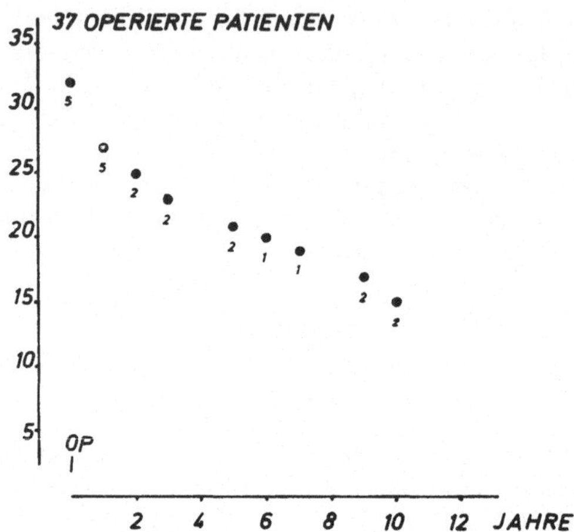

Abb. 1. Abnahme der kontinenten Patienten während der Beobachtungszeit nach M.M.K.

Tabelle 1. Vergleich von Erst- und Rezidivoperationen nach Marshall-Marchetti-Krantz

	Gesamt-zahl	Postoperativ inkontinent	Rezidivquote nach		
			1 Jahr	5 Jahren	10 Jahren
Erstoperationen	16	3 $\triangleq$ 18,5%	3 $\triangleq$ 18,5%	5 $\triangleq$ 31%	7 $\triangleq$ 44%
Rezidivoperationen	21	2 $\triangleq$ 9,5%	7 $\triangleq$ 34%	11 $\triangleq$ 52,5%	15 $\triangleq$ 71,5%

Diskussion

Von Marshall-Marchetti wird über 11% Sofortversager, nach 9 Monaten über weitere 2% Rezidive, nach 5 Jahren über 16% Rezidive berichtet. Muth sah 4% Rezidive innerhalb eines Jahres. Inglesi sah über 28%. Wir hatten 13,5% Sofortversager und 27% Rezidive nach einem Jahr. Unsere Ergebnisse werden von Sommerkamp bestätigt, der unmittelbar postoperativ 21% inkontinente Patientinnen hatte und unter 13 nachuntersuchten Patientinnen, die er länger als 1 Jahr postoperativ beobachtete, entwickelte sich bei 8 Patientinnen ein Rezidiv. Aus unserer Untersuchung geht hervor, daß auch in den folgenden Jahren noch mit einer erheblichen Rezidivrate zu rechnen ist. Als Rezidivoperation wenden wir dieses Verfahren bei nur 47,5% 5-Jahresheilung nicht mehr an. Weitere Argumente gegen diese Operation sind die spezifischen postoperativen Komplikationen. In der Universitäts-Frauenklinik Würzburg wird die Operation nach Marshall-Marchetti-Krantz seit 1965 nur noch durchgeführt, wenn aus anderen Gründen laparotomiert werden muß.

Dr. H. G. Ross
Univ.-Frauenklinik und Hebammenschule
Josef-Schneider-Straße 4
D-8700 Würzburg

Andere Suspensionsoperationen

P. ALTMANN, E. GEORGIADES und B. RUDELSTORFER: **Zur Technik der inguino-vaginalen Schlingenoperation (Modifikation nach Narik-Palmrich) und ihre Spätergebnisse**

Die an der I. Univ.-Frauenklinik Wien seit nunmehr 17 Jahren geübte Operation ist eine Modifikation der Goebell-Stöckelschen Operation und wurde 1962 von Narik und Palmrich erstmals publiziert. Im Prinzip wird aus der Faszie des Musculus obliquus abdominis externus symmetrisch je ein Streifen präpariert, der dann retropubisch unter der Urethra durchgezogen und mit dem kontralateralen Streifen vernäht wird. Als wichtigste Kriterien dieser Operation sind folgende Punkte hervorzuheben:

1. Die konsequente Trennung des abdominellen vom vaginalen Operationsfeld (um ein einwandfrei steriles Operieren im Inguinalbereich zu gewährleisten).
2. Die Anwendung eines speziellen Führungsinstrumentes (zur Verminderung der Verletzungsgefahr) und
3. die intraoperative Überprüfung des Operationseffektes.

Der Hautschnitt erfolgt vom Tuberculum pubicum bis 2 Querfinger medial der Spina iliaca anterior superior. Exakte Blutstillung im subkutanen Fettgewebe und die Vermeidung jeglicher Verletzung der darunter gelegenen Faszie ist für das spätere Resultat von entscheidender Bedeutung. Unter Beachtung der Faserrichtung wird aus der Faszie des Musculus obliquus externus mit Skalpell und Schere ein 2 bis 3 cm breiter und etwa 12 cm langer Streifen abpräpariert. Das laterale Faszienende wird abgetrennt, der mediale und untere Anteil bleibt in Verbindung mit der übrigen Faszie. Der nächste Schritt ist die Präparation des Durchtrittskanales der Schlinge. Wir durchstoßen die Faszie transversalis im Winkel — Schambein — und freier Rand des Musculus obliquus internus mit einer gebogenen Schere. Der so gebildete Kanal wird mit dem Zeigefinger stumpf unter engem Kontakt mit der Hinterwand des Os pubis nach caudal verlängert. Anschließend wird in

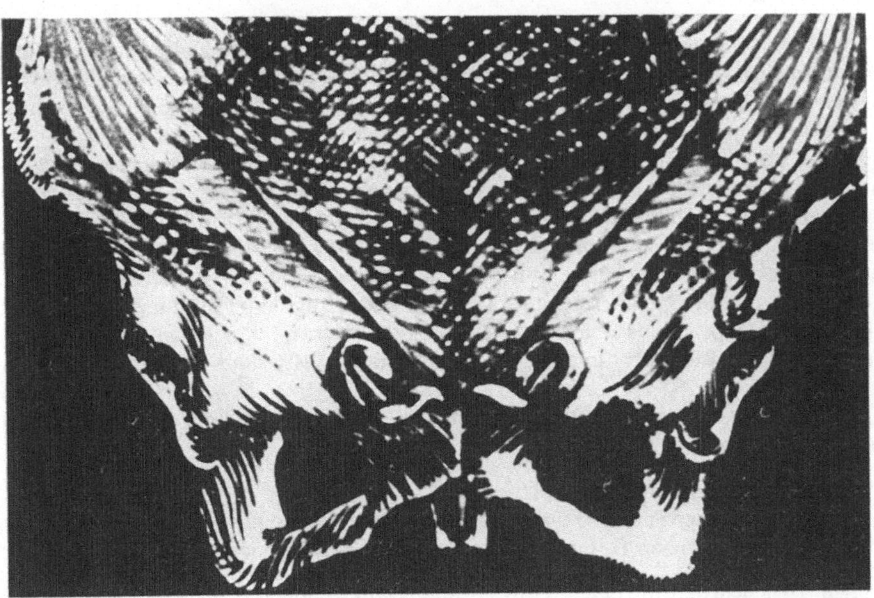

Abb. 1. Retropubische Verlagerung des aus der Fascie des Musculus obliquus abdominis externus präparierten Fascienstreifens

der beschriebenen Weise auf der gegenüberliegenden Seite verfahren. Das Cavum Retzii wird nicht eröffnet.

In der Zwischenzeit hat ein vaginales Operationsteam eine relativ kleine mediane Kolpotomie angelegt und die Vaginalhaut nach lateral abpräpariert.

Entlang der sowohl von abdominal als auch von vaginal eingeführten Zeigefingern, die sich an der Fascia pelvica treffen, wird nun das von Narik und Palmrich angegebene, für diesen Zweck konstruierte Führungsinstrument (die Bezeichnung an der Klinik ist „Elephantenzahn") von cranial nach caudal durchgeleitet. Dadurch reduzieren wir die Kommunikation beider Operationsgebiete auf ein Minimum.

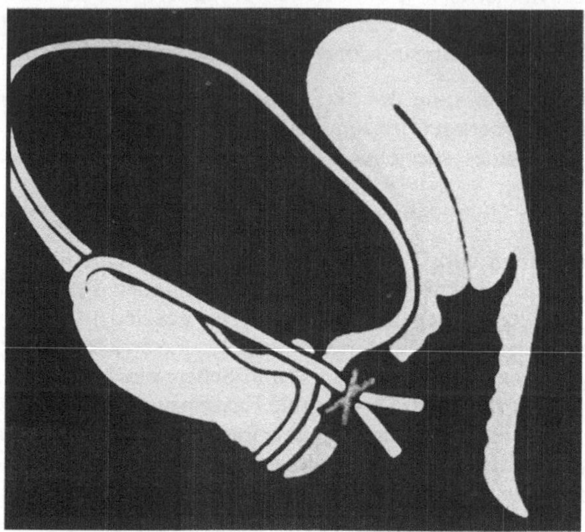

Abb. 2. Vereinigung beider Fascienstreifen unter der Urethra (schematisch)

Die freien Enden der Faszienstreifen werden in die gezähnte Halterung des Elephantenzahnes eingespannt und durch die vorgebildeten Kanäle gezogen. Schließlich werden die beiden Faszienstreifen unter mäßigem Zug mit Mersilenfäden vereinigt. Um die richtige Schlingenweite sofort intraoperativ zu prüfen, wird die Blase mit 350 bis 400 ml Flüssigkeit aufgefüllt und in tiefer Narkose mittels Stoß auf die Blasengegend versucht, einen Flüssigkeitsabgang aus der Urethra zu erzielen. Gelingt dies, wird durch weitere Fasziennähte die Schlinge verkürzt. Erfolgt trotz forciertem Stoß kein Harnabgang aus der Urethra, wird eine weitere Naht ca. 1 bis 1,5 cm cranial der letzten Naht gesetzt, so daß eben noch die Fingerkuppe in die Faszienschlinge eingelegt werden kann.

Nach Resektion der überlangen Faszienanteile erfolgt Wunddrainage und Wundverschluß beider Operationsgebiete, wobei zur Verhinderung von Bauchwandbrüchen auf die exakte Vernähung der unterbrochenen Faszie des Musculus obliquus besonders geachtet wird.

Das eben geschilderte Operationsverfahren fand — wie aus der nächsten Abbildung zu ersehen — bei folgenden Indikationen Anwendung:

1. Bei Rezidiv-Inkontinenzen II. und III. Grades.
2. Bei Inkontinenzen ohne wesentlichen Descensus vaginae und
3. bei Inkontinenzen II. und III. Grades nach Radikaloperationen.

Seit 1958 wurden an der I. Univ.-Frauenklinik Wien insgesamt 193 Frauen dieser Schlingenoperation unterzogen. Um über die Wirksamkeit dieser Methode nach einer 5-Jahres-Frist eine Aussage treffen zu können, haben wir alle erreichbaren Patientinnen,

214

Tabelle 1. Spätergebnisse von Schlingenoperationen an der I. Univ.-Frauenklinik 1958—1969

Schlingenoperationen 1958 bis 1969	zur Kontrolle erschienen	geheilt	gebessert	Versager
100%	64,4%	54,6%	3,1%	6,7%
163	105	89	5	11
—	100%	84,4%	4,8%	10,4%

deren Operation mindestens 5 Jahre zurücklag, nachuntersucht. Es betraf dies 163 Patientinnen. Zur Inkontinenzprüfung erschienen jedoch nur 105 Patientinnen. Nach eingehender Anamnese und klinischer Inkontinenzprüfung können wir 84,8% der erschienenen Patientinnen als geheilt betrachten. Bezogen auf die Gesamtzahl der operierten Fälle ergibt dies 54,6%. Gebessert waren 5 Patientinnen, 11mal war keine Dauerheilung zu erzielen.

In Anbetracht der Tatsache, daß nur etwa $^2/_3$ der Operierten nachuntersucht werden konnten, sind diese Zahlen nur bedingt verwertbar, jedoch läßt sich unserer Meinung nach ein durchaus positives Operationsergebnis erkennen, wenn man bedenkt, daß aufgrund der Indikationsstellung ausschließlich prognostisch ungünstige Fälle operiert wurden.

Dr. P. Altmann
I. Univ.-Frauenklinik
Spitalgasse 23
A-1090 Wien/Österreich

E. MAYER: **Urodynamische Vor- und Nachuntersuchungen bei Faszienzügelplastiken**

Seit 1970 wurden an der Urologischen Universitätsklinik Mainz 30 Patienten vor und nach Durchführung einer Fascienzügelplastik urodynamisch abgeklärt. Ziel der Nachuntersuchung war, die Objektivierbarkeit der Operationsergebnisse zu überprüfen.

Schema 1

Abklärungsprogramm

1. Anamnese + Klinik
2. Urin — BZ — WaR — K^+ — KPI
3. Cystoskopie
4. Uroflowmetrie
5. Lat. Doppelbelichtungscystogramm
   Miktionscystourethrogramm
   iv-Urogramm
6. Cystometrie + Intrarectalsonde
   Harnröhrenprofil
   (Streßprofil)
7. Selektiv: Röntgenfunktionsdiagnostik
   EMG des Beckenbodens

Das gesamte Abklärungsprogramm ist im ersten Dia zusammengefaßt. Die urodynamische Untersuchung mit Uroflowmetrie, Cystometrie und Aufzeichnung des Harnröhrendruckprofils ergänzt das übliche Abklärungsprogramm. Röntgenologische Funktionsdiagnostik und Elektromyografie des Beckenbodens vervollständigen die Untersuchung in unklaren Fällen.

Schema 2

Meßbedingungen (ICS 1975)
3lumiger Katheter Ch 10
Messung im Liegen

Cystometrie
Transurethral
Flüssiges Füllmittel
Füllgeschwindigkeit 15 ml/min

Harnröhrendruckprofil
Perfusion 5 ml/min
Kontinuierlicher Rückzug 1 cm/min
Blasenfüllung 150 ml

Die Meßbedingungen sind nach den Empfehlungen der Internationalen Continence Society vom Febuar 1975 folgendermaßen standardisiert: Die Untersuchung erfolgt z. Z. noch im Liegen, transurethral mit einem dreilumigen Katheter Charrière 10. Die Cystometrie wird mit zimmerwarmer Kochsalzlösung bei einer Füllgeschwindigkeit von 15 ml/min durchgeführt. — Das Harnröhrenprofil wird unter Perfusion mit 5 ml/min und einem konstanten Rückzug von 1,5 mm/sec bei einer Blasenfüllung von 150 ml notiert unter gleichzeitiger Aufzeichnung des intravesikalen und intrarektalen Druckes.

Von den 30 prä- und postoperativ urodynamisch vollständig untersuchten Patientinnen waren 27 — teilweise mehrfach — voroperiert.

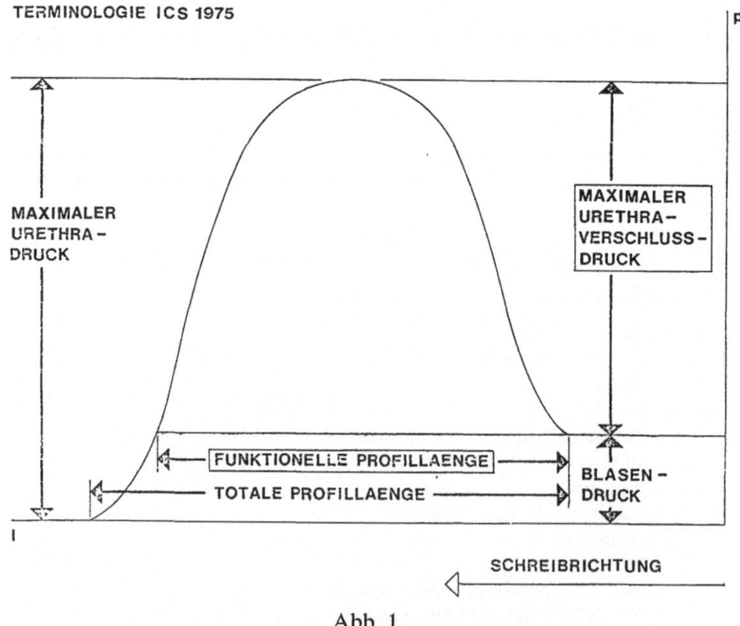

Abb. 1

Bei der Auswertung der Meßergebnisse wurde besonders auf den Vergleich des maximalen Urethraverschlußdruckes und der funktionellen Profillänge Wert gelegt. Die beiden genannten Größen sind im Dia eingerahmt.

27 der 30 Patienten waren postoperativ subjektiv beschwerdefrei und kontinent.

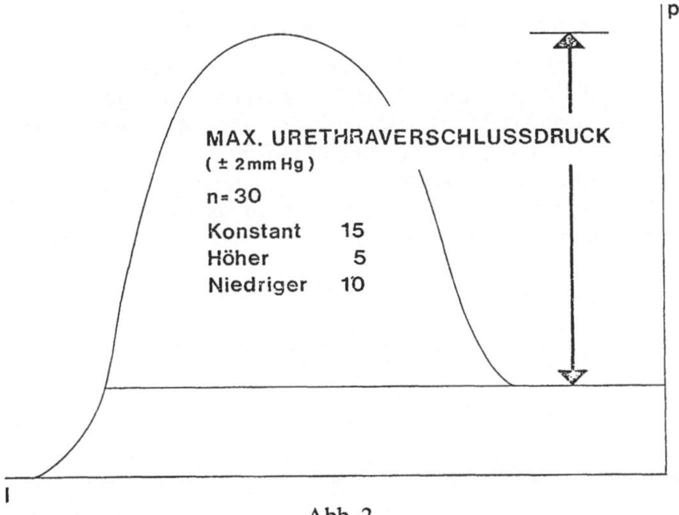

Abb. 2

Demgegenüber war das urodynamische Meßergebnis überraschend:

1. Nur in 5 Fällen stieg der maximale Urethraverschlußdruck um mehr als 2 mm Hg. 10mal waren die Werte niedriger als präoperativ.

2. Die funktionelle Profillänge blieb postoperativ in 13 Fällen konstant. Bei 10 war sie um mehr als 2 mm verlängert, bei 7 verkürzt.

3. Das Druckmaximum im Harnröhrenprofil fand sich postoperativ nicht wesentlich nach proximal oder distal verlagert. Die Meßwerte der totalen Profillänge, des maximalen Urethraldruckes und die Cystometriebefunde wiesen keine wesentlichen Änderungen auf.

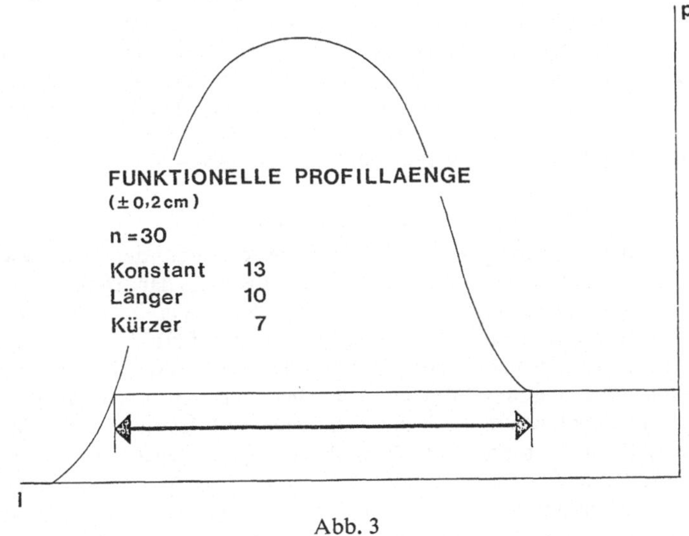

Abb. 3

Die subjektiven und objektiven Ergebnisse sahen folgendermaßen aus:

Während sich 27/30 Operierte kontinent fühlten, hat der Eingriff nur bei 5 Patientinnen eine Steigerung des maximalen Urethraverschlußdruckes und in 10 Fällen zu einer Verlängerung der funktionellen Profillänge geführt.

Mit anderen Worten: die geschilderten Meßergebnisse der unter identischen Bedingungen prä- und postoperativ durchgeführten Untersuchung spiegeln nicht den subjektiven Operationserfolg wider.

Folgende Ursachen könnten hierfür verantwortlich sein:

1. Das Operationsergebnis ist nicht durch einen Kompressionseffekt des Zügels bedingt. Vielmehr wird die proximale Urethra zusammen mit dem Blasenhals in ihre natürliche Position zurückverlagert. Daher bleibt auch das Harnröhrenprofil unverändert und zeigt keinen zusätzlichen Anstieg in Höhe des Zügels.

2. Mit der Reposition des Blasenhalses wird die deformierte und funktionsunfähige Basisplatte in ihre natürliche flache Lage gebracht, in der sie ihre Verschlußfunktion erfüllen kann. Der Operationseffekt ist somit nicht obstruktiver, sondern funktioneller Natur.

Dr. E. Mayer
Urol. Klinik der Univ.
Langenbeckstraße 1
D-6500 Mainz

Tʜ. H. Sᴄʜᴍɪᴅᴛ: **Erfahrungen mit der pervaginalen Blasenhalssuspensionsplastik**

Bekanntlich hängt der Behandlungserfolg einer Streßinkontinenz ab von der Wiederherstellung des physiologischen Vesicourethralwinkels. Dieses Ziel ist durch verschiedene mehr oder weniger aufwendige Methoden mit unterschiedlichem Erfolg erreichbar. Die Vielzahl der bekannten Operationsverfahren aber beweist, daß bisher keine völlig befriedigte bzw. sich für jeden Fall eignete.

Ich möchte daher auf eine Operationsmethode aufmerksam machen, zu der wir in Erlangen seit 1975 wegen ihrer überzeugenden Erfolge und aufgrund ihrer einfachen Technik übergegangen sind. Es handelt sich um die von Pereyra 1959 erstmals beschriebene, von Stamey 1973 verbesserte und von uns modifizierte Technik der pervaginalen Blasenhalssuspensionsplastik.

Im Prinzip handelt es sich dabei um die Optimierung der Marshallschen Suspensionsidee, wobei die Suspension ausschließlich am entscheidenden Punkt, nämlich am Blasenhals ansetzt. Da es sich nicht um eine Schlingenoperation handelt, wird eine unphysiologische mechanische Kompression der Harnröhre mit ihren häufigen postoperativen Entleerungsschwierigkeiten mit Restharnbildung vermieden.

Operationstechnik

In Steinschnittlage machen wir ca. 2 Querfinger oberhalb der Symphyse einen etwa 5 cm langen Pfannenstielschnitt und stellen die Rectusfascie dar. Danach wird ein Foley-Katheter in die Blase gelegt und die Scheide eingestellt. Wie die Abb. 1 zeigt, eröffnen wir das Vaginaldach mit einem T-förmigen Schnitt unterhalb der Urethralöffnung und legen das Spatium vesicovaginale frei. Durch Ziehen am aufgeblasenen Ballonkatheter läßt sich die Blasenhalsregion sehr genau feststellen. Wir markieren uns die Suspensionspunkte so blasenhalsnah wie möglich mit einem sterilen Filzstift und legen die erste Naht in der Weise, daß ein 2er monophiler Nylonfaden im markierten Bereich ein- bzw. ausgestochen wird. Beide Fadenenden werden dann in eine Ahle eingefädelt. Diese wird exakt im vesicourethralen Winkel eingestochen und retrosymphysär transrectal herausgeleitet (vgl. Abb. 1). Die Spannung an den Zügeln wird so dimensioniert, daß die prall gefüllte, auslaufende Blase eben kontinent wird.

Liegen die Suspensionszügel exakt im vesicourethralen Winkel, genügt in der Regel ein relativ geringer Zug, um die Kontinenz zu erreichen. Ehe die Fäden über der Rectusfascie miteinander verknotet werden, empfiehlt es sich, die Vaginalwunde, wegen der Retraktion des Vaginaldaches durch die Suspension, zu verschließen.

Auf eine Vaginaltamponade verzichten wir. Stamey empfiehlt anstelle des transurethralen Katheters die suprapubische Ableitung für ca. 5 Tage. Wir haben durch die

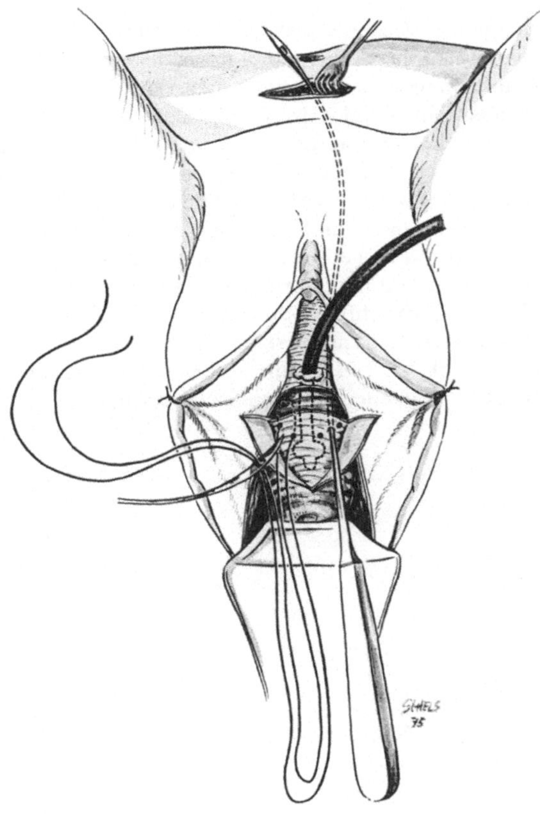

Abb. 1. Situs bei T-förmiger Eröffnung des Vaginaldaches. Nach Lokalisation des Blasenhalses werden die Suspensionsnähte gelegt. Rechts liegt bereits die Schlinge. Links wurde die Ahle retrosymphysär hochgeführt: Der besseren Übersichtlichkeit wegen wird im Schema auf die Darstellung des Fadens verzichtet

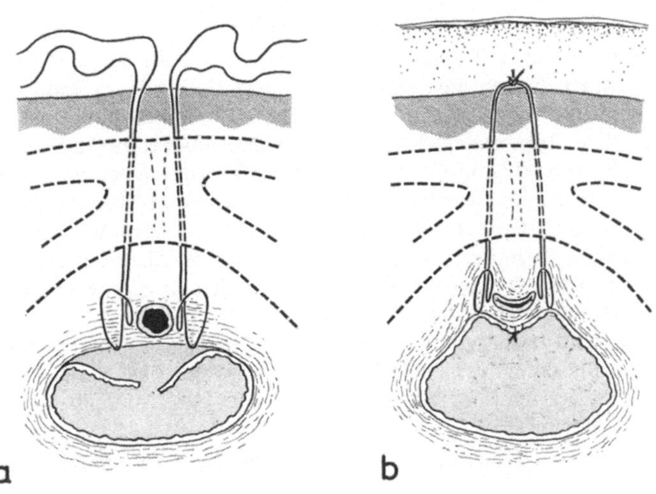

Abb. 2. Frontalschnitt durch die Blasenhalsregion:
a) Suspensionszügel in situ bei noch offenem Vaginaldach und klaffendem Blasenhals
b) Situs nach beendeter Operation. Kein Klaffen des Blasenhalses mehr bei endoskopischer Kontrolle. Auch von vaginal her deutlicher Suspensionseffekt nachweisbar

transurethrale Ableitung keine Nachteile gesehen. Solange der Dauerkatheter liegt, steht die Patientin unter Chemotherapie. Im Einzelfall normalisiert sich die Miktion erst nach 8 bis 10 Tagen. Der Krankenhausaufenthalt beträgt ca. 6 bis 8 Tage.

Um den Traumatismus beim blinden retropubischen Hochführen des Suspensionszügels möglichst gering zu halten, beschränken wir uns auf je einen Durchzug pro Seite. Dieses Vorgehen wird erst durch die spezielle Suspensionsnaht am Blasenhals möglich (vgl. Abb. 2). Ist das Gewebe wenig widerstandsfähig, unterfüttern wir die Naht mit einem kleinen Dacronpatch, um das Durchschneiden der Schlinge zu verhindern.

Dieses Vorgehen hat, neben dem geringen Traumatismus durch vereinfachte Suspensionstechnik, den Vorteil, dort unblutig korrigieren zu können, wo eine zu intensive Suspension erfolgte. Mittels Dittelstifte lassen sich durch Gegenzug die paraurethral liegenden Schlingen in gewissen Grenzen verkleinern und so die Suspensionszügel entsprechend verlängern (vgl. Abb. 2). Umgekehrt läßt sich der Suspensionszügel bei ungenügender Liftung ohne Schwierigkeiten suprapubisch verkürzen (vgl. Abb. 3).

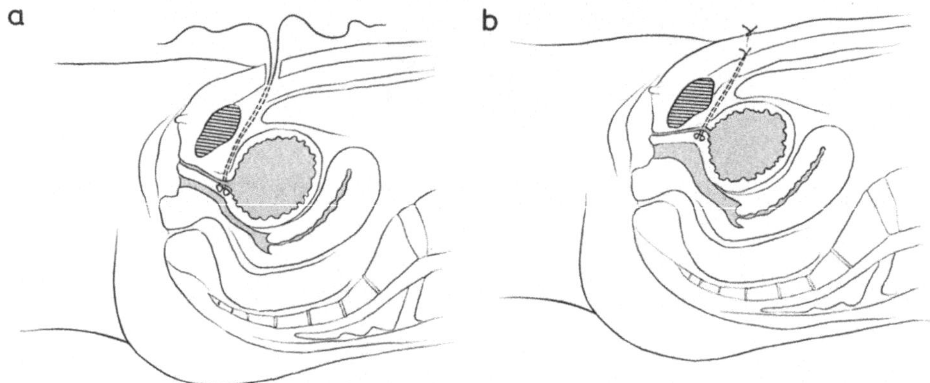

Abb. 3. Schematische Darstellung des Suspensionszügels von der Seite gesehen:
a) vor
b) nach der Liftung des Blasenhalses und der Wiederherstellung des Vesicourethralwinkels

Eigene Ergebnisse

8 Patientinnen zwischen 36 und 64 Jahren wurden in den letzten 7 Monaten bei uns operiert. Alle Frauen hatten eine Streßinkontinenz II. bis III. Grades mit einem Verbrauch von 5 bis 10 Vorlagen täglich. 3 Patientinnen waren bereits einmal, 1 Frau zweimal frustran wegen ihrer Inkontinenz voroperiert. Nach unserer pervaginalen Suspensionsplastik waren alle Frauen kontinent. 2 Wochen nach der Operation konnten alle ihre Blase restharnfrei entleeren. Nur bei einer Patientin kam es 3 Monate nach der Operation zu einer persistierenden Fadenfistel, die uns zwang, beide Zügel wieder zu entfernen. Erwartungsgemäß kam es danach wieder zu Inkontinenzerscheinungen, wenn auch nicht mehr in dem Maße wie vor der Operation. Wir werden zu gegebener Zeit die Operation bei dieser Patientin wiederholen.

Zusammenfassend bestätigen wir die guten Erfahrungen Pereyras und Stameys mit der pervaginalen Blasenhalssuspensionsplastik und können sie bestens weiterempfehlen.

Literatur

Pereyra, A. J.: West. J. Surg. **67**, 223 (1959). — Stamey, T. A.: Surg. Gynaec. Obstet. **136**, 547—554 (1973).

Dr. Th. H. Schmidt
Urol. Univ.-Klinik Erlangen-Nürnberg
Maximilianplatz
D-8520 Erlangen

J. Heidenreich, P. Faber und L. Beck: **Suspension mit Lyodoraband**

Einleitung

Bei der operativen Behandlung der Streßinkontinenz der Frau besteht heute noch keine Übereinstimmung über ein bestimmtes Operationsverfahren in Abhängigkeit von Schweregrad und Ursache einer Streßinkontinenz bei der Frau.

Methode und Untersuchungsgut

Wir verwenden als Routineoperation die vordere Scheidenplastik mit Raffung des Diaphragma urogenitale und des paraurethralen Gewebes in der Regel kombiniert mit einer Uterusexstirpation und Wiederherstellung des Beckenbodens. Bei Rezidiven und bei Frauen mit schwerer Streßinkontinenz, sowie bei Fällen, in denen eine Disposition zum Rezidiv (z. B. erhebliche Übergewichtigkeit, Bindegewebsschwäche) besteht, verwenden wir als Primäroperation die vordere Scheidenplastik mit zusätzlicher Schlingenoperation. Als Schlingenmaterial benutzen wir in den letzten Jahren ausschließlich ein lyofilisiertes Duraband der Fa. Braun-Melsungen.

Seit 1972 haben wir bei 51 Frauen mit Streßinkontinenz eine vordere Kolporrhaphie mit zusätzlicher Schlingenoperation unter Verwendung des Lyodurabandes durchgeführt.

Vor und in regelmäßigen Abständen nach der Operation fanden Kontrolluntersuchungen statt. Der Harnblasenverschluß wurde mit Hilfe der Urethro-Cysto-Tonometrie beurteilt. Weiterhin wurden die subjektiven Angaben der Patientinnen anhand eines speziellen Fragebogens ermittelt.

Ergebnisse

48 (94%) der Patientinnen sind bis heute subjektiv und objektiv (meßtechnisch) kontinent. Bei 3 (6%) Frauen konnte kein kontinenter Urethralverschluß erreicht werden. Bei den 3 Patientinnen lag präoperativ eine Streßinkontinenz in Kombination mit einer nichtbedingten Streßinkontinenz vor. Bei der nichtstreßbedingten Inkontinenz handelte es sich in allen 3 Fällen um eine sensorische Urge-Inkontinenz. Die Urge-Inkontinenz wurde vor der operativen Therapie medikamentös behandelt. Nach subjektiver und meßtechnisch objektivierter Besserung der Beschwerden führten wir die Inkontinenzoperation durch, ausgehend von der Vorstellung, daß durch die zusätzliche Verwendung der Schlingenoperation auch bei diesen Fällen ein gutes Resultat erzielt werden könnte. Bei allen 3 Frauen kam es postoperativ zu einer subjektiven und mit Hilfe der kontinuierlichen Cysto-Tonometrie nachweisbaren Verschlechterung der sensorischen Urge-Inkontinenz. Bei einer Patientin waren zusätzlich bis dahin nicht nachweisbare, spontane Kontraktionen des M. Detrusor vesicae im Cystotonogramm feststellbar.

Trotz intensiver medikamentöser Behandlung der nichtstreßbedingten Ursache der Inkontinenz, konnten wir bei allen 3 Patientinnen bis heute kein befriedigendes Ergebnis erzielen.

Schlußfolgerungen

Aus unseren Untersuchungen ergibt sich:

1. Bei Vorliegen einer Kombination einer Streßinkontinenz und nichtstreßbedingter Harninkontinenz sollte die operative Therapie der Streßinkontinenz auch nach Vorbehandlung der nichtstreßbedingten Komponente kritisch abgewogen werden, da infolge der Inkontinenzoperation eine Verschlechterung der Urge-Inkontinenz eintreten kann.

2. Eine besondere Bedeutung kommt der Objektivierung der postoperativ weiterbestehenden oder rezidivierenden Harninkontinenz zu, da nur so eine als Streßinkontinenz imponierende Urge-Inkontinenz richtig erkannt und somit der Frau eine Rezidivoperation erspart werden kann.

Literatur

Heidenreich, J., Beck, L.: Arch. Gynäk. **211**, 325 (1971). — Heidenreich, J., Frantzen, Ch., Beck, L.: Diagnostik der Streßinkontinenz der Frau mit Hilfe der simultanen Druckmessung in Urethra und Blase. Arch. Gynäk. — Im Druck.

Priv.-Doz. Dr. J. Heidenreich
Dr. P. Faber
Prof. Dr. L. Beck
Univ.-Frauenklinik
Moorenstraße 5
D-4000 Düsseldorf

R. Wienhöwer, M. Merten und D. Zoedler: **Ergebnisse urologischer Rezidiv-Inkontinenz-Operationen**

Mehrfach nahmen wir seit 1960 in Vorträgen und Abhandlungen Stellung zur Indikation und Technik der Suspensionsmethode mit dem monophilen Nylonnetzband. — Die operative Methode der Suspensionsplastik setzen wir als bekannt voraus. Erwähnen möchten wir jedoch noch einmal wesentliche Faktoren, die den Erfolg unserer Operationstechnik gewährleisten.

1. Korrekte Lage des Bandes in der Blasentaille am Übergang von Blase zur Harnröhre.
2. Zugfreies, aber glattes Anliegen des Bandes.
3. Raffung der seitlichen Logen mit zwei bis drei Raffnähten (Ischiokavernosus, Diaphragma) über dem Band und Beseitigung eines starken Deszensus.

Wir haben bisher 520 Inkontinenzen mit dem Nylonnetzband operiert. 1974 legten wir eine Bestandsaufnahme anhand von 450 Suspensionsplastiken vor, nach der postoperativ in 97,8% der Fälle ein guter Erfolg erzielt wurde. Aber entscheidend für die Behandlungsmethode ist einmal das Langzeitergebnis, zum anderen die Frage, wie sich diese Methode bewährt, wenn bereits andere Verfahren zur Beseitigung der Inkontinenz versagt haben. Wie sehen nun also die Langzeitergebnisse dieser letztgenannten Rezidivfälle aus.

15 Jahre nach erstmaliger Anwendung unseres Suspensionsbandes wollen wir die Ergebnisse von 136 Rezidiv-Inkontinenz-Operationen, die an unserem Hause in den Jahren 1960 bis 1970 durchgeführt wurden, überprüfen.

Tab. 1 zeigt die Art und Anzahl der Voroperationen, durch die unter anderem eine bestehende Inkontinenz behoben werden sollte.

Tabelle 1

Art der Voroperation	Zahl der Patientinnen
Hysterektomie mit vorderer Scheidenplastik	82
Hysterektomie mit vorderer und hinterer Scheidenplastik	28
Descensus-Operationen	17
Marshall-Marchetti	12
In auswärtigen Häusern durchgeführte Suspensionsplastik	5
Hysterektomie mit hinterer Scheidenplastik	3
Rollenplastik	2
Summe	149

222

In der Reihenfolge der Häufigkeit wurden folgende Voroperationen vorgenommen:

Hysterektomie mit vorderer Scheidenplastik   in 82 Fällen
Hysterektomie mit vorderer und hinterer Scheidenplastik   in 28 Fällen
Descensus-Operationen   in 17 Fällen
Marshall-Marchetti   in 12 Fällen
in auswärtigen Häusern durchgeführte Suspensionsplastik   in 5 Fällen
Hysterektomie mit hinterer Scheidenplastik   in 3 Fällen
Rollenplastik   in 2 Fällen

Die Summe der Voroperationen liegt höher als die Zahl der Patientinnen, da bei einzelnen Patientinnen mehrere Operationen durchgeführt wurden.

Wir haben daher die Ergebnisse von 136 Rezidiv-Inkontinenz-Operationen ausgewertet. Von den 136 Rezidiv-Inkontinenz-Operationen, die länger als 5 Jahre zurückliegen, sind 59 vor 10 bis 15 Jahren operiert worden.

Unsere Ergebnisse stützen sich nun auf eine katamnestische Befragung, indem wir alle Patientinnen anschrieben, mit der Frage nach dem Erfolg der Operation. Zum Teil befanden sich die Patientinnen in unserer ambulanten Behandlung, so daß genaue Verlaufskontrollen gemacht werden konnten.

Von 36 dieser 59 Patientinnen konnte ein Ergebnis erhoben werden.

Tab. 2 gibt Auskunft über die Ergebnisse.

Tabelle 2

	Zahl der Patientinnen
Kontinenz nach 10 bis 15 Jahren	27 = 67%
Rezidiv nach 4 bis 10 Jahren	6 = 22,1%
Rezidiv nach 11 und mehr Jahren	3 = 11,1%
Summe:	36 Patientinnen

67% der 10 bis 15 Jahre zurückliegenden Rezidiv-Inkontinenz-Operationen haben ihre Kontinenz behalten. Ein Rezidiv nach 4 bis 10 Jahren trat bei 6 Patientinnen auf. Ein Rezidiv nach 11 und mehr Jahren trat bei 3 Patientinnen auf. Von diesen 9 Patientinnen haben sich vier einer erneuten Rezidiv-Operation unterzogen und sind bis heute dicht.

Von 77 Patientinnen, deren Operation 5 bis 10 Jahre zurückliegt, konnte bei 52 der Operationserfolg beurteilt werden.

Tab. 3 zeigt die Ergebnisse aus den Jahren 1966 bis 1970.

Tabelle 3

	Zahl der Patientinnen
Kontinenz nach 5 bis 9 Jahren	44 = 82%
Rezidiv nach 3 bis 5 Jahren	3 = 7%
Rezidiv nach 6 bis 9 Jahren	5 = 11%
Summe:	52 Patientinnen

Ein Rezidiv nach 3 bis 5 Jahren trat bei 3 Patientinnen auf. Ein Rezidiv nach 6 bis 9 Jahren trat bei 5 Patientinnen auf. 82% dieser Gruppe der Rezidiv-Operationen, die 5 bis 10 Jahre zurückliegen, sind kontinent. 3 Patientinnen unterzogen sich erneut einer Operation und sind bis zum heutigen Tage kontinent.

Als Spätkomplikationen (Inkontinenz nach 5 und mehr Jahren postoperativ aufgetreten) beobachten wir in beiden Verlaufsgruppen ein sichtbares Freiliegen des Bandes. Hierbei möchten wir jedoch noch einmal betonen, daß eine Unverträglichkeitsreaktion auf das monophile Nylonnetzband in keinem Fall beobachtet wurde.

Alle Patientinnen mit einem Rezidiv waren älter als 60 Jahre, also in einem Alter, in dem die Tragfähigkeit und Belastbarkeit des Beckenbindegewebes abnimmt. Außerdem gaben 5 Patientinnen eine deutliche Zunahme des Körpergewichtes seit der Operation an.

Fassen wir die Ergebnisse dieser beiden Gruppen zusammen, so ergibt sich eine Fünfjahresheilung bei Rezidiv-Inkontinenz-Operationen mit dem Nylonnetzband von 90%.

Ich möchte besonders dies noch einmal betonen, daß es sich um Patientinnen handelte, die wegen ihrer Inkontinenz bereits erfolglos ein- oder mehrmals mit einem anderen Operationsverfahren behandelt waren. Aus diesen Zahlen wird verständlich und läßt sich eindeutig bestätigen, daß das Operationsergebnis unserer 520 Suspensionsoperationen von 97% geheilt Entlassener keine Utopie darstellt.

Entscheidend für einen dauerhaften Operationserfolg halten wir neben der Art und Technik unserer Operationsmethode eine systematische Rezidivprophylaxe, die im wesentlichen in einer Verhütung der Adipositas bestehen sollte.

Dr. R. Wienhöwer
Klinik Golzheim
Friedrich-Lau-Straße 11
D-4000 Düsseldorf

A. Rost, U. Fiedler und A. Kelâmi: **Behandlung der Streß-Inkontinenz der Frau durch Harnröhrensuspension mit Klebstoff**

Die weibliche Streß-Inkontinenz wird an unserer Klinik nach einem von Beer und Thiel 1972 propagierten Operationsverfahren behandelt. Dabei findet die Vesico-Urethropexie an der Dorsalfläche der Symphyse mit Cyanoacrylat-Gewebeklebstoff statt.

Operatives Vorgehen

Nach Einlegen eines 20 Ch. Nélaton-Ballonkatheters Darstellung des Blasenhalses und der proximalen Urethra von einer suprapubischen Querincision aus. Punktförmiges Auftragen des Gewebeklebers auf den Blasenhals und die ventrale Urethralwand. Elevation des Blasenhalses durch zwei Finger des Assistenten von vaginal her und Andrücken an die Symphysenhinterwand für eine Minute.

Therapieergebnisse

Seit 1973 wurden 51 Frauen nach dieser Methode operiert. Bei allen Patientinnen lag eine Streß-Inkontinenz ohne gleichzeitigen Genitaldescensus vor. Das Alter der Frauen lag zwischen 32 und 76 Jahren, durchschnittlich bei 55 Jahren.

Bei 36 Patientinnen wurde eine Verlaufskontrolle durchgeführt. Die Nachuntersuchung erfolgte 3 bis 30 Monate postoperativ, im Mittel lag das Intervall bei 15 Monaten. Die Kontrolluntersuchung wurde unter folgender Fragestellung vorgenommen:

1. Subjektive Beurteilung des Operationserfolges.
2. Kontinenztest.
3. Restharnbestimmung und
4. Harnstatus, inklusive bakteriologischer Untersuchung.

Zur Beurteilung des Operationserfolges führten wir eine Gruppeneinteilung durch.

Gruppe   I   Kontinenz.
Gruppe II   Subjektiv geringe Inkontinenz
             (bei Nachuntersuchung: Kontinenz).
Gruppe III   Geringe Besserung.
Gruppe IV   Keine Besserung.

Aus Tab. 1 gehen die operativen Resultate hervor: Von den insgesamt 36 kontrollierten Patientinnen wurden 28 (78%) der Gruppe I mit vollständiger Kontinenz zugeordnet. 4 Frauen (11%) berichteten von zeitweise auftretendem, unwillkürlichem Harn-

Tabelle 1

Gruppe	I	II	III	IV	Total
Patientenzahl	28	4	2	2	36
%	78	11	5,5	5,5	100
Gutes OP-Resultat		89%			

abgang. Sie waren jedoch bei der Nachuntersuchung kontinent und wurden in Gruppe II aufgenommen. 2 Patientinnen zeigten eine nur geringe und 2 weitere keine Besserung gegenüber dem präoperativen Zustand. Da die Frauen der Gruppe II nach ihren eigenen Angaben zwar nicht vollständig kontinent waren, bei der Nachuntersuchung jedoch keine objektivierbaren Zeichen einer Streß-Inkontinenz aufwiesen, wurden Gruppe I und II hinsichtlich des Operationserfolges zusammengefaßt, so daß sich 89% zufriedenstellende bis gute Resultate ergeben.

Da mit dieser Operationsmethode identische Ergebnisse wie mit dem Verfahren von Marshall-Marchetti-Krantz erzielt werden, sie jedoch technisch einfacher durchzuführen und die Gefahr der Ostitis ossis pubis ausgeschlossen ist, wird ihr an unserer Klinik der Vorzug gegeben.

Dr. Armin Rost
Urol. Klinik und Poliklinik im
Klinikum Steglitz der FU
Hindenburgdamm 30
D-1000 Berlin 45

K. WEGNER und H. SPARWASSER: **Harnröhrensuspensionsplastik mit Lyodura**

Wegen Streßinkontinenzen verschiedener Genese erhielten seit Anfang 1973 23 Patientinnen eine Harnröhrensuspensionsplastik nach der von Zoedler angegebenen Methode. Als Material wurde jedoch statt des Original-Polyesternetzes das von Havliček eingeführte 2 × 25 cm große Lyoduraband verwendet.

Die Indikation zur Operation machten wir von folgenden Voruntersuchungen abhängig:

1. Nichtansprechen auf einen medikamentösen Behandlungsversuch mit Synephrin + Östriol (Sympatol® + Ovestin®);

2. Ergebnis des Elevationsgriffes;

3. Ausschluß eines Harnwegsinfektes;

4. gynäkologische Untersuchung ohne Nachweis pathologischer Veränderungen;

5. Urogramm zum Ausschluß krankhafter Veränderungen aller Art im Bereich der oberen Harnwege;

6. Miktionszystourethrogramm zum Ausschluß eines Refluxes;

7. Restharnprobe mit negativem Ergebnis;

8. Zysto- und Urethrometrie zum Erkennen neurogener Blasenentleerungsstörungen;

9. Ausschluß einer uro-vaginalen Fistel;

10. Ausschluß eines schweren Diabetes.

Das ursprünglich von der Firma Braun Melsungen gelieferte Lyoduraband bestand aus zwei Teilen (Abb. 1 links), die in der Mitte mit nicht resorbierbarem Polyesterfaden zusammengenäht waren. Die Nahtstelle kam somit in situ zwischen Harnröhre und

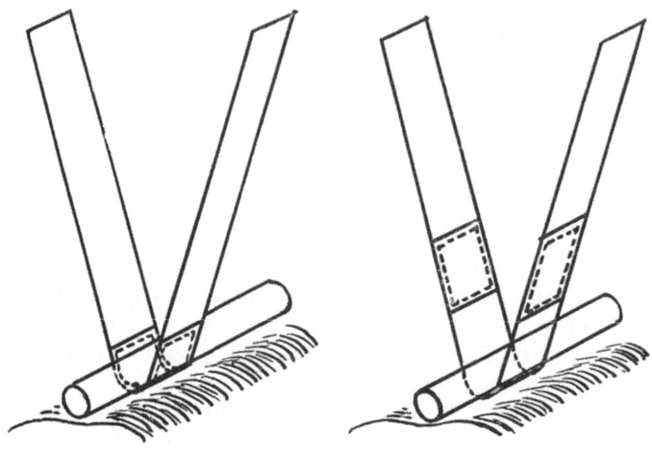

Abb. 1

Vagina zu liegen. Aus Sorge vor eventuellen Fadenfisteln an dieser Stelle schlugen wir dem Hersteller vor, die Einzelstücke mit Catgut oder Dexon aneinander zu nähen, was jedoch aus verschiedenen technischen Gründen für ungünstig erachtet wurde. Statt dessen erhielten wir Bänder, die aus drei Teilen bestanden (Abb. 1 rechts), so daß sich nach Einlegen der Schlinge keine Kunststoffäden in der dünnen Schicht zwischen Harnröhre und Vagina befanden.

Aus den bisherigen Ergebnissen ist hervorzuheben:

1. Fadenfisteln haben wir trotz unserer Befürchtungen bisher weder beim zwei- noch beim dreiteiligen Band beobachtet.

2. Der Operationserfolg wird durch zu straffes Anziehen des nach Anfeuchten elastischen Lyodurabandes nicht gefährdet. Ein Durchschneiden durch die Harnröhre, wie wir es beim Original-Polyesternetz einmal sahen, ist in keinem Fall aufgetreten.

3. Postoperativ nach Entfernen des Verweilkatheters gemessener Restharn gleich welcher Höhe bedeutet keine schlechte Prognose. Aus unserem Kollektiv waren nach Entfernen des Katheters drei Patientinnen sofort restharnfrei, vierzehn wurden nach anfänglichem Restharn bzw. auch Harnverhalten bis 650 ml später restharnfrei, und sechs wiesen bei Nachuntersuchungen Restharne bis 40 ml auf. Alle wurden katheterfrei entlassen.

4. Von 23 Patientinnen wurde nur eine bei bisheriger Nachbeobachtung bis zu 2¾ Jahren nicht kontinent.

Dr. med. Karsten Wegner
Stefanienstraße 38
D-7800 Freiburg/Brsg.

K. Haubensak und J. Günther: **Erfahrungen mit der externen Elektrostimulation bei Inkontinenz**

Es handelt sich bei der externen Elektrostimulation um eine ambulant durchführbare
Langzeittherapie der Harn- und Stuhlinkontinenz, deren einzige Voraussetzung eine
intakte periphere Innervation und natürlich auch stimulierbare Muskulatur ist. Die
Stimulation soll durch reflektorische Aktivierung die insuffiziente Beckenbodenmusku-
latur kräftigen und den verminderten Harnröhrenwiderstand erhöhen. Bei Männern
haben wir mit dieser Therapie gute Erfahrungen gemacht (s. Verhandlungsber. Dtsch.
Ges. Urol. **25**, 357, 1973 und **26**, 236, 1974). Allerdings ist die Genese der postoperativen
Inkontinenz nach Prostata-Operationen eine andere als die bei streßinkontinenten
Frauen.

Wir haben diese externen Elektrostimulatoren 14 Frauen mit Streßinkontinenzsympto-
matik gegeben. Der Generatorkasten liefert an die Elektrode hochfrequente biphasische
kurze Stromstöße, die vom Patienten als gribbeln verspürt werden. Es sind verschieden
große Elektroden vorhanden. Die Elektroden können rektal oder auch vaginal getragen
werden (s. Abb. 1).

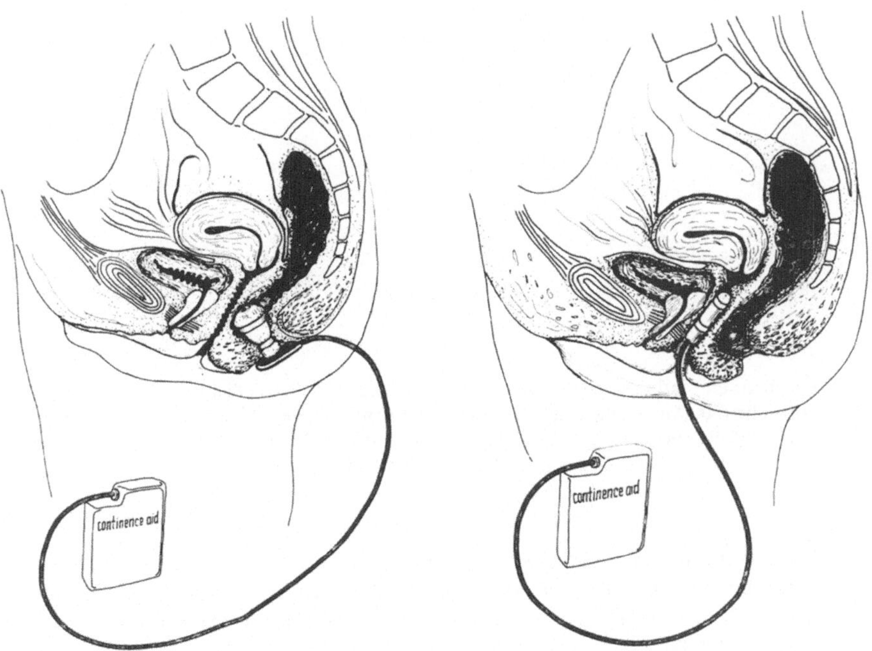

Abb. 1. Die Stimulationssonde kann sowohl rektal wie auch vaginal eingesetzt werden. Sie hat
Verbindung zum Generatorkasten mit der Batterie

Aus dieser Serie waren 4 Frauen mit Beckenbodeninsuffizienz gynäkologisch nicht
voroperiert. 3 von ihnen sind mit dem Stimulationsergebnis zufrieden. Eine 4. gab das
Gerät nach kurzem Behandlungsversuch zurück.

Bei 7 Frauen mit meßbar vermindertem urethralem Sphinkterwiderstand gingen 1 oder
mehrere gynäkologische Eingriffe wegen Inkontinenz voraus. 60% von ihnen sind mit
dem Ergebnis der Elektrostimulation ebenso wie eine 8. Frau nach Harnröhrencysten-
operation zufrieden. Wenn, wie bei 2 Frauen, eine neurogene Störung mit die Ursache
der Inkontinenz war, sind die Resultate schlecht.

Als Ausdruck der vermehrten Aktivität der quergestreiften Beckenbodenmuskulatur und möglicherweise auch der glatten Harnröhrenmuskulatur kommt es zu Veränderungen im Harnröhrendruckprofil nach Anschalten des Elektrostimulators. Im Verlaufe der Behandlung findet sich dann bei Kontrollen auch ein Anstieg des Ruhetonus, ohne daß der Stimulator angeschaltet wird (s. Abb. 2).

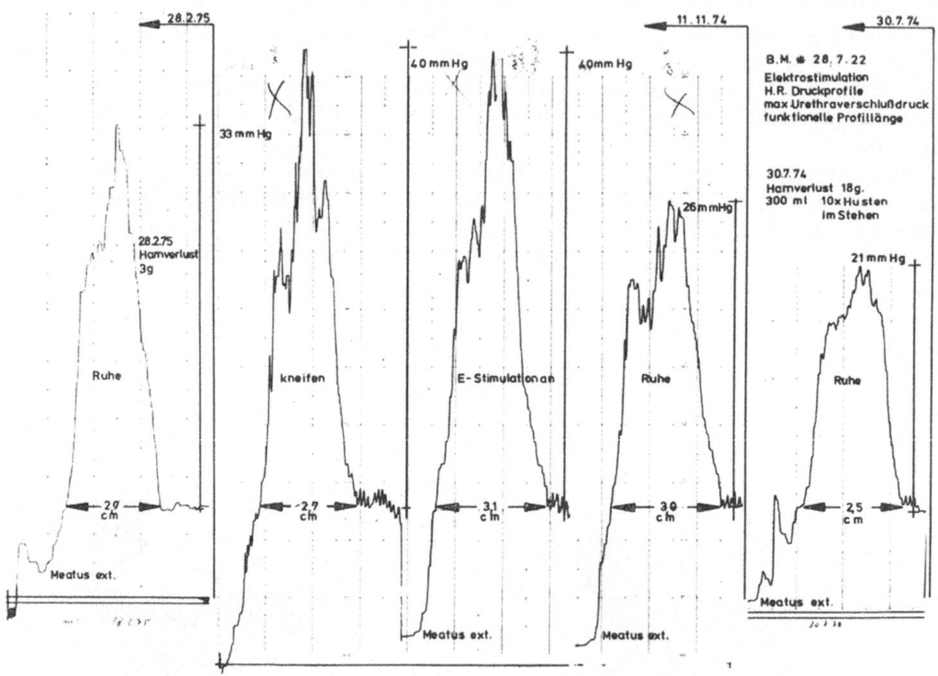

Abb. 2. Die Kurven sind von rechts nach links zu lesen. Bei erniedrigtem Urethradruck, ganz rechts, verursacht das Anschalten des Stimulators einen Anstieg des Urethradrucks in gleichem Maße wie die willkürliche Betätigung des Sphinkter externus. Im Laufe der Behandlung wird der Tonus auch in Ruhe höher — links im Bild

Die Elektrostimulation zur Behandlung der weiblichen Streßinkontinenz ist kein Konkurrenzverfahren zur Operation bei vorhandener Beckenbodeninsuffizienz. Sie kann mit spezieller Indikation zunächst bei Frauen erfolgreich eingesetzt werden, die keine Operation wünschen oder bei denen ein Eingriff wegen anderer bestehender Leiden zu riskant erscheint. Das Verfahren ist aber auch dann einsetzbar, wenn nach einem operativen Eingriff das Behandlungsergebnis bezüglich der Kontinenz nicht optimal und insbesondere im Harnröhrendruckprofil eine Erniedrigung des Ruhetonus der Harnröhre bei gut fixiertem Blasenboden nachweisbar ist. Im Gegensatz zur männlichen postoperativen Inkontinenz sollte bei Frauen nach erfolglosen gynäkologischen Eingriffen urodynamische Untersuchungen jeder weiteren Behandlung vorausgehen. Dabei wird man bei der Cystotonometrie eine Detrusor bedingte Inkontinenzsymptomatik ausschließen können. Kontraindikationen für einen Behandlungsversuch der Stimulation bestehen unseres Erachtens nicht.

Dr. K. Haubensak
Urolog. Univ.-Klinik
D-6650 Homburg/Saar

J. Heidenreich und P. Faber: **Streß-Inkontinenz-Therapie mit Östrogenen bei Frauen in der Postmenopause**

Einleitung

Der Einfluß der Postmenopause auf die Ätiologie der Harninkontinenz ist noch unklar (L. Beck). Diskutiert wird, daß die erniedrigte Östrogenkonzentration zu einer verminderten Durchblutung des subepithelialen Venenplexus und zur Atrophie der subepithelialen Zellschichten sowie zur Verminderung der Epithelzellen der Urethra führt. Serum-Östrogen-Konzentrationsmessungen bei Frauen in der Postmenopause haben gezeigt, daß keine Abhängigkeit des Serumspiegels von der Dauer der Postmenopause und dem Alter der Frau besteht (Faber). Rütte fand nach Östrogengabe bei Frauen einen günstigen Effekt auf das Epithel der Urethra.

Ziel der Untersuchung war festzustellen, ob mit Hilfe von Östrogenen eine Streßinkontinenz II. bis III. Grades (Einteilung nach Ingelman-Sundberg) bei Frauen in der Postmenopause zu beheben ist.

Methode und Untersuchungsgut

Wir untersuchten 41 Patientinnen mit einer Streßinkontinenz II. und III. Grades. Die Einteilung erfolgte nach Ingelman-Sundberg. Östrogene wurden in einer Dosierung von 2 mg/Tag für 2 bis 4 Monate verabreicht. Vor, während und nach der Behandlung wurde der Harnblasenverschluß mittels der Urethro-Cysto-Tonometrie (Heidenreich und Beck) beurteilt und mit den subjektiven Angaben der Patientin verglichen.

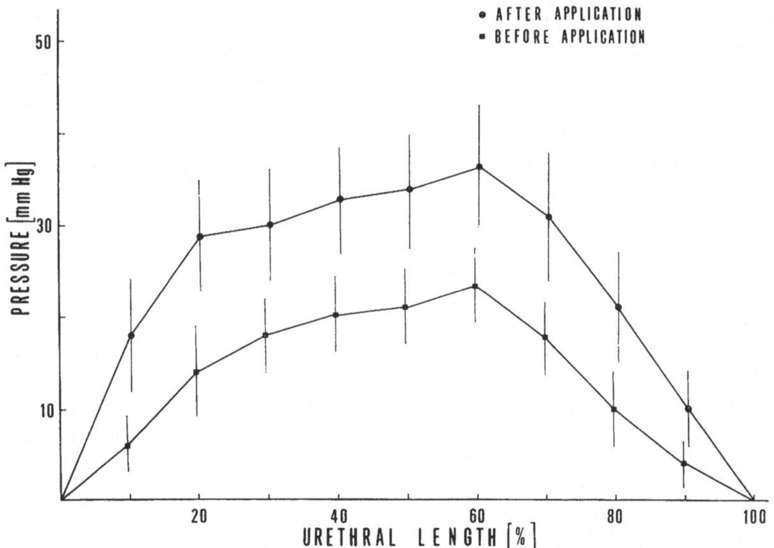

Abb. 1. Urethrale Druckprofile in Ruhe vor und nach mindestens 2monatiger Behandlung (Mittelwerte und Standardabweichung)
Abszisse: Urethralänge in Prozent. Ordinate: Urethraldruck in mm Hg

Ergebnisse

Bei 39 Patientinnen (95%) konnte mittels der Urethro-Cysto-Tonometrie während der Östrogenbehandlung ein statistisch signifikanter Anstieg (P = 0,001) des urethralen Druckprofils in Ruhe festgestellt werden. Bei 2 Frauen (5%) war dieser Druckanstieg nicht signifikant. In Abb. 1 sind die urethralen Druckprofile in Ruhe nach mindestens 2monatiger Behandlung mit Angabe des Mittelwertes und der Standardabweichung vor und während der Behandlung aufgeführt.

Subjektiv gaben 14 Patientinnen (34%) eine wesentliche Besserung der Inkontinenz an. Bei 8 dieser Patientinnen (20%) ergab sich eine Besserung um einen klinischen Grad der Streßinkontinenzeinteilung (z. B. von Grad III auf II oder von Grad II auf I).

Die urethrocystotonometrischen Untersuchungen unter Belastung (Husten und Pressen) zeigten, daß durch die alleinige Östrogengabe bei keiner Patientin ein kontinenter Blasenverschluß beim Vorliegen einer Streßinkontinenz II. und III. Grades erreicht werden konnte (Tab. 1).

Tabelle 1. Druck in Harnblase und Urethra unter Belastung (schnelle intraabdominale Drucksteigerungen — Husten) vor und nach 2monatiger Behandlung mit Östriol

	Anzahl der Patientinnen	Blasendruck	Urethraldruck	Druckdifferenz Blase — Urethra
vor Behandlung	41	97 ± 16	65 ± 12	32 ± 15
nach Behandlung	41	94 ± 15	73 ± 70	21 ± 71
Signifikanz		n. S.	n. S.	n. S.

Diskussion

In tierexperimentellen Untersuchungen wurde eine gute Östrogenwirkung auf die Urethra gezeigt (Slunsky). Beim Menschen führt eine Östrogengabe (Rütte) zu einer Volumenzunahme und Vermehrung der Epithelzellen und damit zur Erhöhung und Verbreiterung der gesamten Schleimhaut. Bei Frauen in der Postmenopause bewirken Östrogene unter anderem eine Proliferation des atrophischen Urethralepithels, was sich mittels eines cytologischen Abstriches der Urethra belegen läßt. Zum Wiederaufbau des Urethralepithels spielt nicht nur die Höhe der Östrogendosis, sondern auch die Dauer der Östrogenbehandlung eine Rolle. Somit ist es verständlich, daß nach Absetzen der Östrogenbehandlung sowohl die objektiv nachweisbare Verbesserung des Harnblasenverschlusses als auch die subjektive Besserung der Harninkontinenz nachläßt.

Schlußfolgerungen

Aus den Untersuchungen ergibt sich:

1. Durch eine alleinige Östrogenbehandlung ist bei Frauen in der Postmenopause mit einer Streßinkontinenz II. und III. Grades ein kontinenter Blasenverschluß nicht zu erreichen.

2. Wegen des nachgewiesenen positiven Effektes auf die Urethra sollten Östrogene als unterstützende Maßnahme nach allen Inkontinenzoperationen bei Frauen verabreicht werden.

Literatur

Beck, L.: Gynäkologe 4, 59 (1971). — Faber, P.: Die Beziehung zwischen der Ostrogenkonzentration im Serum und dem Proliferationsgrad des Scheidenepithels sowie dem Wasserhaushalt bei Frauen in der Postmenopause. Inaugural-Diss., Bonn 1973. — Heidenreich, J.: Diagnostik und Therapiekontrolle der Streß-Inkontinenz der Frau mit Hilfe der Urethro-Cysto-Tonometrie. Habil.-Schrift, Düsseldorf 1974. — Heidenreich, J., Beck, L.: Arch. Gynäk. 211, 325 (1971). — Heidenreich, J., Frantzen, Ch., Beck, L.: Dtsch. Ärzteb. 72, 269 (1975). — Rütte, B. von: Die Reizblase der Frau. Stuttgart: F. Enke 1970. — Slunsky, R.: Wien. klin. Wschr. 85, 759—762 (1973).

Priv.-Doz. Dr. med. J. Heidenreich
Dr. med. P. Faber
Univ.-Frauenklinik
Moorenstraße 5
D-4000 Düsseldorf

Moderator: Ich würde vorschlagen, zu den Vorträgen von Herrn Friedberg und Herrn Hüter u. Mitarb. sowie zum Vortrag von Herrn Beck Stellung zu nehmen.

Soweit ich verstanden habe, ist die primäre Rekonstruktion des Beckenbodens mit Uterusexstirpation die Forderung der Gynäkologen und die Familienplanung ist natürlich damit angesprochen. Ich möchte gleich die erste Frage an die Herren stellen: Wie verhalten Sie sich bei Patientinnen im gebärfähigen Alter? Schieben Sie in diesem Falle die Inkontinenzoperation hinaus oder welcher Methode bedienen Sie sich?

V. Friedberg, Mainz: In diesem Falle würde ich die Operation möglichst hinausschieben, oder man müßte die Patientin darauf aufmerksam machen, daß bei einer späteren Schwangerschaft und Geburt eben wiederum ein Rezidiv eintritt und damit eine 2. Inkontinenzoperation notwendig wird. Wenn es aber aufgrund der subjektiven Beschwerden einfach erforderlich ist, die Operation durchzuführen, muß man den Uterus belassen. In solchen Fällen ist sicher die geeignete Methode die Operation nach Manchester. Ich glaube, daß mit für den wesentlichen Anteil des Druckes des Uterus nach unten bei der Erhöhung des intraabdominellen Druckes eben die meist durch die Geburten doch vergrößerte, angeschwollene, plumpe und etwas deszendierte Portio die Ursache ist, die natürlich dann bei der Manchester-Operation beseitigt wird und somit jenen, wie ich es sagte, zweiten Zusatzoperationen zwar nicht voll gerecht wird, sie aber doch zumindest z. T. erfüllt.

Moderator: Wir haben eine ganze Reihe von Gynäkologen unter uns und ich möchte die Frage an sie richten, ob sie zu dieser Konzeption noch gesondert Stellung nehmen möchten.

K. Richter, München: Auch mir scheint wichtig, daß man die Hysterektomie, wenn man sie durchführt, mit einer hohen Peritonisierung verbindet, weil dadurch der Douglas'sche Raum ausgeschaltet und nicht nur einer Enterozelenbildung, sondern auch dem Druck nach abwärts entgegengewirkt wird.

Moderator: Ich habe noch eine Frage an die Gynäkologen: Wie würden Sie den Schweregrad einer nachfolgenden vaginalen Operation nach einer vorausgegangenen Inkontinenzoperation, insbesondere Schlingenoperationen, beurteilen?

V. Friedberg, Mainz: Wenn Sie jetzt also die vorausgegangenen Schlingenoperationen meinen, dann würde ich sie als kriminell bezeichnen; denn ich kann mir nicht vorstellen, daß es bei einer Schlinge, vor allem bei einer Kunststoffschlinge, wenn sie gut sitzt, möglich ist, den Uterus so herunterzuziehen, ohne daß man das Risiko eingeht, die Harnröhre dabei zu verletzen. Dann würde ich unbedingt natürlich, wenn der Uterus entfernt werden muß, den abdominalen Weg wählen. Aber das ist das Risiko, und mich wundert es, daß es so gut geht, daß eine Schlingenoperation bei erhaltenem Uterus — und ich nehme an, daß bei einem großen Teil der von Urologen operierten Fälle der Uterus nicht entfernt wurde — die Operation erfolgreich ist. Denn ich könnte mir vorstellen, diese Schlinge ist ja doch ein mechanisches Suspensionsband, das nur bei einem doch immer wieder deszendierenden Uterus, man braucht ja nicht von einem ausgesprochenen Deszensus zu sprechen, dadurch eine mechanische Malträtierung des proximalen Urethralabschnittes eintritt. Mich wundert, daß nicht häufiger ein Durchschneiden des proximalen Urethralabschnittes eintritt, falls der Uterus nicht entfernt wird.

Moderator: Ich glaube, daß der Forderung der Gynäkologen, daß die primären streßinkontinenten Patientinnen in die Behandlung der Gynäkologen gehören, von urologischer Seite voll beizupflichten ist, ebenso, daß die Frage der Uterusexstirpation natürlich in das gynäkologische Fachgebiet fällt. Somit erhebt sich für den zweiten, zu diskutierenden Themenkreis — die Rezidivinkontinenz — *zunächst einmal die Frage nach dem Verfahren nach Marshall-Marchetti.* Ich möchte die Anwesenden fragen, wer zu diesem Operationsverfahren Stellung nehmen möchte?

J. Kaufmann, Hamburg: Mir fiel auf, daß die Erfolgsquote bei Marshall-Marchetti-Operationen nach den von Herrn v. Rütte gezeigten Ergebnissen und den von Herrn Sommerkamp zitierten doch sehr variiert. Der eine sprach bei der undifferenzierten Statistik von 86% Erfolgen, die wir eigentlich auch bestätigen können, während auf der anderen Seite Frühergebnisse mit einer Rezidivquote von 21% schon nach 1 Jahr angegeben wurden. Meines Erachtens kann doch nur die Indikation bei diesen beiden Statistiken oder aber die Operationstechnik nicht stimmen. Über die Indikation werden wir jetzt nichts sagen können, aber zur Operationstechnik sollte man hier vielleicht doch noch einmal Stellung nehmen. Ich würde meinen, da die Technik im Prinzip ja allgemein als bekannt vorausgesetzt werden kann, daß doch Interesse besteht, zu erfahren, ob vielleicht bei der Wahl des Nahtmaterials unterschiedliche Aufassungen bestehen. Wir operieren, wenn ich an meine Eppendorfer Zeit zurückdenke, seit über 10 Jahren mit Mersilene und haben nie Schwierigkeiten gehabt. Die Erfolgsergebnisse nach Marshall-Marchetti entsprechen den günstigeren hier genannten und nicht den sehr schlechten Ergebnissen.

Moderator: Sie haben sicher Recht, Herr Kaufmann, daß eines der Kernprobleme natürlich die Vorabklärung ist, wie wir dies ja an den Zahlen gesehen haben. Wir haben von Herrn Beck gehört, daß nur 40%, von Herrn Melchior, daß nur 50% und von anderen, daß über 30% der Patientinnen, die primär als streßinkontinent angesehen wurden, tatsächlich eine Streßinkontinenz hatten. Daraus ergeben sich zweifellos unterschiedliche Zahlen, auf die wir hier wahrscheinlich im Detail schon deswegen nicht eingehen können, weil bei den Spätergebnissen, auch bei denen von Marshall natürlich, die Vorabklärung durch urodynamische Untersuchungen ja z. T. fehlte. Wir wollen daher vielleicht den 2. Punkt, die Technik, ansprechen und ich möchte Herrn v. Rütte fragen, ob er zu der Technik der Marshall-Marchetti-Operation etwas sagen möchte?

B. von Rütte, Bern: Ich hatte gewisse Hemmungen, meine Resultate darzustellen, nachdem ich hörte, daß die Mitredner schlechtere Ergebnisse bringen würden. Ich glaube, daß 3 Punkte vielleicht berücksichtigt werden müssen: Einmal die Voruntersuchung — und hier lege ich nun im Mosaik der Abklärung großes Gewicht auf die Röntgenuntersuchung —, zum anderen wird jede Patientin von uns vorbehandelt und zwar im Sinne der Beckenbodengymnastik und erhält dann eine Östriol- oder Östradioltherapie, je nach Hormonproduktion und Alter der Patientin. Dies läßt sich durch die Urethralzytologie und den Index in der Vagina leicht bestimmen. Außerdem erfolgt die Behandlung einer Reizblase, sofern diese vorliegt. Wir haben bei diesen 86 Fällen, die ich Ihnen darstellte, in 42 Fällen Anzeichen einer Reizblase gesehen. Zum letzten angesprochenen Punkt, d. h. zur Operationstechnik, möchte ich vielleicht nur so viel sagen, daß ich deshalb im Vorteil bin, weil alle Patienten von ein und demselben Operateur behandelt wurden. Großes Gewicht legen wir auf die Freilegung der Urethra bis 1 Querfinger unterhalb des Arcus pubis, ein oft sehr mühsames Vorgehen bei Rezidivoperationen. Dort bringen wir auch die erste Naht an. Wichtig ist die genaue Auswahl der Nadel, damit exakt diese Nähte im paraurethralen Gewebe angelegt werden können. Zu den von Marshall beschriebenen Nähten setzen wir zusätzlich eine Naht in die Vagina im Sinne der Vaginopexie sowie seitlich an die Blasenwand, Nähte, die im Ligamentum coperie oder vielleicht auch in der Rektusmuskulatur verankert werden. Dadurch bekommen wir einen zusätzlichen Einfluß auf den oft gleichzeitig bestehenden rotatorischen Deszensus. Daß vielleicht doch meine Resultate nicht ganz so aus der Reihe fallen, möchte ich an folgendem Diapositiv zeigen, auf dem ich die Resultate von 10 Patientinnen zusammengestellt habe. Die Erfolgsquote bei 10 verschiedenen Patientinnen war für die Frühergebnisse 92%, während die Spätresultate bei 86% lagen.

Moderator: Vielen Dank, Herr v. Rütte. Zu der Technik habe ich Herrn Marshall selbst noch einmal gefragt, was er als die wichtigsten Kriterien erachtet. Und es ist genau das, worauf Sie, Herr v. Rütte, hingewiesen haben und zwar die Nadel selbst. Herr Marshall nimmt also eine Millin-Nadel und legt auch Werte auf das weite Freipräparieren, d. h. 2 Querfinger bis unter die Symphyse sowie auf eine feste Verankerung. Wir können an dieser Operation nicht vorbei, ohne noch auf die Spätkomplikationen und Frühkomplikationen zurückzukommen. Soweit ich Sie verstanden habe, Herr Ross, haben Sie über eine nicht unbeträchtliche Anzahl von Peroistitis-fällen berichtet. Wollen Sie vielleicht über den weiteren Verlauf noch etwas sagen?

H.-G. Roß, Würzburg: Diese Fälle sind alle ausgeheilt. Ich möchte vielleicht zur Technik, die Frage nach dem Material, an Herrn Prof. Kremling weitergeben, der die Methode damals an unserer Klinik selbst miterlebt hat.

H. Kremling, Würzburg: Ich glaube, ich muß hier Herrn Roß doch etwas unterstützen, und glaube nicht, daß wir die Ergebnisse einer urologischen Klinik mit denen einer Frauenklinik vergleichen können. Dies hat folgende Gründe: die Patientinnen, die wir damals in Würzburg operiert haben, stellen ja eine Art negative Auslese dar; denn es handelte sich ja immer um Patientinnen, bei denen eine vaginale Operation nicht in Frage kam, d. h. es waren also Belastungsinkontinenzen und zum anderen auch meist dritten Grades mit einer Zahl von Rezidiven.

Herr Kaufmann fragte nach dem Nahtmaterial: Ohne Zweifel spielt die Qualität des Nahtmaterials eine Rolle; denn damals haben wir ja noch nicht über dieses bessere Material verfügt, wie wir es heute haben. Ich glaube sicher, daß die eine oder andere Patientin kontinent geworden wäre, wenn wir das heute zur Verfügung stehende Material gehabt hätten. Die Periostitiden sind abgeheilt. Zur Zahl der Operateure — dies wird vielleicht auch interessieren — ist zu sagen, daß es 5 waren, und einer dieser Operateure, der die Operation einführte, hatte damals bei einer der Nähte den Katheter mitgefaßt, so daß dieser nicht termingerecht entfernt werden konnte. Als die Naht sich dann abgestoßen hatte, war die Fistel unvermeidlich da. Nun, die Fistel konnte auf vaginalem Wege verschlossen werden.

Der Sinn der Untersuchungen war eben der, einmal festzustellen, wie die Spätresultate dieser Operationen unter den damals herrschenden Bedingungen waren.

H. Melchior, Aachen: Ich möchte Herrn Rost fragen, wie er sich funktionell den Wirkungsmechanismus einer einfachen Anteropexie der Harnröhre an der Symphyse darstellt, d. h. welchen Einfluß sie auf den Kontinenzmechanismus haben soll.

A. Rost, Berlin: Es ist im Prinzip die gleiche Methode, wie sie von Marshall-Marchetti und Krantz beschrieben wurde, nur daß anstatt der Nähte Klebstoff verwendet wird, oder man kann auch sagen, es gibt eine andere Methode, die Lapides beschrieben hat, der nur eine Nahtreihe auf den ventralen Rand der Urethra legt und ähnliche Ergebnisse erzielte, wie sie durch andere Inkontinenzoperationen zu erreichen sind.

H. Melchior, Aachen: Darf ich dazu noch etwas fragen? Die Marshall-Marchetti-Operation ist ja im allgemeinen nur dann effektiv, wenn man tatsächlich seitlich, wie es Herr v. Rütte gezeigt hat, die Vaginalwand mit hochzieht, d. h., wenn wir die Harnröhre von hinten auch suspendieren und nicht lediglich ihre Vorderwand.

Moderator: *Nach der Diskussion über die Marshall-Marchetti-Operation möchte ich die Diskussion über die Schlingenoperationen eröffnen.*

Zunächst möchte ich einmal Herrn Altmann und seine Mitarbeiter nach seinen frühen Operationskomplikationen fragen.

P. Altmann, Wien: Bezogen auf die 163 Patientinnen, deren Operationen 5 Jahre zurücklagen, hatten wir nur 9 Fälle von sekundärer Heilung. Wir haben trotz der sorgfältigen Vernähung der Fascie doch 2 Hernien gesehen, 2mal waren Nervenläsionen zu verzeichnen, die aber nur kurzfristig waren und außerdem traten 2 Urethra- bzw. Vaginalfisteln auf.

Moderator: Vielen Dank, darf ich um weitere Wortmeldungen zu den Suspensionsoperationen bitten.

K. Richter, München: Wir müssen die therapeutischen Möglichkeiten der Inkontinenz von einem übergeordneten Gesichtspunkt aus betrachten, dann wird die Therapie begrifflich einfach. Es kommt darauf an, den Beckenboden zu festigen. Reicht das Material aus, machen wir eine Diaphragmaplastik, wir können vaginal operieren. Fehlt dieses Material, sind wir gewissermaßen gezwungen, uns einen Halt zu besorgen. Das erreichen wir durch Vornahme irgend einer Schlinge, z. B. bildet man eine Vaginalschlinge nach der Methode von Marshall-Marchetti. Man bildet eine Faszienschlinge, wie wir gesehen haben mit der inguinalen Methode beispielsweise. Mich hat sie interessiert und ich bin zu Chassar Moir nach Oxford gefahren und wollte sie mir dort zeigen lassen. Von dort ist die Methode importiert worden. Dort erfuhr ich dann, daß man seither nur noch Zoedler-Schlingen mache und zwar mit den allerbesten Ergebnissen. Diese Zoedler-Schlingen schneiden nicht durch, sie werden sofort inkorporiert. Wenn Sie etwa 14 Tage nach einer Zoedlerschen Plastik das Band finden wollen, finden Sie es nicht mehr. Es ist durchwachsen von Gewebe. Sie können es ohne weiteres durchtrennen, wenn es später einmal nötig sein sollte.

H. Melchior, Aachen: Meine Frage zielt nicht auf die Indikationsstellung zur Zoedler-Schlinge ab, sondern eine Kernfrage bleibt, wie immer bei allen Schlingen: wie fest man sie anziehen solle, damit man auf der einen Seite eine ausreichende Suspension erreicht und auf der anderen Seite wiederum nicht einen zu hohen Druck ausübt. Ich habe selbst einmal unter viel Schweiß eine Schlinge entfernen müssen und kann nur feststellen, daß dies außerordentlich mühsam ist. Diese Patientin hatte eine Harnverhaltung nach der Schlingenoperation.

Von anderer Seite wurde empfohlen, eine Federwaage zu verwenden. Ich möchte fragen, welche Kriterien sonst hier verwandt werden, um diesen Zug, den man aufwenden muß, irgendwie quantitativ festzustellen.

Moderator: Auch ich glaube, daß war gerade eines der Probleme, mit dem wir sehr stark gekämpft haben. Das ist der Vorteil bei den Faszienstreifen, die man so lange vereinigen kann bis man den richtigen Druck in der Harnröhre hat. Wenn man die Gabel gebildet hat, dann macht man den Test, wie ihn Herr Altmann gezeigt hat und weiß dann genau, wie fest man diese Schlinge legen muß. Nun aber bitte noch weitere Wortmeldungen zur Kunststoffschlinge.

H. Lax, Berlin: Ich habe eine Frage an die Urologen, die sich mit Ihrer Antwort, Herr Hohenfellner, fast schon erübrigt. Ich bin da nicht ganz ihrer Meinung. Wer unter den Gynäkologen so langsam über die Altersgrenze von 60 Jahren gekommen ist, hat ja die Entwicklung von Goebel-Stöckel über den Gynäkologen Bracht mit dem Band miterlebt und festgestellt, wie dann die ganzen Verfahren immer wieder verschwunden sind. Jetzt sind die Schlingen wieder sehr in Mode. Meine Frage an die Urologen lautet eigentlich: Was ist denn der Unterschied zwischen dem Band, das eingeführt wird und worin liegt eigentlich der Unterschied zwischen dem Rektusband und der Obliquus-externus-Faszie? Ich kann da eigentlich keinen großen Unterschied sehen. Denn das, was Sie erreichen, Herr Hohenfellner, was Sie von unten schließen, das können Sie m. E. in der gleichen Weise mit dem Band von oben machen, d. h. also, die Elastizität des Verschlußmechanismus erhalten und die Stütze trotzdem geben. Sie haben sich in dieser Weise geäußert. Ist das wirklich von den Urologen her gesehen das einzige Argument, die Faszie noch zu verwenden, anstelle von diesem oder jenem Band, das sich besonders gut integrieren läßt?

Moderator: Sie haben damit die Frage körpereigenes Gewebe bzw. körperfremdes Gewebe angeschnitten. Bei den Durabändern können wir noch nicht über Spätergebnisse sprechen. Bei der Frage des Kunststoffbandes müssen wir natürlich auch auf die Frage der Komplikationen eingehen und auf die Frage der möglichen Einwanderung des Kunststoffbandes in die Harnröhre. Und wir haben bedauerlicherweise eine ganze Reihe von schweren Komplikationen bei Patientinnen gesehen, die uns von auswärts zugewiesen wurden, bei denen die Bänder durchgeschnitten waren, so daß es zu Urethro-Vaginalfisteln mit irreparabler Inkontinenz kam, so daß insgesamt 4mal nur noch eine Harnableitung durchgeführt werden konnte. Ich möchte ausdrücklich betonen, daß es sich um eine absolut negative Auslese handelt. Auf einem Diapositiv habe ich Ihnen hier die möglichen Komplikationen zusammengestellt. Demnach waren wir also gezwungen, 3mal eine Ureterosigmoideostomie zu machen, einmal einen Conduit, in 4 Fällen mußte das Band exstirpiert werden und einmal ist unglücklicherweise so ein Band um ein Harnröhrendivertikel gelegt worden. Ich möchte nochmals betonen, daß die Auslese negativ ist, trotzdem aber die Frage stellen, ob wirklich die Versöhnung zwischen Kunststoff und körpereigenem Gewebe stattgefunden hat. Herr Zoedler wird dazu sicher jetzt Stellung nehmen.

D. Zoedler, Düsseldorf: Ich kann dazu eigentlich nur sagen, daß ungekonntes Operieren ein Fehler des Operateurs und nicht ein Fehler der Methode ist. Wenn Sie derartige Fälle mit Komplikationen zugewiesen bekommen haben, so ist das m. E. ein Unglück der Operateure Ihrer Gegend, aber ganz sicher spricht es nicht gegen die Methode. Denn wir haben gerade von Herrn Kollegen Richter gehört, daß er meinte, daß das Einlegen eines solchen Bandes eine unkomplizierte Sache sei, wenn man weiß, wohin und wie man es zu machen habe. Ich darf aber zu dem, was Herr Lax sagte, noch kurz Stellung nehmen.

Ich glaube, daß ein wesentlicher Unterschied zwischen dem Einlegen eines Kunststoffbandes und der Verwendung körpereigenen Gewebes besteht. Wir haben ja früher alle, bevor es derartige Methoden gab, nach Goebel-Stöckel operiert, und wir haben gesehen, daß die Ergebnisse innerhalb der ersten Jahre relativ gut waren. Dann werden die Frauen in zunehmendem Alter dicker und damit ist das Ergebnis dann in Frage gestellt. Zu dem Problem des Zuges bei der Verwendung körpereigenen Gewebes oder Faszie, das Sie anschnitten, Herr Hohenfellner, finde ich, ist das Gegenteil gerade bei Anlegen eines Bandes der Fall. Die Verwendung von Faszie erfordert einen echten Zug und die Anlegung eines echten Zuges ist eine sehr subjektive Angelegenheit. Die Anlegung des Suspensionsbandes, des Nylon-Netzbandes, erfordert dagegen keinen Zug, sondern es wird nur um die Harnröhre ohne Spannung aber in einer unmittelbaren Kontinuität zum Gewebe angelegt. Das netzartige Gewebe dieses Bandes führt ja zu einem Granulationsgewebe und zu einer Verdickung der Platte, so daß, auch wenn Sie vielleicht im ersten Moment noch keine vollständige Kontinenz erzielt haben, weil das Band möglicherweise etwas locker eingelegt worden war, sich durch das Einwachsen des Granulationsgewebes ein so gutes Polster ergibt, daß dadurch durchaus noch mit einer späteren Kontinenz zu rechnen ist. Ich muß zugeben, daß dieses Band nach 14 Tagen kaum mehr darstellbar ist, weil es vom Gewebe durchsetzt ist. Ebenso muß ich zugeben, daß jede vaginale Hysterektomie nach Anlegen des Bandes eine extrem schwierige Angelegenheit ist. Deswegen sind wir natürlich auch dazu übergegangen, zunächst einmal nur die Frauen zu operieren, die bereits hysterektomiert waren. Ich habe außerdem die Erfahrung gemacht, daß die Frauen, die zu Urologen kommen, meist voroperiert sind. Die Bauchdecken sehen meist fürchterlich aus, so daß in diesen Fällen eine korrekte Faszienstreifenpräparation kaum möglich ist. Ganz abgesehen davon, daß die Schnittführung dort oben ja eine ausgedehnte Schnittführung im Abdominalbereich darstellt, während die Anlegung eines Suspensionsbandes nur 2 kleine Knopflochschnitte oberhalb der Symphyse erfordert.

Moderator: Vielen Dank, Herr Zoedler, daß Sie diese Unterschiede zwischen Faszie und Kunststoff klar herausgearbeitet haben. Es ist genau das, was Sie sagen: ein größerer Schnitt, eine ausgedehntere Operation, das Dosieren der Schlinge, der Zug ist subjektiv und natürlich ist die gesamte Operation an sich aufwendiger, daher ja auch die Frage nach dem Lyoduraband.

Hinsichtlich der Spätergebnisse kann ich Ihnen nicht Recht geben, denn Herr Altmann hat ja gezeigt, daß er mit dieser Form der Schlingenoperation eigentlich ausgezeichnete Spätergebnisse hat.

Nun nochmals zur Frage der Komplikationen. Sie haben sicher Recht, Herr Zoedler, daß die Kunststoffbandoperation eben einen geübten vaginalen Operateur voraussetzt, aber die Komplikationen, die mit Kunststoff eintreten können, sind, wenn sie einmal eintreten, viel schwieriger, als wenn sie nach körpereigenem Gewebe entstanden sind; denn ein Faszienstreifen, der durch die Blase geführt wird, wird natürlich resorbiert.

F. Truss, Göttingen: Ich möchte noch einmal auf das Zoedler-Band zurückkommen und die Ausführungen von Herrn Zoedler unterstützen. Der Zugangsweg ist zweifellos sehr einfach und man kann neben Einlegen des Bandes gleichzeitig auch noch eine Beckenbodenplastik machen. Man kann zusätzlich die Blasenvorderwand mit dem Finger von der Symphyse lösen, um dort eine zusätzliche Verwachsungsfläche schaffen, die etwas an das Vorgehen von Marshall-Marchetti erinnert. Zu dem zu fest angezogenen Band möchte ich feststellen, daß dies keine echte Problematik darstellt und auch keine Reoperation erfordert. In den Anfängen ist uns das gelegentlich auch passiert, weil man es ja dann immer besonders gut machen möchte. Dies zu fest angezogene Band läßt sich einfach mit einem Bougie beheben und zwar in der Form, daß bei der narkotisierten Patientin das Bougie in die Harnröhre eingeführt und dann einmal kräftig nach unten gedrückt wird. In der Regel reicht dies aus, anderenfalls kann man die Prozedur so lange wiederholen, bis die Patientin gut urinieren kann. Inkontinent ist bei uns keine von den 5 Patientinnen geworden, bei denen wir so vorgehen mußten, da das Gewebe dies ohne weiteres aushält.

Zum Einwandern des Bandes möchte ich nur sagen, daß diese Komplikation ja eigentlich nur dann auftritt, wenn wir mehrfach voroperierte Patientinnen haben, wo nur noch sehr wenig Gewebe zwischen Vagina, Blasenboden bzw. Harnröhre vorhanden ist. Ich betrachte mir seit 3 Jahren ein Bändchen von der Harnröhre aus, ohne daß die Patientin es weiß, oder daß sie dadurch gestört wird. Ein anderes Band lief aus den genannten Gründen quer durch die Harnröhre hindurch. Ich habe es mit Schere und Pinzette durchschnitten und die Patientin ist weiterhin kontinent geblieben, d. h. durch diese Maßnahme also in keiner Weise beeinträchtigt worden.

Moderator: Was passiert eigentlich, Herr Truss, wenn Sie das Bändchen in der Vagina finden, haben Sie so etwas schon gesehen?

F. Truss, Göttingen: Das habe ich bisher noch nicht erlebt.

M. Schmidt-Mende, Hildesheim: Zum Durchwandern des Bändchens kann ich nur sagen, daß ich so etwas schon erlebt habe. Wir haben seitdem jetzt das Bändchen einfach noch überpolstert mit einem kleinen Lyodurastreifen, den ich so draufgenäht habe, daß die Auflagefläche des Bändchens unten an der Harnröhre nicht so scharf ist und dadurch nicht durschschneiden kann. Ich halte dies für eine gute Möglichkeit. Weiterhin möchte ich feststellen, daß sich das Bändchen ja ganz leicht zerfasern läßt. Es stellt die Firma Braun/Melsungen jetzt auch Bändern her, die zwei Lagen oder auch drei Lagen übereinander haben. Ich möchte fragen, ob damit schon Erfahrungen bestehen? Schneiden diese auf der anderen Seite wieder etwas durch, weil sie eine höhere Kante am Rand haben oder wie stehen Sie dazu, Herr Zoedler?

D. Zoedler, Düsseldorf: Diese Bänder, die jetzt von der Firma Braun/Melsungen hergestellt werden und mit einer mehrfachen Lage versehen sind, sind Bänder, die für die Behandlung der männlichen Inkontinenz benutzt werden, weil ja im Gegensatz zu der Behebung der weiblichen Inkontinenz beim Mann ein aktiver Widerstand geschaffen werden muß, während bei der Frau ja nur physiologische Verhältnisse wiederhergestellt werden. Dieser aktive Zug, der beim Mann ausgeübt wird, ist mit diesem Bändchen nicht möglich, weil es sich sehr leicht auffasern läßt.

Dieses Auffasern des Bändchens ist aber m. E. ein gewisser Sicherheitsfaktor. Denn wenn Sie, wie es Herr Truss seit 3 Jahren beobachtet, eine Frau haben, bei der das Bändchen in der Harnröhre sichtbar ist, dann brauchen Sie nur mit einem Ohrenspiegel die Bänder beiderseits durchtrennen und die Fädchen herausziehen; denn dadurch, daß es ein monophiles Band ist, ziehen Sie ohne Schwerigkeiten die Fäden heraus, und durch das Granulationsgewebe sind dann trotzdem die seitlichen Fixationen so fest, daß sie selbst bei Entfernen des Bandes die Kontinenz nicht gefährden.

W. Lutzeyer, Aachen: Seit dem kurzen Referat von Herrn Mayer aus Ihrer Klinik, Herr Hohenfellner, bin ich doch etwas unsicher geworden und denke immer darüber nach, was eigentlich jetzt das Wirkungsprinzip ist. Er hat eine exakte Faszienzügelplastik gemacht und die urodynamischen Untersuchungen haben ergeben, daß der Urethralwiderstand nach der Operation trotz gebesserter Beschwerden, d. h. subjektive Beschwerdefreiheit, gesunken oder gleichgeblieben bzw. zurückgegangen ist. Es bleibt also die Frage nach dem Wirkungsprinzip. Wir haben hier gehört, ob nun der Beckenboden angehoben wird oder nicht, ob nun die Hysterektomie durchgeführt wurde oder nicht, bzw. der vesiko-urethrale Winkel wurde auch angezweifelt, wurde positiv bzw. negativ bewertet. Was ist nun eigentlich das Wirkungsprinzip?

Moderator: Die Tatsache, daß die Operationsergebnisse sich in den urodynamischen Meßmethoden nicht widerspiegeln, gleichgültig, welches Verfahren man anwendet — und das möchte ich betonen — hat natürlich Viele und insbesondere die Urodynamiker beschäftigt. Mit Sicherheit ist diese Operation oder auch eine andere, die wir ausführen, nicht mit einer Erhöhung des Urethralwiderstandes verbunden. Wenn wir das in den Mittelpunkt unserer Betrachtungen stellen und zum anderen die Wiederherstellung anatomischer Verhältnisse, dann glaube ich, kommen wir dem Problem wahrscheinlich näher, ohne es eindeutig lösen zu können. Und damit möchte ich diese Frage vielleicht doch noch einmal kurz anschneiden. Möchte jemand zur Frage der Reproduzierbarkeit urodynamischer Meßmethoden zu verschiedenen Operationsmethoden etwas sagen?

L. Beck, Düsseldorf: Ich möchte eine Ergänzung zu den Ausführungen von Herrn Hohenfellner bezüglich des urethralen Druckprofils machen. Das gilt nicht nur für die Schlingenoperationen, das gilt auch, wie wir das statistisch signifikant zeigen konnten, für die Diaphragmaplastik, für die Marshall-Marchetti-Operation. Vor und nach der Operation ändert sich das Druckprofil in Ruhe nicht. Man muß, um die postoperative Effizienz der Operationsmethode meßmethodisch zu erweisen, daß Streßprofil messen, d. h., man muß die Patienten auffordern, zu husten, zu drücken und die Messung in der Harnröhre und in der Harnblase miteinander vergleichen. Dann sieht man, daß bei den genannten Methoden, auch bei den Schlingenoperationen, im Streßprofil eine Besserung eingetreten ist. Wenn man das zugrunde legt, dann kommt man wohl auch zu der Erklärung, daß man durch das bei der Erhöhung des urethralen Druckes beim Husten und Lachen in der Urethra, die Urethra durch die Operation wohl in den Raum hineingekommen ist, der sich bei der Erhöhung des intraabdominellen Druckes auswirkt. Das war eine Erklärung; denn dieselbe Frage hatten wir vor dem Kongreß angeschnitten und uns überlegt, ob man sie stellen sollte. Man kommt mit einer gewissen Wahrscheinlichkeit aber eben zu dieser Erklärung.
Eine andere Frage ist, die wir Gynäkologen anschneiden, ob nicht doch die quergestreifte Urethralmuskulatur für diesen Druckanstieg noch in Frage kommt. Das ist eine offene Frage, die wir bisher noch nicht schlüssig darstellen konnten.

D. Zoedler, Düsseldorf: Ich möchte nicht zu dieser Frage, sondern vielleicht noch ganz allgemein etwas zur Suspensionsplastik sagen. Ich sehe hier bei den Erfolgsstatistiken das Wort „gebessert“. Das heißt also, daß eine Frau statt 10 Vorlagen vielleicht nur noch 5 braucht. Für mich ist bei der „gebesserten“ Frau das Operationsziel, die Kontinenz, eben nicht erreicht. Und darum kann ich mich mit einer „Besserung“ einer Inkontinenz als Erfolg nicht zufrieden geben.

Moderator: Herrn Haubensak möchte ich im Anschluß an sein Referat fragen, welche Firma stellt diese Geräte her und welche Kosten entstehen? Dies wird die Kollegen in der Praxis sicherlich interessieren.

K. Haubensak, Homburg: Das Gerät, das ich vorgestellt habe, geht auf Glenn zurück. Die Firma, die es herstellt, ist „Cardiac Recorders“ in London. Dieses Gerät kostet in London, wenn

Sie es dort bestellen, etwa 300,— DM. Es gibt auch eine deutsche Firma, die das Gerät für 600,— DM vertreibt, während eine weitere deutsche Firma das Gerät für 900,— DM verkauft und 2 Elektroden mitliefert.

Zusammenfassung und Schlußwort des Moderators

Die Referate und Diskussionen dieses Teiles des Kongresses möchte ich kurz zusammenfassen und damit abschließen.

Über die Frage der *urodynamischen Abklärung* gibt es keine Zweifel. Das minimale Abklärungsprogramm wird Ihnen in ungefähr 75% bis 80% der Fälle den Ausschluß einer neurogenen Blasenentleerungsstörung in Ihrer Praxis ermöglichen. Die verbleibenden 20% oder 25% mit unklaren Befunden bedürfen einer erweiterten urodynamischen Abklärung im Rahmen eines urodynamischen Meßzentrums mit entsprechendem Meßplatz. Von besonderer Bedeutung ist die Gas-Zystomanometrie, besonders für diejenigen, die sich beginnen einzurichten, da sie in den Folgekosten niedrig ist und der Personalbedarf ebenfalls gering ist.

Nun zu der Frage, was mit Patienten mit *primärer Streßinkontinenz* und vorhandenem Uterus geschehen soll.

Ich glaube, darüber sind die Meinungen einheitlich, daß die Therapie von den Gynäkologen durchgeführt werden sollte. Die Uterusexstirpation mit Rekonstruktion des Beckenbodens ist etwas, was die Gynäkologen durchführen sollten.

Bei der Operation nach Marshall-Marchetti oder den Schlingenoperationen gilt es ferner, hier eine Bekehrungsaktion vorzunehmen. Sie überzeugt, daß hier eine ganze Reihe individueller Faktoren eine große Rolle spielen. Derjenige Operateur, der den Operationsweg und die Methode am besten beherrscht, sollte sie auch in seiner Art und Weise ausführen. Die Vergleichbarkeit der Spätergebnisse leidet vor allem darunter, daß von früher urodynamische Untersuchungen z. T. nicht vorliegen. Wir haben in aller Offenheit die Komplikationen, die Frühkomplikationen und auch die Spätkomplikationen besprochen.

Zur Frage, was man tun soll, wenn alle operativen Verfahren nicht mehr helfen, haben Herr Haubensak und Herr Günther mit dem Vortrag über die externe Elektrostimulation und Herr Heidenreich mit der Inkontinenz-Therapie durch Östrogene referiert.

Damit möchte ich den heutigen Vormittag mit den Diskussionen über die funktionellen Erkrankungen der ableitenden Harnwege bei der Frau abschließen. Ich darf vor allen den Gynäkologen für ihre wertvollen Hinweise ebenso danken, wie den übrigen Referenten und den Diskussionsrednern.

Die Reizblase

H. Marberger: **Einführung**

Wir haben uns heute in dieser Sitzung mit einem Thema zu befassen, der sog. Reizblase bei der Frau, einem Problem, mit dem der Praktiker, der Urologe, der Gynäkologe praktisch fast täglich befaßt ist. Dieses lästige Krankheitsbild läßt sich zwar relativ gut behandeln, wir wissen aber immer noch nicht, durch wie viele Faktoren es hervorgerufen wird, d. h., wir kennen nicht die genauen pathogenetischen Vorgänge, die zum Entstehen beitragen. Dadurch wird das Krankheitsbild in der Praxis oft zu einer Crux.

Aufgabe dieser Sitzung sollte es sein, gewisse Richtlinien auszuarbeiten, die dazu beitragen sollen, diese Last der täglichen Praxis etwas zu erleichtern. Das Problem ist vielschichtig, und es ist die Aufgabe dieser Stunde, Ätiologie, Pathologie, Diagnostik und Therapie von vielen Seiten etwas zu beleuchten. Leider können wir das ganze Gebiet wegen der Kürze der Zeit nur streifen und deshalb verschiedene Gesichtspunkte nur zum Anklingen bringen.

H. MARBERGER: **Die sogenannte Reizblase**

Die sogenannte Reizblase

In drei Jahren, von 1972 bis 1975, wurden an unserer Klinik in Innsbruck 605 Frauen wegen einer Harnröhrenerkrankung mit Krankheitssymptomen, die man als Reizblase, Urethralsyndrom, Urethropathie, Urethrotrigonitis, Urethritis chronica oder mit anderen Namen in der Literatur bezeichnet, untersucht und behandelt (Tab. 1).

Tabelle 1. Urologische Universitätsklinik Innsbruck (1972—1974)

Gesamtzahl der ambulanten Patientinnen über 16 a		4620
davon Frauen mit Urethralsyndrom		605 (13%)
Frauen unter 50 a	254 (42%)	
Frauen über 50 a	351 (58%)	

42% dieser Frauen waren zwischen 16 und 50 Jahren, 58%, mehr als die Hälfte, war über 50 Jahre alt.

Bei 50% der gesamten Serie schien die Harnröhre allein betroffen, Schleimhautmetaplasie, wie man sie typisch am Blasenhals und am Trigonum bei vielen Frauen im geschlechtsreifen Alter sieht, wurde nicht als krankhaft gewertet. Bei 33% konnte man Veränderungen an der Harnröhre und gleichzeitig einen Harnwegsinfekt, meist eine abklingende Cystitis mit Leukurie und positiver Harnkultur, feststellen. Bei 17% standen andere Erkrankungen im Vordergrund, das Urethralsyndrom war Zweiterkrankung (Tab. 2).

Tabelle 2

Isolierte Harnröhrenveränderungen*	50%
Harnröhrenveränderungen mit Infekt	33%
Harnröhrenveränderungen und andere Harntraktsveränderungen	17%

* davon 53% mit Schleimhautmetaplasie

Bei allen Frauen stellte der Erstuntersucher eine relative Harnröhrenenge fest. Das Lumen war maximal gerade für einen Dittelstift, 24 Charr, durchgängig.

Im Gegensatz zur Kalibrierung deckten Anamnese, Urethrocystogramm und Flowmetrie nur bei einem Teil dieser Frauen eine obstruktionsbedingte Abnahme der Miktionsleistung auf.

Bei 203 Frauen der ersten Gruppe „Reizblase ohne Harnwegsinfekt" ließen sich bei Inspektion des Orificiums oder der endoskopischen Untersuchung an der Harnröhre typische Veränderungen nachweisen. Im distalen Bereich der Urethra, am Orificium externum fand man, vor allem bei älteren Frauen, Stenosen, Karunkel, Skenitis, andere grobe Veränderungen der Schleimhaut vom glasigen Meatus bis zum Schleimhautprolaps (Abb. 1).

Das mittlere Drittel der Urethra war am seltensten befallen, beherbergte jedoch in einer gewissen Zahl Divertikel verschiedener Größe, Abszesse und Konkremente (Abb. 2). Am proximalen Abschnitt der Harnröhre und am Blasenhals fand man Veränderungen, wie man sie typisch bei chronischen Entzündungen der Schleimhaut sieht, fleckige Rötung und Schwellung, Fibrinbeläge, Hämosiderinablagerungen und Polypen. Der Blasenhals war bei diesen Frauen häufig entrundet, wellig verengt, das Lumen oft grob deformiert. Bei einem Drittel der Gruppe tastete man die Harnröhre durch die vordere Vaginalwand als druckschmerzhafte Walze. Manchmal ließ sich Sekret mit Eiter und Detritus vermengt aus der Urethra auspressen (Abb. 3 und 4). Bei 89 Frauen fehlten

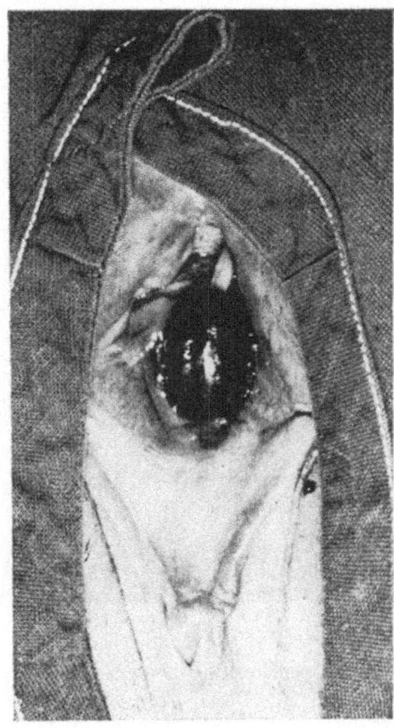

Abb. 1

äußerlich und endoskopisch sichtbare pathologische Veränderungen völlig. Bei einer Gruppe von 25 Patientinnen ließen Urethrocystogramm und die eingehende urodynamische Untersuchung das Vorliegen einer neurogenen Störung als wahrscheinlich erscheinen.

Die Patientinnen wurden aus verschiedensten Ursachen, meist jedoch wegen eines rezidivierenden, therapieresistenten Infektes mit Miktionsbeschwerden, Schmerzen in der Kreuz- und Blasengegend, zugewiesen.

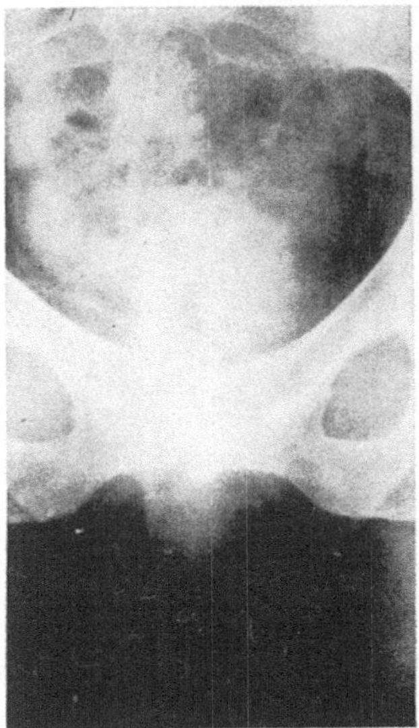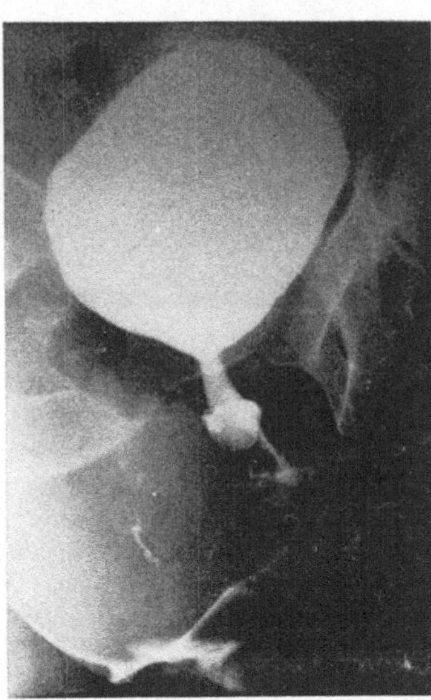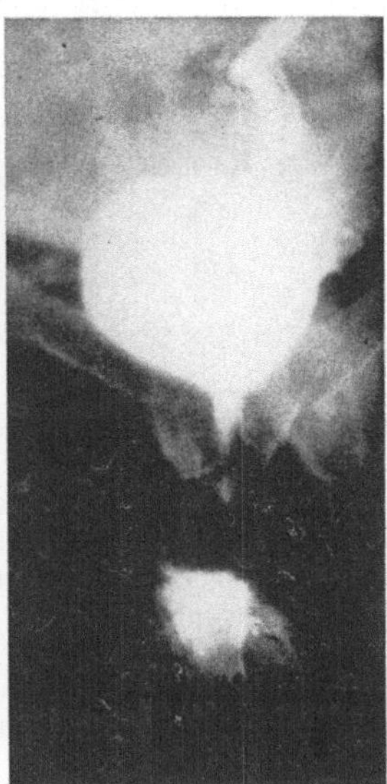

Abb. 2

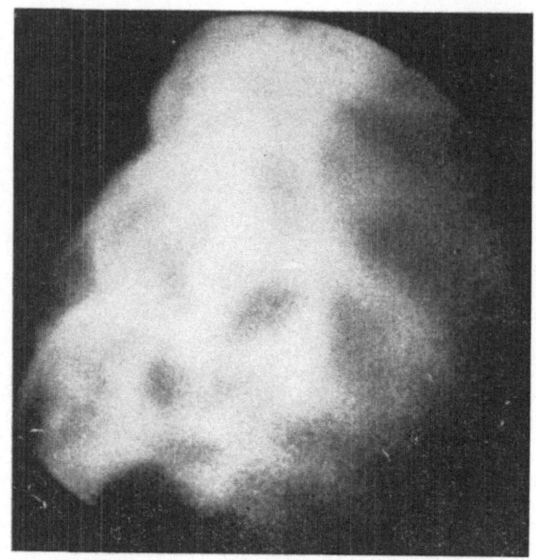

Abb. 3

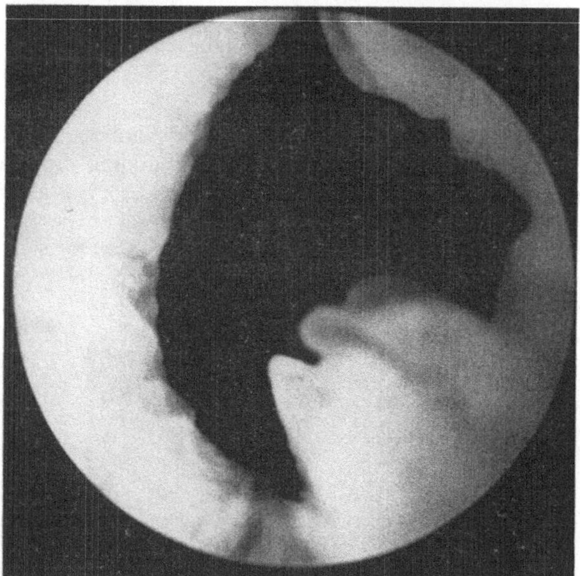

Abb. 4

Symptomatik

In der bunten Palette des meist recht verschlüsselt geschilderten Krankheitsbildes fand man typische Miktionsbeschwerden als häufigste und konstante Krankheitszeichen (Tab. 3).

Fast alle Frauen erzählten, daß sie schon seit längerer Zeit an wechselnden Miktionsbeschwerden litten und daß immer wieder durch die verschiedensten Ursachen, durch Kälte und Nässe, durch Aufregung, Krankheit, Sorgen — um nur ein paar aufzuzählen, recht heftige Krankheitsattacken ausgelöst wurden.

Pollakisurie: Über vermehrten, oft imperativen Harndrang bei Tag klagten 95% der Frauen aller Altersgruppen.

Dysurie: Schlechtes Harnlassen, Tenesmen, Brennen quälte die jüngere Gruppe. Nykturie war dagegen bei den älteren Frauen mehr ausgeprägt. Die Häufigkeit von Nykturie und Dysurie

Tabelle 3. Krankheitssymptome

	Frauen	
	unter 50 a	über 50 a
Pollakisurie	95%	95%
Dysurie	83%	57%
Nykturie	50%	75%
Schmerzen beim Verkehr	35%	20%

in unserer Serie lassen annehmen, daß es sich um eine Auswahl schwererer Fälle handelt und die Zuweisung meist erst nach gescheiterten Behandlungsversuchen erfolgte.

Über Schmerzen beim Verkehr, Dyspareunia, klagten 35% der jüngeren und 20% der älteren Frauen. Im allgemeinen war die Sexualanamnese nicht aufschlußreich. Nur bei wenigen Frauen ließen die Angaben auf eine Zyklusabhängigkeit der Beschwerden schließen.

Die zweite Gruppe — Urethralsyndrom mit bestehendem Harnwegsinfekt — wurde in unsere Serie nur deswegen aufgenommen, weil sich im Laufe längerer Beobachtung und Behandlung erwies, daß die Harnröhre die Ursache der Beschwerden und des rezidivierenden Harnwegsinfektes sei.

Die letzte Gruppe, das Urethralsyndrom als Zweiterkrankung, bedarf keiner besonderen Besprechung.

Die Vermutungsdiagnose, Urethralsyndrom, ist vom Geübten aus dem üblichen urologischen Untersuchungsgang meist ohne Mühe zu stellen.

Die Beurteilung, ob die Symptome durch eine Harnröhrenerkrankung allein oder durch andere Ursachen, z. B. neurologische, gynäkologische oder dermatologische Erkrankungen ausgelöst worden seien, auch die Zuordnung zu einem gewissen Typ von Reizblase, ist oft nur nach wiederholter genauer Untersuchung — unter Einsatz modernster funktioneller Untersuchungsmethoden — möglich (Tab. 4).

Tabelle 4. Diagnostik

Anamnese + klinische Untersuchung (+ vaginale Untersuchung)
Harnanalyse + Kultur + Leuko-Kammerzählung (Mehrgläser-Probe)
Urogramm
Miktionscystourethrogramm
Kalibrierung der Harnröhre + Urethrocystoskopie
Urodynamische Untersuchung (Flow, Cystomanometrie, komb. urodyn.
   Untersuchungen)

Isolierte Harnröhrenveränderungen*	50%
Harnröhrenveränderungen mit Infekt	33%
Harnröhrenveränderungen	
+ andere Harntraktsveränderungen	17%

* davon 53% mit Schleimhautmetaplasie

Therapie (Tab. 5)

Bei 89% der Frauen haben wir die Harnröhre einmal oder in regelmäßigen Abständen wiederholt gedehnt. Zur Dehnung verwenden wir Dittelstifte, polierte, sich konisch verjüngende, gerade Metallstifte in steigendem Kaliber, je nach dem Grad der Veränderung, bis zu 36 Charr

Tabelle 5. Therapie

Periodische Dilatation	88%
Chirurgische Behandlung	3%
Medikamentöse Behandlung	9%

(Abb. 5). Wir sind bestrebt, vor allem die Erstdilatation durchzuführen und Verletzung der Harnröhre durch brüske Dehnung zu vermeiden. Als wertvoll bewährten sich zusätzlich Maßnahmen, vor allem die Aufklärung der Patientinnen über ihre Krankheit und deren mögliche Ursachen und die Empfehlung eines gewissen Regimes, reichliche Flüssigkeitszufuhr, Miktions- und Sexualhygiene.

3% wurden chirurgisch behandelt. Barren, obstruierende Polypen am Blasenhals haben wir elektroreseziert, Divertikel, Karunkel, Stenosen meist nach eigenen Methoden beseitigt.

Bei 9% der Serie beschränkte man sich auf medikamentöse Behandlung, vor allem auf periodische Gaben von Spasmolytica.

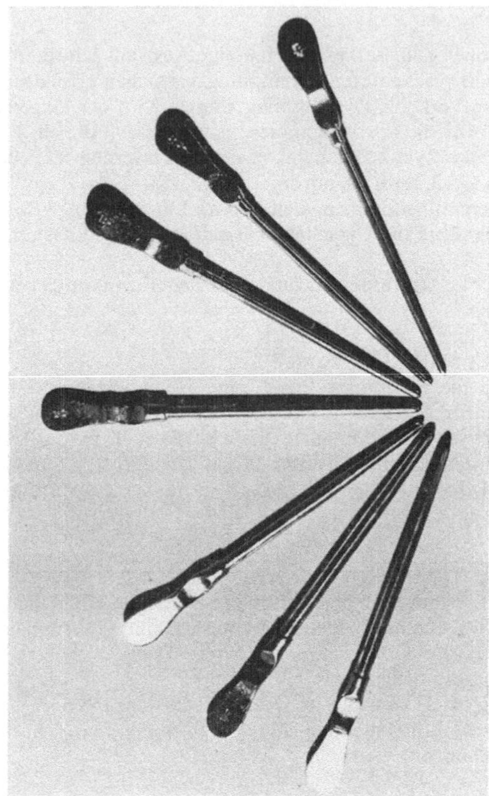

Abb. 5

Ergebnisse

Zwei Drittel der Patientinnen erschienen zur Kontrolluntersuchung bzw. zur wiederholten Behandlung, so daß das Behandlungsergebnis in einer ausreichenden Zahl beurteilt werden konnte. Die Ergebnisse waren erstaunlich gut.

Bei 80% aller Kranken mit Urethralsyndrom mit oder ohne Schleimhautmetaplasie ließen sich durch die Dilatationsbehandlung die Krankheitssymptome für mehr oder weniger lange Perioden, meist 4 bis 6 Wochen, oft für längere Zeit, ja für immer, zum Verschwinden bringen.

Die periodische Dilatationsbehandlung der Harnröhre bei der Frau habe ich vor 20 Jahren von der Behandlung der männlichen Harnröhre übernommen und nach guten Erfahrungen systematisch in Anwendung gebracht.

Die Für und Wider sind uns bekannt. Die Gefahrlosigkeit einerseits, der Erfolg dieser Behandlung andererseits, schienen unseren Aufwand und die wiederholte Manipulation zu rechtfertigen.

242

Der kurzen Präsentation unseres Krankengutes möchte ich eine Bemerkung über unsere Vorstellungen vom Problem Reizblase anfügen.

Die Reizblase ist eine häufige Erkrankung, das Krankheitsbild wird jedoch meist fälschlicherweise als Harnwegsinfekt diagnostiziert und behandelt. Das Syndrom ist zwar durch eine relativ einheitliche Leitsymptomatik charakterisiert, aber wahrscheinlich durch mehrere Ursachen hervorgerufen. Eine der Hauptursachen der Reizblase ist die chronische Urethritis. Die Harnröhre ist ein kompliziert gebautes, mit einer komplexen Aufgabe betrautes Organ, teils dem Harntrakt, teils dem Geschlechtstrakt angehörig. Diese Koppelung bedingt eine hohe Anfälligkeit für Krankheiten. Die anatomischen Verhältnisse, z. B. die Lage des Orificiums in unmittelbarer Nähe der Klitoris, die Drüsen, die Krypten und Schleimhautfalten der Urethra, bilden ideale Voraussetzungen für unspezifische, entzündliche Prozesse. Diese Prozesse bleiben vorerst zwar auf den distalen Harnröhrenabschnitt beschränkt (Abb. 6), ändern aber die physikalischen Eigen-

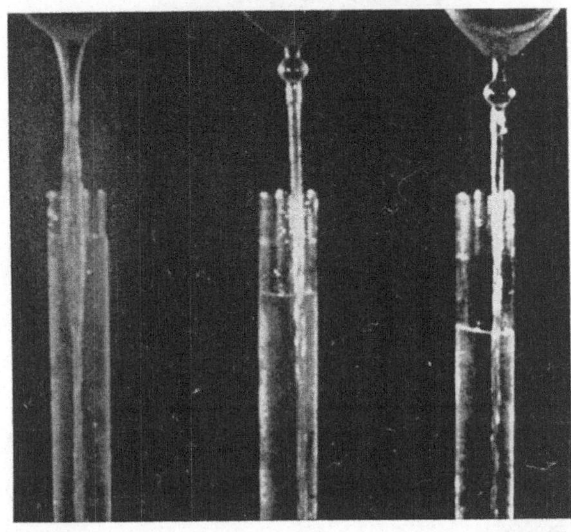

Abb. 6

schaften dieses Abschnittes und beeinträchtigen damit die Strömungsverhältnisse in der ganzen Urethra (Abb. 7). Dies wiederum erlaubt urotropen-pathogenen Keimen, die aus der gesunden Harnröhre eliminiert werden, sich unter Umständen zu vermehren, ja sich auf die Blase auszubreiten und einen echten Harnwegsinfekt auszulösen. Die chronische Urethritis stellt daher eine permanente Gefahr für den übrigen Harntrakt dar, der wir in unserem therapeutischen Denken Rechnung getragen haben.

Die Frage, ob die hormoninduzierte Metaplasie der Schleimhaut am Blasenhals und Trigonum, die man bei der geschlechtsreifen Frau außerordentlich häufig sieht, das Reizblasensyndrom verursacht oder zumindest zur Entstehung beiträgt, ist nach wie vor umstritten (Abb. 8). Wir halten die Metaplasie nicht für krankhaft, könnten uns jedoch gut vorstellen, daß die Verdickung des Epithels, die Einengung des Lumens durch den geschwollenen Faltenstern, Aufrauhung der Oberfläche, sehr wohl dazu beitragen können, daß lokale Entzündungsprozesse Fuß fassen und pathogene Keime eine bessere Heimstätte in der Harnröhre finden.

Trotz zahlreicher Untersuchungen wird über endokrine Einflüsse auf Urethra und Blase recht widersprüchlich berichtet.

Das lawinenartige Anschwellen der Zahl von Frauen, bei denen Steroide, Gestagene zur Schwangerschaftsverhütung verabreicht wurden, andererseits die Entwicklung exakter Untersuchungsmethoden zur Messung von Hormonen und Wirkstoffen, die

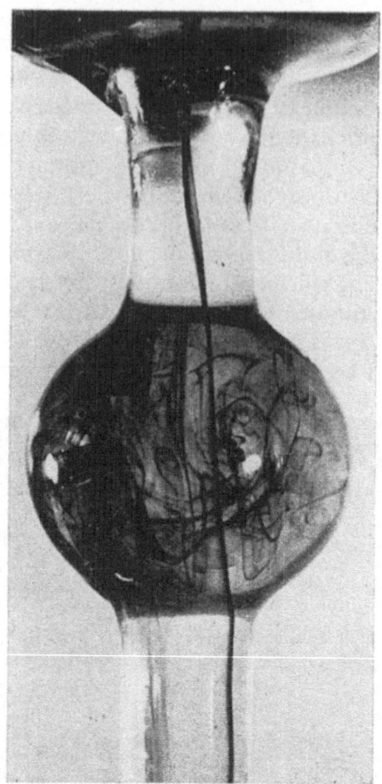

Abb. 7

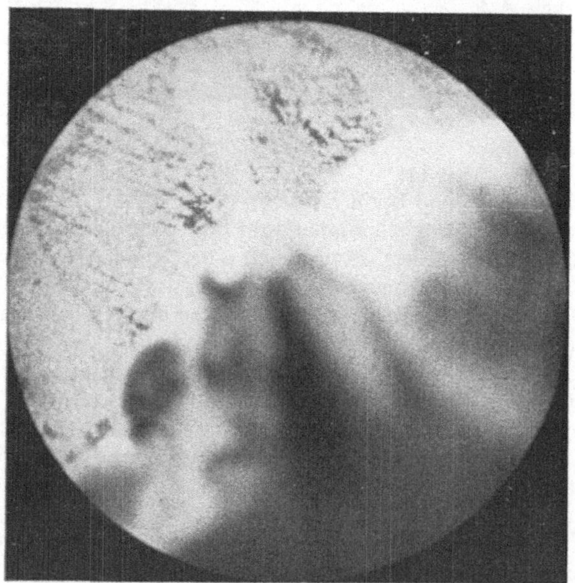

Abb. 8

Vervollkommnung der Cytologie, lassen in naher Zukunft eine Erklärung dieser Fragen erwarten. Auch vom Einfluß des zentralen und autonomen Nervensystems auf Funktion und Dysfunktion von Harnröhre und Blase, von Perzeption und Verstärkung von

Störungen, wissen wir recht wenig, obwohl viel von diesen Dingen geredet wird. Es ist an der Zeit, daß wir uns eingehend mit diesen Fragen befassen und auch die Grundlagen des Krankheitsbildes besser verstehen lernen.

Literatur

1. Moolgaoker, A. S., Ardran, G. M., Smith, J. C., Stallworthy, J. A.: J. Obstet. Gynaec. Brit. **79**, 481 (1972). — 2. Cox, C. E.: Southern Med. J. **59**, 621 (1966). — 3. Semm, K.: Urologe B **15**, 43—47 (1975). — 4. Rütte, B.: Stuttgart: F. Enke, 1970. — 5. Richardson, F. H.: J. Urol. **101**, (1969). — 6. Rütte, B.: Urologe B **15**, 48—52 (1975). — 7. Moore, Th., Hira, N. R.: J. Urol. 37 (1965).

Prof. Dr. Hans Marberger
Univ.-Klinik
Anichstraße 35
A-6020 Innsbruck/Österreich

A. Gaca, E. Kaiser, E.-G. Loch und W. Remmele: **Die Reizblase der Frau — Symptom oder Krankheitsbild sui generis?**

Die embryonale Entwicklung des Blasentrigonums (aus Entoderm) zwischen Ureteren, Wolffschen Gängen und Urethra und seine Beziehungen zum Utero-Vaginal-Kanal (entstanden aus Vereinigung beider Müllerscher Gänge) ist für das Verständnis der hier zu behandelnden Vorgänge bei der sog. „Reizblase der Frau" von fundamentaler Bedeutung.

Über die Differenzierung des vorderen Kloaken-Abschnitts in Harnblase, Urethra und Sinus uro-genitalis bestehen immer noch unterschiedliche Meinungen. Von der weiblichen Harnröhre behauptete Aschoff schon vor 80 Jahren (1894), daß „keine Urethra der anderen gleicht". Vorderes Harnröhren- und Vulvaepithel sind unverhorntes mehrschichtiges Plattenepithel. Auch die Urethraldrüsen unterliegen ebenso wie alle anderen Epithelformationen des weiblichen Genitalapparates den endokrin gesteuerten zyklischen Veränderungen.

Während Diagnostik und Therapie der oft menopausal auftretenden und auf einem Östrogenmangel beruhenden Reizblasenerscheinungen und die Cystitis senilis bzw. Urethriris atrophicans — große Ähnlichkeit mit der senilen Colpitis — keine großen

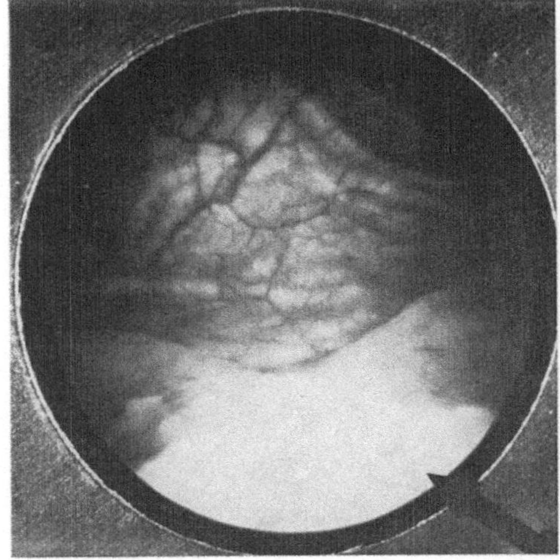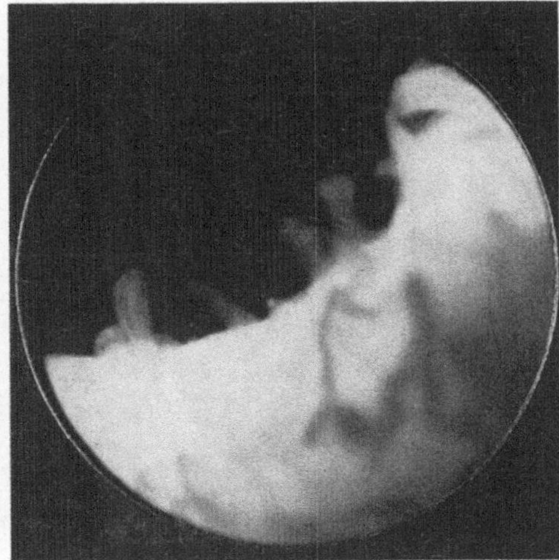

Abb. 1

245

Schwierigkeiten bereitet, ist die Abklärung und auch Behandlung einer in der Geschlechtsreife Beschwerden bereitenden *„vegetativen Reizblase"* (gynäkologisch auch spastische Cystitis genannt) nicht immer einfach und auch einheitlich.

Klinisch lassen dysurische Miktionsbeschwerden unter seelischen Belastungen oder chronischem Streß bei sonst magerem urologischem Befund an eine Reizblase und damit an ein funktionelles psychovegetatives Geschehen denken.

Endoskopisch ist das Bild fast charakteristisch (Abb. 1): im Bereich des Trigonums, vor allem an der Trigonumspitze zum Blasenausgang hin findet sich ein grau-weißlicher,

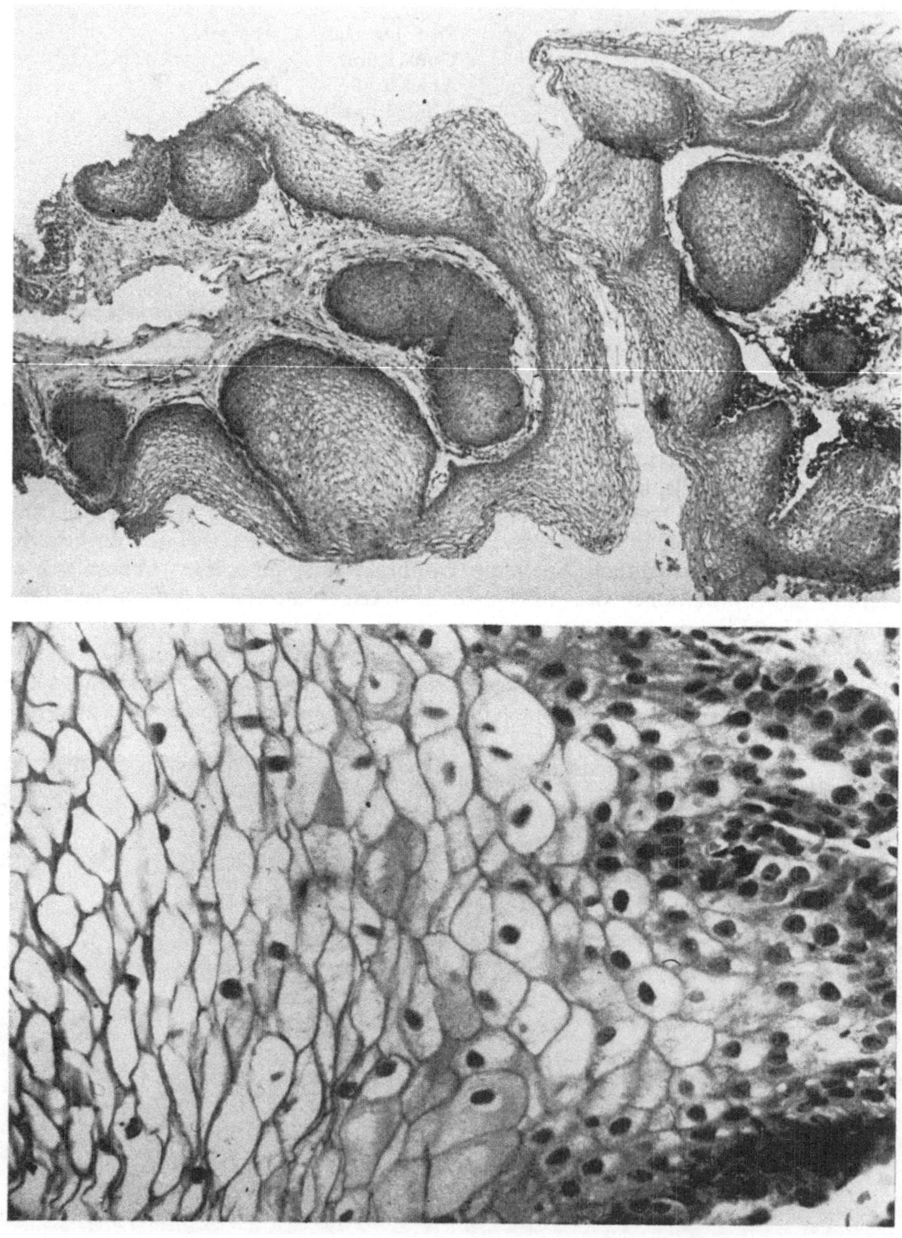

Abb. 2

246

mehr oder weniger scharf abgegrenzter metaplastischer „Belag" mit leichter Auflockerung der Schleimhaut, oft vergesellschaftet mit gestielten, polypösen Urothelwucherungen, einer Reiz-Hyperämie und bullös-ödematösen Veränderungen.

Histologisch (Abb. 2) erscheint ein hochdifferenziertes und in den oberen Schichten sehr glykogenreiches Plattenepithel mit nur geringer lymphohistiozytärer Infiltration. Bei der neuro-hormonalen Reizblase ist endokrinologisch (Abb. 3) eine vermehrte Produktion von Androstendion und oft auch Testosteron — insbesondere nach Stimulation — nachweisbar, wodurch möglicherweise eine Blockierung der Östrogenrezeptoren stattfindet. Bei relativer Gestagen-Insuffizienz kann eine östrogen-normale bis -dominante Hormonsituation bestehen.

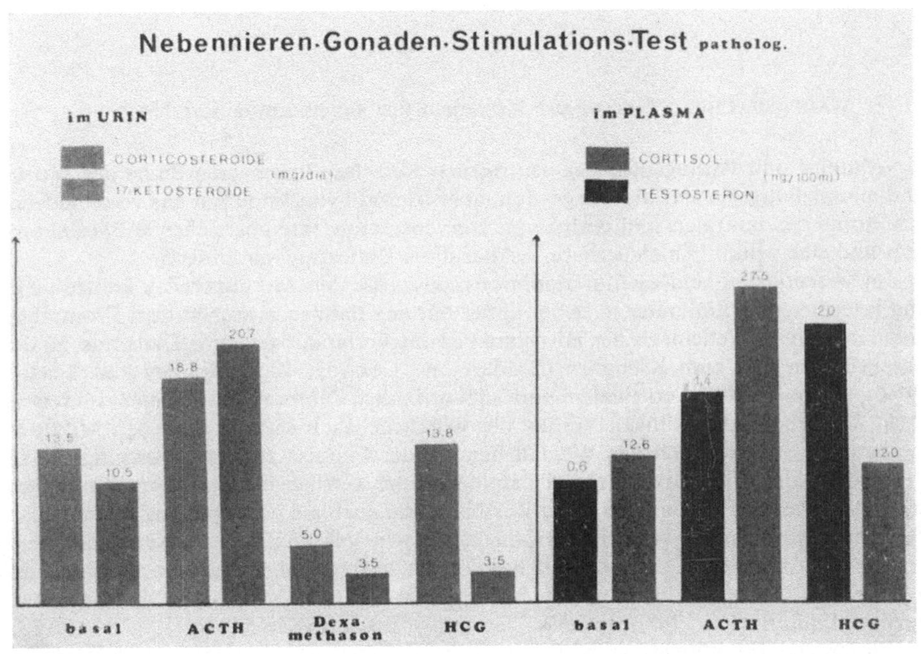

Abb. 3

Vaginalzytologisch läßt sich das in einem direkten Nebeneinander von Superfizial- und Parabasel- sowie Basalzellen nachweisen. Ein ähnliches Bild zeigt die Urethral-Cytologie.

Die Abklärung der neurohormonalen bzw. dyshormonalen Reizblase muß neben urologischen, laborchemischen und mikrobiologischen Untersuchungen einen endokrinologischen Status einschließen, wobei man sich nicht durch das Bestehen eines normal verlaufenden Menstruationszyklus irreführen lassen darf. Nicht immer ist eine Hormonimbalance nachweisbar.

Inwieweit neben der Verabfolgung von Urosedativa eine antiandrogene bzw. nicht androgen wirkende Hormonbehandlung nötig ist, die mitunter eine äußerst niedrig dosierte Applikation von Nebennierenrinden-Hormonen und eine vaginale Zusatztherapie mit Östriol-haltigen Präparaten einschließt, sollte im Einzelfall mit den Gynäkologen kooperativ geklärt werden. Die Therapieplanung kann hier nur umrissen werden. Ein Kochrezept gibt es nicht. Therapieversager zeigen auch hier die Möglichkeiten und Grenzen auf. Auf eine gleichzeitige koordinierte psychosomatische Behandlung muß man in refraktären Fällen dringen.

Sind alle genannten diagnostischen Kriterien für eine „neurohormonale oder dyshormonale Reizblase" erfüllt, liegt bei der Frau per definitionem ein Krankheitsbild sui generis vor.

Bei organischen Erkrankungen der Genitalorgane (Lageanomalien, Entzündungen, Tumoren, neurologische Primärursachen etc.) ist die Reizblase als reines Symptom aufzufassen.

Prof. Dr. A. Gaca
Fachbereich Urologie, Stiftung Deutsche
Klinik für Diagnostik
Aukammallee 33
D-6200 Wiesbaden

H. MADERSBACHER: Neurogene Ursachen der sogenannten Reizblase

Ätiologie und Pathogenese der neurogenen Reizblase im engeren Sinne des Wortes sind mannigfaltig, da erst die Integration einer Vielzahl von Impulsen aus verschiedenen Strukturen des zentralen und peripheren Nervensystems eine ausreichende Blasenkapazität und eine willkürlich steuerbare, restharnfreie Entleerung garantieren.

Im wesentlichen sind es fünf Funktionskreise, die den Miktionsreflex kontrollieren und koordinieren. Ein erster (s. Abb. 1) besteht aus Bahnen zwischen dem Frontalhirn und der Formatio reticularis des Hirnstammes mit Verbindungen zum Thalamus, zu den Basalganglien und zum Kleinhirn (Bradley and Conway, 1966; Bradley and Teague, 1969). Läsionen dieser cortikalen und subcortikalen Zentren und Bahnen führen zu einem teilweisen oder völligen Verlust der willkürlichen Kontrolle über den Miktionsmechanismus sowie durch den Wegfall hemmender Impulse zu einem vorzeitigen Auftreten des Triggermechanismus und damit zu einer verringerten funktionellen Blasenkapazität. Diesen Typ der cerebralen Reizblase, die auch als neurogen enthemmte Blase bezeichnet wird, finden wir vor allem bei cerebralen Vasculopathien, wie bei der Cerebralsklerose oder beim cerebrovasculären Insult, weiters bei Erkrankungen des extrapyramidalen Systems, insbesondere beim Rigor-Typ des Morbus Parkinson (Murnaghan, 1961; Porter, 1967), sowie bei Tumorprozessen im Cerebrum.

Ein zweiter Funktionskreis besteht aus corticospinalen Bahnen vom Hirnstamm zu den Motorneuronen der parasympathischen Nervi pelvici in der Pars intermediolateralis der grauen Substanz der sacralen Segmente S2 bis S4, von wo die Impulse zur Blase weitergeleitet werden, sowie aus Afferenzen, die von Rezeptoren des Detrusors als sog. „long routed pathways" (Bradley and Teague, 1969) zum Hirnstamm laufen (Abb. 1). Die Funktionstüchtigkeit dieser Bahnen ist die Voraussetzung für eine koordinierte und bis zur völligen Entleerung anhaltende Detrusorkontraktion. Die teilweise Unterbrechung dieser Bahnen führt zu einer unzureichenden Blasenkontraktion und gleichzeitig auch zu einer Erniedrigung der Reizschwelle für den Miktionsreflex. Dadurch entsteht klinisch das Bild einer Reizblase mit Restharn.

Spinale Ursachen für diesen Blasentyp sind degenerative und entzündliche Myelopathien, vor allem die multiple Sklerose, Angiopathien des Rückenmarkes, wie etwa das Spinalis-anterior-Syndrom, inkomplette Querschnittssyndrome in Folge Trauma, sowie angeboren bei der Myelomeningocele, gelegentlich auch bei Diskopathien (Rosomoff et al., 1963) und bei Tumoren des Rückenmarkes.

Diese Krankheiten können in gleicher Weise auch direkt die Kerne der Nervi pelvici in der Pars intermediomedialis sowie die der Nervi pudendi im Vorderhorn der Segmente S2 bis S4 treffen, die untereinander durch Interneuronen verschaltet sind (Abb. 1). Sie bilden den dritten Regelkreis und sorgen für das feine Zusammenspiel von Detrusorkontraktion und Beckenbodenrelaxation. Dysfunktionen dieses Loops führen je nach

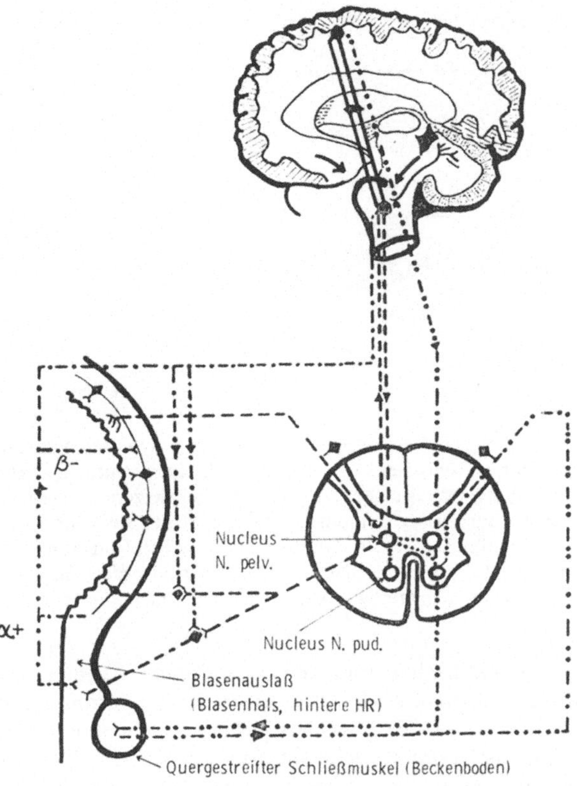

Abb. 1. Funktionskreise und Bahnen, die den Miktionsreflex kontrollieren und koordinieren:
———: Bahnen zwischen Frontalhirn und Formatio reticularis des Hirnstammes mit Verbindungen zum Thalamus, zu den Basalganglien und zum Kleinhirn. — — — — —: Corticospinale Bahnen vom Hirnstamm zu den Motorneuronen der parasympathischen N.pelvici in der Pars intermediomedialis der grauen Substanz S_2—S_4, mit Verbindungen zur Peripherie. . . . . . .: Interneurone zwischen den Kernen der N.pelvici in der Pars intermediolateralis und den Kernen der N.pudendi im Vorderhorn von S_2—S_4. –..–..: Motorneurone, die in der Pyramidenbahn vom Cortex zu den Kernen der N.pudendi und von dort zur Peripherie und wieder zurück zum ZNS verlaufen. –.–.–.: Sympathische Bahnen, die direkt über Alpha- und Beta-Rezeptoren und indirekt durch die Modulation parasympathischer Reize die Miktion beeinflussen

Ort und Ausmaß der Schädigung zu verschiedenen Koordinationsstörungen. So verursacht die fehlende Relaxation des Beckenbodens während der Miktion — die Detrusor-Sphinkter-Dyssnergie — eine funktionelle Obstruktion am Blasenauslaß. Klinische Untersuchungen lassen annehmen, daß die infravesikale Obstruktion, sei sie morphologisch oder, funktionell, wahrscheinlich durch die Veränderung afferenter Impulse zu einer Hyperreflexie des Detrusors (Susset et al., 1974; Andersen und Gammelgard, 1975) und damit klinisch zu einer Reizblase führen kann.

Die Motorneurone der vierten Schleife verlaufen in der Pyramidenbahn vom Cortex zu den Kernen des Nervus pudendus und von dort zum Beckenboden (Abb. 1). Sie sichern die willkürliche Kontrolle über den quergestreiften Schließmuskel: er wird bei der Reizblase häufig reflektorisch als Notbremse aktiviert, um die drohende Miktion wenigstens kurzzeitig zurückzuhalten. Eine reflektorische Zunahme der Beckenbodenaktivität vor und während der Miktion bereitet mitunter differentialdiagnostische Schwierigkeiten, da sie von der vorher erwähnten echten Detrusor-Sphinkter-Dyssynergie nur schwer zu differenzieren ist (Abb. 2).

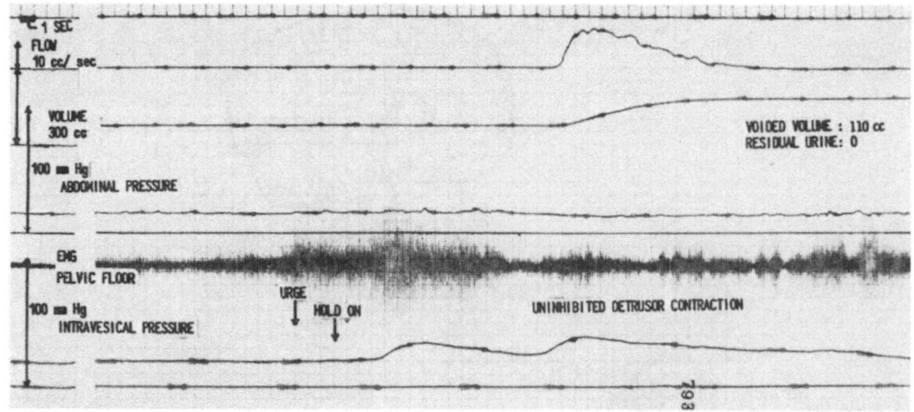

Abb. 2. 28jährige Frau mit dem klinischen Bild des sog. Reizblasensyndroms; urodynamische Untersuchung mit simultaner Registrierung von Harnfluß, Harnvolumen, Abdominaldruck, EMG des Beckenbodens und des intravesicalen Druckes: Mit einsetzender Detrusorkontraktion, die subjektiv als imperativer Harndrang verspürt wird, verstärkte Beckenbodenaktivität, die auch während der folgenden, willkürlich nicht unterdrückbaren Miktion anhält. Differentialdiagnostisch handelt es sich entweder um eine reflektorische Kontraktion des Beckenbodens, um die bevorstehende Blasenentleerung kurzzeitig zurückzuhalten, oder um eine Detrusor-Sphinkter-Dyssynergie

Neben den parasympathischen und den somatischen Bahnen beeinflußt auch der Sympathikus, weit mehr als man noch vor wenigen Jahren vermutet hat (El Badawi und Schenk, 1966; Raezer et al., 1973) über den Nervus hypogastricus die Blasenfunktion. Man nimmt heute an, daß sympathische Fasern indirekt, durch die Modulation parasympathischer Reize in den pelvinen Ganglien, und direkt über Alpha- und Betarezeptoren in der Blase und am Blasenauslaß die Harnentleerung beeinflussen. Da das autonome Nervensystem stark von der Psyche beeinflußt wird, muß man damit rechnen, daß auch eine emotionelle Instabilität, etwa bei Frauen auf Grund hormoneller Veränderungen, zu einer Detrusorinstabilität führt. So kann die Reizblase auch als psychosomatische Erkrankung (von Rütte, 1975) in Erscheinung treten.

Zusammenfassend kommt es aus neurourologischer Sicht dann zu einer Reizblase, wenn die afferenten Impulse so verändert werden, daß sie eine ansonsten intakte willkürliche cerebrale Kontrolle überspielen oder, wenn Zentren und Bahnen, die normalerweise die willkürliche Kontrolle garantieren, die Reizschwelle regulieren und den Detrusorreflex koordinieren, lädiert sind. Im ersten Fall handelt es sich meist um inkomplette sensorische Läsionen, im letzteren um inkomplette Läsionen der Motorneuronen.

Noch ein Wort zur Diagnostik: Häufig ist die exakte Diagnose einer „neurogenen Reizblase im engeren Sinn des Wortes" zum Zeitpunkt der Untersuchung nicht zu stellen. Das gilt vor allem für jene Fälle, bei denen die Reizblase das erste Krankheitssymptom der neurologischen Erkrankung darstellt, wie das etwa bei 10% der Patienten mit multipler Sklerose der Fall ist (Damanski and Sutcliffe-Kerr, 1964). Häufig läßt sich jedoch nach Ausschluß urologischer und gynäkologischer Ursachen durch eine exakte neurourologische Untersuchung und unter Zuhilfenahme urodynamischer Methoden (Madersbacher, 1974) zumindest die Vermutungsdiagnose stellen und die weitere Abklärung und Verlaufskontrolle in richtige Bahnen lenken.

Die kausale Therapie der neurogenen Reizblase ist von der Grundkrankheit abhängig. Häufig muß die Behandlung rein symptomatisch bleiben: sie besteht in erster Linie in einer medikamentösen Dämpfung der Blasenaktivität und nicht zuletzt in einem klärenden Gespräch mit dem Patienten. Der Wert chirurgischer Maßnahmen (Susset et al., 1974; Torrens, 1975) ist noch umstritten und derzeit als Ultima ratio bei Versagen aller anderen Therapiemaßnahmen anzusehen.

250

Literatur

Andersen, J. T., Gammelgard, P. A.: Detrusor Hyperreflexia in Benign Infravesical Obstruction. A Cystometric Study. Urol. int. (im Druck). — Bradley, W. E., Conway, C. J.: Exp. Neurol. **16**, 237 (1966). — Bradley, W. E., Teague, Ch. T.: Exp. Neurol. **23**, 399 (1969). — Bradley, W. E., Teague, Ch. T.: J. Urol. **101**, 220 (1969). — Damanski, M., Sutcliffe-Kerr, A.: Acta neurol. psychiat. belg. **64**, 495 (1964). — El Badawi, A., Schenk, E.: Amer. J. Anat. **119**, 405 (1966). — Madersbacher, H.: Technik und Erfahrungen mit der modifizierten urodynamischen Untersuchung nach Scott. Verh. dtsch. Ges. Urol. **26**, 239 (1975). — Murnaghan, G. F.: Brit. J. Urol. **33**, 403 (1961). — Porter, R. W.: Visceral manifestations of extrapyramidal dysfunction. In: Neurological Neurology, Basel–München–Paris–New York: S. Karger 1971. — Reazer, D. M., Wein, A. J., Jacobowitz, D., Corriere, J. N.: Urology II, 211 (1973). — Rosomoff, H. L., Johnston, J. D. H., Gallo, A. E., Ludmer, M., Givens, F. T., Carney, F. T., Kuehn, C. A.: Surg. Gynec. Obstet. **117**, 263—270 (1963). — Rütte, B. von: Urologe B **15**, 48 (1975). — Susset, J. G., Zinner, N., Archimband, J.: Urol. int. **29**, 236 (1974). — Susset, J. G., Shaukry, J., Schlaeder, G., Clouter, D., Dutartre, D.: J. Urol. **111**, 504 (1974). — Torrens, M. J.: Bladder denervation by sacral neurectomy — a long term follow up study. Urol. int. (im Druck).

Dr. H. Madersbacher
Urol. Univ.-Klinik
Anichstraße 35
A-6020 Innsbruck/Österreich

H. Lipsky und F. Eppich: **Eine urodynamische Analyse der rezidivierenden Blasenbeschwerden der Frau**

Frauen jeden Alters leiden nicht selten an rezidivierenden Miktionsbeschwerden und Harninfekten, deren Ursache unbekannt ist und die sich als äußerst therapieresistent erweisen. Durch die Einführung neuer Untersuchungsmethoden ist es möglich, den genauen Ablauf einer Miktion durch mehrere Parameter zu erfassen. Im vorliegenden Referat sollen die Ergebnisse der urodynamischen Untersuchung an 30 Frauen berichtet werden, die alle an rezidivierenden Harninfekten und chronischen dysurischen Beschwerden litten. Vor der urodynamischen Untersuchung wurde eine Harnanalyse, ein Ausscheidungsurogramm und eine Miktionscystographie durchgeführt. Alle Patientinnen wurden gynäkologisch untersucht. Der urodynamische Untersuchungsgang begann mit einer oder mehreren Uroflowmetrien. Über einen transurethralen Katheter wurde eine Füllungscystometrie durchgeführt, wobei gleichzeitig über einen im Rektum liegenden Katheter der Abdominaldruck registriert wurde. Bei voller Blase wurde durch Zurückziehen des Katheters ein urethrales Profil registriert. Der urethrale Katheter wurde entfernt und zur Messung des Blasendruckes suprapubisch ein Cavakatheter eingeführt. Anschließend wurde eine EMG-Elektrode in den Sphinkter ani externus eingestochen und die Patientin auf einen Toilettsitz gesetzt unter dem das Flowmeter gestellt war. Mehrere Miktionen wurden registriert. Cystoskopien, Urethrainspektionen, Kalibrierung und Harnröhrenerweiterungen, falls sie als notwendig erachtet wurden, wurden am nächsten Tag in Allgemeinnarkose durchgeführt.

Es gelang uns auf Grund der Ergebnisse die Untersuchungen der Patientinnen in mehrere Gruppen einzuteilen.

1. Patientinnen mit einer Obstruktion

a) Frauen mit einer distalen Harnröhrenverengung (10).

Es bestand eine Verengung der Harnröhre im distalen Drittel oder am Meatus. Die Flowwerte waren erniedrigt. Die Miktion wurde oft durch den Abdominaldruck unterstützt, die Entspannung des Sphinkters erfolgte normal (Abb. 1). Die Blasenkapazität betrug zwischen 500 bis 600 ml. Die meisten dieser Patientinnen befanden sich in der

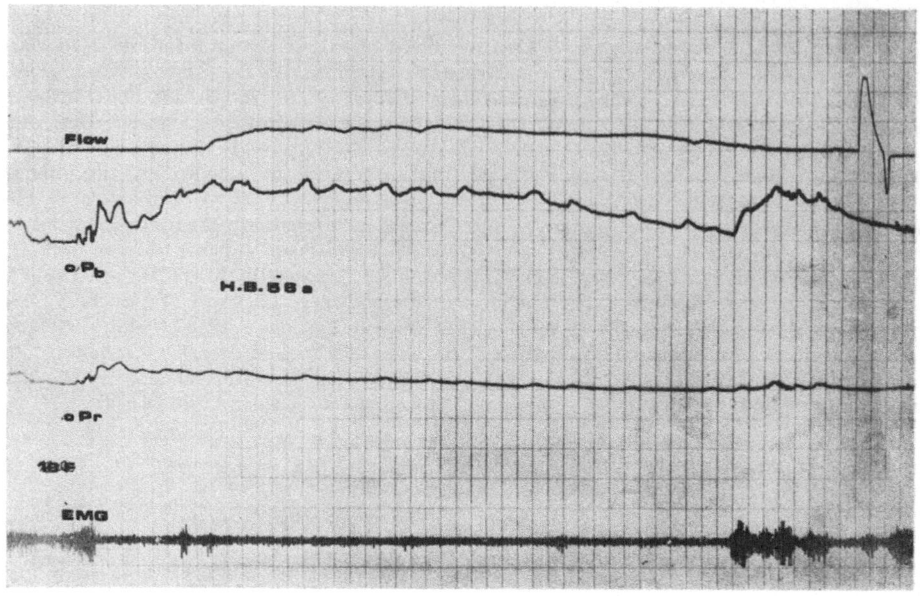

Abb. 1

Menopause. Die Flowkontrollen zeigten bei allen eine Normalisierung. Die Ergebnisse der Harnröhrendilatation waren bei diesen Frauen ausgezeichnet.

b) Frauen mit einer ungenügenden Relaxation des Sphinkters urethrae (ani) externus (9).

Die Harnröhre war meist normal weit. Die Flowwerte waren deutlich erniedrigt und die Flowkurven pathologisch. Die Blasenkapazität betrug zwischen 500 bis 600 ml. Die Patientinnen konnten den Sphinkter urethrae externus (ani) nicht entspannen und es kam während der Miktion zu Aktivitätsausbrüchen, die den Harnfluß reduzierten (Abb. 2). Ähnliche Dyssynergien werden bei Läsionen des oberen Neurons beobachtet. Unsere Patientinnen waren aber neurologisch unauffällig. Die Mehrzahl von ihnen war

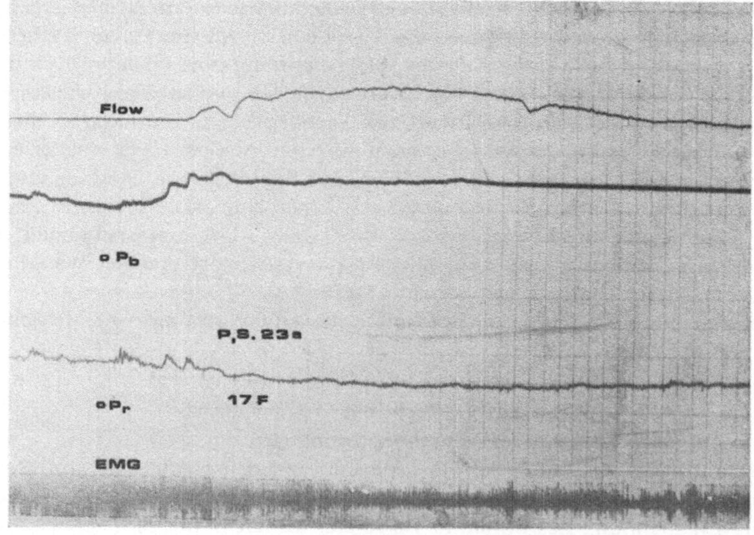

Abb. 2

jung. Wir haben bei einigen dieser Frauen Colpitiden und Urethritiden festgestellt. Einige gaben an, daß die Miktionsstörungen durch den Coitus ausgelöst werden. Bei einigen wurden Miktionsstörungen durch Streß und Ärger ausgelöst. Die Ergebnisse der Dilatation waren bei diesen Patientinnen nicht befriedigend, nur bei 4 verschwanden die Beschwerden, bei 2 waren sie etwas gebessert, bei den restlichen 3 blieben sie bestehen. Weitgehend parallel mit diesen subjektiven Angaben verliefen die Kontrollen der Flowwerte. Bei einer Besserung war auch der Flow normal und die Dyssynergie ließ sich durch das EMG nicht mehr nachweisen (Abb. 3). Bei der Hälfte aller Frauen mit Obstruktion ließen sich Harninfekte nachweisen.

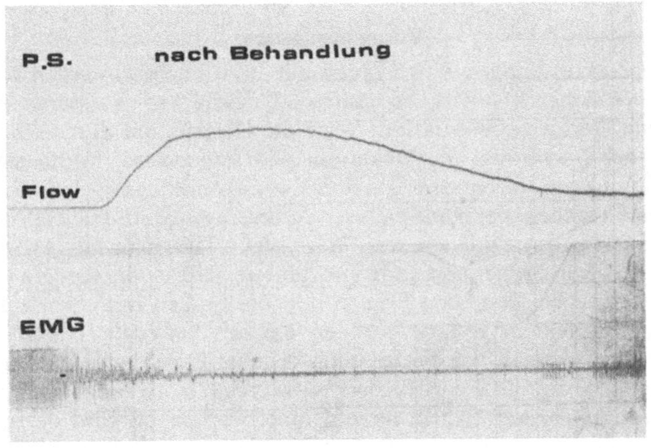

Abb. 3

2. Patientinnen mit einer neurogen enthemmten Blase

Diese Störung läßt sich durch die Füllungscystometrie diagnostizieren. Es kommt schon bei geringen Blasenvolumina zu nicht unterdrückbaren Kontraktionen des Detrusors, die bei weiterer Füllung zu einer Miktion führen. Wir haben sie nur bei 2 Patientinnen gefunden. Eine anticholinergische Therapie besserten den Harndrang einer Patientin. Bei der zweiten blieb jeder Therapieversuch ergebnislos.

3. Patientinnen mit einer Detrusorhypotonie

Bei 2 Patientinnen fand man eine Detrusorhypotonie mit Restharnmengen zwischen 400 bis 600 ml. Die Miktionsbeschwerden waren durch die chronische Retention ausgelöst worden. Als Ursache konnte ein Valiumbusus ermittelt werden.

4. Patientinnen mit normalem Blasentonus und Miktionsablauf

a) Frauen mit einer rezidivierenden Harninfektion (5).

Soweit die heutige Funktionsdiagnostik dazu im Stande ist, konnte hier keine Abflußstörung als Ursache der rezidivierenden Infekte festgestellt werden. Auch die übrigen Untersuchungen konnten keine organische Erkrankung nachweisen. Wenn ein Zusammenhang von Blasenentzündung und Coitus bestand, haben wir empfohlen, die Blase nach dem Coitus zu entleeren und eine Tablette eines Harndesinfizienz zu nehmen. Nur eine Patientin ist bisher rezidivfrei geblieben.

b) Frauen mit sterilem Harn (2).

Für die Beschwerden dieser beiden Frauen konnte überhaupt keine Erklärung gefunden werden. Sie traten vorwiegend bei Kälte und im Winter auf. Dilatationen blieben völlig wirkungslos.

Tabelle 1. Ergebnisse der urodynamischen Untersuchungen

1. Obstruktion 19 Frauen:	a) enges distales Segment 10
	b) Detrusor-Sphinkter Dyssynergie 9
2. Neurogen enthemmte Blase	2 Frauen
3. Blasenatonie	2 Frauen
4. Urodynamisch normal	7 Frauen
	a) Harninfekt 5
	b) Harn steril 2

Zusammenfassung

Die urodynamische Analyse von Frauen mit Miktionsbeschwerden zeigt, daß diese mehrere Ursachen haben können. Die häufigste Ursache war in unserem selektionierten Krankengut eine Harnwegsobstruktion. Wird die Obstruktion durch ein enges distales Segment verursacht, so bringt die Dilatation gute Ergebnisse. Ist hingegen eine Dyssynergie des Sphinkters vorhanden, so sind die Behandlungsergebnisse schlechter, da die auslösenden Ursachen manchmal schwer zu beseitigen sind. Die Hälfte der Fälle mit Obstruktion haben einen rezidivierenden Harninfekt. Wie man aus Arbeiten von Cox, Stamey, Bruce und Mitarbeiter und anderen Autoren weiß, ist die vordere Harnröhre und der Introitus vaginae bei gesunden Frauen und bei Frauen mit chronischen Miktionsbeschwerden und Infekten, von pathogenen Keimen besiedelt. Durch die verstärkte Turbulenz des Harnstromes, wie sie bei einer distalen Enge der Harnröhre gegeben ist, können die Keime in die Blase zurückgewirbelt werden. Wird nun bei einer dyssynergen Kontraktion des Sphinkters der Harnstrahl unterbrochen, so wird der gesamte Harnröhreninhalt in die Blase zurückgesaugt. Pathologische Miktionsabläufe begünstigen ohne Zweifel das Angehen eines Harninfektes.

Wie aus unseren Untersuchungen hervorgeht, können chronische Störungen auf verschiedenen Ursachen beruhen. Wir möchten daher dafür plädieren, daß bei jeder therapieresistenten „Reizblase" eine genaue urodynamische Untersuchung durchgeführt wird. Eine genauere Diagnostik wird auch die therapeutischen Ergebnisse verbessern.

Univ. Doz. Dr. H. Lipsky
Dept. für Urologie
Univ.-Klinik für Chirurgie
A-8036 Graz/Österreich

F. H. Richardson: Dispareunie

Bei 209 Frauen mit Dispareunie, einem Symptom, bei dem es sich um ein ausgeprägtes, mit gröberen anatomischen Veränderungen einhergehendes Urethralsyndrom handelt, wurde eine distale Urethroplastik wegen dieses Urethralsyndroms durchgeführt. Anamnestisch hatten diese Patientinnen vorher auf gezielte Fragen angegeben, daß sie beim Verkehr Schmerzen hätten. Die Schmerzen hätten mit Beginn oder mit Aufnahme des Geschlechtsverkehrs oder während einer Schwangerschaft oder von selbst begonnen und seien gelegentlich nach vaginalen Eingriffen aufgetreten. Bei der vaginalen Untersuchung dieser Frauen war die Betastung des Trigonums von der Scheide her druckschmerzhaft und der Druck des untersuchenden Fingers gegen die Symphyse löste einen unangenehmen Schmerz, ähnlich wie beim Verkehr aus. Auch die anästhesierte Harnröhre blieb druckschmerzhaft und durch Anhebung der Urethra mittels Sonde gegen die Symphyse

254

konnten die Schmerzen während des Geschlechtsverkehrs reproduziert werden. Sonst fand man bei diesen Frauen als einziges konstantes objektivierbares Symptom eine herabgesetzte Miktionsleistung. Bei $\frac{1}{4}$ der Kranken fanden sich Restharnmengen über 50 ml. Der vermehrte Austreibungswiderstand veranlaßte nahezu alle Frauen, bei der Blasenentleerung stark zu pressen. Wie Sie auf den Abbildungen sehen, ist das der Untersuchungsgang, wie er durchgeführt wird, mit dem Untersuchungsblatt, das allen Frauen zur Belehrung und zur Erleichterung der Anamnese und der Untersuchung vorher gegeben wird.

Die Miktion wurde durch Pressen und durch Drücken beschleunigt, weil die Frauen sich angewöhnt haben, möglichst schnell zu miktionieren und sie pressen, wenn es ihnen zu langsam geht.

Therapie

Die Harnröhrenengen dieser Frauen wurden auf chirurgischem Wege durch eine Harnröhrenplastik behandelt, wobei durch ein längeres Stück des urethro-vaginalen Septums mit periurethralem Gewebe von der unteren Hälfte der Urethra entfernt wurde.

Nicht alle Symptome der Reizblase verschwanden sofort; denn 59 der 209 Patientinnen wurden erst nach mehrmaliger Harnröhrendilatation beschwerdefrei.

Die Schmerzen beim Verkehr verschwanden sofort nach dem Eingriff mit einer Ausnahme. Bei 4 Frauen kehrten die Miktionsbeschwerden und der Schmerz beim Verkehr nach einiger Zeit wieder. Auch bei diesen Frauen verschwanden die Beschwerden nach einer Serie von Harnröhrendilatationsbehandlungen.

Die Miktionsleistung besserte sich auch postoperativ. Enorm große oder kleine Blasen gewannen langsam wieder ihr normales Lumen. Bei diesen Patientinnen in unserer Serie fanden wir kein Harnröhrendivertikel als Ursache der Erkrankung, bei 3 Frauen jedoch einen vorher nicht diagnostizierten Abszeß der paraurethralen Drüsen.

In der Literatur findet man häufig Schmerzen beim Verkehr als Symptom einer dilatierten Urethra erwähnt und empfahl deshalb, eine Position einzunehmen, bei der die Urethra nicht gedrückt wird. Von 300 Frauen eines anderen Autors, die wegen einer Urethritis granularis behandelt wurden, gaben 22% Schmerzen beim Verkehr an.

Die Ursache der Druckschmerzhaftigkeit der Urethra ist nicht völlig geklärt. Es liegt jedoch nahe, die infizierten paraurethralen Gänge als Schmerzursache anzuschuldigen. Die histologische Untersuchung des bei der Harnröhrenplastik gewonnenen periurethralen Gewebes zeigte zwar entzündliche Veränderungen, jedoch nicht besonders stark ausgebildete Veränderungen im Bereich der paraurethralen Gänge.

Das Gewebe wurde auch auf Keimgehalt untersucht, und in 85% konnten positive Kulturen gezüchtet werden.

Wenn auch die Ursache der schmerzhaften Urethra nicht einwandfrei geklärt werden konnte, so zeigt die Untersuchung doch, daß die genannten Maßnahmen bei Harnröhrenverengerungen die Strömungsverhältnisse zu bessern und damit die Symptome der Reizblase zu beseitigen in der Lage sind. Auch die Schmerzen beim Verkehr können zum Verschwinden gebracht werden. Vielleicht sollte man der Harnröhrenstenose der Frau mehr Augenmerk als Ursache der Schmerzen beim Verkehr und als Ursache eines nicht unbeträchtlichen Problems widmen.

F. H. Richardson, M. D.
1702 Washington Street
Waukegan, Ill. 60085/USA

I. V. Albescu: **Gibt es eine hormonelle Zystopathie?**

Dies ist ein sehr stark in der Literatur diskutiertes Problem.

Sie haben gesehen, daß es heute auch sehr viel Diskussionen über die Reizblase bei Frauen gab. Wir sind uns alle einig, daß unter der Bezeichnung „Reizblase" verschiedene Krankheiten der Blase zusammengebracht sind. Ich frage mich, ob nicht der Titel „Cystopathie" besser wäre.

Eine sogenannte Reizblase kann bakteriologisch, mechanisch, neurologisch-psychogen oder hormonell bedingt sein. Ich selbst bin der Ansicht, daß die hormonellen Faktoren eine große Rolle spielen!

Ich möchte folgende Gründe aufzählen, die diese Meinung unterstützen:

1. Embryologisch ist bekannt, daß die Harnröhre, das Trigonum und der Blasenhals bei der Frau teilweise den gleichen embryologischen Ursprung wie die Scheide, das Collum uteri und der Uterus haben, so daß diese Teile der Harnwege hormonell gleich reagieren können.

2. Durch die cystoskopischen Befunde ist zu bemerken, daß wir bei der Frau sehr oft Leukoplakia, Ödeme und Pseudopolypen im Bereich des Blasenhalses finden. Diese Veränderungen sind strikt lokalisiert am Trigonum, Blasenhals und an der hinteren Harnröhre.

3. Die hormonellen Abstriche nach Papanicolaou sind parallel, wenn wir sie von Vagina und Urinsediment gleichzeitig machen. Hier ist ein deutlicher Parallelismus im Vergleich zum hormonellen Zustand der Patientin zu bemerken.

Wir haben im Jahre 1955 im „Journal d'Urologie" (Paris) eine kleine Arbeit veröffentlicht mit dem Titel „Frotis urinaire et vaginale dans le diagnostique et traitment des Cystopathies endokryniènnes".

Wir haben bei diesen Patienten Abstriche aus dem Urinsediment und aus der Vagina gleichzeitig gemacht. Dabei haben wir einen totalen Parallelismus zwischen beiden bemerkt. Wir haben nach diesen Befunden die notwendige hormonelle Behandlung durchgeführt mit ausgezeichneten Ergebnissen.

Die Zeit erlaubt es uns nicht, über dieses Problem, das uns sehr viel beschäftigt hat, ausführlicher zu sprechen. Ich betone aber hier meine Überzeugung, daß es eine hormonelle Cystopathie gibt und daß bei diesen Frauen eine hormonelle Behandlung notwendig ist.

Dr. Dr. Ion V. Albescu
Kreiskrankenhaus Mallersdorf
Chir. Urol. Abteilung
D-8304 Mallersdorf

Diskussion zu den Vorträgen S. 237 bis 256
(Die Reizblase)
Moderator: H. Marberger, Innsbruck

Moderator: Zum Vortrag von Herrn Madersbacher möchte ich noch einmal bemerken, wie auffallend viele Möglichkeiten zum Entstehen einer Reizblase doch beitragen können. Ich möchte auch im Anschluß an seinen Vortrag noch darauf hinweisen, wie er es ja selbst schon getan hat und wie wir es heute früh schon hörten, daß heute viele Patienten vom Neurologen zum Urologen zur Deutung dieser unbekannten und unerklärbaren Miktionssymptome als Ursache einer sehr ernsten neurologischen Erkrankung gesandt werden. Und das ist schon sehr wesentlich, wenn man durch eine Reizblase aufmerksam gemacht wird auf einen Rückenmarkstumor oder andere schwere Erkrankungen rechtzeitig erkennen kann.

Wir haben jetzt noch 12 Minuten Zeit zur Diskussion und ich glaube, daß man alle Diskussionsbemerkungen zum Problem Obstruktion und Urethralsyndrom in der nächsten Sektion behandeln sollte. Darf ich jetzt um Wortmeldungen zur Ätiologie, sei sie nun hormonell, nicht hormonell, psychogen oder nicht psychogen bzw. lokal bedingt, bitten.

U. Ulmsten, Malmö: Wie Sie anhand der 3 Kurven sehen, bei denen der Urethraldruck, Blasendruck und Rektaldruck gemessen wird, müssen bei Patientinnen mit diesen Kurven auch immer die Urethra und nicht nur die Blase untersucht werden, da der Urethraldruck z. B. auch sehr hoch sein kann bei scheinbar stabilem Blasendruck. Wir müssen bei diesen Patientinnen auch immer die Urethra untersuchen und nicht allein die Blase. Ich meine, daß die simulante Urethro-Zystometrie für diese Patientinnen von größerer Bedeutung ist und daß solche Patientinnen besser mit alpha-adrenostimulierende Substanzen behandelt werden als mit Anticholinergika.

H. Lax, Berlin: Der Gynäkologe sieht ohne Zweifel weniger Reizblasen als der Urologe, auch bei den Frauen. Aber immerhin sehen auch wir eine ganze Reihe von Reizblasen. Und in diesem Kontingent der Reizblasen kann man bei sehr behutsamer und taktvoller Anamneseerhebung immer wieder der urethralen Masturbation auf die Spur kommen. Natürlich nicht in der unmittelbaren Konfrontation mit der entsprechenden Frage; denn dann bekommt man ein ganz klares Nein als Antwort. Man kann manchmal aus diesem „nein" allerdings auch schon seine Schlüsse ziehen. Meine Frage ist aber, da es ja doch nicht so selten ist und die Zeit, wie wir sie noch in den alten gynäkologischen Lehrbüchern finden, wo dann also die Stricknadeln und was weiß ich aus der Blase geholt wurden, nun ja inzwischen vorbei ist, meine Frage an die Urologen mit einem so hervorragenden Anamnesekontingent, wie wir das gehört haben, geht dahin, ob auch nach solchen masturbatorischen Manipulationen gefragt wird? Was schätzen Sie, wie hoch die Zahl von Frauen ist, bei denen dies als Ätiologie in Frage kommt?

Moderator: Diese Frage geht an mich wie ich meine. In unserem Krankengut sehen wir vielleicht 2 bis 3% Fremdkörper in der Harnröhre und in der Blase, aber wir müssen mindestens von einem Kontingent von 15 bis 20% ausgehen, wahrscheinlich liegen die Zahlen sogar noch höher, in denen man mit masturbatorischen Schäden als Ursache der chronischen Urethritis rechnen muß.

F. Arnholdt, Stuttgart: Ich finde, daß man bei diesen Patientinnen nach restharnfreier Entleerung der Harnblase gehäuft einen Unterdruck in der Blase findet und ich könnte mir vorstellen, daß dadurch ein Säftestrom bzw. Bakterienstrom durch die Harnröhre in die Blase kommen kann. Mich würde nun interessieren, ob dieser Unterdruck in der Blase einmal gemessen worden ist?

Moderator: Da die Meßexperten hierauf keine Antwort geben können, möchte ich selbst meinen, daß diese Säfte, dieses Sekret immer hineingepreßt wird am Ende der Miktion. Ich habe es zwar nie gemessen und ich weiß es auch nicht.

R. Hohenfellner, Mainz: Der vagino-urethrale Reflux läßt sich radiologisch nachweisen und ist gar nicht so selten.

Moderator: Ist er aktiv oder passiv?

R. Hohenfellner, Mainz: Das ist ein passiver Reflux. Wenn man ein Kontrastmittel in die Vagina gibt, bekommt man einen passiven Reflex in die Urethra, d. h. also primär einen vagino-urethralen und sekundär einen urethro-vesikalen Reflux.

Moderator: Ist der urethro-vaginale Reflux nun aktiv oder passiv, wird er hineingepreßt oder wird er hineingesogen?

R. Hohenfellner, Mainz: Das ist altersabhängig, bei Kindern ist es wahrscheinlich hauptsächlich ein passiver, während es bei Erwachsenen ein aktiver Vorgang ist.

Moderator: Wie kann man das dokumentieren, Herr Arnholdt?

F. Arnholdt, Stuttgart: Passiv auch bei Frauen. Wenn man eine Patientin katheterisiert, die eben Wasser gelassen hat, dann merkt man, daß durch den Katheter Luft in die Harnröhre einströmt, also muß auch ein Sog vorhanden sein.

B. von Rütte, Bern: Zur Frage der Masturbation möchte ich folgendes sagen: Sie spielt sicher eine geringe Rolle. Viel wichtiger ist, daß der Mann häufig bei der Frau nicht die Klitoris, sondern die Urethra reizt und die Urethritis dann abklingt, wenn das Ehepaar entsprechend aufgeklärt wird.

Zur Metaplasie möchte ich noch folgendes sagen: Sie ist physiologisch. Jede Frau hat mit dem Zyklus eine Hypertrophie des Trigonumeptithels. Und wenn Sie die Frau vor der Periode, also vor Zyklusende zystoskopieren, dann sehen Sie das nicht mehr. Herr Gaca hat ein Bild im Anschluß an die Metaplasie gezeigt. Ich bin überzeugt, daß dieses Bild nicht von derselben Patientin stammt, die die Proliferation hatte. Da er zustimmt, kann man das also wirklich ausschließen; denn Frauen mit Metaplasien machen nie eine Urethraproliferation, weil die Urethraproliferation das typische Symptom einer Urethritis posterior ist. Die Urethritis posterior wird ausgelöst durch die Metaplasie von Herrn Marberger und es ist interessant, festzustellen, daß Ihre, Sie haben von 58% Nykturien gesprochen in höherem Alter und von 46% im Alter unter 50 Jahren, Patientinnen eine Reizblase durch das Urethralsymptom haben, da dies zur Nykturie führt. Herr Madersbacher hat von der Trigger-Zone gesprochen. Das ist völlig richtig; denn von dort nimmt das ganze seinen Ausgang. Ich unterscheide zwischen vesikalem Typ und urethralem Typ der Reizblase, die durch Urethralsyndrom ausgelöst wird. Wie Sie sehen, handelt es sich um einen Topf von vielen möglichen Ursachen und der vesikale Typ ist durch organische Veränderung oder auch funktionelle Veränderungen bedingt. Der Unterschied — und das können Sie schon anamnestisch abklären — wurde hier nicht erwähnt. Frauen mit neuro-hormonaler Reizblase infolge psycho-vegetativer Dysregulation sagen ihnen anamnestisch stereotyp: Nachts schlafe ich durch, am Tage muß ich alle 5 Minuten urinieren. Das haben Sie beim Urethralsyndrom nicht. Die Frauen haben auch nachts Harndrang, sehr häufig; sie nässen z. T. ein und zeigen eben alles das, was zum Urethralsyndrom paßt.

Moderator: Ich möchte noch eine Bemerkung machen. Es ist klar, daß Blase und Harnröhre eine funktionelle Einheit darstellen können und wir sollten uns auch darüber im Klaren sein, daß wir z. B., wenn ein Sandkorn in einen Bindegewebssack kommt, die Schleimhaut mit heftigen Symptomen reagieren kann. Ich bin überzeugt, daß geringe entzündliche Veränderungen am Bereich der Urethra den Harndrang auslösen können und daß man dazu gar keine anderen komplizierten oder schwierigen Krankheiten braucht.

H. Palmtag, Heidelberg: Ich möchte mich meinem Vorredner anschließen. Ich glaube, man kann dem Probem wirklich nur näher kommen, wenn man tatsächlich sämtliche Blasenentleerungsstörungen einmal ausschließt und die hormonellen Erkrankungen davon abtrennt. Deswegen möchte ich auch Herrn Gaca fragen, ob diese hormonellen Veränderungen evtl. sekundäre Folge einer Blasenentleerungsstörung sind bzw. ob er Blasenentleerungsstörungen bei solchen Patienten ausgeschlossen hat? Denn meiner Meinung nach handelt es sich um völlig verschiedene Mechanismen, die man niemals in einen Topf werfen sollte; denn der Versuch scheitert, wie wir gesehen haben.

A. Gaca, Wiesbaden: Die Ergebnisse, die ich vorgetragen habe, sind zunächst einmal eine gemeinsame Studie zwischen Gynäkologen, Endokrinologen, Urologen und dem Pathologen. Inwieweit wir Ihre Frage beantworten können aufgrund eines größeren Krankengutes müssen einfach umfangreichere Erhebungen ergeben. Deshalb kann ich Ihnen im Augenblick darauf nicht antworten.

Moderator: Ich glaube, man sollte feststellen, daß polypöse Veränderungen der Schleimhaut Zeichen einer chronischen Entzündung sind ebenso wie Lymphozyten- und Leukozyteninfiltrate. Dies ist keine hormonelle Reaktion, das muß man unterscheiden.

C. F. Rothauge, Gießen: Ich möchte Herrn Gaca bezüglich der innersekretorischen Zystopathie folgendes fragen: Das Bild vom Trigonum, das Sie uns gezeigt haben, mit den Plattenepithelmetaplasien, finden wir sicher bei 90% aller Frauen, von denen die meisten keine Beschwerden haben. Nun sind diese Veränderungen nach verschiedenen Untersuchungen das morphologische Substrat der innersekretorischen Zystopathie und die Beschwerden treten nur dann auf, wenn irgendwelche hormonellen Balancestörungen vorliegen. Meine Frage geht also dahin, ob Sie meine Ansicht bestätigen können, daß man von einer hormonellen bzw. innersekretorischen Zystopathie nur dann sprechen kann, wenn die Veränderungen den zyklusmäßigen Schwankungen unterworfen sind und ob sie signifikante Erhöhungen der Androgene gegenüber einem gesunden Vergleichskollektiv festgestellt haben. Ferner würde ich gerne wissen, ob Sie signifikante Verminderungen der Östrogene ebenfalls gegenüber einem gesunden Vergleichskollektiv feststellten; denn das wäre ja bezüglich der therapeutischen Konsequenzen von großer Bedeutung.

A. Gaca, Wiesbaden: Das ist ein Komplex von 3 Fragen, wobei wir bezüglich des Gesamtkollektivs noch ein kleineres Krankengut von etwa 120 untersuchten Patientinnen haben. Wir haben im geschlechtsreifen Alter der Frau ein nicht gleich großes Kollektiv von normalen Patientinnen, bei denen wir hormonelle Bestimmungen ausgeführt haben.

G. Moormann, Trier: Ich habe an Herrn Lipsky noch eine Frage: Sie sagten, daß bei Ihrem Kollektiv die 2. Gruppe normale Harnröhrenbefunde hatte. Ich hätte gerne gefragt, was ist dann die Indikation zur Dilatationsbehandlung?

H. Lipsky, Graz: Die guten Ergebnisse der Dilatationsbehandlung sind, wie wir alle wissen, empirisch ermittelt und gesichert. Wir wissen, daß die Frauen, die dilatiert werden, nachher beschwerdefrei sind. Das hat ja auch dazu geführt, daß lange Zeit das Vorhandensein einer Obstruktion überhaupt angezweifelt wurde, weil die Frauen ein normal weites Harnröhrenkaliber haben und trotzdem nicht gut urinieren können. So wurden auch alle diese Frauen dilatiert. Ich glaube, die Normalweite der Harnröhre ist ja ein weiterer Punkt, über den man diskutieren könnte. Sie wird ja, je nach Untersucher, von 26 bis 22 Charr. herunter verlegt. Diese Werte werden als Normweite angesehen. Ich habe also bei den meisten Frauen, die in diese 2. Gruppe gehörten, Harnröhrenweiten gesehen, die demnach normal waren. Das ist für mich eine Harnröhrenweite über 22 Charr. Dilatiert habe ich lediglich aus dem Grund, weil ich den Frauen helfen wollte und der Erfolg war ja auch in dieser Gruppe kein guter, weil bei den meisten Frauen dieser Gruppe nicht die Harnröhrenenge die Ursache des schlechten Harnflusses war, sondern ein Reizzustand, eine Urethritis, eine Kolpitis oder irgend eine psychisch bedingte Ursache, die eben die willkürliche Innervation des Sphinkters auslöste und dadurch den Harnstrom drosselte.

Moderator: Zusammenfassung und Schlußwort

Nun noch ein ganz kurzes Schlußwort; denn die Zeit für diesen Abschnitt ist abgelaufen. Wie die Diskussion ergeben hat, kann man noch über alle Punkte weiter diskutieren, da vieles wirklich noch offengeblieben ist. Die *Ätiologie* ist unklar; denn es wirken hier sicher mehrere Faktoren zusammen, wobei einer davon der lokale Infekt ist, sei er nun durch anatomische oder physiologische Verhältnisse bedingt. Es gibt wahrscheinlich als Kofaktor hormoninduzierte Veränderungen des hormonabhängigen Anteils der Urethra. Der Beweis dafür ist faktisch jedoch nie erbracht worden. Außerdem ist über eine neurogene Ursache kaum zu streiten, sie muß als Anfangsstadium verschiedener neurologischer ernster Erkrankungen angesehen werden, so daß die Reizblase auch ein Anfangsstadium schwerer neurologischer Erkrankungen sein kann.

Zur *Diagnostik* ist soviel zu sagen, daß auch hier vieles umstritten ist. Alle zytologischen Untersuchungen, auch Epithelzählungen, haben nichts ergeben, auch nicht die Gestagenbehandlung oder alle empirischen als Behandlungsergebnisse gewerteten Informationen hinsichtlich des Typs, sie sind zumindest bei den hormoninduzierten Fällen unsicher. Hieraus kann man nur schließen, daß man zur Klärung mancher Fälle das gesamte diagnostische zur Verfügung stehende Instrumentarium einsetzen muß.

Auch *therapeutisch* ist vieles bis jetzt unklar. Es wird empfohlen, hormonell zu behandeln, ferner Spasmolytika zu geben. Weiterhin wird die Dilatation empfohlen und als nächster Schritt die Spaltung der Harnröhre, die Urethrotomie und als letzter Schritt nicht nur die Spaltung, sondern die Entfernung eines Harnröhrensegmentes, wie wir gehört haben.

Mit allen Methoden, und das ist jetzt das Einzige, was wirklich stimmt, erzielt man scheinbar bei diesem Syndrom optimale Ergebnisse. Wir haben alle fast 80% gute Ergebnisse. Und das ist bei einer so lästigen Erkrankung doch etwas sehr auffällig.

Die Diskussion hat gezeigt, daß viel zu wenig Zeit war, dieses Thema zu diskutieren und daß so viel unklar geblieben ist, was noch der Diskussion bedürfte.

Trotzdem möchte ich nochmals allen Referenten und Rednern herzlich danken und schließe damit diese Sektion des Kongresses.

Funktionelle Erkrankungen der ableitenden Harnwege bei der Frau (Harnröhre)

Einführung des Moderators

Ich glaube, daß wir direkt an die Moderation von Herrn Marberger anschließen können. Denn wie wir eben gehört haben, handelt es sich bei vielen der sog. rezidivierenden Blasenentzündungen, Reizblasen, der Kälteempfindlichkeit der weiblichen Harnblase, bei diesen Dysfunktionen, die auch heute morgen angesprochen wurden, in einem hohen Anteil um Krankheiten bzw. Veränderungen der Harnröhre. Hierüber haben ja die Referate von Gaca, Lipsky und auch Marberger deutlich Auskunft gegeben.

Harnröhrendivertikel als Ursache sind selten, sie sind allerdings sehr viel häufiger, als im allgemeinen angenommen wird. Wesentlich häufiger allerdings sind anatomische oder funktionelle Engen der Harnröhre, auf die nachher in den Vorträgen noch näher eingegangen werden wird. Ich möchte jetzt zum Thema weibliche Harnröhre in Abänderung des Programmes den Vortrag der Herren Albescu und Madersbacher vorziehen, da sie über die Genese der Urethraldivertikel berichten werden.

I. V. ALBESCU und R. MADERSBACHER: **Zur Genese der Harnröhrendivertikel (Urethrozele)**

Die Urethrozele — Bruch der Harnröhre, Harnröhrenabszeß, suburethral diverticula in the female, Harnröhrenzyste, Kystes sous urethreaux — sind die verschiedenen Namen dieser Krankheit, die in der Realität bedeuten:

„Kleine Tasche oder Divertikel in Verbindung mit der Urethra, die in der Lage sind, einen Teil des ausgeschiedenen Urines aufzunehmen und zu behalten.“
Diese Krankheit kommt aus folgenden Gründen scheinbar nicht sehr häufig vor:

1. Es wird oft nicht an die Möglichkeit dieses Vorkommens gedacht.
2. Sie wird häufig als gewöhnliche Zystitis verkannt.
3. Die Untersuchungen werden oft nicht korrekt durchgeführt.

Pathogenese

Als pathogenetische Faktoren könnten diskutiert werden kongenitale Persistenz der Gartnerschen Gänge oder des Wolfschen Ganges, oder erworbene Faktoren als Folge einer Entzündung, einer Harnröhrenstriktur bzw. Harnröhrenverletzung.
Meist sind Frauen zwischen dem 30. und 50. Lebensjahr besonders betroffen.

Klinik

Die Symptome sind oft sehr verschieden und uncharakteristisch. Am häufigsten sind die Symptome einer „Zystitis", wie z. B. Pollakisurie, Dyspareunie, Brennen beim Wasserlassen usw. Unwillkürlicher Abgang von Urin nach der Miktion durch Entleerung des Divertikels, sog. postmiktionelle Inkontinenz (Magder) kommt nicht häufig vor. Harninfekt mit verschiedenen Graden einer chronischen Pyelonephritis ist möglich.

Diagnostik

Ein wesentlicher Hinweis zur Diagnose in der *Lokalbefund*. Man findet eine Geschwulst an der vorderen Scheidenwand, die sich beim Komprimieren entleert und durch die Harnröhre einen mehr oder weniger veränderten Urin exprimieren läßt. Dies ist ein charakteristisches Symptom! Es ist jedoch zu beobachten, daß der Lokalbefund nicht immer so eindeutig ist, wie er hier beschrieben wurde. Die Geschwulst kann entweder leer sein oder sich nur während der Miktion füllen. Außerdem besteht die Möglichkeit, daß sie sich überhaupt nicht entleert, wenn ein Abszeß oder eine Zyste vorliegt. Die Palpation nach dem Einführen eines Harnröhrenkatheters ergibt die Möglichkeit, die Geschwulst noch besser zu tasten.

Spezialuntersuchungen

Als Spezialuntersuchungen sind durchzuführen:

1. Katheterisierung der Ureterozele.
2. Urethroskopische Untersuchungen.
3. Urethrographie mit radiologischer Darstellung der Urethrozele.
4. Miktions-Zysto-Urethrographie (Abb. 1).

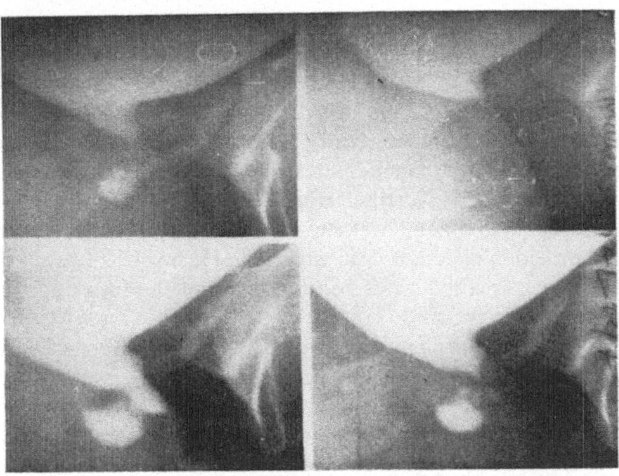

Abb. 1

Therapie

Die *konservative Behandlung* ergibt keine guten Ergebnisse.

Sie würde in der digitalen Entleerung der Urethrozele, Dehnung der Harnröhre sowie antibiotischer und symptomatischer Behandlung bestehen.

Die *chirurgische Behandlung* besteht in der Entfernung des Divertikels, wobei die Harnröhre bis zum Divertikel gespalten werden kann (Spencer-Duckett).

Komplikationen nach der Operation, wie Harnröhrenstenose, Urethro-Vaginalfistel, Harnröhreninkontinenz sind selten. In der Regel braucht man sie nicht zu behandeln, da sie sich wieder zurückbilden können.

An der 1. Universitätsklinik in Bukarest (Prof. Dr. Burghele) und dann in unserer eigenen Praxis wurden 33 Fälle gesammelt und verfolgt. Bei 3 Patienten wurde eine konservative Behandlung ohne gutes Ergebnis durchgeführt.

Bei 30 Patienten wurde ein chirurgischer Eingriff vorgenommen, wobei in 3 Fällen wegen des abszedierenden Divertikels nur eine Inzision mit anschließender Drainage durchgeführt wurde. Eine der Patientinnen hatte eine Urethro-Vaginalfistel bekommen, die später mit Erfolg operiert wurde.

Bei den restlichen 27 Patienten führten wir eine Exzision des Divertikels mit anschließender Naht der Harnröhre und eine Dauerkatheterbehandlung für 5 bis 7 Tage durch. Die Ergebnisse waren in der Regel sehr gut und — abgesehen von einer Urethro-Vaginalfistel — wurden keine Komplikationen beobachtet.

Bisher werden 22 dieser Patienten zwischen 1 und 15 Jahren nach der Operation kontrolliert. 16 von ihnen sind ohne pathologischen Befund, die restlichen 6 haben noch verschiedene Symptome wie Pollakisurie, Dysurie u. a.

Dr. Dr. Ion V. Albescu
Dr. R. Madersbacher
Kreiskrankenhaus Mallersdorf
Chir.-Urol. Abteilung
D-8304 Mallersdorf

K. Bandhauer: **Zur Diagnostik und Therapie des Divertikels der weiblichen Harnröhre**

Im Krankengut der Urologischen Klinik St. Gallen wurden in den letzten 5 Jahren (1. Juni 1970 bis 31. Mai 1975) 7 Harnröhrendivertikel bei Frauen als Ursache für rezidivierende Harnwegsinfekte diagnostiziert.

Kausalgenetisch handelt es sich in allen Fällen um erworbene Divertikel als Folge von Geburtstraumen, entzündlichen Harnröhrenveränderungen mit Ausweitung paraurethraler Drüsen oder um iatrogene Harnröhrenveränderungen nach vorderer Kolporrhaphie mit nachfolgender divertikelartiger Verziehung der Harnröhre.

Angeborene Divertikelformen, welche in unserem Krankengut nicht feststellbar waren, sind im allgemeinen selten, da die weibliche Harnröhre entwicklungsgeschichtlich wesentlich unkomplizierter als die des Mannes ist und deshalb auch die Möglichkeiten zur Divertikelbildung geringer sind.

Im Vordergrund der klinischen Symptomatik standen rezidivierende entzündliche Miktionsbeschwerden mit Harnwegsinfekten, welche vor allem nach sexueller Betätigung auftraten.

Zur Diagnostik des Harnröhrendivertikels bieten sich folgende Kriterien an:

1. Die vaginale Untersuchung
2. Das Urethrogramm (Miktionsurethrogramm)
3. Das Hochdruckurethrogramm mit dem Spezialkatheter nach Davis und Cian.
4. Die Urethroskopie
5. Die Kombination von Urethrogramm und Urethromanometrie.

Die vaginale Untersuchung erfaßt nur große, prall mit Sekret oder Konkrementen gefüllte Divertikel.

Im Mittelpunkt der Diagnostik steht das Miktionsurethrogramm, das wir als das aussagekräftigste diagnostische Kriterium erachten. Diese Untersuchung gibt, vor allem wenn sie auf Bandspeicher oder Film aufgenommen werden kann, die physiologischen Verhältnisse des Miktionsaktes und die tatsächliche Auswirkung des Divertikels auf den Uroflow wider. Die Hochdruckurethrographie bringt dagegen eine gute Darstellung des Divertikels, allerdings auf Kosten der funktionellen Aussagekraft.

Ein schwieriges diagnostisches Problem, welches für die Therapie entscheidend sein kann, stellt die genaue Erfassung der Beziehung des Divertikels zum Sphinktermechanismus der weiblichen Harnröhre dar. Liegt das Divertikel im Sphinkterbereich, d. h. innerhalb der Kontinenzzone, so ist die Exstirpation wegen der Möglichkeit einer nachfolgenden Inkontinenz sehr problematisch (Abb. 1). Handelt es sich um große, sekret- bzw. uringefüllte Divertikel mit breiter Mündung, so kann die vaginale Untersuchung diese

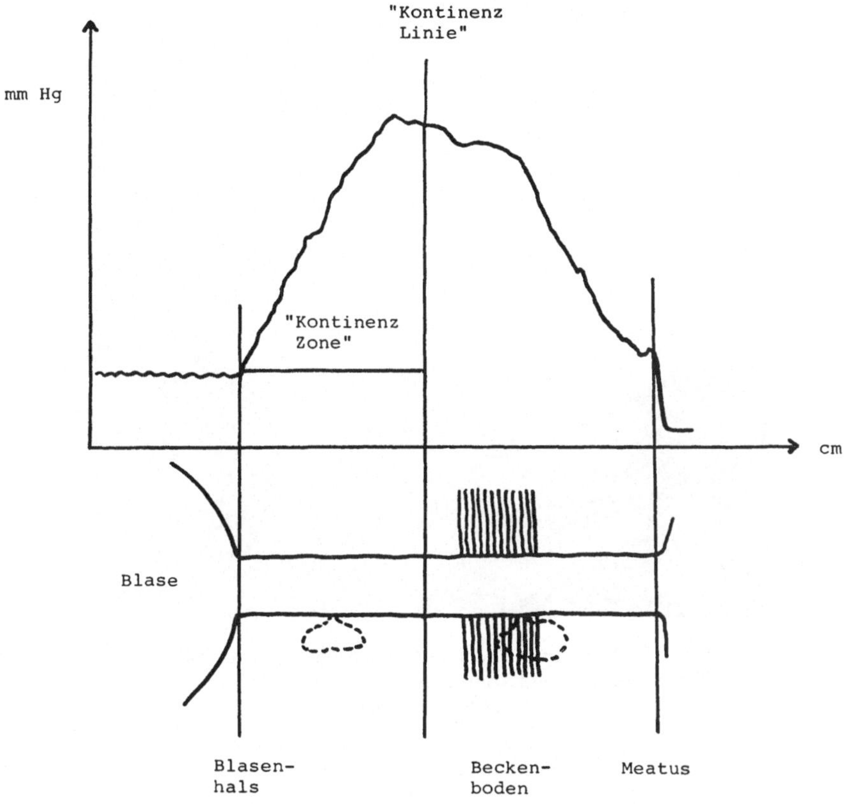

Abb. 1. Schematische Darstellung des Urethraprofils und der Beziehung von Harnröhrendiverti-
keln zur Kontinenzzone

diagnostische Frage einigermaßen abklären. Kommt es nämlich bei vaginaler Expression des Divertikels zu einem Ablaufen des Sekrets bzw. Urins, nach außen, so liegt zumindest der Divertikeleingang „extrasphinktär", bei Ablaufen des Sekrets in die Blase
dagegen „intrasphinktär". Diese einfache diagnostische Maßnahme ist allerdings nicht
immer anwendbar und eine aufwendigere Methodik ist zur genauen präoperativen Abklärung erforderlich. Durch die Kombination der Urethromanometrie mit der Mik-
tionsurethrografie und der Urethroskopie kann mit großer Sicherheit die Lokalisation
des Divertikels in bezug auf den Sphinkterapparat der Blase bzw. der Kontinenzzone der
Harnröhre, bestimmt werden (Abb. 2).

Die operative Therapie des Divertikels der weiblichen Harnröhre wird im Prinzip
durch die allgemeinen Grundsätze der Harnröhrenchirurgie bestimmt. Der Zugangsweg
erfolgt vaginal. Gelingt eine echte Divertikelexzision bei enger Divertikelöffnung, so wird
die Harnröhre über einem 16 Charr. Harnröhrenkatheter verschlossen. Ist die Kommunikation zwischen Divertikel und Harnröhre dagegen weit, so kann der primäre Verschluß der Harnröhre zu einer Harnröhrenverengung führen. Mit Hilfe des Denise
Brownschen Prinzips kann diese Schwierigkeit umgangen werden.

Unter dem Schutz einer suprapubischen Harnableitung wird die im Bereich der
Mündung des Divertikels eröffnete Harnröhre nicht verschlossen, sondern als Epithel-
streifen unter der Vaginalschleimhaut belassen. Die spontane Röhrenbildung ist nach
10 Tagen soweit abgeschlossen, daß eine spontane Miktion nach Auflassen der Harn-
fistel möglich ist.

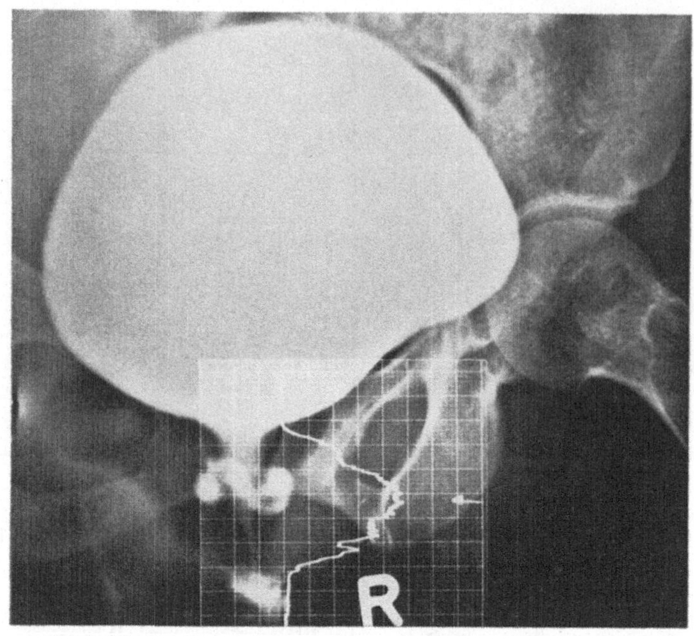

Abb. 2. Kombination: Urethrogramm und Urethromanometrie. Das Harnröhrendivertikel liegt an der Grenze der Kontinenzzone und konnte deshalb ohne postoperative Inkontinenz operativ entfernt werden

Divertikel innerhalb der „Kontinenzzone" sind unter den erworbenen Formen selten. Sie sind operativ nur unter einem sehr großen Risiko auf eine Harninkontinenz sanierbar. In diesen Fällen sind deshalb vor einem operativen Vorgehen die Erprobung aller anderen Maßnahmen, wie Harnröhrenbougierung, Instillationen und direkte Divertikelspülungen angezeigt.

Mit der Methode von Ellik, welche in einer direkten Eröffnung des Divertikels von vaginal her und in einer lokalen Zerstörung der Divertikelschleimhaut besteht, haben wir bisher keine Erfahrung.

Literatur

Bauer, K. M.: Urologe 3, 5, 308 (1964). —Davis, H. J., Cian, L. G.: J. Urol. 75, 753 (1965). — Davis, B. L., Robinson, D. G.: J. Urol. 104, 850 (1970). — Ellik, M.: J. Urol. 77, 243 (1957). — Pathak, U. N., House, M. J.: Obstet. Gynec. 36, 5, 789 (1970). — Spence, H. M., Duckett jr., J. W.: Diverticulum of the female urethrae: Clinical aspects and presentation of a simple operative technique for cure. J. Urol. 104, 432 (1970).

Prof. Dr. K. Bandhauer
Urol. Klinik
Kantonsspital
CH-9006 St. Gallen/Schweiz

K. F. Albrecht und F. D. Hildebrand: **Divertikel der weiblichen Harnröhre**

In den letzten 15 Jahren beobachteten wir 34 Harnröhrendivertikel bei Frauen. Die sicherste Methode, ein Urethraldivertikel der weiblichen Harnröhre zu finden, ist die Überdruckurethrographie mit einem Doppelballonkatheter.

Tabelle 1. 1960 bis 1975

Einfache oder gekammerte Divertikel	29
Divertikel Blutungen	1
Divertikel Steine	3
Spontanperforation i. d. Vagina	1
Gesamtzahl	**34 Fälle.**

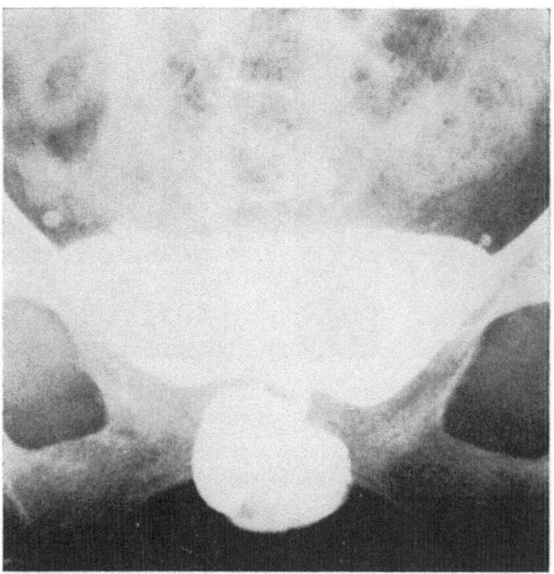

Abb. 1. Großes Harnröhrendivertikel, dargestellt durch Überdruckdoppelballon-Urethrographie

Klinisch läßt sich das Divertikel im Septum urethrovaginale als cystische, fast immer schmerzhafte Vorwölbung tasten.

Das Divertikel wird nach Ligatur oder Umstechung der Verbindung zur Harnröhre abgetragen. Häufig reißt die entzündlich veränderte Divertikelwand ein, so daß das Divertikel nach Eröffnung abgetragen werden muß. Die Abtragungsstelle wird durch Längsnaht des submukösen Gewebes gedeckt. Die Längsincision der Vaginalschleimhaut wird im Sinne eines Wechselschnittes quer verschlossen.

Tabelle 2. Postoperative Komplikationen

Temporäre Urethro-Vaginalfistel	1
Permanente Urethro-Vaginalfistel	1
Permanente Urethro-Vaginalfistel mit Inkontinenz (Marshall-Marchetti)	1
Rezidiv- bzw. Residualdivertikel	1
Ohne Komplikationen	25
Gesamtzahl der Operationen	**29**

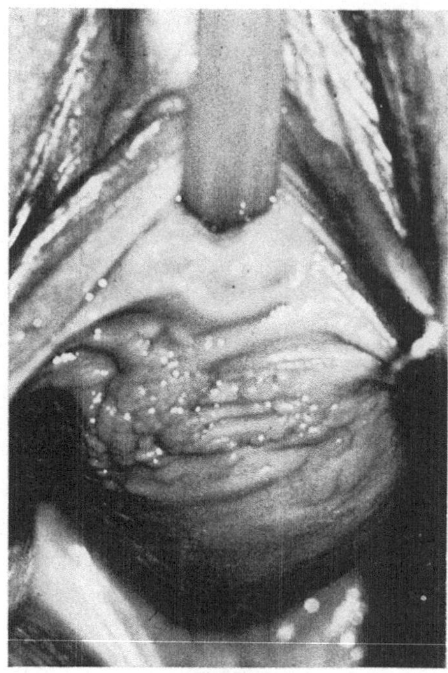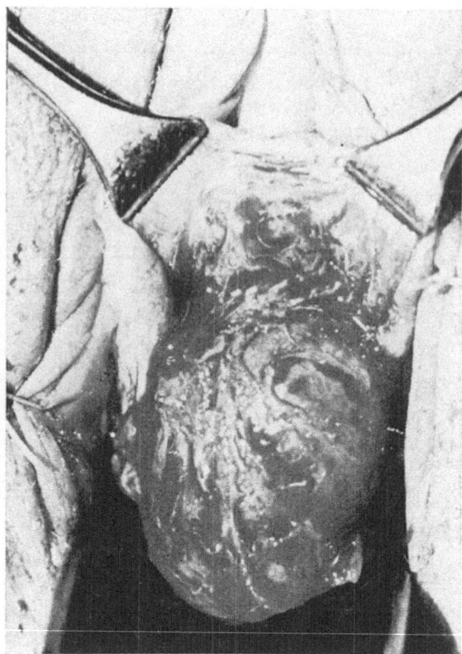

2

3

Abb. 2. Speculumeinstellung bei einem Urethraldivertikel (31jährige Frau)
Abb. 3. Darstellung der pflaumengroßen zystischen Vorwölbung nach Längsincision der vorderen Vaginalwand

Temporäre oder permanente Urethro-Vaginalfisteln sind bedeutungslos, weil die Patientinnen die Fistel subjektiv nicht bemerken. Bei einer Kranken, die vor der Operation schon inkontinent war, blieb die Inkontinenz bestehen mit Entwicklung einer permanenten Urethro-Vaginalfistel 1 cm distal vom Blasenhals. Nach Marshall-Marchetti-Operation wurde diese Patientin kontinent und beschwerdefrei.

Bei einer Patientin war nach der Operation ein weiteres kleines Urethraldivertikel nachweisbar. Ob es sich um ein zurückgelassenes Divertikel oder um ein echtes Rezidiv handelte, läßt sich nicht sicher entscheiden. Da die Verbindung dieses Residualdivertikels zur Harnröhre weit war, hatte die Patientin keine Beschwerden. Eine operative Revision war daher nicht erforderlich.

Andere Autoren (Spence und Mitarbeiter) spalten die gesamte distale Harnröhre einschließlich des Divertikels und nähen den Divertikelrand an die seitliche Vaginalwand. Von neun operierten Patientinnen waren zwei postoperativ inkontinent. Diese Methode scheint uns deshalb nur bedingt empfehlenswert.

Ellik spaltet das Divertikel von der Vagina her, kratzt die Schleimhaut ab und tamponiert das Divertikel mit Oxyzellulose. Über der Tamponade wird die Vaginalschleimhaut verschlossen. Die Heilung soll angeblich durch Obliteration des Divertikelsackes erfolgen.

Wir sind der Meinung, daß die sorgfältige vaginale Exstirpation des Divertikels mit Verschluß der Divertikelmündung zur Harnröhre hin der chirurgisch korrekteste Eingriff mit der geringsten postoperativen Morbidität ist.

Prof. Dr. K. F. Albrecht
Urol. Klinik, Klinikum Barmen
Heusnerstraße 40
D-5600 Wuppertal 2

Diskussion zu den Vorträgen Seite 260 bis 266
(Weibliche Harnröhre)
Moderator: K. F. Albrecht, Wuppertal

Moderator: Wir haben nur wenig Zeit zur Diskussion dieses Themas, und ich möchte deshalb fragen, ob jemand zur Genese oder Therapie etwas sagen möchte. Ich selbst möchte noch bemerken, daß wir vorher erwähnten, daß die meisten Divertikel im Septum urethrae vaginale entstehen, sich also zur Vagina hin entwickeln und nur sehr selten sollen auch Divertikel vorkommen, die sich nach oben hin, also in Richtung Symphyse entwickeln. Da Herr Nagel hier einige Erfahrung hat, möchte ich ihn um eine kurze Diskussionsbemerkung bitten.

R. Nagel, Berlin: Wie wir anhand der Diapositive sehen, haben wir in 18 Jahren 9 Divertikel behandelt, davon 2 Divertikelkarzinome. Auf einer Abbildung sehen Sie in der Kontinenzzone ein Divertikel, das im Miktionsurethrogramm anterior bei etwa 11 Uhr lag. Die Patientin hatte seit 2 Jahren eine schwere Zystitis mit Hämaturie und Infektion. Das Divertikel lag, wie bereits erwähnt, bei etwa 11 Uhr und zwar unmittelbar sphinkternahe. Bei der Urethroskopie sah man, wie hier auf dem Diapositiv, eine schwere Entzündung. Da das Divertikel unmittelbar symphysennah lag, haben wir es transurethral am distalen Rand mit einem Kinderresektoskop von Storz reseziert. Postoperativ war dann der distale Divertikelausgang so flach, daß sich das Divertikel glatt entleerte. Wie Sie sehen, ist die Patientin kontinent und auch im Miktionsurethrogramm ist kein Divertikel mehr nachzuweisen. Bei einer anderen Patientin, bei der allerdings das Divertikel unten bei 6 Uhr, d. h. der Vagina anlag, haben wir die Harnröhre nicht in üblicher Weise gespalten, sondern das Divertikel ebenfalls mit dem Kinderinstrument von Storz mit gutem Erfolg reseziert. Wie Sie sehen, kann man sich in besonders gelagerten Fällen auch dieser Methode bedienen.

Moderator: Vielen Dank, Herr Nagel, für diesen Hinweis zu den therapeutischen Möglichkeiten, die wir persönlich noch nicht durchgeführt haben.

H. Marberger, Innsbruck: Bei Spence sahen wir, wie er das Divertikel einfach offen mit der Schere abträgt und ich war damals eigentlich bezüglich der Kontinenz sehr skeptisch. Die Fälle sind allerdings gut gegangen und kontinent. Daraufhin habe ich auch transurethral das Dach dieser Divertikel gelegentlich in 2 Sitzungen reseziert, um nicht gleich mit dem Schneidestrom zu tief zu gelangen. Wir haben jetzt 5 Fälle, die alle nach der Resektion gut verlaufen sind. Das ist praktisch ein einfacher Eingriff, man muß ihn nur vorsichtig machen.

Moderator: Man hat doch aber, wenn man transurethral reseziert, eine relativ weite Aussackung nach vaginal hin, die sicher wohl eine breite Verbindung zur Urethra hat.

H. Marberger, Innsbruck: Man muß die Stufe resezieren, um günstige urodynamische Verhältnisse zu schaffen. Das ist zweifellos zu erreichen; denn nach einiger Zeit ist die Gegend infiltriert und man kann nachresezieren. Prüft man dann den Uroflow, stellt man fest, daß die Strömungsverhältnisse bei diesen Frauen normal sind.

Moderator: Es ist also anzunehmen, daß nach Entfernung des Daches dieses Divertikel etwas schrumpft; denn sonst hätten wir ja diese ballonartige Urethrae, wie Sie sie vorhin mit Ihren Abbildungen gezeigt haben.

H. Marberger, Innsbruck: Es schaut nachher so aus, wie es Herr Nagel in seinen Dias gezeigt hat.

K. Bandhauer, St. Gallen: Ich kann mir vorstellen, daß man mit der transurethralen Methode sicher eine große Zahl von Divertikeln bessern oder sogar heilen kann. Ich glaube aber, daß sind doch vorwiegend kongenitale Divertikel. Die entzündlich veränderten Divertikel, die wir ja eigentlich beim Erwachsenen viel häufiger sehen, als Residuen entzündlich veränderter Urethraldrüsen oder nach Geburtstraumen, glaube ich, geben dann doch urodynamisch relativ schlechte Ergebnisse. Weiterhin glaube ich, daß man vorsichtig sein muß, weil das ein echtes narbig-entzündliches Gewebe ist und ich mir deshalb nicht vorstellen kann, daß da die gleichen urodynamischen Verhältnisse in der Harnröhre bestehen, als wenn man versucht, das Divertikel in toto zu entfernen.

Moderator: Hier stehen sich offenbar zwei Meinungen gegenüber. Darf ich Sie um eine Antwort bitten, Herr Nagel?

R. Nagel, Berlin: Zu dem von Dir angeschnittenen Problem, Klaus, kann ich nur sagen, daß ich ein großes zum Blasenboden, d. h. zur Vagina hin liegendes Divertikel selbstverständlich immer operieren würde. Nur in dem erstgenannten Falle lag das Divertikel so ungünstig in der Kontinenzzone, daß mir die Resektion als das sicherste Verfahren erschien. Ansonsten würde ich große Divertikel, die der Vaginalwand anliegen, stets operieren.

H. Marberger, Innsbruck: Wir haben, wenn ich das einfügen darf, Divertikel, die der Vaginalwand anliegen, jetzt immer reseziert und es ist bisher ausgezeichnet gegangen. Man sollte also ruhig die Scheu vor dieser Methode verlieren.

Moderator: Wir haben einmal versehentlich bei einer Frau, von der wir wußten, daß sie ein Urethraldivertikel hat, den Doppelballonkatheter mit dem Ballon nicht in die Blase, sondern in das Divertikel hineinpraktiziert und beim Aufblasen des Ballons das Divertikel offenbar perforiert. Praktisch also das gleiche bewirkt, was Sie mit Ihrer transurethralen Resektion erzielen. Auch diese Patientin brauchte nicht nachoperiert zu werden. Wir konnten es auch nicht, weil eine viel zu weite Verbindung zur Urethra bestand. Da diese Patientin schon älter war, ist sie auch weitestgehend beschwerdefrei geworden.

I. V. Albescu, Mallersdorf: Von dieser doppelten Ballonkathetermethode habe ich auch keine guten Ergebnisse gesehen. Ich verzichte deshalb auf sie und führe nur noch das Miktions-Zysto-Urethrogramm durch.

Moderator: Wir machen selbstverständlich auch das Miktions-Zysto-Urethrogramm mit Bildwandlerspeicherung zur Diagnostik, wie ich es bereits anführte.

P. Kolle, Hannover: Mich würde noch einmal die Spaltung des Harnröhrendivertikels interessieren; denn jeder, der Harnröhrendivertikel operiert weiß, daß dies technisch durchaus seine Tücken und Schwierigkeiten haben kann. Ich erinnere mich an einen Film, der in Amsterdam von Spence gezeigt wurde, der die Urethra nach vaginal hin gespalten hat. Mich würde also interessieren, da diese Methode technisch sehr einfach ist, ob hier jemand mit dieser Methode Erfahrung hat.

Moderator: Ich habe bereits erwähnt, daß Spence eine Veröffentlichung von 9 Fällen hat, wobei 2 eine Streßinkontinenz behielten. Bei einer Patientin handelte es sich um eine bettlägerige Frau mit Diabetes, die einen Katheter tragen mußte, die andere behielt eine Streßinkontinenz. So viel zur Veröffentlichung. Aber Herr Marberger hat wohl mit Spence selber gesprochen.

H. Marberger, Innsbruck: Ich war selbst dort und habe gesehen, wie Spence es macht. Er geht mit dem Finger in das Divertikel herein, zieht es heraus und stülpt die Harnröhre um und trägt dann das Divertikel ab, wodurch er den gleichen Effekt erzielt. Wir haben früher das Divertikel auch von vaginal freigelegt und inzidiert, wie Sie dies erwähnten, Herr Kolle, und dann das Divertikel abgetragen. Dazu haben wir noch, und das scheint uns auch jetzt noch wesentlich, eine Blasenfistel angelegt. Damit haben wir die bisher besten Erfolge erzielt.

Moderator: Da keine weiteren Fragen zum Thema des Urethraldivertikels bestehen, möchte ich jetzt Herrn Carl zu seinem Vortrag bitten.

P. Carl, K. Wanner und F. J. Marx: **Indikation zur Urethrotomia interna nach Otis bei der Frau unter Berücksichtigung des Harnröhrendruckprofils**

Die Diagnose einer behandlungsbedürftigen Harnröhrenenge bei Frauen wird vorwiegend instrumentell mit dem Bougie à boule gestellt (Hradec 1963, Lyon et al. 1963, Immergut et al. 1967, Harzmann et al. 1975). Die Notwendigkeit einer „gefühlvollen" Bougierung wird betont (Hradec 1963). Da das Instrument — wie der Name sagt — schon bei der Einführung „bougiert", und das anschließende Zurückziehen eine Längenverformung der Urethra nicht ausschließen läßt, erscheinen weitere Untersuchungsmethoden wünschenswert.

Das Miktionsurethrogramm ist aussagekräftig, für Mehrfachuntersuchungen im Hinblick auf die Strahlenbelastung jedoch nicht geeignet.

Wir haben für die Diagnose einer pathologischen Widerstandserhöhung der weiblichen Harnröhre zusätzlich die *Harnröhrendruckmessung* herangezogen.

Dabei wird ein Foley-Katheter von 14 Charr. bei einer Blasenfüllung von 100 ml mit konstanter Geschwindigkeit von 1 cm/min unter gleichzeitiger Perfusion durch die Harnröhre gezogen. Von einem im Katheterlumen befindlichen Ureterkatheter wird der Druck fortlaufend über einen Statham-Druckwandler auf dem Direktschreiber registriert.

Bei 15 von 40 Patientinnen konnte das Harnröhrendruckprofil 3 bis 5 Monate nach einer Otis-Urethrotomie kontrolliert werden.

Durch diese Untersuchung kann neben dem maximalen Harnröhrenwiderstand auch Lokalisation und Länge pathologischer Engen genau bestimmt werden.

Dies sei an einigen Beispielen dargelegt (Abb. 1):

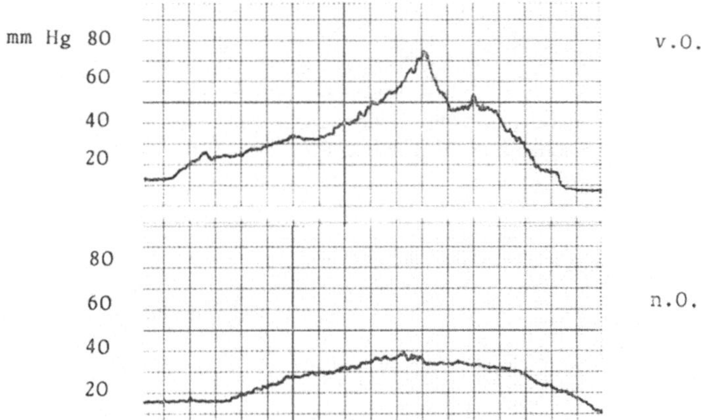

Abb. 1. Senkung des max. Harnröhrenwiderstandes von 75 auf 40 mm Hg nach Urethrotomia n. Otis

Bei einer Kranken, die seit 16 Jahren wegen einer Harnröhrenstriktur mit Restharn von 200 ml ständig bougiert werden mußte, konnte eine Reduzierung des Restharns auf 40 ml und eine Beseitigung der Harninfektion durch die Urethrotomie erreicht werden. Wie der Vergleich der Druckkurven zeigt, verringerte sich der maximale Harnröhrendruck von 75 auf 40 mm Hg.

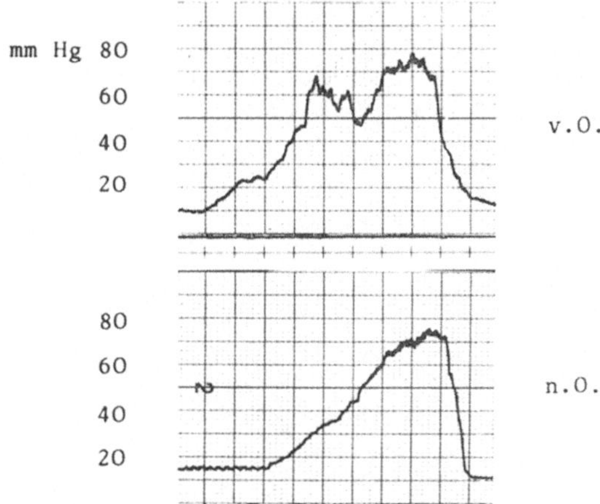

Abb. 2. Die Harnröhrendruckprofile zeigen bei konstantem max. Harnröhrenwiderstand die Beseitigung eines zweiten „Druckgipfels" nach der Otis-Urethrotomie (untere Kurve)

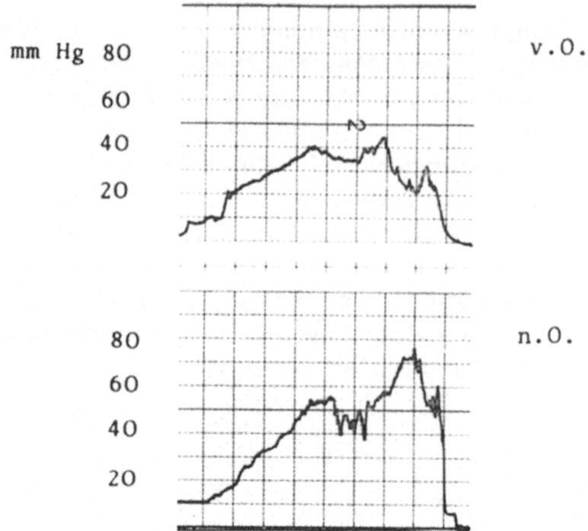

Abb. 3. Zunahme des max. Harnröhrenwiderstandes nach Otis-Urethrotomie bei 9jährigem Mädchen mit unbefriedigendem klinischen Ergebnis

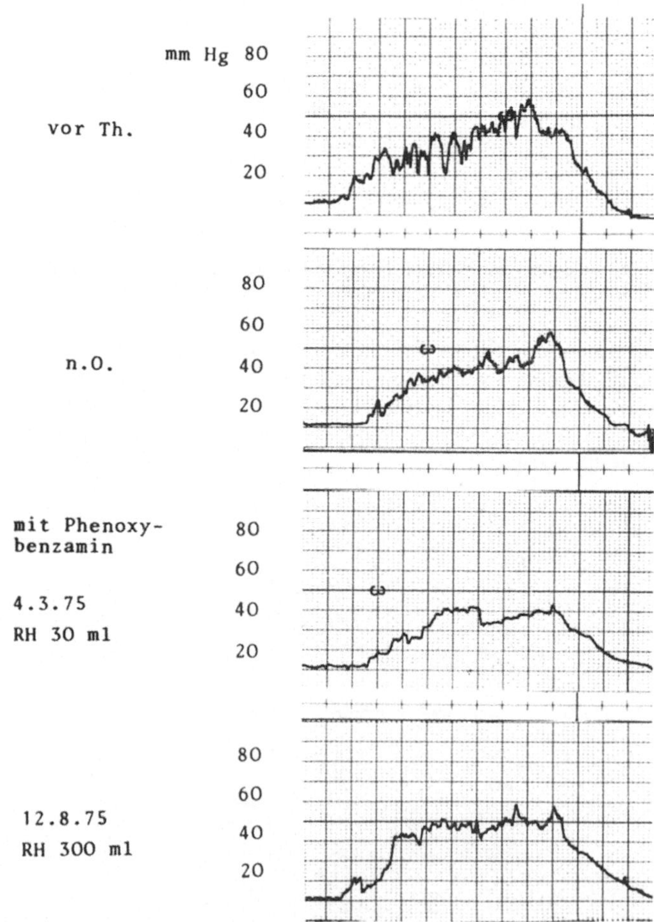

Abb. 4. Verlaufskontrollen des Harnröhrendruckprofils vor und nach Otis-Urethrotomie (obere beide Kurven), während und nach späterer Unterbrechung einer Behandlung mit einem Alpha-Rezeptorenblocker (Phenoxybenzamin)

Bei einem anderen Fall (Abb. 2) mit ähnlicher Symptomatik war ein gleichgutes klinisches Ergebnis zu verzeichnen, ohne daß der maximale Harnröhrenwiderstand durch die Urethrotomie vermindert worden war. Die postoperative Druckkurve zeigt aber die Beseitigung eines Druckgipfels.

In beiden Fällen ist aufgrund des „geglätteten" Druckprofils eine Verminderung der Turbulenzen zu vermuten.

Bei einem 9jährigen Mädchen (Abb. 3) mit rezidivierenden Harninfektionen brachte der Eingriff hingegen keinen Erfolg. Die postoperative Druckmessung läßt bei deutlicher Zunahme des Maximaldrucks auf eine zusätzliche Stenosierung der distalen Harnröhre schließen. Die Harninfektion persistiert.

Übereinstimmung des klinischen Verlaufs und der Harnröhrendruckverhältnisse seien noch an einem weiteren Beispiel (Abb. 4) verdeutlicht:

Bei einer 47jährigen Frau mit einer Megazystis, Restharnbildung von 300 ml und einer chronischen Pyelonephritis führte die Otis-Urethrotomie zu keiner Befundänderung. Eine anschließende Therapie mit dem Alpha-Rezeptorenblocker Phenoxybenzamin senkte den urethralen Widerstand und die Restharnbildung eindeutig. Nach eigenmächtiger Unterbrechung dieser Therapie zeigten Druckkurve und klinische Symptomatik wieder den Ausgangsbefund.

Aufgrund unserer Erfahrungen können wir feststellen, daß die Harnröhrendruckmessung für die Beurteilung der pathologischen Widerstandserhöhung der weiblichen Urethra aussagekräftig ist. Bei allen bisher untersuchten Fällen fand sich eine Übereinstimmung mit den klinischen Befunden. Hilfreich erscheint uns die postoperative Druckmessung nach der Urethrotomia interna besonders für die Beurteilung von Mißerfolgen.

Literatur

1. Davis, D. M.: J. Urol. **80**, 93 (1958). — 2. Harzmann, R., Chiari, R.: Akt. Urol. **6**, 107 (1975). — 3. Hradec, E.: Verh. dtsch. Ges. Urol. **22**, 111 (1969). — 4. Immergut, M., Culp, D., Flocks, R. H.: J. Urol. **97**, 693 (1967). — 5. Kerr, W. S., Leadbetter, G. W. Jr., Donahue, J.: J. Urol. **95**, 218 (1966). — 6. Lyon, R. P., Smith, D. R.: J. Urol. **89**, 414 (1963). — 7. O'Donoghue, N., Lipsky, H.: Urologe A **11**, 252 (1972). — 8. Otis, F. N.: New York Med. J. **15**, 152 (1972). — 9. Richardson, F. H.: J. Urol. **101**, 719 (1969). — 10. Schoenberg, H. W., Tristan, T. A., Murphy, J. J.: J. Urol. **96**, 921 (1966). — 11. Stevens, W. E.: J. A. M. A. **106**, 89 (1936).

Dr. P. Carl
Urologische Univ.-Klinik
Thalkirchner Straße 48
D-8000 München 2

W. Ehrhardt, H. Bartels, M. Lazica und K. F. Albrecht: **Behandlung der distalen Stenosen der weiblichen Harnröhre durch Urethrotomie nach Otis**

Abgesehen von den eindeutigen Indikationen zur Meatotomie haben wir früher bei der von den Vorrednern angegebenen Symptomatik elektroreseziert; besonders oft bei den Blasenentleerungsstörungen von Diabetikerinnen sowie nach Wertheim-Operationen, wie es Hohenfellner angegeben hat. Bei spontan gutem Erfolg war nicht immer klar, ob nicht auch der Bougierungseffekt durch das 28 Charr. Mauermeyer-Resektoskop eine Rolle mitgespielt hat. Für viele Urologen war und z. T. ist ja die intermittierende Bougierung die Behandlungsmethode der Wahl, deren zumindest vorübergehend günstiger Effekt unumstritten ist.

Seit 2 Jahren benutzen wir jetzt ausschließlich das OTIS-Instrument.

Bis Ende Juni 1975 wurden 178 Frauen und 20 Mädchen ab 4 Jahren auf diese Weise urethrotomiert. Die Frauen wurden brieflich nach dem Erfolg des Eingriffes, der 2 bis

24 Monate zurücklag, befragt. Von den bis jetzt eingegangenen Antworten waren 74%
der Frauen inzwischen subjektiv beschwerdefrei. Bei 21% der Patientinnen dagegen bestanden die Beschwerden unverändert. 3 bis 5% der Antworten waren nicht einzuordnen.

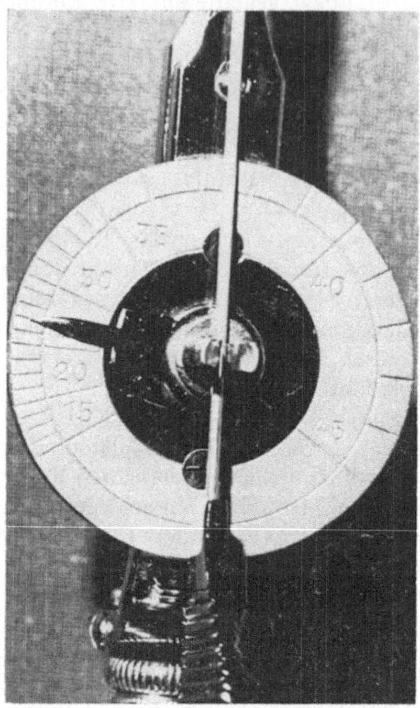

Abb. 1. Otis-Urethrotom (Einstellskala)

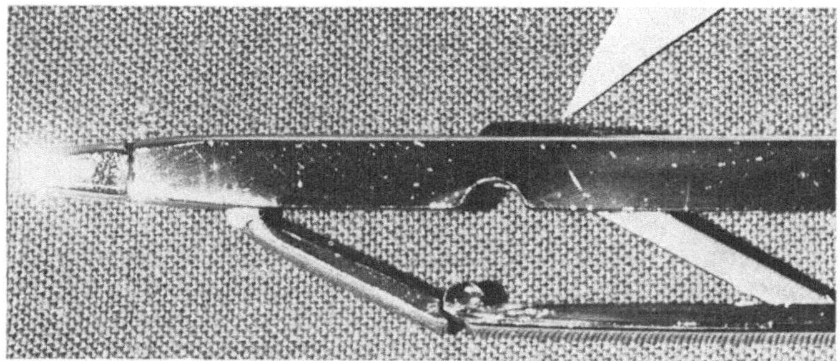

Abb. 2. Otis-Urethrotom mit ausgefahrenem Messer

In Anbetracht dieser günstigen Ergebnisse und der praktisch fehlenden Komplikationen — wir hatten nur eine postoperative Nachblutung — neigen wir inzwischen
zu einer großzügigen Indikationsstellung; d. h. bei entsprechender Symptomatik wird
noch urethrotomiert, wenn man bei der Kalibrierung der Harnröhre mit bougie à boule
von 26 Charr. ein Haken bemerkt.

Noch einen Satz zur Technik: In Allgemeinnarkose wird bei aufgefüllter Blase je ein
Schnitt bei 10 und 14 Uhr gelegt.

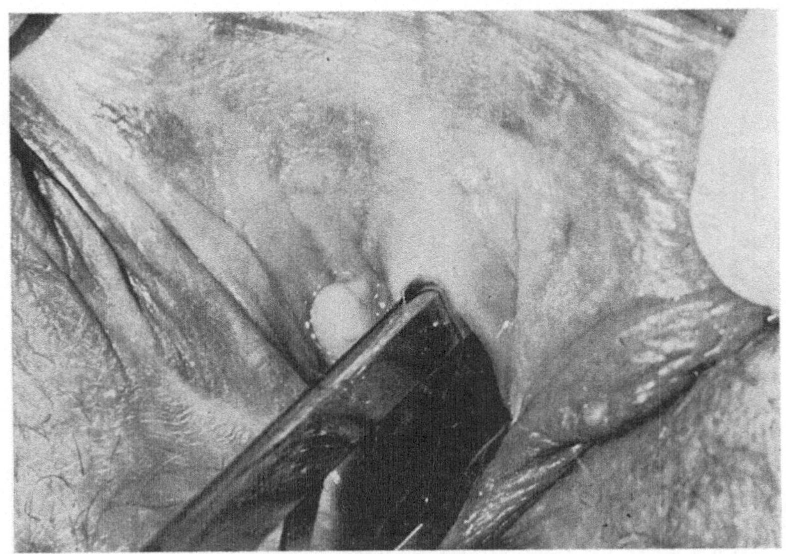

Abb. 3. Otis-Urethrotom in situ

Erst beim zweiten Schnitt spreizen wir das Instrument auf die gewünschte Weite. Die Operationsdauer beträgt 1 bis 2 Minuten. Zur Nachbehandlung wird für 24 Stunden ein Ballonkatheter eingelegt.

Dr. W. Ehrhardt
Urol. Klinik im Klinikum Barmen
Heusnerstraße 40
D-5600 Wuppertal 2

R. Harzmann, R. Chiari und K. Planz: **Spätergebnisse der operativen Behandlung der distalen Harnröhrenstenose**

Als Ursache rezidivierender Harnwegsinfekte und des Reizblasensyndroms der Frau findet sich häufig eine distale Harnröhrenstenose. Sie liegt knapp proximal des Meatus urethrae externus innerhalb des muskelfreien, kollagenreichen distalen Harnröhrensegmentes an der Vereinigungsstelle von Übergangs- und Plattenepithel [2]. Als Folge dieses Befundes kommt es im prästenotischen Harnröhrenabschnitt unter einer Zunahme der Harnstromturbulenz zur Entstehung von blasenwärts gerichteten Strudeln der Randanteile des Harnstromes [5]. Die Ascension von pathogenen Keimen sowie eine Harnröhren- und Sphinkterreizung — klinisch repräsentiert durch rezidivierende Harnwegsinfekte und pathologische Miktionsmuster [4] — sind die Folge.

Die Diagnose stützt sich auf die Harnröhrenkalibrierung mittels bougies à boule. Im Gegensatz zu Hegar-Stiften und konischen Sonden ermöglichen sie außer der Weitenmessung auch eine Lokalisation der Enge.

Das Kaliber der distalen weiblichen Harnröhre beträgt normalerweise 30 bis 40 Charr. [3], Werte unter 26 Charr. gelten als pathologisch [7]. In diesem Zusammenhang erlauben zystoskopische, röntgenologische und uroflowmetrische Befunde keine sichere Aussage.

Als Ursache der Enge werden posttraumatische bzw. postinfektiöse Vernarbungen und eine mangelhafte Rückbildung der Urogenitalmembran sowie hormonale Faktoren diskutiert. Ähnliche histologische Struktur [6] und gleiche embryologische Herkunft des

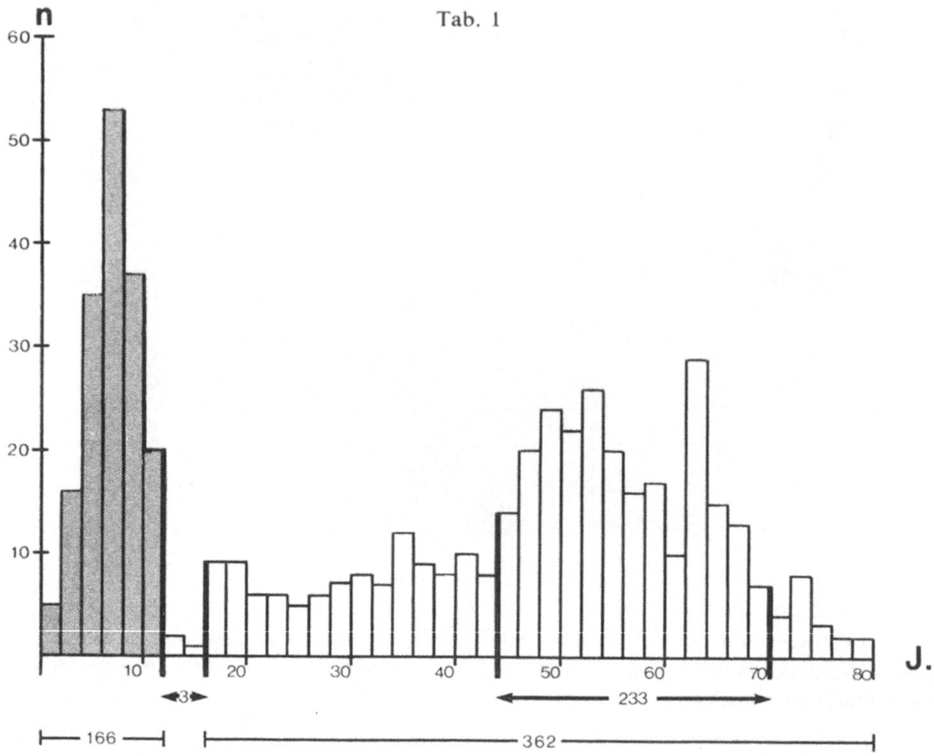

Epithels des Introitus vaginae und der distalen Harnröhre [1] sprechen ebenso wie die Altersverteilung dieses Befundes (Tab. 1) für eine Hormonabhängigkeit der Enge. So ist die distale Harnröhrenstenose zum Zeitpunkt der Pubertät eine Seltenheit, jenseits des 45. Lebensjahres ebenso wie bei oophorektomierten Frauen jedoch ein häufiger Befund.

Wir behandeln die distale Harnröhrenstenose mittels interner Urethrotomie mit dem Otis-Urethrotom. Urethrotomiert wird bei 12 Uhr mit 30 Charr. und bei 9 Uhr mit 35 Charr. Im Fall ausgeprägter Engen wird ein dritter Schnitt bei 3 Uhr gelegt (Abb. 1). Postoperativ wird ein 24 Charr. starker Ballonkatheter 24 Stunden belassen. Die Verabreichung von Antibiotika wird auf 7 Tage beschränkt.

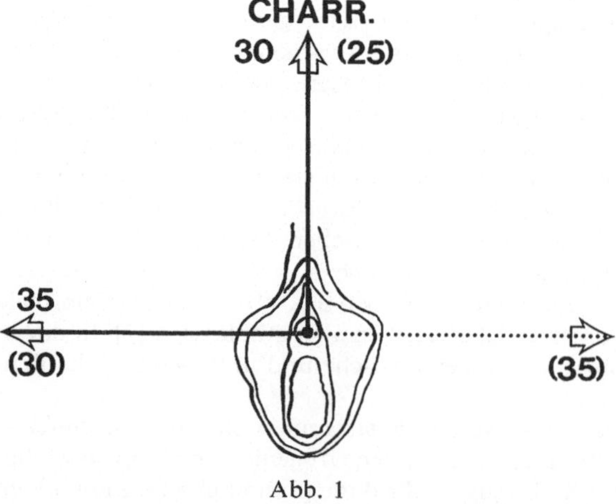

Abb. 1

In 0,8 % (n = 2) der so behandelten Fälle kam es zu Nachblutungen. Von anderen Autoren genannte Komplikationen wie Harnröhrenfisteln und Streßinkontinenzen (3) beobachteten wir nicht.

Wir übersehen jetzt 230 Behandlungen, die inzwischen mehr als 12 Monate, maximal 24 Monate zurückliegen. In dieser Zahl sind Frauen mit neurogenen oder radiogenen Miktionsbeschwerden, Harnsteinen, anamnestischen Hinweisen auf erworbene Harnröhrenveränderungen oder Mißbildungen, spezifischen Erkrankungen bzw. Malignomen der ableitenden Harnwege nicht enthalten. In allen mittels interner Urethrotomie behandelten Fällen wurden — anders als bei echten Harnröhrenstrikturen — Restenosierungen nicht beobachtet. Bei der Kontrolluntersuchung betrug das Kaliber der distalen Harnröhre maximal 2 Charr. weniger als die größte Urethrotomieweite.

Tabelle 2

Stenosegrade	Heilung	Besserung	Mißerfolg
8 — 21 Ch. ⇒ n = 79	51 (64,5 %)	20 (25,3 %)	8 (10,2 %)
22 — 25 Ch. ⇒ n = 151	81 (53,6 %)	41 (27,2 %)	29 (19,2 %)
Insgesamt ⇒ n = 230	132 (57,4 %)	61 (26,5 %)	37 (16,1 %)

Tab. 2 zeigt die anhand von Harnbefund, Kalibrierung und subjektiven Angaben gewonnenen Ergebnisse. Dabei wurden nur solche Fälle als „Heilung" gewertet, in denen eine dauerhafte Beseitigung aller Beschwerden bzw. Befunde gelang. Festzustellen ist, daß die Aussichten auf einen stabilen Behandlungserfolg mit abnehmendem Kaliber der distalen Harnröhrenstenose deutlich zunehmen.

Literatur

1. Cifuentes, D. L.: Cistitis y cistopatias. Madrid: Paz Montalvo 1947. — 2. Halverstadt, D. B., Leadbetter, G. W. Jr.: J. Urol. (Baltimore) **100**, 297—302 (1968). — 3. Kerr, W. S., Leadbetter Jr. G. W., Donahue, J.: J. Urol. (Baltimore) **95**, 218—221 (1966). — 4. Lyon, R. P., Tanagho E. A.: J. Urol. (Baltimore) **93**, 379—387 (1965). — 5. Marberger, H., Madersbacher, H.: Verh. dtsch. Ges. Urol. **22**, 100—104 (1969). — 6. Mooney, J. K., Hinman, E.: J. Urol. (Baltimore) **111**, 495—501 (1974). — 7. Stevens, W. E.: J. Amer. Med. Ass. **106**, 89—92 (1936).

Dr. med. Rolf Harzmann
Lehrstuhl u. Abt. für Urologie der Univ.
Calwer Straße 7
D-7400 Tübingen

J. E. ALTWEIN, A. DECRISTOFORO, E. STRAUB und R. HOHENFELLNER: **Therapie der kongenitalen Defekte der weiblichen Harnröhre**

Die Schwierigkeiten einer funktionsgerechten Rekonstruktion der weiblichen Harnröhre werden bei der großen Zahl von vorgeschlagenen Operationsverfahren offenbar, deren Spektrum von der bizarren Ileum-Sleeve-Technik bis zum Urethralersatz durch Ileocoecum (Santander et al., 1972) reicht. Im folgenden werden die seltenen und leicht übersehenen epispadischen und hypospadischen Formvarianten der weiblichen Harnröhre in ihrer therapeutischen Problematik erörtert.

Die retrosymphysäre Epispadie, die durch einen Harnblasenprolaps in die erweiterte und extrem verkürzte Harnröhre gekennzeichnet ist, wurde bislang 18mal in der Weltliteratur beschrieben. Es besteht totale Inkontinenz. Häufiger ist die subsymphysäre, auch als „komplett" apostrophierte weibliche Epispadie, bei der ebenfalls Harninkontinenz vorliegt. 88 Beobachtungen aus der Literatur stehen 4 eigene Fälle gegenüber. Weniger bekannt ist die vestibuläre oder „partielle" Epispadie, die durch eine Klitoris bifida und fehlendem Schluß der vorderen Kommissur der Labia minora gekennzeichnet ist. Diese Kinder sind meist kontinent, gelegentlich besteht allerdings auch Streß-Inkontinenz. In der Literatur ließen sich 7 Beobachtungen finden, die Zahl der tatsächlichen Trägerinnen einer vestibulären Epispadie dürfte jedoch weitaus größer sein. Unser eigenes Krankengut umfaßt 3 derartige Patientinnen.

Tabelle 1. Inkontinenzbehandlung bei weiblicher Epispadie
(Literaturergebnisse)

Methode	N	Kontinenz	Streß-inkontinenz	Inkontinenz
Young-Dees (+ Millin/Marshall-Marchetti)	52	28 (53%)	5 (10%)	19 (37%)
Leadbetter	7	2 (28%)	3 (44%)	2 (28%)
Transvaginale Plication (Kelly-Kennedy)	11	4 (36%)	1 (9%)	6 (55%)
Millin/Marshall-Marchetti	9	5 (55%)	3 (33%)	1 (12%)
Blasenvorderwandlappen (Lapides)	5	1 (20%)	2 (40%)	2 (40%)

Betrachtet man die therapeutischen Erfolge zur Besserung der Inkontinenz bei subsymphysärer Epispadie (Tab. 1), dann läßt sich nur feststellen, daß es z. Z. eigentlich kein voll befriedigendes Korrekturverfahren gibt. Am häufigsten angewendet wird die Blasenhalsrekonstruktion nach Young [2] — Dees [3]. Die meisten Operateure führen außerdem noch eine Schlingenoperation nach Millin-Read oder die Vesiko-Urethropexie nach Marshall-Marchetti aus. Bei dieser Technik, die die Herstellung einer Harnröhrenobstruktion anstrebt [4], wurde bei 53% von 52 operierten Patientinnen eine Kontinenz erreicht. Allerdings wird von Kontinenz auch dann gesprochen, wenn die Operierten nur bei 1- bis 1½stündlicher Blasenentleerung trocken bleiben. Bei 37% von den in der Literatur mitgeteilten Fällen war diese Operation ein Mißerfolg.

Eine Modifikation der Young-Dees'schen Technik ist die Harnröhrenverlängerungsplastik von Leadbetter [5]. Bei dieser Technik werden gleichzeitig beide Harnleiter neu implantiert; dadurch kann das Trigonum zur Verlängerung der Harnröhre mitverwandt werden. Die Blasenkapazität sinkt auf 50 bis 30 cm, die Hauptursache für die schlechten Ergebnisse (Tab. 1). Es ist bemerkenswert, daß nach der Leadbetterschen Technik erst Spätuntersuchungen über den wirklichen Operationserfolg entscheiden. In seiner zweiten Mitteilung [6] hatte sich bei einer Zahl anfänglicher kontinenter Patientinnen wieder totale Inkontinenz eingestellt.

Ähnlich unbefriedigend sind die Ergebnisse mit der transvaginalen Plication [7,8]. Bei 5 von 9 nach Millin-Read und Marshall-Marchetti operierten Patientinnen mit Epispadie wurde angeblich Kontinenz erreicht. Dieses Ergebnis kommt offenbar dadurch zustande, daß hier primär lediglich streß-inkontinente Formen der vestibulären Epispadie mit in die Statistik der einzelnen Autoren einflossen. Nur wenig Aussicht auf breite Anwendung wird die Harnröhrenneubildung mit Hilfe eines Blasenvorderwandlappens nach

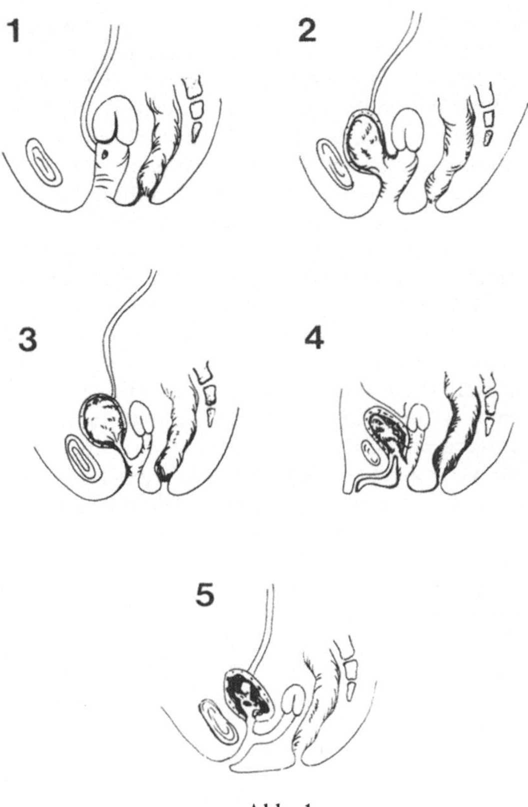

Abb. 1

Tabelle 2. Urethro-vaginale Kommunikation

Grad	Art	Kontinenz	Beobachtungen Literatur	eigene
1	Blasenagenesie	—	6	0
2	Urethralagenesie (Hypospadie Typ I Blum)	—	14	3
3	Vaginale Urethra (Hypospadie Typ III Blum)	+/—	46	5
4	Pseudohermaphroditismus Fem. mit perinealer Urethra	+	7	1

Lapides [9] — also praktisch ein verkehrter Boari-Lappen — finden. Nur in einem von 5 operierten subsymphysären Epispadie-Fällen wurde Kontinenz erzielt.

Vergleichbare Schwierigkeiten bietet die Therapie der urethro-vaginalen Kommunikationen, die man etwa folgendermaßen klassifizieren kann (Tab. 2, Abb. 1). Bei der Blasenagenesie, der schwersten Form, münden die Harnleiter in die Vaginalvorderwand. Bei der Urethralagenesie, nach Blum [10] noch als Typ I der weiblichen Hypospadie benannt, stehen Blase und Vagina über einen klaffenden Blasenhals miteinander in Verbindung. Diese Kinder sind total inkontinenz. Bei dem Grad 3, der vaginalen Urethra oder weiblichen Hypospadie Typ III nach Blum [10] fehlt das Septum urethro-vaginale nur zum Teil. Bei der weiblichen Hypospadie handelt es sich insgesamt um eine Hemmungsmißbildung des Septum urethro-vaginale [11]. Eine kausalgenetische Beziehung zur Hypospadie des männlichen Kindes besteht nicht. Die in die Vagina mündende Harnröhre ist häufig stenosiert, gelegentlich aber auch dilatiert (Streß-Inkontinenz). Außer der abnormen Harnröhrenmündung an der Scheidenvorderwand bestehen rezidivierende Harninfekte und als recht konstantes Zeichen ein urethrovaginaler Reflux.

Der Grad 4 der urethro-vaginalen Kommunikationen hat als weiblicher Pseudohermaphroditismus eine phallische und eine vaginale Urethra. 7 Literaturbeobachtungen steht eine eigene Beobachtung gegenüber. Bei diesem seltenen Krankheitsbild sind hormonale Störungen bislang nicht nachgewiesen worden. Der Grad 4 leitet über zu dem typischen Pseudohermaphroditismus femininus bzw. persistierendem Sinus urogenitalis, wie er beim adrenogenitalen Syndrom beobachtet wird. Grad 4 der urethro-vaginalen Kommunikationen bedarf meist nur einer Bougierungsbehandlung, sofern die vaginale bzw. perineale Urethra stenosiert ist.

Zur Behandlung der weiblichen Hypospadien mit Inkontinenz (also Grad 2 und 3 der urethro-vaginalen Kommunikationen) wurden im wesentlichen drei verschiedene Verfahren herangezogen. Insgesamt sind nur 6 Beobachtungen mitgeteilt worden. In 2 Fällen, bei denen eine Urethralplastik aus Scheidenvorderwand geschaffen wurde, bestand postoperativ Kontinenz, über den präoperativen Zustand konnten keine Angaben aus den Arbeiten entnommen werden. Bei der transvaginalen Plication nach Kelly-Kennedy [7,8] wurde in einem von 2 operierten Fällen Kontinenz erreicht. Ein gleiches Ergebnis wurde mit Hilfe der Blasenvorderwandlappenplastik nach Lapides [9] erzielt. Wegen der geringen Fallzahl ist eine abschließende Beurteilung über die Wertigkeit dieser Verfahren nicht möglich.

Tabelle 3. Inkontinenzbehandlung

Pat.	Alter	Diagnose	1. Eingriff	2. Eingriff	Ausgang
H. E.	5 J.	E. Subsymphysea	Young-Dees	Ileum-Conduit	gut
E. Z.	4 J.	E. Subsymphysea	Young	Young-Dees	Streß-inkontinent
P. S.	7 J.	E. Subsymphysea	Fascienzügel	Scott-Sphinkter	HDI geplant
M. R.	5 J.	E. Subsymphysea	Leadbetter	—	HDI geplant
S. E.	14 J.	Hypospadie	Marshall-Marchetti (2mal)	Fascienzügel	HDI geplant
M. M.	9 J.	Hypospadie	Fascienzügel	—	Streß-inkontinent
U. A.	9 J.	Hypospadie + Ureterektopie	Politano-Leadbetter	—	HDI geplant

Bei 7 von 16 hypospadischen und epispadischen Defekten der weiblichen Urethra haben wir eine Korrektur der Inkontinenz versucht (Tab. 3). Es zeigte sich, daß sowohl bei den 4 subsymphysären Epispadien als auch bei urethro-vaginalen Kommunikationen bzw. Hypospadien die Schädigung meist so ausgedehnt ist, daß eine Harnumleitung im Sinne einer Ureterosigmoidostomie oder eine Harnableitung nicht zu umgehen sind.

Insgesamt handelt es sich bei den kongenitalen epispadischen und hypospadischen Formvarianten der weibliche Harnröhre um sehr seltene Mißbildungen, die schwierig zu diagnostizieren und klassifizieren sind. Die Inkontinenz bei weiblicher Epispadie und Hypospadie ist in ihrer Genese prinzipiell von der erworbenen Streß-Inkontinenz zu unterscheiden. Es überrascht daher nicht, daß die therapeutischen Maßnahmen zur Korrektur der Streß-Inkontinenz bei diesen kongenitalen Harnröhrendefekten meist erfolglos blieben. Bis zum heutigen Zeitpunkt ist die Therapie der kongenitalen Harnröhrendefekte mit Inkontinenz unbefriedigend und bis zur Entwicklung zuverlässigerer Verfahren ist wohl eine Harnableitung nicht zu umgehen.

Literatur

1. Santander, E., Contreras, E.: Acta Urol. belg. **40**, 800—803 (1972). — 2. Young, H. H.: J. Urol. **7**, 1—32 (1922). — 3. Dees, J. E.: J. Urol. **62**, 513 (1949). — 4. Culp, O. S.: J. Urol. **109**, 120—125 (1973). — 5. Leadbetter jr., G. W.: J. Urol. **91**, 261—266 (1964). — 6. Leadbetter, G. W., Fraley, E. E.: J. Urol. **97**, 869—873 (1967). — 7. Kelly, H. A.: Urol. Cutan. Rev. **17**, 291 (1913). — 8. King, L. R., Wendel, R. M.: J. Urol. **102**, 778—782 (1969). — 9. Lapides, J.: J. Urol. **91**, 58—65 (1964). — 10. Blum, V.: Monatsber. Urol. **9**, 522 (1904). — 11. Cecil, A. B.: J. Urol. **14**, 441—475 (1925).

Prof. Dr. J. E. Altwein
Urol. Univ.-Klinik
Langenbeckstraße 1
D-6500 Mainz

H. U. EICKENBERG und L. HOWERTON: **Die funktionelle Harnröhrenplastik bei der weiblichen subsymphysealen Epispadie**

Eine Epispadie bei Mädchen ist relativ selten. So fand Dees [1] auf 5 Millionen Patientenaufnahmen nur 11 Fälle bei Mädchen (1:500000). Gleichzeitig registrierte er 45 Fälle (1:100000) bei Jungen. Danach ergibt sich eine Geschlechtsverteilung von ca. 1:5. Hierbei handelte es sich nur um Fälle mit Harninkontinenz, die nach der Einteilung von Campbell [2] immer bei der vollständigen, meist bei der subsymphysealen und niemals bei der klitorischen Epispadie zu erwarten ist (Abb. 1). Alle Formen der Epispadie mit Harninkontinenz stellen für den Urologen ein schwieriges therapeutisches Problem dar.

Young und Dees [3,4] haben 1923 und 1949 als erste weibliche Epispadien operiert. Sie resezierten den Blasenhals und bildeten aus einem Blasenschleimhautlappen eine neue, längere und engere Harnröhre. Middleton [5] berichtete über gute Ergebnisse mit dieser Methode bei 3 Patienten mit subsymphysealer Epispadie. Leadbetter und Fraley [6] modifizierten diese Technik durch eine cranialere Neueinpflanzung beider Harnleiter. Muecke und Marshall [7] berichteten über gute Ergebnisse mit dieser Technik. Freedman et al. [8] und Engelking [9] kombinierten dieses Verfahren noch mit einer retropubischen Fixation der neugebildeten Harnröhre im Sinne von Marshall-Marchetti. Wie auch die Berichte von Burkholder und Williams [10] über 7 erfolgreiche Operationen bei 10 Mädchen sowie über 4 Patientinnen aus der Mayo-Klinik [11] zeigen, sind die Erfolgsquoten dieser Operationsverfahren recht unterschiedlich. Dies war auch unsere Erfahrung bei 3 weiblichen Patienten mit subsymphysealer Epispadie. Selbst bei gutem kosmetischen und funktionellen Resultat wurden die Patientinnen nicht selten durch die relative Enge der Harnröhre beeinträchtigt. Die Harnleiterverpflanzung bei den neueren Methoden stellt eine weitere Operationsbelastung und einen Risikofaktor dar. Unter diesen Aspekten haben wir bei einem 6jährigen Mädchen mit subsymphysealer Epispadie die Neubildung der Harnröhre aus einem Lappen der Harnblasenvorderwand in Anlehnung an die Methode von Flocks und Culp [12] versucht. Das Kind litt von Geburt an einer absoluten Harninkontinenz. Die Untersuchung der äußeren Genitalien zeigte eine Unterentwicklung des Fettgewebes im Bereich des Mons Pubis. Die kleinen Labien waren unterentwickelt und die Klitoris zweigeteilt. Die Harnröhre war sehr kurz, gespalten, mit Ausgang unterhalb der Symphyse. Das Ausscheidungsurogramm zeigte normale obere Harnwege, die Blase kam jedoch nicht zur Füllung, da das Kontrastmittel

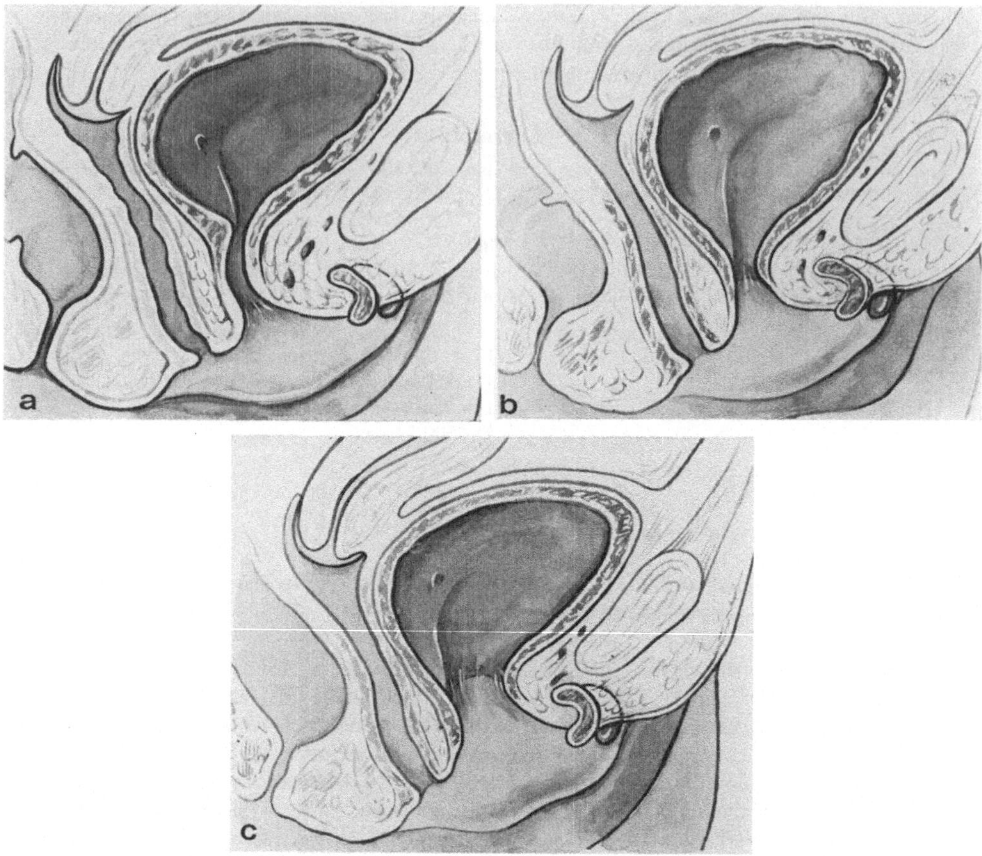

Abb. 1a—c. Klitorische, subsymphyseale und vollständige Epispadie

nicht gehalten werden konnte. Ein Urethro-Zystogramm zeigte eine birnenförmige Blasenkontur, bedingt durch die Weitstellung des Blasenhalses und den Hinweis auf die absolute
Harninkontinenz.

Operationstechnik

Mit dem Patienten in der Rückenlage wurde mit einem queren Unterbauchschnitt der
prävesikale Raum eröffnet und alles Fettgewebe mit dem Tupfer zu beiden Seiten abgeschoben. Hiermit wurde die rudimentäre Harnröhre freigelegt (Abb. 2). Die gesamte
Blasenvorderwand wurde freipräpariert und ein 4 × 4 cm großer Blasenlappen ausgelegt
(Abb. 3). 2 Haltefäden wurden an der Basis angelegt. Mit dem Messer wurde nun der
Blasenlappen, nach cephalad verlaufend, gebildet. Die Urethra wurde dann ganz durchtrennt und der Blasenhals von hinteren Strukturen frei gemacht (Abb. 4). Ein Katheter
wurde von außen durch die Harnröhre geführt und der vordere Blasenlappen über diese
Schiene zu einem Schlauch geformt und dicht vernäht (Abb. 5). Hierbei wurden Einzelknopfnähte mit atraumatischem Katgut (4—0) in 2 Lagen verwandt. Der Boden der
Blase wurde nun mit quer verlaufendem Katgut (2—0) verschlossen, wobei es zu Hunde-
ohren auf beiden Seiten kam (Abb. 6). Das distale Ende dieser neuen Harnröhre wurde
nun an das proximale Ende der alten Harnröhre anastomosiert (Abb. 7). Das Wundbett
wurde vor Verschluß der Weichteile prävesikal dräniert und der Katheter eine Woche
in der Blase belassen. Eine Fixierung der neugebildeten Harnröhre zur Rektusfascie oder
zum Periost war nicht notwendig.

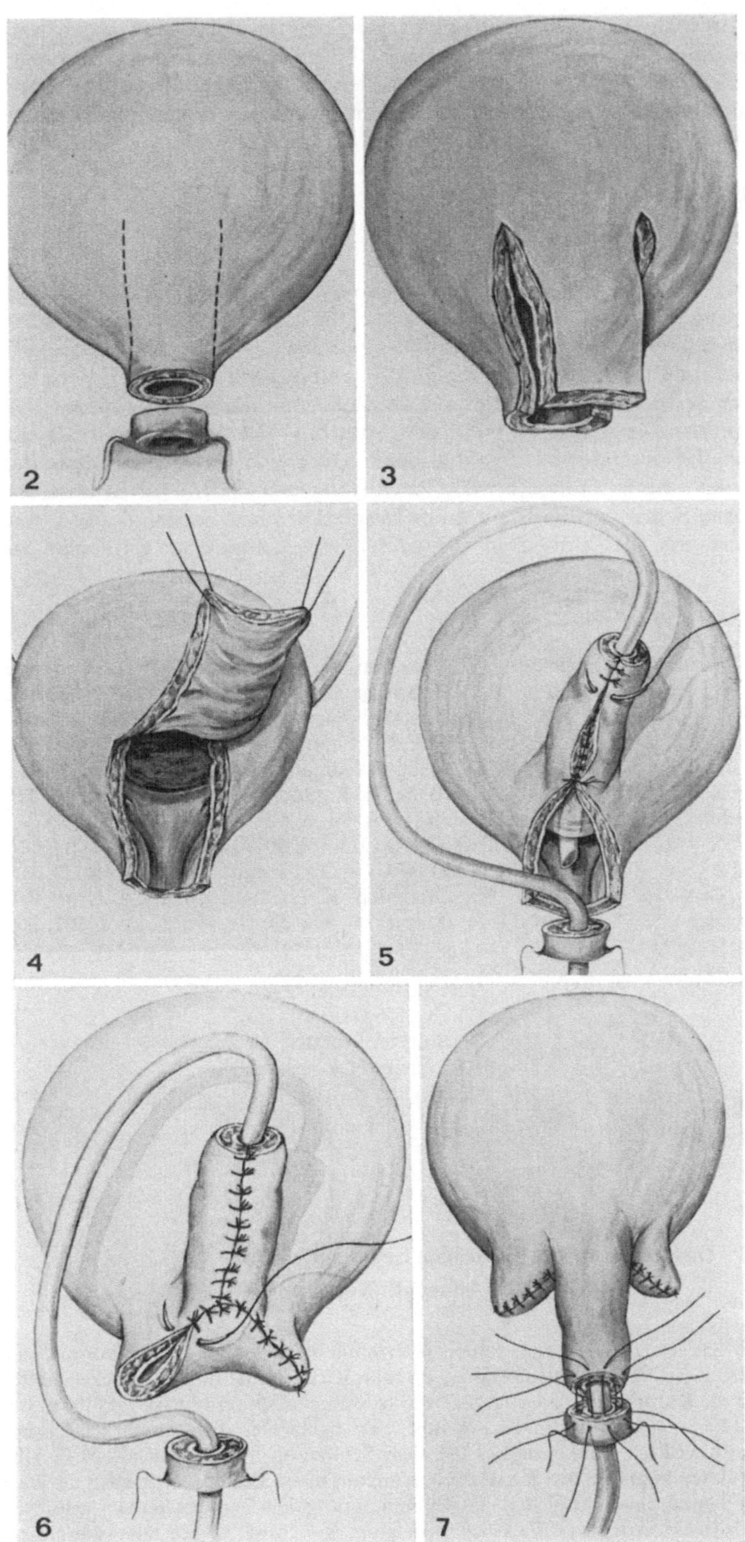

Abb. 2—4.
Entwicklung eines
Blasenvorder-
wandlappens

Abb. 5—7.
Neuformung
einer Harnröhre
über Schiene und
Anastomose

Der Katheter wurde am 10. postoperativen Tag entfernt. In den ersten Tagen war der Patient noch inkontinent, aber in den nächsten 2 Wochen stellte sich eine normale Harnkontrolle ein. Bei der Nachuntersuchung 6 Wochen später zeigte die Patientin absolute Kontinenz tagsüber bei gelegentlicher Inkontinenz nachts. Bei weiteren Kontrollen nach 6 und 12 Monaten zeigte sie normale Harnkontrolle und Entleerung. Urinbefund o. B. – Kultur steril. Das Miktionszystourethrogramm zeigt eine kurze aber funktionell kompetente Harnröhre.

Diskussion

Barnes [13] hatte 1949 diese Methode einer Neuschaffung einer Harnröhre nach Urethrektomie für Karzinom, und Flocks und Culp [12] für die Überbrückung des Harnröhrendefektes nach der radikalen Prostatektomie empfohlen. Tanagho und Smith [14] empfahlen diese Methode zur Korrektur von postoperativen Inkontinenzen, konnten aber auch bei einem Jungen mit Epispadie und absoluter Inkontinenz erfolgreich mit dieser Methode Kontinenz erreichen. Harrold und Mitarb. [15] operierten erstmals ein Mädchen mit Epispadie und absoluter Inkontinenz erfolgreich mit dieser Methode, fixierten aber außerdem die Harnblase an der Rektusfascie. Nachdem wir in unserem Fall selbst ohne diesen Schritt ebenfalls ein gutes Resultat erreicht haben, glauben wir, dieses Operationsverfahren bei weiblichen Epispadien mit Inkontinenz empfehlen zu können.

Literatur

1. Dees, J. E.: J. Urol. **62**, 513 (1949). — 2. Campbell, M. F., Harrison, J. H.: Urology, 3rd ed. Philadelphia: W. B. Saunders Co. 1970. — 3. Young, H. H.: Baltimore: The Williams & Wilkins Company 1937. — 4. Dees, J. E.: J. Urol. **62**, 513 (1949). — 5. Middleton, R. G.: J. Urol. **109**, 627 (1973). — 6. Leadbetter, G. W., Fraley, E. E.: J. Urol. **97**, 869 (1967). — 7. Muecke, E. C., Marshall, V. F.: J. Urol. **99**, 622 (1968). — 8. Freedman, H. K., Schlesinger, H. L., Randall, G. E.: J. Urol. **97**, 490 (1967). — 9. Engelking, R. L., Alcaine, T. P.: J. Urol. **84**, 555 (1960). — 10. Burkholder, G. V., Williams, D. I.: J. Urol. **94**, 674 (1965). — 11. Culp, O. S.: J. Urol. **109**, 120 (1973). — 12. Flocks, R. H., Culp, D. A.: J. Urol. **69**, 411 (1953). — 13. Barnes, R. W., Wilson, W. M.: Urol. Cutan. Rev. **53**, 604 (1949). — 14. Tanagho, E. A., Smith, D. R.: J. Urol. **107**, 402 (1972). — 15. Harrold, M. W., Champion, R. H., Lord, M. L.: J. Urol. **107**, 144 (1972). — 16. Tanagho, E. A., Smith, D. R., Meyers, F. H., Fisher, R.: J. Urol. **101**, 305 (1969).

Dr. H.-U. Eickenberg
Dr. L. Howerton
Section on Pediatric Urology
University of Louisville
Louisville, Ky./USA

Diskussion zu den Vorträgen Seite 268 bis 282
Moderator: K. F. Albrecht, Wuppertal

Moderator: Auch Sie, Herr Harzmann, haben ja eigentlich ganz gute Ergebnisse mit der Urethrotomie gesehen. Herr Nagel fragt nun aber, ob man wirklich bei 12 Uhr schlitzen sollte, weil in dieser Gegend die Klitoris liegt, die eine sehr starke Vaskularisation hat. Wir schlitzen die Harnröhre etwa bei 11 Uhr und 2 Uhr und ich glaube, das macht Herr Nagel auch so. Ich bemerke das nur deshalb, weil ich glaube, daß es bei einer Schlitzung in der Gegend bei 12 Uhr doch ganz erheblich bluten kann. Haben Sie, Herr Harzmann, mehr Blutungen gesehen als wir? Wir haben bei 178 Fällen bei einem Mädchen eine Blasentamponade 8 Tage nach der Urethrotomie gesehen, die nach Evakuierung der Blase sofort beseitigt war. Mich würde interessieren, ob

Sie mehr Blutungen hatten und wie Sie die Nachbehandlung durchführen, d. h. ob Sie einen Katheter einlegen und wann Sie ihn entfernen?

R. Harzmann, Fulda: Im Hinblick auf die Nachblutung ist festzustellen, daß bei uns in 2 Fällen, in denen es zu Nachblutungen kam, eine Umstechung notwendig wurde, obgleich es sich um keine bedrohliche Situation handelte. Nach der Harnröhrenschlitzung legen wir einen 24 Charr. starken Ballonkatheter für 24 Stunden ein und geben zusätzlich ein Antibiotikum.

D. Zoedler, Düsseldorf: Ich möchte nochmals eine Frage zur Nachbehandlung stellen: Herr Harzmann, Sie sagten ein 24 Charr. Katheter für einen Tag. Reicht das aus, oder kalibrieren Sie jetzt in regelmäßigen Abständen die Harnröhre weiter und wie groß wären dann die Abstände?

W. Ehrhardt, Wuppertal: Wir führen einen 26 Charr. starken Katheter ein, der nach 24 Stunden entfernt wird. Eine weitere Bougiebehandlung ist dann eigentlich nicht nötig. Möglicherweise muß man bei den Patientinnen, bei denen die erste Urethrotomie keinen Erfolg hatte, später noch einmal eine Urethrotomie durchführen. Prinzipiell bougieren wir jedoch nicht.

Moderator: Gelegentlich haben wir einmal nachkalibriert, um festzustellen, ob diese Harnröhren zur Schrumpfung neigen. Herr Harzmann hat die Frage ja praktisch schon beantwortet als er sagte, daß sie bei Nachprüfung eine um 2 Charr. dünnere Harnröhre fanden als vorher. Es gibt sehr starke Strikturen, und ich glaube, das ist auch die Erfahrung der Klinik in Fulda, daß bei hochgradigen Strikturen, wo z. B. gerade ein Ureterenkatheter bei der Frau durch die Urethra einzuführen ist, diese auch gegen die Otis-Urethrotomie sehr resistent sind. Wir beobachten jetzt einen Fall, und ich erinnere mich, daß auch Sie, Herr Harzmann, darüber gesprochen haben, daß 2 sehr schwierige Fälle nach Otis-Urethrotomie mit Schlitzung bei hoher Charr.-Zahl nicht in Ordnung kamen. Offenbar fehlt es solchen Harnröhren an Epithel. Könnten Sie darüber noch etwas sagen?

R. Harzmann, Fulda: Bei den echten Harnröhrenstrikturen, die ja eine entsprechende Anamnese und einen entsprechenden Befund hatten, haben wir eigentlich regelmäßig erlebt, daß diese Strikturen wieder zur Restrikturierung neigten. Wir sind deshalb dazu übergegangen, ähnlich wie bei der männlichen Harnröhre, in einem Teil der Fälle eine Dauerkatheterbehandlung anzuschließen. Dies war allerdings nur sehr selten der Fall. In diesem Fall muß man also den Eingriff durchführen und den Katheter länger belassen.

Moderator: Sie sind, Herr Harzmann, also der Meinung, daß auch bei diesen hochgradigen Strikturen, bei denen ja praktisch das Epithel fehlt, eine Epithelisierung durch einen länger liegenden Silikon- oder Silastik-Katheter besser wäre? Wir haben nämlich eine Patientin, die wir laufend nachkalibrieren. Obgleich wir sie mit 35 Charr. geschlitzt haben, schrumpft die Harnröhre innerhalb von 8 bis 14 Tagen immer wieder auf 18 bis 20 Charr. Jetzt möchte ich nicht mehr nachschneiden, aber vielleicht scheint dies doch eine gute Lösung zu sein, daß man bei diesen Patienten, bis sich die Harnröhre wieder epithelisiert hat, einen Silastik-Katheter einlegt.

H. Marberger, Innsbruck: Mit der Harnröhrenschlitzung haben wir, außer mit der Urethroplastik, selbst und auch in Europa überhaupt nur kurze Erfahrung. 10-Jahresergebnisse sind selten und ich glaube, es ist fair, wenn wir Richardson fragen, der seine Methode seit 15 Jahren durchführt, wie die Ergebnisse sind? Darf ich Herrn Richardson fragen, wie die Indikation ist, ob er dilatiert und wann er die Urethrotomie bzw. die Urethroplastik durchführt und wie oft er sie durchführt?

F. H. Richardson, Illinois/USA: Urethroplastiken habe ich etwa 2000 durchgeführt, wobei eine Lippe exzidiert, die dann plastisch gedeckt wurde. Ich tue dies seit 12 Jahren. Die Ergebnisse können mit 95% als gut bezeichnet werden. Urethrotomien führe ich nicht durch und habe sie auch niemals durchgeführt. Als Grund kann ich nur angeben, daß ich eine offene Operation lieber habe, bei der ich auch die Blutung unter Sicht kontrollieren kann.

H. Madersbacher, Innsbruck: Zu diesem Problem möchte ich noch sagen, daß ich bei Scott in Houston gesehen habe, daß eigentlich immer eine Vaginaltamponade verwendet wird und dadurch die Nachblutungen sehr gering sind. Zum anderen sah ich bei Scott 2 Patientinnen, denen er wegen einer Inkontinenz nach einer Otis-Urethrotomie einen ihrer Sphinkter hat implantieren müssen und ich möchte fragen, ob jemand in dieser Richtung Erfahrungen hat? Gibt es überhaupt keine Inkontinenz nach Otis-Urethrotomie?

Moderator: Von uns aus kann ich sagen, daß wir keine einzige Inkontinenz beobachtet haben, obgleich wir auch den Sphinkter internus, der ja eigentlich kein Sphinkter ist, bei der Frau spalten. Darf ich Herrn Harzmann fragen, ob er Inkontinenzen gesehen hat?

R. Harzmann, Fulda: Wir haben keine Inkontinenzen gesehen. Es liegt wahrscheinlich daran, daß wir uns auf die maximale Urethrotomieweite von 35 Charr. beschränkt haben. Die Amerikaner führen die Urethrotomie vereinzelt bis 40 bzw. 45 Charr. durch. Möglicherweise hängt es damit zusammen, daß dort Streßinkontinenzen oder absolute Inkontinenzen beobachtet wurden. Wir selbst haben keine gesehen.

Moderator: Dies entspricht auch unseren Erfahrungen, weil wir beim ersten Schnitt nicht weiter als auf 30 Charr. aufdehnen und dies auf der anderen Seite ebenfalls so tun. Wir gehen nur selten auf 35 Charr.

H. Marberger, Innsbruck: Nach Rückfrage an Herrn Richardson ergibt sich, daß er nach der Urethroplastik keine Inkontinenzen gesehen hat.

Herr Richardson ist der Ansicht, daß man die Urethrotomie außerhalb des Blasenhalses beginnen und nur die distiale Urethra einkerben sollte, dann gibt es mit dem Otis-Urethrotom auch keine Inkontinenzen.

B. von Rütte, Bern: Ich bin erstaunt über die Bemerkung von Herrn Harzmann, der ja auf die hormonale Genese der Urethrastriktur sich bezogen hat. Ich verfüge über ein Material von 227 Fällen mit Urethritis atrophicans, die genau hormonal und zytologisch nachkontrolliert wurden. Wir haben nicht diese 10 % einer Stenose gesehen und in den Fällen, wo eine Stenose vorlag, war sie häufig entzündlicher und nicht fibröser Art und es gelang uns, mit Dilatation und gleichzeitiger Östrogenapplikation diese Stenose zum Verschwinden zu bringen. Ich möchte Sie fragen, ob man nicht die chirurgische Therapie mit der hormonalen Therapie kombinieren sollte?

K. Haubensak, Homburg/Saar: Zurückkommend auf den Vortrag von Herrn Carl kann ich nur sagen, daß er am besten demonstriert hat, was bei einer Otis-Urethrotomie innerhalb der Harnröhre passiert. Herr Carl hat nämlich eine Verminderung des statischen Urethradruckes festgestellt. Nachdem er das Schleimhautpolster bzw. die glatten muskulären Elemente durchschnitten hat, ist dort ein verminderter Druck aufgetreten. Ob allerdings dieses statische Profil — das Harnröhrendruckprofil ist ein statistisches Profil — in einem Ruhezustand eine Aussage zuläßt über die dynamischen Vorgänge nach Durchführung einer Operation, möchte ich bezweifeln.

G. Moormann, Trier: Ich möchte kurz über meine eigenen Erfahrungen mit der distalen Urethrotomie berichten. Vor einem Jahr habe ich über das kinderurologische Material publiziert im Urologen A. Es handelte sich um 138 Kinder. Ich habe insgesamt weit über 250 Frauen nach Urethrotomie ausgewertet und möchte in Ergänzung zu der Frage der Inkontinenz sagen, daß gerade die distale submuköse Urethrotomie keine Inkontinenz erzeugen kann, weil man dort nicht bis zum Sphinkter kommt. Außerdem gibt es keine Nachblutung, weil man chirurgisch die Wunde wieder versorgen, d. h. die Schleimhaut adaptieren kann, so daß keine Komplikationen zu befürchten sind und eine Katheternachbehandlung oder antibiotische Behandlung überflüssig ist. Man sollte jedoch auf keinen Fall die Urethrotomie beim infizierten Harn durchführen. Die Ergebnisse sind praktisch die gleichen, d. h. 75 bis 80 % Erfolge.

Moderator: Wir haben früher speziell bei Kindern sehr viel diese distalen Urethrotomien gemacht, Herr Moormann. Wir haben also auch bei 6 Uhr einen Schnitt durch den meist fibrösen Ring gelegt und haben mit ein oder zwei Nähten praktisch eine distale Harnröhrenplastik bei den Mädchen gemacht. Wir haben aber den Eindruck, daß es nicht wenige Fälle sind, die auch etwas höher, in einem etwas höheren Segment, entweder eine spastische Engstellung haben, wie sie Tanagho beschrieben hat, oder wo echte Fibrosen auch noch weiter oben bestehen. Dies sind die Fälle, die dann mit der distalen Meatotomie nicht in Ordnung kommen.

G. Moormann, Trier: Die Lokalisation des engen oder des engsten Segmentes ist ja auch sehr gut mit dem Bougie à boule möglich, und Tanagho hat auch die Harnröhrendruckprofilmessungen gemacht, allerdings hat er eine Urethroplastik durchgeführt und er konnte postoperativ eine Normalisierung der Druckerhöhung finden. Er hat aber keine Otis-Urethrotomie durchgeführt.

Moderator: Er schildert das, wenn wir beide die gleiche Arbeit meinen, was er durch Entfernung der distalen fibrösen Stenose durch einen Reiz ausschaltet, der bei der Miktion irgendwie einen Impuls nach oben gibt, und es dort in der mittleren Harnröhre zu einer Spastik kommt, wobei die Harnröhre zwar weit ist, sich aber trotzdem irgendwie spastisch einengt.

G. Moormann, Trier: Ich glaube, die Urethrotomie unter Sicht des Auges hat noch einen weiteren Vorteil. Wenn ich mit dem Otis-Urethrotom spalte, dann habe ich von allen gleichlautend gehört, daß dies zwei- oder sogar dreimal durchgeführt wird. Ich frage mich, warum eigentlich? Offenbar erreicht man nicht sämtliche stenosierenden Fasern mit einem Schnitt. Wenn ich mir das Segment aber mit einem Knopfbougie vorziehe und dadurch sichtbar mache und die Schleimhaut vom Introitus vaginae nur spalte, wobei die Harnröhrenschleimhaut offen bleibt, dann kann ich das Segment unter Sicht spalten und sehe, daß nur noch Harnröhrenschleimhaut vorhanden ist und keine stenosierenden Fasern mehr. Danach kann die Harnröhre in gesamter Länge bougiert oder besser kalibriert werden, ohne daß man noch einen Widerstand spürt. Man sollte diese Urethrotomie nach meiner Ansicht nicht bei 6 Uhr machen, weil dann der Meatus zu weit nach vaginal rutschen kann. Man sollte ihn entweder auf der rechten oder linken Seite durchführen. Man kann dies bei sehr engen Strikturen oder Stenosen auch beidseits machen, ohne daß dadurch die Anatomie des Meatus verändert wird.

J. Kaufmann, Hamburg: Ich möchte an die beiden Referenten, die das Otis-Instrument verwenden, folgende Frage richten: Inwieweit ist die Tiefe des Schnittes überhaupt vergleichbar? Es kommt doch beim Otis-Instrument darauf an, das wir ja auch bei Männern gerne benutzen, wie tief sie das Instrument einführen und ob sie 30 oder bis zu 35 Charr. das Instrument aufdehnen. Wenn sie das in eine gefüllte Blase hineingeben und die Spitze des Instrumentes ragt also 5 cm in das Blasenlumen hinein, dann haben sie doch auch bei einer Einstellung auf 35 Charr. sicher keine Schnittiefe von 35 Charr. mehr an der distalen Harnröhre? Es ist doch ein Unterschied, ob man das Instrument über die Harnröhrentiefe hineinschiebt oder wieder zurückzieht, und ich möchte nun fragen, wieweit sie sich da auf eine Standardisierung bei ihren Fällen auch im Vergleich zu den verschiedenen Kliniken geeinigt haben?

Weiterhin möchte ich zur Technik gerne noch von Herrn Richardson über die operative Behandlung der distalen Urethrastenose einige Details erfahren, da dies auf den Dia-Positiven nicht ganz klar herausgekommen ist.

Moderator: Darf ich zur Charrière-Weite sagen, daß wir die Blase mit 150 ml auffüllen und das Instrument so weit hineinschieben, daß die Spitze etwa 4 bis 5 cm in die Blase hineinragt. Erst dann kommt das Messer ja aus dem Instrument heraus. Wir schneiden dann bewußt den „internen Sphinkter" ebenfalls zusammen mit der gesamten Harnröhre durch. Ich glaube schon, daß man distal genau die Weite hat, die das Instrument hinten anzeigt.

P. Carl, München: Ich möchte kurz zu den Ausführungen von Herrn Haubensak Stellung nehmen. Die meisten Fälle, die wir urethrotomiert haben, sind distale funktionelle Engen gewesen, vor allem auch bei juvenilen Patientinnen. Die Problem- und Rezidivfälle liegen mehr proximal in der Hochdruckzone der Harnröhre, in unserem Krankengut vor allem bedingt durch Symphysensprengung nach Beckenfrakturen, d. h. nach Läsion des Diaphragma urogenitale. Dies sind echte statische Engen, genau wie in der männlichen Harnröhre, und diese sind durch die Harnröhrendruckkurve m. E. nicht zu erfassen.

H. Marberger, Innsbruck: Ich wollte eigentlich nur feststellen, daß wir Chirurgen sind und uns das Messer offenbar immer noch zu locker in der Hand liegt. Was gibt es gegen die Dilatation eigentlich einzuwenden? Die urodynamischen Messungen ergeben nach der Dilatation nahezu gleich gute Werte wie nach der Urethrotomie. Man muß sie nur wiederholen. Der Eingriff ist für die Patienten minimal, der Praktische Arzt kann ihn durchführen und ist froh für eine adäquate Tätigkeit. Auch der Gynäkologe kann die Harnröhrenbougierung in der Praxis durchführen, ohne daß es für ihn eine Belastung ist. Ich meine hier nicht die wirklich extremen anatomischen Stenosen, wie man sie bei der Frau einmal sieht oder auch gelegentlich bei Kindern. Diese soll man natürlich operieren, aber sonst wüßte ich nicht, warum man unbedingt eine Urethrotomie durchführen soll, wenn es auch auf eine andere Art geht.

Moderator: Darf ich daran erinnern, daß Herr Mauermayer auf dem vorjährigen Kongreß in München ein Bild gezeigt hat, wie eine Harnröhre aufgesprengt wird durch eine Dilatation und wie sie aussieht, wenn durch einen Schnitt nur an einer Stelle ein Trauma gesetzt wird. Ich meine, deswegen diskutieren wir dieses Problem hier; denn es gibt auch Tierversuche mit histologischen Untersuchungen an Kaninchen, aus denen hervorgeht, daß 3 Monate nach Otis-Urethrotomie und 3 Monate nach Bougierung histologisch die Bedingungen völlig gleich sind. Das würde natürlich Ihrer Ansicht, Herr Marberger, entsprechen. Nur muß ich sagen, daß man von diesen Kaninchenversuchen nicht unbedingt auf die Klinik schließen kann; denn nach unserer Meinung ist klinisch das Ergebnis nach Otis-Urethrotomie gleichbleibender, und wir haben den Eindruck, daß nach der Otis-Urethrotomie die Rezidive seltener sind.

H. Marberger, Innsbruck: Ich gebe zu, daß die Rezidive zweifellos seltener sind. Aber bei der Urethrotomie hat man Komplikationen, und es kann auch durchaus vorkommen, daß man sicher falsche Patienten urethrotomiert. Man müßte alle Patientinnen wirklich exakt abklären; denn sonst ist es unvermeidbar, daß man einmal eine Urethrotomie durchführt, wo sie nicht indiziert ist, weil die Diagnose nicht sicher ist.

H. Frohmüller, Würzburg: Wir machen die Otis-Urethrotomie bei Harnröhrenstenosen schon über Jahre in Form der internen Urethrotomie, und ich darf vielleicht 2 Varianten beitragen. Wir führen sie nicht bei 10 und 2 Uhr durch, wie wir es früher getan haben, sondern wir machen es immer nur bei 12 Uhr, in Anlehnung an die Amerikaner, und zwar schlitzen wir mit 45 Charr. Ich kann Ihnen versichern, daß es keine Inkontinenz und keine unerträgliche Blutung gibt. Selbstverständlich bluten die Patienten zunächst alle erst einmal; doch wenn ein 24 Charr. Katheter für 24 Stunden eingelegt wird, steht die Blutung. Ich darf noch hinzufügen, daß wir die gesamte Harnröhre bis zu 45 Charr. schlitzen.

Moderator: Das ist sicher sehr hoch. Das Argument, daß das Messer gefährlich ist, möchte ich nicht von der Hand weisen. Es ist aber erstaunlich gering gefährlich und man ist immer überrascht, wie wenig Komplikationen bei der Otis-Urethrotomie eigentlich auftreten.

G. Moormann, Trier: Im Zusammenhang mit der Otis-Urethrotomie möchte ich noch auf eine Arbeit von Hutch hinweisen, die Ende der 60er Jahre erschienen ist. Er führte bei Hunden die Otis-Urethrotomie durch, bei gesunden Harnröhren, und fand dann bei Nachuntersuchungen nach Monaten und Jahren, wie die Harnröhren immer enger wurden. Das heißt also, daß gesunde Harnröhren nach Otis-Urethrotomie im Laufe der nächsten Jahre immer enger werden.

Moderator: An dieser Stelle möchte ich Ihnen, Herr Eickenberg, für Ihren ausgezeichneten Vortrag und auch dafür, daß Sie mir Ihre Operationsbilder und die Beschreibung der Operationstechnik bereits vorher gesandt haben, danken. So konnten wir gerade vor einer Woche einen ganz ähnlichen Fall — ein Mädchen — nach dieser Technik operieren. Zur Zeit ist über das Ergebnis natürlich noch nichts zu sagen. Die Technik, wie sie Herr Eickenberg geschildert hat, ist relativ einfach, jedenfalls einfacher, als man es nach den Abbildungen vermuten könnte. Man bekommt nämlich die Harnröhre unten, die noch unter der Symphyse bleibt, direkt gut in das Blickfeld, weil es nicht so tief liegt wie beim Mann bei einer retropubischen radikalen Prostatektomie.

K. Bandhauer, St. Gallen: Ich möchte Herrn Eickenberg fragen, ob Sie geprüft haben, ob dieses Kind einen Reflux hatte? Ist es nicht ein Problem, evtl. bei der Epispadie, wenn man die Harnröhre in dieser Weise konstruiert, daß man dann einen Reflux bekommt?

H. U. Eickenberg, Louisville/USA: Wie Sie auf den Röntgenaufnahmen sahen, es handelte sich um die Erstuntersuchung, hatte das Kind keinen Reflux. Möglicherweise mag intermittierend während einer Infektion ein Reflux aufgetreten sein. Aber bei der Kontrolluntersuchung war der Urin steril und kein Reflex vorhanden.

Moderator: Hatte das Kind keinen Restharn postoperativ?

H. U. Eickenberg, Louisville/USA: In den ersten Wochen hatte das Kind Restharn, aber bei der letzten Untersuchung nach einem Jahr nicht.

Moderator: Wie groß waren die Restharnmengen, mußte das Kind katheterisiert werden?

H. U. Eickenberg, Louisville/USA: Das Kind suchte den Hausarzt zweimal in den ersten postoperativen Wochen nach der Entlassung zur Katheterisierung auf, weil ein Infekt zur gleichen Zeit bestand und die Restharnmengen über 50 ml lagen. Aber bei unseren Untersuchungen nach einem Jahr fand sich eine normale Harnblase.

Moderator: Wir haben auch bei unserem Kind — sie ist inzwischen 14 Jahre alt — versucht, einen Reflux nachzuweisen. Soweit wir es prüfen konnten, bestand kein Reflux, und die Ostien waren auch normal konfiguriert.

W. Diener, Siegen: Ich möchte noch einmal eine Frage zur Otis-Urethrotomie stellen: Man findet bei der Schlitzoperation bei Kindern, daß die Blasenmuskulatur erheblich hypertrophiert ist und eine Blasenauslaßstenose besteht. Machen die Kollegen, die Kinder operieren, heute überhaupt noch die YV-Plastik, oder genügt einfach das Durchziehen des Otis-Urethrotoms?

Moderator: Wir machen niemals mehr eine YV-Plastik, sondern immer bei diesen Kindern, wo sie vermuten, daß im Internusbereich eine Fibroelastose vorhanden ist — sofern es sie überhaupt gibt —, die Otis-Urethrotomie. Aber ich glaube, man sollte das jetzt nicht weiter vertiefen, weil wir dieses Thema eigentlich abgeschlossen haben.

H. Marberger, Innsbruck: Die Young-Plastik — wir haben 3 Fälle — geht gut bei großen Blasen, z. B. nach Traumen, bei denen die hintere Harnröhre bei Mädchen zerstört wurde. Zwei dieser Fälle sind sehr gut geworden, bei einem Kind mußten wir dann eine Harnableitung vornehmen.

Zusammenfassung des Moderators

Ich möchte den heutigen Nachmittag wie folgt zusammenfassen:

1. Zur Genese des Urethraldivertikels kann man sagen, daß es sich um Harnröhrenverletzungen und auch um Geburtsverletzungen handelt. Möglicherweise spielen auch Meatusengen, die zu Infektionen der paraurethralen Drüsen führen, die dann einschmelzen und dann das Divertikel bilden, eine Rolle.

Als nächste Möglichkeit wären Zysten des Gartnerschen Ganges zu nennen, die sich im Septum urethro-vaginale bilden, sich infizieren und zur Urethra durchbrechen.

2. Zur Diagnostik von Urethradivertikeln ist einmal die vaginale Inspektion durch Spekulumeinstellung sowie die vaginale Palpation der Harnröhre erforderlich. Man findet manchmal, jedoch nicht immer eine sehr schmerzhafte Vorwölbung.

Weiterhin wäre die Doppelballon-Überdruckurographie zu nennen bzw. das Miktionszystourethrogramm, das möglichst unter Bildbandspeicherung aufgezeichnet werden sollte, damit man den Ablauf wiederholen kann. Abschließend sollte, wenn es erforderlich ist, eine Urethroskopie durchgeführt werden, vor allem um festzustellen, worauf Herr Nagel ja hinwies, ob das Urethraldivertikel nach oben oder irgendwo unter der Symphyse liegt oder nach vaginal entwickelt ist, wenn man dort nichts tasten kann.

3. Zur Therapie des Divertikels wurden dargestellt die vaginale Exstirpation und ferner die Operation nach Spence. Durch die Spaltung der Harnröhre und Naht der Divertikelränder bekommt man allerdings damit u. U. eine sehr kurze Harnröhre. Die Kontinenz scheint dabei jedoch kein Problem zu sein, wie wir von den Fällen von Spence gehört haben.

Als nächstes Verfahren wäre das Auskratzen des eröffneten Divertikels zu nennen, das dann tamponiert wird und langsam zugranulieren soll. Ich persönlich halte dieses Verfahren allerdings für wenig geeignet.

Als letztes Verfahren wäre die transurethrale Resektion zu nennen, die offenbar doch eine echte Alternativmethode mit einem geringen operativen Aufwand zu sein scheint. Ihre Ergebnisse, soweit wir sie bisher beurteilen können, sind nach Entfernen des Divertikels, gleichgültig, nach welcher Methode es entfernt wird, ausgezeichnet; denn die Patienten leiden enorm unter diesen Divertikeln. Man kann feststellen, daß das Bild von Herrn Albescu tatsächlich stimmt; denn diese Patientinnen werden wie ein Ping-Pong-Ball vom Gynäkologen zum Urologen und schließlich zum Psychiater geschickt, der natürlich die Diagnose nicht stellen kann.

Zusammenfassend zur Harnröhrenenge wäre bezüglich der Genese zu sagen, daß sie kongenital, d. h. also angeboren, sein können oder aber eine fibröse Enge vorliegt. Sicher spielen auch Geburtraumen oder andere allgemeine Traumen eine Rolle, ebenso wie rezidivierende Entzündungen oder sogar masturbatorische Verletzungen.

Die einfachste diagnostische Methode, die jeder Urologe in der Praxis durchführen sollte, ist die vorsichtige Spreizung der distalen Urethra mit einer Pinzette. Man sieht dann schon oft einen richtigen dicken fibrösen Ring, der also völlig klar wie eine Schleimhautfalte im Auslaß liegt. Danach käme als nächste Methode die Bougierung mit dem Bougie à boule in steigenden Charr. Zahlen in Betracht, wobei man dann besonders gut sehen kann, wie stark die Enge ist und wo sie lokalisiert ist.

Als dritte Methode wäre dann auch die Doppelballon-Urographie durchzuführen, weil man sonst unter Umständen ein Urethraldivertikel übersieht. Auch bei der Harnröhrenstenose ist das Miktionszystourethrogramm mit Bildbandspeicherung wesentlich. Man sieht dann häufig ganz typische Bilder mit weinglasartigen Veränderungen, d. h. der innere Auslaß der Blase ist sehr weit, und distal ist die Harnröhre stenosiert oder spastisch enggestellt und man kann die pumpende Entleerung der Blase bei der Bildbandspeicherung sehr schön sehen.

Abschließend wurde dann noch die Harnröhrenprofilmessung, wie Herr Carl sie genannt hat, erwähnt, die sicher als Zusatzuntersuchung anzusehen ist, aber nicht überall durchgeführt werden kann. Ich glaube auch, daß man dieses Gerät nicht unbedingt für die Indikationsstellung benötigt.

Die *Behandlung der Harnröhrenenge* oder des Urethralsyndroms möchte ich folgendermaßen zusammenfassen:

Als erstes sollte man die Östrogene nicht vergessen, wie Herr v. Rütte dies ausführte. Die Dehnung ergibt das geringste Risiko, kann natürlich für die Patientin lästig sein, wenn sie häufig wiederholt werden muß. Die Rezidivhäufigkeit nach Dilatation ist möglicherweise etwas höher, sie wird ja von Marberger und Lipsky empfohlen. Wir selbst empfehlen zusammen mit der Klinik von Herrn Planz in Fulda die Otis-Urethrotomie, bei der wir zwar ein geringes operatives Risiko sehen, ein wirklich geringes Risiko, wenn die Operation jedoch glatt geht, sind die Patientin unserer Meinung nach ein- für allemal von ihrem Leiden befreit, und zwar erstaunlich schnell. Sie sind mit dieser Methode sehr zufrieden.

Ich glaube, damit haben wir die therapeutischen Möglichkeiten weitestgehend durchdiskutiert. Die Ergebnisse nach der Otis-Urethrotomie sind, soweit wir das bisher überblicken, recht gut. Wir schätzen, daß bei uns 74 % der Patienten völlig beschwerdefrei werden, die Zahl von Herrn Harzmann lag mit 65 % etwas niedriger, aber er hat eine ganze Reihe von Besserungen bewußt nicht in die Heilungen einbezogen, und ich habe aus dieser Diskussion gelernt, daß es doch eigentlich sehr gut ist, wenn man diese Dinge durchdiskutiert, so wie dies heute erfolgt ist, um zu hören, wie ein bestimmtes Leiden an verschiedenen Kliniken in Deutschland, Österreich und auch in den USA behandelt wird.

Damit möchte ich allen Rednern und Diskutanten danken und diesen Abschnitt des Kongresses schließen.

Freie Vorträge

H. Sommerkamp: **Lumboskopie, ein Erfahrungsbericht**

Anfang 1974 hatten wir in einer vorläufigen Mitteilung mit der „Lumboskopie" ein Verfahren vorgestellt, das — technisch analog der Mediastinoskopie — das lumbale Retroperitoneum diagnostischen und therapeutischen Zielen endoskopisch erschließen sollte. Die Methode erlaubt, von einem kleinen Lumbodorsalschnitt Niere, Harnleiter und das lumbale Retroperitoneum unter optischer Kontrolle durch das Lumboskop anzugehen. Von den seinerzeit aufgestellten Indikationen war die Ablösung der konventionellen offenen Nierenbiopsie durch ein weniger traumatisches Verfahren von vorrangigem Interesse, da an nephrologischen Zentren (wie am Freiburger Klinikum) eine große Zahl von offenen Biopsien pro Jahr bewältigt werden muß. Neben dieser primären Indikation hatten wir Gelegenheit, das Verfahren auf die Inspektion und Abtragung von Nierenzysten auszuweiten sowie diagnostische und therapeutische Eingriffe im Retroperitoneum zu erproben.

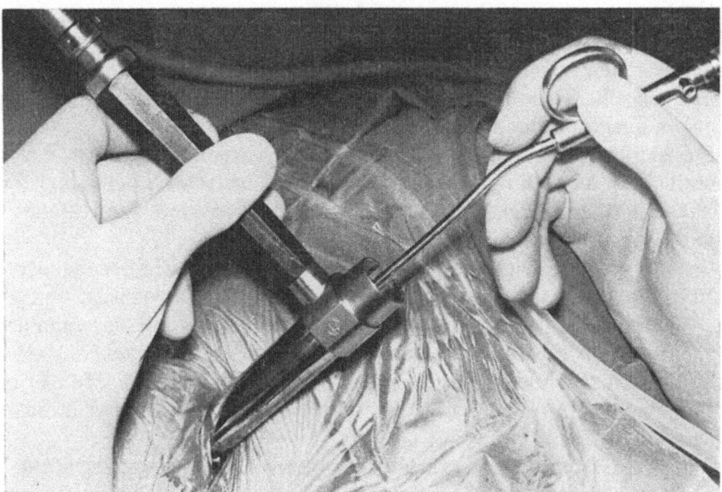

Abb. 1. Freipräparieren der Nierenoberfläche mit Lumboskop und Präpariersauger vom Lumbodorsalschnitt

Insgesamt führten wir bisher 112 lumboskopische Eingriffe durch, deren Art hier tabellarisch dargestellt ist (Tab. 1). Weitaus häufigste Indikation war die Nierenbiopsie, gefolgt von der Nierenzysten-Endoskopie. Bei den übrigen Eingriffen an ausgewählten Fällen sollten zunächst nur die Möglichkeiten und Grenzen des Verfahrens geprüft werden.

Bei den 95 lumboskopischen Nierenbiopsien, die wir in den letzten zwei Jahren durchgeführt haben, gelang es uns in allen Fällen, die Niere endoskopisch darzustellen und quantitativ ausreichendes Material zur histologischen Untersuchung zu gewinnen. In einem Fall mußte der Schnitt *nach* der Biopsie erweitert werden, da eine arterielle Rindenblutung eine Versorgung durch Naht erforderte. Die lokale *Komplikationsquote* (Tab. 2) und die Häufigkeit einer Makrohämaturie lagen deutlich unter der eines Vergleichskollektivs konventioneller offener Biopsien. Das Verbleiben eines abgebrochenen Nadelstücks bei einer Patientin gab Anlaß, die Muskelnaht seither mit einem modifizierten Deschamps-Fadenhalter vorzunehmen.

Tabelle 1. Lumboskopische Operationen (1974—1975)

Nierenbiopsien	95
Nierenzysten-Endoskopien	9
Retroperit. Biopsien	4
Abszessdrainage	2
Ureterostomie	1
Ureterolithotomie	1
	112

Tabelle 2. Ergebnisse lumboskopischer Nierenbiopsien

Komplikationen:	N = 95
Eingriff erweitert	1
Makrohämaturie	4
Wundhämatom	2
Sekundärheilung	2
Sonstige (corp.alien.)	1

Die Vorzüge der halb offenen, lumboskopischen Biopsie gegenüber der konventionellen offenen bestehen unseres Erachtens in folgenden Punkten:

1. Das chirurgische Trauma ist bei der etwa 2 cm langen Inzision und dem lumbodorsalen Zugang ausgesprochen gering.

2. Die Biopsie kann von einem Operateur allein vorgenommen werden, obwohl ein Assistent zum Halten des Lumboskops und zum Wundverschluß den Eingriff erleichtert.

3. Treffsicherheit und Ergiebigkeit der Biopsieproben sind dem offenen Verfahren gleichwertig, die Komplikationsquote geringer.

Diese Vorteile und die leichte Erlernbarkeit der Methode haben dazu geführt, daß wir dieses Verfahren für Nierenbiopsien jetzt ausschließlich anwenden und meinen, daß hiermit ein Weg gefunden ist, den schwerwiegendsten Nachteil der regulären offenen Biopsie — nämlich die Diskrepanz zwischen Aufwand und Operationsziel — zu umgehen. Unsere internistischen Kollegen honorieren diesen methodischen Fortschritt bereits durch zunehmend freudigere Indikationsstellung zur Biopsie bei ihren nephrologischen Problemfällen.

Die zweitgrößte Gruppe unserer lumboskopischen Operationen betraf die Diagnostik und Therapie von Nierenzysten. Die Erfahrungen bei dieser Indikation waren insofern durchweg positiv, als es in 8 der 9 Fälle gelang, die Zyste lumboskopisch darzustellen, die Diagnose zu bestätigen und die Zystenwand nach endoskopischer Kontrolle breit zu eröffnen. Anfänglich hatten wir nach einer Probepunktion der Zyste Schwierigkeiten, das Trokarzystoskop einzustechen, da die Zystenwand dann nicht mehr prall gespannt war; wir haben jetzt einen Kanülenfortsatz an der Trokarspitze anbringen lassen, der Probepunktion und Vorschieben des Zystoskops in einem Arbeitsgang ermöglicht.

Biopsien aus dem Retroperitoneum haben wir in 4 Fällen vorgenommen; so bei diesem Patienten mit Harnstauungsniere links und der Differentialdiagnose: Ureterobstruktion durch Strahlenfibrose oder Metastasen. Wir entnahmen zunächst eine Biopsie aus dem Retroperitoneum und fistelten dann den Ureter in situ. Als die Niere einige Wochen später eine gute Funktion aufwies und kein Metastasennachweis erbracht werden konnte, führten wir dann die Ureterolyse und intraperitoneale Harnleiterverlagerung auf übliche Weise durch.

Was die technischen Möglichkeiten betrifft, die lumboskopische Technik auf die Chirurgie hoher Uretersteine oder Eingriffe am Nierenbecken auszudehnen, so ist hier eine eher zurückhaltende Einstellung geboten: Erstens ist die präparatorische Darstellung des nicht dilatierten Ureters zeitraubend und schwierig, die des Nierenbeckens meist überhaupt nicht möglich, da man mit dem Lumboskop in der Regel die Konvexität der Niere erreicht. Zum zweiten ist eine chirurgische Naht in der Tiefe auch mit Spezialinstrumenten ein diffiziles Unterfangen. Letztendlich bleibt die Frage offen, ob man bei diesem Indikationsgebiet um eines vorzüglichen kosmetischen Ergebnisses willen im Operationsgebiet technische Konzessionen machen will.

Unser derzeitiges Indikationsgebiet umfaßt noch die Eröffnung und Drainage paranephritischer Abszesse, die sich auf diese Weise erstaunlich leicht durchführen läßt. Größeres Gewicht wollen wir in Zukunft auf die notfallmäßige Ureterfistelung in situ bei urämischen Patienten mit tumorbedingten Harnstauungsnieren legen.

Literatur

Sommerkamp, H.: Lumboskopie: ein neues diagnostisch-therapeutisches Prinzip der Urologie. Act. urol. **5**, 183 (1974).

Prof. Dr. H. Sommerkamp
Urolog. Abt. Zentrum Chirurgie
Klinikum der Universität
Hugstetterstraße 55
D-7800 Freiburg/Brsg.

K. Dreikorn und L. Röhl: **Erfahrungen und Ergebnisse der Wiederherstellung der ableitenden Harnwege bei 147 Nierentransplantationen**

In der Zeit vom Februar 1967 bis zum 30. September 1975 wurden in der Urologischen Abteilung des Chirurgischen Zentrums der Universitätsklinik Heidelberg 147 Nierentransplantationen durchgeführt. 25 Nieren stammten von Lebendspendern, bei 122 Patienten wurden sog. Leichennieren verwendet. Besonderer Wert wurde auf die „Vorbehandlung" der Nierenspender gelegt, um eine optimale Nierenfunktion zum Zeitpunkt der Organentnahme zu gewährleisten (ausreichende Hydrierung, Verabreichung von 100 ml 20%igem Mannitol und 100 mg Furosemid 10 Minuten vor dem Abklemmen der arteriellen Gefäße). Zur Verhinderung einer renalen Vasokonstriktion wurden Leichenspendern darüber hinaus 100 mg Phenoxybenzamin ca. 20 Minuten vor der Nierenentnahme verabreicht. Bei Lebendspendern wurden die Nieren von einem Flankenschnitt aus, bei Leichenspendern transperitoneal von einem Mittelbauchschnitt aus entfernt. Zur Erhaltung der ureteralen Gefäßversorgung wurden Feindissektionen im Bereiche des Nierenhilus und Skelettierungen des Harnleiters vermieden. Die Spendernieren wurden mit reichlichem angrenzendem, perihilären und periureteralen Fettgewebe entnommen. Nach der Initialperfusion erfolgte die Konservierung mittels hypothermer Lagerung bzw. hypothermer maschineller Dauerperfusion. Die Wiederherstellung der ableitenden Harnwege bei der Transplantation wurde im Rahmen der Ureteroneozystostomie durchgeführt. Bei 8 Patienten wurde der Harnleiter nach dem von Politano-Leadbetter angegebenen Verfahren („intravesikale Ureteroneozystostomie") reimplantiert. Bei 139 Patienten erfolgte die Harnleiterimplantation im Bereiche des Blasendaches („extravesikale Ureteroneozystostomie"). Harnleiterschienen wurden in der Regel nicht eingelegt. Während der ersten 5 bis 6 postoperativen Tage wurde die Blase über einen Blasenkatheter entlastet.

Ergebnisse

I. Urinfisteln

Mit zunehmender Erfahrung und besserer Entnahmetechnik konnte die Frequenz der Urinfisteln seit 1967 kontinuierlich reduziert werden (Tab. 1). Die Gesamthäufigkeit bei 147 Transplantationen beträgt 8,2%. Bei intravesikaler Ureteroneozystostomie nach

Politano-Leadbetter traten bei 2 von 8 Patienten (25%) Urinfisteln im Bereiche der Zystostomie auf. Die Häufigkeit von Urinfisteln bei der Implantation des Harnleiters im Bereiche des Blasendaches betrug 7,2% (10/139).

Tabelle 1. Abnehmende Frequenz der Urinfisteln 1967 bis 1975

Jahr	1967	1968	1969	1970	1971	1972	1973	1974	1975 (Sept.)	Summe
Transplantationen pro Jahr	11	21	11	19	19	10	14	19	23	147
Anzahl der Fisteln	2	1	2	2	2	1	—	1	1	12
%	18,2	4,8	18,2	10,6	10,6	10	—	5,3	4,3	8,2

Tabelle 2. Lokalisation und Behandlung von 12 Urinfisteln bei 147 Nierentransplantationen (8,2%)

Lokalisation/ Ursache	An- zahl	Behandlung konser- vativ	operativ	Ergebnis Transpl.- entfernung	Patient verstorben	zufrieden- stellend
Blase	2	1	1 Verschluß	—	1	1
Uretero-vesikale Anastomose	7	5	2 Neueinpflanzungen	—	—	7
Ureternekrose	2	—	1 Boari-Plastik 1 Hörnerblase-Neueinpflanzung	—	—	2
Nierenbecken	1	—	1 Drainage-temp. Schienung	—	—	1
Summe	12	6	6	—	1	11

Tabelle 2 zeigt die Lokalisation, Ursache und Behandlung der 12 beobachteten Urinfisteln. Bei 2 Patienten traten Blasenfisteln im Bereiche der Zystostomie nach intravesikaler Ureteroneozystostomie auf. Während eine Fistel erfolgreich konservativ behandelt werden konnte, mußte die Fistel bei einem anderen Patienten operativ verschlossen werden. Ein Patient verstarb vier Wochen nach der Transplantation bei normaler Nierenfunktion im Rahmen einer Urosepsis. 7 Fisteln traten im Bereiche der ureterovesikalen Anastomose auf. Bei 5 Patienten verschlossen sich die Fisteln nach konservativer Behandlung (temporärer Schienung des Harnleiters, Entlastung der Blase durch Blasenkatheter), bei 2 Patienten mußten Harnleiterneueinpflanzungen durchgeführt werden. In Folge mangelhafter ureteraler Gefäßversorgung traten bei 2 Patienten ausgedehnte Ureternekrosen auf, die operativ durch Boariplastik bzw. Anlage einer Psoaszipfelblase (Hörnerblase) korrigiert wurden. Bei einem Patienten trat eine spontane Perforation des Nierenbeckens ein, die durch Drainage und temporäre Schienung behandelt wurde. Durch konservative und operative Behandlung konnte bei 11 Patienten ein zufriedenstellendes Ergebnis erreicht werden, während, wie oben bereits erwähnt, ein Patient im Rahmen einer Urosepsis verstarb.

Tabelle 3. Ursachen und Behandlung von 5 Harnleiterobstruktionen bei 147 Nierentransplantationen (3,4%)

Lokalisation/ Ursache	An- zahl	konser- vativ	Behandlung operativ	Transpl.- entfernung	Ergebnis Patient verstorben	zufrieden- stellend
Stenose (uretero-vesikale Anastomose)	2	—	2 Neuein- pflanzungen	—	—	2
Kompression vergrößerte Niere im Rahmen einer Abstoßungs- reaktion	1	—	1 Harnleiter- obilisation temp. Schienung	—	—	1
Harnleiterkom- pression durch rezidivierende Lymphozele	1	—	1 Punktion, Drainage- intraperito- neale Marsu- pialisation	—	—	1
„Relative" Stenose mit Perforation des Nierenbeckens	1	—	1 temp.. Pyelostomie	—	—	1
Summe	5	—	5	—	—	5

II. Harnleiterobstruktionen

Bei 5 Patienten (3,4%) wurden Harnleiterobstruktionen beobachtet (Tab. 3). Bei
2 Patienten fand sich eine Striktur im Bereiche der ureterovesikalen Anastomose (Abb. 1),
die durch Harnleiterneueinpflanzung korrigiert wurden. Bei einem Patienten war die
Obstruktion verursacht durch Kompression des Harnleiters durch den unteren Pol der

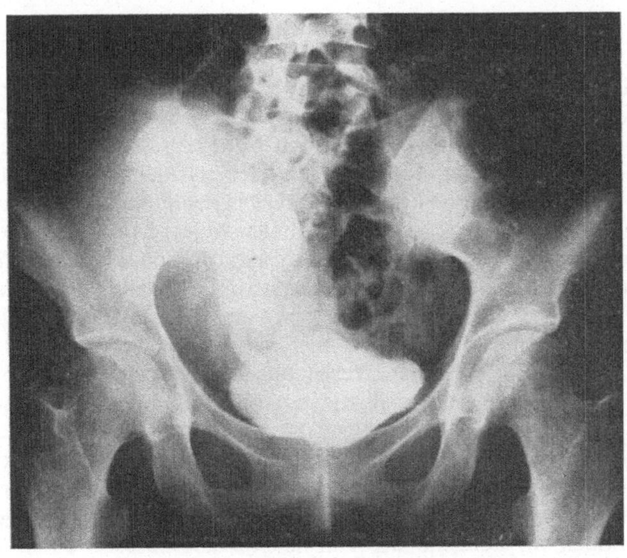

Abb. 1. Ausscheidungsurogramm nach Nierentransplantation: Ausgeprägte Stenose im Bereiche
der Harnleiterblasenanastomose

im Rahmen einer Abstoßungsreaktion enorm vergrößerten Niere. Nach Verlagerung des Harnleiters, temporärer Schienung und erfolgreicher Behandlung der Abstoßungsreaktion normalisierten sich die Abflußverhältnisse. Bei einer Patientin traten wiederholte Harnleiterkompressionen durch eine rezidivierende perirenale Lymphozele auf, die operativ durch Punktion, Drainage und intraperitoneale Marsupialisation behandelt wurde. Bei einem weiteren Patienten wurde eine durch Ureterödem bedingte relative Stenose des Harnleiters mit spontaner Perforation des Nierenbeckens bei polyurischer Nierenfunktion mit Ausscheidungsmengen von 6000 ml täglich beobachtet. Bis zum Abklingen des Ureterödems wurde eine temporäre Pyelostomie eingelegt. Bei allen 5 Patienten mit Harnleiterobstruktionen konnte durch operative Behandlung ein zufriedenstellendes Ergebnis erreicht werden.

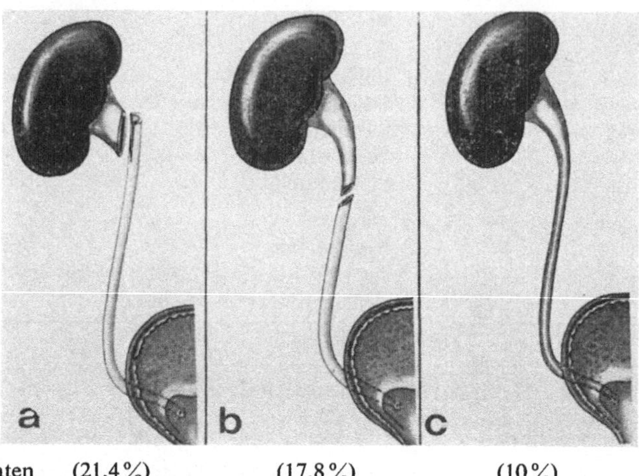

Komplikationsraten   (21,4%)   (17,8%)   (10%)

Abb. 2. Wiederherstellung der ableitenden Harnwege nach Nierentransplantation: a) pyelo-ureterale Anastomose, b) uretero-ureterale Anastomose, c) Uretero-Neozystostomie
In (%) durchschnittliche, in der Literatur angegebene Komplikationsraten

Diskussion

Während die Anastomosierung der Gefäße im Rahmen der Nierentransplantation standardisiert und mit geringen Komplikationen verbunden ist, werden für die Wiederherstellung der ableitenden Harnwege in der Literatur verschiedene Operationstechniken mit unterschiedlichen Komplikationsraten angegeben (Abb. 2). Hauptkomplikationen sind Urinfisteln und Harnleiterobstruktionen, die bei den immunsupprimierten Patienten zu schweren Infektionen und Sepsis führen können, wobei Mortalitätsraten bis zu 100% beschrieben wurden. Die Pathogenese urologischer Komplikationen ist unterschiedlich (Tab. 4). Neben der Technik der Harnwegsrekonstruktion kommt der Technik der Organentnahme eine besondere Bedeutung zu. Der proximale Harnleiter wird vor allem durch kleine Arterienäste versorgt, die aus den Nierenarterien entspringen und im perihilären und periureteralen Gewebe verlaufen. Verletzungen der ureteralen Gefäßversorgung bei der Entnahme der Spendernieren begünstigen die Entstehung von Urinfisteln und Harnleiterstenosen. Aus diesem Grunde sollten die Spendernieren zur Erhaltung der ureteralen Gefäßversorgung mit reichlichem angrenzendem Fettgewebe entnommen werden (Abb. 3). Weitere Ursachen für die Entstehung von Urinfisteln und Harnleiterstenosen sind die im Rahmen der Immunsuppression verzögerten Heilungsvorgänge und immunologische Reaktionen im Bereiche der Harnleiteranastomose. Darüber hinaus können Lymphozelen und periureterale bzw. perirenale Hämatome durch Harnleiterkompression zu Harnabflußstörungen führen.

Tabelle 4: Mögliche Ursachen für die Entstehung urologischer Komplikationen
nach Nierentransplantationen

1. Technik der Organentnahme (ureterale Gefäßversorgung!)
2. Technik der Harnwegsrekonstruktion
3. Verzögerte Heilung (Immunsuppression!)
4. Immunologische Reaktionen
5. Harnleiterkompression (Hämatome, Lymphozellen etc.)

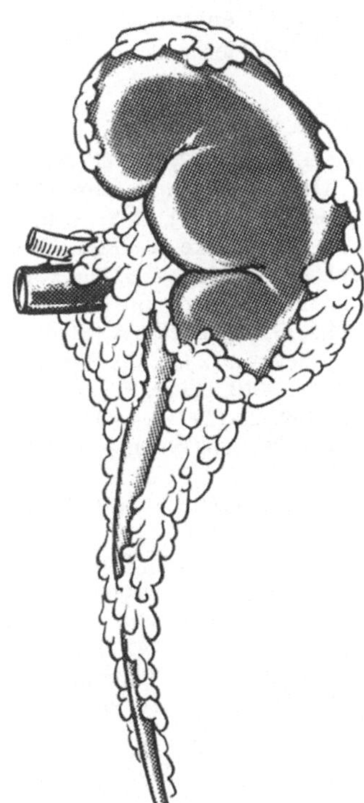

Abb. 3. Entnahme der Spenderniere mit angrenzendem
perihilären und periureteralen Fettgewebe zur Schonung
der ureteralen Gefäßversorgung

Urologische Komplikationen nach Nierentransplantation erfordern eine umgehende
Behandlung. Bei Urinfisteln kann eine konservative Behandlung durch Ureterschienung
und Blasenentlastung mittels Dauerkatheter versucht werden. Angesichts der Infektions-
gefahr (Sepsis!) im Rahmen der Immunsuppression sollte die Indikation zur operativen
Intervention jedoch möglichst weit gestellt werden, da schwere Infektionen selbst bei
normaler Transplantatfunktion zur Entfernung des Transplantats zwingen und das Leben
der Transplantatempfänger bedrohen können. Nach „intravesikaler" Ureteroneozystostomie besteht die Gefahr der Fistelbildung im Bereich der Zystostomie, eine Komplikation, die durch Anwendung der „extravesikalen" Harnleiterimplantationstechnik vermieden werden kann.

Um irreversible Schädigungen des Transplantats zu verhindern, sollten persistierende
Harnleiterobstruktionen möglichst frühzeitig operativ korrigiert werden. Bei Strikturen
im Bereiche der ureterovesikalen Anastomose ist die Harnleiterneueinpflanzung die
Therapie der Wahl. Kompressionen des Harnleiters durch perirenale Hämatome und
Lymphozelen sollten ebenfalls durch operative Maßnahmen beseitigt werden (Hämatom-
ausräumung, Punktion, Drainage, evtl. intraperitoneale Marsupialisation bei Lympho-
zelen). Temporäre Abflußstörungen durch Ureterödem können durch vorübergehende
Schienung des Harnleiters bzw. Pyelostomie behandelt werden.

Schlußfolgerungen

1. Bei der Wiederherstellung der ableitenden Harnwege im Rahmen der Nierentransplantation ist die Ureteroneozystostomie wegen der geringeren Komplikationsrate allen anderen Verfahren vorzuziehen, wobei sich aufgrund unserer Erfahrungen die Harnleiterimplantation im Bereiche des Blasendaches besonders bewährt hat.

2. Bei der Entnahme der Spendernieren ist besonders auf die Erhaltung der ureteralen Gefäßversorgung zu achten. Feindissektionen im Bereiche des perihilären Fettgewebes und Skelettierungen des Harnleiters müssen unbedingt vermieden werden.

3. Urologische Komplikationen können den Transplantationserfolg erheblich beeinträchtigen, lassen sich jedoch mit zunehmender Erfahrung, bei Kenntnis der Pathogenese, rechtzeitiger Diagnose und Therapie auf ein Minimum reduzieren.

Literatur

1. Barry, J. M., Lawson, R. K., Strong, D., Hodges, C. V.: J. Urol. 112, 567 (1974). — 2. Belzer, F. P., Kountz, S. L., Najarian, J. S., Tanagho, E. A., Hinman, F.: Arch. Surg. 101, 449 (1970). — 3. Bewick, M., Collins, R. E. C., Saxton, H. M., McColl, I., Ogg, C. S.: Brit. J. Urol. 46, 493 (1974). — 4. Desai, S. G., McRoberts, J. W., Hellebusch, A., Luke, R. G.: J. Urol. 112, 572 (1974). — 5. Dreikorn, K.: Mitt. Arbgem. Klin. Nephrol. 2, 22 (1973). — 6. Dreikorn, K., Röhl, L.: Urological complications in renal transplantation. Europ. Urol. (in press). — 7. Fjeldborg, O., Kim, C. H.: Urol. int. 27, 417 (1972). — 8. Hricko, G. M., Birtch, A. G., Bennett, A. H., Wilson, R. E.: Ann. Surg. 609 (1973). — 9. Leiter, E., Gelernt, I., Oh, C., Burrows, L., Glabman, S., Jacobson, L., Brendler, H.: J. Urol. 106, 171 (1971). — 10. Leiter, E., Kim, K., Glabman, S., Maimov, M., Burrows, L., Brendler, H.: J. Urol. 109, 28 (1973). — 11. MacKinnon, K. J., Oliver, J. A., Morehouse, D. D., Taguchi, Y.: J. Urol. 99, 486 (1968). — 12. Malek, G. H., Uehling, D. T., Daouk, A. A., Kisken, W. A.: J. Urol. 101, 173 (1973). — 13. Martin, D. C., Mims, M. M., Kaufman, J. J., Goodwin, W. E.: J. Urol. 101, 680 (1969). — 14. O'Donoghue, E. P. N., Chrisholm, G. D., Shackman, R.: Brit. J. Urol. 45, 28 (1973). — 15. Olsson, C. A., Mannick, J. A., Schmitt, G. W., Idelson, B. A., Williams, L. F., Leman, J., Harrington, J. T., Nabsth, D. C.: Amer. J. Surg. 112, 467 (1971). — 16. Röhl, L., Ziegler, M.: Urologe 3, 116 (1969). — 17. Röhl, L.: J. Urol. Néphral. 75, 602 (1969). — 18. Röhl, L.: Verh. dtsch. Ges. Urol. 26, 306 (1974). — 19. Salvatierra, O., Kountz, S., Belzer, F. O.: J. Urol. 112, 445 (1974). — 20. Starzl, T. E., Groth, C. G., Putman, C. W., Penn, I., Halgrimson, C. G., Flatmark, A., Gegelter, L., Brettschneider, L., Stonongton, O. G.: Ann. Surg. 172, 1 (1970). — 21. Walsh, A.: Transpl. Proc. 1, 178 (1969).

Priv.-Doz. Dr. Kurt Dreikorn
Urol. Abt. des Chirurg. Zentrums
der Universität
Im Neuenheimer Feld 110
D-6900 Heidelberg

H. Zincke: **Erfahrungen mit Rinderarterien in der Hämodialyse**

Der sog. „Scribner-Shunt" von Quinton et al. [1] und die subkutane arteriovenöse Fistel nach Brescia-Cimino [2] sind seit vielen Jahren die Standardmethoden zur akuten oder chronischen Hämodialyse. Diese Methoden sind nicht immer anwendbar. Insbesondere die Aufnahme von Patienten, die ein höheres Risiko darstellen, z. B. Diabetiker, in das Hämodialyse- und Transplantationsprogramm, macht Alternativlösungen notwendig.

Seit April 1973 haben wir daher heteroplastische Arterientransplantate aus Rinderarterien* angewendet [3].

---

* Johnson & Johnson, New Brunswick, New Jersey, U.S.A.

Prinzip der Transplantatherstellung

Karotisarterien vom Rind werden mechanisch präpariert und sämtliche elastischen und Muskelfasern mittels einer proteolytischen Ficinlösung entfernt. Auf diese Weise entsteht ein lediglich aus kollagenen Fasern bestehendes Rohr. Mit 1,3 % Dialdehydstärkelösung wird dann eine verstärkte Quervernetzung der Kollagenfasern erreicht. Nach Druckprüfungstesten wird die Prothese in einer 40 % Äthylalkohollösung, auf einem Glasstab aufgezogen, in einer Glasröhre aufbewahrt. Die Arterien sind zwischen 20 und 45 cm lang und etwa zwischen 0,7 bis 1,2 cm im Durchmesser. Umfangreiche Untersuchungen [4,5] haben ergeben, daß die auf diese Weise präparierten Arterien keine antigenen Eigenschaften aufweisen.

Krankengut

Vom April 1973 bis Januar 1975 haben wir 28 bovine Gefäßprothesen in 18 Patienten eingepflanzt. Die Patienten waren zwischen 23 und 60 Jahren, im Durchschnitt 45 Jahre alt. 10 Patienten, einschließlich 2 Diabetiker, erhielten je eine Prothese; 14 Prothesen wurden in 6 Patienten transplantiert, und 2 Diabetiker erhielten insgesamt 4 Gefäßprothesen. Die Nachbeobachtung erstreckte sich über einen Zeitraum von 6 bis 28 Monaten, im Durchschnitt 18½ Monate.

Operationstechnik

Die Rinderarterien wurden entweder in den Arm oder in den Oberschenkel implantiert. Im Arm wurden die Prothesen in der Regel zwischen der proximalen a. radialis oder a. brachialis und der proximalen v. cephalica oder v. brachialis mit einer End-zu-Seit-Technik in Form eines U angelegt. Eine ähnliche Methode wurde am Oberschenkel, bei der Anastomose zwischen a. und v. femoralis, angewendet (Abb. 1). Die Prothese kommt sowohl im Arm als auch im Oberschenkel dicht unter der Haut zu liegen (Abb. 2). Das Verdrehen der Prothese beim Durchzug durch den subkutanen Tunnel läßt sich verhindern, indem man die Prothese mit heparinisierter Kochsalzlösung auffüllt. Eine Längsseite der Prothese wird mit einem durchgehenden Strich markiert. Dies ist eine weitere Orientierungshilfe, um das Verdrehen der Prothese zu verhindern.

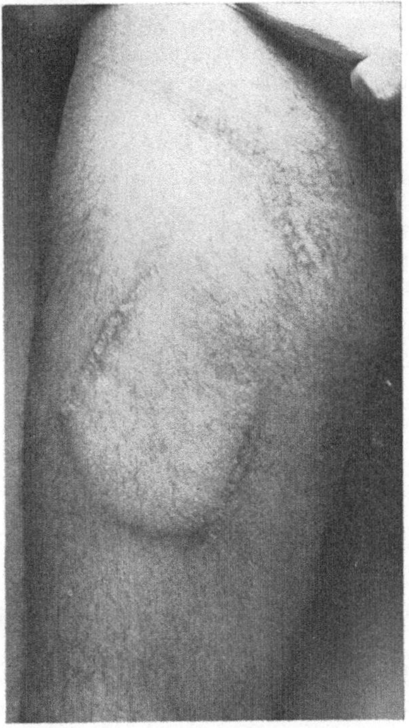

Abb. 1. Bovine Arterie in der Oberschenkellage nach einem Jahr Beobachtungsdauer mit regelmäßiger Hämodialyse

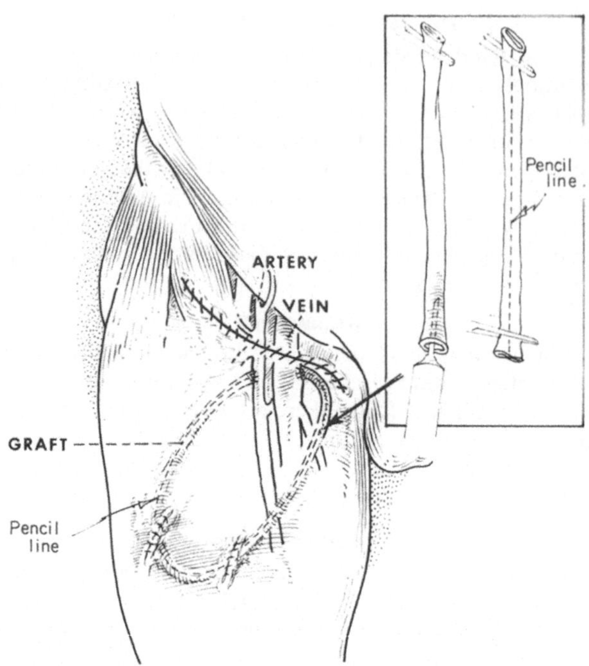

Abb. 2. Bovine Arterie mit subkutanem Tunnel (U-förmig) zwischen a. und v. femoralis

Ergebnisse

Nach einem Beobachtungszeitraum bis zu 28 Monaten funktionierten von den 10 Armfisteln nur noch 4 (Tab. 1). Bei 5 Patienten thrombosierten die Gefäßprothesen unmittelbar im Anschluß an die Hämodialyse, was in allen Fällen, selbst nach vorübergehender Thrombosenentfernung, zum Verlust der Fistel führte. Zwei Fälle von „steal-syndrome" ließen sich erfolgreich mit einer Verminderung des arteriellen Einstroms behandeln. Eine Prothese mußte wegen Infektion 8 Monate nach der Einpflanzung entfernt werden.

Tabelle 1. Bovine Arterien für die Hämodialyse bei 18 Patienten

Lokali-sation	Nr.	Gute Funk-tion	Throm-bose und gute Funktion	Thrombose mit vorübergehender Funktion und spätem Versagen	Steal syndrome	Infektion mit Ent-fernung	Dia-betiker
Arm	10	4	0	5*	2**	1	2
Bein	18	12	2	0	1***	3	4
Total	28	16	2	5	3	4	6

   * Mehrere Thrombosen
  ** Mit später Funktion
*** Mit spätem Versagen

14 Fisteln am Oberschenkel funktionieren. Bei 2 Patienten thrombosierten die Prothesen mehrfach nach Hypotension im Anschluß an die Hämodialyse. In allen Fällen konnte die Funktion der Fistel nach Entfernung des Thrombus wieder hergestellt werden. 4 Fisteln versagten. „Steal-syndrome" wurde bei einem diabetischen Patienten beobachtet.

Bei diesem Patienten waren mehrere Eingriffe notwendig, um einerseits eine Vermeidung
eines „steal-syndrome" und andererseits eine Thrombose der Prothese zu vermeiden.
Der Patient verweigerte schließlich eine weitere Behandlung und verstarb in der Urämie.
3 Transplantate mußten wegen schwerer Infektion infolge unsauberer Punktionstechnik
entfernt werden.

Diskussion

Die Rinderarterien sollten nur dann zur Anwendung kommen, wenn die üblichen
vaskulären Zugangswege nicht mehr vorhanden sind. Die klassische arteriovenöse Fistel
nach Brescio-Cimino [2] oder ihre Modifikationen [6, 7] sollte als vaskuläre Zugangs-
technik den Vorzug haben. Die konventionelle Fistel kostet weniger und außerdem sind
Infektionen mit einem geringeren Fistelverlust verbunden als mit der Anwendung der
modifizierten Rinderarterie. Die Anostomose mit den Femoralgefäßen hat sich am erfolg-
reichsten erwiesen. Dies ist wahrscheinlich darauf zurückzuführen, daß größerer „flow"
und geringere Turbulenz die Thromboseneigung verhindern.

Patienten und Hämodialysepersonal haben sich mit diesem neuen vaskulären Zugangsweg ohne Schwierigkeiten vertraut gemacht. Vermeidung von Infektionen der Prothese durch saubere Punktionstechnik ist entscheidend wichtig, da die Infektion der
Prothese in jedem der Fälle zum Verlust der Fistel führten.

Zusammenfassend läßt sich sagen, daß sich weit über 2 Jahren die chemisch modifizierte Rinderarterie gut in der Hämodialyse bewährt hat. Dies gilt besonders für die
Patienten, bei denen die üblichen vaskulären Zugangswege nicht mehr brauchbar sind;
d. h. besonders beim Diabetiker.

Literatur

1. Quinton, W. E.: Trans. Amer. Soc. Art. Int. Org. **6,** 104 (1960). — 2. Brescia, M. J.:
N. Engl. J. Med. **275,** 1089 (1966). — 3. Zincke, H.: Surg. Gyn. Obstet. **139,** 350 (1974). —
4. De Falco, R. J.: J. Surg. Res. **10,** 95 (1970). — 5. Rosenberg, N.: Surgery **67,** 951 (1970). —
6. Sung, D. T. W., Woods, J. E.: Amer. J. Surg. **126,** 441 (1973). — 7. Zincke, H., Aguilo, J. J.:
In Druck.

Horst Zincke, M. D.
Consultant, Department of
Urology and Transplantation Surgery
Mayo Clinic and Mayo Medical School
Rochester, Minn./USA.

M. Georgi und M. Marberger: **Möglichkeiten der Stereoangiographie in der
Urologie**

Schon 1961 wurde von Hettler die Anwendung der Stereotechnik in der Angiographie empfohlen, nachdem Fernström und Lindblom bereits 1955 einen für die Stereoangiographie speziell ausgelegten Röntgenarbeitsplatz beschrieben hatten. Zumindest in
Deutschland hat sich diese Technik bisher nicht durchsetzen können. Da die apparativen
Voraussetzungen keinen größeren technischen oder finanziellen Aufwand bedeuten, dürfte
das Haupthindernis bei der Verbreitung dieser Methode die zu wenig geübte Technik
des Stereosehens sein. Dabei ist das Stereosehen mit dem von Pleikart Stumpf entwickelten Stereobinokel ohne Schwierigkeiten erlernbar.

Von uns wird die Stereotechnik in der Angiographie häufig bei urologischen Fragestellungen eingesetzt. Hier hat sie folgende Vorteile:

1. Die zwei Ebenen Angiographie läßt in seitlicher Projektion nur große Arterien
sichtbar werden. In Stereotechnik lassen sich auch kleinste Gefäße in der Sagittalebene
lokalisieren. Die Gefäßanatomie mit vorderem und hinterem Hauptast der Nierenarterie
wird übersichtlich und bietet bessere Voraussetzungen für organerhaltende Operationen.

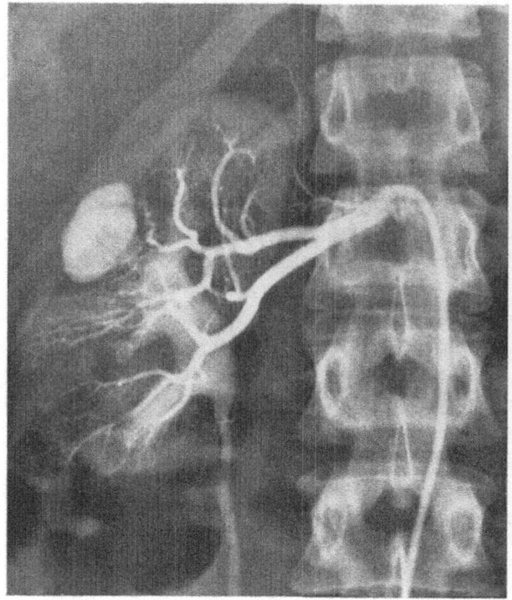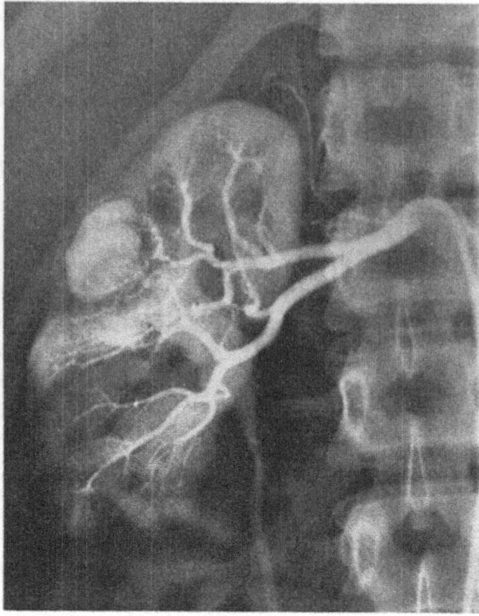

a   b

Abb. 1. Stereoangiographie bei einer 19jährigen Patientin mit Nierenabszeß. Bei stereoskopischer Betrachtung wird deutlich, daß sich der mit Kontrastmittel gefüllte Abszeß in der Außenpartie der Niere dorsal befindet

2. Raumforderungen der Niere, wie Zysten, Abszesse oder Tumoren,, kommen oft früher und besser lokalisierbar zur Abbildung (Abb. 1a und b).

3. Bei raumfordernden Prozessen aus der Nachbarschaft der Niere läßt sich aus der Richtung der Verdrängung die Herkunft der Geschwulst besser bestimmen, als im gewöhnlichen Summationsbild.

Neben der Renovasographie bietet sich die Stereotechnik auch für die Cavographie und die Nebennierenphlebographie an, wie einige der Abbildungen zeigen.

Ein Röntgenarbeitsplatz zur Durchführung der Stereoangiographie sollte mit zwei Röntgenröhren ausgerüstet sein, die alternierend in $^1/_{10}$ bis $^2/_{10}$ sec. Abstand eine Filmserie belichten. Der Abstand der Röhrenbrennflecke sollte $^1/_6$ bis $^1/_{10}$ des Fokus-Film-Abstands betragen. Eine solche Ausrüstung erfordert keine zusätzliche Kontrastmittelinjektion oder zweite Filmserie. Fehler, die durch Bewegungen von Organen bedingt sind, entfallen. Die Strahlenbelastung entspricht der einer normalen Angiographie. Vorhandene Zwei-Ebenen-Anlagen lassen sich ohne größere Kosten auf dieses Anwendungsgebiet erweitern.

Die Betrachtung von Stereo-Bildpaaren erfolgt entweder mit dem erwähnten Stereo-Binokel nach Pl. Stumpf oder man übt sich im freien stereoskopischen Sehen, daß für Personen mit ausgeglichenem Visus erlernbar ist. Für Demonstrationszwecke bietet sich die hier gezeigte Projektion mit polarisiertem Licht an, die allerdings einen größeren Aufwand erfordert.

Literatur

Fernström, I., Lindblom, K.: Acta radiol. **44**, 230 (1955). — Hettler, M.: Fortschr. Röntgenstr. **95**, 482 (1961). — Stumpf, Pl.: Fortschr. Röntgenstr. **77**, 100 (1952).

Prof. Dr. M. Georgi, Inst. für klin. Strahlenkunde
Dr. M. Marberger, Urolog. Univ.-Klinik
Langenbeckstraße 1, D-6500 Mainz

O. Wörsdorfer und R. Zaunbauer: **Radiologische Untersuchung von Scrotaltumoren analog der Mammographie**

Der klinisch eindeutige Hodentumor bedarf hinsichtlich des Lokalbefundes keiner weiteren Abklärung. Er soll unmittelbar operiert werden. In einigen Fällen kann das klinische Bild jedoch ein diagnostisches Problem darstellen.

Ein kleiner Hodentumor, eine Hydrocele, Schwellungen durch Epidydimitis oder einer länger bestehenden Hodentorsion lassen sich nicht immer durch Palpation unterscheiden.

Es wurde daher geprüft, ob mit einer radiologischen Untersuchung analog der Mammographie Strukturänderungen am Hoden nachweisbar sind. Zudem interessierte die Frage, ob Mikroverkalkungen im Hodentumor vorkommen oder gar obligat sind.

Bei 10 Patienten mit Hodentumoren wurden präoperativ und am Präparat radiologische Weichteilaufnahmen mit einem konventionellen Mammographiegerät durchgeführt. Aufgrund einer Dosismessung erwies sich die Untersuchung als zulässig.

Bei 30 kV und 30 mA wurde bei einer Expositionszeit von 10 Sekunden an der gesunden Hode eine Dosis kleiner als 100 Mikro-Röntgen erreicht (Abb. 1). Die Strahlenbelastung ist somit vernachlässigbar klein, sie erreicht nicht einmal $^1/_{10}$ der Gonadenbelastung bei einer Beckenübersichtsaufnahme mit abgedeckten Gonaden.

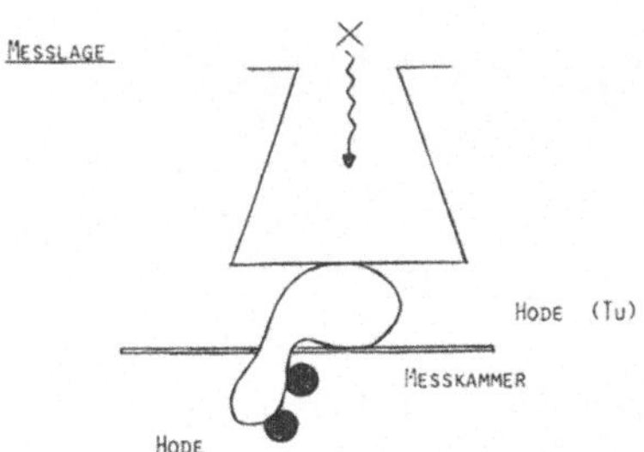

Abb. 1

Anhand von 3 Beispielen bei klinisch bekannten Hodentumoren wurde der Wert der Untersuchung gezeigt.

Bei einem Patienten mit dem Tastbefund eines Hodentumors zeigte die Weichteilaufnahme eine nahezu homogene Verschattung mit gering vermehrter Strahlendurchlässigkeit in den zentralen Abschnitten. Der Randsaum der die Hodengrenze erkennen, läßt, zeigt eine vermehrte Strahlenabsorption. Die Grenze zwischen verminderter und vermehrter Absorption ist scharf abgesetzt. Wir bezweifeln trotz des typischen Tastbefundes, daß es sich um einen Hodentumor handelte. Tatsächlich fand sich intraoperativ eine 0,5 cm dickwandige Hydrocele mit chronischer Entzündung. Anders dagegen das Bild eines soliden Hodentumors, der sämtliche Hodenanteile durchwachsen hat mit einer strahlendichten Masse und einem dünnen, weniger strahlendichten Randsaum, welcher der Scrotalhaut entspricht.

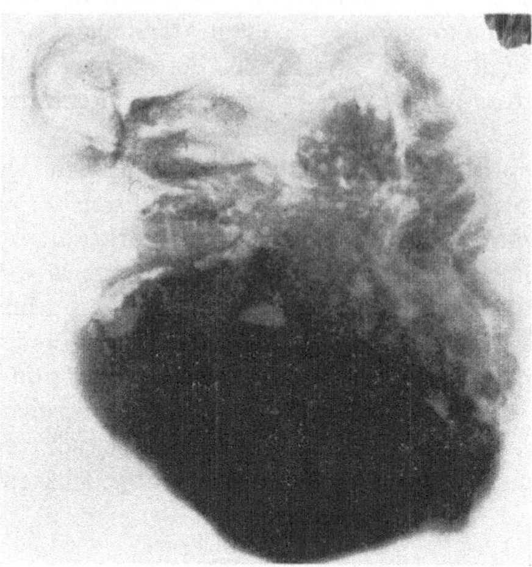

Abb. 2

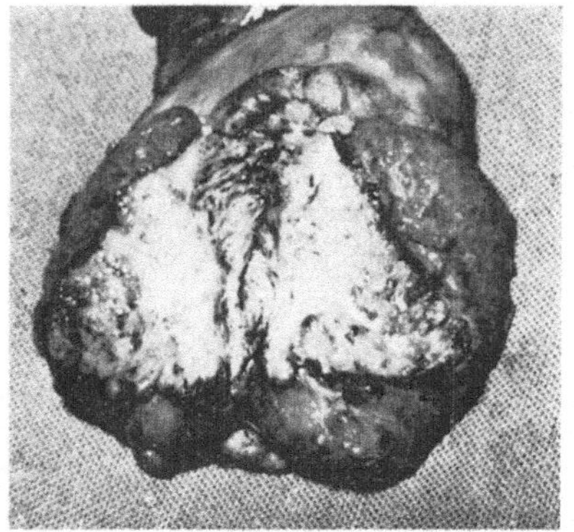

Abb. 3

Mit zunehmender Erfahrung bei der Einstellungstechnik wurde die Qualität der Bilder besser. Bei einem Patienten mit einem wenig vergrößerten Hodentumor zeigt die Weichteilaufnahme sehr deutlich die Grenze zwischen Tumor und normalem Hodengewebe. Die Tumoroberfläche ist unregelmäßig scharf abgegrenzt. Der Nebenhoden ist ebenfalls sichtbar. Das radiologische Bild entspricht genau der makroskopischen Tumorausdehnung (Abb. 2 und 3). Die Tumorgrenze wurde zur besseren Unterscheidung von normalem Hodengewebe am aufgeschnittenen Präparat mit Methylenblau nachgezogen.

Schlußfolgerung

Mit Hilfe der radiologischen Hodenuntersuchungen ließ sich bei 10 Patienten jedesmal der Hodentumor nachweisen, wenngleich gesagt werden muß, daß es sich um klinisch eindeutige Hodentumoren handelte. In einem Fall war nach vorausgegangener Operation am Hoden ein Tumor palpatorisch nicht eindeutig, radiologisch jedoch sicher nachweisbar.

Die radiologische Bildinterpretation war in einem anderen Fall treffsicherer als die klinische Untersuchung: der als Neoplasma imponierende Befund erwies sich der radiologischen Vermutung entsprechend als dickwandige Hydrocele. Mikroverkalkungen lagen radiologisch und histologisch nur einmal vor und scheinen weder pathognomonisch noch obligat zu sein.

Trotz aller zusätzlichen Information, die mit Hilfe der Hodenradiologie gewonnen werden kann, muß jeder Hoden freigelegt werden, wenn ein Tumor nicht auszuschließen ist. Diese Methode kann die chirurgische Exploration nicht ersetzen. Eine weitere diagnostische Hilfe bei unklaren Befunden ist mit den zur Zeit in der Entwicklung befindlichen Folien und Röntgenröhren für spezielle Weichteilaufnahmen zu erwarten.

Das sog. „primäre retroperitoneale Seminom bzw. Teratom" läßt einen primären Tumor im Hoden vermuten. In solchen Fällen könnte eine externere Methode wertvoll sein.

Dr. O. Wörsdorfer
Urolog. Univ.-Klinik
Anna-Seiler-Haus
Inselspital
CH-3010 Bern/Schweiz

Bakterielle und mykotische Erkrankungen
der ableitenden Harnwege bei der Frau

P. MELLIN: **Einführung**

Meine Damen und Herren!

In der uns zur Verfügung stehenden kurzen Zeit von nur 110 Minuten sollen durch Referate und Diskussion Einblicke in die bakteriellen und mykotischen Erkrankungen der unteren Harnwege der Frau gegeben werden. Die Bedeutung dieses Themas läßt sich auf 2 Feststellungen reduzieren:

1. Es hat sich gezeigt, daß die Harnwegsinfektion immer noch eines der größten Probleme der Urologie und sicher auch der Gynäkologie darstellt, zumal ja im Hintergrund der Harnwegsinfektion immer die Pyelonephritis mit allen ihren Konsequenzen steht. Mit den Chemotherapeutika und Antibiotika ist es zwar gelungen, einen großen Teil der Infektionen wirksam zu bekämpfen, und es sind Erfolge erzielt worden, die früher nie für möglich gehalten wurden. Aber es sind auch neue Probleme aufgetreten, wie z. B. neue Erreger, die offenbar früher keine so entscheidende Bedeutung hatten, wie dies heute der Fall zu sein scheint. Dies ist einer der Gründe, die Harnwegsinfektion wieder einmal zu besprechen.

2. Sicher besteht Übereinstimmung darüber, daß für die urogenitalen Infekte der Frau ganz besondere anatomische, physiologische, hormonelle und psychische Bedingungen bestehen, die eine gesonderte Besprechung im Rahmen unseres Generalthemas nahelegen.

Infektionsmodus, Krankheitsbild, Diagnostik und Therapie haben bei der Frau eben doch vielfach ein anderes Verhalten als beim Kind und beim Manne.

Welche praktische Bedeutung die Harnwegsinfektion in der Urologie hat, ist Ihnen natürlich allen bekannt. Als Beispiel aus unserem eigenen Material mag Ihnen dies nochmals verdeutlichen: von 603 Patientinnen, die in den letzten beiden Jahren in der Frauenstation der Klinik behandelt wurden, hatten 177 (30%!) eine Harnwegsinfektion entweder als Grundkrankheit oder als Begleiterkrankung eines urologischen Leidens, wie Steinerkrankung, Blasentumor u. a. Hiervon waren zwei Drittel signifikante und ein Drittel nichtsignifikante Infektionen. Die Erreger, die bei diesen Patientinnen zum Zeitpunkt der Krankenhausaufnahme gefunden wurden, waren zu 50% Coli, zu 25% Proteus und der Rest verteilte sich auf Enterokokken, Klebsiellen und Pseudomonas.

Wie bescheiden sich unsere therapeutischen Bemühungen in bezug auf die Beseitigung dieser Keimbesiedelung ausnehmen, ersieht man aus folgender Feststellung: 161 Harnwegsinfekte bei der Aufnahme stehen 50 Infekte zum Zeitpunkt der Entlassung gegenüber.

Die Coli- und Enterokokken-Infekte waren fast vollständig beseitigt, während die Proteus-Infektionen zu 75% und die Pseudomonas-Infektionen noch zu 50% bestanden. Die Klebsiellen hatten sogar noch zugenommen. Nur in 3 Fällen war eine Candida-Infektion feststellbar.

Diese kurzen Betrachtungen mögen genügen, um Sie in das Thema einzuführen, und ich möchte gleich Herrn Prof. Linzenmeier um sein Referat bitten.

G. Linzenmeier und Erika Rosenthal: **Hinweise zur bakteriologischen Urindiagnostik (Eintauchverfahren — Keimdifferenzierung — Verhalten gegen Chemotherapeutika und Antibiotika)**

Der bakteriologischen Untersuchung des Urins kommt für die Diagnostik akuter und chronischer Entzündungen eine ebenso große Bedeutung zu wie für die Erkennung symptomenarmer Bilder [8,12,13]. Das gilt für die bakteriologische Prüfung des Urins in jedem Lebensalter und auch in besonderem Maße in der Schwangerenvorsorge zur Erkennung der meist asymptomatisch verlaufenden Pyelonephritiden oder zunächst nur als signifikant bezeichneter Bakteriurien. Auf bakteriologische Untersuchungen zur Kontrolle von Erfolg oder Mißerfolg einer durchgeführten Chemotherapie sei nur hingewiesen, auch auf die strengen Kriterien, die für die Wirksamkeit eines Antibiotikums oder Chemotherapeutikums angelegt werden müssen [2,3,6,7,10].

Aus dem weiten Gebiet der Urindiagnostik sollen zwei Fragen herausgestellt werden: einmal die Bedeutung der Keimzählung und Keimdifferenzierung im Hinblick auf die Grenzen der Leistungsfähigkeit der Eintauchverfahren, zum anderen sollen Hinweise zur derzeitigen Resistenzlage verschiedener wichtiger Urinkeime gegenüber Chemotherapeutika und Antibiotika gegeben werden.

Es ist keineswegs damit getan, dem bakteriologischen Laboratorium in althergebrachter Manier entnommene Urinproben zur Untersuchung zukommen zu lassen. Die qualitative bakteriologische Diagnostik mit mikroskopischer Untersuchung des Harnsediments von Proben, die oft Tage unterwegs waren, ist durch eine erhebliche Verunreinigungsquote oder auch Wachstumsquote ursprünglich geringzahlig vorhandener Keime belastet. Sie gestattet daher keine Aussagen, ob die gefundenen, sogar potentiell pathogenen Keime, bedeutungsvoll (= signifikant) sind. Urin ist bekanntlich ein ausgezeichneter Nährboden für Bakterien.

Die Signifikanz bakteriologischer Urinbefunde ist durch die Keimzählung mit dem Postulat von mindestens 10^5 Keimen/ml Morgenurin erheblich verbessert worden. Zudem ist es damit erlaubt, statt Katheterurin Mittelstrahlurin [4] zu verwenden, es sei denn, man begibt sich gleich in den Bereich der aktiven Diagnostik und schreitet zur Blasenpunktion [14], wo in der Regel jeder, auch in geringer Zahl gefundene Keim als signifikant anzusehen ist.

Da es vielfach nicht möglich ist, frisch gelassenen Mittelstrahlurin rasch oder durch umständliche Kühlungsverfahren dem bakteriologischen Laboratorium zur Keimzählung und Identifizierung zuzusenden, sind Eintauchverfahren mit agarbeschickten Objektträgern (dip slides) in den letzten Jahren weitgehend in Anwendung gekommen [1,9] und haben andere Hilfsmethoden, wie die vielfach ausführlich besprochenen Verfahren der mikroskopischen oder biochemischen Urinuntersuchung (z. B. Griessche Probe, TTC-Probe) im wesentlichen abgelöst [5,11]. Die beliebten Eintauchverfahren verschiedener Hersteller sind aber da und dort wieder in Mißkredit gekommen, weil man sich nicht sehr an die, auch von den Firmen gegebenen Vorschriften, gehalten hat. Mit Eintauchverfahren oberflächlich durchgeführte Untersuchungen sind mindestens ebenso schlecht, wie die alten, eben geschilderten Methoden.

Was können Eintauchverfahren leisten und zu was sind sie gedacht?

1. Als *Versandmaterial* an das Laboratorium halten sie die Keimzahl fest, die ursprünglich vorhanden war, erlauben aber keine Diagnose oder gar Differentialdiagnose der gezüchteten Bakterienkolonien, die ja im dichten Rasen kaum zu erkennen oder zu unterscheiden sind. Deswegen wird allgemein darauf hingewiesen, *gleichzeitig* ein Röhrchen mit Urin einzuschicken, weil man von dieser Probe einfacher als vom Bakterienrasen die Keime mit Hilfe spezieller Methoden züchten und differenzieren, und im Laboratorium gleichzeitig eine Resistenzbestimmung gegenüber Antibiotika und Chemotherapeutika anlegen kann.

2. Die *Festlegung der Keimzahl* durch halbquantitative Schätzung des entstandenen,

mehr oder minder dichten Bakterienrasens ist für die Praxis auf jeden Fall ausreichend, sofern es sich wirklich um den ersten Morgenurin handelt. Leider werden bei der Entnahme von ungenügend instruierten Patienten, vor allem Patientinnen, natürlich sehr viele Fehler gemacht werden können, auf die Kollege Hirsch sicher später noch hinweisen wird. Natürlich kann der Arzt Eintauchgefäße dem Patienten überlassen, sie später in seinen Brutschrank stellen und am nächsten Morgen alle Proben ohne Keimwachstum als negativ ansehen, sofern er sicher ist, daß kein Chemotherapeutikum zu dieser Negativität geführt hat. Bewachsene Proben sollte er zugleich mit der im Kühlschrank aufgehobenen Urinprobe sofort einem bakteriologischen Laboratorium zur weiteren Untersuchung, Keimdifferenzierung und Resistenzbestimmung zuleiten. Damit sind die Eintauchverfahren, auch für ein rasches und ausreichendes screening, z. B. bei Vorsorgeuntersuchungen gut geeignet [15].

Was können Eintauchverfahren *nicht* leisten?

1. Eine *Keimdifferenzierung* ist auch durch Anwendung mehrerer verschiedener Nährmedien auf Eintauchverfahren im Sinne einer sorgfältigen bakteriologischen Diagnose *unmöglich*. Wir Bakteriologen vom Fach können dies nicht, wohl aber einige in „home made Bacteriology" erfahrene Ärzte, wie sie dies meinen. Kluge Firmen nehmen in ihren Prospekten von solchen Behauptungen Abstand. So wachsen z. B. auf einem für Pseudomonas aeruginosa (= Bacterium pyocyaneum) angeblich speziell geeignetem Nährmedium auch Keime der Providencia-Gruppe, und keiner wird Reinfektionen, Superinfektionen, Hausinfektionen, kurz, den Hospitalismus auf diese Weise mehr erkennen können, wenn eine Keimdifferenzierung nicht durchgeführt wurde.

2. Ferner ist darauf hinzuweisen, daß es mit allen handelsüblichen Eintauchverfahren *nicht* gelingt, Gonokokken, β-Streptokokken, Tuberkelbakterien, L-Formen, Mykoplasmen und Protozoen zu isolieren. Auch sind nicht alle Eintauchverfahren geeignet, Sproßpilze der Candida-Gruppe, deren zunehmende Bedeutung zweifellos gegeben ist, anzuzüchten. Diese Einschränkungen müssen hier herausgestellt werden, um die Grenzen der Eintauchverfahren klarzulegen. Auf jeden Fall sind Eintauchverfahren vielfach besser als die da und dort noch üblichen Proben, etwa nach Griess, mit der Reduktion von TTC, durch Glukoseverbrauchsteste u. a.

3. Eintauchverfahren sind *nicht geeignet,* gleichzeitig zur *Resistenzbestimmung* etwa dadurch zu dienen, daß 4 oder auf beiden Seiten 8 Blättchen bei den Ecken aufgelegt werden. Diese Art der Resistenzprüfung ist aus bakteriologischer Sicht indiskutabel.

Wenn auch aus verständlichen Gründen das Interesse des Arztes bei der *antibakteriellen Chemotherapie* mehr dem Resultat der Resistenzbestimmung, als der vorausgegangenen sorgfältigen bakteriologischen Untersuchung gilt, sollte doch das Antibiogramm nicht zum „erlösenden Dogma" [3] erhoben werden. Gleichwohl soll die Häufigkeit bestimmter Keimarten in verschiedenen Klinikbereichen aufgezeigt werden.

Jeder Bericht über eine Resistenzlage ist mit der Einschränkung verbunden, daß er zunächst nur regional gilt.

Eine weitergehende Trennung im Rahmen dieses Referats, etwa nach Urinproben von Frauen und Männern, ist nicht durchgeführt worden, andererseits ist ein erheblicher Teil des ambulanten urologischen Krankenguts weiblichen Geschlechts.

Außer in urologischen Kliniken stellen Colibakterien die Hälfte aller Keime aus Infektionen der ableitenden Harnwege dar (Abb. 1). Die zweite Besonderheit der urologischen Kliniken ist die Häufung von Keimen der Klebsiella-Enterobakter-Gruppe, die in der freien Praxis mehr noch als in Kinderkliniken nur einen geringen Anteil an der Gesamtzahl der Keime ausmachen. Die Zahlen stammen aus den ersten 4 Monaten des Jahres 1975.

Keime der Pseudomonasgruppe (= Pyocyaneusbakterien) haben im Bereich der urologischen Praxis einen nicht unbedeutenden Anteil, sicherlich bedingt durch Nachbehandlung oder Nachsorge der aus den Kliniken entlassenen Patienten.

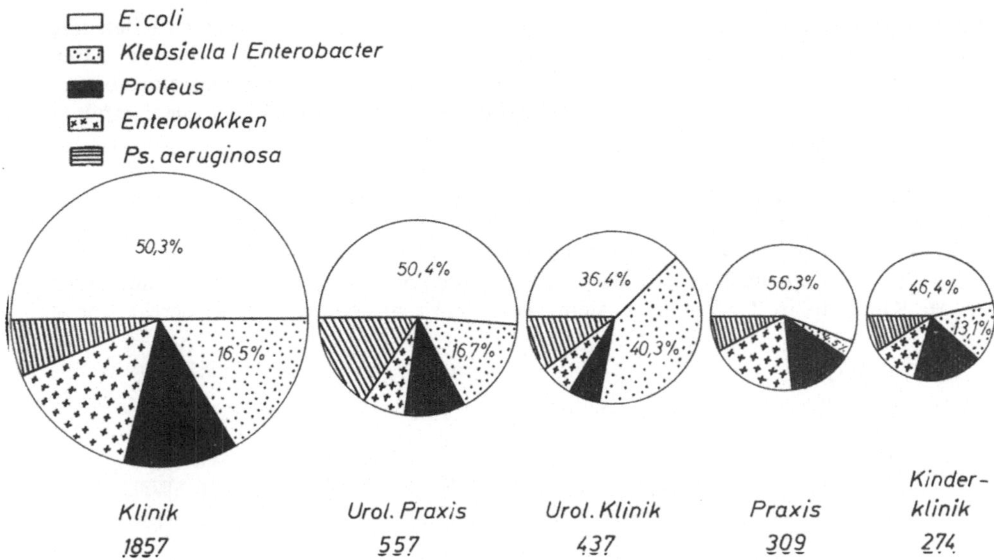

Abb. 1. Prozentuale Verteilung verschiedener Keimarten aus Urinproben (I—IV 1975) auf urologische Klinik und Praxis, Kinderkliniken, Allgemeinpraxis und alle übrigen Kliniken

Die Differenzierung zwischen Escherichia coli und Keimen der Klebsiella-Enterobakter-Gruppe zeigt in Abb. 2 besonders deutlich das viel ungünstigere Resistenzverhalten letzterer Gruppe, die auch weiter differenziert werden sollte und dann zu interessanten Einzelheiten führt. Es ist heute durch käuflich erwerbbare bunte Reihen (API-Verfahren,

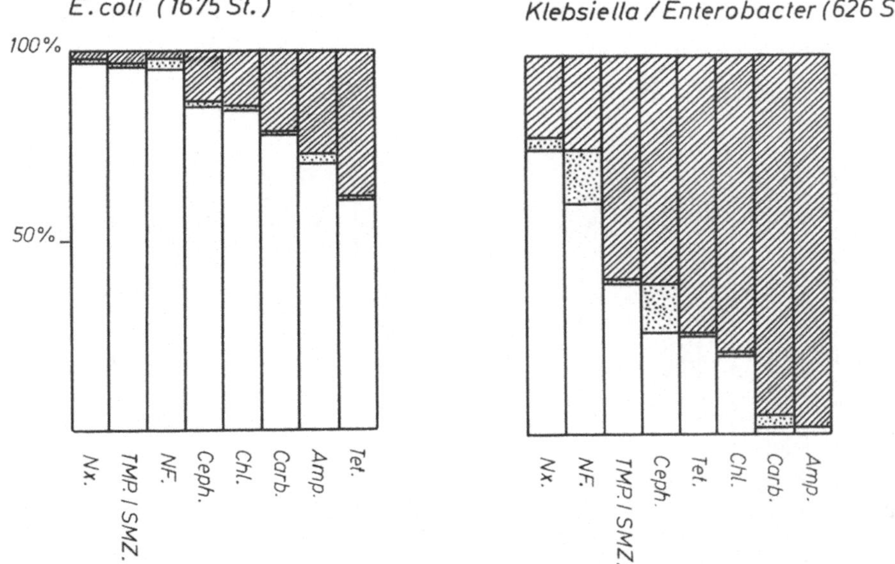

Abb. 2. Resistenzverhalten von E. coli und Klebsiella-Enterobakter gegenüber Antibiotika und Chemotherapeutika in der Reihenfolge der Empfindlichkeit (weißes Feld). Resistente Stämme schraffiert, mäßig empfindliche durch Punkte gekennzeichnet

Enterotube und andere) dem bakteriologischen Laboratorium bei genügender Erfahrung leichter als früher möglich, diese Differenzierung in größerem Maßstab durchzuführen und nicht mit Diagnosen, wie „Coliforme" oder „Paracoli", zu agieren. Nur so sind auch Aussagen über Re-, Super- oder Neuinfektionen möglich. In der Reihe der Empfindlichkeit angezeigt, stehen die Chemotherapeutika an der Spitze der Wirksamkeit bei Colibakterien, ja sogar unter Einschränkung resistenter Anteile bei der Klebsiella- und Enterobakter-Gruppe mit regelmäßig vorhandener Resistenz gegen Carbenicillin und Ampicillin dieser Problemkeime.

Trennt man die Herkunft der Colibakterien nach urologischer Klinik und urologischer Praxis auf (Abb. 3), so ist ein größerer Anteil an Colibakterien bekanntermaßen in der Klinik als in der Praxis resistent, was ebenso zu erwarten ist bei der in Abb. 4

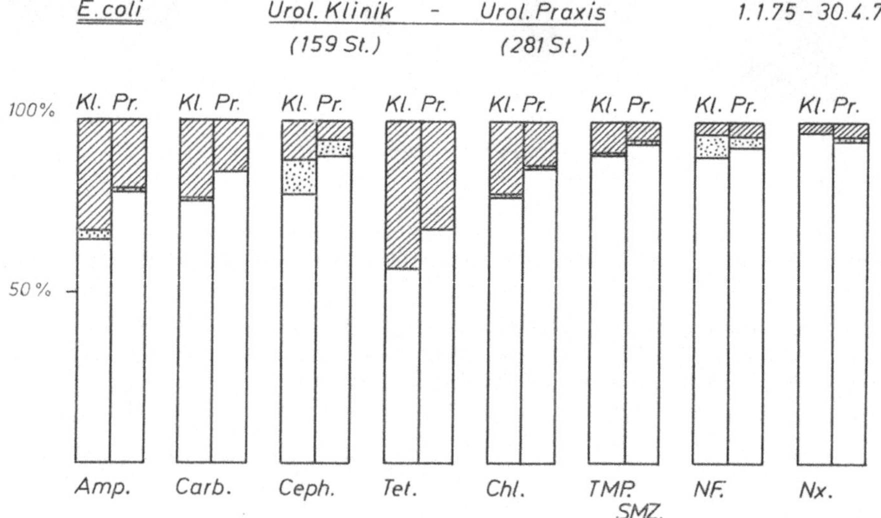

Abb. 3. Resistenzverhalten von E. coli in urologischen Kliniken und urologischen Praxen

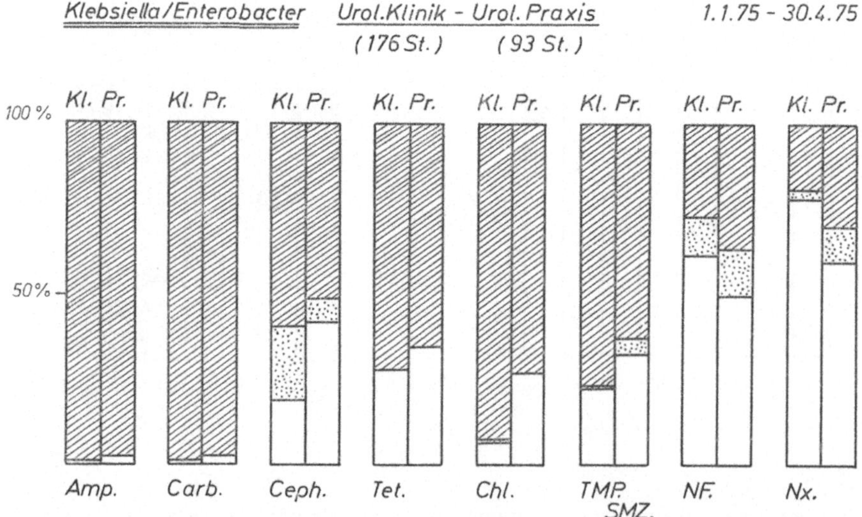

Abb. 4. Resistenzverhalten von Klebsiella-Enterobakter in urologischen Kliniken und urologischen Praxen

gezeigten parallelen Darstellung der Klebsiella-Enterobakter-Gruppe verschiedener Herkunft. Es fällt hier nur auf, daß die wohl in der Klinik weniger gebrauchten Präparate Nitrofurantoin und Nalidixinsäure in der Praxis einen größeren Resistenzanteil haben.

Bei den Keimen der Proteusgruppe (Abb. 5) finden wir auffallend viele Keime, die gegen Nitrofurantoin eine mäßige Empfindlichkeit und bekanntermaßen gegen Tetracyclin resistent sind, was auch für die neueren Tetracycline, wie Doxycyclin und Minocyclin, gilt, die bekanntlich bei Colibakterien, auch bei Staphylokokken, eine bessere Wirksamkeit, zumindest in vitro, zeigen. Aus der Darstellung geht ohne Differenzierung der Proteusbakterien nicht hervor, daß sich gerade unter den für den Hospitalismus bedeutsamen Proteusbakterien, wie Proteus morganii, Proteus rettgeri und Providencia besonders resistente Vertreter finden. Zur Ergänzung der weniger wichtigen Gruppe der Enterokokken sei deren Empfindlichkeit gegen Aminopenicilline, Nitrofurane, TMP/SMZ und Chloramphenicol ebenso aufgezeigt, wie die fast immer vorhandene Resistenz gegen Tetracycline, einer Reihe der Cephalosporine und die Nalidixinsäure.

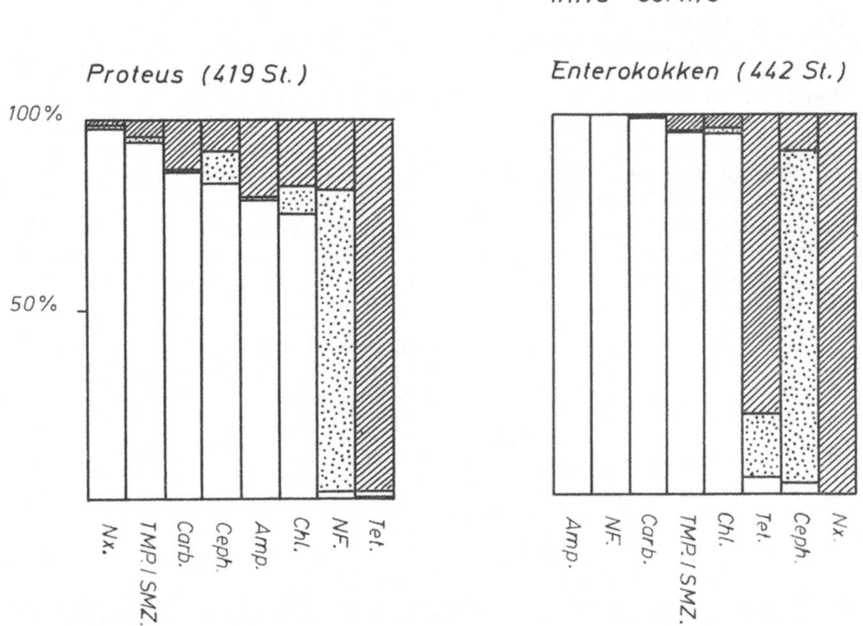

Abb. 5. Resistenzverhalten von Keimen der Proteusgruppe und Enterokokken aus Urinproben in der Reihenfolge ihrer Empfindlichkeit

Eine besondere Darstellung der Empfindlichkeit oder Resistenz von Pseudomonas aeruginosa erübrigt sich insofern, als diese Keime durch Carbenicillin und das neuere Ticarcillin, durch Gentamycin und die inzwischen entwickelten Aminoglykoside Tobramycin, Sisomycin und Amikacin in der Regel ebenso erfaßt werden, wie durch die früher allein wirksamen Polymyxine (Polymyxin B und Colistin). Der Einsatz dieser Substanzen wird aber in Klinik und Praxis sehr verschieden sein, da sie in der Regel als injizierbare Präparate nur für die Klinik in Frage kommen. Pseudomonaskeime sprechen aber offensichtlich, trotz der niedrigen Gewebs-, aber hohen Harnspiegel bei oral gegebenen Indanylcarbenicillin klinisch recht gut an, verschwinden aus dem Urin, zumindest vorübergehend aber in einem Ausmaß, wie man es bisher weder durch expektative noch durch aktive Therapie gesehen hat.

Den Aminoglykosiden kommt aber nicht nur bei Keimen der Pseudomonasgruppe, sondern auch bei polyresistenten Keimen der Klebsiella-Enterobakter-Gruppe eine besondere Bedeutung zu, die in den Figuren [1—5] nicht gezeigt wurde, die sich aber bei der Testung im Einzelfall ergibt.

Man sollte sie aber nur zur Behandlung dieser Keime reservieren und trotz ihrer guten Wirksamkeit gegen fast alle Colibakterien nicht unnötig in diesem Bereich einsetzen. Das gilt auch für die im übrigen nur in vitro gute Empfindlichkeit von Proteusbakterien gegen Gentamycin, was sich nach vielfältiger Erfahrung in Klinik und Praxis nicht immer bewahrheitet hat.

Zusammenfassung

In der Darstellung zweier wichtiger Probleme der Urindiagnostik, der Keimzählung und Keimdifferenzierung und der Resistenzlage wird eine Übersicht über die gegenwärtig wichtigen Probleme aus bakteriologischer Sicht gegeben.

Literatur

1. Brühl, P., Adams, E., Straube, W.: Urologe A **10**, 14—17 (1971). — 2. Brumfitt, W., Kosmidis, J.: Chemotherapy of Urinary Infection. Progress in Chemoth. Voll. II: Antibacterial, Antiviral Chemotherapy, Athens: Hellenic Soc. 1974. — 3. Gallien, R.: Infection **3**, 56 (1975). — 4. Gleason, D. M., Bottaccini, M. R., Reilly, R. J., McNeill, J.: J. Urol. **112**, 383—386 (1974). — 5. Hirsch, H. A.: Dtsch. med. Wschr. **95**, 1532—1536 (1970). — 6. Jackson, G.: Infection **3**, 119—122 (1975). — 7. Link, G., Link, C.: Ther. d. Gegenw. **114**, 590—602 (1975). — 8. Linzenmeier, G.: Urologe B **10**, 292—293 (1970). — 9. Neussel, H., Linzenmeier, G.: Ärztl. Lab. **18**, 265—272 (1972). — 10. Pichler, H.: Infection **3**, 57—58 (1975). — 11. Preac-Mursic, V., Metz, H.: Ärztl. Lab. **17**, 425—430 (1971). — 12. Ritzerfeld, W.: Therapiewoche **23**, 1985—1993 (1973). — 13. Tripatzis, I.: Krankenhaus-Arzt **48**, 381—391 (1975). — 14. Wachtel, D., Witzleb, W., Thieler, H., Kulick, B., Färber, I.: Wien. klin. Wschr. **84**, 344—347 (1972). — 15. Zumkley, H.: Med. Welt **25**, 1683 (1974).

Prof. Dr. G. Linzenmeier
Univ.-Inst. Med. Mikrobiologie
Hufelandstraße 55
D-4300 Essen 1

H. A. Hirsch: Bakterielle und mykotische Erkrankungen der ableitenden Harnwege bei der Frau: gynäkologisches Referat

1. Häufigkeit

Harnwegsinfektionen kommen in unserem Fachgebiet häufig vor. Die wichtigsten prädisponierenden Faktoren und die Häufigkeit von Bakteriurien sind: Schwangerschaft (4—8%), Deszensus (15—25%), Karzinome, insbesondere das Kollumkarzinom (10 bis 50%), Strahlenbehandlung (40—50%), gynäkologische Operationen (30—80%), je nachdem, ob ein Verweilkatheter verwendet und welche antiinfektiösen prophylaktischen Maßnahmen durchgeführt wurden, und schließlich Fisteln (um 100%) (Literatur bei [5]).

Weitere Faktoren, die die Häufigkeit von Harnwegsinfektionen beeinflussen, sind Alter, Geburtenzahl, sozioökonomische Einflüsse und nicht zuletzt die Sexualität. Kunin [7] verglich die Häufigkeit von Bakteriurien bei Nonnen und Fabrikarbeiterinnen, und zwar jeweils Neger und Weiße. Er fand bei allen Gruppen einen Anstieg der Bakteriuriehäufigkeit mit dem Lebensalter, zweitens einen signifikanten Unterschied zwischen Nonnen und Fabrikarbeiterinnen (letztere hatten mehr) und drittens einen Unterschied

310

zwischen weißen und farbigen Fabrikarbeiterinnen, jedoch keinen Unterschied zwischen schwarzen und weißen Nonnen. Die Ursachen dieser Unterschiede sind somit wahrscheinlich keine rassischen, sondern sozioökonomische Faktoren und die Sexualität.

2. Pathogenese

Die heute weitgehend *akzeptierte Genese von Harnwegsinfektionen* ist bekannt: bakterielle Besiedelung des Introitus, der Harnröhre, Invasion der Blase, entweder bei der Miktion oder traumatisch beim Koitus. Normalerweise werden Bakterien aus der Blase wieder eliminiert, wenn nicht der Abwehrmechanismus der Blase gestört ist. Ich erwähne dieses Konzept nicht zuletzt, um darauf hinzuweisen, daß es heute in Frage gestellt wird.

Man hat bei Ratten *radioaktiv markierte kolloidale Schwefelpartikel* in der Größe von Bakterien an die äußere Urethralöffnung gebracht und dabei keine Aszension durch das Lumen der Urethra nachweisen können [4]. Wurden diese Partikel jedoch in die Vagina eingebracht, so fanden sie sich nach 2 Stunden nicht nur im Genitaltrakt, sondern auch im unteren Harntrakt. Die Autoren schlossen daraus, daß die Ausbreitung auf dem Lymphweg erfolgte.

In einer englischen Studie [10] ist der *Miktionseffekt* auf die Keimzahl im Urin mit einem Computermodell ermittelt. Je kürzer das Miktionsintervall, desto ausgeprägter ist die Reduktion der Keimzahlen.

Bei gleichen Miktionsintervallen wird die Keimzahl entscheidend von der *Menge des Resturins* beeinflußt. Je kleiner die Restharnmenge, desto geringer ist die Keimzahl und desto leichter gelingt es, durch körpereigene Abwehr oder Chemotherapie den Rest der Keime ganz zu eliminieren.

Ein Problem besonderer Art stellen die *rezidivierenden Harnwegsinfektionen* bei Frauen dar. Man hat angenommen, daß diese Frauen im Introitus und in der Urethra harnpathogene Enterobakterien sozusagen als Keimträger beherbergen. Die diesbezüglichen Untersuchungen sind jedoch widersprüchlich.

Während die meisten Untersucher eine erhöhte Rate von Keimträgern bei Frauen mit rezidivierenden Harnwegsinfektionen gefunden haben ([11,12], Literatur bei [2]), oder bei normalen Frauen nur selten Enterobakterien im Introitus nachweisen konnten [12], haben andere keine nennenswerten Unterschiede zwischen normalen Frauen und solchen mit rezidivierenden Harnwegsinfektionen gefunden [2], so daß man diese Frage heute noch nicht als restlos geklärt ansehen muß.

Eine wichtige Rolle bei der Entstehung rekurrierender Infektionen scheint der *Kohabitation* zuzukommen: Schlagwort: *Flitterwochenzystitis*. Durch abendliche Einnahme kleiner Dosen von Nitrofurantoin oder Trimethoprim-Sulfamethoxazol kann man rezidivierende Harnwegsinfektionen verhindern [1]. Derselbe Effekt konnte durch Applikation von Gleitcremes vor dem Verkehr oder durch Miktion nach dem Verkehr erreicht werden. Etwas eingreifender als diese einfachen Maßnahmen ist die operative Entfernung des Hymens bei der Geburt [9]. O'Donnell führte die Operation bei etwa 20% der Erstgebärenden durch. Den Effekt stellt er sich folgendermaßen vor: präoperativ wird die Urethralöffnung durch den Zug am Hymen ständig traumatisiert. Durch Exzision des Hymens fällt dieser Zug weg und die Urethralöffnung wird bei der Kohabitation nicht mehr tangiert.

Eine weitere interessante Frage ist der *hormonelle Einfluß* auf die Entstehung der Bakteriurie. Im Tierexperiment wurde gezeigt, daß weibliche Genitalhormone, insbesondere die Östrogene, die Infektionsbereitschaft der Versuchstiere erhöht und die Ausheilung der Infektion beeinträchtigt [3].

Statistische Untersuchungen an Frauen mit und ohne Ovulationshemmer haben jedoch widersprüchliche Resultate ergeben (Tab. 1). Während Kunin [7] in den Vereinigten Staaten, Commichau und Mitarbeiter [3] in der Bundesrepublik und Magdowski [8] in der DDR keine erhöhte Bakteriurierate bei Frauen mit der Pille feststellen konnten, fanden Takahashi und Loveland [14] eine signifikant erhöhte Bakteriurierate bei Frauen

Tabelle 1. Bakteriurie und Ovulationshemmer (OH)

| | Anzahl der Fälle | | Bakteriuriehäufigkeit | |
	OH	keine OH	OH	keine OH
Kunin u. McCormack 1968	432	710	4,2	4,1
Commichau et al. 1972	558	550	3,9	4,2
Takahashi u. Loveland 1974	3639	4530	2,4	1,6
Magdowski 1975	703	—	2,6	—

mit Ovulationshemmern. Die Untersuchungen von Takahashi und Loveland wurden jedoch von Kunin [6] wegen methodischer Mängel stark kritisiert. Sussman und Mitarbeiter [13] in England fanden, daß Frauen mit Bakteriurien etwa doppelt so häufig Ovulationshemmer nahmen wie vergleichbare abakteriurische Kontrollen. Somit muß es heute offen bleiben, ob Ovulationshemmer tatsächlich die Entstehung oder Persistenz von Harnwegsinfektionen begünstigen.

Auf die *Bakteriurie bei Schwangeren* will ich nur kurz eingehen. Die Häufigkeit liegt zwischen 3 und 8%. Ihre Bedeutung liegt

1. in der erhöhten *mütterlichen Morbidität*; [bei etwa 20 bis 40% entsteht eine manifeste Pyelonephritis.]

2. In der Gruppe der bakteriurischen Schwangeren findet sich eine *Untergruppe* mit chronischen Harnwegsinfektionen, die bei dieser Gelegenheit erfaßt werden kann.

3. Schließlich treten wiederum bei dieser Untergruppe vermehrt *nachteilige Folgen* für die Frucht auf. Diese Frauen haben eine erhöhte Rate an Aborten, Frühgeburten und eine erhöhte perinatale Mortalität.

3. Klinik

Was die Klinik der Harnwegsinfektionen in unserem Fachgebiet anbelangt, möchte ich nur auf einen Punkt hinweisen, nämlich daß die große Mehrzahl dieser Infektionen *asymptomatisch* verläuft. Das trifft sowohl für schwangere als auch nichtschwangere Frauen zu, vor allem für die so häufigen postoperativen Infektionen.

So fanden wir bei Frauen mit Bakteriurie in 15% Fieber, bei Frauen ohne Bakteriurien in 21%. Die Harnwegsinfektion ist also nach gynäkologischen Operationen nur selten die Ursache von erhöhten Temperaturen.

4. Therapie

Bei der Therapie will ich mich natürlich wieder auf die typischen Infektionen unseres Fachgebietes beschränken. Es besteht wohl kein Zweifel, daß man akute Infektionen mit klinischer Symptomatik antibakteriell behandeln muß. Eine Behandlungsdauer von etwa 2 Wochen wird heute allgemein als ausreichend empfunden. Hinsichtlich der Behandlung asymptomatischer Bakteriurien ist in den letzten Jahren ein Wandel eingetreten, da es sich gezeigt hat, daß diese chronischen asymptomatischen Bakteriurien durch Behandlung häufig nicht definitiv beseitigt werden, sondern daß im Gegenteil durch Reinfektion mit neuen Keimen dann erst klinische Symptome auftreten. Offenbar stellt sich eine Art Toleranzstadium ein. Eine Ausnahme bildet die sog. asymptomatische Bakteriurie in der Gravidität wegen der obengenannten Folgen und die postoperative — letzten Endes iatrogene — Bakteriurie, da trotz hoher Spontanheilungstendenz etwa 10% der Infektionen bestehen bleiben, von denen heute noch niemand weiß, welche Folgen sie haben.

Literatur

1. Bailey, R. R., Roberta, A. P., Gower, P. E., Stacey, G.: Lancet **1973**, 2, 275. — 2. Cattell, W. R., McSherry, M. A., Northeast, A., Powell, E., Brooks, H. J. L., O'Grady, F.: Brit. Med. J. **4**, 136 (1974). — 3. Commichau, R., Henkel, W., Koch, H. G., Sack, K.: Hormonal gebahnte nicht obstruktive Koli-Pyelonephritis. In: Losse, H., Kienitz, M. (Hrsg.): Pyelonephritis Bd. III,

Stuttgart: Thieme 1972. — 4. Dierauf, L. A., Gowdey, A. C., Grant Mulholland, S.: Surg. Gynec. Obstet. **138**, 62 (1974). — 5. Hirsch, H. A.: Infektionen der Blase, Ureteren und Nieren. In: Käser, O., Friedrich, V., Ober, K. G., Thomsen, K., Zander, J. (Hrsg.): Gynäkologie und Geburtshilfe Bd. III. Stuttgart: Thieme 1972. — 6. Kunin, C. M.: J. Amer. Med. Ass. **228**, 464 (1974). — 7. Kunin, C. M., McCormack, R. C.: New Engl. J. Med. **278**, 635 (1968). — 8. Magdowski, E.: Zbl. Gynäk. **97**, 1268 (1975). — 9. O'Donnell, R. P.: Int. Surg. **50**, 428 (1968). — 10. O'Grady, F. W., Gauci, C. L., Watson, B. W., Hammond, B.: In vitro models simulating conditions of bacterial growth in the urinay tract. In: O'Grady, F., Brumfitt, W. (Hrsg.): Urinary tract infection. London–New York–Toronto: Oxford University Press 1968. — 11. O'Grady, F. W., Richards, B., McSherry, M. A., O'Farrell, S. M., Cattell, W. R.: Lancet **1970**, 2, 1208. — 12. Scheidt, J., Schach, H., Karama, A.: Die Bedeutung der Urethral- und Vaginalflora für die Entstehung rezidivierender Harnweginfektionen bei jüngeren Frauen. 15. Tagung der Vereinigung Norddeutscher Urologen in Lübeck/Travemünde, April 1973. — 13. Sussman, M., Asscher, A. W., Waters, W. E., Evans, J. A. S., Campbell, H., Evans, K. T., Williams, J. E.: Brit. Med. J. **1**, 799 (1969). — 14. Takahashi, M., Loveland, D. B.: J. Amer. Med. Ass. **227**, 762 (1974).

Prof. Dr. H. A. Hirsch
Univ.-Frauenklinik
Schleichstraße 4
D-7400 Tübingen

E. SCHMIEDT, A. HOFSTETTER, F. J. MARX, K. WANNER, R. WEISSENBACHER und S. FRANK: **Die chronisch rezidivierende Zystitis der Frau und atypische Keimflora des äußeren Genitale**

A. Einleitung

Bei der Polyätiologie der chronisch rezidivierenden Zystitis der Frau scheint nach den Mitteilungen von Cox, Günthert, Hinman, Lacy, Schmiedt u. a. die atypische Keimflora des äußeren Genitale eine wesentliche Rolle zu spielen.

B. Krankengut und Methodik

Aus diesem Grunde untersuchten wir 210 Frauen zwischen 20 und 40 Jahren mit chronisch rezidivierenden Zystitiden, die in den 12 Monaten vor dem Untersuchungstermin mindestens 3 Rezidive durchgemacht hatten. Um die Homogenität des Krankengutes einigermaßen zu gewährleisten und weitere kausale Faktoren für eine Zystitis auszuschließen, nahmen wir nur solche Frauen in die Studie auf, bei denen wir normale urographische und miktionszystographische sowie endoskopische Befunde bei einer Harnröhrenweite von über 28 Charr., gemessen mit den Bougie à boule, erheben konnten (normale Harnröhrenweite nach Palken, Kennelly, Kerr, Leadbetter über 28 Charr., bzw. 30 bis 40 Charr.). Entzündliche Erkrankungen von Uterus und Adnexen waren vorher vom Gynäkologen ausgeschlossen worden.

Es handelte sich hierbei um 126 Frauen mit Urethritis-Syndrom (Gruppe A), 84 Frauen mit akuter Zystitis (Gruppe B) sowie 26 Frauen mit psychovegetativem Urogenitalsyndrom (Gruppe C). Bei allen diesen Patientinnen führten wir Abstriche der Vaginal- und Urethralschleimhaut zur zytologischen und mikrobiologischen Untersuchung durch.

Reinheitsgrad-Schema

Reinheitsgrad I:	im wesentlichen nur Laktobazillen
Reinheitsgrad II:	Laktobazillen, wenig Leukozyten, bakt. Mischflora, Mykoplasmen, Hefen
Reinheitsgrad III:	keine Laktobazillen, reichlich Leukozyten, bakt. Mischflora, Mykoplasmen, Hefen

Außerdem wurde der sog. Reinheitsgrad der Vaginalschleimhaut (Schema) und der Keimgehalt des Katheterurins bestimmt.

C. Ergebnisse

Bei den 126 Frauen mit Urethritis-Syndrom (Gruppe A) (Brennen in der Urethra, vor allem während der Miktion, ständiger Harndrang, schleimig-eitriger Urethralfluor, samtartige Rötung der Harnröhrenschleimhaut und des Trigonum vesicae, das häufig grau-weißliche Fibrinbeläge aufwies, während die übrige Blasenschleimhaut unauffällig war, Keimzahlen im K-Urin unter 10^3/ml) fanden wir im Vaginal- und Urethralabstrich in ca. 93% der Fälle ein identisches Keimspektrum (Tab. 1). Ähnlich war die Situation

Tabelle 1 :   Keimspektrum aus Katheter - Urin, Urethral- und Vaginalabstrich bei 126 Frauen mit Urethritis

		Bakterien[x]	Hefen	Mykoplasmen	Trichomonaden
K-Urin (KZ bzw. KBE >10^4/ml)	Mono	–	–	–	–
	Misch	–	–	–	–
Urethralabstrich	Mono	39	21	7	3
	Misch	23	13 B	6 B, 1 Tr	2 My
Vaginalabstrich	Mono	41	22	8	3
	Misch	25	14 B	7 B, 3 Tr	3 My

Zeichenerklärung :

Bakterien[x] :   (uropathogen)
E Coli, Proteus - Arten,
Enterokokken, Klebsiella - Enterobacter,
Pseudomonas aeruginosa, Staph aureus

Tr = Trichomonaden
My = Mykoplasmen
C = Hefen

KZ = Keimzahl
KBE = Koloniebildende Einheit

bei den 84 Patientinnen mit akuten Zystitiden (Gruppe B). Auch das Keimspektrum des K-Urins war weitgehend identisch mit dem des Vaginal- und Urethralepithels, wobei jedoch bei der bakteriellen Infektion im K-Urin die Monoinfektionen überwogen (Tab. 2). Bei den Hefeinfektionen der Vagina fanden sich in ca. der Hälfte der Fälle ausschließlich Bakterien im Katheterurin, während die aus dem Harnröhrenabstrich- und Vaginalabstrichmaterial nachgewiesenen Hefen aus dem Katheterurin nicht mehr angezüchtet werden konnten. Nur im Vaginalabstrich und im K-Urin konnten in 7 Fällen Mykoplasmen nachgewiesen werden (Tab. 2).

Die Vaginalzytologie ergab, daß bei sämtlichen Mikroorganismen der atypischen Flora die Medianwerte in die Gruppe II nach Papanicolaou und Soost fielen (Tab. 3), während sich bei den 26 Frauen mit normaler Keimflora des äußeren Genitales ausschließlich die Gruppe I nach Papanicolaou sowie Reinheitsgrade I fanden (Tab. 4). Bei Zugrundelegung des Reinheitsgradschemas fällt auf, daß die Gruppe der bakteriellen Zystitiden durchweg einen Vaginalreinheitsgrad von II und III zeigten, während bei den bakteriellen Urethritiden in ca. einem Fünftel der Fälle Reinheitsgrad I gefunden wurde. Bei den Hefen konnten dagegen in ca. einem Viertel der Fälle sowohl bei der Urethritisgruppe (Gruppe A) als auch in der Zystitisgruppe (Gruppe B) Reinheitsgrade I festgestellt werden. Bei den Mykoplasmen fanden sich in beiden Gruppen nur Reinheitsgrade II und III. Die Frauen mit psychovegetativen Störungen hatten durchweg Reinheitsgrad I (Gruppe C).

Die zytologischen Untersuchungen der Urethralschleimhaut in der Gruppe A und B zeigten in ca. 96% eine Vermehrung der „nackten“, freiliegenden Epithelzellkerne,

Tabelle 2 : Keimspektrum aus Katheter-Urin, Urethral- und
Vaginalabstrich bei 84 Frauen mit Cystitis

		Bakterien[x]	Hefen	Mykoplasmen	Trichomo-naden
K-Urin (KZ bzw. KBE >10⁴/ml)	Mono	39	7 (13 B)	7 (1 B)	1 (4 B)
	Misch	2	5	3 B	1 My
Urethralabstrich	Mono	30	11	5	2
	Misch	7	10 B	1 C, 1 B	1 My, 1 B
Vaginalabstrich	Mono	32	13	7	2
	Misch	9	12 B	2 C, 1 B, 1 Tr	1 C, 1 My, 2 B

Zeichenerklärung

Bakterien[x]   (uropathogen)
E Coli, Proteus-Arten,
Enterokokken, Klebsiella-Enterobacter,
Pseudomonas aeruginosa, Staph aureus

Tr = Trichomonaden
My = Mykoplasmen
C   = Hefen

KZ = Keimzahl
KBE = Koloniebildende Einheit

Tabelle 3 : <u>Vaginal-Cytologie</u> nach PAPANICOLAOU/SOOST bei
126 Frauen mit Urethritis (A), 84 Frauen mit Cystitis (B),
sowie 26 Frauen psychovegetativen Störungen (C)

Gruppe	Bakterien[x] A	B	Hefen A	B	Mykoplasmen A	B	Trichomo-naden A	B	bakt. negativ C
I	9	-	7	5	4	1	-	1	26
II	46	34	22	21	8	9	3	3	-
II w	8	7	5	-	6	1	2	1	-
III	-	-	-	-	-	-	-	1	-
III d	1	-	-	-	-	-	-	-	-
IV a	2	-	2	-	-	-	1	-	-
V	-	-	-	-	-	-	-	-	-
gesamt	66	41	36	26	18	11	6	6	26
								210	236

Zeichenerklärung

Bakterien[x].   (uropathogen)
E Coli, Proteus-Arten, Enterokokken, Klebsiella-Enterobacter, Pseudomonas aeruginosa, Staph aureus

was nach Wied einer degenerativen Autolyse entspricht. Ein Östrogenmangel ließ sich
in keinem Fall aufgrund des zytologischen Bildes nachweisen. Befragt nach der Einnahme
von Kontrazeptiva gaben 57 (d. h. 68 %) der Frauen mit Zystitis (Gruppe B) an, sie
nähmen seit mehr als 6 Monaten die „Pille". Bei den Frauen mit Urethritiden (Gruppe A)
nahmen 54 (43 %) Kontrazeptiva. In der Gruppe C nahmen 7 von 26 Frauen die „Pille".

D. Diskussion

Im Zusammenhang mit katamnestischen Erwägungen sprechen unsere Untersuchungs-
ergebnisse dafür, daß die chronisch rezidivierende Zystitis das Ergebnis einer vom äußeren Genitale über die Urethra aufsteigenden Infektionskette ist. Ihre Häufigkeit und
Intensität hängt offensichtlich von der pathogenen Potenz und der Quantität der Keime
des äußeren Genitales und der Urethra sowie dem Fehlen einer intakten Döderlein-Flora
des Vaginalepithels ab. Funktionelle, anatomische sowie hormonelle Einflüsse und Stoff-

Tabelle 4 : <u>Vaginal-Reinheitsgrade</u> bei 126 Frauen mit Urethritis (A),
84 Frauen mit Cystitis (B), sowie 26 Frauen mit
psychovegetativen Störungen (C).

Reinheits-grad	Bakterien[⊗]		Hefen		Mykoplasmen		Trichomo-naden		bakt. negativ
	A	B	A	B	A	B	A	B	C
I	13	-	9	7	-	-	-	-	26
II	22	14	16	10	4	3	3	4	-
III	31	27	11	9	14	8	3	2	-
gesamt	66	41	36	26	18	11	6	6	26
							210		236

<u>Zeichenerklärung</u>

Bakterien [⊗] : (uropathogen)
E Coli, Proteus-Arten, Enterokokken, Klebsiella-Enterobacter, Pseudomonas aeruginosa, Staph aureus

wechselstörungen verschieben dieses labile Gleichgewicht zugunsten der pathogenen Keime, während andererseits die lokalen Abwehrmechanismen der Blase, wie „wash out" und „intrinsic defense mechanism" (humorale und zelluläre Immunreaktion), dieses Gleichgewicht aufrechterhalten. Unsere zytologischen und mikrobiologischen Untersuchungen sprechen für die pathogene Potenz der atypischen Keimflora. Dies bedeutet therapeutisch, daß die Beseitigung dieser Keimflora und die Wiederherstellung normaler physiologischer Verhältnisse wichtige therapeutische Schritte sind, was wir aufgrund unserer Erfahrungen bestätigen können. Durch alleinige Scheidensanierung mit lokal angewandten Chemotherapeutika (10 bis 14 Tage) sowie anschließender Behandlung mit milchsäurehaltigen Scheidentabletten (1 Woche) waren wir in der Lage, bei über 80% der Kranken die normale Schleimhautflora mit normalen zytologischen Befunden wiederherzustellen, während die subjektiven und objektiven Befunde bei Entzündungen im Bereich der Urethra und Blasenschleimhaut verschwanden. Bei systemischer Chemotherapeutikaanwendung ist uns dies nicht gelungen. Es muß jedoch zugegeben werden, daß uns zur endgültigen Klärung dieser Problematik noch kontrollierte, randomisierte Studien fehlen.

E. Zusammenfassung

Zusammenfassend sei festgestellt, daß

1. Die atypische Vaginal-Keimflora bei der chronisch rezidivierenden Zystitis, wie bereits von verschiedenen anderen Autoren postuliert, eine kausale Bedeutung besitzt.

2. Eine therapeutische Beeinflussung durch die sog. Scheidensanierung möglich ist.

3. Die Kontrazeptivaeinnahme über die Vernichtung der Döderlein-Flora in einer nicht unbeträchtlichen Anzahl von Fällen der aufsteigenden Infektion den Weg bahnt.

Literatur

1. Alken, C. E.: Urologe A **1**, 2 (1962). — 2. Cox, C. E., Lacy, S. S., Hinman, F.: J. Urol. (Baltimore) **99**, 632 (1968). — 3. Günthert, E. A.: Urologe A **10**, 231 (1971). — 4. Hinman, F., Cox, C. E.: J. Urol. (Baltimore) **96**, 491 (1966). — 5. Kerr, W. S., Leadbetter, G. W., Donahue, J.: J. Urol. (Baltimore) **95**, 218 (1966). — 6. Moore, T., Hira, N. R.: Brit. J. Urol. **37**, 25 (1965). — 7. Palken, M., Kennelly, J. M.: J. Urol. (Baltimore) **83**, 745 (1966). — 8. Richter, K.: Klin. Frauenheilk. **8**, 573 (1971). — 9. Schmiedt, E.: pers. Mitt. — 10. Soost, H.-J.: Lehrbuch der klinischen Zytodiagnostik. S. 179. Stuttgart: Thieme 1974. — 11. Vogt, H.-J., Hofstetter, A.:

Fol. Ichth. **19** (1973). — 12. Wied, G. L., Christiansen, W.: Geburtsh. u. Frauenheilk. **13**, 986 (1953).

Prof. Dr. med. E. Schmiedt
Priv.-Doz. Dr. A. Hofstetter
Dr. med. F. J. Marx
Urol. Klinik und Poliklinik
der Universität
Thalkirchner Straße 48
D-8000 München 2

Dr. med. R. Weissenbacher
Dr. med. S. Frank
II. Frauenklinik der Universität
Lindwurmstraße 2a
D-8000 München 2

E.-A. Günthert: **K-Urin und Vaginalabstrich-Erfahrungen aus der Praxis**

Es ist die hohe Rezidivneigung, die die sog. Reizblase, die rezidivierende Zystitis und deren mögliche Folge, die aszendierende Pyelonephritis, immer wieder zum Problemfall werden läßt. Trotz aller zur Verfügung stehenden diagnostischen und therapeutischen Maßnahmen, inklusive Bakterienkultur und Antibiogramm, versagt uns dieses Krankheitsbild häufiger als jedes andere den erstrebten Erfolg einer Dauerheilung. Es liegt also nahe, daß unser erstes Interesse bei diesem so sehr zum Rezidiv neigenden Krankheitsbild der Ursachenforschung und besonders der Ursachenbekämpfung dienen muß.

Ich habe über 457 Fälle von Infekt des unteren Harntrakts bei der Frau zu berichten, bei denen routinemäßig eine bakteriologische Simultanuntersuchung des K-Urins und Vaginalabstriches durchgeführt wurde. Alle Patientinnen kamen wegen „zystitischer" Beschwerden in die urologische Sprechstunde. Überraschenderweise fanden wir in nur 54,3% der Fälle im K-Urin Bakterienwachstum, während bei 94,2% der untersuchten Frauen eine pathologische Scheidenflora nachzuweisen war.

1966 haben Cox, Lacy und Hinman erstmals auf die Bakterienflora der Harnröhre bei Frauen mit rezidivierender Zystitis hingewiesen. Die Untersucher kommen zu dem Schluß, daß das infektfreie Intervall eher auf das normale Funktionieren des Abwehrmechanismus als auf das Fehlen von Erregern zurückzuführen ist. Cox spricht von „hostsuseptibility", also der Bereitschaft, Erreger zuzulassen bzw. einen Infekt manifest werden zu lassen. Als Auslöser wären zu nennen: Unterkühlung, latente Allgemeininfekte und psychische Streßsituationen.

Nimmt man den Nachweis von Bakterien in der weiblichen Harnröhre als Tatsache hin, so ist es naheliegend, die Herkunft dieser Bakterien in der anliegenden Vulva bzw. Scheide zu suchen, um die Therapie beim Infekt noch gezielter auf die Ursache ausrichten zu können.

54,3% der von uns untersuchten Patientinnen hatten die typischen Symptome und Befunde eines akuten Harnweginfektes.

Ich möchte hier besonders auf die Gruppe von Patientinnen eingehen, die wegen zystitischer Beschwerden in die Sprechstunde kamen, deren K-Urin jedoch steril blieb, während aus dem Vaginalabstrich pathogene Erreger wuchsen. Die Beschwerden dieser Patientinnen sind nach unserer Erfahrung als typisch zu bezeichnen. Im Vordergrund steht die ausgeprägte Anfälligkeit. Im Gegensatz zur klassischen Dysurie mit Schmerzen während der Miktion geben diese Patientinnen meist nur einen terminalen Miktionsschmerz an. Als wichtigstes Symptom betrachten wir Brennen in der Blasengegend auch ohne Miktion. Alle Patientinnen gaben einen vermehrten Harndrang an.

Der Vergleich des Schleudersatzes von K-Urin und Spontan-Urin ist bei dieser Patientinnengruppe ebenfalls meist schon sehr aufschlußreich.

Mit Vorlage des bakteriologischen Befundes und des Antibiogramms bereitet die gezielte Behandlung des Harnweginfektes zumeist keine Schwierigkeit. Von entscheidender Wichtigkeit ist die Simultanbehandlung der Scheide. Eine gynäkologische Kontrolle ist auch dann angezeigt, wenn der Bakteriennachweis aus der Scheide zunächst nicht gelingt.

Die zystitischen Beschwerden der Patientinnen, die bei sterilem K-Urin lediglich eine Fehlbesiedelung der Scheide hatten, deren Symptome also vornehmlich durch eine Urethritis ausgelöst wurden, gingen nach konsequenter Scheidensanierung ohne Ausnahme zurück bzw. verschwanden völlig. Die günstigsten Ergebnisse bei der Scheidensanierung erreichten wir mit östrogenhaltigen Kombinationspräparaten sowie der Kombination Neomycin-Milchsäure. Östrogen führt zur Proliferation des Scheidenepithels und damit zu verbesserter Infektabwehr. Die Erhaltung des pH-Optimums durch die Döderlein-Flora sollte das Ziel der Vaginalbehandlung sein. In diesem Zusammenhang muß auch das signifikante Ansteigen der weiblichen Harnwegsinfekte seit Einführung der Ovulationshemmer gesehen werden. Auch die später entwickelten sog. Sequenzpräparate, die in den ersten Zyklustagen hohe Östrogenanteile enthalten, konnten das Bild nicht wesentlich beeinflussen.

Die Behandlung des bakteriellen Scheidenfluors ist mühsam und langwierig. Häufige Kontrollen sind notwendig. In besonders hartnäckigen Fällen rezidivierender Zystitiden hat sich die Dauerbehandlung der Scheide als beste Prophylaxe erwiesen.

Einen wichtigen Hinweis für den Mechanismus des Rezidivgeschehens erhalten wir aus der Kinderheilkunde. „Kelalis" von der Mayo-Klinik konnte röntgenologisch in 69 von 100 Zysto-Urethrogrammen an 3- bis 8jährigen Mädchen einen vaginalen Urinreflex nachweisen.

Es kann mit Sicherheit angenommen werden, daß auch bei der erwachsenen Frau nicht nur die Vulva, sondern auch die distale Vagina bei der Miktion mit Urin benetzt wird. Hier wird der Zirkulus vitiosus oder der „Ping-Pong-Effekt" — wenn Sie so wollen — beim Harnwegsinfekt der Frau offenbar. Es kann demnach nicht genügen, wenn man bei der rezidivierenden Zystitis nur den Harntrakt behandelt und dabei die naheliegende Ursache, nämlich den bakteriellen Scheidenfluor, unberücksichtigt läßt.

Ich darf zusammenfassen: Bei 94,2% von 457 untersuchten Frauen, die wegen zystitischer Beschwerden in die urologische Sprechstunde kamen, konnte eine pathologische Scheidenflora nachgewiesen werden. Dagegen konnten wir bei nur 54,3% der Fälle auch Bakterienwachstum im K-Urin nachweisen. Diese Patientinnen hatten die typischen Symptome und Befunde einer akuten Zystitis. Bei den übrigen 45,7% der Patientinnen, die einen sterilen K-Urin hatten, konnten die zystitischen Beschwerden auf eine Urethritis bei Fehlbesiedelung der Scheide zurückgeführt werden. Wir glauben, hieraus schließen zu können, daß die Behandlung des Harnwegsinfektes bei der Frau in jedem Falle eine Simultanuntersuchung bzw. Behandlung der Scheide einschließen sollte.

Dr. Ernst-Albrecht Günthert
Facharzt für Urologie
Leopoldstraße 58
D-8000 München 40

H. M. Schultheis, K. Naber, V. Maly, H. Puppel, T. Ahrens und W. Zimmermann: **Geschlechtsspezifisches Erregerspektrum beim Harnwegsinfekt**

Die Trefferquote eines nierengängigen Chemotherapeutikums zur Behandlung einer Harnwegsinfektion hängt einerseits von dem Spektrum des Medikamentes und andererseits von den Keimarten des zu behandelnden Patientenkollektivs ab. Falls es ein geschlechtsspezifisches Erregerspektrum beim Harnwegsinfekt gibt, würde sich dies wesentlich auf das therapeutische Vorgehen bei der Initialbehandlung auswirken, da zu diesem Zeitpunkt das Ergebnis des Antibiogramms häufig noch nicht berücksichtigt werden kann.

318

Methodik und Patientengut

Inzidenzstudie

Prospektiv wurden über 12 Monate alle Urinuntersuchungen von Harnwegsinfekten nach Erkrankungsart, Keimspezies und Empfindlichkeit bei Männern und Frauen gegenübergestellt. Bei Männern wurde der Mittelstrahlurin untersucht, bei Frauen verwendeten wir Katheterurin. Zur Bestimmung der Keimzahl wurde das Uricult®-Verfahren benutzt [1].

Eine Harnwegsinfektion wurde angenommen, wenn die Keimzahl $\geq 10^6$/ml betrug. Danach erfolgte die Typisierung der Keime und deren Resistenzspektren.

Therapiestudie

Zusätzlich wurde in einer prospektiven Therapiestudie an 123 Patienten mit Harnwegsinfektion die Effizienz einer Ampicillininitialtherapie geprüft. Bei signifikanter Bakteriurie erfolgte eine initiale Chemotherapie mit Ampicillin in der Dosierung von 3×1 g/die über 1 bis 2 Wochen. Die Therapie wurde eingeleitet, noch bevor die Keimtypisierung und das Resistenzspektrum bekannt war.

Ergebnisse

Inzidenzstudie

Tabelle 1. Häufigkeit eines Harnwegsinfektes nach Geschlecht und Alter

Geschlecht	♂	♀	total	(%)
n	251	195	446	(100)
Alter (J.) bis 19	9	36	45	(10,1)
20—39	38	56	94	(21,1)
40—59	34	48	82	(18,4)
über 60	170	55	225	(50,4)

In dem genannten Zeitraum wurden 251 Männer und 195 Frauen mit Harnwegsinfektion untersucht. Tabelle 1 zeigt, daß bei Frauen bis zum 19. Lebensjahr die Infekthäufigkeit 4mal so hoch war wie bei Männern der gleichen Altersstufe. Während des weiteren Lebens, also in den mittleren Altersgruppen, gibt es keine großen Unterschiede. Vom 60. Lebensjahr steigt dagegen die Infektrate bei Männern deutlich auf das Dreifache gegenüber den Frauen an. Weiter geht hervor, daß 50% aller Erkrankungen bei Männern und Frauen in der Altersgruppe über 60 Jahren liegt.

Von den insgesamt 446 Patienten hatten 99 einen primären Harnwegsinfekt, d. h. keine pathologisch-anatomischen Veränderungen im Bereich der ableitenden Harnwege. 347 Patienten hatten zusätzliche Erkrankungen, wie z. B. Urolithiasis, Tumoren im Bereich der ableitenden Harnwege etc. Von den 251 männlichen Patienten hatten 219 pathologisch-anatomische Befunde. Von den 195 weiblichen Patienten fanden sich bei 128 pathologische Befunde; 67 waren ohne Anomalien. Die Häufigkeitsverteilung ist statistisch signifikant unterschiedlich.

Abb. 1 zeigt, daß bei über 50% aller Patienten, die wegen einer Harnwegsinfektion zum Urologen kamen, eine Anomalie vorlag. Bei den über 60jährigen Patienten hatten 160 von 170 Patienten eine Anomalie; das entspricht 94%.

Bei den Frauen über 60 Jahre hatten 44 von 55 pathologische Befunde; das entspricht 80%.

Bei 446 Patienten wurden insgesamt 531 Keimarten isoliert. Am häufigsten war E. coli gewachsen (n = 240). Nach der Häufigkeit fanden sich dann Proteus mirabilis (n = 84) und Pseudomonas aeruginosa (n = 65). Die Klebsiellen und die Enterokokken wurden etwa gleichhäufig festgestellt. Die übrigen Keime spielten keine wesentliche Rolle.

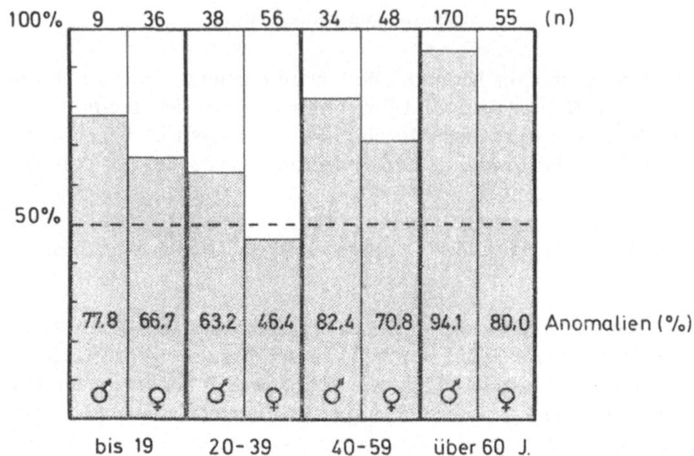

Abb. 1. Altersverteilung bei Männern und Frauen unter besonderer Berücksichtigung der Anomalien

Tabelle 2. Häufigkeitsverteilung der Keimarten insgesamt und nach Geschlecht geordnet

Keimarten	♂	♀	total	(%)
E. coli	105	135	240	(45,2)
Proteus mirabilis	46	38	84	(15,8)
Pseudomonas aerug.	57	8	65	(12,2)
Klebsiella sp.	38	15	53	(10,0)
Enterococcen	36	15	51	(9,6)
Versch. Gramneg. Keime	24	9	33	(6,2)
Versch. Grampos. Keime	5	∅	5	(0,9)
Total	311	220	531	(100)

Die Betrachtung nach Geschlecht zeigte, daß von insgesamt 220 Keimarten, die bei den von uns untersuchten Patientinnen gewachsen waren, 135mal E. coli festgestellt wurde. Dies war nicht so ausgeprägt bei den Männern, von 311 Keimarten kam 105mal E. coli vor. An zweiter Stelle lag bei den Männern Pseudomonas aeruginosa, bei den Frauen Proteus mirabilis. Die weitere Aufteilung ist der Tabelle 2 zu entnehmen.

Weiter gingen wir der Frage nach, ob eine Keimart einer urologischen Erkrankung zugeordnet werden kann; also tritt z. B. bei der Urolithiasis ein Keim häufiger auf. Eine bestimmte Keimart für eine urologische Erkrankung haben wir nicht festgestellt; ebenso, wie es bei Mischinfektionen keine typischen Paarungen gab.

Therapiestudie

Bei der Therapiestudie lag in 50% aller Fälle ein Coliinfekt vor. Die übrigen Keime verteilten sich wie bei der oben genannten Inzidenzstudie. Bei den Männern waren jedoch nur etwa ein Drittel und bei den Frauen etwa zwei Drittel mit E. coli infiziert. Bei Pseudomonas aeruginosa dagegen war das Verhältnis von männlichen zu weiblichen Patienten wie etwa 4:1 und bei Mischinfektionen bei Männern zu Frauen wie 2:1.

Nach der Initialtherapie mit Ampicillin war bei den Männern die Bakteriurie in einem Drittel der Fälle beseitigt. Bei den Frauen war das Behandlungsergebnis etwas günstiger. Hier konnte in 43% eine Keimfreiheit erzielt werden.

320

Diskussion

Unsere Untersuchungen zeigen, daß bei Männern die Harnwegsinfektion mit zunehmendem Alter ansteigt. Das Blasenhalsadenom als typische „Männerkrankheit" spielt hier im Alter sicher die entscheidende Rolle.

Bei Frauen gibt es zwei Häufigkeitsgipfel. Der erste Gipfel liegt zwischen 20 und 39 Jahren. In dieser Zeit liegen die meisten Schwangerschaften sowie die vermehrte sexuelle Betätigung. Der zweite Gipfel liegt bei den Frauen über 60 Jahren. Hier werden auch hormonelle Veränderungen sowie begleitende gynäkologische Erkrankungen diskutiert.

Wie unsere Ergebnisse weiter zeigen, liegt in jeder Altersgruppe, die wegen einer Harnwegsinfektion zum Urologen kommt, in über 50% eine Anomalie vor. Die höchste Anzahl der Anomalien im Bereich der ableitenden Harnwege fanden wir in der Gruppe über 60 Jahre. Daraus ist die Forderung abzuleiten, daß neben der Kontrolle des Urinstatus und der einzuleitenden antibiotischen Therapie eine urologische Diagnostik der ableitenden Harnwege bei jedem Patienten, der mit einer Harnwegsinfektion zum Urologen kommt, notwendig ist.

Bezüglich des geschlechtsspezifischen Erregerspektrums muß festgestellt werden, daß sowohl beim Mann wie bei der Frau E. coli am häufigsten vorkommen. Bei den Frauen findet sich an zweiter Stelle Proteus mirabilis; Pseudomonas aeruginosa ist bei Patientinnen von nachgeordneter Bedeutung. Man kann also sagen, daß E. coli für beide Geschlechter der dominante Keim ist. Die weitere Reihenfolge ist zwischen Männern und Frauen unterschiedlich. Dieses könnte therapeutische Konsequenzen haben, falls eine initiale Chemotherapie, ohne Kenntnis der Keimart, eingeleitet werden muß.

Eine erfolgreiche Beseitigung der Bakteriurie konnte im Rahmen der Therapiestudie nur bei 37% der Patienten erreicht werden.

Für das urologische Krankengut ist somit eine initiale Blindtherapie unzureichend. Eine möglichst schnelle Kenntnis der Keimart und des Resistenzspektrums sind erforderlich, um eine gezielte Chemotherapie durchführen zu können.

Zusammenfassung

1. Wir fanden eine unterschiedliche Altersverteilung bei Männern und Frauen bezüglich der Harnwegsinfekthäufigkeit. Die Bakteriurie kommt bei jungen Frauen wesentlich häufiger vor als bei jungen Männern. Bei männlichen Patienten über 60 Jahre ist die Infekthäufigkeit fast 3mal so hoch wie bei Frauen der gleichen Altersstufe.

2. Über 50% aller Patienten, die wegen einer Harnwegsinfektion zum Urologen kommen, haben pathologisch-anatomische Veränderungen im Bereich der ableitenden Harnwege. Hier muß eine weitergehende urologische Diagnostik erfolgen, z. B. Röntgen, Zystoskopie etc.

3. E. coli ist bei Männern und Frauen die häufigste Keimart. Weitere Keimarten zeigen eine unterschiedliche Verteilung bei den Geschlechtern.

4. Durch eine initiale Blindtherapie mit Ampicillin gelingt nur in 37% der Fälle eines urologischen Krankengutes die Beseitigung der Bakteriurie. Eine gezielte Chemotherapie muß deshalb gefordert werden.

Literatur

Lison, A. E., Seibt, H., Losse, H.: Med. Welt **38**, 1726—1727 (1975).

Dr. med. H. M. Schultheis
Urol. Univ.-Klinik
Robert-Koch-Straße 8
D-3550 Marburg/Lahn

M. Westenfelder, C. Galanos, A. Witthöft und W. Marget: **Lipoid-A-Antikörper-Titer, ihre Bedeutung für die Pathogenese der chronischen Pyelonephritis**

Unter den Antigenen gram-negativer Bakterien nehmen die O-Antigene wegen ihrer außerordentlichen biologischen Aktivität eine besondere Stellung ein [1]. Es handelt sich dabei um eine Substanzengruppe aus Lipopolysacchariden, die als Endotoxine der Bakterien bei Infektionen eine Vielzahl von pathophysiologischen Reaktionen auslösen. Heute wissen wir, daß der Lipoidanteil des Lipopolysaccharid-Moleküls, das Lipoid A, für die Aktivität des Endotoxins verantwortlich ist.

Lipoid A scheint eine bei allen gram-negativen Bakterien ubiquitär und identisch vorkommende Struktur zu sein, die in der äußeren Zellwand der Bakterien lokalisiert ist.

Mit isoliertem Lipoid A lassen sich eine Reihe verschiedener Reaktionen auslösen, wie lethale Toxizität, Fieber, Complement-Aktivierung, mitogene Wirkung auf B-Lymphozyten etc. Es stimuliert auch die Bildung von spezifischen Anti-Lipoid A-Antikörpern und besitzt eine hohe Affinität zu Zellmembranen, wodurch es z. B. Erythrozyten in Gegenwart von Anti-Lipoid A-Antikörpern und Complement schädigen kann [2].

Dieses biologisch so außerordentlich aktive und toxische Lipoid A ist bei jeder Infektion mit gram-negativen Keimen vorhanden, auch weisen neuere Untersuchungen darauf hin, daß Bakterienantigene für mehrere Wochen nach der Infektion im Nierenparenchym verbleiben können [3].

So müssen wir uns fragen, ob Lipoid A eventuell für die Nierenschäden mit verantwortlich sein könnte, die bei und nach Pyelonephritiden auftreten.

Um dieser Frage nachzugehen, hatten wir zunächst die Lipoid A-Wirkung auf die Nieren von Hunden untersucht und dabei gefunden, daß Lipoid A nach Applikation im Nierenparenchym bis zu 10 Wochen persistiert und eine intestitielle Nephritis auslöst [4]. Diese Reaktion geht mit der Entwicklung von Anti-Lipoid A-Antikörpern einher und durch Präimmunisierungen konnten wir eine gute Korrelation zwischen der Entwicklung dieser Anti-Lipoid A-Antikörper und der Nephritisentstehung feststellen. Die Lipoid A-Schädigung scheint also von einer Immunreaktion abhängig zu sein. Sollte bei der menschlichen Pyelonephritis ein ähnlicher Mechanismus bestehen, müßte man vergleichbare Lipoid A-Antikörpertiter im Patientenserum nachweisen können.

Tabelle 1. Lipoid A-Antikörper-Titer von 480 Patienten aller Altersklassen mit und ohne Harnwegsinfekten

Alter (Jahre)	Infektion	Zahl	positive Titer	%
Nabelschnurblut	—	23	0	0
1—3	—	50	5	10
>18	—	70	9	13
1—3	Wundinfektion	50	20	40
>16	Harnwegsinfekt	207	84	40
3—14	chron. Pyelonephritis	80	59	74
>16	chron. PN	40	28	70

Wir untersuchten daher die Lipoid A-Antikörpertiter in Seren von 480 Patienten aller Altersklassen mit dem passiven Hämolyse-Test (Tab. 1). In Kontrollgruppen nichtinfizierter gesunder Patienten fanden wir z. B. im Nabelschnurblut von 23 Neugeborenen keinerlei Titer, bei 50 Kindern im 1. bis 3. Lebensjahr niedere Titer von 1:8, in 5 Fällen und bei 70 Erwachsenen 9mal Titer von 1:8 bis 1:16. Aber auch bei 20 von 50 Kindern mit Wundinfektionen bestanden niedere Titer.

Daraufhin untersuchten wir ein Kollektiv von 207 urologischen Patienten mit anamnestisch bekannten Harnwegsinfekten. Wir fanden dabei in 84 Fällen gleich 40 % Titer in einer Höhe bis 1:512.

Bei 80 Kindern mit rezidivierenden Harnwegsinfekten konnten wir 59mal (gleich 74%) Lipoid A-Titer bis 1:512 nachweisen. Wobei sich zeigte, daß in ca. 90% eine Koreaktion zwischen bestehenden Antikörpern und Schäden am oberen Harntrakt bestand. Auch bei 40 Frauen mit anamnestisch gesicherten rezidivierenden Harnwegsinfekten lag der Prozentsatz der Lipoid A-Antikörper-Titer bei 70%.

Bei 41 von 44 Frauen mit nachweisbaren Titern bestand unmittelbar oder bis 2 Wochen vor der Untersuchung eine Infektion des Harntraktes, entsprechend 93% (s. Tab. 2).

Tabelle 2. Korrelation zwischen Infektion und positiven Lipoid A-Antikörper-Titern bei Frauen. Unterschiedlich häufiger Nachweis positiver Titer bei Männern und Frauen mit Harnwegsinfekten

	Anti-Lipid A-Titer		
Frauen mit Titer	44	davon infiziert	41 $\triangleq$ 93%
Frauen infiziert	71	davon positive Titer	41 $\triangleq$ 58%
Männer infiziert	69	davon positive Titer	27 $\triangleq$ 39%
			$p < 0,05$

Tabelle 3. Gegenüberstellung dreier Patientengruppen mit und ohne Anti-Lipoid A-Antikörper-Titer bzw. Harnwegsinfektion. Der Nachweis von Eiweiß im Urin und die Diagnose einer chronischen Pyelonephritis erfolgte in der Gruppe I, hochsignifikant häufiger als in Gruppe II und III

Gruppe	I n = 68		II n = 72	III n = 51
Anti-Lipid A-Titer	+		—	—
Infektion	+		+	—
Eiweiß im Urin	40	(p < 0,01)	6	8
Chron. Pyelonephritis	31	(p < 0,01)	17	6

Infizierte Frauen zeigten auch gegenüber infizierten Männern signifikant häufiger Lipoid A-Antikörper-Titer, was sich möglicherweise durch den höheren Anteil der männlichen Patienten mit Zystitis erklären läßt. Bei der chronischen Pyelonephritis kann die Eiweißausscheidung im Urin als Parameter für die Nierenbeteiligung bzw. -schädigung gelten.

Teilen wir unser Patientengut in drei Gruppen ein (s. Tab. 3):
1. Infizierte Patienten mit positiven Titern,
2. infizierte Patienten ohne Titer und
3. nicht infizierte Patienten ohne Titer

und betrachten wir, wie häufig sich Eiweiß im Urin nachweisen ließ und die Diagnose chronische Pyelonephritis gestellt wurde, so zeigen sich klare Unterschiede.

Die Eiweißausscheidung im Urin und die Diagnose chronische Pyelonephritis findet sich in der 1. Gruppe hoch signifikant häufiger.

Da 80 bis 90% aller Primärinfektionen des Harntraktes von E. coli hervorgerufen werden, scheint es noch bedeutsam, daß 71% der insgesamt 86 E. coli-Infektionen posi-

Tabelle 4. Korrelation zwischen positiven Lipoid A-Antikörper-Titer und Harnweginfekt durch 86 E. coli-Infektionen und 87 anderen gramnegativen Keimen

Bakterien	Zahl	positive Titer	%
E. coli	86	61	71
andere Bakterien	87	35	40
	(t = 16,50	p < 0.01)	

tive Lipoid A-Antikörper-Titer aufweisen, gegenüber nur 40% positiver Titer bei Infektionen mit anderen gram-negativen Keimen (s. Tab. 4).

Die vorliegenden Untersuchungen zeigen einen Zusammenhang zwischen der Pyelonephritis und dem Vorkommen von Anti-Lipoid A-Antikörpern.

Noch sind jedoch zu viele Unbekannte im Spiel, um diagnostische oder prognostische Aussagen von den Lipoid A-Antikörper-Titern abhängig machen zu können. Alter, Geschlecht, Blutgruppe, infizierender Keim, Antikiotika etc. scheinen die Antikörperbildung gegen Lipoid A zu beeinflussen.

Die Befunde weisen aber darauf hin, daß auch bei der chronischen Pyelonephritis immunogen wirksames Lipoid A vorhanden sein muß und ein ähnlicher pathophysiologischer Mechanismus wie bei der Lipoid A-induzierten Hundenephritis bestehen könnte.

Literatur

1. Kadis, S., Weinbaum, G., Ajl, S. J.: Microbial Toxuis, Vol. V, Bacterial Endotoxins, New York–London: Academic Press. — 2. Galanos, C.: Z. Immun.-Forsch. **149,** 214—229 (1975). — 3. Aoki, S., Imamura, S., Aoki, M., McCabe, W. R.: N. Engl. J. Med. **281,** 1375 (1969). — 4. Westenfelder, M., Galanos, C., Madsen, P. O.: J. invest. Urol. **III** (1975).

Dr. M. Westenfelder
Urol. Abt. im Zentrum für Chirurgie
Hugstetter Straße 55
D-7800 Freiburg/Brsg.

J. Frick und W. M. O'Leary[*]: **Mykoplasmeninfektion bei der Frau**

Im Jahre 1937 wurden durch Dienas und Edsall zum erstenmal Mykoplasmen aus einem Abszeß der Bartholinschen Drüsen isoliert und erst 1956 hat man den T-Stamm dieser Mikroorganismen entdeckt, der uns im folgenden besonders interessiert.

Aus der Urogenitalsphäre wurden schließlich drei Typen von Mykoplasmen identifiziert: das Mykoplasma hominis, das vermehrt bei Steinträgern gefunden wird, Mykoplasma fermentans und die heterogene Gruppe, bekannt unter dem bereits erwähnten Namen der T-Mykoplasmen. Das „T" steht für das englische Wort „tiny" und soll anzeigen, daß es sich um winzige Kolonien handelt, die bisher nach der Kultivierung in Spezialmedien praktisch nur unter dem Mikroskop entdeckt werden konnten, bis es gelungen ist, durch spezielle Farbumschlagmethoden die Isolierung und Charakterisierung dieser Mikroorganismen zu vereinfachen.

Da eine der Eigenschaften der T-Mykoplasmen darin besteht, Harnstoff zu hydrolisieren, ist man geneigt, für diese Organismen in Zukunft den Namen Ureaplasma-Urealyticum einzuführen. Hinsichtlich der Methodik zur Identifizierung und Charakterisierung der T-Mykoplasmen sei auf die Arbeiten von Shepard, Crawford, Fowlkes und Mitarbeiter verwiesen.

In Tabelle 1 sind die Eigenschaften der sog. normalen Mykoplasmen, verglichen mit denen des T-Stammes, zusammengefaßt.

Es sei kurz auf den Punkt Antibiotikaempfindlichkeit der T-Mykoplasmen hingewiesen. Nach der bisher geltenden Meinung konnten T-Mykoplasmeninfektionen nur mit Tetracyclin und Erythromycin erfolgversprechend behandelt werden. Da es gegen diese beiden Medikamente jedoch relativ rasch zu Resistenzbildungen kommt, wurde mit der Verabreichung von Spectinomycin i.m. und Nelidixinsäure oral, wie die jüngsten Ergebnisse von Fowlkes und Mitarbeitern zeigen, ein neuer erfolgversprechender Weg beschritten.

---

[*] Department of Microbiology, Cornell University Medical College, New York, N.Y.

Tabelle 1. Eigenschaften der sogenannten normalen Mycoplasmen verglichen mit den T-strains

Eigenschaft	„Normale" Mycoplasmen	T-strains
Koloniedurchmesser	100—600 μ	10—25 μ
Bouillonkultur	trüb	klar
optimaler pH	7,0—8,0	6,0
Kohlendioxid	nicht erforderlich	erforderlich
Harnstoff	nicht erforderlich	erforderlich
Serum	erforderlich	erforderlich
Penicillin	resistent	resistent
Tetracyclin	empfindlich	empfindlich
Erythromycin	resistent	empfindlich
Thallium acetat	resistent	empfindlich

Tabelle 2. Die häufigsten Mycoplasmen

Organismen	Wirt		Krankheit
M. mycoides	Rind	– Respirationstrakt	Pleurapneumonie
M. bovigenitalium	Rind	– Urogenitaltrakt	Colpitis
M. orale	Mensch	– Mund	keine
M. salvarium	Mensch	– Mund	keine
M. pneumoniae	Mensch	– Respirationstrakt	atypische Pneumonie
M. hominis	Mensch	– Urogenitaltrakt	Urethritis
T-Mycoplasma	Mensch	– Urogenitaltrakt	?

Eine Zusammenstellung wichtiger Mykoplasmenarten, weiter Angaben über den Wirt und über Krankheiten, die durch sie hervorgerufen werden können, zeigt Tabelle 2. Zum letzten Punkt — T-Mykoplasmen und mögliche Krankheiten — sei festgehalten, daß man heute doch schon relativ genau weiß, daß die T-Mykoplasmen Urethritiden und Fertilitätsverminderung bei Mann und Frau sowie Prostatovesikulitiden unterhalten können.

Aufgrund der Untersuchungen von McCormack, Shepard und Friberg können bei gesunden normalen Männern T-Mykoplasmen in 20% und bei Frauen in 30% gefunden werden. Zur Klärung dieser Frage in unserem Material haben wir jeweils 18 normale Männer und Frauen zwischen dem 20. und 35. Lebensjahr untersucht. Die Bestimmungen wurden mit Urethral- bzw. Vaginalabstrichen durchgeführt. 22% T-Mykoplasmenträger in einem normalen männlichen Kollektiv ist eine Zahl, die auch von anderen Untersuchergruppen gefunden worden ist.

33% positive Fälle in der Gruppe normaler Frauen paßt ebenso zu den Angaben aus der Literatur. Manche Untersucher jedoch geben für Frauen einen höheren Prozentsatz an, eine Tatsache, die wohl am ehesten mit der Verschiedenartigkeit des Untersuchungsgutes in Zusammenhang gebracht werden muß. Es ist bekannt, daß z. B. Prostituierte oder Frauen in Gefängnissen einen wesentlich höheren Mykoplasmabefall des Urogenitaltraktes aufweisen.

Weiters wurde eine Gruppe von 29 Frauen, zwischen 23 und 40 Jahren alt, mit nachgewiesener Fertilitätsstörung untersucht. In 48% konnten aus dem Zervikalschleim T-Mykoplasmen kultiviert werden.

Es wurde in den letzten Jahren wiederholt nachgewiesen, daß T-Mykoplasmen im Ejakulat und Zervikalschleim bei Ehepartnern mit schwer erklärbarer Fertilitätsstörung häufiger gefunden werden als bei normal fertilen Paaren. Dazu haben Gnarpe und Friberg — auch unsere eigenen Erfahrungen decken sich damit — den Nachweis erbringen können, daß bei ungefähr 30% der Frauen solcher kinderlosen Ehepaare eine Schwanger-

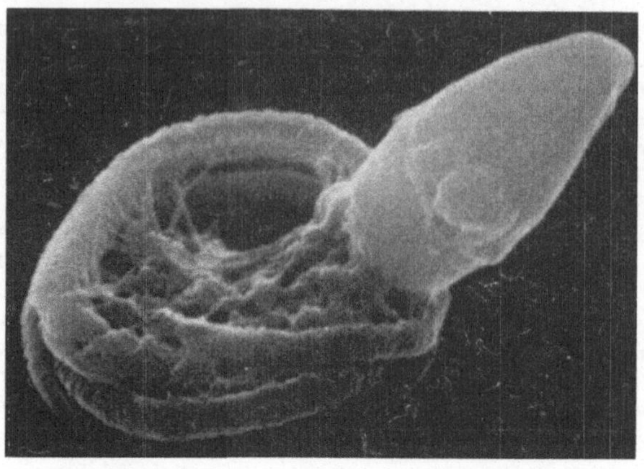

Abb. 1. Elektronenmikroskopische Aufnahme ($\times$12 900) eines aufgerollten Samenfadens von einem Patienten, aus dessen Samenflüssigkeit T-Mykoplasmen kultiviert werden konnten. Man sieht ein ausgedehntes Aggregat von Mykoplasmen und fadenförmigem Material, das um den Spermatozoenhals fixiert ist

schaft eingetreten ist, nachdem die „T-Mykoplasmeninfektion" mit entsprechender antibiotischer Therapie unter Kontrolle gebracht werden konnte.

Interessant ist vielleicht in diesem Zusammenhang auch der immunologische Aspekt, die T-Mykoplasmen betreffend. Es wurde bereits von Immunologen die Frage aufgeworfen, ob nicht doch ein Teil der Spermagglutinine bei den Frauen Mykoplasmenagglutinine sind, wobei Frauen als Folge wiederholt durchgemachter Mykoplasmeninfektionen, auch solcher, die von den Patientinnen unbemerkt verlaufen sind, Antikörper entwickeln. Wenn mit Mykoplasmen überzogene Spermatozoen auf diese Antikörper treffen (Abb. 1), dann mag es zu einer Agglutination kommen, wobei die Mikroorganismen als Antigen wirken und nicht die Spermatozoen. Dieser doch interessanten Spekulation muß man in Zukunft sicher vermehrtes Interesse entgegenbringen.

Literatur

Crawford, Y. E.: A Laboratory Guide to the Mycoplasmas of Human Origin. Great Lakes, Illunois: Naval Medical Research Unit 1972. — Dienes, L., Edsall, G.: Proc. Soc. Exp. Biol. Med. 36, 740—744 (1937). — Friberg, J., Gnarpe, H.: Mycoplasma infections and infertility. In: Mancini, R. E. and Martin, L. (eds.): Male Fertility and Sterility: Proceedings of the Second Symposium. Vol. 5, pp. 327—335. New York: Academic Press 1974. — Fowlkes, D. M., Dooher, G. B., O'Leary, W. M.: Evidence by scanning electron microscopy for an association between human spermatozoa and T-mycoplasmas in men of infertile marriage. (In Press.) — Hofstetter, A., Schmiedt, E.: Urologe A 4, 200—204 (1970). — O'Leary, W. M., Frick, J.: The correlation of human male infertility with the presence of Mycoplasma T-strains. Andrologia. (In Press 1975. — McCormack, W. M., Braun, P., Lee, Y.-H., Klein, J. O., Kass, B. H.: New Engl. J. Med. 288, 78—89 (1973). — Shepard, M. C.: Fundamental biology of the T-strains. In: Hayflick, L. (ed.): The Mycoplasmatales and the L-Phase of Bacteria, pp. 49—68. New York: Appleton-Century-Crofts 1969. — Shepard, M. C.: J. Infec. Dis. 127, 22—25 (1973). — Shepard, M. C., Lunceford, C. D.: Appl. Microbiol. 20, 539—543 (1970). — Shepard, M. C., Lunceford, C. D., Ford, D. K., Purcell, R. H., Taylor-Robinson, D. Razin, S., Black, F. T.: Int. J. Sys. Bacteriol. 24, 160—171 (1974).

Prof. Dr. J. Frick
Urol. Univ.-Klinik
Anichstraße 35
A-6020 Innsbruck/Österreich

H. G. K. Mayer: **Prophylaxe von Harnwegsinfektionen nach gynäkologischen Operationen**

Harnwegsinfekte sind die häufigste Komplikation nach gynäkologischen Operationen. Patientinnen mit einem Verweilkatheter sind durch die Keimaszension besonders gefährdet. Trotzdem kann nach gewissen gynäkologischen Eingriffen auf eine Drainage der Harnblase nicht verzichtet werden.

Die Erwartungen, die in die suprapubische Harnableitung gesetzt wurden, wurden weitgehend enttäuscht; es kommt auch dabei in einem beträchtlichen Prozentsatz zu Harnwegsinfektionen.

Unsere urokinematographischen Untersuchungen haben gezeigt, daß die Ureterfunktion in der postoperativen Phase schon nach einer unkomplizierten vaginalen Uterusexstirpation so gestört sein kann, daß es zu höhergradigen Entleerungsstörungen kommt. Diese Abflußbehinderung bildet sich zwar im weiteren Verlauf so gut wie immer völlig zurück, aber gerade die Stase unmittelbar nach der Operation birgt die große Gefahr einer weiteren Keimaszension in das Nierenbecken. Es gilt also, die Keime, die trotz genauester Beachtung aller aseptischen Kautelen in die Blase gelangen, zu eliminieren. Das gelingt durch die orale oder parenterale Verabreichung von Antibiotika oder Chemotherapeutika; uns erscheint eine wirkungsvolle Instillationsbehandlung logischer und weniger eingreifend.

Wir verwenden dazu das Cysto-Myacine®, dessen Wirkungsbereich nicht nur gramnegative Keime, sondern auch Staphylo- und Streptokokken umfaßt (Tab. 1).

Tabelle 1. Wirkungsspektrum von Cysto-Myacyne (Prof. Dr. med. F. Knothe, Direktor des Hygiene-Institutes der Johann-Wolfgang-Goethe-Universität in Frankfurt)

Hemmdosis in/ml	E. coli	Intermed. Coli-Stämme	Prot. vulg.	Pseud. pyocyanea	Strept. faecal.	Staphyloc. aureus
0,6	11	9	12	3	5	70
1,25	28	25	30	12	11	0
2,5	39	37	41	29	26	0
5,0	17	19	21	38	39	0
7,5	8	10	6	16	18	0
10,0	2	4	2	5	7	0
25,0	0	0	0	0	3	0

Tabelle 2. Zahl der Harnwegsinfektion nach Instillationsbehandlung wesentlich herabgesetzt. Die Ergebnisse sind nach dem χ^2-Test signifikant für Irrtumswahrscheinlichkeit a = 5% (exakt a = 0,026798).
(statistische Berechnung: Prof. Dr. E. Weber, Lehrfach für Variationsstatistik der Universität Kiel)

	Gesamtzahl	ohne Instillationsbehandlung		mit Instillationsbehandlung	
		Zahl der Fälle	HWI	Zahl der Fälle	HWI
Abdominelle Hysterektomien	106	71	14	35	2
Vaginale Hysterektomien, Scheidenplastiken	111	74	17	37	4
Abdominale Radikaloperationen	10	—	—	10	1

Die Art der durchgeführten Operationen, die Zahl der unbehandelten Patientinnen und der Operierten, die einer Instillationsbehandlung unterzogen wurden, sind aus Tabelle 2 ersichtlich.

Präoperativ war der Harn aller zu Operierenden keimfrei gewesen, die Zahl der Harnwegsinfektionen war bei den Patientinnen nach Instillationsprophylaxe signifikant herabgesetzt. Nach abdomineller Hysterektomie wurde in den ersten 24 Stunden nach der Operation 1- bis 2mal katheterisiert, da die Spontanmiktion unmöglich war. Nach erfolgter Blasenentleerung wurde Cysto-Myacyne® in die Blase instilliert und der Katheter entfernt. Bei den Patientinnen nach vaginaler Hysterektomie mit Scheidenplastik und nach abdominaler Radikaloperation wurde morgens und abends Cysto-Myacyne® in die Blase instilliert und der Verweilkatheter danach 30 Minuten abgeklemmt.

Bei nachgewiesener Bakteriurie wurde die Keimart durch Kultur identifiziert und eine gezielte, dem Antibiogramm entsprechende Behandlung durchgeführt.

Die wenigen Harnwegsinfekte, die trotz der Instillation von Cysto-Myacyne® auftraten, waren durch Streptococcus faecalis und Pseudomonas pyocyanea bedingt, Erreger, die erst auf höhere Dosen von Cysto-Myacyne® ansprechen.

Abschließend wird die Instillationsbehandlung der Harnblase mit Cysto-Myacyne® zur Verhütung von Harnwegsinfekten nach gynäkologischen Operationen als einfaches und erfolgversprechendes Verfahren empfohlen.

Prim. Univ.-Doz. Dr. H. G. K. Mayer
Frauen- u. Gebärabteilung
des Landeskrankenhauses
A-8700 Leoben/Österreich

M. W. KÖLLERMANN, Helga SCHERF und H. H. SCHASSAN: **Lokalisation von Infektrezidiven nach erfolgreicher Antirefluxplastik**

Harninfekt und vesiko-ureteraler Reflux werden, vor allem bei weiblichen Patienten, häufig zusammen angetroffen. Es wurde immer wieder behauptet, der Reflux bedinge ganz wesentlich die Infektanfälligkeit des Harntraktes. Seine operative Beseitigung würde andererseits diese Anfälligkeit zumindest stark verringern. Davon konnten wir uns bisher nicht überzeugen. Auch nach erfolgreicher Antirefluxplastik kam es bei vielen unserer Patientinnen immer wieder zu Infektrezidiven. Es schien uns daher interessant, einmal der Frage nachzugehen, wie häufig diese Rezidive, die klinisch zumeist einen harmlosen Eindruck machen, eigentlich mit einer Nierenbeteiligung einhergehen. Aus diesem Grunde haben wir bei einer Reihe solcher Fälle den von Fairley und Mitarbeitern 1967 angegebenen Blasenauswaschtest zur Anwendung gebracht.

Der Test wird folgendermaßen durchgeführt:
Nach der Entnahme von Katheterurin wird die Blase vollständig entleert und eine Mischung aus Cystomyacine und Tripure Novo instilliert. Nach 30 Minuten erfolgt die Spülung der Blase mit 3 l sterilem Wasser. Aus der letzten Portion des ablaufenden Spülwassers wird eine reichliche Probe entnommen und der dann aus dem offenen Katheter abtropfende Harn in 3 Portionen von je 10 Minuten aufgefangen.

In allen Proben werden Keimzählungen durchgeführt. Da der nach der Blasenspülung aus dem Katheter abtropfende Harn direkt aus den oberen Harnwegen stammt, kann seine Flora Auskunft über die Keimbesiedelung dieser Organe geben.

Das Testergebnis haben wir folgendermaßen beurteilt:
Wenn das Waschwasser und alle nachfolgenden Harnproben steril waren, diagnostizieren wir eine reine Blasenbakteriurie ohne renale Beteiligung.

Wenn zwar das Waschwasser steril war, aber mindestens eine der nachfolgenden Harnproben über 1000 Keime/ml aufwies, nahmen wir eine renale Bakteriurie an.

Gelegentlich konnten wir keine Keimfreiheit des Waschwassers erzielen. Wenn in dieser Situation eine der nachfolgenden Harnproben mindestens die fünffache Keimzahl aufwies, deuteten wir den Befund ebenfalls als renale Bakteriurie. Alle anderen Testergebnisse wurden als nicht verwertbar angesehen.

Insgesamt führten wir 74 Blasenauswaschtests bei 21 Patientinnen durch. 8 % der Ergebnisse waren nicht verwertbar. 69 % wurden als Blasenbakteriurie und 23 % als renale Bakteriurie angesehen.

Von den 21 Patientinnen wiesen 13 = 62 %) immer nur Blasenbakteriurien auf. Bei den restlichen 8 (= 38 %) konnten wir auch renale Bakteriurien feststellen. Aber auch bei diesen Patientinnen gingen nicht alle Rezidive mit einer renalen Beteiligung einher.

Es liegt nahe, die konstanten Blasenbakteriurien als Neuinfektionen zu deuten, und die renalen Bakteriurien auf das Aufflackern der präoperativ erworbenen Pyelonephritis zurückzuführen. Für diese letztere These könnte sprechen, daß von den 8 Patientinnen mit renaler Bakteriurie immerhin 7 schon deutliche pyelonephritische Veränderungen im präoperativen Urogramm aufwiesen. Das war jedoch auch bei 5 der 13 Patientinnen mit konstanter Blasenbakteriurie der Fall.

Zusammenfassend kann man sagen, daß diese Art der Lokalisationsdiagnostik eine wertvolle Vervollständigung unseres Rüstzeuges darstellt und uns Daten von therapeutischer und prognostischer Relevanz zu liefern vermag.

Dr. M. W. Köllermann
Urol. Univ.-Klinik
Martinistraße 52
D-2000 Hamburg 20

L. Steffens und W. Vahlensieck: **Bakterielle und mykotische Erkrankungen der ableitenden Harnwege bei der Frau**

Herr Vorsitzender, meine Damen und Herren!

Wie Sie alle wissen, und es auch den Ausführungen der Vorredner zu entnehmen war, machen rezidivierende oder persistierende unspezifische Entzündungen der Harnröhre und der Harnblase erhebliche therapeutische Schwierigkeiten. In dieser Situation kann ein lokal applizierbares Medikament weiterhelfen, das

1. einen schmerzkoupierenden oder schmerzlindernden Effekt hat;
2. Wirkstoffe enthält, die eine effektive Einflußnahme auf die Erkrankung garantieren und
3. eine ausreichende Haftung am Ort der Erkrankung erwarten läßt.

Die von uns mit der Firma Farco-Pharma entwickelte Instillationsemulsion „Uro-Stilloson®" wird diesen Forderungen gerecht. Wir hatten dieses Präparat bereits anläßlich des letztjährigen Urologenkongresses in München zur Behandlung von Harnröhrenstrikturen vorgestellt und empfohlen.

Der in Abb. 2 dargestellten Indikationsliste ist zu entnehmen, daß das Präparat gerade auch für chronisch entzündliche Prozesse im Bereiche der Harnröhre und Harnblase in Betracht kommt.

Das ist auf die hervorragende schleimhautanästhesierende und schmerzkoupierende Wirkung von Lidocain, das Chlorhexidin als besonders wirksames Desinfektionsmittel, wie schließlich den antiphlogistischen und antigranulomatösen Effekt von Dexamethason zurückzuführen.

Die Dexamethason-Ölphase ist in Wasser emulgiert, wodurch ein höherer Spray- und Hafteffekt an den Schleimhäuten erreicht wird.

Tabelle 1. Legenden

Uro-Stilloson®

100,00 g enthalten	
Lidocain HCL	2,00 g
Chlorhexidin	0,05 g
Dexamathason	0,037 g

Tabelle 2. Indikationen für Uro-Stilloson®

1. Chronische, unspezifische Urethritis und Cystitis
2. Ulcus simplex vesicae
3. Strahlenulcus der Harnblase und Strahlencystitis
4. Strikturprophylaxe nach jeglicher transurethraler Instrumentation
5. Restrikturierungsneigung nach Bougierung, Urethrotomia interna oder operativer Korrektur von Harnröhrenstrikturen

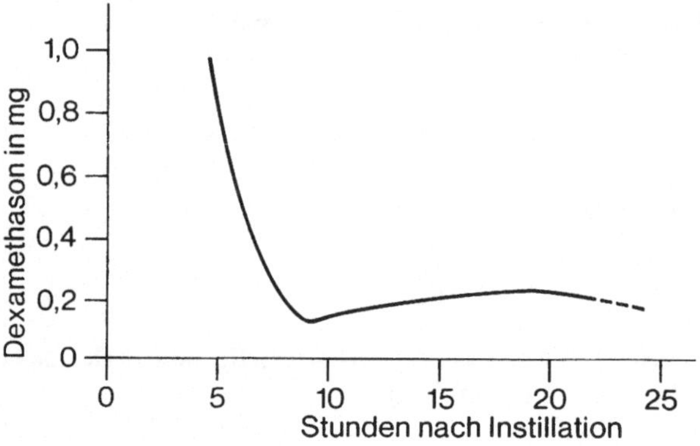

Abb. 1. Dexamethason-Ausscheidung ab der 2. Miktion

Wie die in Abb. 3 gezeigte Exkretionskurve nach der transurethralen Verabreichung von 20 ml Uro-Stilloson® zeigt, werden etwa 50 % des Dexamethasons bei der ersten Miktion entleert. Bei den folgenden Miktionen werden bis zu 24 Std. jeweils etwa gleiche Mengen ausgeschieden. Diese sukzessive Ausscheidung demonstriert eindeutig die gute Haftung des Präparates.

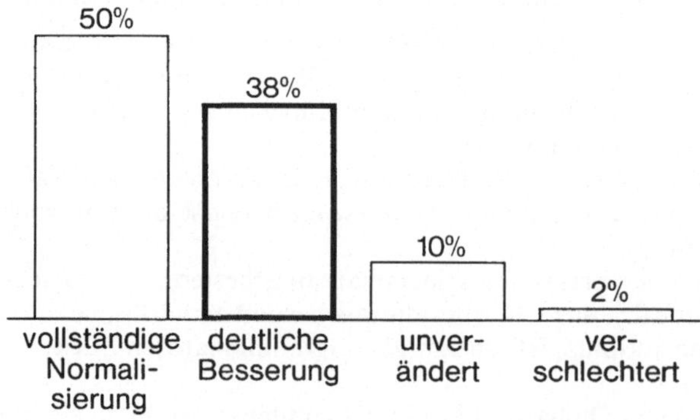

Abb. 2

Bei insgesamt 120 Patienten haben wir bisher Uro-Stilloson® angewandt. 103 Patienten gaben eine völlige Schmerzbeseitigung oder zumindest ein Nachlassen der Beschwerden nach der Instillation an. Dieser Effekt hielt zunächst jeweils bis zur nächsten Instillation an, bei rund 50% der Patienten aber auch nach Absetzen der Medikation.

Zusammenfassend stellen wir fest, daß mit der hochgradigen Schleimhautaffinität von Uro-Stilloson® nunmehr die darin enthaltenen Wirkstoffe am Ort der pathologischen Prozesse auch ihre Wirkung genügend entfalten können. Das lange Anhaften der Emulsion am Ort der Wirkung ist dabei zweifellos die Voraussetzung für den guten Effekt. Die Therapieerfolge waren eindrucksvoll, Nebenwirkungen waren nicht zu verzeichnen.

Unter diesen Aspekten erscheint es uns gerechtfertigt, Uro-Stilloson® bei den aufgezeigten Indikationen häufiger anzuwenden, sei es als Adjuvans instrumenteller Maßnahmen, sei es als alleinige Behandlungsmethode.

Dr. L. Steffens
Urol. Abt. des St.-Antonius-Krankenhauses
D-5180 Eschweiler

Diskussion zu den Vorträgen Seite 304 bis 331
Bakterielle und mykotische Erkrankungen der ableitenden Harnwege bei der Frau
Moderator: P. Mellin, Essen

Moderator: Ein wichtiger Beitrag zur Differentialdiagnose der topischen Diagnose nach Harnwegsinfektion war der Vortrag von Herrn Köllermann. Es ist erstmalig das Stichwort Reinfektion und Neuinfektion hinzugekommen, das vielleicht auch diskutiert werden sollte. Ferner sollte die Frage der Harngewinnung — also Entnahme durch Katheter, Verwendung des Mittelstrahlurins und die Blasenpunktion — diskutiert werden.

D. Zoedler, Düsseldorf: Ich glaube, daß sich eine wesentliche Diskussion über die Harngewinnung erübrigt — jedenfalls bei der Frau —, wenn Sie einen Ausschnitt aus dem Film sehen, den Herr Marberger bereits vor einigen Jahren aus Amerika mitbrachte und gezeigt hatte.

H. Marberger, Innsbruck: Der Film wurde von Kollegen in Arizona gemacht, um zu demonstrieren, daß der Clean catch, also die wirklich reine Mittelstrahlportion des Harnes — bei der Frau nicht zu gewinnen ist. Dieser Film sollte endlich die Diskussionen hierüber beenden, zumal die Internisten sich so entsetzlich gegen den Katheter gewehrt haben. Der Film soll Ihnen den Wert der Mittelstrahlmethode bei der Frau demonstrieren.

Moderator: Nachdem wir nun gesehen haben, daß es selbst bei größter Sorgfalt, Anstrengung und Anwendung von Personal kaum möglich ist, bei der Frau einen Mittelstrahlurin zu gewinnen, war dieser Film doch außerordentlich eindrucksvoll und nicht nur als American way of life anzusehen.

H. A. Hirsch, Tübingen: Wenn man den Film nicht von vorn, sondern von hinten sieht, dann würde ich die entgegengesetzten Schlußfolgerungen ziehen: Wenn nämlich der Urin eine Zeitlang die äußeren Genitalien abspült, dann sind sie eben abgespült und was man auffängt, ist dann zumindest nicht mehr das Vaginalsekret. Dies wäre die eine Bemerkung zu dem Film. Andererseits kommt es natürlich entscheidend auf die Bakteriologie an. Wenn man jeden Keim, den man in einem Mittelstrahlurin findet — übrigens wurde hier von Clean catch gesprochen, Mittelstrahl ist etwas ähnliches, aber nicht das gleiche! —, dann wird nicht die Anfangsportion, sondern in der Mitte der Miktion, also die Endportion des Urins, möglichst aufgefangen. Wenn man also jeden Keim, den man bei dieser Art von Keimgewinnung findet, auswertet und als pathogenen Keim betrachtet, dann kommt man natürlich nicht zum Ziel. Man muß eine quantitative Bakteriologie machen, und nur dann kann man unterscheiden, ob die Keime mit einer großen Wahrscheinlichkeit aus dem Genitaltrakt oder von den äußeren Genitalen stammen.

G. Linzenmeier, Essen: Es gibt auch einen amerikanischen Film über die Entnahme des Urins bei der Frau, der viel positiver ausgefallen ist. Ich bin nun kein Fachmann auf dem Gebiet der Entnahme, sondern nur der Entnahme nach der Uringewinnung bei uns. Es kommt zweifellos sicher sehr darauf an, wie man den Urin gewinnt, und der Bakteriologe kann dann auch mit der Differenzierung oder Zählung nicht mehr helfen, wenn der Urin so gewonnen wird, wie es hier bei dem Arizona-Wasserfall passiert ist. Ich glaube, es geht aber auch besser.

Diskutant: In Urologenkreisen ist es natürlich schlecht, gegen den Katheter zu polemisieren. Man kommt jedoch um gewisse Arbeiten nicht herum, in denen Untersuchungen durchgeführt wurden, wobei am nächsten Tag Blasenpunktionen bei 50 Patienten erfolgten und man 8 signifikante Bakteriurien gefunden hatte und bei 2 weiteren Patienten 4000 bis 5000 Coli-Keime. Das sind immerhin 20%.

K. Naber, Marburg: Diese Bemerkung scheint mir bedeutsam, und ich glaube, man kann auch nicht einfach die Ergebnisse unter den Tisch wischen, die in früheren Untersuchungen mit dem Mittelstrahl gewonnen wurden. Man muß halt die Technik verfeinern. Ich glaube, daß der Film natürlich bewußt ironisch gemacht worden ist, glaube aber, daß man ihn auf der anderen Seite auch nicht einfach negieren kann.

P. Bischoff, Hamburg: Ich persönlich wende mich strikt dagegen, Mittelstrahlurin zu entnehmen, wenn man einen Katheterismus durchführen kann. Wenn man nicht katheterisieren kann, soll man überhaupt die Finger von der Angelegenheit lassen. Der Katheterismus ist ein Kinderspiel, selbst bei einem Baby, das erst eine halbe Woche alt ist. Entscheidend ist, daß man einen Einmalkatheter benutzt und die Technik beherrscht. Die Punktion der Blase über der Symphyse lehne ich ab.

H. Marberger, Innsbruck: Ich möchte das unterstreichen. Wir haben bei unserem intermittierenden Katheterprogramm bei Querschnittspatienten bei 600 Kulturen, Herr Madersbacher hat das bereits beschrieben, in 18% positive Kulturen gehabt, obwohl es sich um Querschnittspatienten handelte, die durch Monate bis zu Jahren 3—4mal pro Tag katheterisiert worden sind.

Herr Ottmann: Ich habe 1 Jahr in Amerika gearbeitet und dort wurden auch immer in der Ambulanz Kulturen angelegt. Wir haben nach vielen Lösungen gesucht, mit denen man die äußeren Genitalien der Frau abwaschen oder spülen kann und haben dann schließlich Phisohex zum Abwaschen der äußeren Genitalien verwandt und dann die Kultur mit dem Mittelstrahl angelegt. Die Kulturen wurden in der Klinik wiederholt und haben das gleiche Ergebnis erbracht, das Abwaschen mit Phisohex hat zu gleichen Ergebnissen geführt wie die Anwendung von Einmalkathetern.

Moderator: Da wir dieses Thema nicht vertiefen können in dieser kurzen Zeit, weil wir doch nicht zu einem Einvernehmen kommen, da wir es nicht erschöpfend behandeln können, möchte ich es daher abschließen, allerdings mit der Feststellung, daß die Punktionsmethode für die Praxis natürlich ungeeignet ist. Für wissenschaftliche Fragestellungen oder Begutachtungen hat sie jedoch zweifellos ihren Wert. Die Frage der Aufbewahrung des Urines und des Transportes zum Bakteriologen scheint mir dagegen ein wesentlicher Diskussionspunkt zu sein. Ich glaube, es handelt sich dabei sicher um ein wichtiges Problem, das Herr Linzenmeier vorhin auch schon kurz in seinem Referat angesprochen hatte. Aber Sie wissen ja alle, die Keimdifferenzierung-Keimbestimmung ist die Basis unserer Diagnostik und Therapie, und wir sollten zu möglichst exakten Ergebnissen und verläßlichen Resultaten kommen.

G. Linzenmeier, Essen: Zur Keimbestimmung und zur Gewinnung von Pilzen möchte ich feststellen, daß wir natürlich öfter einmal ein bis zwei Candida im Urin finden und uns dann fragen, wie bedeutsam dieser Befund ist. Ich bin froh, daß Herr Camp sehr kritisch war und gesagt hat, daß wir dies nicht ganz genau wissen, daß wir aber annehmen könnten, daß 1000 Keime/ml schon bedeutsam sind. Das wird im Einzelfall auch sicher klinisch abgeklärt werden müssen. Was aber bei den Pilzen sicher besonders ist, ist der Zusammenhang zwischen Vaginalflora und Flora der Harnwege. Leider hilft hier die so beliebte *Niegerson*-Methode nicht in jedem Falle. Die schnelle Pilzbestimmung in der Sprechstunde ist sicher eine Hilfe, auf die wir heute nicht mehr verzichten wollen, aber kein sicherer Beweis für oder gegen eine Pilzerkrankung. Dies möchte ich doch in aller Deutlichkeit bei allen diesen Homemade-Bakteriologiemethoden noch einmal sagen.

Moderator: Zum Thema Pathogenese hat Herr Hirsch den Infekt aus der Vagina, dem Introitus in die Urethra und Blase vorhin etwas infrage gestellt. Wir haben andererseits aber sehr eindrucksvolle Berichte über die Möglichkeit und die Wahrscheinlichkeit des Infektionsmodus.

Darf ich hierzu um Diskussionsbemerkungen bitten.

Herr Scheidt, Essen: Herr Hirsch hat ja auf die Strittigkeit bei der Pathogenese aufsteigender Harninfektionen bei der Frau hingewiesen, und ich kann diese Ansicht in gewissem Umfang teilen. Nur vermisse ich bei der gesamten Betrachtung dieser Problematik die Keimbesiedlung des Darmes. Diese Bakterien, die in der Vagina, im Urethralbereich gefunden werden, sind m. E. dort nicht primär angesiedelt, sondern sie stammen aus dem großen Reservoir des Darmes. Ich würde auch, was die Behandlung dieser Entzündungen betrifft — Herr Günthert ist darauf eingegangen —, noch darauf hinweisen, daß es wesentlich ist, diese Zone mitzubeachten. Weiterhin ergibt sich die Frage, und dadurch sind sicherlich diese Differenzen in den Anschauungen mitbegründet, wann man die Untersuchungen der Keimflora in der Vagina und im Urethralbereich vornimmt. Wenn man das im Rahmen eines akuten Infektes oder eines chronischen Infektes tut, kann man nie sicher sein, ob der Keim nicht deszendierend aus den Harnwegen die Epithelien besiedelt hat. Es wäre also sicher erforderlich, wenn man die Frage beantworten will, ein großes Kollektiv gesunder Frauen in der angegebenen Weise zu untersuchen.

Moderator: Das würde also heißen, daß man zumindest auch den Damm und dessen Keimbesiedlung mit in die Untersuchung einbeziehen müßte.

H. A. Hirsch, Tübingen: Ich halte das für einen ganz wichtigen Hinweis. Für die Besiedlung der Vagina besteht heute kein Zweifel mehr, daß sie fast ausschließlich aus dem Darm erfolgt, und zwar nicht nur mit Döderlein-Bakterien, sondern mit der ganzen Palette von Enterobakterien.

M. W. Köllermann, Hamburg: Die Bedeutung der Introitus-Flora ist ja wahrscheinlich vor allen Dingen durch Stamey in den Mittelpunkt der Betrachtung gerückt worden. Wir glauben eigentlich nicht, daß dies von zentraler Bedeutung ist; denn wir haben normale Kinder bis zum Alter von 3 Jahren untersucht, die alle eine ganz massive Enterobacterbesiedlung am Introitus hatten. Natürlich ist die Harninfektprävalenz in diesem Alter höher. Dies kann aber nicht das Entscheidende sein. Wir haben auch eine Langzeittherapie durchgeführt und etwa 1000 Abstriche bei Frauen gemacht und sind bei diesen Untersuchungen zu völlig unterschiedlichen Untersuchungen gekommen, so daß es hier noch erhebliche Diskrepanzen in der Beurteilung der Befunde gibt.

W. Lutzeyer, Aachen: Was macht man nun mit den Klebsiellen? Beachtet man sie einfach nicht, oder behandelt man sie? Herr Mayer, Sie sagten allerdings, daß wir kein Mittel mehr haben. Die Patienten bringen allerdings den Befund mit und sagen, daß ihr Arzt sie wegen dieses Befundes schicke, weil sie eine Infektion hätten, die behandelt werden müsse. Analog dazu ist jetzt, Herr Hirsch, die asymptomatische Bakteriurie bei der Frau. Ich bin, wie Sie, der Meinung, daß man sie in einer chronischen Form, wenn die Frauen subjektiv beschwerdefrei sind, nicht behandeln sollte, weil dann nur resistente Keime gezüchtet werden würden. Weiterhin gilt ja wohl immer noch die Forderung, daß jede Bakteriurie eine Pyelonephritis bedeutet, und es ergibt sich deshalb die Frage, was man tun sollte.

Moderator: Vielen Dank, Herr Lutzeyer, denn Sie haben mich daran erinnert, daß wir jetzt zur Therapie übergehen müssen.

G. Linzenmeier, Essen: Ich möchte nicht falsch verstanden worden sein, Herr Lutzeyer. Ich sagte nur, daß man natürlich die Klebsiellen behandeln kann; denn eine ganze Reihe von ihnen sprechen auf verschiedene Medikamente an. Nur haben wir die polyresistenten Keime, und in diesen Fällen müssen wir u. U. durch Antibiotikakombinationen manchmal doch versuchen, ebenso wie durch Erweiterung der Testung mit Parallelpräparaten, eine wirksame Kombination zu finden.

So kann z. B. ein Gentamycin-resistenter Stamm auf Topramycin oder auf Amigacin ansprechen. Ähnliches gibt es auch beim Carbenicillin. Die Unterschiede sind relativ klein. Das sind allerdings die letzten Auswege, die wir aus dem Antibiotikavorrat schöpfen können, den wir z. Z. haben. Aber auch hier haben wir in der Urologie einige Fälle, wo nun Herr Mellin sagen müßte, wie er sie behandelt hat, weil von der Antibiotikatestung her eigentlich nichts zu erwarten gewesen wäre.

Moderator: Ich weiß eigentlich nicht recht, auf welche Fälle Sie jetzt anspielen, Herr Linzenmeier. Sie meinen aber, vielleicht habe ich gar nichts getan; denn es gibt natürlich doch noch eine Reihe von Fällen, in denen Infektionen ohne aktive Therapie von unserer Seite aus ausheilen können, wenn die Harnwege in Ordnung sind, keine Wunde mehr in der Blase existiert, die Blase also epithelisiert ist und restharnfrei entleert werden kann. Diese Fälle, in denen dann die Infektion ausheilt, sehen wir ja zum Glück immer wieder.

A. Hofstetter, München: In diesem Zusammenhang möchte ich noch darauf hinweisen, daß man auch einmal daran denken sollte, die Antibiotika abzusetzen und dann den Urin für längere Zeit anzusäuern. Wir haben dies in sehr detaillierten und kontrollierten Studien durchgeführt und feststellen können, daß dann die Keime, die ursprünglich außerordentlich resistent waren, nach 3 oder auch 6 Monaten, sofern sie nicht verschwunden waren, wieder gegen die Antibiotika empfindlich waren. Ich glaube, daß wir das Problem der infektiösen Resistenz auch einmal diskutieren sollten, wenn dies auch heute leider sicher nicht möglich sein wird. Zumindest sollte man einmal darauf hinweisen.

Moderator: Man wird also wohl nicht unbedingt jeden Keim antibiotisch behandeln müssen, diese Feststellung ist sicher allen geläufig. Herr Hirsch wird zur Frage von Herrn Linzenmeier noch Stellung nehmen.

H. A. Hirsch, Tübingen: Das Diktum von Kass, daß Bakteriurie gleich Pyelonephritis ist, stammt wohl aus seiner Anfangszeit und ist seinem Anfangsenthusiasmus zuzuschreiben. Inzwischen hat er seine Meinung in diesem Punkt etwas modifiziert.

Moderator: Obgleich uns nur noch wenig Zeit zur Verfügung steht, möchte ich doch noch, daß kurz die Pilzerkrankungen diskutiert werden.

W. Diener, Siegen: Im Zusammenhang mit der Harngewinnung möchte ich noch auf den Blasenauslaßwaschtest hinweisen, der mir sehr bedeutungsvoll erscheint und auch darauf, daß nicht jede Bakteriurie oder jeder entzündliche Befund aus den Nieren stammen muß. Es kann durchaus die Blase allein infiziert sein, und ich bin enttäuscht von Herrn Hirsch, ein urologisches Referat gehört zu haben und davon, daß er uns Urologen nicht mehr Gynäkologie gebracht hat. Es muß, wie ich bereits sagte, nicht jeder Infekt aus den Nieren kommen, und wenn es sich um einen Blaseninfekt oder einen Infekt der unteren ableitenden Harnwege handelt, dann muß irgend etwas anderes dahinter stecken als eine gynäkologische Erkrankung. Hier möchte ich besonders auf die Trichomonaden hinweisen, und in diesem Zusammenhang sind die Pilzerkrankungen zweifellos sehr bedeutungsvoll.

Außerdem hoffte ich, etwas über den Antikonzeptiva (Pille) zu hören. Ich glaube, sagen zu können, daß wir durch die Pille mehr Mykosen haben, mehr Infekte im Bereich der unteren Harnwege sehen und daß die Pilze wohl einen Einfluß auf den unteren Harnwegstrakt haben. Es müssen keineswegs immer die Nieren befallen sein.

H. A. Hirsch, Tübingen: Die Pille nennen wir Ovulationshemmer, und darüber habe ich gesprochen.

A. Hofstetter, München: Auch ich möchte feststellen, daß wir auf dieses Thema eingegangen sind, daß dies aber in der Kürze der Zeit hier überhaupt nicht ausdiskutiert werden kann.

Moderator: Zugegeben, wir haben die Trichomonaden nicht erwähnt, wie Sie feststellten. Wir werden sie auch heute leider ausklammern müssen, da die Thematik außerordentlich weitgespannt ist und Sie, Herr Diener, sicher nicht verlangen, daß wir alles heute berücksichtigen.

Herr Laube, Darmstadt: Herr Vorsitzender, Sie haben die Frage der Prophylaxe in der Diskussion noch nicht angeschnitten, und ich halte das doch gerade für die gynäkologischen Operateure von entscheidender Wichtigkeit. Vielleicht darf ich Herrn Hirsch deshalb direkt ansprechen. Wir wissen, daß die gynäkologischen Operateure auf den Dauerkatheter z. B. nach einer Hysterektomie für einen gewissen postoperativen Zeitraum nicht verzichten können und daß damit dem Harnwegsinfekt Tür und Tor geöffnet sind. Es wurde durch den Vortrag von Herrn Mayer die Prophylaxe mit einem örtlich anzuwendenden Sulfonamid empfohlen. Hierzu hätte ich gerne die Stellungnahme der bakteriologischen Fachleute; denn wir wissen, daß durch die lokale Applikation von Antibiotika und von Sulfonamiden Resistenzen erzielt werden können, ja fast in jedem Falle erzeugt werden und daß sich dadurch das Spektrum der Keime zweifellos verschiebt. Soweit ich weiß, wurde in letzter Zeit von chirurgischer und auch von urologischer, nephrologischer und gynäkologischer Seite doch wieder empfohlen, die alten Desinfizientien zu nehmen. Das eben angesprochene Sulfonamid wird beispielsweise in meiner Klinik nicht verordnet, sondern Rivanol.

H. A. Hirsch, Tübingen: Es gibt eine Reihe von Untersuchungen, die gezeigt haben, daß man sowohl mit lokaler Instillation als auch mit einer allgemeinen Behandlung Harnwegsinfektionen zu einem Teil verhindern bzw. hinauszögern kann, wenn ein Dauerkatheter eingelegt werden muß. Liegt der Dauerkatheter jedoch längere Zeit, dann wird die Situation wesentlich schwieriger. Die Frage ist natürlich, ob man ein lokales Antibiotikum aus epidemiologischen Gründen anwenden sollte. Das Thema ist jedoch nicht auszudiskutieren.

Zusammenfassung und Schlußwort des Moderators

Wir sind am Ende unserer Zeit, wenn auch nicht am Ende der Möglichkeiten, das Thema erschöpfend behandelt zu haben. Ich möchte aus der Fülle der Feststellungen, die getroffen wurden, der Probleme und der offen gebliebenen Fragen einige, mir jedenfalls besonders wichtige erscheinende Punkte noch einmal stichwortartig hervorheben.

Harnwegsinfektionen sind schon im Hinblick auf die Konsequenzen für die Nieren außerordentlich ernst zu nehmende Erkrankungen.

Die *Diagnostik und Therapie* steht und fällt mit der lege artis durchgeführten Erregerbestimmung.

Die *Harngewinnung*, der Transport der Proben, Keimzählung, Keimdifferenzierung und Resistenzbestimmungen sind außerordentlich wichtige Dinge, die wir sowohl in der Klinik als auch in der Praxis beachten müssen. Die Eintauchverfahren gewinnen dabei zunehmend an Bedeutung. Man muß jedoch wissen, was sie zu leisten imstande sind und wo ihre Grenzen liegen.

Das *Keimspektrum* der Harnwegsinfektion verschiebt sich mehr und mehr in Richtung auf die ungünstigen Erregerpopulationen. Wir stehen therapeutisch deshalb vielfach vor noch ungelösten Problemen.

Die *Pathogenese der Harnwegsinfektion* bei der Frau ist heute wohl eine im wesentlichen, wenn auch nicht in allen Punkten geklärte Angelegenheit. Als Regelfall dürfen wir die Infektion mit atypischen Keimen aus dem Introitus der Vagina und sicher auch vom Darm her aus betrachten. Die lymphogene Infektion ist sicher auch denkbar.

Anatomische, funktionelle, hormonelle und psychische Bedingungen, die hier gar nicht angesprochen worden sind, begünstigen beim weiblichen Organismus die Infektion.

Das Erregerspektrum bei der Frau scheint bestimmte Besonderheiten zu haben. Die Therapie muß sich diesen Gegebenheiten anpassen. Dies gilt insbesondere auch für vaginale Infektionen.

Rezidiv und Reinfektion sollte man auf jeden Fall auseinanderhalten.

Zunehmende Bedeutung haben die *Pilzerkrankungen* gewonnen, gerade im Zusammenhang mit der antibiotischen Behandlung. Mykoplasmen spielen sicher eine Rolle, nicht nur theoretisch, sondern wahrscheinlich auch für eine Reihe von Fällen mit Infertilität. Auf die Trichomonadeninfektion konnten wir leider nicht näher eingehen.

Zweifellos konnten nur einige Aspekte der Harnwegsinfektion wegen der Kürze der Zeit behandelt werden. Ich bin jedoch außerordentlich dankbar dafür, daß Herr Marberger aus Innsbruck dieses Thema wieder behandeln wird, und wir werden dann hoffentlich mehr Zeit als heute haben. Mit meinem Dank an alle Referenten, vortragenden Diskussionsredner und an die Zuhörer schließe ich diese Sektion des wissenschaftlichen Programmes.

Urologie und Schwangerschaft

H. KREMLING: **Harnorgane und Schwangerschaft**

Aus dem Komplex Harnorgane und Schwangerschaft werden bei der gebotenen Kürze nur folgende Fragen besprochen:

1. Gravidität bei eingeschränkter Nierenfunktion,

2. Verlauf der Schwangerschaft bei Einzelniere und

3. prädisponierende Faktoren der Pyelonephritis gravidarum.

Für die Beantwortung der *ersten* Frage sind Verlaufsbeobachtung und Funktionsprüfungen in den verschiedenen Schwangerschaftsmonaten heranzuziehen. Ihre Ergebnisse erlauben folgende Aussage:

Bei eingeschränkter renaler Leistungsbreite und bei kompensierter Retention kann eine Schwangerschaft über die 28. Woche hinaus weiterbestehen. Liegt dagegen eine dekompensierte Niereninsuffizienz vor, bleibt eine Gravidität selten intakt. Durch die ebenfalls reduzierte Plazentafunktion ist das Leben des Kindes erheblich gefährdet.

Andererseits ist bei schwerer Niereninsuffizienz die Ovarialfunktion oft eingeschränkt; eine Konzeption erfolgt deshalb seltener.

Von 27 Frauen mit transplantierter Niere waren 26 vor dem Eingriff amenorrhoisch (2). K. J. Beck und Mitarb. (1) berichten, daß von 74 Patientinnen mit schwerer Niereninsuffizienz 86,3% einen gestörten menstruellen Zyklus hatten.

Zur Frage 2:

Nach Nephrektomie ist zu einer Schwangerschaft erst mit beendeter Funktionsumstellung der Restniere zu raten, also nach etwa 12 Monaten. Eine kompensatorische Mehrleistung setzt vor allem eine primär gesunde Restniere voraus. Die für die Gravidität erforderlichen Kontrollen erfolgen bei Einzelniere anfangs alle 14 Tage, vom 6. Schwangerschaftsmonat an alle 8 bis 10 Tage. Dies gilt auch für die *angeborene* Solitärniere.

35 Schwangere mit Solitärniere der Würzburger Universitätsfrauenklinik sollen Hinweise auf den Verlauf von Gravidität und Geburt geben.

Tabelle 1. Altersverteilung (35 Schwangere mit Einzelniere)

unter 20 Jahre	5
20 bis 25 Jahre	8
26 bis 30 Jahre	6
31 bis 35 Jahre	8
36 bis 40 Jahre	8
	35

Die Nephrektomie erfolgte bei 7 Frauen wegen Schrumpfniere, bei je 6 wegen Tuberkulose oder Hydronephrose. 5mal war eine Pyonephrose als Indikation angegeben, 2mal Nierensteine und 1mal eine Nierenruptur. Bei 2 Frauen ist die Indikation nicht bekannt. 6 Schwangere haben eine angeborene Solitärniere, davon 3 mit Fehlbildung der Gebärmutter.

Die 35 Frauen waren 62mal schwanger. 39 Graviditäten bestanden bei intakter, 23 bei erkrankter Einzelniere.

41mal erfolgte eine Spontangeburt, 10mal eine operative Entbindung. 10mal endete die Schwangerschaft durch Abortus, davon 4mal bei Fehlbildung der Gebärmutter. 1mal wurde die Gravidität wegen Tuberkulose abgebrochen.

Tabelle 2. Befund der Einzelniere während der Gravidität (35 Schwangere)

I. Nephrektomie wegen:	Zahl der Schwangeren	normale Nierenfunktion	Pyelonephritis	EPH-Gestose	Tuberkulose
Schrumpfniere	7	4	1	2	—
Tuberkulose	6	2	2	1	1
Hydronephrose	6	4	1	1	—
Pyonephrose	5	3	1	1	—
Nierensteine	2	1	1	—	—
Nierenruptur	1	—	1	—	—
Indikation nicht	2	2	—	—	—
II. angeborene Solitärniere	6 (3)	5	1	—	—
	35 ( ) mit Fehlbildung des Uterus	21	8	5	1

Tabelle 3. Verlauf von Gravidität und Geburt (35 Schwangere mit Einzelniere)

Befund	Zahl der Schwangerschaften	Spontangeburt	operative Entbindung	Fehlgeburt	Interruptio
normale Nierenfunktion (21 Schwangere)	39	28	3	8 (4)	—
Pyelonephritis (8 Schwangere)	15	10	4	1	—
EPH-Gestose (5 Schwangere)	7	3	3	1	—
Tuberkulose (1 Schwangere)	1	—	—	—	1
	62	41	10	10 ( ) bei Mißbildung des Uterus	1

42 Kinder hatten ein Geburtsgewicht über 2500 g, 7 unter 2500 g. 2 Kinder mit einem Gewicht unter 2500 g waren bei EPH-Gestose intrauterin abgestorben.

Die Nierenfunktion hatte sich post partum bei 33 Frauen nicht verändert, bei 2 verschlechtert, davon 1mal nach Interruptio (Nachbeobachtungszeit bis zu 8 Jahren).

Bei einer Analyse aus Schrifttum und eigenen Beobachtungen läßt sich folgendes sagen:

1. Die Frequenz der Fehlgeburten ist bei Solitärniere nicht erhöht.

2. Operative Entbindungen sind bei erkrankter Einzelniere häufiger.

3. Vermehrt ist die Frequenz der Frühgeburten mit stärkerer Gefährdung des Kindes bei EPH-Gestose.

4. Langfristige klinische Überwachung bessert die Lebensaussichten des Kindes.

Tabelle 4. Geburtsgewicht der Kinder

Befund	Geburtsgewicht > 2500 g	Geburtsgewicht < 2500 g	Fetus mortuus < 2500 g
normale Nierenfunktion (21 Schwangere, 29 Kinder)	25	4	—
Pyelonephritis (8 Schwangere, 15 Kinder)	12	3	—
EPH-Gestose (5 Schwangere, 7 Kinder)	5	—	2
	42	7	2

5. Bei sakral dystoper Einzelniere ist eine abdominale Schnittentbindung angezeigt; operative vaginale Verfahren (Forceps, Vakuumextraktion) sind kontraindiziert.

6. Eine Interruptio ist bei zunehmend verschlechterter Nierenfunktion zu erwägen. Daß der Schwangerschaftsabbruch das Grundleiden günstig beeinflußt, ist nicht bewiesen.

7. Ob bei Solitärniere eine weitere Gravidität vertretbar ist, hängt ab von den Kontrolluntersuchungen post partum.

Zur Frage 3:

In der Diskussion der Schwangerschaftskomplikationen nimmt die Pyelonephritis einen breiten Raum ein.

Hinweis auf das Verhältnis von akuter zu chronischer Pyelonephritis geben folgende Zahlen: von 2086 Schwangeren der Würzburger Klinik hatten 2,4% eine akute und 4,9% eine chronische, meist symptomarme Pyelonephritis.

Die Diagnose symptomarmer Verlaufsformen wird erleichtert durch Kenntnis prädisponierender Faktoren. Neben einer „asymptomatischen" Bakteriurie begünstigen vor allem frühere Harnwegsinfektionen die Pyelonephritis gravidarum. Von 212 Schwangeren mit Pyelonephritis waren 62,5% schon zuvor behandelt worden (Kontrollgruppe 10,7%).

Tabelle 5. Prädisponierende Faktoren bei Pyelonephritis gravidarum (212 Patientinnen)

	Pyelonephritis gravidarum 212 Patientinnen	Kontrollgruppe 112 Schwangere
Frühere Harnweginfektion	62,5%	10,7%
Nieren- oder Uretersteine	6,1%	0,0%
Diabetes mellitus	8,7%	0,9%
Fehlbildungen der Harnorgane	7,1%	0,0%
Harninkontinenz	55,9%	14,2%
Pathologische Keimbesiedlung der Vagina	64,8%	22,3%
Abortus (febrilis)	39,6%	13,4%
Operative Entbindung	25,6%	8,1%
Anämie	58,5%	22,3%
RR > 135/85	16,5%	4,5%

Nieren- oder Uretersteine fanden sich bei 6,1% unserer Patientinnen (Kontrollgruppe 0%). Ob zuerst die Steine oder die Pyelonephritis bestanden, läßt sich nicht immer feststellen.

338

Diabetische Schwangere müssen vermehrt mit eitriger Nierenentzündung rechnen; 8,7% unserer Patientinnen hatten einen Diabetes mellitus (Kontrollgruppe 0,9%). Fehlbildungen der Harnorgane sahen wir bei 7,1% (Kontrollgruppe 0%).

Insuffizienz des Blasenverschlußapparates scheint spontane Keiminvasion und damit die Pyelonephritis zu begünstigen; eine Harninkontinenz hatten 55,9% (Kontrollgruppe 14,2%). Pathologische Keimbesiedlung der Vagina fand sich bei 64,8% (Kontrollgruppe 22,3%). Gefährdet sind Schwangere nach Abortus febrilis oder operativer Entbindung.

Ob Schwangerschaftsanämie oder Hypertonie prädisponierende Faktoren sind, läßt sich nur schwer sagen; oft sind sie Folge der Pyelonephritis.

Zusammenfassung

Bei eingeschränkter renaler Leistungsbreite oder kompensierter Retention kann eine Schwangerschaft über die 28. Woche hinaus weiterbestehen. Selten intakt bleibt hingegen eine Gravidität bei dekompensierter Niereninsuffizienz. Schwangere mit Einzelniere sind in kurzen Abständen zu kontrollieren. Langfristige klinische Überwachung und Therapie bessern die Lebensaussichten des Kindes. Die Diagnose „chronische Pyelonephritis gravidarum" wird durch Kenntnis prädisponierender Faktoren erleichtert.

Jede Krankheit der Harnorgane bei Schwangeren erfordert enge und verständnisvolle Zusammenarbeit von Urologe und Geburtshelfer. Ist diese gegeben, lassen sich optimale Ergebnisse in Diagnostik und Therapie erzielen.

Literatur

1. Beck, K. J., Andreas, A. J., Siedeck, M., Leyendecker, G.: Arch. Gynäk. **214**, 404 (1973). —
2. Merkatz, I. R., Schwartz, G. H., David, D. S., Stenzel, K. H., Riggio, R. R., Whitsell, J. C.: J. Amer. Med. Assoc. **216**, 1749 (1971).

Prof. med. H. Kremling
Univ.-Frauenklinik
Josef-Schneider-Straße 4
D-8700 Würzburg

H. P. BASTIAN und W. VAHLENSIECK: **Nephrolithiasis und Gravidität**

Der Gravidität wird immer wieder eine ätiologische Bedeutung für die Genese des Harnsteinleidens beigemessen.

Das Auftreten einer Nephrolithiasis bei gleichzeitig bestehender Gravidität ist ausgesprochen selten und liegt unter 1%. Die absolute Häufigkeit liegt also nicht höher als die Morbidität in der normalen Gesamtbevölkerung, die mit 2 bis 4% angegeben wird. Allein aufgrund dieser Zahlen muß die Frage, ob durch die Gravidität die Harnsteinbildung begünstigt wird, verneint werden.

In unserem Krankengut fanden wir bei 222 Harnsteinpatientinnen der letzten 4 Jahre nur in 5 Fällen (2,3%) eine Harnsteinmanifestation während der Gravidität. Die Steinanalyse durch Röntgendiffraktion ergab in diesen Fällen über 80% Kalzium-Oxalat.

3 Faktoren, die schwangerschaftsbedingt sind, können als ätiologische Momente für die Genese des Harnsteinleidens diskutiert werden (Klinger, 1974):

1. Die Veränderung des Harntransportes.
2. Die Zunahme der Harnwegsinfektionen.
3. Die Veränderungen im Elektrolythaushalt.

Die Veränderungen der urodynamischen Parameter reichen allein nicht aus, um diese für die Harnsteingenese verantwortlich zu machen. Hiergegen spricht das seltene Auftreten von Harnsteinen während der Gravidität. Es ist eher anzunehmen, daß durch die

Weitstellung der harnableitenden Wege ein bis dahin ruhender Kelch- bzw. Nierenbeckenstein mobil wird und erst während der Gravidität erkannt wird.

Die Häufigkeit der Harnwegsinfektionen während der Gravidität wird mit 5 bis 10%
angegeben. Der Infekt hat aber nur dann einen Einfluß auf die Bildung von Harnsteinen,
wenn gleichzeitig signifikante Änderungen der Ionen-Aktivitätsprodukte vorliegen. Wir
fanden bei keiner Steinanalyse einen Struvitanteil, der sich durch eine Harnwegsinfektion
mit ureasespaltenden Bakterien gebildet haben könnte.

Bei 30 Schwangeren haben wir die Kalzium-, Magnesium- und Harnsäure-Ausscheidung im 24-Stunden-Urin gemessen, wobei Kalzium und Magnesium durch Atom-
absorption und die Harnsäure enzymatisch bestimmt wurden.

Die Mittelwerte für Kalzium lagen im Normbereich (11,01 mVal/24 Std.) (Abb. 1)*.

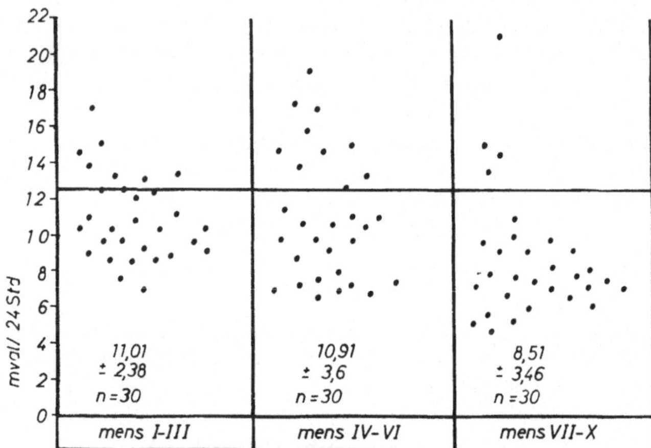

Abb. 1. Kalzium-Ausscheidung im Urin während der Gravidität

Die Magnesium-Ausscheidung im 24-Stunden-Urin lag ebenfalls im Normbereich
(7,18 mVal/24 Std.) (Abb. 2).

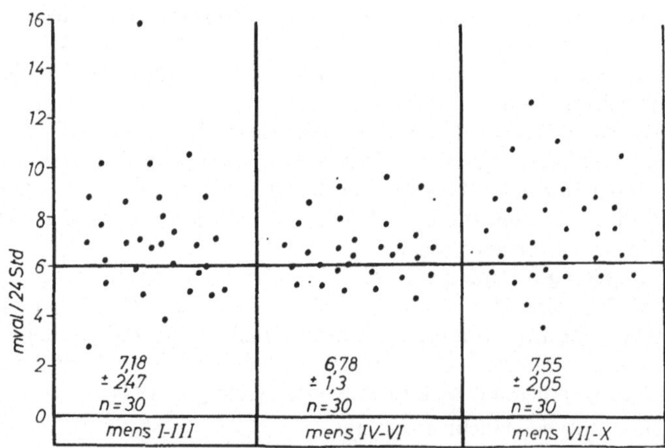

Abb. 2. Magnesium-Ausscheidung im Urin während der Gravidität

* Für die Unterstützung danke ich Herrn Dr. H. Schlebusch (Univ.-Frauenklinik, Bonn)
herzlich.

Die mittlere Harnsäure-Ausscheidung war bei den untersuchten Schwangeren mit 546,7 mVal/24 Std. im Normbereich.

Wir fanden also keine signifikanten Veränderungen der für das Kristallwachstum entscheidenden Ionen während der Schwangerschaft im 24-Stunden-Urin. Es ist eher mit einer Erniedrigung der Kalzium-Ausscheidung im Urin zu rechnen, da während der Gravidität ein gesteigerter Kalziumverbrauch vorliegt. Der Kalzium-Magnesium-Quotient, der eine Steinbildungskrise anzeigen kann, lag in unserer Untersuchungsserie ebenfalls im Normbereich. Auch Untersuchungen von Duggin (1974), Goldsmith (1967), Simpson (1972) und Wathney (1974) ergaben keine Erhöhung der Kalzium-Ausscheidung im Urin während der Schwangerschaft.

Wenngleich wir also eine Harnsteinbildung durch die Gravidität für äußerst selten halten, kann die Aktivierung eines vorbestehenden Steines während der Gravidität bedeutsame klinische Probleme mit sich bringen.

Legt die Symptomatik die Annahme eines Harnsteines nahe, sind neben den sonst üblichen Untersuchungen beim Harnstein zur Sicherung der Diagnose röntgenologische und nuklearmedizinische Untersuchungen zu diskutieren. Dabei ist jedoch die Gefahr der Keimschädigung zu beachten. Die für das Kind ungefährliche Methode der Ultraschalluntersuchung hat in der Klinik keine Aussagekraft, da Steine nur schwer zu erfassen sind und die Frage einer Harnabflußstörung nur bei extremer Stauung beurteilt werden kann.

Eine Keimschädigung ist in den ersten 12 Schwangerschaftswochen bei einer Belastung von 3 R zu erwarten und bei 10 R ist mit großer Wahrscheinlichkeit mit Mißbildungen und Wachstumsstörungen sowie Keimuntergang zu rechnen.

In der nachfolgenden Tabelle haben wir die mittlere Gonadendosis in Milli-Röntgen bei diagnostischen Maßnahmen dargestellt (Tab. 1).

Tabelle 1. Mittlere Gonadendosis in Milli-Röntgen

Diagnostische Maßnahmen	mR
Abdomenübersicht	200
Urogramm	486 bis 1820
Pyelogramm	200
Isotopennephrogramm	1
Nierensequenzszintigramm	10
J-131-Hippuran Clearance	10

In den ersten 12 Schwangerschaftswochen kann zur Diagnostik eine Abdomenübersicht ohne Bedenken durchgeführt werden, um so über Größe, Form und Lokalisation des Steines Aufschluß zu erhalten, wobei darauf geachtet werden sollte, daß möglichst nur eine Halbseitenaufnahme angefertigt wird. Der Grad der Harnabflußstörung kann durch ein Isotopennephrogramm erfaßt werden, dieses Verfahren eignet sich wegen der niedrigen Gonadendosis auch besonders zur Verlaufskontrolle. Die Harnleitersondierung, eventuell mit retrogradem Pyelogramm, ist in den ersten 12 Schwangerschaftswochen eher als ein Urogramm zu empfehlen.

In der späteren Phase der Schwangerschaft, also nach Mens IV, ist die Durchführung des Urogramms eher vertretbar. Die Bedenken wegen der Gefahr der Keimschädigung bleiben jedoch weiterhin bestehen. Hier bieten sich wieder die oben aufgezeichneten Untersuchungsmethoden an.

Die Therapie der Harnsteine während der Gravidität wird durch die Komplikationen bestimmt:

1. Bei unkomplizierten Nierenbecken- oder Harnleitersteinen ist eine abwartende Behandlung angezeigt.

2. Eine instrumentelle bzw. operative Behandlung ist nur dann indiziert, wenn durch
Harnstauung, Dauerkoliken, Urosepsis eine Gefährdung der Mutter bzw. der Frucht
gegeben ist. Hier gelten die Behandlungsrichtlinien, die üblicherweise beim Harnstein-
leiden angezeigt sind.

Zusammenfassend ergibt sich:

1. Harnsteine manifestieren sich während der Gravidität relativ selten. Die Häufigkeit liegt unter 1 %.

2. Durch die röntgenologischen und nuklearmedizinischen Untersuchungen unter
Berücksichtigung der Strahlenbelastung ist eine genaue Diagnose möglich. Die Ultraschalluntersuchung ergibt meistens keine weiteren Aufschlüsse.

3. Nur bei Komplikationen ist eine instrumentelle bzw. operative Behandlung angezeigt.

Dr. H. P. Bastian
Urol. Univ.-Klinik
Venusberg
D-5300 Bonn 1

H. Melchior, F. K. Klöck und B. Liedtke: Ureterperistaltik in graviditate

Nach der derzeit gültigen Lehrmeinung führt die Progesteron-Wirkung in graviditate
zu einer Hypotonie der Uretermuskulatur, die Dilatation des Schwangerschaftsureters
wird auf hormonale Einflüsse zurückgeführt, mechanischen Komponenten wird nur untergeordnete Bedeutung beigemessen.

Methodik

Bei 6 schwangeren Frauen (mens V bis mens VIII), bei denen aufgrund der klinischen
Symptomatik die Indikation zur retrograden Uretersondierung gegeben war, wurde über
den liegenden Ureterkatheter der intraureterale Druck gemessen.

Beispiele

1. 21jährige I-Para, mens VII/2, mit kolikartigen Flankenschmerzen rechts. Bei der
Chromozystoskopie keine Blauausscheidung rechts nach 15 min. Retrograde Sondierung
für 6 Charr ohne Widerstand. Intraureteraler Druck in der Pars abdominalis (Abb. 1):
Ruhedruck 50 mm Hg, Druckamplitude 30 bis 40 mm Hg, maximaler Kontraktions-
druck 92 mm Hg, Kontraktionsfrequenz 3 min^{-1}, Kontraktionsdauer 12 bis 15 s.

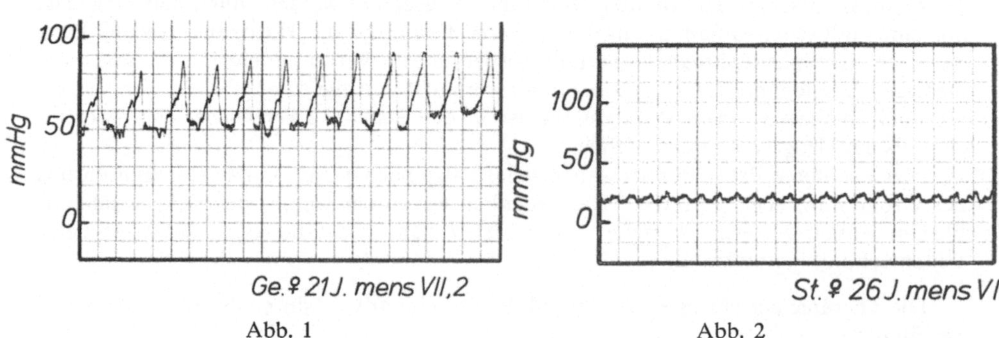

Abb. 1

Abb. 2

Abb. 1. Intraureteraler Druck in der Pars abdominalis einer 21jährigen I-Para, mens VII/2

Abb. 2. Intraureteraler Druck einer 26jährigen II-Para, mens VI

2. 26jährige II-Para, mens VI, mit fieberhafter, therapieresistenter Pyelonephritis rechts. Zystoskopisch entzündlich-granulomatöse Schleimhautveränderungen in der rechten Ausflußbahn. Keine Indigokarminausscheidung rechts nach 15 min. Nach glatter retrograder Sondierung entleert sich trüber Urin im Strahl. Peristaltische Druckschwankungen in der Pars abdominalis des rechten Ureters (Abb. 2): Ruhe- oder Basisdruck 17 mm Hg, Druckamplitude 7 bis 9 mm Hg, Kontraktionsfrequenz 6 bis 7 min^{-1}.

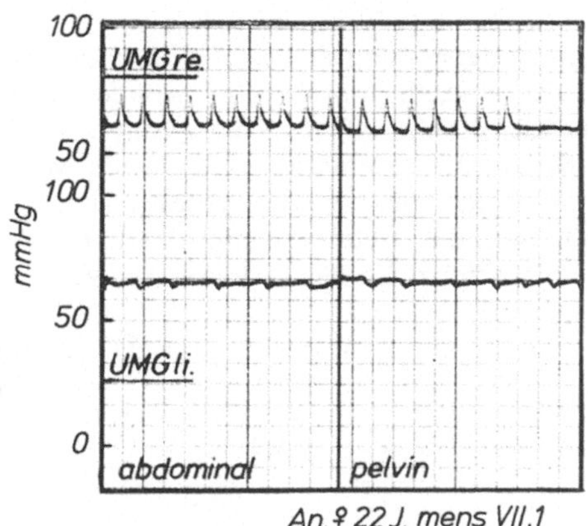

Abb. 3. Intraureteraler Druck bds. einer 22jährigen I-Para, mens VII/1

3. 22jährige I-Para, mens VII/1, die wegen anhaltender linksseitiger Koliken und Oligo-Anurie außerhalb bereits geröntgt worden war: Ausscheidungsverzögerung mit massiver Ektasie des Nierenbeckenkelchsystems rechts, links keine Kontrastmittelausscheidung nach 30 min. Retrograde Sondierung beiderseits für 6 Charr ohne Widerstand. Intraureteraler Druck (Abb. 3): rechts Ruhe- oder Basisdruck 62 mm Hg, Druckamplitude 16 mm Hg, Kontraktionsfrequenz 6 bis 7 min^{-1}, maximaler intraureteraler Druck 78 mm Hg; links Basisdruck 68 bis 70 mm Hg, unregelmäßige Ureterkontraktionen mit Amplitudenschwund. Nach Zurückziehen der Katheterspitzen vom abdominalen in den pelvinen Harnleiter keine signifikante Änderung des intraureteralen Druckes beiderseits.

Folgerung

Aufgrund der Beobachtung eines erhöhten intraureteralen Druckes und/oder einer gesteigerten Kontraktionsfrequenz im Schwangerschaftsharnleiter können wir die klassische Theorie einer hormonbedingten Hypotonie des Ureters während der Schwangerschaft nicht bestätigen. Erhöhter intraureteraler Druck und gesteigerte Kontraktionsfrequenz sind typische Zeichen einer Widerstandsperistaltik; sie weisen auf eine mechanische Transportstörung hin. In Übereinstimmung mit den tierexperimentellen Untersuchungsergebnissen von Roberts an Primaten müssen wir daher annehmen, daß die Ureterdilatation in graviditate obstruktiver Genese ist. Unbeantwortet bleibt jedoch die Frage nach der Obstruktionsursache.

Literatur

Roberts, J. A.: Functional changes in peristalsis, hydronephrosis of pregnancy. In: W. Lutzeyer and H. Melchior, Urodynamics, Upper and Lower Urinary Tract, S. 118. Berlin–Heidelberg–New York: Springer 1973.

Prof. Dr. H. Melchior
Urol. Klinik der Med. Fak. d. RWTH
Goethestraße 27/29
D-5100 Aachen

U. Ulmsten: **Ureterometrie — eine neue Technik für das Studium der Ureterfunktion mit intra-ureteraler Druckmessung. Gesichtspunkte über uretere Peristaltik
während der Schwangerschaft**

Es ist Urologen und Gynäkologen wohlbekannt, daß der Abfluß von den oberen
Harnwegen sich während der Schwangerschaft oft verschlechtert. Dies ist so gewöhnlich,
daß man von einer „normal" vorkommenden Ureterstauung während der Schwangerschaft spricht.

Die Ursachen zu dieser Ureterstauung sind noch unbekannt. Man spricht hauptsächlich von zwei Theorien. Die eine, die hormonelle, gründet sich darauf, daß man bei
Progesteron einen hemmenden Effekt auf die Kontraktilität der Uretermuskulatur vermutet, sowie darauf, daß man auch annimmt, daß sie die Myometrieaktivität in der
Gebärmutter hemmt. Die zweite, mechanische, gründet sich darauf, daß die Gebärmutter infolge ihres Zuwachsens die Ureteren komprimiert, vor allem die rechte Uretere,
die nicht vom Sigmoideum geschützt ist, gegen die Beckenwand, wodurch eine Stauung
entsteht.

Schließlich hat man auch dem Verlauf der Arteria Ovarica Bedeutung zugemessen.

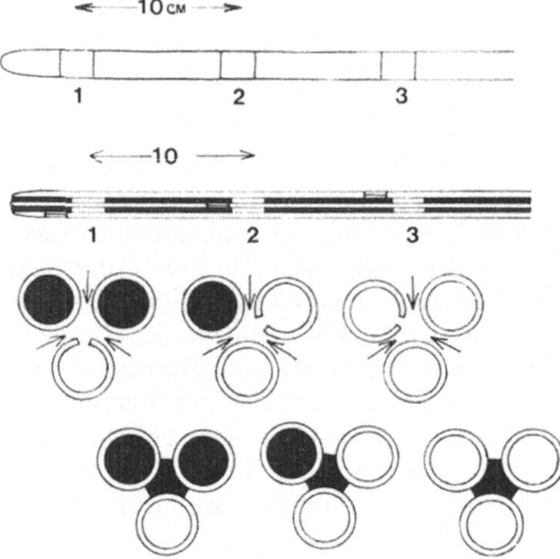

Abb. 1. Meßkatheter für Ureterometri laut Ulmsten. Drei dünne Nylonkatheter sind zusammen-
geleimt. Der äußere Durchmesser des Katheters ist 1,3 mm. Bemerken sie bitte die Plazierung der
Meßlöcher auf der Innenseite des Katheters, so daß keine Störungen vom Uretermucosan geschehen können

Untersuchungen der ureteren Peristaltik mit einem eigenen, teilweise neuen Verfahren
der Ureterometrie haben bewiesen, daß man eine genaue Auffassung von den Kontrak-
tionsamplituden in drei verschiedenen Höhenlagen der Uretere gleichzeitig bekommen
kann. Dadurch kann die Propagationsschnelligkeit der Peristaltikwelle und deren Richtung abgelesen werden. Abb. 1 zeigt diesen Katheter zum Druckmessen, welcher an
einen speziellen Drucktransducer und Verstärker angeschlossen ist. Wichtig ist, zu bemerken, daß die Meßlöcher in der Innenseite des Katheters so liegen, daß Störungen
durch die Uretermucosa keine falschen Meßwerte vortäuschen können. Dank dieser An-
ordnung braucht auch keine Flüssigkeit durch den Katheter infundiert werden. Diese
Ureterometrie, durchgeführt bei gesunden Patientinnen, gibt in großen Zügen folgendes
Bild der ureteren Peristaltik (Abb. 2, oben). Wir haben auf der Darstellung eine antegrade,
d. h. eine von der Niere kommende Peristaltikwelle, die mit der Geschwindigkeit von
3 bis 4 cm pro Sekunde abwärts zur Blase geht. Die Meßöffnungen liegen mit 10 cm Abstand
angebracht, was macht, daß die Peristaltikwelle unmittelbar unter dem Nierenbecken,
in der Mitte der Uretere und 5 bis 6 cm von der unteren Ostie gemessen werden kann.

344

Tabelle 1. Die Zusammensetzung des Patientenmateriales und das Ergebnis von Renografie bzw. Ureterometrie

Patient no.	Diagnose	Alter	Renography	Schmerz-lokalisation	Ureterometry
1.	grav. mens VIII	28	obstraction dx. normal sin.	right flank	retrograde dx. antegrade sin.
2.	grav. mens VI	36	obstraction dx. normal sin.	right flank	retrograde dx. —
3.	grav. mens V	29	obstraction dx. normal sin.	right flank	retrograde dx. antegrade sin.
4.	grav. mens VII	28	obstraction dx. normal sin.	right flank	abolished dx. antegrade sin.
5.	grav. mens IX	32	normal bilateral	bilateral	antegrade dx. antegrade sin.

Im Normalfall haben schwangere Frauen relativ wenig Beschwerden von ihrer Ureter-stauung. Es gibt doch eine Gruppe von Patientinnen, die manchmal das Krankenhaus wegen akuter Schmerzen meistens auf der unteren rechten Seite, aufsuchen. Oft deutet man diese Schmerzen als entweder von einem Stein kommend oder als direkte Obstruk-tionsschmerzen infolge einer kräftigen Kompression der Uretere.

Die Einführung eines Ureterkatheters gibt doch in der Regel keine Erklärung der Schmerzen. Röntgenuntersuchung wird vermieden wegen des Strahlenrisikos. Reno-gramm zeigt bei diesen Patientinnen oft eine bedeutende Obstruktion oder manchmal gar keinen Zufluß auf der betroffenen Seite.

Es war möglich, fünf schwangere Frauen zu untersuchen, welche die Frauenklinik in Malmö aufsuchten wegen starker Flankenschmerzen. Die Patientinnen wurden mit akuter Renografie- und Ureterometrie untersucht. Das Ergebnis der Untersuchungen wird in Tabelle 1 gezeigt. Es geht hervor, daß bei drei der Patientinnen auf der schmerzenden Seite eine retrograde uretere Peristaltik mit erhöhtem Grunddruck sogar am höchsten Meß-punkt vorliegt. In einigen Fällen war es möglich, beiderseitige Ureterometrien zu machen. Da die Patientinnen sehr starke Schmerzen hatten, fand ich es doch nicht ethisch zu rechtfertigen, die Zeit für das Zystoskopieren und Einlegen des Katheters zu verlängern, um auch die andere Seite zu untersuchen. In den Fällen, wo beide Seiten untersucht werden konnten, erwies es sich doch, daß die Ureterometrie auf der nicht schmerzenden Seite hauptsächlich normal war. Abb. 2 zeigt eine dieser Patientinnen. Wir sehen hier auf der rechten Seite eine ausgeprägte retrograde uretere Peristaltik, während der linke Ureter eine ganz normale antegrade Peristaltik aufweist. Die Renografie- und Uretero-metrieresultate stimmten gut überein.

Die Untersuchungen wurden mit geleerter Blase durchgeführt, weshalb vesikouretraler Reflux ausgeschlossen ist. Außerdem unterscheidet sich die aktive retrograde Peristaltik vom passiven vesikouretralen Reflux. Bei einer Patientin lag im großen und ganzen gar keine Peristaltik auf der betroffenen Seite vor. Bei der fünften Patientin waren die Ver-hältnisse auf beiden Seiten hauptsächlich normal und auch ihr Renografiebefund war hauptsächlich normal.

Man darf selbstverständlich nur äußerst vorsichtige Schlußfolgerungen aus dieser Un-tersuchung von nur fünf Patienten ziehen. Die Gegenwart eines Katheters, wenn er auch dünn ist, kann auf den Harnabfluß durch die Uretere obstruierend wirken, aber gleichzei-tige Cineradiografien der Uretere und Ureterometrie haben bewiesen, daß im normalen Fall keine Obstruktion vorliegt. Wir wissen, daß im terminalen Teil der Uretere eine Menge von cholinergen und adrenergen Nervenzellen belegt sind. Es ist möglich, daß diese unter gewissen Bedingungen aktiviert werden können und dann über eventuelle übergeordnete Pacemakerzellen überhand nehmen und dabei retrograde Peristaltik hervorrufen. Das hat zur Folge, ein schnell zunehmendes, funktionelles Abflußhindernis d. Patientin zu erklären.

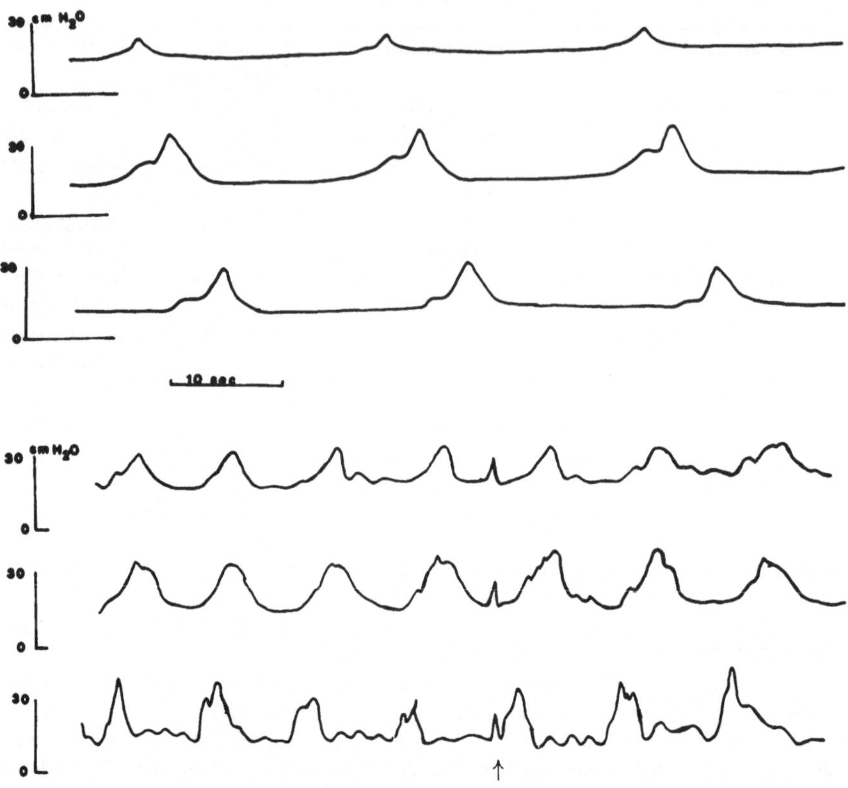

Abb. 2. Der obere Teil der Figur zeigt eine normale antegrade Peristaltik. Die oberste Kurve registriert die Ureteraktivität ganz unter der Niere. Die mittlere Kurve registriert die Aktivität in der Mitte der Uretere, die untere Kurve die Aktivität einige Zentimeter oberhalb der Ureterostie. Das Messen ist in der linken Uretere des Patienten Nr. 1 ausgeführt.
Der untere Teil der Figur zeigt eine ausgeprägte retrograde Peristaltik bei demselben Patienten. Bemerken Sie hier, daß die Peristaltikwellen aus der Blase gegen das Nierenbecken geht. Die Meßpunkte haben dieselbe Position wie bei Messungen in der linken Uretere. Der Pfeil markiert einen Hustenstoß. Bemerken Sie auch, daß gleichförmige Drucktransmission zu allen Meßpunkten geschieht. Die intra-abdominelle Drucksteigerung hat die Peristaltik nicht beeinflußt. Das Messen ist in der rechten Uretere ausgeführt

Retrograde Peristaltik konnte bei Tieren durch Manipulation an der unteren Uretere experimentell hervorgerufen werden, und ist auch bei Operationen eingetroffen, wenn der untere Teil der Uretere freigelegt werden mußte, wie z. B. bei Hysterektomie nach Wertheim.

Äußerst vorsichtig beurteilt dürfte das Resultat hier darauf deuten, daß bei bestimmten schwangeren Patientinnen Episoden von retrograder Peristaltik vorkommen, die zu einem funktionellen Abflußhindernis führen, welches wiederum die manchmal sehr schnell aufkommenden Schmerzzustände bei einigen unserer schwangeren Patientinnen erklären könnte.

Literatur

Ulmsten, U.: Studies on ureteral function in women. Studentliteratur, Lund, Schweden 1974.

Doz. Dr. U. Ulmsten
Univ.-Frauenklinik Lund
Malmö Allmänna Sjukhus
S-2140 Malmö/Schweden

G. Hubmer: **Perinatale Komplikationen beim „Right-ovarian-vein"-Syndrom**

Das Ovarica-Syndrom oder „Right-ovarian-vein"-Syndrom (R.o.v.S.) wird durch eine Abflußbehinderung des rechten Harnleiters in jenem Abschnitt verursacht, in dem er von der Ovarialvene oder deren Plexus gekreuzt wird. Beide Organe sind hier von einer gemeinsamen Bindegewebshülle umgeben. Die eigentliche Ursache der Abflußbehinderung ist entweder ein aberrierender Verlauf oder ein abnormes Kaliber der Vene. Für die teilweise variköse Ausweitung des Gefäßes werden der längere Gebrauch von Antikonzeptiva, die Gravidität, die fehlende Involution und Klappeninsuffizienz der Venen nach dicht aufeinanderfolgenden Schwangerschaften sowie entzündliche gynäkologische Erkrankungen verantwortlich gemacht.

Betroffen werden nur ausnahmsweise Nulliparae oder Kinder (Pfaff und Hallwachs); zumeist sind es jüngere Multiparae, die entweder während oder nach einer Gravidität mit kolikartigen Stauungsschmerzen und den Zeichen der obstruktiven Pyelonephritis erstmals die Symptome des R.o.v.S. zeigen. Charakteristisch sind prämenstruelle Beschwerden, die sich auch durch Progesterongaben provozieren lassen (Dykhuizen und Roberts).

Die Diagnose ergibt sich aus der Symptomatik und charakteristischen Rückstauungszeichen im i.v. Urogramm proximal der Kreuzung von Harnleiter und Ovarialvene. Eine echte Objektivierung gelingt allerdings nur durch eine synchrone Darstellung der Harnwege und der Ovarialvenen über ein i.v. Urogramm und eine transzervikale Instillation von Hyaluronidase und 20 ml Kontrastmittel in das Myometrium.

Wenn trotz antibakterieller Therapie die subjektiven Beschwerden weiterbestehen oder die Abflußbehinderung progredient ist, besteht die Therapie der Wahl in der Präparation des Ureters und der Resektion der rechten Ovarialvene von ihrer Einmündung in die V. cava bis distal der Iliakalgefäße. Die Ergebnisse der Operation sind gut, negative Auswirkungen auf spätere Schwangerschaften nicht zu erwarten (Dykhuizen und Roberts).

Wir konnten innerhalb der letzten 4 Jahre zwei Fälle von R.o.v.S. beobachten, die prä- bzw. postnatal besondere Komplikationen aufwiesen.

Fall 1

Margit H.: Die 17jährige Gravide hat seit dem 2. Trimenon eine hartnäckige Pyelonephritis rechts. 5 Wochen ante partum Aufnahme wegen schwerster obstruktiver Pyelonephritis. Im i.v. Urogramm hochgradige Harnstauungsniere rechts ohne klar erkennbares Abflußhindernis. Bei der dringlichen Operation findet sich ein mächtiges Ovarialvenenkonvolut als Ursache der Rückstauung. Transrenale Nephrostomie. Die Ovarialvenen werden belassen. Normale Geburt eines gesunden Kindes 4 Wochen später. Weitere 4 Wochen später findet sich wieder ein befriedigender Abfluß, so daß die Fistel aufgehoben werden kann. Sanierung der Pyelonephritis nach einem Jahr.

Fall 2

Herta O.: Die 23jährige Frau erkrankt am 2. Tag post partum mit Schmerzen im rechten Mittel-Unterbauch, Koliken im rechten Nierenlager und Fieber. Ähnliche Beschwerden waren auch bei der Geburt des ersten Kindes 20 Monate vorher vorübergehend aufgetreten. Diesmal Verschlimmerung mit hohem Fieber, das am 5. Tag post partum septisch wird. Rektal fragliche Resistenz rechts vom Uterus. Im i.v. Urogramm Abflußbehinderung in Höhe des 5. LWK im Sinne eines R.o.v.S. Keine Besserung auf hochdosierte Antibiotikatherapie, daher Übernahme der Patientin und vorerst diagnostische Laparotomie. Es findet sich eine eitrige Salpingitis rechts und eine auf Daumendicke erweiterte, variköse, mit infizierten Thrombenmassen gefüllte V. ovarica dextra, die den Harnleiter obstruiert. Absetzen der Tube und Resektion der Vene bis knapp vor deren Einmündung, da sich eine Fortsetzung der Thrombose in die V. cava zeigt. Ab dem 2. postoperativen Tag Antikoagulantientherapie. Komplikationsloser weiterer Verlauf. Entlassung der geheilten Patientin nach 5 Wochen.

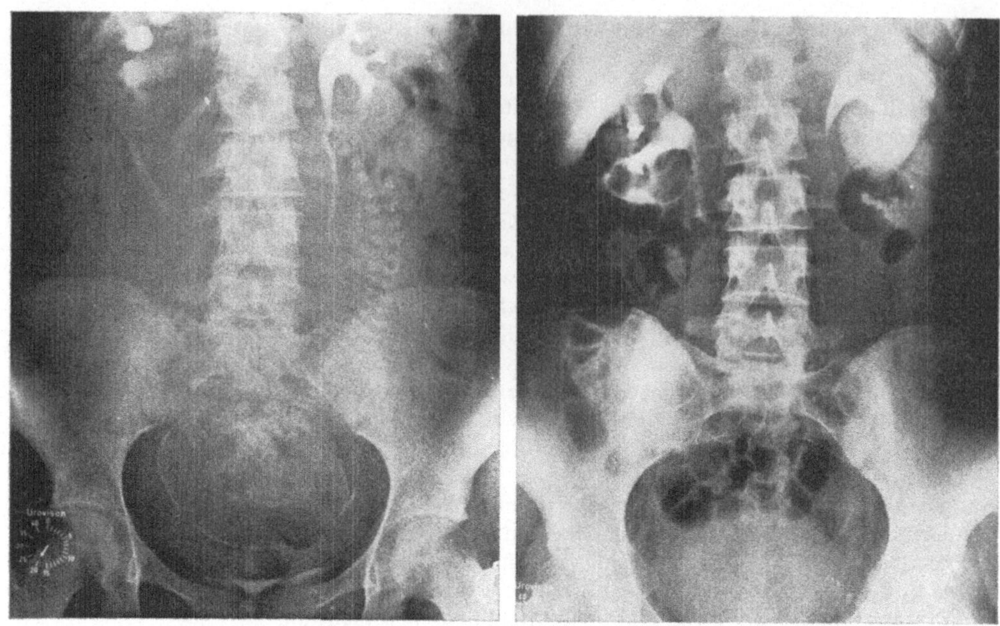

a   b

Abb. 1a. R.o.v.S. 4 Wochen ante partum. Massive Rückstauung rechts
Abb. 1b. Zustand 1 Jahr post partum

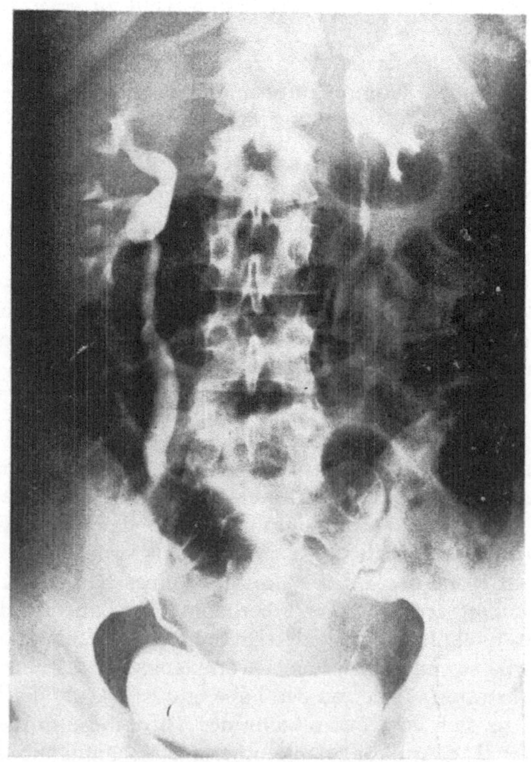

Abb. 2. R.o.v.S. mit septischer Thrombose der Ovarialvene post partum

Epikritisch können aus der Kenntnis beider Fälle von R.o.v.S., die perinatal kompliziert verlaufen sind, folgende Feststellungen getroffen werden: In der Diagnostik ist die Objektivierung des Syndroms durch die synchrone Darstellung der Harnwege und der Ovarialvenen über die transzervikale Venographie nicht immer zu erreichen, da diese in der Gravidität unmöglich, bei septischen Zuständen im Wochenbett wegen der Gefahr der Keimverschleppung kontraindiziert ist. Interessant ist, daß ein graviditätsbedingtes und später völlig zurückgebildetes R.o.v.S. zu einer so massiven Rückstauung führen kann, daß durch die obstruktive Pyelonephritis ein dringlicher operativer Eingriff nötig wird. In einem solchen Fall ist die transrenale Nephrostomie der adäquate Eingriff, da eine Venenresektion bei der fortgeschrittenen Gravidität nicht die bestmögliche Entstauung garantiert und möglicherweise zu venösen Zirkulationsstörungen im Bereich der Gebärmutter führt. Nachteilig ist bei diesem Vorgehen die Gefahr eines Rezidivs bei späteren Schwangerschaften. Diagnostische und auch therapeutische Schwierigkeiten bringt zwangsläufig die septische Thrombose einer varikös veränderten Ovarialvene bei Infektionen im Wochenbett mit sich, da sich die Symptomatik des R.o.v.S. mit jener der Thrombophlebitis überschneidet. Zudem müssen differentialdiagnostisch weitere Erkrankungen, wie Appendizitis, Pyosalpinx, stielgedrehte Ovarialzyste, Parametritis, Douglasabszeß, Pyelonephritis und Paranephritis in Betracht gezogen werden. Es wird sich daher die diagnostische Laparotomie bei einem akuten, hoch fieberhaften Krankheitsbild im Wochenbett häufig nicht umgehen lassen. Bei einer intraoperativ gestellten Diagnose einer septischen Ovarialvenenthrombose bestehen zwei therapeutische Möglichkeiten: Man kann sich von rein chirurgischen Erwägungen leiten lassen, nämlich infiziertes Gewebe zu entfernen und die Venenresektion und Harnleiterpräparation vornehmen, womit auch eine spätere Abflußbehinderung vermieden wird. Man kann sich aber auch mit der diagnostischen Laparotomie begnügen und die weitere Behandlung konservativ mit Heparin und Antibiotika vornehmen. Die Erfahrungen von Josey und Cook, sowie mehrerer Autoren von Einzelbeobachtungen bestätigen den Wert dieses Vorgehens. Keinesfalls darf aber mit einem radikalen chirurgischen Vorgehen gezögert werden, wenn trotz adäquater Antikoagulantientherapie Lungenembolieschübe auftreten bzw. weiterhin septische Temperaturen bestehen. Ob bei einer konservativ behandelten Ovarialvenenthrombose im Rahmen eines R.o.v.S. die Abflußbehinderung des Harnleiters bestehenbleibt oder nicht, entzieht sich unserer Kenntnis.

Prof. Dr. G. Hubmer
Department für Urologie
an der Univ.-Klinik für Chirurgie
Auenbruggerplatz 1
A-8036 Graz/Österreich

B. VON RÜTTE: **Operationsbefunde beim sog. Vena ovarica-Syndrom**

Das sog. *Vena ovarica-Syndrom,* das häufig, aber nicht immer, nach bestandener Schwangerschaft zu finden ist, weist meist röntgenologisch eine Trias auf: Pyelonerweiterung, S-förmiger Ureterverlauf wenige Zentimeter unterhalb des Nierenbeckens sowie eine spindelförmige, bis auf Höhe des 1. oder 2. Sakralwirbels reichende Erweiterung der lumbalen Ureterpartie, mit meist bandförmiger, seltener spitz endender kaudaler Kontur. Zudem kann eine Nephroptose vorliegen.

Seit einigen Jahren haben wir nach dem meist nur am rechten Ureter auftretenden Ovarica-Syndrom gesucht. Wir fanden ein solches in mehr oder weniger ausgeprägter Form bei 35 Frauen. 16 Patientinnen wurden mit folgender Indikation operiert.

Als alleinige Ursache der Ureterkompression (Tab. 2) fanden wir bei der Operation im Gegensatz zu Clark nur zweimal eine den Harnleiter und A. iliaca an einem Punkt

Tabelle 1. Indikation zur Operation

Typische Beschwerden (Niere, Ureter)	11 Fälle
Atypische Beschwerden	2 Fälle
Recidivierende Pyelonephritis	3 Fälle
Total	16 Fälle

Tabelle 2. Operationsbefund + postoperativer Erfolg

		Kontur d. Stenose		Erfolg subjektiv				objektiv			
Ursache der Stenose	Zahl	band-förmig	spitz	++	+	(+)	∅	++	+	(+)	∅
Dilatierte V. ovarica und/oder Plexus ovaricus	2	2		2	—	—	—	1	—	1	—
Thrombophlebitis V. ovarica	1		1				1				1
Briden und Adhäsionen an Iliacakreuzung Arterie, Ureter und	3	3		3					2	1	
Dilatation V. ovarica	6	6		5	1			3	2	1	
Briden und Adhäsionen zwischen Ureter und V. ovarica	1	1			1					1	
Periureterale Fibrose; Adhäsionen zu Peritoneum	1	1		1	—	—	—	1	—	1	—
Appendicitis chron. retrocoecalis	2		2	2	—	—	—	—	2	—	—
Total	16	13	3	13	2		1	5	6	4	1

++ sehr gut, + gut, (+) mäßig, ∅ keiner

kreuzende, kaum bindegewebig fixierte erweiterte V. ovarica. In einem Fall war die Ureterstenose durch eine während der Schwangerschaft aufgetretene Thrombophlebitis der V. ovarica bedingt, wodurch eine lokalisierte, den Harnleiter komprimierende retroperitoneale Fibrose entstanden war. Die Ureterolyse führte zu keinem Erfolg, so daß später die Niere funktionsuntüchtig entfernt werden mußte.

Bei den restlichen 13 Patientinnen wurde eine vermehrte *Bindegewebsentwicklung* am Ort der Ureterkompression gefunden. Dabei waren bei 10 Patientinnen Ureter und V. ovarica von einer gemeinsamen bindegewebigen Hülle umgeben, ein anatomo-topographischer Befund, dem Dykhuizen sowie South-Well zu Entstehung des Ovarica-Syndroms große Bedeutung beimessen.

Bei 3 Patientinnen war der die A. iliaca kreuzende Ureter durch Briden und Adhäsionen an dieser Stelle fixiert, wobei bei weiteren 6 Patientinnen innerhalb dieser bindegewebigen Fixation gleichzeitig eine den Ureter und die A. iliaca an einem Punkt kreuzende erweiterte V. ovarica vorlag. Briden und Adhäsionen zwischen Ureter und V. ovarica sowie eine lokalisierte periureterale Fibrose unklarer Genese wurden in je einem Fall gefunden. Bei 2 weiteren Patientinnen wies der Ureter infolge einer chronischen Appendicitis retrocoecalis eine lokalisierte periureterale Fibrose sowie Adhäsionen mit dem Retroperitoneum auf. Auf diese Ursache wurde von Moonen speziell hingewiesen.

Die *Kontur der Stenose* wurde auf den Röntgenbildern wie auch bei der operativen Freilegung als bandförmig von medio-cranial nach latero-caudal verlaufend gefunden, außer in Fällen, da eine Thrombophlebitis oder Appendicitis retrocoecalis Ursache der Ureterkompression war (Tab. 2).

Aus Tabelle 3 sind die bei 16 Patientinnen ausgeführten *Operationen* zu ersehen.

Völliges *Verschwinden der Beschwerden* (Tab. 2) trat bei 13 Patientinnen auf, während bei 2 Fällen das Beschwerdebild in allerdings sehr abgeschwächter Form anhielt. Der registrierte Mißerfolg bestand wie schon erwähnt,, in der späteren Entfernung einer funktionsuntüchtigen Niere infolge zunehmender retroperitonealer Fibrose.

Tabelle 3. Ausgeführte Operationen

Ureterolyse	1
Resektion + Plexus ovaricus	1
Ureterolyse + V. ovarica Resektion	14
Nephropexie	7
Appendektomie	4

Tabelle 4. Operationsbefund verschiedener Autoren

Autor	Zahl	Venen u. Plexus V.ovarica	Trombo-phlebitis V.ovarica	Briden, Adhäsio-nen an Iliaca-kreuzung	Briden u. Adhäsion-nen zw. Ureter u. V.ovarica	Periurete-rale Fibrose	App. chron. retrocoec.
Blum	8	2		6			
Bücher	1	1					
Collar	4	2		2			
De Bruin	4			4			
Derrik	4	3	1				
Dykhuizen	2					2	
van Keerbergen	4				1	3	
Melnick	3			2	1		
Moonen	3						
Osterhage	3	2		1			
Otnes	1						
Strohmenger	3	1			2		
Total	40	11	1	15	5	5	3

Anhand postoperativer *Röntgenkontrollen,* häufig kombiniert mit Television, konnten wir eine völlige Rückbildung der Ureterdilatation bei 5 Patientinnen postoperativ feststellen, während bei 6 Fällen diese trotz Verschwinden der Ureterkompression und normalen Abflußverhältnissen angedeutet weiterbestand. Bei 4 Patientinnen hatte sich die Ureterdilatation nur um die Hälfte des früher bestandenen Durchmessers zurückgebildet, wobei die Stelle der Ureterkompression sich, wenn auch abgeschwächt, noch abzeichnete. Die Ureterdynamik war nicht gestört.

In der Literatur haben wir 40 genau beschriebene *Operationsbefunde* (Tab. 4) von 12 verschiedenen Autoren gefunden. Auch hier spielt die dilatierte V. ovarica als alleiniger Grund zur Ureterkompression (12 Fälle) gegenüber der Harnleiterstenose, durch Briden und Adhäsionen bzw. durch eine lokalisierte Fibrose verursacht (28 Fälle), eine geringere Rolle.

All die erwähnten Operationsbefunde lassen den Schluß zu, daß es sich beim Ovarica-Syndrom um ein komplexes, durch verschiedene Faktoren ausgelöstes Krankheitsbild handelt, wobei bestimmte anatomo-topographische Tatsachen dessen Entstehung sowie die überwiegende Lokalisation rechts begünstigen.

Eine persistierende Dilatation der V. ovarica rechts entsteht durch eine kongenitale oder durch Schwangerschaft erworbene Klappeninsuffizienz der linken Ovarialvene. Dadurch kann es nach Melnick zu einem venösen Reflux aus der linken Nierenvene in die linke V. ovarica kommen, wobei der Blutabfluß durch die erweiterten Beckenvenen in die rechte Ovarialvene, die dadurch erweitert wird, erfolgt.

Mit Melnick, South-Well, Roberts möchten wir glauben, daß nicht die erweiterte V. ovarica in der Regel die primäre Ursache der Ureterkompression bildet. Vielmehr ist es eine lokalisierte periureterale Bindegewebshypertrophie in Form von Briden oder Adhäsionen. Sie können embryonaler Genese (van Keerenbergen) oder durch entzündliche Prozesse in unmittelbarer Nachbarschaft des Ureters (South-Well: Thrombophlebitis V. ovarica; Moonen: Appendicitis retrocoecalis) entstanden sein. Von Bunkin, Fainstat sowie Roberts wird auch eine Bindegewebshypertrophie hormonaler Genese während der Schwangerschaft angenommen.

Kreuzt nun die dilatierte V. ovarica den Ureter innerhalb dieser lokalisierten periureteralen Fibroplasie, dann wird die Ureterkompression dadurch verstärkt. Daß die Venenerweiterung nicht primäre Ursache sein dürfte, darauf weist die Angabe von Reynolds hin, daß trotz massiv dilatierter Ovarialvene nur in 30 bis 40 % der Fälle eine Ureterkompression auftrete.

Literatur

Blum, E.: Ann. Chir. **21**, 1057 (1967). — Bücker, J., Sildiroglu, A. I.: Fortschr. Röntgenstr. **116**, 357 (1972). — De Bruin, T. R., Udding, H.: Ned. T. Geneesk. **111**, 2011 (1976). — Bunkin, I. A.: The Ureter von H. Bergmann. New York–Evanston–London: Hoeber Medical Division. — Clark Craig, J.: Clinical Urography von J. L. Emmett, 2. Auflage. Philadelphia: W. B. Saunders 1964. — Collar, A. G., Arrufat Boix, J. M.: Arch. Esp. Urol. **24**, 315 (1971). — Derrick, F. C., Rosenblum, R. R., Lynch, K. M.: J. Urol. (Baltimore) **97**, 633 (1967). — Dykhuizen, R. F., Roberts, J. A.: Surg. Gynec. Obstet. **130**, 443 (1970). — Fainstat, Th.: Amer. J. Obstet Gynec. **87**, 486 (1963). — Van Keerbergen, G.: J. int. Coll. Surg. **35**, 801 (1961). — Melnick, G. S., Bramwit, D.: Amer. J. Roentgenol. Radium Ther. Nucl. Med. **113**, 509 (1971). — Moonen, W. A., Groote, F.: Urol. int. **15**, 129 (1963). — Osterhage, H. R., Kastert, H. B., Moormann, J. G., Sachse, D.: Urologe B **14**, 180 (1974). — Otnes, B., Enge, I., Mathisen, W.: Scand. J. Urol. Nephrol. **6**, 206 (1972). — Reynolds, S. R. M.: Obstet. Gynec. **37**, 308 (1971). — Roberts, J. A.: Invest. Urol. **8**, 610 (1971). — Southwell, Th. H., Bourne, Ch. W.: J. Urol. (Baltimore) **105**, 346 (1971). — Strohmenger, P., Senge, Th.: Urologe **7**, 257 (1968).

PD Dr. med. B. v. Rütte
Effingerstraße 15
CH-3008 Bern/Schweiz

H. P. DRYDEN, P. STROHMENGER und P. MELLIN: **Das sog. Right Ovarian-Vein-Syndrom auch bei Nullipara**

Bei dem sog. Right Ovarian Vein-Syndrom handelt es sich um eine Kompression des Harnleiters im mittleren Abschnitt.

Als Ursache werden erstens atypische Venen oder Briden als Restzustände obliterierter venöser Gefäßverbindungen des Kardinalvenensystems und zweitens ein gemeinsamer Verlauf der Vena ovarica und des Harnleiters innerhalb einer gemeinsamen bindegewebigen Scheide diskutiert.

Das Auftreten dieses Syndroms wird stets in einem engen Zusammenhang mit der Gravidität und der postpartalen Periode gesehen, wobei die hormonell bedingte Dilatation der Ovarialvene das auslösende Moment darstellen soll. Berichte über dieses Syndrom bei Nullipara sind sehr selten. Bei seinen 130 Fällen fand Clark ein solches Vorkommen nur zweimal. Osterhage und Pfaff berichteten über je einen weiteren in situ gesicherten Casus. Anläßlich einer Falldarstellung möchten wir aufzeigen, daß trotz seiner Seltenheit dieses Syndrom auch schwangerschaftsunabhängig gesehen werden sollte.

Im Oktober 1974 kam eine 19 Jahre junge, asthenische Frau in unsere Ambulanz, die über seit Mai bestehende dumpfe, teilweise ziehende Schmerzen im rechten Unterbauch mit zeitweiser Ausstrahlung in das rechte Nierenlager klagte. Eine Schmerzbetonung bestand am 2. Tag der Menstruation sowie beim Bücken.

Schmerzerleichterung wurde nach der Miktion empfunden. Klinisch fand sich ein klopfschmerzhaftes rechtsseitiges Nierenlager sowie ein wechselnder Druckschmerz im rechten Unterbauch. Die gynäkologische Untersuchung ergab den Befund einer Virgo intacta mit unauffälligem Uterus- und Adnexstatus. Zeichen eines Harnwegsinfektes fanden sich nicht.

Röntgenologisch zeigte sich ein rechtsseitiges mäßiggradig ektatisches Nierenbeckenkelchsystem sowie ein erweiterter proximaler Harnleiter mit einem Kalibersprung zum distalen Harnleiter in Höhe von S1 (Abb. 1). Das retrograde Pyelogramm brachte keine weitere Klärung. Das Miktionszysturethrogramm war unauffällig.

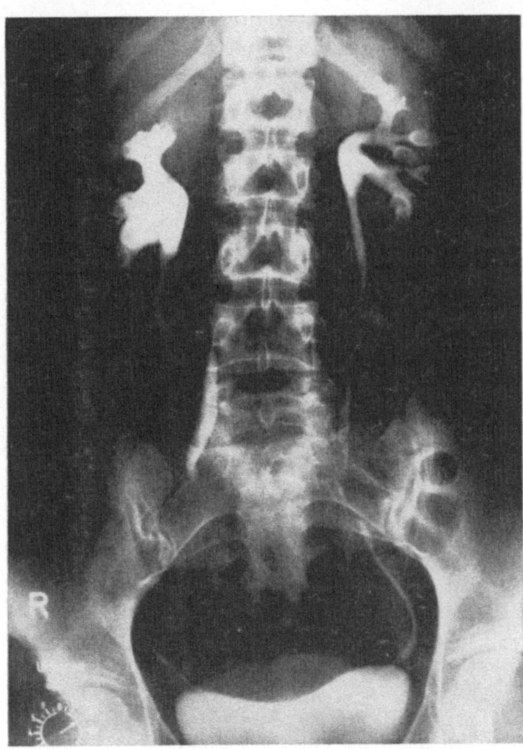

Abb. 1. Typischer Kalibersprung des rechten Harnleiters in Höhe von S1 mit Ektasie des proximalen HL und des NBKS

Bei der Freilegung fanden sich, an der Rückseite des Peritoneums verlaufend, zwei kleinfingerdicke, prall gefüllte Venen, die den Harnleiter gegen die Arteria iliaca communis komprimierten und den Kalibersprung verursachten (Abb. 2).

Bei der Präparation fiel auf, daß die periureteralen Bindegewebsschichten relativ straff ausgebildet waren. Nach der Venenresektion und der Harnleitermobilisation bildeten sich die Dilatation und der Kalibersprung bei unbehinderter Peristaltik zurück. Nach Er-

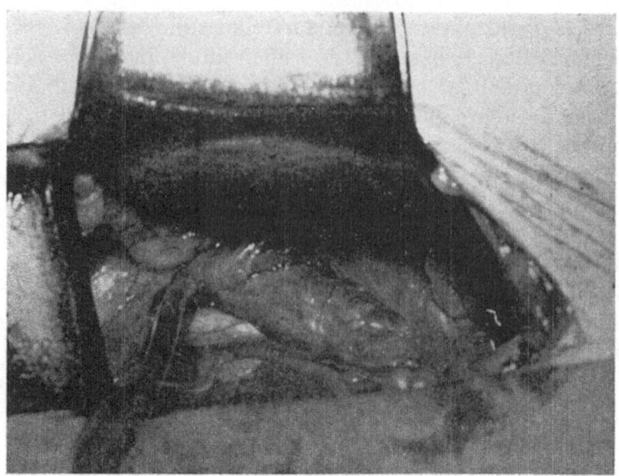

Abb. 2. Freipräparierter Harnleiter (angeschlungen) mit darüber liegendem Gefäßkonvolut

öffnung des Peritoneums zeigte sich rechts ein derbes, grau glänzendes Ovar mit varikös erweiterten Venen im Bereiche der rechten Tube und der rechten Mesosalpinx.

Die Präparation des entnommenen Venenstranges zeigte die beschriebenen ektatischen Venen sowie ein Geflecht von zahlreichen untereinander anastomosierenden Begleitvenen (Abb. 3).

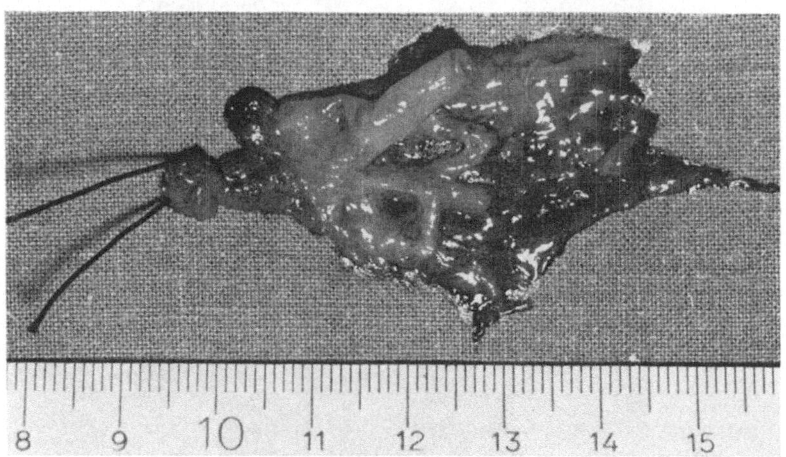

Abb. 3. Präpariertes Gefäßkonvolut, bestehend aus zahlreichen untereinander anastomosierenden Venen

Histologisch ergab sich das Bild einer Phlebektasie mit weitlumigen Venen, deren Wände einen streifenförmigen Bindegewebsbesatz aufwiesen.

Betrachtet man die Symptomatik, so ist sie nicht charakteristisch und kann zu fehlindizierten Eingriffen führen. Im Vordergrund steht die Appendektomie, die auch im vorliegenden Fall als alleiniger Eingriff in einer auswärtigen Klinik vorgenommen werden sollte.

Das klinische Bild wechselt, wie von uns an anderer Stelle früher schon berichtet wurde, von leichtem Ziehen bis zu intensiven Koliken in der rechten Bauchseite mit Ausstrahlung zum Genitale oder zur Flanke. Selbst Änderungen der Körperlage können zur Schmerzsteigerung führen. Hinzu kommt eine Periodenabhängigkeit des Schmerzes, der

354

eine prämenstruelle Intensivierung erfahren soll, im vorliegenden Fall sich intramenstruell verstärkte. Solange ein Harnwegsinfekt fehlt, bleibt die Miktion ungestört, und das eigentlich urologische Krankheitsbild wird verkannt.

Die uncharakteristische Symptomatik ergibt jedoch zusammen mit dem charakteristischen Infusionsurogramm mit Aufstau und Dilatation des Harnleiters und typischem Kalibersprung in Höhe von S1 bei fehlendem Stein bzw. Tumornachweis ein abgerundes richtungsweisendes Bild, das zu einer zielgerechten Therapie führen wird.

Literatur kann beim Verfasser angefordert werden.

Dr. H. P. Dryden
Urolog. Univ.-Klinik
Hufelandstraße 55
D-4300 Essen

CH. MEGER: **Blasenblutungen in der Spätschwangerschaft**

Die Hämaturie in der Schwangerschaft kann sehr verschiedene Ursachen haben. Eine schmerzlose Massenblutung gilt als Frühzeichen eines Karzinomes im Harntrakt. Andere Ursachen können Papillome und Entzündungen der Blase oder eine Urotuberkulose sein. Allerdings ist das Zusammentreffen von bösartigen Geschwulsten der Harnorgane und einer Schwangerschaft sehr selten. Kommt es in der Gravidität zu einer vesikalen Hämaturie, so ist dieses meist durch das Platzen von Venen bedingt. Auch die Uterusruptur kann zur Blasenverletzung mit entsprechender Blutung führen.

Die massive Blasenblutung in der Schwangerschaft zählt auch heute noch zu den außergewöhnlichen Ereignissen in der Geburtshilfe. Das Schrifttum enthält lediglich Mitteilungen von Holzbach 1912, Ludwig 1925, Schauta 1925 und Stange 1961.

Kommt es zu einer starken Blutung in die Blase, so kann diese bereits 200 bis 300 ml betragen, bevor sie einen Miktionsreiz auslöst. Die Blase wird durch die Blutkoagula ausgefüllt und überdehnt. Die Koagel wirken als Fremdkörper und lösen Schmerzen mit Koliken aus. Ein spontanes Sistieren der Blutung kann nicht eintreten, da die überdehnte Blasenmuskulatur die Blutgefäße offen hält. Nach Kraatz entsteht hier ein echter Circulus vitiosus, insofern, als die in die Blase entleerten Blutmassen mechanisch die Blutquelle offen halten und zu weiterer Blutung führen. Daher ist die Bezeichnung Blasentamponade nicht gut gewählt, denn die Blutkoagula tamponieren nicht die Blutung. Kraatz empfiehlt, diesen Vorgang Hämatovesika zu nennen, analog der gynäkologischen Bezeichnung Hämatometra. Die Erinnerung an gynäkologische Krankheitsbilder ist auch in therapeutischer Hinsicht lehrreich. Denken wir nur an den atonischen, mit Blutkoagula gefüllten puerperalen Uterus! Erst nach Entfernung der Blutklumpen wird sich das muskulöse Hohlorgan kontrahieren. Genauso liegen die Dinge bei der Blasentamponade, besser Hämatovesika genannt. Durch Hämostyptika läßt sich eine so massive Blasenblutung nicht stillen. Bei der Zystoskopie gelingt es nicht, die Blase klar zu spülen und die Blutung zu lokalisieren. Die Hämatovesika ist aber sehr schmerzhaft und bedarf schneller Behandlung. Diese kann daher nur in der Entfernung der Koagula durch die Sectio alta bestehen. Hierbei wird auch die Blutungsquelle zu lokalisieren sein. Wenn die Blase danach wieder die Möglichkeit hat, sich zu kontrahieren, dürfte sie allein dadurch zur Stillung der Blutung, analog dem sich kontrahierenden Uterus, beitragen können.

Diese therapeutischen Überlegungen fanden wir im Fall einer schweren Blasenblutung in der Spätschwangerschaft praktisch bestätigt:

Eine 31jährige II.-Para wacht in der 37. SSW morgens mit starken Unterbauchschmerzen auf und bemerkt Blutabgang. Sie ist überzeugt, daß es sich um einen vor-

zeitigen Geburtsbeginn handelt. Bei der Klinikaufnahme findet sich jedoch keine Blutung
aus dem Uterus, es bestehen keinerlei Geburtsvorgänge, die fetalen Herztöne zeigen im
CTG einen normalen Kurvenverlauf, keine Wehen. Aus der Harnröhre tropft reines Blut,
durch den Katheter entleert sich kontinuierlich frisches Blut aus der Blase. Vor dem
Uterus liegt ein faustgroßer schmerzhafter Tumor. Als Ursache dieser akuten Hämatovesika wird eine stille Uterusruptur angenommen, da die Patientin 2 Jahre zuvor bereits
eine Schnittentbindung hatte. Bei der nun durchgeführten Resectio finden sich aber außer
der prallen, faustgroßen Blase völlig normale Verhältnisse. Die Entwicklung des Kindes
(3250 g, 52 cm lang, Apgar 8/9, Nabelschnur-ph 7,32/7,28) erfolgt in typischer Weise.
Im Anschluß an die Wundversorgung des Uterus wird noch vor dem Peritonealverschluß
eine Zystoskopie versucht, die trotz Spülung keine Übersicht bringt. Daher wird die
Blase quer eröffnet, massenhaft quellen Blutkoagula hervor, insgesamt werden 900 ml
Blut ausgelöffelt. Jetzt findet sich die Ursache dieser Hämatovesika. Etwa 1 cm medial
vom rechten Ureterostium ist ein stark spritzendes arterielles Gefäß. Die weitere Umgebung und die übrigen Blasenwände weisen keinerlei Traumatisierung oder Ulzeration
auf. Beide Ostien sind unauffällig und entleeren klaren Harn, was eine Blutung aus den
oberen Harnwegen ausschließt. Der rechte Ureter wird wegen seiner Nähe sondiert und
die Blutung versorgt. Nun wird die Blase verschlossen und ein Dauerkatheter gelegt.
Der postoperative Verlauf ist komplikationslos, die Wundheilung erfolgt p.p. Nach 3
Wochen zeigen die Infusionsurographie und die Zystoskopie normale Verhältnisse.

Im vorliegenden Falle kam es zu einer bedrohlichen Blasentamponade durch die
spontane Ruptur einer Blasenarterie. Als mögliche Ursache muß die Stauung und die
Drucksteigerung im Gefäßsystem des Beckens im letzten Schwangerschaftsdrittel angenommen werden. Auch nach Nierenverletzungen kann es in die Blase bluten und ebenfalls zu einer Blasentamponade führen. Stange berichtete über den Fall einer ausgedehnten Hämatovesika in der 38. SSW, die nach einer stumpfen Nierenprellung auftrat. Hierbei wurde das Kind per Sectio geboren und aus der Blase 1000 ml Blutkoagula entfernt.

Die Blasentamponade ist in der Schwangerschaft ein sehr seltenes Ereignis. Der Geburtshelfer wird im Falle einer akuten Hämatovesika die Schnittentbindung durchführen,
die Blase revidieren und nach Möglichkeit einen Fachkollegen konsultieren. Schlimmer
ist das Auftreten einer Hämatovesika vor der 36. SSW. Falls die Reife des Feten eine
Schnittentbindung noch nicht zuläßt, kann auch die Sectio alta allein zur Behandlung
der Blasenblutung indiziert sein. Gelingt es jedoch nicht, die Blutung chirurgisch zu
versorgen, so muß die Schnittentbindung auch bei fetaler Unreife erfolgen. Erst nach
Beendigung der Schwangerschaft sinkt die Blutfülle im kleinen Becken, wodurch die
Blutstillung in der Blase unterstützt wird.

Dr. Christoph Meger
Frauenklinik
Flurstraße 14
D-4000 Düsseldorf 1

W. Humke: **Alport-Syndrom und Schwangerschaft**

In der Kategorie der Risikoschwangerschaften ist die präexistente Nephropathie eine
ernste Komplikation; sie belastet vor allem die perinatale, gelegentlich aber auch heute
noch die mütterliche Mortalität.

Für diese sog. Pfropf- oder Aufpfropfgestosen ist bezeichnend, daß sie nicht wie die
genuinen Formen der EPH-Gestose erst im 3. Trimester der Gravidität, sondern bereits
im 2. Trimester oder sogar noch früher manifest werden.

Ende vergangenen Jahres kam mit ausgeprägten Symptomen einer EPH-Gestose eine
30 Jahre alte Frau zur Aufnahme, Mutter von 2 Kindern, die sie vor 9 bzw. 11 Jahren

geboren hatte. Nach zwischenzeitlich ungestörter, zyklusgerechter Ovarialfunktion war die Patientin jetzt erneut schwanger und zwar in der 8. Woche. Die Laborparameter, (Harnstoff 107 mg%, Kreatinin 4,9 mg%, Sediment 50 bis 60 Erythrozyten, spezifisches Gewicht 1013 und Hämoglobin 9,9 g%) sprachen für eine erhebliche renale Schädigung mit eingeschränkter Funktion und Gefahr der Dekompensation bei weiterem Schwangerschaftsverlauf. Ein Austragen der Schwangerschaft war deshalb mit dem Leben der Frau nicht zu vereinbaren.

In Kooperation mit der Abteilung für klinische Nephrologie des Klinikums Mannheim wurde prima vista die Diagnose einer chronischen Pyelonephritis gestellt; Familienanamnese (gehäuft renale Affektionen) und hochgradige Innenohrschwerhörigkeit der Frau führten schließlich zu einer Variante der hereditären Nephritis, dem Alport-Syndrom (1927).

Nach Abwägen aller prognostischen Aspekte wurde durch abdominale Exstirpation des Uterus die Schwangerschaft beendet, weil nur auf diese Weise mit 100%iger Sicherheit eine nochmalige Schwangerschaft ausgeschlossen werden konnte.

In der neuen Literatur, vorwiegend im angloamerikanischen Schrifttum, zählt heutzutage die familiär-erbliche Nephritis nicht mehr zu den Raritäten.

Die betroffenen Familien sind mit erheblichen sozial-medizinischen Problemen belastet. Ansätze für eine wirksame Rehabilitation sind aber nur dann gegeben, wenn der Früherkennung größere Aufmerksamkeit geschenkt würde. Deshalb sollte die hereditäre Glomerulo-Pyelonephritis (Guthrie 1901) als eine der Aufgaben der Präventivmedizin programmiert werden.

Für dieses kooperative Screening sind gemäß den Leitsymptomen Pädiater (frühkindliche Hämaturie), Urologen (persistierende Hämaturie, chronische Niereninsuffizienz), Gynäkologen (Aufpfropfgestosen), Internisten („renale" Anämie), Hals-Nasen-Ohren-Ärzte (Innenohrschwerhörigkeit), Augenärzte (Mißbildungen) und Genetiker (genetische Familienberatung) angesprochen.

Prof. Dr. W. Humke
St. Marien-Krankenhaus
Geburtsh.-Gynäk. Abt.
D-6700 Ludwigshafen/Rhein

H.-U. Eickenberg, F. Ch. Bieling und M. Amin: **Hypazotämie, ein physiologischer Parameter der Schwangerschaft**

Die Nieren und ableitenden Harnwege unterliegen bei einer gesunden Frau während einer normalen Schwangerschaft mannigfachen physiologischen Veränderungen. Es ist heute bekannt, daß es während einer normalen Schwangerschaft zu einem signifikanten Anstieg der glomerulären Filtrationsrate (GFR) und des renalen Plasmaflusses (RPF) kommt. In der Vergangenheit hat man der Bedeutung eines abnorm niedrigen Harnstoff-N im Blut wenig Aufmerksamkeit geschenkt. In einer retrospektiven Studie, bei der sämtliche Harnstoff-N-Werte während eines Monats innerhalb eines Krankenhauses untersucht wurden, fanden wir Werte von 5 mg/100 ml und darunter in 27,9% aller Fälle [1]. Für diese abnorm niedrigen Harnstoff-Werte wurde der Begriff Hypazotämie geprägt, im Gegensatz zur Hyperazotämie, welche, obwohl als Ausdruck selten benutzt, die korrekte Beschreibung abnorm hoher Mengen stickstoffhaltiger Substanzen im Blut darstellt. Hingegen wird häufig der Ausdruck Azotämie, wörtlich das Vorhandensein von stickstoffhaltigem Material im Blut, benutzt, um einen pathologischen Anstieg dieser Substanzen zu beschreiben. Als Ursachen für eine Hypazotämie wurden in dieser retrospektiven Studie in 48% der Fälle eine Mangelfunktion der Leber, in 34,7% eine Infusionstherapie, in 5,3% Angstzustände und in 12% eine Schwangerschaft gefunden.

Dieser erstaunlich hohe Anteil von Schwangerschaften an der Hypazotämie war Anlaß zu einer prospektiven Studie über den Blut-Harnstoff-N während der Frühschwangerschaft bei jungen Frauen.

Material und Ergebnisse

Der Harnstoff-N wurde mit einem automatischen Mehrfachanalysator (Technicon SMA 6/60) bestimmt. Keine der Patientinnen hatte ein Gestationsalter über 14 Wochen oder Anzeichen einer Nieren- oder Lebererkrankung, noch waren sie mit Infusionen oder Diuretika behandelt worden. Die Diagnose einer Schwangerschaft war durch Schwangerschaftstest und/oder histologische Untersuchung von Kürettagematerial gesichert. Das Gestationsalter der 95 untersuchten Patientinnen reichte von 6 bis 14 Wochen. Der normale Harnstoff-N-Spiegel junger, nichtschwangerer Frauen beträgt bei unserer Methode im Mittel 13 $\pm$ 3 mg/100 ml. Der Harnstoff-N-Spiegel bei Schwangeren streute im Bereich von 4 bis 15,99 mg/100 ml (Tab. 1). 86,3% der Patientinnen hatten Harnstoff-N-Werte unter 10 mg/100 ml. Dies ist der untere Grenzwert für normale Nichtschwangere. Es ergibt sich ein Mittelwert von 8,3 $\pm$ 7 mg/100 ml. Von den Schwangeren zeigten 13,6% Harnstoff-N-Werte über 10 mg/100 ml, d. h. im Normbereich für Nichtschwangere.

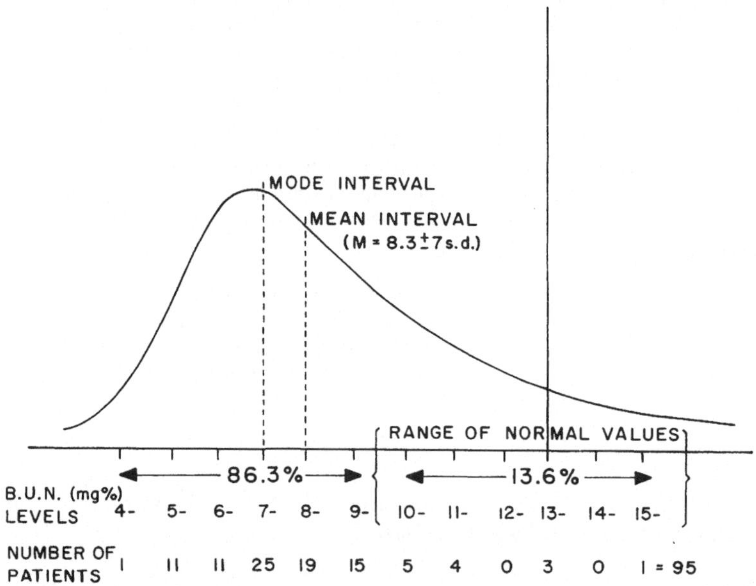

Abb. 1. Verteilungskurve von Harnstoff-N unter 10 mg/100 ml bei 95 Frühschwangerschaften

Das Mittel dieser Werte betrug 12,3 $\pm$ 3,5 mg/100 ml. Wie aus Abb. 1 ersichtlich, zeigte nur eine Patientin einen Harnstoff-N-Wert von unter 5 mg/100 ml, 11 Patientinnen einen Wert unter 6 mg/100 ml, 11 Patientinnen unter 7 mg/100 ml und 86 Patientinnen $\leq$ 10 mg/100 ml. Von diesen Frauen mit Hypazotämie waren 65% weniger als 10 Wochen schwanger. Die größten Streubreiten wurden zwischen der 9. und der 12. Schwangerschaftswoche gefunden (Abb. 2). Sims und Krantz berichteten über Reihenuntersuchungen an 12 schwangeren Versuchspersonen mit im wesentlichen den gleichen Ergebnissen [2]. Sie untersuchten auch das Kreatinin, welches sich während der Schwangerschaft von 0,67 $\pm$ 0,07 mg/100 ml bei Nichtschwangeren auf 0,46 $\pm$ 0,06 mg/100 ml reduzierte. In unserer prospektiven Studie an einem größeren Patientengut konnten wir diese Beobachtungen bestätigen. Die Ergebnisse bestärken unseren ursprünglichen klinischen Eindruck, daß die Hypazotämie, welche sich in 86,3% aller untersuchten Frühschwangerschaften findet, sich als ein Indikator für eine intrauterine Schwangerschaft verwenden läßt.

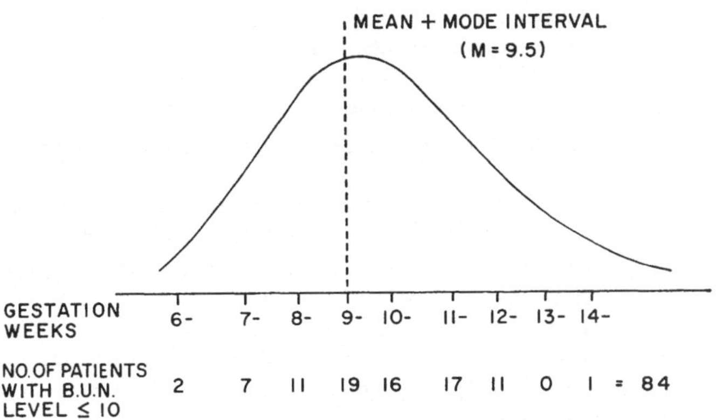

Abb. 2. Streubreiten der Schwangerschaftswochen von 84 Schwangeren mit Harnstoff-N niedriger als 10 mg/100 ml

Diskussion

Harnstoff bildet sich in der Leber als das Endprodukt des Stickstoffkatabolismus und wird durch die Niere ausgeschieden. Es ist bekannt, daß es in der Niere normaler Schwangerer zu einem erheblichen Anstieg der glomerulären Filtrationsrate (GFR) und des renalen Plasmaflusses (RPF) kommt. In der Untersuchung von Sims und Krantz erhöhte sich die glomeruläre Filtrationsrate während der Schwangerschaft um annähernd 50%, um dann im frühen Wochenbett wieder in den Normbereich für Nichtschwangere zurückzukehren. Sie zeigten auch den Zusammenhang zwischen dem Anstieg der glomerulären Filtrationsrate und dem Abfall des Blut-Harnsto-N und des Kreatinins [2]. Andere Autoren behaupteten, dieser Abfall sei nicht allein auf die erhöhte glomeruläre Filtrationsrate, sondern auch auf eine verminderte tubuläre Rückresorbtion des Harnstoffs zurückzuführen. Diese wiederum sei bedingt durch das vermehrte zirkulierende Plasmavolumen der Schwangeren [3,4]. Der Mechanismus dieses Anstieges der glomerulären Filtrationsrate ist von erheblichem Interesse, da er sich außer in der Normalschwangerschaft nur noch im frühen Diabetes Mellitus und bei der Akromegalie findet. Bei der letzteren handelt es sich um eine Erhöhung des Wachstumshormonspiegels, welches beim Tier und beim Menschen [5] die Nierenfunktion verbessert. Plazenta Laktogen, von dem man eine wachstumshormonartige Wirkung annimmt, ist deutlich erhöht während der Schwangerschaft [6]. Dies zeigt, daß, bedingt durch anatomische, hämodynamische und endokrine Faktoren, während einer Schwangerschaft viele Veränderungen in der Niere und den ableitenden Harnwegen stattfinden, die sich vor allem in einem Anstieg der glomerulären Filtrationsrate und des renalen Plasmaflusses äußern. Diese Veränderungen bedingen auch eine vermehrte Ausscheidungsrate für den Harnstoff-N und erklären die Tatsache, daß sein Plasmaspiegel während der Schwangerschaft sinkt.

Literatur

1. Amin, M., Blandford, J. M.: Kent. Med. Ass. 73, 205—207 (1975). — 2. Sims, E. A., Krantz, K. E.: J. Clin. Invest. 37, 1764—1774 (1958). — 3. Bucht, H.: Scan. J. Clin. Lab. Invest. 3, 1—64 (1951). — 4. Berlin, N. L., Goetsch, C., Hyde, G. M., Parsons, R. J.: Surg. Gynec. Obstet. 97, 173—176 (1953). — 5. Gershberg, H.: J. Clin. Endocr. 20, 1107—1119 (1960). — 6. Samaan, N., Yen, S. C., Friesen, H., Pearson, O. H.: J. Clin. Endocr. 26, 1303—1308 (1966).

Dr. H.-U. Eickenberg
Dept. of Urology and Gynecology
University of Louisville
Lousville, Ky./USA

J. Heidenreich, F. Boeminghaus und R. Terinde: **Schwangerschaft bei einer Patientin mit lumbo-salral-dystober Einzelniere**

Ausgangssituation

Die Patientin kam erstmalig 6 Monate vor der Schwangerschaft in unsere Behandlung. Vor der Überweisung wurde sie in einem auswärtigen Krankenhaus wegen des Verdachtes auf einen rechtsseitigen Ovarialtumor laparotomiert. Dabei fand sich folgender Situs: Uterus unicornis rechts mit nur rechts angelegter Tube und Ovar. Linksseitig Genitalagenesie. In situ ergab sich der Verdacht auf eine Beckenniere, was durch ein intraoperatives Ausscheidungsurogramm bestätigt wurde. Zur weiteren Abklärung des urologischen Befundes und Klärung der Frage, ob eine Schwangerschaft mit dieser Mißbildung vereinbar ist, wurde die Patientin in die Urologische Universitätsklinik Düsseldorf überwiesen. Urographisch und vasographisch wurde die Diagnose, lumbal-dystope Einzelnieren rechts, gestellt (Abb. 1 und 2).

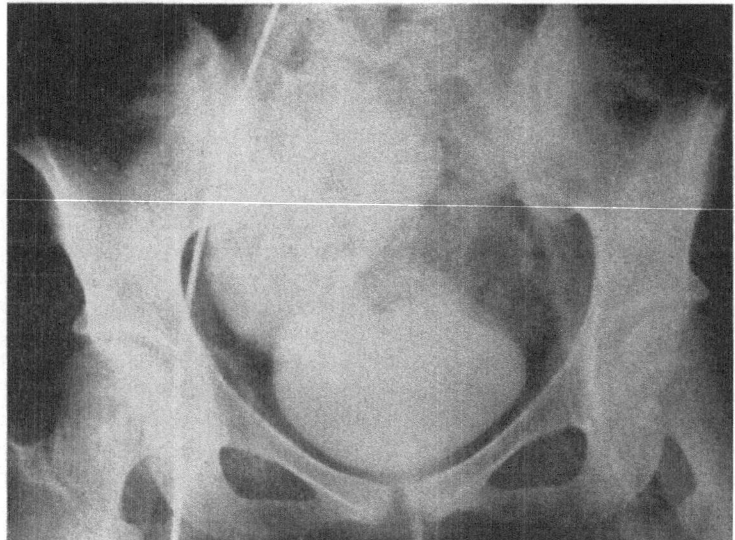

Abb. 1. Urogramm vor der Schwangerschaft

Wegen dieses Befundes wurde der Patientin von einer Schwangerschaft abgeraten. Entgegen dem Rat hat die Patientin eine Schwangerschaft angestrebt. 3 Monate nach der Untersuchung in der Universitätsklinik Düsseldorf konzeptierte die Patientin.

Schwangerschaftsverlauf

Während der Schwangerschaft erfolgte in Zusammenarbeit mit den behandelnden Gynäkologen vom urologischen und gynäkologischen Fachgebiet eine intensive Betreuung mit Kontrollen in wöchentlichen Abständen. Bis zur 27. Schwangerschaftswoche verlief die Gravidität unauffällig. Die klinischen Untersuchungen und die Laboruntersuchungen zeigten keine pathologischen Werte. In der 28. Schwangerschaftswoche kam es erstmals zu Zeichen eines beginnenden EPH-Syndroms, welches sich durch Blutdrucksteigerungen auf Werte bis zu 150/100 mm Hg und vermehrter Wassereinlagerung manifestierte. Trotz diätetischer und medikamentöser Behandlung kam es in der 30. Schwangerschaftswoche zu einer weiteren Blutdrucksteigerung auf Werte von 160/110 mm Hg und massiver Ödembildung. Deshalb erfolgte eine stationäre Aufnahme. Bei Bettruhe und medikamentöser Behandlung konnten zwar die Befunde wesentlich gebessert werden, sie normalisierten sich jedoch nicht. Die Plazentafunktionstests ergaben Werte im Normbereich.

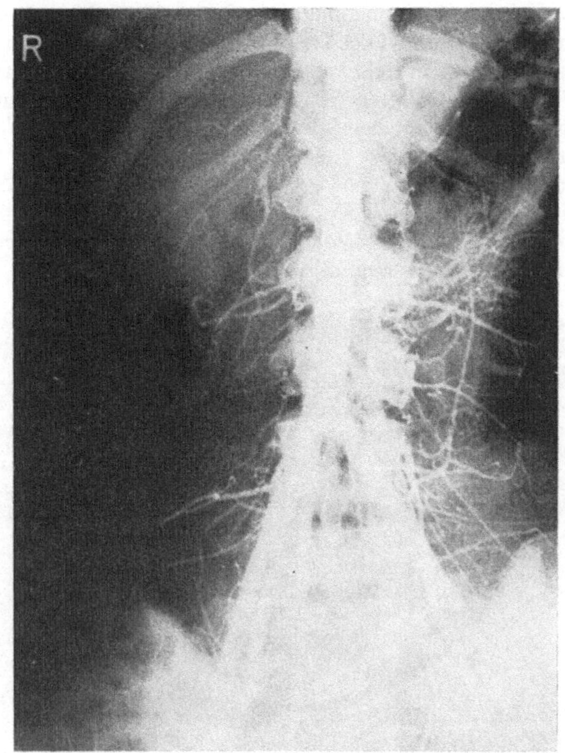

Abb. 2. Angiogramm vor der Schwangerschaft

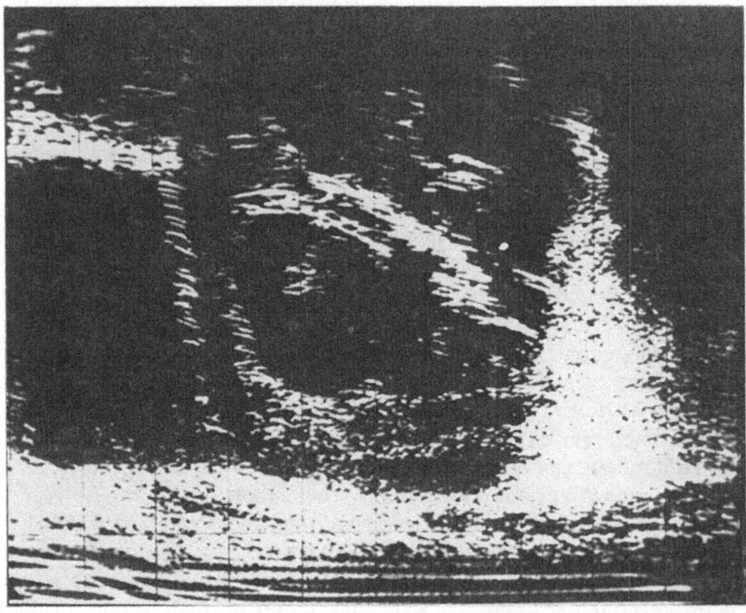

Abb. 3. Ultraschallbefund — Längsschnitt — in der 14. Schwangerschaftswoche. Dargestellt sind die Beziehungen zwischen Harnblase, Fruchthöhle, Fet und lumbaldystope Einzelniere

Ab der 31. Schwangerschaftswoche klagte die Patientin über zunehmende Schmerzen im Bereiche des Unterleibes, speziell des kleinen Beckens, die durch den Druck des kindlichen Kopfes auf die Niere verursacht waren. Bereits in der 14. Schwangerschaftswoche haben wir Lage, Form und Größe der lumbal-dystopen Einzelniere mittels Ultraschall bestimmt und im weiteren Verlauf der Schwangerschaft kontrolliert (Abb. 3). Der Vergleich der Ultraschallbefunde ergab, daß die Niere im Verlaufe der Schwangerschaft zwar durch den kindlichen Kopf leicht komprimiert wurde, das Verhältnis von Nierenparenchym zum Nierenbecken blieb jedoch unverändert, die Kelchgruppen zart (Abb. 4). Der kindliche Kopf füllte ab der 28. Woche zunehmend das kleine Becken aus. Dieser Zeitpunkt fiel zusammen mit dem Beginn des EPH-Syndroms.

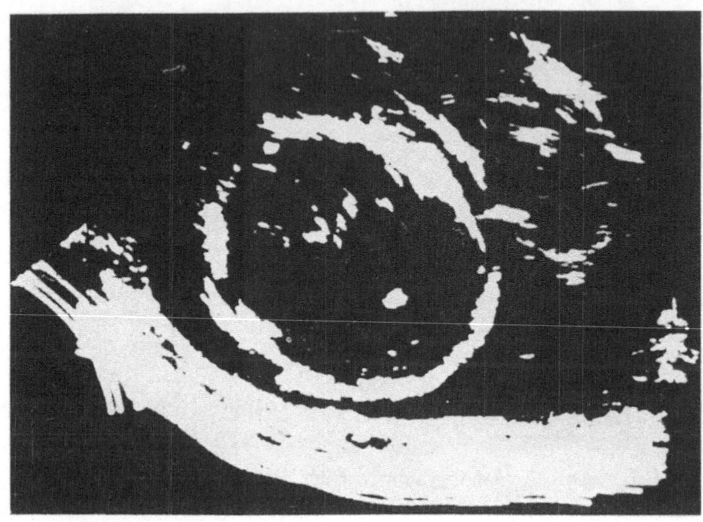

Abb. 4. Ultraschallbefund in der 28. Schwangerschaftswoche. Dargestellt Beziehung und Größe des kindlichen Kopfes und der dystopen Niere. Besonders deutlich die Abflachung der Niere durch Druck des kindlichen Kopfes

Mittels Ultraschall wurde gleichzeitig ab der 14. Schwangerschaftswoche das Wachstum des Kindes überwacht. Bis zur 33. Schwangerschaftswoche war eine zeitgerechte Entwicklung des Kindes anhand des biparietalen und des Thoraxdurchmessers nachweisbar. Trotz intensiver Behandlung des seit der 28. Schwangerschaftswoche aufgetretenen EPH-Syndroms zeigte die Ultraschallüberwachung ein Zurückbleiben im Wachstum des Kindes ab der 34. Schwangerschaftswoche (Abb. 5).

Anfang der 37. Schwangerschaftswoche zeigte sich in den biochemischen Plazentafunktionstesten ein Abfall der Werte weit unter die Norm. Das bis jetzt unauffällige Kardiogramm zeigte pathologische Zeichen der kindlichen Herzfrequenz. Bei einem durchgeführten Oxytocin-Belastungstest traten bereits bei geringgradiger Wehentätigkeit Bradykardien auf. Die Entbindung erfolgte 24 Tage vor dem errechneten Termin durch sofortige Sectio caesarea. Es wurde ein unreifer, 2120 g schwerer und 44 cm langer Knabe entwickelt. Es handelte sich um ein small for date Baby (Mangelgeburt).

Der postoperative Verlauf sowie das Wochenbett waren komplikationslos. Die Symptome des EPH-Syndroms (Blutdrucksteigerung, Wassereinlagerung) schwanden sehr rasch. 10 Tage nach der durchgeführten Sectio caesarea war die Patientin beschwerdefrei. Die am Schluß der stationären Behandlung durchgeführten Laboruntersuchungen ergaben wie im Verlaufe der gesamten Schwangerschaft normale Werte für die harnpflichtigen Substanzen (Harnstoff, Kreatinin, Harnsäure). Auch die Kreatininclearence zeigte, ähnlich wie während mehrerer Kontrolluntersuchungen, in der Gravidität normale Werte.

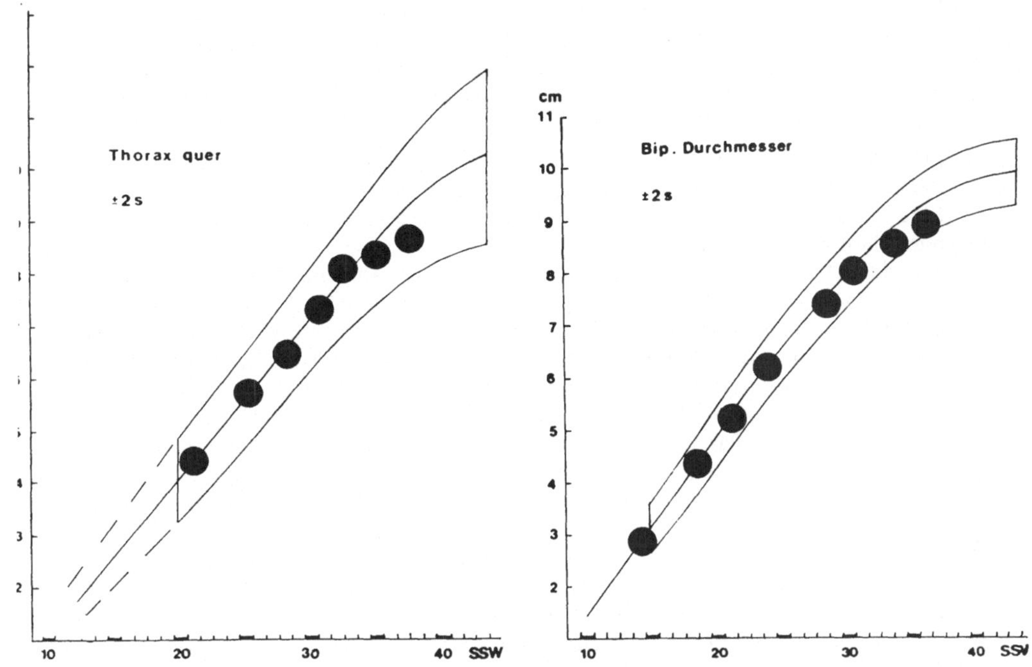

Abb. 5. Ultraschall-Untersuchung — Wachstumsverlaufskontrolle mit Darstellung des biparietalen Durchmessers und des Thoraxquerdurchmessers

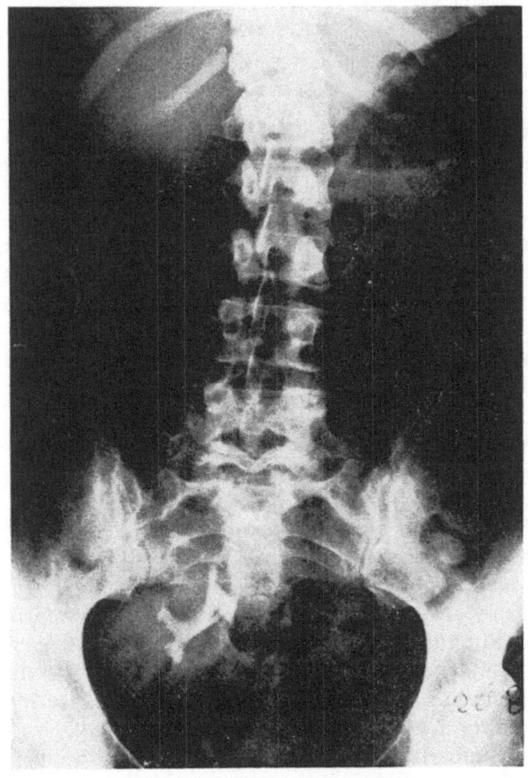

Abb. 6. Darstellung der lumbaldystopen Einzelniere mit Kelchsystem im intravenösen Urogramm. 3 Monate nach der Geburt

10 Wochen nach der Geburt wurde jetzt eine Nachuntersuchung durchgeführt. Die Röntgenuntersuchung und Darstellung der lumbal-dystopen Niere ergab gegenüber dem Befund vor der Schwangerschaft keine wesentlichen Veränderungen (Abb. 6). Im Bewußtsein dessen, daß es sich bei der dargestellten Kasuistik um einen relativ selten vorkommenden Einzelfall handelt, möchten wir trotzdem folgende Schlußfolgerungen ziehen:

1. Bei einer Frau mit einer lumbo-sakral-dystopen Einzelniere scheint es uns nicht gerechtfertigt, dringend von einer Schwangerschaft abzuraten.

2. Eine Einzelniere ohne Einschränkung der Funktion stellt keine Indikation zum Schwangerschaftsabbruch dar.

3. Mit dem Auftreten von Komplikationen in Bezug auf eine Plazentainsuffizienz und den sich daraus ergebenden Gefahren für das Kind ist in hohem Maße zu rechnen. Eine regelmäßige, früh einsetzende Überwachung des kindlichen Wachstums mittels Ultraschall, Durchführung von Plazentafunktionstesten und Überwachung der Schwangerschaft mittels Kardiotokographie erscheint dringend notwendig. Zusätzlich sollte die Darstellung des Feten mittels Ultraschall, seine Beziehung zum Becken und zur Niere, sowie die Beurteilung des Parenchyms und des Nierenbeckens in regelmäßigen Abständen kontrolliert werden. In diesem Fall war über die gesamte Schwangerschaft keine Parenchymverminderung und kein pathologischer Aufstau im Bereiche des Nierenbeckens feststellbar.

Wegen der möglichen Gefahren der Plazentainsuffizienz sollte die Schwangere ab der 30. Schwangerschaftswoche hospitalisiert werden. Eine umfangreiche Diagnostik ist notwendig. Von besonderer Wichtigkeit erscheint uns eine intensive Betreuung der Patientin vom gynäkologischen und urologischen Fachgebiet.

Priv.-Doz. Dr. J. Heidenreich
Univ.-Frauenklinik
Moorenstraße 5
D-4000 Düsseldorf

H. SPARWASSER: **Schnittentbindungen durch die Harnblase** (Harnblasenläsionen bei Schnittentbindungen nach vorausgegangenen gynäkologischen Operationen)

Bekanntermaßen benutzt der gynäkologische Operateur bei zahlreichen intraabdominellen Eingriffen das Blasenperitoneum zur Deckung seiner Operationsflächen. Auch wird bei der heutigen Technik der Sectio mit Eröffnung des unteren Uterinsegmentes das Blasenperitoneum doppelt auf die Uterusvorderwand aufgesteppt. Diese gynäkologischen Praktiken sind sicher ohne nachteilige Folgen für die Harnwege, solange nicht eine erneute Operation im gleichen Raum nötig wird. Bei nochmaliger Schwangerschaft kann die am Uterus fixierte Blase mit allmählichem Größenwachstum über die Symphyse gestreckt werden, sie kommt damit in den Bereich des neuen operativen Zugangs. Besondere Gefahren ergeben sich dann, wenn der sekundäre gynäkologische Eingriff unter Zeitdruck steht und der Operationssitus durch Adhäsionen rasche Orientierung nicht erlaubt.

Anhand solch ungünstiger Vorbedingungen begegneten wir innerhalb von 2 Jahren 4 Fällen, bei denen bei eiligen Schnittentbindungen die Blase erheblich lädiert wurde. Es bedarf der Erwähnung, daß es sich dabei um verschiedene, absolut erfahrene Operateure handelte. Diese Kindsentwicklungen wurden de facto durch die dekapitierte Harnblase vorgenommen. In der bedrängten Situation wurde in allen Fällen die Blasenverletzung erst bei Verschluß der Uteruswunde bemerkt. Offenbar ließ sich — wie die Operateure versicherten — die ordnungsgemäß zuvor per Katheter entleerte Blase mit ihrer dünnen Wandung palpatorisch und optisch nicht von der narbig veränderten Uteruswand abgrenzen. Ausgetretener Harn imponierte zunächst als Fruchtwasser. In einem

Fall war ein Ureter aufgrund einer Medialverlagerung durch vorausgegangene Operation mitverletzt. Allen Patientinnen waren gynäkologische Voroperationen gemeinsam, in 2 Fällen war eine Sectio caesarea, in den beiden anderen eine Antefixation vorausgegangen. Urologische Vorbefunde fehlten.

Der Urologe wurde eilends zur Rekonstruktion der Blasenläsion herangezogen oder die Kranke im Notarztwagen verlegt. Es war stets möglich, den dekapitierten Blasenscheitel, der in einem Fall noch seitliche Verbindung hatte, zu adaptieren und auch die Ureterläsion mit üblichen Techniken zu versorgen. Die gute Durchblutung der Blase führte ausnahmslos dazu, daß die Verläufe glatt waren und die Blasenwunden ohne Fisteln heilten. Es wurden wieder normale Blasenkapazitäten und nahezu unauffällige Urogramme und Zystogramme erreicht. Anhand dieser 4 Fälle glaube ich an eine gewisse Überzufälligkeit, es erhebt sich somit die Frage: Wie ist eine solche Verletzung vermeidbar?

Aus unseren Erfahrungen möchten wir — entgegen den bisher üblichen Techniken — empfehlen, die Blase bei sekundär gynäkologischen Eingriffen vor Operation bei liegendem Ballonkatheter prall mit Blaulösung aufzufüllen, damit sie nach Durchtrennung der Bauchdecke gut abzugrenzen ist. Die Blaulösung würde bei einer evtl. Blasenverletzung sofort die Dinge erkennen lassen; auch könnte im Zweifelsfall durch eine Punktion schnell Klarheit und die nötige Differenzierung erreicht werden. Ist die Situation eindeutig, so ließe sich die Blase bei liegendem Katheter schnell entleeren, sie stünde dann weiterem operativen Vorgehen nicht mehr im Wege.

Literaturmitteilungen über ähnlich gelagerte Fälle wurden trotz Computerbefragung nicht gefunden.

Dr. med. H. Sparwasser
Urol. Klinik Städt. Krankenanst.
Kemperhof
D-5400 Koblenz

W. Jellinghaus und F. H. Schröder: **Vesiko-uterine Fistel mit Menurie nach Sectio caesarea**

Bei uterovesikalen Fisteln kann die Menstruationsblutung über die Blase erfolgen. Wenn die Blutung jedoch ausschließlich über die Blase erfolgt, die Zervix uteri geschlossen ist und keine Urininkontinenz besteht, dann spricht man von Menurie.

Fallbericht

Eine 25jährige Patientin, G. B., wurde am 16. 9. 1974 wegen permanenter Urininkontinenz aufgenommen. Die Urininkontinenz bestand seit der 2. Kaiserschnittentbindung vom 17. 6. 1974. Zystoskopie und vaginale Inspektion ergaben eine vesikovaginale Fistel mit einem Durchmesser von 4 cm. Die Vorderwand der Zervix uteri war längsgespalten und mit in die Fistel einbezogen. Die Fistelränder lagen jeweils 1 cm von den Ureterostien entfernt. Beim Zystogramm trat das Kontrastmittel sofort in die Vagina über, so daß eine pralle Füllung der Blase nicht möglich war. Nachdem durch ein Ausscheidungsurogramm eine zusätzliche Ureter-Scheidenfistel ausgeschlossen wurde, erfolgte der vaginale Verschluß der vesikovaginalen Fistel. Gleichzeitig wurde der Längseinriß in der Zervix uteri mit Einzelknopfnähten versorgt.

3 Wochen postoperativ kam es plötzlich zu einer 5 Tage anhaltenden schmerzlosen Hämaturie. Durch Zystoskopie wurde eine endovesikale Ursache ausgeschlossen; aus den Ureteren entleerte sich klarer Urin.

Im Zystogramm (Abb. 1) kam es zum Kontrastmittelübertritt in das Cavum uteri. Ein Ureterkatheter, der zusätzlich in das Cavum uteri eingelegt wurde, verdeutlicht diesen Befund. Von dem hinteren Blasenzipfel aus stellte sich der Fistelgang zum Corpus uteri dar.

Diese uterovesikale Fistel wurde transvesikal verschlossen, der Uterus wurde exstirpiert.

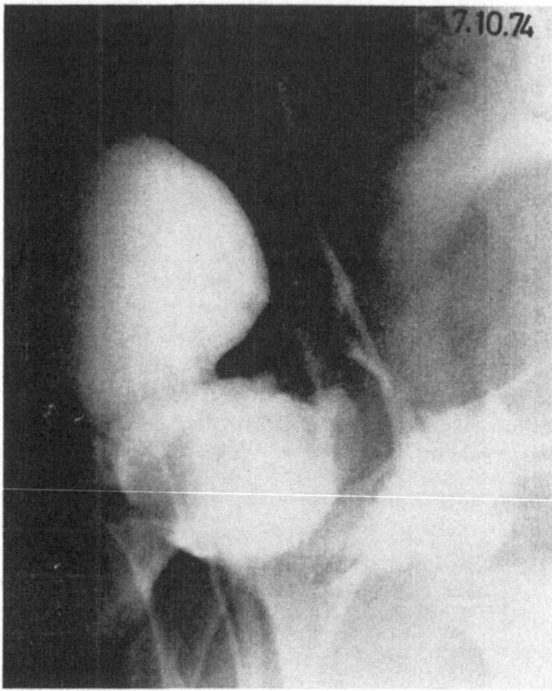

Abb. 1. Zystogramm zum Nachweis der vesico-uterinen Fistel bei Menurie. Kontrastmittelübertritt in das cavum uteri, in das ein Ureterkatheter eingelegt wurde. Blasenschatten durch narbige Verwachsungen nach zwei Kaiserschnittentbindungen verzogen

Menurie tritt nur dann auf, wenn die Verbindung zwischen Uterus und Blase oberhalb des Isthmus der Zervix uteri gelegen ist. Liegt die Verbindung unterhalb dieses Isthmus, so besteht nur Urininkontinenz. Erklärt wird diese Symptomatik damit, daß der Isthmusbereich der Zervix normalerweise verschlossen ist.

Youssef [7] spricht sogar von einem sphinkterartigen Verschluß des Zervikalkanals. Dieser Mechanismus verhindert bei einer Uterus-Blasenfistel oberhalb des Isthmus den Durchtritt von Menstruationsblut und Urin durch den Zervikalkanal.

Bei unserer Patientin wurde durch die Versorgung des Längseinrisses der Zervix dieser Funktionsmechanismus des Zervikalkanals wiederhergestellt, so daß Menurie erst nach dieser Operation auftreten konnte. Eine weitere Voraussetzung war der vorausgegangene Verschluß der gleichzeitig bestehenden vesikovaginalen Fistel.

Differentialdiagnostisch ist die Menurie von der Blasenendometriose abzugrenzen.

In den Fällen der Literatur [1—11] trat die Menurie in allen Fällen bis auf eine Ausnahme nach Kaiserschnittentbindung auf. In allen Fällen konnte die Fistel verschlossen werden, ohne den Uterus zu exstirpieren. Youssef [7] berichtet sogar von einer intakten Schwangerschaft nach operativer Therapie einer uterovesikalen Fistel mit Menurie.

Literatur

1. Laffont, A., Ezes, H.: Gynéc. Obstet. **46,** 248 (1947). — 2. Ingelman-Sundberg, A.: Gynaecologia (Basel) **126,** 274 (1948). — 3. Musset, R., Mazingarbe, A.: Presse méd. **58,** 763 (1950). —

4. Stening, M. J. L.: M. J. Australia **1**, 12 (1950). — 5. Nourse, M. H., Wishar, W. N. Jr.: J. Urol. **72**, 374 (1954). — 6. Falk, H. C., Tancer, M. L.: Amer. J. Obstet. Gynec. **71**, 97 (1956). — 7. Youssef, A. F.: Gynecological Urology, p. 679. Springfield. Ill. (USA): Charles C. Thomas 1960. — 8. Magri, J.: Brit. J. Surg. **48**, 69 (1960). — 9. Rossi, D., Gargilos, F., Nappi, E.: Int. Clin. Ter. **46**, 561 (1966). — 10. Sammour, M. B.: Amer. J. Obstet. Gynec. **107**, 321 (1970). — 11. Frankel, T., Buchsbaum, H. J.: J. Urol. **106**, 860 (1971).

Dr. W. Jellinghaus
Urol. Klinik und Poliklinik
im Luitpoldkrankenhaus
D-8700 Würzburg

J. KRAKOWSKI: **Ureter-Uterus und Blasen-Uterusfistel nach Kaiserschnitt**

Die Verletzungen des Urogenitaltraktes infolge eines Kaiserschnittes bilden eine Seltenheit. Überwiegend handelt es sich hier um eine Blasen-, in Ausnahmefällen eine Harnleiter-Gebärmutterfistel.

Beide Fistelarten entstehen erstens beim Nähen der Gebärmutterwand (in diesen Fällen, in denen der Querschnitt zu tief bzw. zu breit durchgeführt wurde), zweitens infolge der Querruptur der Gebärmutterwand beim Herausnehmen des Kindes, drittens bei Extraperitonisierung der Uteruswunde.

In den letzten zwei Jahren habe ich drei derartige Fisteln operativ versorgt. In einem Fall handelte es sich um eine Harnleiter-Uterus- und in zwei weiteren Fällen um eine Blasen-Uterusfistel.

Harnleiter-Uterusfistel

Eine 39jährige Frau mit zwei durchgemachten Kaiserschnitten, der letzte vor 7 Jahren. Seit dieser Zeit „Urininkontinenz". 7 Jahre keine Behandlung. Ein Infusionsurogramm ergab links einen unauffälligen Befund, rechts stumme Schrumpfniere. Blutdruck 220 zu 120 mm Hg. Blasenspiegelung: keine Abweichungen von der Norm. Ein UK hatte bei 5 cm rechts einen Widerstand, der nicht zu überwinden war. Bei der gynäkologischen

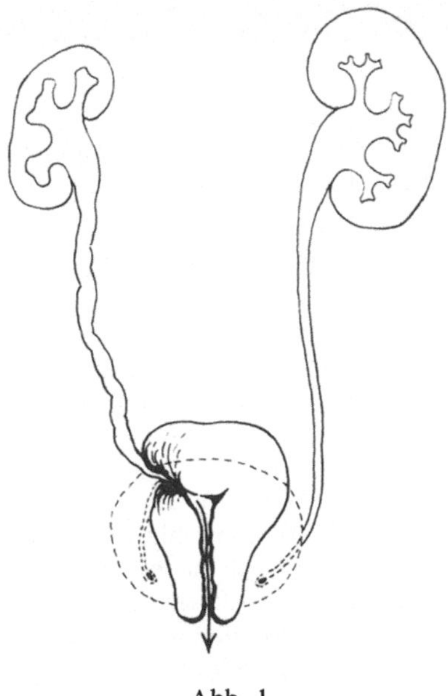

Abb. 1

Untersuchung konnte man den herausfließenden Urin aus dem unveränderten Gebärmuttermund feststellen. Diagnose: Harnleiter-Gebärmutterfistel rechts, Schrumpfniere
rechts, nephrogene Hypertonie (Abb. 1). Es wurde eine Nephroureterektomie rechts vorgenommen. Eine während der Operation durchgeführte Harnleiterdarstellung zeigte einen
deutlich erweiterten Ureter sowie Durchsickern des Kontrastmittels in die Gebärmutter
und die Scheide (Abb. 2).

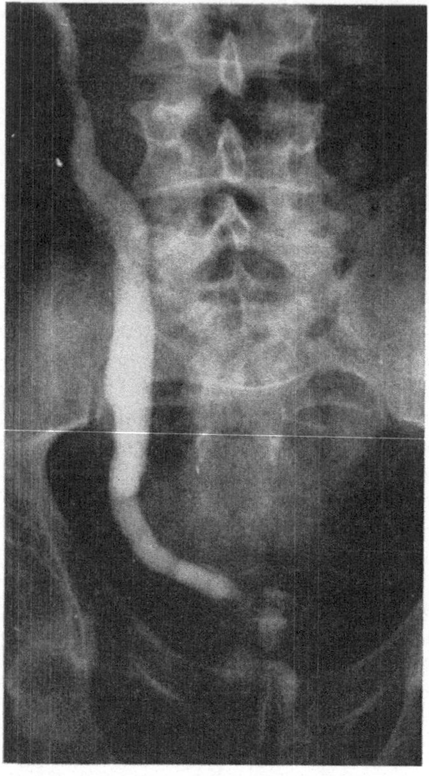

Abb. 2

Komplikationsloser postoperativer Verlauf. Blutdrucksenkung bis auf Normalwerte.
Die Patientin ist heute beschwerdefrei.

Blasen-Gebärmutterfisteln

Der urologische Befund ergab in diesen analog gelagerten Fällen ständig ein unauffälliges Infusionsurogramm. Bei der Zystoskopie fand man an der Blasenhinterwand die
Fistelöffnung. Die Fistulographie, von der Blasenseite her, zeigte das Durchsickern des
Kontrastmittels zum Uterus und in die Scheide. Die Uterographie ergab eine Verbindung
zwischen der Gebärmutter und der Blase. Auf Abb. 3 ist diese anatomische Lage schematisch dargestellt.
Beide Fälle habe ich auf dem transperitonealen und transvesikalen Wege operiert.
Untere mediale Laparotomie. Die Dünndarmschlingen werden mit Tüchern bedeckt und
nach oben abgeschoben. Der Uterus wird mit einer Zwirnnaht angehoben. Teilweise
scharfe, teilweise stumpfe Präparation des Uterus von der Blasenhinterwand. Bei sorgfältigster Technik läßt sich der Fistelgang darstellen und durchtrennen. Der Peritonealüberzug an der Blasenhinterwand im Fistelbereich wurde von allen Seiten mobilisiert,
die Fistel mit Chromcatguteinzelnähten verschlossen und mit Peritoneum überdeckt.

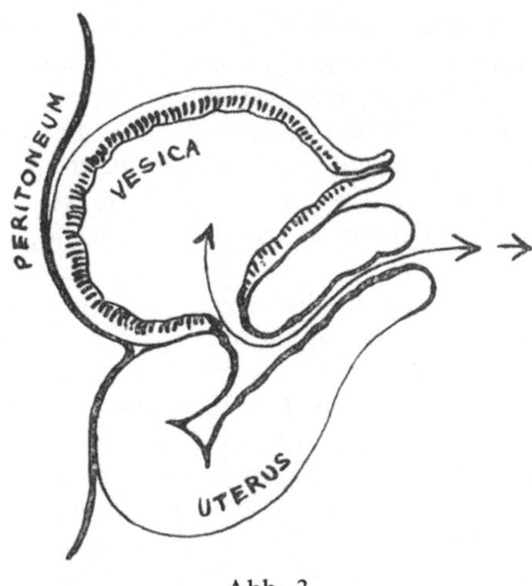

Abb. 3

Das gleiche Verfahren wurde für die Fistelöffnung am Uterus angewandt. Die Bauchhöhle wurde primär verschlossen. Ballonkatheter für 10 Tage.

In beiden Fällen komplikationsloser postoperativer Verlauf.
Die Patientinnen sind heute beschwerdefrei.

Dr. med. Jan Krakowski
Urol. Abt. des Städt. Krankenhauses
Pradnicka-Straße 35—37
Krakow/Polen

D. LATAL: **Steinleiden und Gravidität**

In der Literatur schwanken die Angaben vom Auftreten eines Steinleidens während der Gravidität zwischen 0,05 und 0,6%.

Obwohl einige für die Steinentstehung günstige Vorbedingungen in der Gravidität vorhanden sind — wie Weitstellung der Ureteren, Verminderung des Tonus — ist die Urolithiasis in der Schwangerschaft ein selten diagnostiziertes Leiden.

Nach den Erfahrungen am eigenen Krankengut von 1705 Patienten, davon 341 Frauen, die wegen eines Steinleidens stationär aufgenommen waren, fanden sich lediglich 3 gravide Patientinnen, das sind 0,8%.

Die erste Patientin, 23jährig, war im 5. Monat ihrer ersten Schwangerschaft und hatte seit 4 Wochen über intermittierende Koliken rechts geklagt; sie war subfebril. Bei der Aufnahme wurde wegen heftiger Koliken eine retrograde Pyelographie rechts unternommen und ein nicht schattender Nierenbeckenstein diagnostiziert. Der Harn zeigte reichlich Leukozyten, Erythrozyten und Bakterien. Die Patientin konnte nach konservativer Therapie eine Woche später entlassen werden. Die Schwangerschaft verlief weiterhin komplikationslos, die Entbindung bot keine Besonderheiten. Leider erschien die Patientin auch nach Aufforderung zu keiner weiteren Kontrolle.

Die zweite Patientin, 22 Jahre alt, war im 5. Monat ihrer zweiten Schwangerschaft. Bereits 3 Jahre vor der Aufnahme hatte sie Koliken rechts, die jedoch ohne konsequente Untersuchung geblieben waren. Nunmehr traten heftigste Koliken rechts und Fieberschübe auf; die Patientin war etwa 10 Tage lang vor der Aufnahme septisch. Die Röntgenuntersuchung ergab 2 kleine schattende prävesikale Steine auf der rechten Seite. Im Harn fanden sich vereinzelt Leukozyten, im Blut 16000 Leukozyten. Man entschloß sich zur sofortigen Freilegung der Niere: es zeigte sich ein Abszess am unteren Nierenpol, der in Perforation begriffen war, außerdem Abszesse in Gruppen im oberen und mittleren Polbereich. Es wurde die Niere entfernt und postoperativ eine Dreiertherapie mit Penicillin, Ampicillin und Gentamycin durchgeführt. Die Patientin war am 5. postoperativen Tag afebril. Die Gravidität blieb intakt, und die Patientin wurde am 16. postoperativen Tag bei glatter Wundheilung entlassen. Sie hatte zum berechneten Termin eine normale Entbindung.

Die dritte Patientin, eine 26 Jahre alte Ärztin, war im 6. Monat ihrer Schwangerschaft, als erstmals eine Kolik auftrat. Im Harn fanden sich mäßig Leukozyten, reichlich Erythrozyten. Bei der Zystoskopie fehlte die Blauausscheidung rechts; die retrograde Pyelographie zeigte einen Ureterstein in der Höhe von L 2, der mittels Ureterotomie entfernt wurde. Die Wunde verheilte p.p., und die Patientin wurde am 11. postoperativen Tage entlassen. Am 15. postoperativen Tag erfolgte wegen eines zystopyelonephritischen Schubes mit Temperaturen über 39° und 31000 Leukozyten die Aufnahme. Mit antibiotischer Therapie wurde der septische Schub zum Abklingen gebracht. Der weitere Verlauf der Schwangerschaft und Entbindung waren unauffällig.

Zusammenfassend kann gesagt werden, daß man bei Gravidität, verbunden mit Steinleiden, vor allem bei eingeklemmten Stein oder Sepsis mit einem operativen Vorgehen nicht zögern soll. Wie gezeigt, verliefen die Schwangerschaften trotz der operativen Eingriffe folgenlos.

Dr. D. Latal
Urol. Univ.-Klinik
Alserstraße 4
A-1090 Wien/Österreich

Diskussion zu den Vorträgen Seite 336 bis 370
(Urologie und Schwangerschaft)

Moderator: H. Klosterhalfen, Hamburg

Moderator: Im Anschluß an das Referat von Herrn Sparwasser darf ich bemerken, daß die Blase doch ein außerordentlich strapazierfähiges Organ ist; denn ich kenne einen ähnlich gelagerten Fall aus Hamburg. Es gibt hier sicher eine Dunkelziffer.

Damit möchte ich die allgemeine Diskussion eröffnen und fragen, ob Fragen zum Referat von Herrn Kremling vorliegen?

Ich selbst fand den Hinweis, Herr Kremling, sehr interessant, daß Patientinnen mit früheren Harnwegsinfekten in der Schwangerschaft dann besonders im Hinblick auf eine Pyelonephritis gravidarum gefährdet sind und fand es besonders wohltuend, daß Sie von der „Pyelonephritis gravidarum" gesprochen haben und nicht von der in Gynäkologenkreisen ja noch vielfach üblichen „Pyelitis gravidarum". Mich hat allerdings etwas unsicher gemacht, und damit möchte ich die Diskussion etwas anregen, daß Sie feststellten, daß man nach einer Nephrektomie bei einer Frau mit der Schwangerschaft warten sollte, wenn sie noch einen weiteren Kinderwunsch hat. Worauf stützen Sie diesen Hinweis?

H. Kremling, Würzburg: Ich habe den Eindruck, daß vor dieser Zeit doch die Komplikationsrate größer ist. Aus diesem Grunde meine ich, es wäre besser, wenn man etwa 12 Monate abwartet.

W. Lutzeyer, Aachen: Ich habe eine Frage an Sie, Herr Kremling. Aus unserer gemeinsamen Würzburger Zeit weiß ich, wie Sie zum Ausscheidungsurogramm, d. h. zur Röntgenuntersuchung in der Schwangerschaft stehen. Ist das heute durch die Darstellung von Herrn Bastian, durch die Aufklärung der Bevölkerung überholt oder bleiben Sie noch bei der selben Meinung.

H. Kremling, Würzburg: Sie haben vollkommen recht, Herr Lutzeyer. Wir haben damals im jugendlichen Überschwang — kann man fast sagen — die Indikation sicher etwas weiter gestellt. Ich darf aber betonen, daß von meinem damaligen Chef Burger die Erlaubnis erst gegeben wurde, nachdem ein Genetiker vom Kaiser-Wilhelm-Institut sich zuvor zustimmend geäußert hat. Er hatte berechnet oder festgestellt, daß bei den Dosen, die wir verwandten, also 0,1 rad pro Aufnahme, nichts passieren kann. Ich kann das nur unterstreichen, was Sie sagen: Man muß heute, vor allem seitdem wir auch die Isotopennephrographie haben, die Indikation noch strenger stellen.

Herr Ludwig, Essen: Man sollte jedoch nicht verkennen, daß es nicht unbedingt auf die Mißbildungsrate ankommt, auf die jetzt abgehoben wurde, sondern auf die Gonadenbelastung des Kindes. Ich bin der Ansicht, daß Röntgenuntersuchungen in der Schwangerschaft auf das unbedingt notwendige Maß beschränkt, d. h. also die Indikation sehr streng gestellt werden sollte, nachdem wir mit den Isotopenmethoden genügend Ausweichmöglichkeiten haben. Die Gonadenbelastung der Feten läßt sich eben nicht ohne weiteres mit den Mißbildungsexperimenten und auch mit den Berechnungen erklären, wie sie z. T. hier erwähnt wurden. Vielleicht darf ich noch eine Ergänzung bringen: Wir haben in Essen eine Patientin nach einer Nierentransplantation entbunden. Herr Eigler hat sie operiert, ich habe die Sectio gemacht, und der Verlauf entsprach ungefähr dem einer dystopen lumbalen Niere. Die Nierenfunktion des Transplantates blieb einwandfrei. Das Kind hatte die Zeichen des small for date, es geht ihm aber gut, der Mutter ebenfalls.

Moderator: Darf ich fragen, was Sie mit dem Begriff „small for date" verbinden?

Herr Ludwig, Essen: Mit diesem Begriff bezeichnen wir ein Kind, das etwas untergewichtig ist, also Zeichen der plazentaren Insuffizienz aufweist, aber nicht mit einer vitalen Belastung. Die Patientin, deren Kinderwunsch evident war, hat, obgleich Bedenken bestanden, eine Schwangerschaft nach dieser Nierentransplantation zuzulassen, diese ausdrücklich gewünscht, und es gibt eine Anzahl ähnlicher Ergebnisse in den Vereinigten Staaten, die zeigen, daß selbst bei einer transplantierten Niere unter besonderer Überwachung, wie wir dies auch gesehen haben, eine Schwangerschaft möglich ist.

H. Kremling, Würzburg: Sie haben völlig Recht, Herr Ludwig, daß man auch die Belastung des Kindes hier miteinbeziehen muß. Ich gebe aber zu bedenken, daß wir erfreulicherweise selten, gelegentlich allerdings doch einmal gezwungen sind, zu röntgen, etwa beim eingeklemmten Harnleiterstein mit septischen Temperaturen oder einem malignen Nierentumor. Dann ist die Schwangere ja auf das Höchste gefährdet, und wir dürfen nicht die Augen verschließen, weil wir einfach eine rechtzeitige Diagnose stellen müssen, um die Patientin auch rechtzeitig dem Urologen zur operativen Therapie überweisen zu können.

Moderator: Soweit mir bekannt ist, war dies auch die Konsequenz auf dem letzten Röntgenkongreß in Berlin. Dort ist ja auch über diese Dinge gesprochen worden.

K. F. Albrecht, Wuppertal: Wir sind bei uns eigentlich nicht zu pessimistisch über die Aussagen der Ultraschalluntersuchung. Ich könnte mir vorstellen, daß man doch eine gewisse Auskunft bekommt. Vielleicht könnte Herr Bartels aus unserer Klinik kurz einmal Stellung zu der Frage nehmen, ob man beim eingeklemmten Harnleiterstein mit einer mittleren oder stärkeren Stauung nicht doch im Ultraschallbild Differenzen zwischen der schmerzhaften Niere, d. h. also der vermutlich steingestauten Niere und anderen Erkrankungen findet.

Herr Bartels, Wuppertal: Ich möchte sagen, daß dies sehr wohl möglich ist. Man kann eine Hydronephrose bei Schwangeren darstellen, im Gegensatz zu einer normalen Niere und kann in vielen Fällen auch einen Stein darstellen, den man immer dann sieht, wenn der Schlagschatten hinter dem Stein ein sehr intensives Echo gibt. Ich würde denken, daß man in der Schwangerschaft, wenn der Verdacht besteht, zunächst ein Ultraschallbild machen sollte und erst dann ein Urogramm.

Moderator: Haben Sie in der Schwangerschaft operiert, Herr Bastian?

P. Bastian, Bonn: Von meinem Chef ist in einer Arbeit: Gödde/Vahlensieck über Fälle berichtet worden, in denen in der Schwangerschaft operiert wurde und diese in einem Teil der Fälle erhalten werden konnte. Es wurde zu verschiedenen Zeitpunkten in der Schwangerschaft operiert.

W. Vahlensieck, Bonn: Wir haben damals in der Arbeit eigentlich verschiedene Situationen festgelegt und gesagt, daß man bei abgangsfähigen Steinen eine Steinaustreibung versuchen sollte. Ich glaube, kleinere Steine wird man mit dem Ultraschall nicht erfassen können. Ich würde deshalb dem Vorschlag von Herrn Bastian folgen, eine Übersichtsaufnahme durchzuführen, damit man weiß, wo der Stein sitzt. Eine zweite Situation ist denkbar, bei der z. B. ein Kelchstein vorliegt, der nun im Augenblick der Ektasie aktiviert ist, ohne zu einer Einklemmung zu führen. Auch da sollte ein Versuch der Inaktivierung gemacht werden.

Schließlich ist bereits gesagt worden, daß bei spontaner Einklemmung und erfolgloser Austreibung oder erfolgloser instrumenteller Entfernung des Steines mit der Schlinge eben eine Operation durchgeführt werden muß. In den Fällen, in denen wir mit der Schlinge einen Stein entfernt haben oder haben operieren müssen — ich glaube, es handelte sich um 2 oder 3 Fälle —, ist dies auch ohne weiteres gut gegangen und die Geburten sind komplikationslos abgelaufen.

F. Arnholdt, Stuttgart: Ich möchte Sie folgendes fragen, Herr Kremling: Zu welchen Zeitpunkten ist eine Operation am ungünstigsten?

H. Kremling, Würzburg: Je weiter die Gravidität fortgeschritten ist, um so schwieriger wird es natürlich z. B. bei einem tiefsitzenden Harnleiterstein etwa vom 8. Schwangerschaftsmonat ab. Ich glaube, daß wir nach wie vor dem Boeminghaus'schen Vorschlag beachten sollten, daß man hier dann eine Nierenfistel anlegt, damit die Niere entlastet wird. Es kann dann ja unter ihrem Schutz durch Kaiserschnitt oder auf vaginalem Wege entbunden werden, und in zweiter Sitzung wird der Stein entfernt. So würde ich etwa die Situation sehen.

Herr Zoedler stimmt, wie ich gerade sehe, nickend zu, so daß ich annehme, daß wir einer Meinung sind. Ich glaube, daß man bis zum 4. Monat so operieren kann, wie eben das Konkrement liegt. Aber bei fortgeschrittener Gravidität wird das natürlich sehr schwierig.

Moderator: Wann ist die Gefahr für das Kind am größten?

H. Kremling, Würzburg: Die Gefahr des Abortes ist natürlich immer gegeben, vielleicht einmal durch die wahrscheinlich vorhandene entzündliche Komponente, wobei ich glaube, daß dann doch eine massive Pyelonephritis mitbesteht. In der Frühgravidität allerdings halte ich die Gefährdung des Kindes für am größten.

H. Loebenstein, Wien: Bisher habe ich nie Schwierigkeiten bei Steinoperationen während der Gravidität gesehen. Möglicherweise habe ich außerordentliches Glück gehabt. Ich habe bei einer Frau im 7. Monat bei einer zusätzlich bestehenden akuten Lebererkrankung einen linksseitigen Ureterstein mit einer Pyonephrose operiert, und es sind 3 Monate später gesunde Zwillinge ohne Komplikationen zur Welt gekommen. Das ist mir noch zweimal geglückt. Merkwürdigerweise waren es auch in einem der anderen beiden Fälle Zwillinge, das ist jedoch sicher nur ein Zufall. Aber ich hatte weder technisch noch im Verlauf je den Eindruck, daß man bei Schwangerschaften wenn man Steine operieren muß, besondere Schwierigkeiten hätte.

Moderator: Ich möchte gerne noch auf die Befunde von Herrn Ulmsten und Herrn Melchior eingehen und sie zur Diskussion stellen. Es besteht die alte Ansicht, daß für die Stauung der rechten Niere und des rechten Ureters die immer wieder zitierte Rechtstorsion des Uterus infrage kommt. Ist diese Ansicht noch gültig und wie steht es mit dem Reflux während der Schwangerschaft?

H. Kremling, Würzburg: Die Rechtstorsion des Uterus mag vielleicht bei der einen oder anderen Schwangeren eine Rolle spielen für die Stauung, aber ich möchte hier Herrn Melchior beipflichten, daß die hormonale Genese dieser Ureterveränderungen sich jedenfalls in der bisherigen Form nicht aufrecht erhalten läßt. Das zeigte z. B. ja auch das erste Urogramm von Herrn Hubmer, wo wir eine Veränderung auf der rechten Seite sahen, während links ein völlig normaler Befund bestand. Ich kann mir nicht vorstellen, daß die Hormone nur auf den rechten Ureter und nicht auch auf den linken Ureter wirken.

Moderator: Wie ist es nun mit dem Reflux? Es sind in letzter Zeit Arbeiten erschienen, die behaupten, die Dilatation käme gar nicht durch eine Abflußstörung, sondern sei durch einen Reflux in der Schwangerschaft bedingt.

H. Kremling, Würzburg: Das mag sein. Aber wenn schon durch irgend welche Veränderungen das Harnleiterostium dilatiert ist, oft bei Entzündungen, dann kann man den Reflux nachweisen.

Aber soweit mir bekannt ist, läßt sich ein vesiko-ureteraler Reflux bei der gesunden Schwangeren nicht feststellen.

D. Zoedler, Düsseldorf: Dafür, daß möglicherweise doch die Kompression zu einer Stauung führen kann, spricht m. E. die gute Wirkung der Knie-Ellenbogen-Lage, die wir häufig den Patientinnen empfehlen, bei denen sich dann die Stauungserscheinungen auch röntgenologisch deutlich zurückbilden.

H. Kremling, Würzburg: Dies ist sicher richtig, Herr Zoedler. Wenn wir z. B. eine Schwangere mit Zwillingen haben oder bei einem Hydramnion sind der Druck und die Kompression auf den Harnleiter ungleich größer als beim normalen graviden Uterus.

H. Sparwasser, Koblenz: Zur Frage der Aufstauung des Ureters in der Gravidität möchte ich darauf hinweisen, daß wir vor etwa 3 Jahren bei einer damals 17jährigen Patientin einen Colon-Conduit anlegten wegen einer neurogenen Blasenentleerungsstörung. Die Patientin ist dann wieder nach Hause gegangen, wurde gravide und hat entbunden. Wir haben den Fall natürlich mit Interesse verfolgt und sofort nach der Entbindung ein Urogramm angefertigt und auch in den letzten Schwangerschaftstagen eine Zystographie des Colon-Conduits durchgeführt. Es hat sich gezeigt, daß bei der Urographie wenige Tage nach der Entbindung beiderseits völlig zarte Ureteren vorlagen und daß also sicher die Ureteren, die sich nicht mehr im Becken befanden, weil sie höher und lateral verlagert worden waren, nicht komprimiert sein konnten.

Zusammenfassung und Schlußwort des Moderators

Ich bedauere sehr, daß wir die Diskussion hier abbrechen müssen, da die Zeit beendet ist. Ich möchte das Ergebnis dieses Abschnittes kurz zusammenfassen:

Was wir leider haben nicht ansprechen können bei diesem Thema wegen der Kürze der Zeit ist die *Chemotherapie in der Gravidität*. Und gerade dies ist ja ein Thema, das alltäglich in der Praxis von Bedeutung ist.

Ich möchte dazu in aller Kürze nur eine Tabelle zeigen, die Ihnen die wichtigsten Antibiotika darstellt, die man geben kann, die bedingt angewendet werden können bzw. die kontraindiziert sind. Hierzu ist, nachdem Sie sich die Tabelle angeschaut haben, jeder Kommentar überflüssig.

Weiterhin möchte ich darauf hinweisen, daß eine *Tuberkulose* in der Schwangerschaft natürlich behandelt werden muß. Dabei bestehen in der Schwangerschaft keine Bedenken gegen INH und keine Bedenken gegen PAS. Rifampicin verursachte im Experiment Mißbildungen und sollte deshalb in den ersten 3 Monaten der Schwangerschaft nicht verabreicht werden. Ethambutol sollte ebenfalls nicht verabreicht werden, und zwar nicht in den ersten 12 Wochen und nicht nach der 28. Woche, weil neurotoxische Effekte auf den Nervus opticus vermutet werden. Zytostatika sollen natürlich ebenfalls in der Schwangerschaft nicht gegeben werden.

Zur *Röntgenuntersuchung in der Schwangerschaft* möchte ich noch eine Bemerkung machen: Es ist vorgekommen, daß aufgrund einer einzigen Röntgenaufnahme während der Gravidität eine Schwangerschaft abgebrochen wurde. Dies ist natürlich weitestgehend übertrieben, wie auch die Diskussion auf dem Röntgenologenkongreß in diesem Jahr in Berlin gezeigt hat.

In aller Kürze kann dazu noch abschließend noch einmal wie folgt Stellung genommen werden:

Bis zu etwa 10 rad ist nicht mit Strahlenschäden am Kind zu rechnen. Bei 10 rad muß man mit einer Mißbildungsquote von 1,5 % rechnen, aber dies ist — und darauf möchte ich ausdrücklich hinweisen — auch die natürliche Mißbildungsquote. Im Bereich von 10 bis 20 rad wird die Situation allerdings kritisch, und man muß wissen, daß die normale Dosis bei einem Urogramm etwa bei 1,5 rad liegt.

Aus diesen Angaben ist also zu ersehen, daß durchaus ein erheblicher Spielraum besteht, was die Röntgenuntersuchung in der Schwangerschaft angeht, so daß man nicht zu ängstlich zu sein braucht.

Natürlich muß man bei diesen Überlegungen das Risiko gegen den Nutzen abwägen, den man sich von einer Röntgenuntersuchung verspricht, aber natürlich muß man auch das Risiko abwägen, das sich aus einer nicht durchgeführten Untersuchung ergibt. Hieraus ergibt sich, daß Routineuntersuchungen in der Schwangerschaft kontraindiziert und zu vermeiden sind, daß bei einer echten Indikation jedoch geröntgt werden darf.

Ich danke allen Referenten, Vortragenden und Diskussionsteilnehmern und schließe damit diese Sektion des Kongresses.

Rundtischgespräch über die Implantation von Kunststoffprothesen in der Urologie

Moderator: J. Auvert, Paris

J. AUVERT: **Alloplastik in der Urologie**

Prothese* für Ureterhautfistel

In manchen Fällen ist die brauchbare Länge des Ureters zu kurz, um ohne Zug ein Hautstroma anlegen zu können. Das trifft besonders bei adipösen Patienten, bei hochreichenden Tumoren und nach Bestrahlung zu. Bei beidseitiger Harnwegsstauung würde die bilaterale Nephrostomie zu bequem sein. Die gleiche Prothese wird verwendet, wie für den Ersatz des Ureters. Das kaudale Ende wird lediglich zur Haut geführt.

Für den gleichen Zweck haben wir eine Y-*geformte Prothese* zur Uretero-Uretero-cutaneostomie in unserem experimentellen Studienprogramm. Diese Prothese kann man durch eine Laparatomie anstatt einer Bricker-Blase einsetzen.

Vorteile:
1. kurzer operativer Eingriff,
2. eventuell vorgeschädigtes Intestinum braucht nicht benutzt werden.

Bricker-Blase

In unserem Versuchsprogramm befindet sich ebenfalls ein richtiger alloplastischer Konduit.

Das Reservoir ist aus reinem Silikon und hat eine Kapazität von 150 cm³. Es wird in die rechte Iliakalgegend implantiert mit Hautstoma an üblicher Stelle. Zwei Ansatzstücke mit Filzbesatz dienen zur Fixierung der Ureteren. Dieses Reservoir hat zwei stabile Phasen (Ruhephasen): entweder voll oder leer. Gewöhnlich ist dieser Konduit leer. Das alloplastische Stoma kann mit einem Korken verschlossen werden, so daß der Patient für ca. 2 Stunden kontinent ist.

Erfahrungen am Menschen

Bei 2 Patienten wurde ein derartiger alloplastischer Konduit angelegt.

1. Fall:

Prostatakarzinom, beiderseits Harnwegsstauung und Niereninsuffizienz.

Das i.V.-Pyelogramm 2 Wochen und einen Monat nach Implantation zeigte einen deutlichen Rückgang der Harnwegsstauung.

2. Fall:

Blasenkarzinom mit Lungenmetastasen und beidseitiger Harnwegsstauung. Das IVP 2 Wochen nach Implantation des alloplastischen Konduits zeigte eine gute Nierenfunktion beiderseits.

Die retrograde Konduitfüllung ergab einen Reflux auf der rechten Seite. Dieser Patient überlebte 6 Monate.

Blasenprothesen

Zum Blasenersatz gibt es zwei Möglichkeiten:

1. Eine Blasensubstitution im Abdominalbereich mit Hautstoma, ähnlich wie die Bricker-Blase, und

---

* Hersteller der Prothesen: Versuchslaboratorien der Fa. Rhône Poulenc, Paris (Mm. Granger, Sausse u. Stern).

2. den Einsatz am ursprünglichen Ort der Blase, d. h. die orthotope Implantation einer künstlichen Blase mit Sphinkter.

Bei 20 Hunden wurde der orthotope Blasenersatz nach totaler Zystektomie durchgeführt. Um die Sphinkterprobleme zu umgehen, haben wir den Blasenhals stehengelassen und eine Silikonblase aufgesetzt.

Diese Blase hat zu Fixierungszwecken im unteren Bereich eine Filzbeschichtung mit zwei Ureterstümpfen.

2 weibliche Hunde lebten 6 Monate postoperativ, waren kontinent und hatten eine gute Nierenfunktion. Bisher liegen noch keine Erfahrungen bei Patienten vor.

Um es beim Mann nach totaler Prostata-Zystektomie zu machen, müssen wir für den orthotopen Blasenersatz einen funktionierenden Sphinktermechanismus schaffen. Wir arbeiten zur Zeit daran und werden Kurzzeitergebnisse bald veröffentlichen können.

Silikon-Harnröhrenprothese

Material und Technik des Harnröhrenersatzes.

Die hierfür verwendete Prothese ist der zum Ureterersatz benutzten sehr ähnlich. Die Länge beträgt ca. 10 cm, der Diameter 7 mm. Im Bereich beider Enden sind zwei Filzzylinder zur Fixierung angebracht.

Bei Hunden ist der mittlere Harnröhrenanteil am leichtesten zu ersetzen.

Nach Exstirpation der mittleren Harnröhre wurde dieser Anteil bei 15 Hunden durch eine alloplastische Prothese ersetzt.

2 Tiere sind postoperativ gestorben. Es bestand eine Anastomosenstenose bei 1 Tier, Urinfisteln bei 2 Tieren. Bei 10 Hunden ergab sich ein gutes Resultat (= 77%) mit Verlaufszeiten von 3 Monaten bei 5,

6 Monaten bei 3

und mehr als 1 Jahr bei 2 Tieren.

2 Monate postoperativ beobachteten wir die Bildung einer Epithelschicht um die Prothese mit Wandverstärkung durch fibrotisches Gewebe. Das histologische Bild war dem einer normalen Urethra sehr ähnlich. Nachdem die Prothese durch perineale Inzision entfernt wurde, hatten wir Hunde, die für 6 Monate normal urinieren konnten. Nach mehr als 1 Jahr leben 2 Hunde, die nach Entfernung der Prothese weder eine Stenose noch eine Steinbildung aufweisen und gut urinieren.

Erfahrungen bei Menschen

1. Fall:

Wegen traumatischer Stenose der hinteren Harnröhre nach Beckenfraktur erfolgten bei einem unserer Patienten mehrere vergebliche operative Korrekturversuche. Das Miktionszystourethrogramm zeigte eine langstreckige hintere Urethrastriktur.

Es wurde auswärts eine einfache Silikonröhre eingesetzt. Danach kam es zu einer Einwanderung von Granulationsgewebe an beiden Anastomosenstellen — wahrscheinlich bedingt durch eine zu kurz gewählte Prothese. Das MCU zeigte eine Stenosierung und poststenotische Dilatation. Aus dieser Erkenntnis wurde eine spezielle und funktionsgerechte Urethraprothese angefertigt und bei diesem Patienten implantiert.

Die Abknickung dieser modifizierten Prothese war jedoch nicht ausreichend, da das kraniale Ende mit seinem Lumen dem hinteren Urethrastumpf aufsaß und so partiell obstruiert wurde.

Daher wurde erneut eine Änderung vorgenommen, und eine Spiralenprothese angefertigt.

Nach Einsatz dieser Spiralenprothese im mittleren Harnröhrenanteil kam es jedoch zum Ausstoßen der Silikontube im perinealen Bereich.

Die Prothese wurde deshalb in einem erneuten Eingriff am kaudalen Ende fixiert und funktioniert seit 6 Monaten gut.

2. Fall:

Entzündliche Harnröhrenstenose im perinealen Bereich bei einem 68 Jahre alten Mann.

Eine Urethraprothese wurde von perineal her implantiert. Im Miktionsurethrogramm ergab sich 3 Wochen danach ein befriedigendes Resultat.

3. Fall:

Traumatische hintere Harnröhrenverletzung mit langer Urethrastriktur.

Es erfolgte auswärts die Implantation einer einfachen Silikonröhre. Nach 2 Monaten war dieses Rohr völlig mit Steinen ausgefüllt.

Es wurde daher von uns eine Spiralenprothese eingesetzt. Die retrograde Füllung und das Miktionsurethrogramm zeigten eine gute Funktion. Das obere Prothesenende liegt *unterhalb* des Sphinkters. Nach 5 Monaten ist der Miktionsstrom 28 ml/sec.

Als Resumé können folgende Punkte festgehalten werden:

Die Prothese darf nicht zu kurz sein, um einen Gewebsprolaps zu verhindern, aber auch nicht zu lang, um die Kontinenz zu erhalten.

Es gibt 3 mögliche Zugangswege für die Implantation der Harnröhrenprothese:

1. perinealer Zugangsweg

Die Prothese wird daher nur am unteren, nicht am oberen Ende fixiert.

2. der suprabubische Zugang

Dabei wird nur das obere Ende, nicht das untere Ende der Prothese durch Naht fixiert.

3. der transsymphysäre Zugang

Nach Entfernung eines Symphysenstückes ist ein breiter Zugang zur Exzision des periurethralen Narbengewebes gegeben und beide Enden der Prothese können übersichtlich durch Nähte fixiert werden.

Nach Entfernung der Prothese bei 2 Männern ergab sich eine Restenosierung der Urethra, da, im Gegensatz zur normalen Harnröhre beim Hund, beim Menschen ein pathologischer Befund vorliegt, glauben wir, daß man die Prothese beim Menschen definitiv belassen sollte.

Prof. Dr. J. Auvert
Urol. Univ.-Klinik
Hopital Henri Mondor
F-94010 Creteil/Frankreich

L. V. WAGENKNECHT: **Silikon-Dakron-Prothesen als Ureterersatz**

Der erste Versuch des alloplastischen Ureterersatzes wurde 1894 von Boari unter Verwendung von Glasröhren durchgeführt. Seitdem wurde eine Vielzahl von Stoffen benutzt, die bis auf Silikon größtenteils materialbedingte Komplikationen hervorriefen.

In einer Literaturübersicht der bis 1966 durchgeführten Experimente folgerte Kohler, daß synthetisches Material für einen *dauerhaften Ureterersatz* nicht geeignet sei.

Hauptsächliche Gründe für schlechte Resultate waren:

Abstoßung der Ureterprothese;

begünstigt durch Urininfekt: Inkrustation der Ersatztube und Steinbildung;

Harnfisteln im Bereich der Nähte und insbesondere Stenose der Anastomose oder totale Obstruktion der verwendeten Prothese durch Uretheliumprolaps;

Inkrustation und Bildung von fibrotischem Gewebe.

Bei experimentellen Untersuchungen an Hunden mit einer Rhodergon-Scurasil-Endoprothese wurde der obere Ureteranteil als „Motor der Peristaltik" belassen (Abb. 1). Zur
Vermeidung von Anastomosenstrikturen wurde die Prothese kranial in den Ureterstumpf
und kaudal in die Blase intubiert. Die äußere Silikonschicht und das Dakronnetz wurden
mit dem Harntrakt anastomosiert, ohne die innere Silikonschicht zu perforieren. Dadurch sollte die Gefahr der Inkrustation und der Bildung von Urinfisteln vermindert
werden.

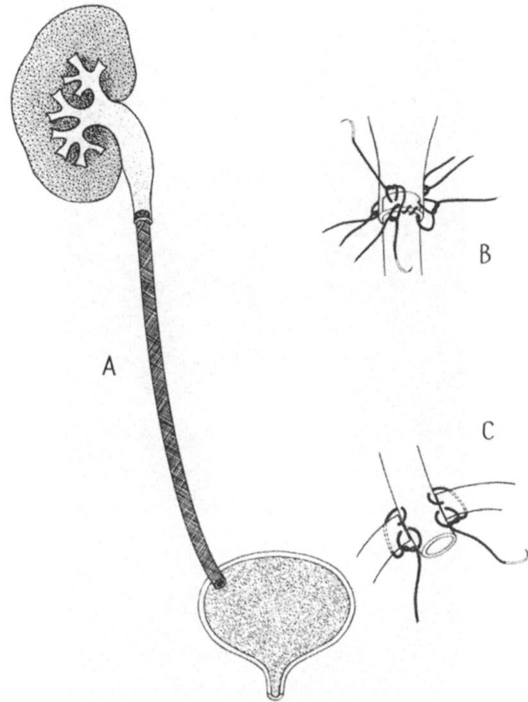

Abb. 1. Implantationstechnik unter Verwendung einer Rhodergon-Scurasil-Endoprothese.
Durch Rotation einer Rhodergon-Tube in einer Silikonlösung wurde eine konstante Dicke eines
inneren und äußeren Silikonüberzuges erreicht

In einer ersten Serie wurde bei 8 Hunden der Ureter zunächst einseitig subtotal, danach beidseitig durch die alloplastische Prothese ersetzt. Das i.v. Urogramm um den
10. postoperativen Tag zeigte bei allen Hunden nach Ureterersatz einer Seite eine leichte
obere Harnwegsstauung sowie verstärkte peristaltische Aktivität im Pyelon und oberen
Ureterbereich in der Röntgencinematographie. Bei monatlichen IVP-Kontrollen verminderte sich diese NBKS-Stauung zunehmend. Der Ureterersatz der kontralateralen
Seite wurde erst dann durchgeführt, wenn sich die erstoperierten Harnwege normalisiert
hatten. Nach kontralateralem Ureterersatz bemerkten wir im IVP und der Cinemato-
graphie bei allen Hunden das gleiche Phänomen. Nach Substitution des zweiten Ureters
durch die Prothese zeigte die erstoperierte Seite erneut eine mäßige obere Harnwegsstauung, während die letztoperierte Seite gut funktionierte und keine Stauung aufwies
(Abb. 2). Die im Verlauf unserer tierexperimentellen Untersuchungen modifizierte Silikon-
Prothese hat Filzmanschetten an beiden Enden. Um einen vesiko-ureteralen Reflux zu
vermeiden, entwickelten wir das Modell einer Ärmelklappe aus flexiblem Silikon. Unsere
„in vitro"-Experimente zeigten, daß bei ansteigendem „intravesikalen" Druck der Silikon-
ärmel abknickte und dadurch ein Reflux verhindert wurde (Abb. 3). Die Filzmanschetten
garantieren eine ausreichende Intubation beider Enden, eine praktisch wasserdichte Naht

am Ureterende und an der Blase, sowie das feste Verwachsen an den Anastomosen durch bindegewebige Proliferation in das Dakronnetz.

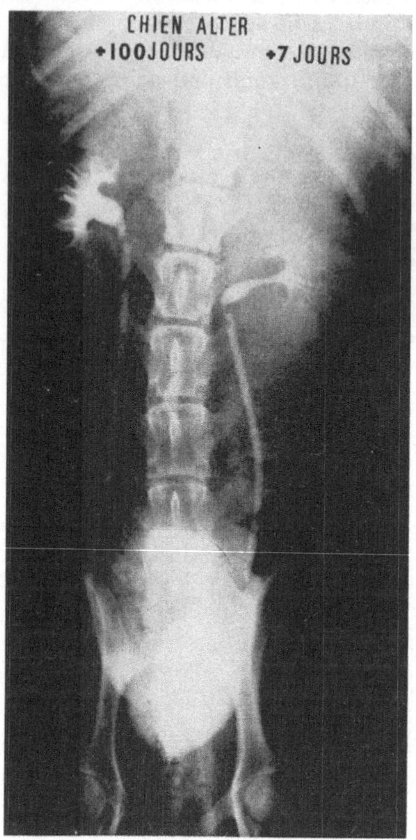

Abb. 2. I.v. Urogramm eines Hundes 100 Tage nach rechtsseitigem und 7 Tage linksseitigem Ureterersatz (s. Text)

Im folgenden werden 2 Fälle präsentiert, die die klinische Anwendung dieser Prothese demonstrieren.

Fall 1: 60jährige Frau mit ausgedehnter retroperitonealer Karzinomatose bei unbekanntem Primärtumor, die den rechten Ureter völlig, den linken ab 3 cm subpelvin abwärts stenosierte. Der linke Ureter wurde durch eine Prothese von 16 cm Länge und 5 mm Durchmesser ersetzt. 2 Monate postoperativ zeigte das Urogramm einen deutlichen Rückgang der pyelorenalen Dilatation (Abb. 4). Die belassene Nephrostomiedrainage wurde daraufhin entfernt. Die Nierenfunktionswerte hatten sich innerhalb von 15 Tagen postoperativ normalisiert. Die Patientin verstarb nach wiederholten Kontrollen 10 Monate später bei allgemeiner Tumoraussaat im Herz-Kreislauf-Versagen. Ausscheidung und Nierenfunktionswerte lagen bis zu diesem Zeitpunkt im Normbereich.

Fall 2: Eine vor 7 Jahren wegen Kollumkarzinom bestrahlte 55jährige Frau wurde aufgenommen mit einer pyelorenalen Stauung links aufgrund einer langen, subpelvin beginnenden Ureterstenose. Die Laparotomie ergab eine karzinomatöse, retroperitoneale Infiltration mit Einbeziehung der großen Gefäße und des linken Ureters von L 2 bis L 5. Wegen unmöglicher Ureterolyse wurde der linke Harnleiter durch eine Prothese von 14 cm Länge und 7 mm Durchmesser ersetzt. Die Neprostomiedrainage wurde nach

378

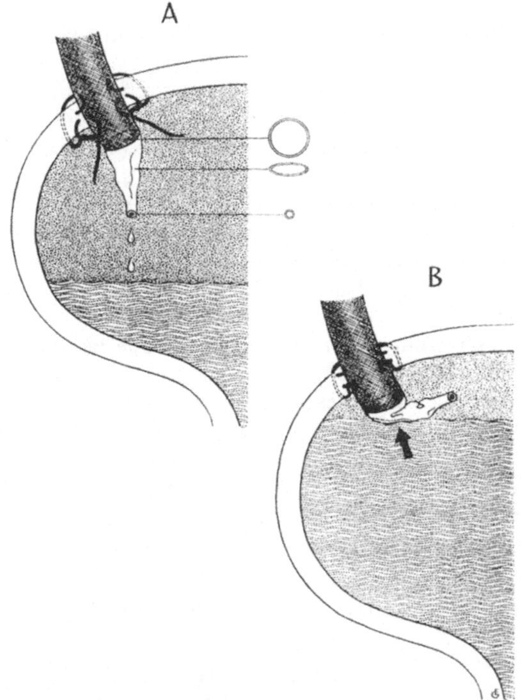

Abb. 3. Modifizierte Silikonprothese (kommerziell über die Firma Fresenius erhältlich)

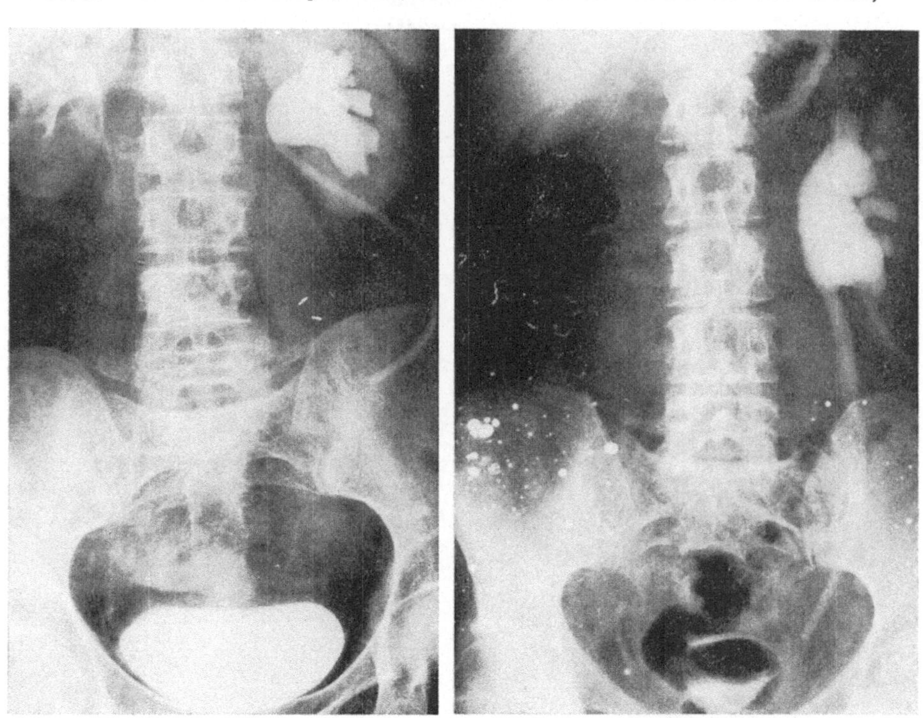

Abb. 4   Abb. 5

Abb. 4. IVP 2 Monate postoperativ (Fall 1)
Abb. 5. IVP 2 Monate nach linksseitigem Ureterersatz (Fall 2)

konsekutiver Abklemmung 3 Wochen postoperativ entfernt (Abb. 5). Der postoperative Zeitverlauf betrug 7 Monate.

Seitdem die verbesserte Prothese mit und ohne Antirefluxventil von der französischen Firma Rhone Poulenc auf den Markt gebracht wurde, erfolgte bei über 250 Patienten ein derartiger alloplastischer Ureterersatz vorwiegend in Frankreich und Skandinavien., Die Grundkrankheit war in diesen Fällen mit wenigen Ausnahmen eine retroperitoneale Karzinomatose. Die maximalen Überlebenszeiten lagen um 1 Jahr postoperativ.

Neben der karzinomatösen Ureterstenose bildete, wie von Bianchi, Ziegler und Stern berichtet, in Einzelfällen auch die retroperitoneale Fibrose und lange Ureter-Strahlenstenose eine Indikation zu alloplastischem Ureterersatz mit bisher komplikationslosem Verlauf bis zu 3 Jahren.

Die so oft noch durchgeführte primäre Nephrektomie bei Harnstauungsnieren von Karzinompatienten kann nach versuchtem alloplastischen Ureterersatz immer noch als Ultima ratio durchgeführt werden. Diese Patienten mit begrenzter Lebenserwartung, bei denen uro-intestinale Plastiken nicht mehr erwägt werden oder Niereninsuffizienz bzw. Vorbestrahlung diese ausschließen, sind durch eine Ureterhautfistel oder Nephrostomie weitaus mehr invalidisiert, als durch eine Ureterprothese.

Relative Langzeitergebnisse an Karzinompatienten werden zeigen, ob die Indikationsstellung des alloplastischen Ureterersatzes auch für benigne Ureteranomalien und -stenosen erweitert werden kann.

Das beste Argument für eine alloplastische Ureterprothese ist m. E. ihre Bezeichnung als „innere Nephrostomie".

Priv.-Doz. Dr. L. V. Wagenknecht
Urol. Univ.-Klinik
Martinistraße 52
D-2000 Hamburg 20

Ansprache und Bericht des Präsidenten des Berufsverbandes Deutscher Urologen

Es ist mir ein besonderes Bedürfnis, dem Präsidenten dieses 27. Deutschen Urologen-Kongresses, Herrn Kollegen Zoedler, für die glänzende Organisation dieses Kongresses und die gastliche Aufnahme in Düsseldorf zu danken. Glücklicherweise erübrigt es sich inzwischen fast, zu betonen, daß die Zusammenarbeit zwischen Wissenschaft und Berufspolitik auch unter seiner Amtsführung ausgezeichnet funktioniert hat. Die Unteilbarkeit dieser beiden Bereiche vor dem Hintergrund der in zunehmendem Maße angespannten berufspolitischen Situation hat Herr Knipper ja schon im vorigen Jahr betont, und in der inzwischen verstrichenen Zeit haben sich immer wieder Anlässe ergeben, bei denen sich diese Zusammenarbeit konkret zu bewähren hatte. Für diese bereitwillige und großzügige Kooperation möchte ich Herrn Zoedler und dem gesamten Präsidium der Deutschen Gesellschaft an dieser Stelle herzlich danken.

Seitdem wir vor einem Jahr in München auseinandergingen, haben wir zwei Kollegen durch den Tod verloren. Es sind dies:

Prof. Dr. med. Erich Simons, Rheydt, verstorben am 12. 4. 1975 als amtierender Präsident der Nordrhein-Westfälischen Gesellschaft für Urologie, und

Dr. med. Adolf Friedrich Rossbach, Friedrichshafen, früher Landesvorsitzender unseres Berufsverbandes für den Kammerbereich Süd-Württemberg, verstorben am 20. 6. 1975.

Der pausenlose Beschuß, unter dem die Ärzteschaft schon seit Jahren steht und der sich immer mehr verschärft, dürfte zweifellos dazu geführt haben, daß jeder Kollege Kritik und Forderung auf der einen, Entgegnung und Erklärung auf der anderen Seite in der Laien- und Standespresse mit Aufmerksamkeit verfolgt, so daß ich mich kurz fassen kann.

Wenn zu Beginn der sich immer mehr verschärfenden Kampagne gegen die Ärzteschaft ganz vorwiegend die eindeutig politisch motivierte Aggression gegen die Position des Arztes im Bewußtsein des Bürgers schlechthin stand, so war diese noch relativ leicht abzuwehren, zumal die Motivierung derartiger Demontageversuche einigermaßen mühsam wirkte und die kümmerlichen Argumente bei den mit der Wirklichkeit konfrontierten Patienten nicht recht verfangen wollten. Mittlerweile konzentrierten sich die Angriffe jedoch auf den Kostensektor, und dies ist ja schon immer ein Thema gewesen, mit dem man eines aufmerksamen Publikums sicher sein konnte. Fatal ist nur, daß das Kostenproblem sich nicht auf den Sektor des Gesundheitswesens beschränkt, sondern sich in zunehmendem Maße auf fast alle Bereiche des täglichen Lebens ausdehnt. So kann man sich denn des Eindrucks nicht erwehren, daß der Impetus, mit dem sich die Massenmedien auf die Kostenfrage im Gesundheitssektor stürzen, eine Art Ablenkungstaktik darstellt, durch die die Aufmerksamkeit der Öffentlichkeit von den ausschließlich staatlicherseits zu verantwortenden Sektoren ab und auf ein Feld hingelenkt werden sollte, auf dem sich Prügelknaben relativ leicht zu finden schienen.

Allerdings hat man sich auch hierbei getäuscht. Mit zunehmender Durchleuchtung hat sich ein Dilemma aufgetan, das viel zu sehr in die Allgemeinsituation des Sozialstaates eingesponnen ist, als daß man das rapide Ansteigen der Kosten ausschließlich den ausführenden Organen anlasten könnte. Faßte man nämlich den Ärzten ans Portepée, dann war rasch darzulegen, daß der Anteil der ambulanten Praxen an den Gesamtausgaben der Sozialversicherung seit 1900 eher gesunken als gestiegen ist, obwohl die Ärzte auch ihrerseits mit rapide steigenden Kosten, vor allem im Personalsektor, konfrontiert wurden. Wandte man sich gegen die Krankenanstalten, so konnte man dort mit Recht darauf hinweisen, daß die erhebliche Steigerung der Pflegesätze vorwiegend und wiederum durch die Personalausgaben bedingt war und man die gegenwärtige Situation nicht mehr vergleichen konnte mit einer Zeit, in der der größte Teil der Arbeitslast in den Krankenhäusern von unbezahlten Volontärassistenten und annähernd unbezahlten Ordensschwestern getragen wurde. Zur Zeit ist nun der Pharmasektor an der Reihe und man wird gespannt sein, dürfen, wie lange es dauern wird, bis man erkennt, daß ein Ansetzen des Rotstifts auch in diesem Bereich nicht ohne weittragende, in ihren Auswirkungen kaum absehbare Konsequenzen für die gesamte staatliche Konzeption der freien Marktwirtschaft bleiben würde.

Mein früherer Chef pflegte lange Begleitberichte bei der Aufnahme von Patienten in die Klinik meist gar nicht zu lesen. Wenn ein solcher Bericht länger als 1½ Schreibmaschinenseiten war, sah er sich den Brief nur an und konstatierte: „Die wissen also auch nicht, was der Patient hat" — und er hatte fast immer Recht damit. In eben diese Situation fühlt man sich versetzt, wenn man sich die Vielzahl und Verschiedenartigkeit der von allen möglichen Seiten angebotenen Patentrezepte zur Lösung des zweifellos entstandenen finanziellen Dilemmas betrachtet. Da probiert man ein bißchen an der ärztlichen Gebührenordnung herum, dort stochert man etwas in den Stellenplänen der Krankenanstalten, der eine hält es mit einer Selbstbeteiligung der Patienten und wundert sich, daß die eigentlich keiner so recht haben will, wiederum andere fischen einfach im Trüben, indem sie die Situation zugunsten ihrer eigenen Institutionen auszunutzen versuchen, und die Ärzteschaft schließlich, ratlos angesichts soviel Ratlosigkeit, übt sich in Wohlverhalten in Form zyklischer Zurückhaltung in den Honorarverhandlungen.

Es ist in der Tat nicht leicht für einen ärztlichen Standespolitiker in diesen Tagen, zu wissen —, und möglicherweise lange schon im voraus zu wissen — wie man sich zu verhalten habe und was zu tun sei. Davon nehme ich auch das Präsidium unseres Verbandes nicht aus. Das einzige, was man eigentlich zuverlässig sagen kann, ist, was nicht geschehen dürfe, wenn wir nicht unsere Verhandlungsbasis und Ausgangsposition ruinieren wollen, und nur um Ihnen dies verständlich zu machen, habe ich Ihnen die Gesamtsituation mit ganz breitem Pinsel skizziert.

Nun, meine Damen und Herren, was auf keinen Fall geschehen darf, ist, daß wir unseren Kritikern und der gesamten Öffentlichkeit das Bild einer in sich zerstrittenen Ärzteschaft bieten. Die Gefahr hierfür ist indessen groß genug. Bei der Überarbeitung der Gebührenordnungen hat man einzelne Fachgruppen zweifellos begünstigt und bei etwas weniger Bedachtsamkeit könnte sich hieraus ein ebenso unerfreulicher wie unfruchtbarer Disput entwickeln. Um die Verwirrung voll zu machen, hat man den Begriff der sog. rein ärztlichen Leistung von der sog. technischen Leistung abgegrenzt, und da niemand eigentlich genau weiß, wo diese Grenze verläuft, die Gefahr heraufbeschworen, daß unterschwellig eine Grenze entsteht, auf deren einen Seite die Vertreter der „reinen" ärztlichen Wissenschaft, auf der anderen Seite die subalternen technischen Hilfsvölker zu finden sind. Der Vergleich drängt sich auf mit einer Zeit, die etwa 300 Jahre zurückliegt und in der die Chirurgen, Bader und Steinschneider, als sog. unehrliches Gewerbe nur als Erfüllungsgehilfe der eigentlichen Mediziner fungierten.

Zu diesen potentiellen Streitigkeiten zwischen einzelnen Fachgruppen in der Medizin ist mittlerweile ein weiteres Diskussionsthema getreten, das zu einem Zankapfel zwischen Klinik und ambulanter Praxis werden könnte. Durch die Einführung der sog. prästationären Diagnostik und der poststationären Therapie könnte der Eindruck entstehen, es handle sich bei „nur" ambulant tätigen Kollegen um eine Art von Schmalspurmediziner, dem, wenn es mit einem Patienten wirklich ernst werde, von Seiten der klinischen Medizin unter die Arme gegriffen werden müsse. In der gesamten Medizin, klinisch wie ambulant, gab und gibt es darüber hinaus die Möglichkeit zu Kompetenzstreitigkeiten, da es in der Natur der Medizin liegt, daß die einzelnen Spezialgebiete niemals bis in das letzte Detail voneinander abgegrenzt werden können.

Schließlich sei auch nicht vergessen, daß manche ärztlichen Standesvertretungen in der ganzen Auseinandersetzung in eine etwas schizophrene Lage gelangen. Ich meine hier insbesondere die KVen, die zwischen der Kassenärzteschaft und den Versicherungsträgern Bindeglied sind, auf der einen Seite die Interessen der Kollegen wahrnehmen sollen, auf der anderen Seite aber auch nicht vergessen dürfen, daß die Krankenkassen unsere Partner sind und nicht überfordert werden dürfen. Sie geraten dabei nur zu leicht in die Versuchung, das Wohlverhalten gegenüber den Krankenkassen zu übertreiben, und zwar um so mehr, je heftiger die Kritik an der Einkommenssituation der Ärzte angreift.

Sie sehen, meine Damen und Herren, daß die Möglichkeiten von Reibungsflächen innerhalb des ärztlichen Berufs zahlreich sind. Sie sind sogar so zahlreich, daß man schon versucht ist, nicht mehr so recht an die Zufälligkeit einer derartigen Häufung zu glauben. In dieser Lage werden ärztliche Standesvertretungen gut daran tun, jeweils die negativste Möglichkeit im Auge zu behalten und ihr Vorgehen so einzurichten, daß möglicherweise tatsächlich vorsätzliche Versuche zur Störung des Friedens innerhalb der Ärzteschaft zu Schüssen werden, die nach rückwärts losgehen.

Von Seiten unseres Verbandspräsidiums waren unter den geschilderten Umständen die Aktionslinien klar definiert. Bei der Abfassung der neuen Laborteile der Gebührenordnungen hat man uns zwar nicht einmal nach unserer Meinung gefragt. So kommt es auch, daß sich darin gewisse Ungereimtheiten finden, die nun in Kleinarbeit wieder ausgemerzt werden müssen. Schneller als erwartet hat sich aber die Einsicht durchgesetzt, daß eine Entzerrung der Gebührenordnung notwendig war, wenn dabei auch zunächst etwas willkürlich umverteilt wurde. Die bereits entstandene Neufassung des Röntgenteils und des urologischen Leistungskatalogs ist allerdings, ebenso wie alle Veränderungen im Bereich anderer Fachgebiete, vorerst eingefroren. Dies ist ein Sachverhalt, mit dem wir uns, ebenso wie unser Gebührenordnungsausschuß, für den Augenblick abzufinden haben. Intern gehen die Aktivitäten jedoch weiter, um so intensiver, als wir unseren Gebührenordnungsausschuß in der Hauptvorstandssitzung vom vergangenen Mittwoch personell erweitert und ergänzt haben.

Wir haben jedenfalls rechtzeitig die Abrechnungsseminare eingeführt mit dem Ziel, dafür zu sorgen, daß die Kollegen auch tatsächlich in den ungeschmälerten Genuß der Honorare kommen, die Ihnen vom Gesetzgeber zugedacht sind und die sie bei der gegenwärtigen Kostensituation in den Praxen auch dringend brauchen. Die Seminare werden fortgesetzt und auch fortgesetzt werden müssen, da uns die ständigen Veränderungen in der Gebührenordnung dazu zwingen.

Im übrigen können wir uns wohl gratulieren, daß das urologische Fachgebiet nicht so laborintensiv geworden ist wie viele andere Fächer. Wir haben jedenfalls schon vor Jahresfrist eindringlich davor gewarnt, die urologische Praxis zu stark in den Laborsektor auszuweiten. So steht zu erwarten, daß die Auswirkungen der veränderten Leistungsbewertungen auf diesem Gebiet in den urologischen Abrechnungen nur milde zu Buche schlagen, zumal andere Teile des urologischen Leistungskatalogs noch gar nicht voll erschlossen sind. Ich denke dabei vor allem an die Andrologie, die ja laut Fachgebietsdefinition Bestandteil auch der Urologie ist, aber bislang nur in kleinem Umfang betrieben wird. Auch hier werden wir schon in Kürze Seminare anbieten, um den Kollegen das nötige praktische Rüstzeug in die Hand zu geben.

Das Bestreben, einen Teil der ambulanten Leistungen in die Klinik zu verlagern, hat Präsident Severing kürzlich treffend apostrophiert als den „harmlos verbrämten Spalt in der Türe, die nachher mit dem Stiefel der politischen Gewalt völlig eingetreten werden soll". Diesen Satz wird man sich zu merken haben, ebenso wie seine Worte an die Adresse der jungen Kollegen in den Kliniken, die man offensichtlich dazu verführen will, an der Vernichtung ihrer Zukunft als freipraktizierende Ärzte mitzuarbeiten. Ich glaube nicht, daß wir innerhalb unseres Faches hier Schwierigkeiten bekommen werden, denn dafür ist unsere Ausbildung zu homogen und wir alle wissen viel zu gut, daß die Frage, ob Ambulanz oder Klinik, beim Einzelnen viel weniger von seiner fachlichen Qualifikation, als von Zufälligkeiten im Verlauf seines beruflichen Werdeganges abhängig war.

Für uns ergibt sich aus diesen Forderungen allein die Verpflichtung, unsere Patienten in Zukunft in der Ambulanz womöglich noch gründlicher als bisher durchzuuntersuchen, damit die Klinik sich auch wirklich auf den nur klinisch zu bewältigenden Teil der Behandlung beschränken kann und auf diese Weise zu einer Verkürzung der Verweildauer beigetragen wird. Dies wird nicht nur den Kostendruck im stationären Sektor herabsetzen, sondern auch die chronische urologische Bettennot mildern helfen. Ich betrachte es dabei als eine Selbstverständlichkeit, daß die Leiter urologischer Kliniken und Abteilungen diese Bestrebungen auch ihrerseits in intensivstem kollegialem Kontakt unterstützen. Wo die Zusammenarbeit nicht immer reibungslos klappen sollte, wird der Berufsverband gerne vermitteln.

Die Intensivierung der ambulanten Diagnostik wird allerdings ohne Zweifel nicht ohne positiven Einfluß auf das Honorarvolumen der niedergelassenen Urologen bleiben. Dies ist jedoch sicherlich das kleinere Übel. Immerhin behandelt ein ambulant tätiger Urologe einen Patienten drei Quartale hindurch für den gleichen Betrag, den ein einziger Krankenhaustag kostet. Diese Denkweise findet derzeit erstaunlicherweise bei Krankenkassen mehr Verständnis als bei manchen KVen. Es wird einiger Arbeit bedürfen, um ein entsprechendes Verständnis, insbesondere auf Seiten der Prüfungsgremien, zu wecken. Man sollte sich überhaupt abgewöhnen, Äußerungen dieser Instanzen grundsätzlich als sacrosanct anzusehen. Gerade auf diesem Sektor feiert ja der föderative Charakter unseres Landes fröhliche Urständ, und so kommt es, daß man bei den Beziehungen zwischen den niedergelassenen Kollegen und ihrer Vertretung in den KVen dem gesamten Spektrum der Möglichkeiten von reibungsloser und idealer Zusammenarbeit bis hin zu einer unerträglichen Anmaßung von Schiedsrichterfunktionen auch im fachlichen Bereich, begegnet. Hiervon hat sich das Präsidium leider immer wieder an Ort und Stelle überzeugen müssen. Scheuen Sie sich jedoch nicht, bei derartigen Auseinandersetzungen ihren wohlfundierten Standpunkt zu vertreten. Der Unterstützung seitens des Verbandes können Sie gewiß sein, wobei allerdings nur im Einzelfalle und nicht global vorgegangen werden kann. In diesem Zusammenhang muß man auch die Aufgabe eines jeden einzelnen Kollegen betonen, einerseits durch eine optimale Praxisführung dem Patienten die Absurdität der gegen uns erhobenen Vorwürfe konkret zu beweisen und auf der anderen Seite das Verständnis für unsere Haltung zu wecken, die im Interesse des Patienten die gegenwärtige Form des Arzt-Patient-Verhältnisses zu wahren sucht.

Es versteht sich am Rande, daß wir auch die Verpflichtung zu einer konsequenten und intensiven Weiterbildung nicht auf die leichte Schulter nehmen dürfen. Kongresse wie der gegenwärtige, aber auch die Kongresse der regionalen Gesellschaften sind hier von entscheidender Wichtigkeit. Aber auch die ständige schriftliche Information der Kollegen durch die beiden Ausgaben des Urologen erfüllt hier eine wichtige Aufgabe. Für die engagierte Arbeit und für die fachlich vorzügliche Auswahl der Themen möchte ich an dieser Stelle unserem Vizepräsidenten, Herrn Sökeland, als Redaktionschef beider Ausgaben besonders herzlich danken. Der Verband wird aber auch darüber hinaus bereitwillig an der Verwirklichung von Modellen mitwirken, die eine einerseits liberale, andererseits aber auch sinnvoll organisierte und intensivierte Weiterbildung in anderer Form garantieren. Unserem Ausschuß für urologische Technik unter der Leitung von Herrn Mauermayer wird in diesem Zusammenhang besondere Bedeutung zukommen. Wir haben in diesen Tagen die ausgezeichneten endovesikalen Farbfernsehaufnahmen gesehen, die an seiner Klinik angefertigt wurden. Hier ensteht ein audiovisuelles Medium, das in besonderem Masse für die Weiterbildung prädestiniert ist. Wir wollen deshalb auch hier eine Art von Seminaren anbieten, in denen in Gruppen von ca. 20 Teilnehmern die endovesikalen Operationen nicht nur genau verfolgt, sondern auch anhand der möglichen Wiederholung eingehend diskutiert werden können.

Ferner dürfen wir von diesem Ausschuß in nächster Zeit die Erarbeitung eines Sterilitäts-Standards für die ambulante Praxis erwarten, der jedem Kollegen ein willkommener Maßstab bei allen transurethralen Eingriffen sein wird.

Daneben haben wir aber auch schon seit langem die Initiative ergriffen, die Weiterbildung nicht nur auf die Kollegen zu beschränken, sondern sie auch auf das Hilfspersonal auszudehnen, das an den technischen Aufgaben in zunehmendem Maße beteiligt ist. Der Ausschuß für urologisches Pflegepersonal unter Herrn Hubmann hat hier, neben Bemühungen zur Verbesserung der tariflichen Situation unseres Personals, bereits gute Vorarbeit geleistet, und wir werden schon beim Norddeutschen Urologen-Kongreß in Hamburg im Mai des kommenden Jahres eine erste Weiterbildungsveranstaltung für das Hilfspersonal veranstalten. Auch hierbei dürfte das Farbfernsehverfahren von Herrn Mauermayer ausgezeichnete Dienste leisten, etwa hinsichtlich des Umgangs mit dem Instrumentarium, der Sterilisation und anderen Problemen, die im täglichen Betrieb um so sorgsamere Beachtung verlangen, als sie nur zu leicht zu Routine erstarren.

Der interdisziplinäre Frieden erscheint uns nach langwierigen Bemühungen gesichert. Die Angriffe gegen den gesamten ärztlichen Berufsstand haben glücklicherweise noch zu einer Resolidarisierung im Facharztbereich geführt. Der Gemeinschaft fachärztlicher Berufsverbände gehören, nachdem vor zwei Jahren die Arbeitsgemeinschaft fachärztlicher Berufsverbände ein bedauerliches Ende gefunden hat, wieder alle Facharztgruppen an. Diese GfB ist gerade in jüngster Vergangenheit sehr aktiv geworden und die Effizienz ihrer Arbeit dürfte schon bald spürbar werden. Nur die Röntgenologie steht zur Zeit noch abseits. Gerade hier aber laufen intensive Bemühungen, um durch ein Fachgebietsabkommen die teilweisen Unzuträglichkeiten im stationären Sektor auszuräumen und die Zusammenarbeit zu harmonisieren. Es ist mir ein Bedürfnis, unserem Ehrenpräsidenten, Herrn Knipper, für seinen enormen Einsatz in dieser Sache sehr herzlich zu danken, wie er sich überhaupt bereitwillig als Vertreter des Berufsverbandes in mehreren zwischenfachlichen Gremien auf nationaler und supranationaler Ebene zur Verfügung gestellt hat. Mit den Chirurgen haben wir ja schon seit geraumer Zeit ein im großen und ganzen gut funktionierendes Fachgebietsabkommen, das erst kürzlich ergänzt wurde. Einzelne lokale Probleme konnten wir in Detailarbeit ausräumen. Mit dem Berufsverband der Deutschen Anästhesisten haben Herr Sökeland und ich im Auftrag des Verbandes erst kürzlich ein detailliertes Gespräch über die Weiterentwicklung des Fachgebietsabkommens mit diesem Verband geführt, und es ist zu erwarten, daß ein Zusatzabkommen über die interdisziplinäre Zusammenarbeit in der prä- und postoperativen Behandlung sowie in Ausbildungsfragen in Kürze unterzeichnet werden kann.

Im übrigen haben wir die Verbandsarbeit mehr und mehr auf die Landesebene verlagert, einerseits wegen der teilweise doch recht unterschiedlichen Verhältnisse der einzelnen Bundesländer, zum anderen aber auch in Anbetracht der Tatsache, daß die Mitgliederzahl unseres Verbandes inzwischen so weit gestiegen ist, daß eine zentrale Lösung vieler Probleme gar nicht mehr möglich und auch nicht wünschenswert ist. Das gleiche gilt von der Zusammenarbeit mit anderen fachärztlichen Berufsgruppen. Es erscheint uns unerläßlich, daß der Vereinigung der fachärztlichen Berufsverbände in der GfB entsprechende regionale Zusammenschlüsse folgen, um ein ausreichendes Gegengewicht gegenüber dem recht geschlossen auftretenden Praktikerverband zu bilden. Dieser Verband versteht sich ja zunehmend als vierte Kraft in unserer Standespolitik neben Hartmannbund, NAV und Marburger-Bund. Wenn dem aber so ist, werden wir unser Profil als fünfte Kraft, nämlich als Vertretung fachärztlicher Interessen finden müssen, wenn wir uns nicht doch noch eines Tages als reine Techniker abqualifizieren lassen wollen.

Meine Damen und Herren, ich habe versucht, Ihnen in einem möglichst gedrängten Referat aufzuzeigen, in welche aktuellen Probleme unser Fachgebiet eingebettet ist, Probleme, aus denen sich zwangsläufig die Arbeit unseres Verbandes in den letzten 12 Monaten ergab und aus denen sich auch die Akzente für unsere weitere Tätigkeit ableiten.

Dr. Dieter Heck
Tullastraße 3
D-6800 Mannheim 1

Filme

1. K. Richter, H. J. Kümper, J. Koch und M. Kessler, München: **Die Dochtmethode — Urethrozystokolporektografie in der Gynäkologie**

2. W. Haidlen, Stuttgart: **Suspensionsverfahren**

3. J. Hüter, U. Haller und M. Liedtke, Heidelberg: **Die operative Behandlung der Rezidiv-Inkontinenz mit einem Lyodura-Widerlager**

4. A. Weidenbach, München: **Inguino-vaginale Schlingenoperation bei Rezidivinkontinenz schweren Grades**

5. H. G. K. Mayer, Leoben/Österreich: **Ureterfunktionsstörungen nach Radikaloperation**

6. R. T. Turner-Warwick, London/England: **Omentum majus-Interposition**

7. H. Marberger, Innsbruck/Österreich: **Entfernung der Harnröhrenkarunkel**

8. H. Tammen, B. Kramann und R. Hartung, München: **Der Invaginationskatheter für Frauen**

9. A. Kelâmi, U. Fiedler und M. Richter-Reichhelm, Berlin: **Hohe Ligatur der Vena testicularis bei Varicocele**

10. Th. Schmidt, Erlangen: **Ein neuartiges Elektroresektoskop**

11. B. Riedel, Berlin: **Transurethrale Resektion der Prostata**

12. U. Fiedler, A. Kelâmi und M. Richter-Reichhelm, Berlin: **Einzeitige Harnröhrenplastik**

13. S. Lymberopoulos, G. Kierfeld und P. Strohmenger, Würselen-Bardenberg: **Ileum-Conduit, eine Modifikation der Ureteroileostomie nach Wallace**

14. L. Röhl und K. Dreikorn, Heidelberg: **Extrakorporale organerhaltende Nierenchirurgie**

15. B. Haag, S. Cassani, E. Dreher und R. Brun del Re, Basel-Bruderholz/Schweiz: **Harninkontinenz der Frau, apparative Abklärung**

16. Fa. Wolf und H. Sparwasser, Knittlingen, Koblenz: **Endovesikales Operieren**

Wissenschaftliche Ausstellung

1. **Aus dem Archiv der Deutschen Gesellschaft für Urologie zur „Gynäkologischen Urologie".** Archivar: F. Schultze-Seemann

2. A. Kelâmi, U. Groß, U. Fiedler, M. Richter-Reichhelm und M. Tsaussidis, Berlin: **Tunica albuginea-Ersatz mit lyophilisierter menschlicher Dura**

3. A. Kelâmi, U. Fiedler und M. Richter-Reichhelm, Berlin: **Urologisches Lehrfilmprogramm**

4. H. J. Kümper, München: **Die Dochtmethode**

Generalversammlung

Protokoll der ordentlichen Mitgliederversammlung der Deutschen Gesellschaft für Urologie am 4. Oktober 1975 (Kongreßzentrum, Düsseldorf)

Der Präsident, Herr Dr. D. Zoedler, begrüßt die anwesenden Mitglieder um 13.15 Uhr. Der 1. Schriftführer, Prof. Dr. R. Nagel, stellt fest, daß die Versammlung ordnungsgemäß eingeladen und daher beschlußfähig ist.

TAGESORDNUNG

1. Wahl des Präsidenten für das Jahr 1977

Der Vorsitzende begründet eingehend den einstimmigen Vorschlag des Gesamtvorstandes, Herrn Prof. Dr. F. Arnholdt, Stuttgart, zum Präsidenten für das Kongreßjahr 1977 zu wählen.

Bei der Zettelwahl entfallen auf Herrn Arnholdt 67 Stimmen, auf Herrn Nagel 3 und auf Herrn Hohenfellner 2 Stimmen bei 4 Enthaltungen.

Damit ist Herr Prof. Dr. F. Arnholdt mit 67 von 76 gültigen Stimmen zum Präsidenten für das Jahr 1977 gewählt.

Herr Prof. Dr. F. Arnholdt nimmt die Wahl an und dankt den Mitgliedern der Gesellschaft für das ihm entgegengebrachte Vertrauen.

2. Bericht über das Geschäftsjahr 1974/75

Herr Nagel berichtet über die im vergangenen Geschäftsjahr durch den geschäftsführenden Vorstand der Deutschen Gesellschaft für Urologie geleistete Arbeit.

a) Weiterbildungsordnung

Wie im vorangegangenen Jahr wurden besonders der Fortentwicklung der Weiterbildungsordnung große Aufmerksamkeit gewidmet, und zwar in enger Zusammenarbeit mit dem Präsidium des Berufsverbandes Deutscher Urologen einschließlich der sehr aktiven Mitarbeit seines Ehrenpräsidenten, Herrn Knipper.

Der geschäftsführende Vorstand der Deutschen Gesellschaft für Urologie hat in mehreren Sitzungen mit der BÄK zu o. a. Fragen klar Stellung genommen. So wurden z. B. der Facharzt bzw. die Teilbezeichnung „Plastische Chirurgie" — wie von anderen Fachgebieten — abgelehnt, da die plastische Chirurgie integrierender Bestandteil des Gesamtfaches „Urologie" ist. Das gleiche gilt für die „Kinderchirurgie".

b) Radiologenabkommen

Über das Abkommen mit den Radiologen bezüglich der Fachabgrenzung wurden ebenfalls Verhandlungen geführt. Es wurde eine Kommission gebildet, der die Herren Knipper, Sökeland und Zoedler angehören, für deren Verhandlungsgrundlage mit den Radiologen die vom geschäftsführenden Vorstand und dem Präsidium des Berufsverbandes erarbeitete 2. Fassung eines Vorschlages verbindlich sein soll.

c) Führung von zwei Facharztbezeichnungen

Herr Nagel berichtet, daß entsprechend einem Urteil des Bundesverfassungsgerichtes wieder die Führung von zwei (benachbarten) Facharztbezeichnungen möglich ist. Ein entsprechender Einspruch an die BÄK wegen der Hemmung von Bildung selbständiger urologischer Abteilungen, vor allem an kleinen Krankenhäusern, mußte wegen des höchstrichterlichen Urteils vergeblich bleiben.

d) Mitarbeit in der Arbeitsgemeinschaft Wissenschaftlich-medizinischer Fachverbände
(AWMF)

In der AWMF sind zur Zeit über 25 wissenschaftliche Fachverbände vereinigt. Die AWMF will vor allem wissenschaftlich orientierte Probleme an die entsprechenden Gremien des Bundestages und der BÄK herantragen, da nur durch die Vereinigung zahlreicher Fachverbände überhaupt eine Resonanz bei den entsprechenden Gremien zu erzielen ist. So wurden z. B. Stellungnahmen zur Hochschulreform, zur Frage der Habilitation, des wissenschaftlichen Nachwuchses u. a. abgegeben. Die AWMF tagt zweimal jährlich. An ihr nimmt stets ein Mitglied des geschäftführenden Vorstandes der Deutschen Gesellschaft für Urologie teil. Herr Nagel ist u. a. Mitglied des Arbeitskreises „Arzt und Recht" sowie der Kommission „Kurwesen und Rehabilitation", da besonders dieses Thema auch für unser Fach von Bedeutung ist.

e) Regionale Kongresse

Für 1976 ist es gelungen, durch die ausgezeichnete Kooperation mit den jeweiligen Vorsitzenden der regionalen urologischen Gesellschaften weitestgehend zu vermeiden, daß es zu Überschneidungen der regionären Kongresse kommt.

Herr Nagel bittet darum, ihm möglichst alle geplanten Kongreßtermine und Fortbildungsveranstaltungen mitzuteilen, um auch in Zukunft eine Überschneidung, soweit es irgend möglich ist, zu vermeiden.

3. Bericht des Archivars

Nach der Wahl zum Archivar wurde unter den jeweiligen Präsidenten Gelder bewilligt, die es erlaubten, ein neues Archiv aufzubauen, das sich zur Zeit — als Gast — im Institut für Geschichte der Medizin der Freien Universität Berlin im Klinikum Steglitz befindet, nachdem ein entsprechender Vertrag mit dem Hausherrn abgeschlossen worden war.

Das Archiv besteht aus drei Teilen:

a) einer Sammlung alter urologischer Bücher und Zeitschriften, in die durch Ankäufe aus Antiquariaten besonders schwer für ein Archiv zu beschaffende Zeitschriften aufgenommen werden konnten. Sie beginnen mit dem Jahre 1889 mit dem Internationalen Zentralblatt für die Krankheiten der Harn- und Sexualorgane, das 1907 mit den Monatsberichten in die Zeitschrift für Urologie aufging, die bis 1970 vorhanden sind.

Als weitere deutschsprachige Zeitschriften sind noch die Folia urologica (1907—1918) sowie die Zeitschrift für urologische Chirurgie (1913—1943) als Gesamtausgabe zu erwähnen.

Entsprechend der Entwicklung der Urologie in Frankreich, England und Amerika hat der Archivar der Gesellschaft, Herr Schultze-Seemann, besonderen Wert auf die Beschaffung alter urologischer Fachzeitschriften dieser Länder gelegt. So ist das französische Journal d'Urologie als erste urologische Zeitschrift seit 1883 — mit Ausnahme des Bandes von 1901 — vorhanden.

Ebenso sind große Teile des amerikanischen J. Urology — für dessen fehlende Bände Herr Schultze-Seemann aus dem Kreis der Mitglieder der Deutschen Gesellschaft dringend um Spenden überzähliger Jahrgänge bittet — vorhanden.

b) Neben diesen Zeitschriften sind die Handbuchserien erwähnenswert:

Das Handbuch der Harn- und Sexualorgane (4 Bände, 1894) sowie das 5bändige Handbuch der Urologie von 1926 (1928).

Besonders hervorzuheben sind noch die über 65 Einzelbände alter urologischer Bücher, unter denen die 2 Bände des Werkes von Chopart von 1830, die 3 Bände von Civiale (1850) sowie die „Chirurgie der Nieren" von Simon (1870) und der kysto-photographische Atlas von Nitze am wertvollsten sind. Der letztgenannte Atlas ist eine Spende des von Herrn Schultze-Seemann verehrten Lehrers, Prof. Heusch, Aachen.

Herr Schultze-Seemann dankt Herrn Prof. Puigvert (Barcelona), der auf Anregung von Herrn Albrecht dem Archiv einen Nachdruck des 1. urologischen Lehrbuches von Francisco Diaz (Madrid 1588) gespendet hat.

Neben dieser Büchersammlung weist das Archiv bereits eine beträchtliche Sammlung älterer urologischer Instrumente auf, für die den Kollegen *Fabian* (Bremen), *Smolny* (Isny) und *Sparwasser* (Koblenz) besonders gedankt wird.

c) Als 3. Bestandteil des Archives ist die bibliographische Sammlung einzelner Urologen im Aufbau. Diese besteht bisher nur aus Lebensläufen und Verzeichnissen der wissenschaftlichen Arbeiten der Urologen *Busch* (Berlin), *Heusch* (Aachen) und *May* (München).

Außerdem stiftete Herr *Zorn* (Hannover) die gesamte urologische Sonderdrucksammlung seines Vorgängers, Herrn *Praetorius,* für unser Archiv, wofür ihm herzlich zu danken ist.

Erwähnenswert ist auch ein Teil des wieder gefundenen Schriftwechsels der alten Gesellschaft für Urologie, die Herr Prof. *Heusch* uns aus seiner Schriftführerzeit zur Verfügung gestellt hat.

Zusätzlich spendete der Dichter-Urologe *Heusch* 3 neu herausgegebene Gedichtsbände.

In diesem Jahr bin ich wieder um nähere Angaben für den Nachruf für einen verstorbenen Kollegen befragt worden. Wir sollten m. E. an dem Brauch des Nachrufes auf verdienstvolle Kollegen festhalten, wie es immer in der Zeitschrift für Urologie üblich war. Ohne Unterlagen kann ich allerdings keine Auskunft geben, und ich möchte daher nochmals dringend empfehlen, daß ich von jedem Kollegen einen bibliographischen Fragebogen mit Bild dem Archiv beilegen kann. Diesen Fragebogen hat schon mein Vorgänger, Herr Keller, drucken lassen. Zur Geldersparnis könnte dieser Vordruck evtl. dem Urologen A und B beigelegt werden.

Abschließend möchte ich Sie alle nochmals um weitere Bücher- und Instrumente-Spenden bitten.

Gleichzeitig möchte ich meinen Dank allen Präsidenten seit 1970 für die bewilligten Gelder aussprechen, da sich die Deutsche Gesellschaft für Urologie mit diesem Archiv für kommende Urologengenerationen zweifellos ein Denkmal gesetzt hat. Das Archiv ist auf dem besten Wege, sich zu einer einmaligen urologisch-historischen Bibliothek und zu einem urologischen Instrumenten-Museum auszuweiten.

4. Bericht des Schatzmeisters

Ein Bericht des Schatzmeisters ist nicht erforderlich, da dieser satzungsgemäß erst 1976 erfolgen muß.

5. Zu- und Abgänge

Es haben 45 Kollegen die Aufnahme in die Deutsche Gesellschaft für Urologie beantragt und entsprechende Bürgen angegeben. Diesen Anträgen wurde zugestimmt.

Es ist 1 Mitglied aus der Gesellschaft ausgetreten.

Der scheidende Präsident, Herr Dr. D. Zoedler, dankt allen Beteiligten für die Mitarbeit bei der Durchführung des Kongresses, verabschiedet in würdiger Form den ausscheidenden Vizepräsidenten, Herrn Prof. Dr. E. Schmiedt, und wünscht dem neuen Präsidenten, Herrn Prof. Dr. H. Marberger, Innsbruck, für sein Präsidentenjahr sehr herzlich viel Erfolg.

Ende der Sitzung 14.10 Uhr.

Prof. Dr. Reinhard Nagel
1. Schriftführer der Deutschen Gesellschaft
für Urologie
Spandauer Damm 130
D-1000 Berlin 19

SATZUNG

der Deutschen Gesellschaft für Urologie

(Stand Oktober 1975)

§ 1

Die Deutsche Gesellschaft für Urologie ist eine Vereinigung von Urologen und urologisch interessierten Ärzten. Sie dient der Förderung der Wissenschaft, insbesondere auf dem Gebiete der Urologie. Der Zweck wird erreicht durch Gedankenaustausch, wissenschaftliche Anregungen und Arbeiten auf allen Gebieten der Urologie. Wissenschaftliche Arbeiten werden im Auftrag und auf Weisung des Vereins durchgeführt. Die Gesellschaft veranstaltet in regelmäßigen Abständen ihren Kongreß. Sämtliche wissenschaftlichen Vorträge werden veröffentlicht. Die auf dem Gebiete der Urologie tätigen Ärzte sollen in der Berufsausbildung gefördert werden.

Sitz der Gesellschaft ist München im Bezirk des Amtsgerichtes München. Sie ist in das Vereinsregister eingetragen. Sie verfolgt ausschließlich und unmittelbar gemeinnützige Zwecke und erstrebt keinen Gewinn. Etwaige Überschüsse und sonstige Zuwendungen werden ausschließlich dem Gesellschaftszweck zugeführt. Die Mitglieder haben keinen persönlichen Anspruch an das Vermögen, auch nicht bei Auflösung der Gesellschaft. Das Geschäftsjahr ist das Kalenderjahr.

§ 2

Die Gesellschaft besteht aus Mitgliedern, Ehrenmitgliedern und korrespondierenden Mitgliedern.

§ 3

Mitglied kann jeder approbierte Arzt werden, der Interesse für das Fachgebiet der Urologie hat. Dem Aufnahmeantrag ist eine schriftliche Befürwortung durch zwei Mitglieder der Gesellschaft beizufügen. Über die Aufnahme entscheidet der Ausschuß. Die Zustellung der Mitgliedskarte erfolgt nach Einzahlung der Aufnahmegebühr und des Beitrages für das laufende Geschäftsjahr.

§ 4

Jedes Mitglied zahlt eine Aufnahmegebühr sowie jährliche Mitgliedsbeiträge, deren Höhe von der Mitgliederversammlung festgelegt wird. Tritt ein Mitglied in den Ruhestand, so kann es auf Antrag von der Beitragspflicht befreit werden. Der Vorstand kann unter besonderen Umständen auch andere Mitglieder auf Zeit von der Beitragspflicht befreien.

§ 5

Ein Mitglied, welches trotz zweimaliger schriftlicher Mahnung durch den Kassenführer mit der Beitragszahlung länger als ein Jahr im Rückstand bleibt, gilt als ausgeschieden.

§ 6

Bei einem Mitglied, welches das Ansehen der Vereinigung schädigt, kann auf Antrag des Vorstandes die Mitgliederversammlung auf Ausschluß erkennen.

Hierzu ist Zweidrittelmehrheit der anwesenden Mitglieder erforderlich. Die Abstimmung ist geheim und geschieht durch Stimmzettel. Ein Ausschlußantrag muß allen Mitgliedern mindestens 14 Tage vorher schriftlich mitgeteilt werden.

§ 7

Der freiwillige Austritt eines Mitgliedes erfolgt durch schriftliche Anzeige an den Schriftführer der Gesellschaft.

§ 8

Zu Ehrenmitgliedern können Ärzte oder Gelehrte ernannt werden, welche die urologische Wissenschaft oder die Gesellschaft in hervorragender Weise gefördert haben. Die Ernennung erfolgt auf Antrag des Vorstandes in der Mitgliederversammlung durch widerspruchslose Zustimmung oder durch Stimmzettel. Bei der Zettelwahl bedarf es einer Mehrheit von zwei Dritteln der abgegebenen Stimmen.

Die Ehrenmitglieder haben die Rechte der Mitglieder ohne deren Pflichten.

In gleicher Weise können Ärzte oder Gelehrte des In- und Auslandes zu korrespondierenden Mitgliedern ernannt werden. Korrespondierende Mitglieder haben die Rechte der Mitglieder, jedoch nur beratende Stimme.

§ 9

Der Vorstand besteht aus dem Präsidenten, dem stellvertretenden Vizepräsidenten, dem ersten und zweiten Schriftführer und dem Schatzmeister.

Der Präsident vertritt die Gesellschaft gerichtlich und außergerichtlich nach außen. Er beruft die Sitzungen des Vorstandes, des Ausschusses und die Mitgliederversammlung ein und leitet die Verhandlungen. Er ist gehalten, jährlich eine Ausschußsitzung und mindestens alle 2 Jahre eine Mitgliederversammlung einzuberufen. Bei Verhinderung wird er vom Vizepräsidenten vertreten. Die ausgeschiedenen Präsidenten sind ständige Mitglieder des Ausschusses, bis sie in den Ruhestand treten.

Der 1. Schriftführer leitet das Sekretariat der Gesellschaft, besorgt den Schriftverkehr und führt das Sitzungsprotokoll.

Der Schatzmeister verwaltet das Vermögen der Gesellschaft und zieht die Beiträge ein. Er ist, ebenso wie der 1. Schriftführer, zeichnungsberechtigt.

Der Ausschuß besteht aus dem Vorstand, den ständigen, vier nichtständigen Ausschußmitgliedern und dem jeweiligen Vorsitzenden des Berufsverbandes der Deutschen Fachärzte für Urologie e.V. Beschlüsse des Ausschusses werden mit einfacher Stimmenmehrheit der Anwesenden gefaßt. Bei Stimmengleichheit entscheidet die Stimme des Präsidenten.

Über die Einnahmen und Ausgaben ist Buch zu führen. Es darf keine Person durch Verwaltungsaufgaben, die den Zwecken des Vereins fremd sind, oder durch verhältnismäßig hohe Vergütungen begünstigt werden.

Der Archivar ist ein Organ der Gesellschaft.

§ 10

Der Vorstand leitet die Geschäfte der Gesellschaft.

Er kann beliebige Aufgaben seines Geschäftsbereiches weiteren Mitgliedern der Gesellschaft übertragen.

Beschlüsse des Vorstandes werden mit einfacher Stimmenmehrheit der Anwesenden gefaßt. Bei Stimmengleichheit entscheidet die Stimme des Präsidenten.

§ 11

Die Amtsdauer des Präsidenten erstreckt sich über eine Kongreßperiode.

Die Wahl des Präsidenten erfolgt in der Mitgliederversammlung durch Stimmzettel; einfache Mehrheit entscheidet. Wird diese im ersten Wahlgang nicht erzielt, so erfolgt eine Stichwahl zwischen den beiden Mitgliedern, die die meisten Stimmen erhalten haben. Der Präsident der vorausgegangenen Kongreßperiode wird stets Vizepräsident. Der ausscheidende Präsident ist für die nächste Kongreßperiode nicht wählbar.

Die Wahl der Schriftführer und des Schatzmeisters erfolgt in der Mitgliederversammlung, wenn notwendig durch Stimmzettel, mit einfacher Mehrheit. Die Wahl erfolgt für die Dauer von zwei Kongreßperioden. Wiederwahl auch für die nächste Kongreßperiode ist zulässig.

Die Wahl der nichtständigen Ausschußmitglieder erfolgt in der Mitgliederversammlung, wenn notwendig durch Stimmzettel, für die Dauer von zwei Kongreßperioden. Wiederwahl für die nächste Kongreßperiode ist nicht zulässig.

Die Wahl des Archivars erfolgt in der Mitgliederversammlung durch Stimmzettel, die einfache Mehrheit entscheidet. Die Wahl erfolgt für einen unbefristeten Zeitraum. Eine Abwahl des Archivars kann auf Antrag des Vorstandes nur in der Mitgliederversammlung erfolgen. Hierzu ist eine $^2/_3$-Mehrheit der anwesenden Mitglieder erforderlich. Die Abstimmung ist geheim und geschieht durch Stimmzettel. Ein Abwahlantrag muß allen Mitgliedern auf der Einladung zur Mitgliederversammlung angekündigt werden.

§ 12

Scheidet ein Mitglied des Vorstandes im Laufe seiner Amtszeit aus, so kann sich der Vorstand bis zur nächsten Mitgliederversammlung durch Zuwahl aus dem Ausschuß ergänzen.

§ 13

Der Vorstand hat mindestens alle 2 Jahre der Mitgliederversammlung einen Geschäftsbericht sowie die Abrechnung vorzulegen. Der Präsident beruft zwei Mitglieder zur Prüfung der Abrechnung. Die Mitgliederversammlung nimmt den Prüfungsbericht entgegen und erteilt dem Vorstand Entlastung.

§ 14

Eine Mitgliederversammlung ist ferner auch dann einzuberufen, wenn das Interesse der Gesellschaft es erfordert oder die Einberufung schriftlich vom zehnten Teil der Mitglieder unter Angabe des Zweckes und der Gründe vom Vorstand verlangt wird.

§ 15

Änderungen der Satzungen können der Mitgliederversammlung nur dann zur Beschlußfassung vorgelegt werden, wenn sie 4 Wochen vorher eingereicht sind und auf der Tagesordnung stehen.

§ 16

Die wissenschaftlichen Tagungen der Deutschen Gesellschaft für Urologie finden in regelmäßigen Abständen statt. Der Tagungsort wird jedesmal durch den Ausschuß bestimmt. Der Präsident legt das Kongreßprogramm dem Ausschuß vor.

§ 17

Vorträge sind dem Präsidenten termingerecht mit Inhaltsangabe anzumelden. Annahme und Sprechzeit werden vom Ausschuß bestimmt.

§ 18

Die Deutsche Gesellschaft für Urologie läßt die wissenschaftlichen Berichte in Form eines Kongreßbandes erscheinen unter Schriftleitung des jeweiligen Präsidenten.

§ 19

Auflösung der Gesellschaft: Der Antrag auf Auflösung der Gesellschaft wird der Tagesordnung nur eingefügt, wenn er von sämtlichen Vorstandsmitgliedern oder mindestens von der Hälfte der Mitglieder überhaupt unterzeichnet ist. Zur Beschlußfassung über diesen Antrag ist die nächste ordentliche Mitgliederversammlung zuständig, wenn dieselbe von mindestens zwei Dritteln der Mitglieder besucht ist.

Im Falle der Beschlußunfähigkeit muß der Vorstand innerhalb von 6 Wochen eine außerordentliche Mitgliederversammlung ordnungsgemäß unter Angabe der Tagesordnung einberufen, die dann unabhängig von der Zahl der erschienenen Mitglieder beschließt. Ein Beschluß, die Gesellschaft aufzulösen, kann in beiden Mitgliederversammlungen nur durch eine Mehrheit von drei Vierteln der anwesenden Mitglieder gefaßt werden. Die Mitgliederversammlung, welche die Auflösung der Gesellschaft beschließt, verfügt zugleich über die Ausführung der Auflösung und über die Verwendung des Vermögens der Gesellschaft.

Für die Auflösung der Gesellschaft gelten die gesetzlichen Vorschriften. Das Gesellschaftsvermögen fällt bei der Auflösung oder Wegfall der bisherigen Zwecke an die Deutsche Forschungsgemeinschaft, die es unmittelbar und ausschließlich für gemeinnützige Zwecke zu verwenden hat. Eine Zuwendung von Vermögen oder Vermögensteilen an Mitglieder der Deutschen Gesellschaft für Urologie ist ausgeschlossen. Beschlüsse über Verwendung des Vermögens der Gesellschaft sowie Beschlüsse über Satzungsänderungen, die die Zwecke der Gesellschaft und die Verwendung ihres Vermögens betreffen, sind auch vor Inkrafttreten dem zuständigen Finanzamt mitzuteilen. Über die Verwendung im einzelnen und die Beachtung der Bestimmungen der vorhergehenden Absätze entscheidet die Mitgliederversammlung.

Verzeichnis der Mitglieder
der Deutschen Gesellschaft für Urologie
(Stand Oktober 1975)

Organe der Gesellschaft

Geschäftsführender Vorstand:

Präsident: Dr. D. ZOEDLER, D-4000 Düsseldorf
Vizepräsident: Prof. Dr. E. SCHMIEDT, D-8000 München
1. Schriftführer: Prof. Dr. R. NAGEL, D-1000 Berlin
2. Schriftführer: Prof. Dr. K. F. ALBRECHT, D-5600 Wuppertal-Barmen
Schatzmeister: Prof. Dr. F. ARNHOLDT, D-7000 Stuttgart

Ständige Ausschußmitglieder:

Prof. Dr. W. BROSIG, D-1000 Berlin
Prof. Dr. H. K. BÜSCHER, D-3000 Hannover
Prof. Dr. H. DETTMAR, D-4000 Düsseldorf
Prof. Dr. W. LUTZEYER, D-5100 Aachen

Nichtständige Ausschußmitglieder:

Dr. K. J. BROEGGER, D-4000 Düsseldorf
Prim. Dr. H. LOEBENSTEIN, A-1030 Wien
Prof. Dr. Sachse, D-8500 Nürnberg
Prof. Dr. J. B. SÖKELAND, D-4600 Dortmund
Dr. D. HECK, D-6800 Mannheim 1
(als Vorsitzender des Berufsverbandes der Deutschen Fachärzte für Urologie)
Dr. W. KNIPPER, D-2000 Hamburg 22
(Ehrenpräsident des Berufsverbandes der Deutschen Fachärzte für Urologie)

Archivar: Dr. F. SCHULTZE-SEEMANN, D-1000 Berlin

Ehrenmitglieder

Prof. Dr. ALKEN, CARL-ERICH, Direktor der Urolog. Univ.-Klinik, D-6650 Homburg a. d. Saar.
Prof. Dr. BABICS, ANTAL, Ulloi 78/B. Budapest VIII (Ungarn).
Prof. Dr. BISCHOFF, PETER, Chefarzt d. Urolog. Abt. d. Elisabeth-Krankenhauses, D-2000 Hamburg.
Prof. Dr. BOEMINGHAUS, HANS, Facharzt für Chirurgie u. Urologie, Chefarzt im Ruhestand, Beckbuschstraße 18, D-4000 Düsseldorf.
Prof. Dr. BOSHAMER, KURT, Facharzt für Chirurgie u. Urologie, Chefarzt im Ruhestand, Haardter Straße 6, 6730 Neustadt/Weinstraße 1.
Prof. Dr. Dr. h.c. DERRA, ERNST, Facharzt für Chirurgie, Himmelgeister Straße 226, D-4000 Düsseldorf.
Prof. Dr. DEUTICKE, PAUL, Facharzt für Urologie, Metternichgasse 7, A-1030 Wien III (Österreich).
Prof. Dr. FORSSMANN, WERNER, Facharzt für Chirurgie u. Urologie, D-7861 Wies-Wambach i. Südbaden.
Prof. Dr. GIERTZ, GUSTAV, Facharzt für Urologie, Karolinska Sjukhuset, S-10401 Stockholm 60 (Schweden).
Prof. Dr. DE GIRONCOLI, FRANCO, 119, Via S. Niccolò, I-Florenz (Italien).
Prof. Dr. GOODWIN, W. E., University of California (UCLA), Los Angeles (USA).
Prof. Dr. HEUSCH, KARL, Facharzt für Urologie und Chirurgie, Chefarzt der Urolog. Klinik, Kaiser-Friedrich-Allee 39, D-5100 Aachen.
Prof. Dr. ICHIKAWA, TOKUJI, Director of the First National Hospital of Tokyo, Tokyo (Japan) 1, Toyamacho, Shinjuku-ku, Tokyo.
Prof. Dr. Dr. h.c. LINDER, FRITZ, Direktor d. Chirurg. Univ.-Klinik, D-6900 Heidelberg.
Prof. Dr. LJUNGGREN, EINAR, Carlanderska Sjukhemmet, S-41255 Göteborg/Schweden.

Prof. Dr. MAY, FERDINAND, Facharzt für Chirurgie u. Urologie, Chefarzt d. Urolog. Krankenhauses, München u. Inhaber d. Lehrstuhles f. Urologie der Universität München, i. R.

Prof. Dr. MAYOR, GEORGES, Facharzt für Chirurgie u. Urologie, Ord. Prof. f. chirurg. Urologie Universität Zürich u. Direktor der Urolog. Univ.-Klinik, Kantonsspital, Rämistraße 100, CH-8000 Zürich.

Prof. Dr. E. MICHALOWSKI, Klinika Urologiczna, Krakowie, Ulica Grzegórzecka 18, Polen.

Prof. Dr. ROSENSTEIN, PAUL, Rua das Acacias 90, Rio de Janeiro (Brasilien).

Prof. Dr. STAEHLER, WERNER, Facharzt für Urologie, Sommerhalde 23, D-7400 Tübingen 6.

Prof. Dr. TAKAYASU, HISAO, University of Tokyo, Hongo, Japan.

Univ.-Prof. ÜBELHÖR, RICHARD, Facharzt für Urologie, ehem. Vorstand der Urolog. Univ.-Klinik, i. R., Haspingergasse 8, A-1080 Wien 8 (Österreich).

Prof. Dr. WILDBOLZ, EGON, Sulgeneckstraße 25, CH-3000 Bern.

Prof. Dr. Dr. h. c. ZENKER, RUDOLF, Direktor d. Univ.-Klinik, ehem. Chirurg., Hauensteinstraße 14, D-8000 München 90.

Korrespondierende Mitglieder

Prof. Dr. ALWALL, NILS, Direktor der Med. Univ.-Klinik (Nierenklinik), S-2205 Lund 5.

Dr. ANGELOFF, ANGEL, Abt. Urologie im Zentrum der Chirurgie, Johann-Wolfgang-Goethe-Universität, Theodor-Stern-Kai 7, D-6000 Frankfurt/M.-Süd.

Prof. Dr. AUVERT, JEAN, 78, Av. de Suffren, 75015, Paris (Frankreich).

Prof. Dr. BAKKER, N. J., Landswerf 256, Rotterdam/Holland.

Prof. Dr. BALOGH, FERENCE, Facharzt für Urologie, Direktor der Urolog. Univ.-Klinik, Pecs (Ungarn), Munkecsy Mihaly u. 2.

Dr. BAND, DAVID, Edinburgh (Schottland).

Prof. Dr. BARTRINA, JOSEF, Diagonal 419, Barcelona (Spanien).

Prof. BOER, PIETER W., Direktor der Urologischen Abteilung, Reichsuniversität Groningen, Academisch Ziekenhuis, Oostersingel 59, Groningen/Holland.

Doz. Dr. habil. BELONOSCHKIN, BORIS ALEXANDER, Facharzt für Frauenheilkunde, Stellvertr. Chefarzt der Frauenklinik, 10064 Soderjukhuset, S-10401 Stockholm.

Prof. Dr. BLASUCCI, PAOLO, unbekannt verzogen.

Priv.-Doz. Dr. BIEDERMANN, GÜNTHER, Chirurg. Univ.-Klinik, A-6020 Innsbruck.

Prof. Dr. BODECHTEL, GUSTAV, Med. Univ.-Klinik, D-8000 München.

Prof. Dr. BRUNI, PASQUALE, Libero Docente in Urologia, Primario Urologo, Ospedale S. Gennaro, Via Giovenale 9, I-80122 Napoli

Prof. Dr. COUVELAIRE, ROGER, 44, Rue Boileau, Paris (Frankreich).

Prof. Dr. DARGET, RAYMOND, Urolog. Klinik der Universität, Rue Casteja 17, F-Bordeaux.

Prof. Dr. DEFORT, RENE, Belgiëlei 199, Antwerpen (Belgien).

Prof. Dr. DIX, VICTOR WILKINSON, Kent (England), Tunbridge Wells, 8 Shandon Close.

Dr. DUFF, FRANCIS ARTHUR, Lecturer Urology, Vice-President, Royal College of Surgeons, Ireland, 9. Fitzwilliam Place, Dublin (Irland).

Doz. Dr. ENFEDJIEFF, MICHAEL, Facharzt für Chirurgie u. Urologie, Vorstand der Urolog. Klinik, Staatskrankenhaus, Dr. R. ANGELOFF, Sofia (Bulgarien).

Prof. Dr. ERCOLE, RICARDO, Br. Oronno 755, Rosario (Argentinien).

Dr. GARCIA, ALBERTO E., priv., Paraguay 1352, Buenos Aires (Argentinien).

Prof. GLENN, JAMES, F., Head, Depl. of Urology, Duke University, Durham, North Carolina (USA).

Prof. GREGOIR, W., Université Libre des Bruxelles, Fakulté de Médecine et de Pharmacie, Hopital Universitaire Brugman, Clinique Urologique Place Van Gehuchten, 1020 Bruxelles.

Dr. HANLEY, HOWARD, Devonshire Street, Portland Place W 1, London (England).

Dr. HJORT, ERLING, Akershus Fylke, Kirurkisk avdeling, Midstuen, Oslo (Norwegen).

Dr. HOWALD, RUDOLF, Facharzt für Urologie u. Chirurgie, Leimenstraße 57, CH-4000 Basel.

Prof. Dr. KUESS, RENE, 63 Avenue Niel, F-75 Paris XVII.

Dr. LEANDER, GÖSTA, Nybrogatan 34, S-10401 Stockholm.

Dr. MANDEL, J. V., 79 Harley Street, London W 1 (England).

Prof. Dr. MINDER, JULIUS, Facharzt für Urologie, o. ö. Prof. d. Urologie an der Universität Budapest, jetzt Facharzt f. Urolog. FMH, Börsenstraße 16, CH-Zürich.

Prof. Dr. MODELSKI, W., nl. Krovrderke 26, Krakau.

Dr. PATTON, JOHN, Water Reed Army Hospital, Washington 12, D. C., USA.

Prof. Dr. PEREZ, CASTRO ENRIQUE, Facharzt für Urologie, Abteilungschef der Servicio de Urologia de la Ciudad Sanitaria Provincial Francisco Franco, Calle Doctor Esquerdo, 46, Madrid 2 (Spanien).

Prof. Dr. Petković, Sava, Facharzt für Chirurgie und Urologie, Uroloska Klinika, Medicinskog Fakulteta Belgrad/Jugosl., General Zdanora 51.

Prof. Dr. Pytel, Anton, Member Corr. Akademie Med. Sciences, Scientific Advisor of the Urological Klinik 2, Moskauer Med. Institute, Kotelnitscheskaja naber. I/15, w. 49, Moskau-240 (UDSSR).

Dr. Raposo-Montero, Luis, Facharzt für Urologie (Privatklinik), Huerfanas, 15, Santiago de Compostela (Cornua, Spanien).

Dr. med. Univ. Rauchenwald, Karl, Facharzt für Urologie und Chirurgie, Vorstand der Urolog. Abt. am Landeskrankenhaus, St.-Veiter-Straße 47, A-9010 Klagenfurt.

Prof. Dr. Ravasini, Giorgio, Facharzt für Urologie, Chefarzt der Urolog. Univ.-Klinik, Clinica Urologica-Monoblocco Ospedaliero, Riviera Mugnai 8, I-35100 Padova.

Prof. Dr. Serav, Kemal.

Prof. Dr. Serralach, Pelayo 40, Barcelona (Spanien).

Dr. Sestic, Zlatko, Facharzt für Urologie, Trg M. Oreskovica 2, Zagreb (Jugoslawien).

Prof. Dr. Sorrentino, Michelangelo, Riviera di Chiaia 207, I-Neapel.

Doz. Dr. Z. Szendröi, Urolog. Univ.-Klinik, P.O. Box 194, H-1428 Budapest.

Doz. Dr. Schaffhauser, Franz, unbekannt verzogen.

Prof. Dr. Turner-Warwick, Richard, 51 Harley House, Marylebone Road, London N.W.I.

Prof. Dr. Wesolowski, Stefan, Facharzt für Urologie, Leiter der Urolog. Univ.-Klinik, Warschau (Polen), Oczki 6.

Prof. Dr. Weyeneth, Richard, unbekannt verzogen.

Ordentliche Mitglieder (Stand vom Oktober 1975: 561 Mitglieder)

Dr. Aberle, Albrecht, Facharzt für Urologie u. Chirurgie, Niedergelassener Urologe, Belegarzt, Kaiserring 24, D-6800 Mannheim.

Dr. Adam, Oswald, Facharzt für Chirurgie u. Urologie, Niedergelassener Chirurg u. Belegarzt im Michaeliskrankenhaus Hamburg, Schlüterstraße 6/III, D-2000 Hamburg 13.

Dr. med. Albescu, Ion V., Kreiskrankenhaus, D-8304 Mallersdorf.

Dr. Albrecht, Dieter, Facharzt für Urologie, An der Weide 31, 2800 Bremen.

Prof. Dr. Albrecht, Karl-Friedrich, Facharzt für Urologie u. Chirurgie, Direktor der Urolog. Klinik der Städt. Krankenanstalten, Heusnerstraße 40, D-5600 Wuppertal-Barmen.

Dr. Albring, Helmut, Facharzt für Urologie, Leitender Arzt der Urolog. Abt. am Josef-Krankenhaus, D-4690 Herne.

Dr. Alfermann, Friedhelm, Facharzt für Urologie u. Chirurgie, Leitender Arzt der Urolog. Abt. des Elisabeth-Krankenhauses, Weinbergstraße 7, D-3500 Kassel.

Dr. v. Allesch, Wilhelm, Facharzt für Urologie, Chefarzt der Urolog. Abt. Krankenhaus Seepark, Bremerhaven, D-2851 Debsted.

Dr. Almstedt, Ulrich, Facharzt für Urologie, Bahnhofstraße 30a, D-3100 Celle (Hann.).

Dr. Altvater, Gerhard, Facharzt für Urologie, Chefarzt der Urolog. Abt. des Johanniter-Krankenhauses, D-4200 Oberhausen-Sterkrade.

Dr. Aranyossy, Szolt, Urologische Klinik und Poliklinik der FU Berlin Klinikum Westend, Spandauer Damm 130, D-1000 Berlin 19.

Prof. Dr. Arnholdt, Fritz, Chefarzt der Urolog. Abt. des Katharinenhospitals, D-7000 Stuttgart.

Dr. Arnold, Uwe-Christian, Urologische Klinik und Poliklinik der FU Berlin, Klinikum Westend, Spandauer Damm 130, D-1000 Berlin 19.

Dr. Bacher, Karl, Facharzt für Urologie u. Chirurgie, Donnersbergstraße 9, D-6170 Frankenthal.

Prof. Dr. Bandhauer, Klaus, Facharzt für Urologie, Chefarzt der Urolog. Klinik am Kantonspital, CH-9006 St. Gallen.

Dr. Bandtlow, Klaus, Facharzt für Urologie, Chefarzt d. Urolog. Abt. Kreiskrankenhaus, Fabrikstraße 10, D-8760 Miltenberg.

Dr. Bargenda, Bernhard, Facharzt für Urologie, Chefarzt der Urologischen Abt. des Städt. Auguste-Viktoria-Krankenhauses, Rubensstraße 125, D-1000 Berlin 41.

Dr. Baron, Paul, 40 Ave Charles Floquet, Paris 75007.

Dr. Bastian, H. P., Urologische Universiäts-Klinik, Venusberg, D-5300 Bonn 1.

Prof. Dr. Bauer, Karl-Michael, Facharzt für Urologie, FA für Chirurgie, Chefarzt der Urolog. Abt. u. Ärztl. Direktor, Städt. Krankenhaus, D-8200 Rosenheim.

Dr. Bauermeister, Hermann, Hemmingstedter Weg 6, D-2000 Hamburg 52.

Prof. Dr. Baumbusch, Friedrich, Facharzt für Urologie u. Chirurgie, Direktor der Urolog. Klinik der Städt. Krankenanstalten, Lutherplatz 40, D-4150 Krefeld.

Prof. Dr. Baumgärtel, Hermann, Chefarzt der Urolog. Klinik im Krankenhaus Siloah, Auestraße 46, D-3000 Hannover.

Dr. Baumgart, Rolf, Facharzt für Urologie u. Chirurgie, Chefarzt der Urolog. Abt. der Städt. Krankenanstalten, An den Voßbergen 70/99, D-2900 Oldenburg.

Dr. Baur, Alfons, Facharzt für Urologie, Laudahnstraße 33, D-5000 Köln-Lindenthal 41,

Dr. Baur, Hans-Helmut, Chefarzt d. Urolog. Abt. d. Kreiskrankenhauses, Georg-Beutler-Straße 2, D-7920 Heidenheim/Brenz.

Dr. Beck, Matthias, Facharzt für Urologie, Chefarzt des St.-Elisabeth-Krankenhauses, Urog. Abt., Hohenstaufenring 53/55, D-5000 Köln.

Dr. Beckendorf, Fritz, Facharzt für Chirurgie, Chefarzt der chir. Klinik im Krankenhaus Nordstadt, Haltenhoffstraße 41, D-3000 Hannover.

Dr. Becker, Wolfgang, Facharzt für Urologie, Leitender Arzt der Urolog. Abt. der Fachklinik Wildeshausen, Huntestraße 17, D-2900 Oldenburg.

Dr. Behr, Jürgen, Facharzt für Urologie, Chefarzt der Urolog. Abt. des Ev. Krankenhauses, Forster Weg 34, D-3450 Holzminden.

Dr. Bellenberg, Hans-Günther, Chefarzt der Urolog. Abt. des St.-Elisabeth-Krankenhauses, Ginnheimer Straße 3, D-6000 Frankfurt (Main).

Dr. Berglin, Thorwald, Sahlgrenska Krankenhaus, Götabergsgatan 22, S-41134 Göteborg.

Dr. med. Bergmann, G., Helmholtzstraße 46, D-5300 Bonn-Duisdorf.

Prof. Dr. Bergmann, Max, Leiter der Urolog. Abt. im Allg. Krankenhaus, A-1020 Linz (Donau).

Dr. Berndt, Rudolf, Facharzt für Urologie u. Chirurgie, Chefarzt der Urolog. Abt., Städt. Krankenhaus Neukölln, Rudowerstraße 56, D-1000 Berlin 47.

Prof. Dr. Bichler, Karl-Horst, Facharzt für Urologie, Urolog. Univ.-Klinik, Robert-Koch-Straße 8, D-3550 Marburg (Lahn).

Dr. Bieberbach, Joachim, Facharzt für Urologie, Minister-Stüve-Straße 6, D-3000 Hann.-Linden.

Dr. Bielenberg, Dieter, Facharzt für Urologie, Schillerstraße 1, D-2900 Oldenburg.

Dr. Biernat, Walter, Facharzt für Erkrankungen der Harnwege, Ringstraße 3, D-3110 Uelzen.

Med.-Dir. Dr. Blasche, Paul, Facharzt für Urologie u. Chirurgie, Chefarzt d. Urolog. Abt. am Städt. Stiftungskrankenhaus, Ludwigstraße 9, D-6720 Speyer.

Dr. Bleicken, Hans Gerd, Facharzt für Urologie u. Chirurgie, Chefarzt der Urolog. Abt. der Ev.-luth. Diakonissenanstalt, Knuthstraße 1, D-2390 Flensburg.

Dr. Bless, Klaus-Diethelm, Facharzt für Urologie, Leitender Arzt der Urolog. Abt. am Marienhospital, D-4235 Schermbeck/über Wesel.

Prof. Dr. Blumensaat, Carl, Uferstraße 12, D-8992 Wasserburg (Bay.).

Dr. Blum, Dieter, Urologische Klinik und Poliklinik der FU Berlin, Klinikum Westend, Spandauer Damm 130, D-1000 Berlin 19.

Dr. Blumenstock, Ulrich, Facharzt für Urologie, Schulenbergring 128, D-1000 Berlin 42.

Dr. Blumenthal, Otto: FA für Urologie u. Chirurgie, Chefarzt der Chirurg. Abt. des Allg. Krankenhauses Rissen, Suurheid 20, D-2000 Bamburg-Rissen.

Dr. Boden, Otto, Facharzt für Urologie, Chefarzt der Urolog. Abt. des St.-Hildegardis-Krankenhauses, Dürener Straße 290, D-5000 Köln-Lindenthal.

Dr. Böck, Fritz, Facharzt für Urologie, Unterländlstraße 52, D-7000 Stuttgart-Zuffenhausen.

Dr. Bödeker, Jürgen, Oberarzt der Urolog. Klinik u. Poliklinik d. Freien Universität, Berlin Westend, Spandauer Damm 130, D-1000 Berlin 19.

Dr. Böhmer, Walter, Facharzt für Urologie, Chefarzt des St.-Marien-Hospitals, Mühlenstraße 5, D-4660 Gelsenkirchen-Buer.

Dr. Böhringer, Konrad, Facharzt für Urologie u. Chirurgie, Friedrich-Verleger-Straße 5, D-4800 Bielefeld.

Priv.-Doz. Dr. Boeminghaus, Frank, Wiss. Assistent, Urolog. Univ.-Klinik, Moorenstraße, D-4000 Düsseldorf.

Dr. Böttger, Paul, Facharzt für Urologie, Kaiserstraße 96, D-6050 Offenbach.

Dr. Bofinger, Günther, Facharzt für Urologie, Kimmichstraße 2, D-7000 Stuttgart 31.

Dr. Bogdan, Roman, Landgrafenstraße 3, D-1000 Berlin 30.

Dr. Boll, Klaus, Chefarzt der Urologischen Abteilung, Mathias-Spital, D-4440 Rheine.

Dr. Bondarenko, Georg, Stadtkrankenhaus, D-2190 Cuxhaven.

Dr. Bopp, Günter, Facharzt für Urologie, Chefarzt d. Urolog. Hauptabteilung am Kreiskrankenhaus, D-7090 Ellwangen/Jagst.

Dr. Brachmann, Werner, Facharzt für Urologie u. Chirurgie, Chefarzt der Urolog. Abt. Allg. Krankenhaus Hamburg-Barmbek, Rübenkamp 148, D-2000 Hamburg 33.

Dr. Brandenberg, Otto Wilhelm, Facharzt für Urologie, Niedergelassener Urologe u. Leitender Arzt einer Urolog. Krankenhausabt., Wilhelmitorwall 4, D-3300 Braunschweig.

Dr. Brandstäter, Peter, Facharzt für Urologie u. Chirurgie, Chefarzt der Urolog. Abt. des Kreiskrankenhauses, Posilipostraße, D-7140 Ludwigsburg.

Dr. Brauer, Robert, Facharzt für Urologie, Hallerstraße 26, D-8500 Nürnberg.

Dr. Braun, Hans-Peter, Chefarzt d. Urol. Abt. St. Vinzenzkrankenh., Holzstr. 4a, D-6720 Speyer.

Doz. Dr. Bravetta, Giovanni, Primario Urologo, Ospedale Bassini-Milano, Leguano 32, I-20121 Milano.

Dr. Bremicker, Dieter, Urologische Abteilung des Knappschaftskrankenhauses, D-4600 Dortmund.

Dr. Brenner, Werner, Facharzt für Urologie u. Chirurgie. unbek. verz.

Dr. Bressel, Max, Facharzt für Chirurgie u. Urologie, Chefarzt der Urolog. Abt. im Allg. Krankenhaus Hamburg-Harburg, Eißendorfer Pferdeweg 52, D-2100 Hamburg 90.

Prof. Dr. Brinkmann, Wolf, Facharzt für Chirurgie, Chefarzt, Hohenrodstraße 1, D-4690 Herne (Westf.).

Dr. Broda, Assistenzarzt d. Urolog. Abt. Friederikenstift Hannover, Humboldtstraße 5, D-3000 Hannover.

Dr. Broegger, Karl-Josef, Facharzt für Urologie u. Chirurgie, Louise-Dumont-Straße 1, D-4000 Düsseldorf.

Prof. Dr. Brosig, Wilhelm, Facharzt für Chirurgie u. Urologie, Direktor der Urolog. Univ.-Klinik der Freien Universität Berlin im Klinikum Steglitz, Hindenburgdamm 30, D-1000 Berlin 45.

Dr. Bross, Heinrich, Facharzt für Chirurgie, Chefarzt der Chirurg. Abt. des Marienhospitals, Sternstraße 91, D-4000 Düsseldorf.

Prof. Dr. Brühl, P., FA für Urologie u. Labordiagnostik 1. Oberarzt d. Urolog. Univ.-Klinik, Venusberg, D-5300 Bonn.

Prof. Dr. Brütt, Henning, Facharzt für Chirurgie u. Urologie, bis 1957 Ärztl. Direktor des Hafenkrankenhauses, Kuulsberg 8, D-2000 Hamburg 55.

Dr. Brunzema, Friedrich, Facharzt für Urologie, Marienhospital, Urolog. Abt., Rochusstraße 2, D-4000 Düsseldorf.

Dr. Bünz, Werner, Facharzt für Chirurgie u. Urologie, Michaeliskrankenhaus, Karlstraße 35, D-2000 Hamburg 76.

Prof. Dr. Büscher, Hans-Kaspar, Facharzt für Urologie, Leitender Arzt der Urolog. Abt. Friederikenstift, Humboldtstraße 5, D-3000 Hannover.

Dr. Burwick, Peter, Klaus-Groth-Straße 7, D-2390 Flensburg.

Dr. Busch, Hans-Gerhard, Facharzt für Urologie u. Lungenkrankheiten, Wolkausweg 4, D-2000 Hamburg 63.

Prof. Dr. van Camp, Koenraad, Facharzt für Urologie, Lovelingstraße 70, B-2000 Antwerpen.

Dr. Carl, Peter, Facharzt für Urologie, Oberarzt d. Urolog. Univ.-Klinik, Thalkirchner Straße 48, D-8000 München.

Dr. Chiari, Reinhard, Facharzt für Urologie, Oberarzt d. Urolog. Klinik des Akademischen Krankenhauses Fulda, D-6400 Fulda.

Dr. Christians, Jochen, Leitender Arzt d. Urolog. Abt. d. Evangelischen Krankenhaus, D-4200 Oberhausen.

Dr. Cifuentes-Delatte, Luis, Facharzt für Urologie, Leiter der Urolg. Abt. der Clinica de la Nuestra Señora de la Concepción, Ryes Católicos 2, Madrid (Spanien).

Dr. Class, Gerhard, Facharzt für Urologie, Dreiköniggasse 17, D-7900 Ulm (Donau).

Dr. Cohausz, Josef, Facharzt für Urologie, Leitender Arzt der Urolog. Abt. der Raphaels-Klinik, Fürstenbergstraße 5, D-4400 Münster (Westf.).

Dr. Crona, Hugo, Lasarettet, S-Uddewilla (Schweden).

Dr. Crone-Münzebrock, Helmut, Facharzt für Urologie, Am Schifferwall 5, D-3140 Lüneburg.

Dr. Crüsemann, Urolog. Univ.-Klinik, D-6650 Homburg a. d. Saar.

Dr. med. Czaja, Dieter, Facharzt für Urologie, Ostwall 191, D-4150 Krefeld 1.

Dr. Danger, Wilhelm, Facharzt für Chirurgie u. Urologie, Alter Markt 2, D-4800 Bielefeld.

Dr. Dathe, Günter, Facharzt für Urologie u. Chirurgie, Oberarzt der Urolg. Abt. der Chirurg. Univ.-Klinik, D-6000 Frankfurt (Main).

Dr. Daut, Hans, Chefarzt des Sanatoriums Reinhardsquelle, D-3590 Wildungen-Reinhards-
hausen.
Doz. Dr. habil. Dege, Hans-Albert, Finkenweg 3, D-7419 Grächingen.
Dr. Degenhardt, Wolfgang, Feldstraße 5, D-5841 Holzen.
Dr. Deilmann, Friedrich-Wilhelm, Facharzt für Chirurgie u. Urologie, Chefarzt des Kranken-
hauses der Barmherzigen Brüder, Urolog. Abt., Sickingenstraße 14, D-5500 Trier.
Dr. Deisting, Werner-Hermann, Facharzt für Chirurgie u. Urologie, unbek. verz.
Prof. Dr. Dettmar, Hermann, Facharzt für Urologie, Direktor der Urolog. Univ.-Klinik,
Moorenstraße 5, D-4000 Düsseldorf.
Dr. Dewes, Rudolf, Facharzt für Urologie, Schwachhauser Heerstraße 155, D-2800 Bremen.
Dr. Diemer, Oberarzt d. Krankenhauses Hellersen-Lüdenscheid. D-5880 Lüdenscheid-Hellersen.
Dr. Diener, Wolfgang, Facharzt für Urologie u. Chirurgie, Chefarzt der Urolog. Abt. des
Ev. Jung-Stilling-Krankenhauses, D-5900 Siegen.
Dr. Dietz, Paul, Facharzt für Urologie, Leineweberstraße 55, D-4330 Mülheim (Ruhr).
Dr. Dührig, Herbert, Facharzt für Urologie u. Chirurgie, Fuhlsbütteler Straße 104, D-2000
Hamburg 33.
Dr. Ebbinghaus, Klaus Dieter, Facharzt für Urologie u. Chirurgie, Chefarzt der Urolog.
Abt. an den Krankenhäusern des Kreises, D-5880 Lüdenscheid-Hellersen.
Prof. Dr. Ebhardt, Klaus, Humboldtstraße 51, D-7530 Pforzheim.
Dr. Eckhardt, Georg, Facharzt für Chirurgie u. Urologie, Med. Dir. u. Chefarzt i. R., Richard-
Kirchner-Straße 22, D-3590 Bad Wildungen.
Med.-Dir. Dr. Edelhoff, Julius, Facharzt für Chirurgie, Chefarzt der Chirurg. Klinik des
Städt. Krankenhauses Süd Lübeck, Kronsfelder Allee 69–73, D-2400 Lübeck.
Doz. Dr. Edsman, Gunnar, Facharzt für Röntgendiagnostik, Oberarzt, Fontinvägen 30, S-44200
Kungälv.
Dr. Eichler, Heinz, Facharzt für Urologie, Kasinostraße 2a, D-6230 Ff-Höchst.
Priv.-Doz. Dr. Eisenberger, Ferdinand, Facharzt für Urologie, leitender Oberarzt der Urolog.
Klinik der Universität, Thalkirchner Straße 48, D-8000 München 2.
Doz. Dr. Ekmann, Hans, Facharzt für Chirurgie u. Urologie, Sahlgrenska Sjukhuset, Linné-
platsen 4, S-Göteborg SV (Schweden).
Priv.-Doz. Dr. Elsässer, Erich, Facharzt für Chirurgie u. Urologie, Chefarzt der urolog. Abt.
des Krankenhauses der Barmherzigen Brüder, D-8000 München 2.
Dr. Engehausen, Gerhard, Facharzt für Urologie, Chefarzt d. Urolog. Klinik d. Ev. Kranken-
hauses „Lutherhaus", Hellweg 100, D-4300 Essen.
Prof. Dr. Engelking, Rüdiger, Facharzt für Urologie, Direktor der Urolog. Univ.-Klinik,
D-5000 Köln-Lindenthal.
Dr. Erkens, Helmut, Facharzt für Chirurgie u. Urologie, Chefarzt der Urolog. Abt. St.-Vinzenz-
Hospital, Merheimer Straße 217, D-5000 Köln-Nippes (60).
Prof. Dr. Eufinger, Hartwig, Facharzt für Chirurgie u. Urologie, Chefarzt der I. Chirurg.
Klinik der Städt. Krankenanstalten, Theodor-Heuss-Straße, D-6600 Saarbrücken.
Dr. Fabian, Peter, Facharzt für Urologie, Utbremerstraße 100, D-2800 Bremen.
Dr. Fanizadeh, Alireza, Assistenzarzt unbekannt verzogen.
Dr. Faris, Faruk, Facharzt für Urologie, Ufergarten 1, D-5650 Solingen.
Dr. Farwick, Helmut, Facharzt für Urologie u. Chirurgie, Leitender Arzt der Urolog. Abt.
St.-Agnes-Hospital, Nobelstraße 26, D-4290 Bocholt.
Priv.-Doz. Dr. Faul, Peter, Facharzt für Urologie, Chefarzt der Urolog. Abt. des Stadtkranken-
hauses, D-8940 Memmingen.
Dr. Federschmidt, Klaus, Facharzt für Urologie, Chefarzt der Urolog. Abt. Ev.-Johannes-
Krankenhaus, Schildescher Straße 99, D-4800 Bielefeld.
Dr. Fiedler, Helmut, Facharzt für Chirurgie u. Urologie, Städt. Auguste-Viktoria-Krankenhaus,
Rubensstraße, D-1000 Berlin 41.
Dr. Fiedler, Ulrich, Facharzt für Urologie, Ass. Prof. Klinikum Steglitz d. Freien Universität
Berlin, Urolog. Klinik, Hindenburgdamm 30, D-1000 Berlin 45.
Dr. Fischer, Johannes, Facharzt für Urologie, Spielbudenplatz 5, D-2000 Hamburg 4.
Dr. Flick, Hans, Facharzt für Urologie, Leitender Oberarzt d. Urolog. Sanatoriums Peterzell-
St. Georgen, Tübinger Straße 6, D-7220 Schwenningen (Neckar).
Dr. Forner, Lother, Facharzt für Urologie u. Chirurgie, Marktstraße 31, D-2940 Wilhelms-
haven.
Dr. Frank, Wolfgang, Facharzt für Urologie u. Chirurgie, Urolog. Klinik Dr. Castringius,
Germeringer Straße 32, D-8033 Planegg b. München.

400

Dr. FREI, ALBERT, Facharzt für Urologie, Chefarzt der Urolog. Klinik, Städt. Krankenhaus, D-7700 Singen (Hohentwiel).

Dr. FRICKE, OTTO, Facharzt für Urologie, Eickhoffstraße 5, D-4830 Gütersloh.

Dr. FRIEDRICH, CAROLA, Fachärztin für Urologie, Naumburger Straße 2, D-8500 Nürnberg.

Dr. FRIEDRICH, HERMANN, Facharzt für Urologie, Naumburger Straße 2, D-8500 Nürnberg.

Dr. FRIELING, HORST, Facharzt für Urologie, Chefarzt der Urolog. Abt., St.-Elisabeth-Hospital, D-5860 Iserlohn.

Dr. FRINK, PETER unbekannt verzzogen.

Dr. FRITJOFSSON, AKE, Prof., unbekannt verzogen.

Prof. Dr. FROHMÜLLER, HUBERT, Direktor d. Urolog. Univ.-Klinik u. Poliklinik, Luitpoldkrankenhaus, 8700 Würzburg.

Dr. FUNFACK, HANS-JOACHIM, Facharzt für Urologie u. Chirurgie, Marktstraße 53, D-7470 Albstadt 1.

Dr. FUNK, KLAUS, Facharzt für Urologie, Chefarzt der Urolog. Abt. am Knappschaftskrankenhaus, D-4650 Gelsenkirchen.

Prof. Dr. GACA, ADALBERT, Facharzt für Urologie, Chefurologe, vorm. Deutsche Klinik für Diagnostik, D-6200 Wiesbaden.

Dr. GALLENMÜLLER, KARL, Hafendamm, D-2390 Flensburg.

GARCIA, MARTINEZ, J. Polo de Medina 1, Murcia (Spanien).

Prof. Dr. GASSER, GEORG, Facharzt für Urologie, Vorstand der Urolog. Abt. des Krankenhauses der Barmherzigen Brüder, Döblinger Hauptstraße 60, A-Wien 2.

Dr. GASTEYER, K. H., Krankenhaus Nordwest der Stiftung Hospital zum Heiligen Geist, Steinbacher Hohl 2–26, D-6000 Frankfurt (Main) 90.

Dr. GEISTER, HELMUT, Facharzt für Urologie u. Chirurgie, Chefarzt der Urolog. Klinik der Städt. Krankenanstalten, D-2160 Stade.

Dr. GERECHT, WOLFGANG, Assistenzarzt der Urolog. Univ.-Klinik, D-6650 Homburg (Saar).

Dr. GIESELMANN, HEINRICH, Chefarzt der Urolog. Abt. Vinzenz-Krankenhaus, D-3000 Hannover-Kirchrode.

Dr. GIESSELMANN, WALTER, Facharzt für Urologie u. Chirurgie, Lange Feldstraße 31, D-3000 Hannover.

Dr. GLAVICKI, STEVAN, Facharzt für Urologie, Assistenzarzt, Urolog. Abt., Krankenhaus Siloah, Auestraße 46, D-3000 Hannover.

Dr. GLEISSNER, OTTO, Masurenallee 9, D-3590 Bad Wildungen-West.

Dr. GLOEDE, HORST, Facharzt für Urologie u. Chirurgie, Steindamm 14, D-2000 Hamburg 1.

Dr. med. GOEBELS, RUDOLF, Facharzt für Urologie, Adolf-Flecken-Straße 10, D-4040 Neuss.

Priv.-Doz. Dr. GÖDDE, STEFFEN, Facharzt für Urologie, Chefarzt der Urolog. Klinik des St.-Johannes-Hospitals, An der Abtei 7–11, D-4100 Duisburg-Hamborn.

Dr. GOEDERT, JEAN, Facharzt für Urologie (unbekannt verzogen).

Dr. GÖTZ, HEINRICH, Facharzt für Urologie, Goethestraße 3, D-6400 Fulda.

Dr. GOLDMANN, KONRAD, Facharzt für Urologie, Bertholdstraße 45, D-7800 Freiburg i. Br.

Dr. GONNERMANN, HORST, Facharzt für Urologie, Wandsbeker Marktstr. 24, D-2000 Hamburg 70.

Dr. GRABNER, FRIEDRICH, Facharzt für Urologie, Oberarzt d. Urolog. Klinik u. Poliklinik, Gosslerstraße 10, D-3400 Göttingen.

Dr. GRAF, FRITZ, Facharzt für Urologie, Medizinaldirektor, Romanstraße 22, D-8500 Nürnberg.

Prof. GREGOIR, W., Université Libre de Bruxelles, Fakulté de Médecine et de Pharmacie, Hopital Universitaire Brugmann, Clinique Urologique Place Van Gehuchten, 1020 Bruxelles.

Prof. Dr. GRIESSMANN, H., Facharzt für Chirurgie u. Urologie (unbekannt verzogen).

Dr. GRČNINGER, KARL-HEINZ, Facharzt für Urologie u. Chirurgie, Rankestraße 72, D-8500 Nürnberg.

Dr. GÜNTHERT, ERNST-ALBRECHT, Facharzt für Urologie, Leopoldstraße 58/IV, D-8000 München 40.

Prof. Dr. GÜTGEMANN, ALFRED, Facharzt für Chirurgie u. Urologie, Direktor der Chirurg. Univ.-Klinik, D-5300 Bonn-Venusberg.

Dr. GUNKEL, HORST, Facharzt für Urologie, Westenfelder Straße 16, D-4640 Wattenscheid.

Dr. GUMBRECHT, HANS, Facharzt für Urologie, Chefarzt der Urolog. Abt., Missionsärztl. Klinik, Salvatorstraße, D-8700 Würzburg.

Dr. GUNST, WERNER, Facharzt für Urologie, Niedergelassener Urologe u. Leitender Arzt der Urolog. Abt. des Kreiskrankenhauses, D-7950 Biberach (Riß).

Dr. GUTWINSKI, ERHARD, Facharzt für Urologie, Neckarstraße 36, D-7000 Stuttgart.

Dr. HABIB, HENRY M., Kansas City, Missouri (USA), 24th and Cherry Streets.

Dr. HAGENMÜLLER, ALBRECHT, Facharzt für Urologie, Leitender Arzt der Urolog. Abt. des Hospitals zum Heiligen Geist, Börsenstraße 19, D-6000 Frankfurt (Main).

Dr. HAIDLEN, WOLFGANG, Chefarzt der Urolog. Abt. des Ev. Diakonissenkrankenhauses, Rosenbergstraße 40, D-7000 Stuttgart.

Dr. HAKIMI, FAKHREDDIN, Khiaban Pasteur, Kutsche, Martin Daftari 12, Teheran (Iran).

Prof. Dr. HALLWACHS, OTTO, Facharzt für Urologie, Dir. d. Städt. Urolog. Klinik, Grafenstraße 9, D-6100 Darmstadt.

Prof. Dr. HAMMEL, HEINER, Facharzt für Chirurgie u. Urologie, Chefarzt der Chirurg. u. Urolog. Abt. des Städt. Krankenhauses, Höhenstraße 17, D-6730 Neustadt (Weinstr.).

Prof. Dr. HANSCHKE, HANNS JÜRGEN, Facharzt für Urologie u. Chirurgie, Chefarzt d. Urolog. Klinik im Stadtkrankenhaus, D-2190 Cuxhaven.

Dr. HANSEN, FRITZ HELLMUTH, Facharzt für Urologie, Leiter der Urolog. Abt. im Stadtkrankenhaus Rendsburg, Bastion 2, D-2370 Rendsburg.

Dr. HARTIG, DIETER, Facharzt für Urologie, Chefarzt der Urolog. Abt., Albert-Schweitzer-Krankenhaus, D-3410 Northeim.

Dr. HARTUNG, FRITZ, Hirschstraße 1, D-7410 Reutlingen.

Dr. HARZMANN, ROLF, Oberarzt der Urol. Universitätsklinik, D-7400 Tübingen.

Prof. Dr. HASCHE-KLÜNDER, RÜTGER, Facharzt für Urologie, Chefarzt der Urolog. Abt. des Robert-Koch-Krankenhauses, D-3011 Gehrden.

Prof. Dr. HASCHEK, HORST, Facharzt für Urologie, Abteilungsvorstand der Urolog. Abt. der Wiener allg. Poliklinik, Mariannengasse 10, A-Wien IX (Österreich).

Dr. Dr. HASSE, ERICH, Facharzt für Urologie, Frankfurter Straße 67, D-6059 Offenbach.

Dr. HAUBENSAK, KLAUS, Assistenzarzt, Urolog. Univ.-Klinik, Schützenstraße 21, D-6650 Homburg a. d. Saar.

Prof. Dr. HAUGE, ALEXANDER, Facharzt für Urologie, Kölnische Straße 169, D-3500 Kassel.

Dr. HAURI, D., Oberarzt der Urologischen Universitätsklinik, Kantonspital Zürich, Rämistraße 100, CH-8006 Zürich.

Dr. HAUTKAPPE, WILHELM, Facharzt für Urologie, Chefarzt der Urolog. Abt., Karolinen-Hospital, D-5760 Neheim-Hüsten.

Dr. HAUTMANN, Abt. Urolog. d. Med. Fakultät an d. Rhein.-Westf. techn. Hochschule, D-5100 Aachen.

Dr. HECK, DIETER, Facharzt für Urologie, Tullastraße 3, D-6800 Mannheim.

Dr. HEGEMANN, Chefarzt der Urologischen Abteilung des Marienhospitals, D-5040 Bröhl/Köln.

Dr. HEIM, GÜNTER, Facharzt für Urologie, Hauptstraße 37, D-8998 Lindenberg/Allgäu.

Dr. HEINRICH, WERNER, Facharzt für Urologie, Chefarzt der Urolog. Abt. am Städt. Krankenhaus Moabit, Turmstraße 21, D-1000 Berlin 21.

Dr. HEINRICH, W. D., Facharzt für Urologie, Rüttenscheider Straße 62a, D-4300 Essen.

Dr. HEINZELMANN, KARL GERHARD, Obermedizinalrat, Facharzt f. Chirurgie, u. Urologie Versorgungsärztliche Untersuchungsstelle. Heiligenkreuzgasse 15, D-6000 Frankfurt/Main.

Dr. HELLENSCHMIED, RUDOLF, ehem. Chefarzt u. Ärztl. Direktor des Krankenhauses Moabit, Pacelliallee 41, D-1000 Berlin 33.

Dr. HENFTLING, THEO, Facharzt für Urologie, Inhaber u. Leiter einer Privatklinik, Oststraße 24, D-7100 Heilbronn (Neckar).

Prof. Dr. HENNIG, OTTO, Facharzt für Chirurgie u. Urologie, Burgmairstr. 20, D-8900 Augsburg.

Dr. HERAVI, PETER BAGHER, Facharzt für Urologie, Pirmasenser Straße 43b, D-6783 Dahn (Palz).

Dr. HERRBERG, WERNER, Facharzt für Urologie, Ebershaldenstr. 22, D-7300 Esslingen (Neckar).

Prof. Dr. HERTEL, ENGELHARD, Görresstraße 16, D-6400 Fulda.

Dr. HESS, HERBERT, Chefarzt der Urologischen Abteilung Krankenhaus Salem, Zeppelinstraße 33, D-6900 Heidelberg.

Dr. HEUSCH, PAUL, Facharzt für Urologie, Wagnerstraße 13, D-4000 Düsseldorf.

Dr. HEUSTERBERG, KARL-HEINZ, Facharzt für Urologie, Neuhauser Straße 4, D-8000 München 2.

Dr. HILDEN, HEINRICH, Facharzt für Urologie, Glogauer Str. 15, D-8500 Nürnberg-Langwasser.

Prof. Dr. HILGENFELDT, OTTO, Facharzt für Chirurgie, Parkstraße 17, D-4630 Bochum.

Prof. Dr. HOCHBERG, KLAUS, Facharzt für Urologie, Chefarzt der Urolog. Klinik, Städt. Krankenhaus, Luisenstraße, D-7750 Konstanz.

Prof. Dr. HOELTZENBEIN, JOSEF, Facharzt für Chirurgie, Chefarzt der Chirurg. Abt. St.-Franziskus-Hospital, D-4400 Münster (Westf.).

Dr. HÖRENZ, GERHARD, Facharzt für Urologie, Rauh Gasse 23, D-3100 Celle (Hann.).

Dr. HOFFMANN, GÜNTER, Facharzt für Urologie, Theaterstraße 7, D-3000 Hannover.

Prof. Dr. HOHENFELLNER, RUDOLF, Facharzt f. Urologie, Direktor der Urolog. Univ.-Klinik, Langenbeckstraße 1, D-6500 Mainz.

Prof. Dr. HOLDER, ERICH, Facharzt für Chirurgie u. Urologie, Vorstand der 1. Chirurg. Klinik der Städt. Krankenanstalten, Flurstraße, D-8500 Nürnberg.

Dr. HORN, ARNIM, Collonaden 21, D-2000 Hamburg 36.

Dr. HOŠEK, MILAN, Facharzt für Urologie, Ordinarius für Urologie, Qúnz Prostějov-nemocnice, Krankenhaus, Břno-Mendlovo nám 6 (CSSR).

Prof. Dr. HUBMER, GERHART, Leiter d. Departement f. Urologie d. Univ.-Klinik f. Chirurgie, Auenbruggerplatz, A-8036 Graz.

Priv.-Doz. Dr. HUBMANN, ROLF, Chefarzt d. Urol. Abt. Allg. Krankenhaus St. Georg, Lohmühlenstraße 5, D-2000 Hamburg 1.

Prof. Dr. HÜDEPOHL, FERDINAND, Facharzt für Chirurgie u. Urologie, Branitzer Platz 5, D-1000 Berlin 19.

Dr. HÜSCH, PAUL, Facharzt für Urologie und Chirurgie, leit. Arzt d. Urolog. Abt. d. Städt. Kliniken, Hasetorwall 20, D-4500 Osnabrück.

Dr. HUHN, K. H., Facharzt für Urologie, Hauptstraße 380, D-6580 Idar-Oberstein.

Dr. HUNTGEBURTH, WILHELM, Facharzt für Urologie, Ludwigstraße 29, D-4790 Paderborn.

Dr. HUTH, EBERHARD, Facharzt für Urologie, Ludmillastraße 15a, D-8300 Landshut.

Dr. HUTTINGER, F., Chefarzt d. Urolog. Abt. Krankenhaus Harlaching, Sanatoriumsplatz 2, D-8000 München 90.

Dr. habil. ICHIM, V., Urolog. Univ.-Klinik, Panduri-Hospital, Bukarest (Rumänien), SOS, Pandurilor Nr. 20.

Priv.-Doz. ISHIYAMA, SHUJI, Facharzt für Urologie, Kawagoeshi Naka-cho 13–11, Saitana (Japan).

Dr. JÄPPELT, MANFRED, Facharzt für Urologie, Reichsstraße 40, D-5600 Wuppertal-Barmen.

Dr. JAGLICIC, DUSAN (unbekannt verzogen)

Prof. Dr. JANCA, KOSTA, Bulevar M. Tita IV, Novi Sad (Jugoslawien).

Dr. JANSEN, Facharzt für Urologie, Theaterstraße 54–56, D-5100 Aachen.

Prof. Dr. JÖNSSON, GÖSTA, Facharzt für Urologie, Direktor der Urolog. Klinik, Lasarettet, S-22185 Lund.

Dr. JONAS, D., Urologische Abteilung der Universität Frankfurt, Theodor-Stern-Kai 7, D-6000 Frankfurt.

Dr. JONAS, UDO, Im Münchfeld 9, D-6500 Mainz.

Dr. JOOSS, TH., Am Haselnußstrauch 13, D-8000 München 45.

JÜNGLING, ROBERT, Güntherstraße 18a, D-8500 Nürnberg.

Dr. JUNG, HANS-PETER, Facharzt für Urologie, Leitender Arzt der Urolog. Abt. am Thurgauischen Kantonspital, CH-8596 Münsterlingen.

Dr. JUNKER, HANS (unbekannt verzogen).

Dr. JURKOVIĆ, KURT, Facharzt für Urologie, Chefarzt d. Urolog. Abt. Elisabethinen-Krankenhaus, Fadinger Straße 1, A-4020 Linz.

Prof. Dr. KARCHER, GÜNTHER, Facharzt für Urologie, Chefarzt der Urolog. Abt. des Stadtkrankenhauses, D-6050 Offenbach (Main) .

Dr. KASTERT, HANS-BERNHARD, Assistent d. Urolog. Univ.-Klinik im Landeskrankenhaus, D-6650 Homburg a. d. Saar.

Priv.-Doz. Dr. KAUFMANN, JOACHIM, Facharzt für Urologie, Chefarzt der Urolog. Klinik, Hamburg-Altona, D-2000 Hamburg.

Prof. Dr. KELÂMI, ALPAY, Klinikum Steglitz d. Freien Univ. Berlin, Hindenburgdamm 30, D-1000 Berlin 45.

Dr. KELLER, ERWIN, Hauptplatz 19, A-3300 Amstetten.

Dr. KELLER, LUTZ, Facharzt für Urologie, Oberarzt d. Urolog. Abt. d. Katharinenhospitals, D-7000 Stuttgart.

Dr. KEMPER, KLAUS, Assistenzarzt der Urolog. Univ.-Klinik, 6650 Homburg (Saar).

Dr. KESSLINGER, H., Facharzt für Chirurgie u. Urologie, Maximilianstraße 10, D-8940 Memmingen.

Prof. Dr. KEUTEL, HANS JÜRGEN, Facharzt für Urologie u. Chirurgie, Universitätsangestellter (Fakultätsmitglied), University of Utah, Medical Center, Department of Surgery, Salt Lake City, Utah 84112 (USA).

Dr. KEUTNER, HEINZ, Facharzt für Urologie u. Chirurgie, Leitender Arzt der Urolog. Abt. der Städt. Kliniken, Schwalbacher Straße 62, D-6200 Wiesbaden.

Dr. KHAFFAF, NECIB, Facharzt für Urologie, Oberarzt d. Urolog. Abt. d. Kreiskrankenhauses, Fuhrberger Straße 4, D-3003 Großburgwedel.

Dr. KIERMEIER, KATHARINA, Fachärztin f. Urolog. u. Chirurgie, Oberärztin der Kranken-
anstalten Urolog. Klinik, Karlsruhe.
Prof. KIRCHHEIM, DIETER: 3061 Edgewood Drive, Olympia, Washington 98501 (USA).
Dr. KLEIN, ALAN LEWIS, Diplomate American Board of Urology, Truebenerstraße 5, D-6900
Heidelberg.
Dr. KLEINEFENN, OTTO, Facharzt für Urologie, Leitender Arzt der Urolog. Abt. St.-Marien-
Hospital, D-4200 Oberhausen-Osterfeld.
Prof. Dr. KLEINSCHMIDT, KARL, Facharzt für Chirurgie, Friedrichstraße 30a, D-4330 Mülheim
(Ruhr).
Dr. KLETSCHKE, HANS-GOTTFRIED, Facharzt für Urologie, Chefarzt der Urolog. Abt. des DRK-
Krankenhauses Jungernheide, Tegeler Weg 28–33, D-1000 Berlin 10.
Dr. KLINGELHÖFER, KARL-HEINZ, St.-Elisabeth-Hospital, D-4530 Ibbenbühren.
Prof. Dr. KLOSTERHALFEN, HERBERT, Direktor der Urolog. Univ.-Klinik, Martinistraße 52,
D-2000 Hamburg 20.
Dr. KNAUTH, HORST, Facharzt für Urologie, Urolog. Klinik, Städt. Krankenanstalten, D-7900
Ulm (Donau).
Dr. KNEISE, GERHARD, Facharzt für Chirurgie, Chefarzt des Kreiskrankenhauses, D-7118 Kün-
zelsau (Württ.).
Dr. KNIPPER, WOLFGANG, Facharzt für Chirurgie u. Urologie, Chefarzt der Urolog. Abt. des
Marienkrankenhauses, Alfredstraße 9, D-2000 Hamburg 22.
Dr. KNUTH, OLAF, Facharzt für Urologie, Klinikum Steglitz, Freie Universität, Hindenburg-
damm, D-1000 Berlin 45.
Prof. Dr. KÖNIG, KARL, Facharzt für Urologie, Chefarzt d. Städt. Krankenanstalten, D-6580
Idar-Oberstein.
Priv.-Doz. Dr. KÖRNER, FRIEDRICH, Facharzt für Urologie u. Chirurgie, Leitender Arzt der
Urolog. Abt. des Bundeswehrkrankenhauses, Lesserstraße 180, D-2000 Hamburg 70.
Dr. KÖTZSCHKE GUSTAV-HERMANN, Facharzt für Urologie, Charlottenstraße 4, D-7070 Schwä-
bisch Gmünd.
Dr. KOLLBERG, STIG WILHELM, Facharzt für Urologie, Chefarzt der Urolog. Klinik, Central-
lasarettet, S-46201 Vǎuersborg.
Prof. Dr. KOLLE, PETER, Direktor der Urolog. Univ.-Klinik, D-3000 Hannover.
Prof. Dr. KOLLWITZ, ARNE-ANDREAS, Chefarzt d. Urolog. Abt. d. Franziskus-Krankenhauses,
Burggrafenstraße 1, D-1000 Berlin.
Dr. KONJETZNY, KARL-HEINZ, Facharzt für Urologie, Leiter der Urolog. Abt. des Kranken-
hauses Maria-Hilf in Hamburg 90, Schwarzenbergstraße 12, D-2100 Hamburg 90.
Dr. KORTE, HERMANN, Facharzt für Chirurgie u. Urologie, Chefarzt der Urolog. Abt. im Heilig-
Geist-Krankenhaus Köln, Graseggerstraße 105, D-5000 Köln.
Dr. KORTH, KNUT, Oberarzt im Lorettokrankenhaus, Mercystraße 6–14, D-7800 Freiburg.
Dr. KOWOHL, KLAUS, Facharzt für Urologie, Wilhelmstraße 12, D-5210 Troisdorf.
Dr. KRACHT, HEINZ, Facharzt für Urologie, Oberarzt der Urolog. Abt. des Friederikenstiftes,
Humboldtstraße 5, D-3000 Hannover.
Dr. med. KRAFFT, PETER, Facharzt für Urologie, Ludwigstraße 13, D-8390 Passau.
Dr. KRAFT, KARL, Facharzt für Urologie, Kurarzt, Dr.-Born-Straße 3, D-3590 Bad Wildungen.
Dr. KRAFT, KLAUS, Facharzt für Urologie, Chefarzt des Urolog. Krankenhauses St. Liborius,
Liboriusstraße, D-3590 Bad Wildungen.
Dr. KRASSEL, BERTHOLD, Facharzt für Urologie u. Chirurgie, Myliusstraße 6, D-7140 Ludwigs-
burg.
Dr. KRESS, LOTHAR, Facharzt für Chirurgie u. Urologie, Chefarzt der Urolog. Abt., Städt.
Krankenhaus „Hetzelstift", D-6730 Neustadt a. d. Weinstraße.
Dr. KROEMER, CHRISTIAN, Ass. Arzt d. Urolog. Abt. d. Städt. Auguste-Viktoria-Krankenhauses,
Rubensstraße, D-1000 Berlin 41.
Dr. KRONSBEIN, HINRICH, Facharzt für Urologie, Hamburger Allee 18, D-3000 Hannover.
Dr. KÜHNEL, GERHARD, Facharzt für Urologie, Oberarzt u. Leiter der Urolog. Abt. der Chirug.
Klinik des Nordwestkrankenhauses (unbekannt verzogen).
Dr. KÜHNER, W. H., Facharzt für Urologie, Panoramastraße 129, D-6900 Heidelberg.
Dr. KÜRN, KARL-GÜNTER, Facharzt für Urologie, Karl-Bröger-Straße 27, D-8500 Nürnberg.
Dr. KUHNEN, B., Chefarzt in der Urolog. Abt. des St. Marienhospitals Lünen, D-4628 Lünen.
Dr. KULT, KLAUS, Oberarzt an d. Urolog. Abt. d. Allg. Krankenhaus Hamburg-Altona, D-2000
Hamburg.

Dr. Kunstmann, Helmut, Munkerstraße 7, D-8500 Nürnberg.

Dr. von Kusserow, Hans-Jochen, Facharzt für Urologie, Humperdinckstraße 25, D-4000 Düsseldorf-Benrath.

Dr. Lahm, Wilhelm, Facharzt für Chirurgie u. Urologie, Treppenstraße 3–7, D-4800 Bielefeld 14.

Dr. Landmann, Erik, Facharzt für Urologie, Oberarzt der Urolog. Abt. Rudolf-Virchow-Krankenhaus, Augustenburger Platz 1, D-1000 Berlin.

Dr. Lang, Heiner, Facharzt für Urologie, Bahnhofstraße 31, D-6680 Neunkirchen.

Dr. Lange, Helmut, Facharzt für Urologie, Bahnhofsallee 11, D-3200 Hildesheim.

Dr. Lauschke, Wolfgang, Facharzt für Urologie, Römerfeld 16, D-5070 Bergisch-Gladbach.

Dr. Lechnir, Josef, Facharzt für Urologie, Bürger 12, D-2850 Bremerhaven-M.

Dr. Legner, Christoph, Facharzt für Urologie, Kaiserstraße 7, D-6660 Zweibrücken.

Dr. Lehmann, Hans-Dieter, Facharzt für Urologie u. Chirurgie, Chefarzt d. Urolog. Abt., Neufeldstraße 32, D-5000 Köln-Hohlweide.

Dr. Leistenschneider, Wolfgang, Urolog. Klinik und Poliklinik, Freie Universität Berlin im Klinikum Westend, Spandauer Damm 130, D-1000 Berlin.

Dr. Lent, Volkmar, Facharzt für Urologie, Ostmerheimer Straße 200, Chirurg. Klinik, D-5000 Köln-Merheim.

Dr. med. Lenzner, Leitender Arzt der Urol. Abteilung des St. Elisabeth-Krankenhauses, Königsweg 14, D-2300 Kiel.

Priv.-Doz. Dr. Lichtenauer, Peter, Facharzt für Urologie, Leiter d. Urolog. Abt. d. Medizinischen Akademie, Ratzeburger Allee 160, D-2400 Lübeck.

Dr. Limmer, Heinz, Ostwall 100, Krefeld.

Dr. Linde, Fritz, Facharzt für Chirurgie u. Urologie, Dörfflerstraße 12, D-3550 Marburg (Lahn).

Dr. Lindner, Arnulf, Ev. Krankenhaus, Urol. Abt., D-5800 Hagen 7 (Westf.).

Dr. med. Linke, K. H., Osianderweg 2, D-3220 Alfeld.

Dr. Lingnau, Wieland, Facharzt für Urologie, Nymphenburger Straße 160, D-8000 München 2.

Dr. Litos, Michael, Facharzt für Urologie, Neophyton Deuka 10, Athen/Griechenland.

Dr. Litz, Karl, Facharzt für Chirurgie u. Urologie, Chefarzt des Städt. Krankenhauses, D-7932 Munderkingen.

Priv.-Doz. Dr. Ljubović, Esad, Facharzt für Chirurgie u. Urologie, F. Midzica 17, J-71000 Sarajevo/Jugolslawien.

Prim. Dr. Loebenstein, Heinrich, Facharzt für Urologie, Vorstand der Urolog. Abt. der Krankenanstalt Rudolfstiftung, Boerhavegasse 8, A-1030 Wien.

Dr. Löhe, Edgar, Facharzt für Urologie, Oberarzt der Klinik Golzheim-Düsseldorf, Urolog. Abt., Friedrich-Lau-Straße 11, D-4000 Düsseldorf.

Dr. med. Loening, Stefan, M. D., Assistent-Professor, University of Iowa Hospitals and Clinics, Dpt. of Urology, Iowa City, Iowa 52242.

Prof. Dr. habil. Loeweneck, Max, Facharzt für Chirurgie u. Orthopädie, Asamallee 23, D-8110 Murnau.

Dr. Lohmann, Raimund, Facharzt für Urologie, Hofgründchen 23, D-5450 Neuwied (Rhein).

Dr. Lompa, Helmuth, Facharzt für Urologie u. Chirurgie, Weyprechtstraße 5, D-6100 Darmstadt.

Dr. Lord, Heinz, 109 Bell-Street, Braneville, Ohio (USA).

Dr. Lorenz, Günther, Bismarckstraße 18, D-4060 Viersen.

Dr. Luchesi, Joseph Christian, Facharzt für Urologie u. Chirurgie, Frankfurter Straße 50, D-6350 Bad Nauheim.

Dr. Lukosch, Johanna, Fachärztin für Urologie, Assistenzärztin an der Urolog. Abt. des DRK-Krankenhauses Jungfernheide, Tegeler Weg 28/33, D-1000 Berlin.

Dr. Lupp, Werner, Urolog. Klinik d. Städt. Krankenanstalten, D-7750 Konstanz.

Dr. Lurz, Hans, Facharzt für Urologie, Chefarzt der Urolog. Abt. im Diakonissenkrankenhaus, Speyerstraße 96, D-6800 Mannheim.

Prof. Dr. Lurz, Leonhard, Facharzt für Urologie, Mollstraße 51, D-6800 Mannheim 1.

Prof. Dr. Lutzeyer, Hans Wolfgang, Facharzt für Chirurgie u. Urologie, Vorstand der Abt. Urologie der Med. Fakultät, Goethestraße 27/29, D-5100 Aachen.

Prof. Dr. Lymberopoulos, Stavros, Chefarzt d. Urolog. Abt. Knappschaftskrankenhaus, Dr.-Hans-Böckler-Platz, D-5124 Bardenberg.

Dr. Madersbacher, H., Oberarzt der Urologischen Universitätsklinik, Anichstraße 35, A-620 Innsbruck.

Prof. Dr. Madsen, Paul O., Chief of Urology Service, Veterans Administration Hospital-2500 Overlook Madison, Wisconsin 53705 (USA).

Dr. Makrigiannis, Dimitrios, B. Frideriki 19a, Larissa (Griechenland).

Dr. Maksimović, Petar, Urolog. Univ.-Klinik, Rotterdam (Holland).

Dr. Malatinsky, Ervin, Facharzt für Urologie, Kostlivéki, Bratislava (ČSSR).

Dr. Mankabady, Rheinhöhenweg 9, D-5070 Bergisch-Gladbach.

Prof. Dr. Marberger, Johannes, Facharzt für Urologie, Lehrstuhl für Urologie, Urolog. Abt. Chirurg. Univ.-Klinik, Anichstraße 35, A-6020 Innsbruck.

Dr. Marberger, Michael, Facharzt für Urologie, Urolog. Univ.-Klinik, Langenbeckstraße 1, D-6500 Mainz.

Dr. Marquardt, Hans-Dieter, Facharzt für Urologie u. Chirurgie, Chefarzt der Urolog. Klinik, Lehrbeauftragter an der Univ. Ulm, Prittwitzstraße 43, D-7900 Ulm (Donau).

Dr. Marquardt, Henning, Facharzt für Urologie, Oberarzt der Urolog. Klinik der FU Berlin im Klinikum Westend, Spandauer Damm 130, D-1000 Berlin 19.

Prof. Dr. Mathisen, Willy, Facharzt für Urologie u. Chirurgie, Rikshospitalet, Oslo 1 (Norwegen).

Prof. Dr. Dr. Matouschek, Erich, Facharzt für Urologie u. Chirurgie, Direktor der Urolog. Klinik, Moltkestraße 14, D-7500 Karlsruhe 1.

Dr. Matz, Joachim, Facharzt für Urologie u. Chirurgie, Bermpohlstraße 19a, D-2820 Bremen 70.

Prof. Dr. Mauermayer, Wolfgang, Facharzt für Urologie, Direktor der Urolog. Klinik u. Poliklinik der Techn. Universität, Klinikum rechts der Isar, Ismaninger Straße 22, D-8000 München 80.

Prof. Dr. May, Peter, Facharzt für Urologie, Chefarzt der Urolog. Klinik des Allg. Krankenhaus, D-8600 Bamberg.

Dr. Meinertz, Otto, Facharzt für Chirurgie u. Urologie, Gärtnergasse 11–15, D-6500 Mainz.

Dr. Meixner, Chefarzt d. Urolog. Abt. d. Städt. Krankenanstalten, D-8510 Fürth.

Priv.-Doz. Dr. Melchior, Hans-Jörg, Oberarzt der Abt. Urologie der Med. Fakultät der Rhein.-Westf. Techn. Hochschule, Lütticher Straße 181, D-5100 Aachen.

Dr. Meller, Walter, Altwyk 23, D-5172 Linnich (Kr. Jülich).

Prof. Dr. Mellin, Paul, Direktor der Urolog. Univ.-Klinik, D-4300 Essen.

Dr. Mense, Gerhard, Facharzt für Urologie, Niedergelassener Urologe u. Belegarzt am Kurhessischen Diakonissenhaus, Landgraf-Karl-Straße 10, D-3500 Kassel-Wilhelmshöhe.

Dr. Menzel, Elmar, Facharzt für Urologie, Chefarzt d. Urolog. Abt. am Knappschafts-Krankenhaus, Röntgenstraße 1a, D-4250 Bottrop.

Priv.-Doz. Dr. Meridies, Reinhard, Facharzt für Urologie, Oberarzt an der Urolog. Univ.-Klinik, Moorenstraße, D-4000 Düsseldorf.

Dr. Merk, Claus, Facharzt für Urologie, Nikolaus-Gros-Straße 22, D-4650 Gelsenkirchen.

Dr. Merten, Hanno, Xantener Straße 21, D-4044 Kaarst.

Dr. Meurer, Otto, Facharzt für Urologie, Weißerstraße 126a, D-5038 Rodenkirchen.

Dr. Meuser, Herbert, Facharzt für Urologie, Blutgasse 5, A-Wien I.

Dr. Meyer, Karl, Oskar, Facharzt für Urologie u. Chirurgie, Niedergelassener Urologe, Klinische Tätigkeit, Klinik für Nieren- u. Blasenkrankheiten, Wagnerstraße 6, D-3400 Göttingen.

Dr. Meyer-Delpho, Walter, Facharzt für Urologie, Terrasse 30, D-3500 Kassel.

Dr. Michel, Hubert, Facharzt für Urologie, D-7988 Wangen (Allgäu).

Dr. Michel, Rainer, Facharzt für Urologie, Gaisbühl, D-7988 Wangen.

Dr. Miller, Fritz, Facharzt für Urologie, Neue Straße 3, D-7900 Ulm (Donau).

Dr. Minovi, Fariborz, Universitäts Klinik Teheran, Pahlawi Center, Teheran/Persien

Dr. Mira-Llinares, Antonio, Facharzt für Urologie u. Chirurgie, C/s. Pascual Perez, Alicante (Spanien).

Dr. Mölhoff, Helmut, Facharzt für Urologie, Chefarzt der Urolog. Abt. des Marien-Hospitals, D-4370 Marl.

Dr. Moeller, Jürgen, Assistenzarzt an der Urolog. Klinik der Universität des Saarlandes, D-6650 Homburg a. d. Saar.

Dr. Moissidis, Perikles, Facharzt für Urologie, Vasilers Traklio 2, Serrai (Griechenland).

Dr. Molitor, Walter, Facharzt für Urologie, Chefarzt der Urolog. Abt. des Krankenhauses St. Trudpert, Wolfsbergallee 50, D-7530 Pforzheim.

Dr. Molnar, Stefan, Facharzt für Urologie, Widenmayerstraße 22, D-8000 München 22.

Dr. Moonen, W. A., Kleine Gent 11, Vught (Holland).

Prof. Dr. Moormann, J. G., Facharzt für Urologie, Krankenhaus d. Barmherzigen Brüder, Nordallee, D-5500 Trier.

Dr. Morkos, Nabil, Angerburger Allee 49, D-1000 Berlin 19.

Dr. MÜLLER, KURT, Facharzt für Urologie, König-Karl-Straße 38, D-7000 Stuttgart 50-Bad Cannstatt.

Dr. MÜLLER-BEISSENHIRTZ, PETER, Facharzt für Urologie, Chirurgische Klinik, Salzdahluhmerstraße 90, D-3300 Braunschweig.

Dr. MÜLLER-MARIENBURG, HATTO WILHELM LUDWIG, Facharzt für Urologie (unbekannt verz.).

Dr. MÜSSIGGANG, HARTWIG, Facharzt für Urologie u. Chirurgie, Leiter der Urologie der Poliklinik Univ. München, Pettenkoferstraße 8a, D-8000 München 2.

Dr. MUKHERJEE, KAJAD KUMAR, Facharzt für Chirurgie u. Urologie, Westhellweg 103, D-4600 Dortmund.

Dr. MUND, ERICH, Facharzt, leit. Arzt d. Urolog. Abt. d. Ev. Krankenhauses, Bahnhofstraße 63, D-5810 Witten (Ruhr).

Prof. Dr. NABER KURT, Chefarzt der Urol. Abt. St. Elisabeth-Krankenhaus, Schulgasse 20, D-8440 Straubing.

Dr. NAGEL, HEINZ, Facharzt für Urologie, Chefarzt der Urolg. Abt. Marien-Hospital, Kunibertskloster, D-5000 Köln 1.

Prof. Dr. NAGEL, REINHARD, Facharzt für Urologie, Direktor d. Urolog. Klinik u. Poliklinik, Freie Universität Berlin im Klinikum Westend, Spandauer Damm 130, D-1000 Berlin 19.

Dr. NAGELS, HEINZ, Facharzt für Urologie, Kettwiger Straße 2–10, D-4300 Essen.

NEIDE, ERNST-LEO, Agnesstraße 56a, D-8000 München 40.

Dr. NURI, MEHDI, Facharzt für Urologie, Oberarzt der Urolog. Klinik der Städt. Krankenanstalten, D-6800 Mannheim.

Dr. OBÉ, GERHARD, Facharzt für Urologie, Sulzbachstraße 28, D-6600 Saarbrücken 3.

Dr. OBMANN, Facharzt für Urologie, Köthener Weg 18, D-6800 Mannheim 42.

Prof. Dr. OBRANT, KARL-OLAF, Sahlgrenska Sjukhuset, S-Göteborg (Schweden).

ODERWALD, W. H. J., Uroloog, Rederijklann 32, Mierlo/Niederlande.

Dr. OFFERMANN, HERIBERT, Facharzt für Chirurgie, Chefarzt der Chirurg. Abt. des St.-Willehad-Hospitals, Ansgaristraße 12, D-2940 Wilhelmshaven.

Dr. OHLER, ERNST, Facharzt für Urologie, Roma 82, I-28051 Cannero/Riviera.

Prof. Dr. OLSSON, OLLE, Facharzt für Röntgendiagnostik, Med. Direktor der Univ.-Kliniken Röntgendiagnostiska centralavdelningen, Lasarettet, S-22005 Lund 5.

Prof. Dr. ORESTANO, FAUSTO, Via Pietro D'Asaro 48, Palermo/Italien.

Dr. OSTERHAGE, HANS-RAINER, Assistenzarzt an der Urolog. Klinik der Universität des Saarlandes, D-6650 Homburg a. d. Saar.

Dr. OSWALD, KARL, Facharzt für Urologie, Chefarzt d. Urolog. Abt. des Städt. Krankenhauses St. Elisabeth, D-5440 Mayen (Eifel).

Dr. OTTO, PETER (unbekannt verzogen).

Prof. Dr. PAČES, VÁCLAR, Facharzt für Urologie, Vorstand der Urolog. Klinik des Institutes für die ärztliche Fortbildung in Prag, Nemocnice Bulorka, Praha 8-Libeu (ČSSR).

Dr. PAGEL, WERNER, Im Fischgrund 46, D-1000 Berlin 28.

Dr. PALMLÖV, ANDREAS, Facharzt für Urologie, Chefarzt der Urolog. Klinik, Eriks Sjukhus, Box 12600, S-11282 Stockholm.

Doz. Dr. PAPADIMITRIOU, DEMETRE, Facharzt für Urologie, Klinik „TimiosStavros", Voukourestou-Straße 35b, Athen 136 (Griechenland).

Dr. PAPMEYER, KORD (unbekannt verzogen).

Prim. Dr. PAUER, Leiter d. Urolog. Abt. d. Allg. Krankenhauses/Österreich.

Doz. Dr. PECHERSTORFER, MARTIN, Facharzt für Urologie, Oberarzt der Urolog. Univ.-Klinik, Alserstraße 4, A-1090 Wien.

Dr. PECZAT, ROLF, Facharzt für Urologie, Im Zingel 5, D-3200 Hildesheim.

PFAFFEL, REGINA, Steinacher Straße 5, D-1000 Berlin 62.

Dr. PFEIFFER, HANS, Facharzt für Chirurgie, Uhlandstraße 24, D-7120 Bietigheim (Württ.).

Dr. PILZ, LOTHAR, Facharzt für Urologie, Königswall 6, D-4350 Recklinghausen.

Prof. Dr. PLANZ, KONRAD, Chefarzt d. Urolog. Abt. d. Akadem. Krankenhauses, D-6400 Fulda.

Prof. Dr. POTEMPA, JOACHIM, Facharzt für Urologie, Direktor der Urolog. Klinik der Städt. Krankenanstalten Mannheim, Klinikum d. Universität Heidelberg, D-6800 Mannheim.

Dr. PRÄTORIUS GEORG-MICHAEL, Facharzt für Urologie, Irminfriedstraße, D-8032 Gräfelfing.

Dr. PRAETORIUS, MICHAEL, Facharzt für Urologie u. Chirurgie, Agnes-Bernauer-Straße 71, D-8000 München 21.

Prof. Dr. PUIGVERT GORRO, ANTONIO, 345 Provenza, Barcelona (Spanien).

Prof. Dr. RAABE, SIEGFRIED, Facharzt für Chirurgie u. Urologie (unbekannt verzogen).

Dr. RANGE, ROLF, Facharzt für Urologie, Königstraße 15, D-7200 Tuttlingen.

Dr. RAPP, WALTER, Facharzt für Chirurgie u. Urologie, Oberarzt d. Stadtkrankenhauses, Ernst-Reuther-Straße 70, D-6090 Rüsselsheim.

Dr. RATHERT, PETER, Abt. Urolog. d. Med. Fakultät a. d. Rhein.-Westf. techn. Hochschule, D-5100 Aachen.

Dr. RAVE, BERNHARD, Facharzt für Urologie u. Chirurgie, Chefarzt der Urolog. Abt. des Prosper-Hospitals, Hohenzollernstraße 30, D-4350 Recklinghausen.

Dr. REDECKER, KLAUS-DIETRICH, Facharzt für Urologie u. Chirurgie, Chefarzt der Urolog. Abt. des Krankenhauses, Goethestraße 13, D-7520 Bruchsal.

Dr. REH, NORBERT, Facharzt für Chirurgie u. Urologie, Mühlenstraße 83, D-4070 Rheydt.

Dr. REINICKE, ROLF, Facharzt für Urologie, Astfelder Straße 1, D-3380 Goslar 1.

Dr. REUTER, HANS-JOACHIM, Facharzt für Urologie, Paulinenstraße 10, D-7000 Stuttgart-S.

Dr. REUTER, ULRICH-HEINZ, Facharzt für Urologie u. Chirurgie, Chefarzt d. Urolog. Klinik, Portastraße 7–9, D-4950 Minden (Westf.).

RICHTER, HEINRICH CLAUS, Urologische Klinik und Poliklinik der FU Berlin, Klinikum Westend, Spandauer Damm 130, D-1000 Berlin 19.

Dr. RILLING, JOHANN GEORG, Facharzt für Urologie, Niedere Straße 52, D-7730 Villingen.

Dr. ROBLICK, Facharzt f. Urologie, Ärztl. Leiter d. Urolog. Abt., Vorsitzender d. Krankenhaus-direktoriums, Kreis- u. Stadtkrankenhauses Wunsiedel-Marktredwitz, Postfach 540, D-8590 Marktredwitz.

Prof. Dr. RODECK, G., Direktor der Urolog. Univ.-Klinik, Robert-Koch-Straße 8, D-3550 Marburg (Lahn).

Prof. Dr. RÖHL, LARS, Facharzt für Urologie, Direktor der Urolog. Abt. der Chirurg. Univ.-Klinik, D-6900 Heidelberg.

Dr. ROEMER, LEO, Facharzt für Urologie, Nordstraße, D-4000 Düsseldorf.

Dr. ROHRBACH, KLAUS, Facharzt für Urologie, Zingel 17, D-3200 Hildesheim.

Dr. ROSSNER, ECKHARD, Haferacker 14, D-2104 Hamburg 92.

Dr. ROST, ARMIN, Urolog. Klinik u. Poliklinik im Klinikum Steglitz d. Freien Univ. Berlin, Hindenburgdamm 30, D-1000 Berlin 45.

Prof. Dr. ROTHAUGE, CARL FRIEDRICH, Facharzt für Urologie, Lehrstuhlinhaber u. Leiter der Abt. für Urologie der Justus-Liebig-Universität, Klinikstraße 37, D-6300 Gießen.

Dr. ROXLAU, BERND, Facharzt für Urologie, Hiltropwall 2, D-4600 Dortmund.

Dr. RUDZWESKI, B., Facharzt für Chirurgie, Chefarzt des Städt. Krankenhauses, Neuenstadter Straße 27, D-7107 Neckarsulm.

Priv.-Doz. Dr. VON RÜTTE, BERHARD, Spezialarzt für Chiurgie u. Urologie FMH, Effinger Straße 15, CH-3008 Bern.

Dr. Dr. RUGENDORF, ERWIN WALTER, Facharzt für Urologie, Ludwigsplatz 11, D-6300 Gießen 1.

Dr. RUILE, KURT, Facharzt für Urologie, Oberarzt der Urolog. Abt. der Chirurg. Univ.-Klinik, Klinikstraße 37, D-6300 Gießen.

Prof. Dr. RUMMELHARDT, SEPP, Facharzt für Urologie, Urolog. Univ.-Klinik Wien, Alster-straße 4, A-1130 Wien.

Prof. Dr. RUTISHAUSER, GEORG, Facharzt für Urologie u. Chirurgie, Leiter der Urolog. Klinik der Chirurg. Abt. der Universität Basel im Bürgerspital, Spitalstraße 21, CH-4000 Basel.

Dr. SACHSE, DETLEF, An der Farrwiese, D-6650 Homburg.

Prof. Dr. SACHSE, HANS, Facharzt für Urologie, Chefarzt der Urolog. Klinik der Kranken-anstalten, Flurstraße 17, D-8500 Nürnberg.

Dr. SADEGHI, ESMAIL, Passage Hafezadeh, Sari (Iran).

Dr. SALIM, SEMIR, Urologische Klinik und Poliklinik der FU Berlin, Klinikum Westend, Span-dauer Damm 130, D-1000 Berlin 19.

Dr. SALLINEN, AUNE ELINA, Runebergink 46 B, Helsinki (Finnland).

Dr. VON SCANZONI, CURT, Facharzt für Urologie, Jasperallee 19, D-3300 Braunschweig.

Dr. SCULTÉTY, SÁNDOR, Facharzt für Urologie u. Chirurgie, Chefarzt der Urolog .Abt. des Stadt-krankenhauses, Postfach 455, Szeged (Ungarn).

Dr. SEDLACZEK, ERIK, Facharzt für Urologie, Chirurgie u. Lungenfacharzt, Theatinerstraße 38, D-8000 München 2.

Dr. SEIDL, PETER, Facharzt für Urologie, Turfweg 4, D-8400 Regensburg.

Dr. SEIFERTH, JÜRGEN, Oberarzt der Urolog. Abt. der Chirurg. Univ.-Klinik, Josef-Stelzmann-Straße 9, D-5000 Köln 41-Lindenthal.

Dr. SEMMELROCH, HERMANN, Facharzt für Chirurgie, Chefarzt der Chirurg. Abt. u. Direktor des Stadtkrankenhauses, D-8458 Sulzbach-Rosenberg.

Dr. Sichert, Wolfram, Wilhelmstraße 29, D-5100 Aachen.

Dr. Sickinger, Kurt, Harvestehuderstraße 69, D-2000 Hamburg 13.

Prof. Dr. Sigel, Alfred, Facharzt für Chirurgie u. Urologie, Vorstand d. Urolog. Klinik d. Universität Erlangen-Nürnberg, Niendorfstraße 15, D-8520 Erlangen.

Dr. Simmet, Johann, Facharzt für Urologie, Odilienplatz 1, D-6638 Dillingen.

Simon, Jürgen, Urologische Klinik und Poliklinik der FU Berlin, Klinikum Westend, Spandauer Damm 130, D-1000 Berlin 19.

Prof. Dr. Singer, Heinz, Chefarzt d. Kinderchirurg. Abt. d. Städt. Krankenhauses Schwabing, Kölner Platz 1, D-8000 München 40.

Dr. Smoler, Hans, Facharzt für Urologie, Niedergelassener Urologe u. Belegarzt am Städt. Krankenhaus Isny, Wassertorstraße 51, D-7972 Isny.

Dr. Socha, Paul, Facharzt für Chirurgie u. Urologie, Königswiese 19, D-4650 Gelsenkirchen-Buer.

Dr. Soder, Erich, Facharzt für Chirurgie u. Urologie, Chefarzt der Chirurg. Abt. des Städt. Krankenhauses, D-6740 Landau (Pfalz).

Prof. Dr. Sökeland, Jürgen, Facharzt f. Urologie, Direktor der Urolog. Klinik, Westfalendamm 403–407, D-4600 Dortmund.

Prof. Dr. Sommerkamp, H., Leiter der Urolog. Abt. der Chirug. Univ.-Klinik, D-7800 Freiburg i. Br.

Dr. Sparwasser, Herbert, Facharzt für Urologie u. Chirurgie, Chefarzt der Urolog. Abt. der Städt. Krankenanstalten Kemperhof-Koblenz, Kurfürstenstraße 10, D-5400 Koblenz.

Dr. Speckmann, Friedrich, Facharzt für Urologie, Direktor i. R. der Urolog. Klinik der Städt. Krankenanstalten, Hermann-Löns-Straße 25, D-4600 Dortmund.

Priv.-Doz. Dr. Schabert, Peter, Facharzt für Urologie, Chefarzt des Elisabeth-Krankenhauses, Hubertusstraße 100, D-4070 Rheydt.

Dr. Schendzielorz, Fritz, Facharzt für Chirurgie u. Urologie, Leitender Arzt der Urolog. Abt. des St.-Josefs-Krankenhauses, Kardinal-Krementz-Straße 1–5, D-5400 Koblenz.

Dr. Schiller, Manfred, Facharzt für Urologie u. Chirurgie, Promenadeplatz 10, D-8000 München 2.

Dr. Schimatzek, Anton, Univ. Facharzt für Urologie, Oberarzt d. Urolog. Poliklinik der Stadt Wien, Reischachstraße 3/7, A-1090 Wien.

Dr. Schindler, Eckehard, Assistenzart der Urolog. Univ.-Klinik, D-6650 Homburg (Saar).

Dr. Schindler, Ernst, Facharzt für Urologie u. Chirurgie, Med.-Direktor, Chefarzt der Versorgungskuranstalt (Land Hessen) u. des Sanatoriums Bellevue, Langemarckstraße 9, D-3590 Bad Wildungen.

Prof. Dr. Schmandt, Werner, Urolog. Abt. d. Chirurg. Univ.-Klinik Münster, Jungeblodtplatz 1, D-4400 Münster.

Dr. Schmidt, Facharzt f. Urolog. Krankenhaus Maria Hilf, D-5483 Bad Neuenahr-Ahrweiler.

Dr. Schmidt, Albrecht C., Chefarzt der Urologischen Abteilung, Diakoniekrankenhaus Schwäbisch Hall, D-7170 Schwäbisch Hall.

Dr. Schmidt, Joachim, Facharzt für Chirurgie u. Urologie, Oberarzt der Urolog. Klinik Stadtkrankenhaus, Ob den Reben 3, D-7700 Singen.

Dr. Schmidt, Karl-Heinz, Leiter d. Urolog. Abt. am Kreiskrankenhaus Diepholz, Hindenburgstraße 17, D-2840 Diepholz (Niedersachsen).

Dr. Schmidt, Oberarzt d. Chirurgie Univ.-Klinik Abt. u. Lehrstuhl f. Urolog. Erlangen.

Dr. Schmidt, Peter, Untermarkt 13, D-6460 Gelnhausen.

Prof. Dr. Schmidt-Mende, Manfred, Facharzt für Urologie u. Chirurgie, Reiberstraße 9, D-3200 Hildesheim.

Prof. Dr. Schmiedt, Egbert, Facharzt für Chirurgie u. Urologie, Direktor der Urolog. Klinik u. Poliklinik der Universität München im Städt. Krankenhaus, Thalkirchner Straße 40, D-8000 München 2.

Prof. Dr. Schmitz, Werner, Chefarzt der Urolog. Abt. d. Dr.-Bodo-Thyssen-Klinik, D-8210 Prien a. Chiemsee.

Dr. med. Schmutte, E., Facharzt für Urologie, Gutzkowstraße 9, D-6000 Frankfurt/M.

Dr. Schöngart, Klaus, Facharzt für Chirurgie u. Urologie, Chefarzt der Urolog. Abt. des Kreiskrankenhauses Burgdorf, Fuhrbergerstraße, D-3006 Großburgwedel.

Dr. Schreiner, Hellmuth, Facharzt für Urologie u. Chirurgie, Bahnhofsplatz 6, D-6930 Eberbach.

Dr. Schreiter, F., Urologische Abteilung des Allg. Krankenhauses Hamburg-Harburg, Eißendorfer Pferdeweg 52, D-2100 Hamburg 90.

Priv.-Doz. Dr. SCHRÖDER, FRITZ HEINRICH, Facharzt für Urologie, Oberarzt der Urolog. Abt. der Chirurg. Univ.-Klinik, D-8700 Würzburg.

Dr. SCHROETER, HEINZ, Facharzt für Urologie, Nowackanlage 15/17, D-7500 Karlsruhe 1.

Dr. SCHÜLER, H., Abt. Urolog. Chirurg. Univ.-Klinik, Heidelberg.

Dr. SCHÜTZE, RICHARD, Facharzt für Urologie, Neckarstraße 36, D-7000 Stuttgart 1.

Prof. Dr. SCHULTHEIS, THEODOR, Facharzt für Urologie, Brunnenallee 52, D-3590 Bad Wildungen.

Dr. SCHULTZE-SEEMANN, FRITZ, Facharzt für Urologie u. Chirurgie, Alt Moabit 62, D-1000 Berlin 21.

Dr. SCHULZE, WALTER, Facharzt für Urologie, Marktstraße 26–28, D-3040 Soltau.

Dr. SCHUSTER, DETLEV, Facharzt für Urologie u. Chirurgie, Oberarzt d. Urolog. Abt. d. Stadtkrankenhauses Hof, D-8670 Hof.

Dr. med. SCHWANDER, GOTTFRIED, Facharzt für Urologie, Falkstr. 35, D-6000 Frankfurt/Main.

Dr. SCHWARTZ, LOTHAR, Facharzt für Urologie, Chefarzt der Urolog. Abt., Krankenhaus, D-5940 Lennestadt-Altenhundem.

Dr. med. STAEHLER, G., Oberarzt der Urologischen Klinik der Universität im Städt. Krankenhaus Thalkirchner Straße, Thalkirchner Str. 48, D-8000 München 2.

Dr. STÄHLER, HARTMUT, Facharzt für Urologie u. Chirurgie, Chefarzt der Urolog. Klinik der Städt. Krankenanstalten, Krankenhausstraße 1, D-8900 Augsburg.

Prof. Dr. STAEHLER, WERNER, Facharzt für Urologie u. Chirurgie, Sommerhalde 23, D-7400 Tübingen 6.

Dr. STAGGE, FRITZ, Facharzt für Urologie u. Chirurgie, Möserstraße 38, D-4500 Osnabrück.

Dr. STAMMEL, ULRICH, Facharzt für Urologie, Kaiserring 23, D-4230 Wesel.

Dr. STANGEL, Facharzt für Urologie, Alte Freiheit 3, D-5600 Wuppertal 1.

Dr. STEFFENS, LUDWIG, Facharzt für Urologie, Chefarzt der Urolog. Abt. des St.-Antonius-Krankenhauses, D-5180 Eschweiler.

Dr. STEFFENS-KREBS, DIETER, Facharzt für Urologie u. Chirurgie, Chefarzt des Stadtkrankenhauses, D-3590 Bad Wildungen.

Dr. STIEHLER, GÜNTER, Facharzt für Urologie, Warendorfer Straße 97, D-4400 Münster (Westf.),

Prof. Dr. STOCKAMP, KARL, Direktor der Urolog. Klinik der Städt. Krankenanstalten, D-6700 Ludwigshafen.

Dr. STOLL, HANS G., Facharzt für Chirurgie u. Urologie, Direktor der Urolog. Klinik, Kliniken der Freien Hansestadt Bremen, Zentralkrankenhaus, St.-Jürgen-Straße, D-2800 Bremen.

Prof. Dr. STRAUBE, WINFRIED, Oberarzt d. Urolog. Univ.-Klinik, Karlstraße 10, D-6650 Homburg (Saar).

Dr. STRAUSS, WOLFGANG, Facharzt für Urologie u. Chirurgie, Leitender Arzt des St.-Georg-Ritter-Ordens-Krankenhauses, Ernst-Putz-Straße 4, D-8788 Bad Brückenau 2.

Prof. Dr. STROHMENGER, PAUL, Facharzt für Urologie, Chefarzt der Urolog. Klinik, Städt. Kliniken Osnabrück, Caprivistraße 1, D-4500 Osnabrück.

Dr. STROTHOTTE, ERICH, Facharzt für Urologie u. Chirurgie, Kleine Flurstraße 9, D-5600 Wuppertal-Barmen.

Dr. STUDEMUND, HARTWIG, Facharzt für Urologie, Lornsenstraße 9, D-2300 Kiel.

Dr. TANEV, TANU STEFANOFF, Facharzt für Urologie (unbekannt verzogen).

Prof. Dr. TAUPITZ, ARTUR, Facharzt für Urologie, Chefarzt der Urolog. Klinik des Städt. Krankenhauses, D-6750 Kaiserslautern.

Priv.-Doz. Dr. TERHORST, BODO, Chefarzt d. Urolog. Abt. Caritaskrankenhaus, Uhlandstraße 7, D-6990 Bad Mergentheim.

Prof. Dr. THELEN, ANTON, Facharzt für Chirurgie u. Urologie, Leitender Arzt der Chirurg. u. Urolog. Abt. im Lorettokrankenhaus, Mercystraße 6–14, D-7800 Freiburg i. Br.

Dr. THELEN, PAUL, Facharzt für Urologie, Im Klapperhof 52, D-5000 Köln 1.

Dr. habil. THEODORESCU, ALEXANDRU, Oberarzt f. Urologie, Spitalul Slatina, Indetal Olt.

Dr. THIEL, KARL HEINZ, Facharzt für Chirurgie u. Urologie, Chefarzt der Urolog. Klinik, Städt. Krankenanstalten, Jägerhausstraße 26, D-7100 Heilbronn.

Dr. THIELE, RUDOLF, Facharzt für Urologie, Reichsstraße 22, D-8850 Donauwörth.

Dr. TIMMERMANN, OSCAR, Facharzt für Urologie, Arminstraße 24, D-4650 Gelsenkirchen.

Dr. TRAMOYERES, CASES, ALFREDO, Facharzt für Urologie, Chef der Urolog. Abt. Ciudad Sanitaria La Fe, Valencia (Spanien), Avda. Alferez Provisional, s/n.

Dr. TREVISINI, ATTILIO, Primario Urologo, Via Coroneo 6, I-34100 Trieste (Italien).

Prof. Dr. TRUSS, FRIEDRICH, Facharzt für Urologie, Abteilungsvorsteher der Urolog. Abt. der Univ.-Kliniken, Goßlerstraße 10, D-3400 Göttingen.

Dr. Tschervenakov, Anton, Facharzt für Chirurgie u. Urologie, Vorstand des Lehrstuhls für Urologie am Institut für ärztliche Fortbildung, Belo More 8, Sofia (Bulgarien).

Priv.-Doz. Dr. Tscholl, R., Oberarzt der Urologischen Universitätsklinik, Inselspital, CH-3010 Bern.

Prof. Dr. Uhlir, Karel, Direktor der Urolog. Univ.-Klinik, Pekařská, Brno (ČSSR).

Dr. Ulrich, Heinz Jürgen, Facharzt für Urologie (unbekannt verzogen).

Dr. Ultzmann, Harald, Facharzt für Urologie, Alserstraße 27, A-1040 Wien.

Dr. Unger, Joachim, Facharzt für Urologie und Chirurgie, Leitender Arzt d. Urolog. Abt. am Städt. Krankenhaus, D-8830 Treuchtlingen.

Dr. Unger, Victor, Facharzt für Urologie u. Chirurgie, Viktoriastraße 2, D-6600 Saarbrücken.

Prof. Dr. Vahlensieck, Winfried, Facharzt für Urologie, Direktor der Urolog. Univ.-Klinik, D-5300 Bonn-Venusberg.

Dr. Vardakis, Georg, Wendenhof 5, D-4700 Hamm 5.

Dr. Voegele, Ulrich, Humboldtstraße 34, D-4950 Minden.

Priv.-Doz. Dr. Völter, Dieter, Oberarzt, Lehrstuhl für Urologie, Universität Tübingen, Calwer Straße 7, D-7400 Tübingen.

Dr. Vogt, Wolfgang-Erich, Urologische Klinik und Poliklinik der FU Berlin, Klinikum Westend, Spandauer Damm 130, D-1000 Berlin 19.

Dr. Voigt, Konrad, Facharzt für Urologie, Alt Moabit 86 b, D-1000 Berlin 21.

Doz. Dr. Vouros, Demetrios, Facharzt für Urologie, Oberarzt der Urolog. Univ.-Klinik, Stellv. des Urolog. Lehrstuhls, Universität, Urolog. Klinik, Thessaloniki (Griechenland).

Dr. Wagener, Carl, Facharzt für Urologie, Hufelandstraße 1 a, D-3590 Bad Wildungen.

Dr. Wagener, Klaus, Facharzt für Urologie, Chefarzt im Sanatorium Hartenstein, D-3590 Bad Wildungen-Reinhardshausen.

Dr. Wagenknecht, Lothar-Viktor, Wiss. Assistent der Urolog. Univ.-Klinik, Martinistraße 52, D-2000 Hamburg.

Dr. Waldhubel, Ernst, Facharzt für Urologie u. Chirurgie, Roentgenstraße 37, D-6550 Bad Kreuznach.

Prof. Dr. Wand, Heribert, Facharzt für Urologie u. Chirurgie, Oberarzt der Chirurg. Univ.-Klinik, Leiter der Urolog. Arbeitsgruppe, Hospitalstraße 40, D-2300 Kiel.

Dr. Wandschneider, Gerhard, Primarius, Vorstand d. Urolog. Abt. d. Landeskrankenhauses Graz, Petersbergenstraße 61, A-8042 Graz.

Dr. Wasmuth, Klaus, Facharzt für Urologie u. Chirurgie, Medizinaldirektor, Chefarzt der Urolog. Abt. des Krankenhauses, D-8832 Weißenburg.

Prof. Dr. Weber, Wolfgang, Theodor-Stern-Kai 7, D-6000 Frankfurt (Main) Süd, Leiter der Abt. f. Urologie im Zentrum d. Chirurgie Joh.-Goethe-Universität.

Dr. Wehner, Walter, Facharzt für Urologie, Chefarzt der Urolog. Klinik, Hohenzollernstraße 7–9, D-7000 Stuttgart-S.

Dr. Weigele, Günter Norbert, Facharzt für Urologie, Marktplatz 1, D-7410 Reutlingen.

Dr. Wellstein, Hans, Facharzt für Urologie, Holzstraße 21, D-7000 Stuttgart 1.

Dr. Wenderoth, Heinz, Facharzt für Urologie u. Chirurgie, Chefarzt der Urolog. Klinik d. Allg. Krankenhauses, Buscheystraße 15 a, D-5800 Hagen.

Dr. Werner, Horst, Facharzt für Urologie u. Chirurgie, Chefarzt der Urolog. Abt. des St.-Elisabeth-Krankenhauses, Werthmannstraße 1, D-5000 Köln-Hohenlind.

Dr. Wicher, Willibald, Facharzt für Urologie, Schützenstraße 2, D-8000 München 2.

Dr. Widen, Torsten, Allmänna Sjukhuset, S-Malmö (Schweden).

Dr. Wiebe, Walter, Facharzt für Urologie, Hegelstraße 64, D-2940 Wilhelmshaven.

Dr. Wienhöwer, Reiner, Facharzt für Urologie, Oberarzt d. Klinik Golzheim, Urolog. Abt., Friedrich-Lau-Straße 11, D-4000 Düsseldorf.

Dr. Wigger, Curt, Facharzt für Urologie, Gartenstraße 14, D-4930 Detmold.

Dr. Wilbert, Heinz, Facharzt für Urologie u. Chirurgie, Siegfriedstraße 31, D-6520 Worms (Rhein).

Prof. Dr. Wille-Baumkauff, Horst, Facharzt für Urologie, Moltkestraße 1, D-3300 Braunschweig.

Dr. Winkelmann, Claus, Facharzt für Urologie u. Chirurgie, Leitender Arzt d. Urolog. Abt. am DRK-Krankenhaus, 7570 Baden-Baden.

Dr. Winkler, Peter, Facharzt für Urologie, Lahnstraße 9, D-5038 Rodenkirchen.

Dr. Winz, Richard, Facharzt für Urologie, Chefarzt der Urolog. Abt. am Krankenhaus der Missionsschwestern, Hammerstraße, D-4403 Hiltrup.

Dr. WITZEL, REINHOLD, Facharzt für Urologie, Chefarzt der Urolog. Abt., St.-Markus-Stift, Lennéstraße 9a, D-5300 Bonn.

Dr. WÖLLER, ALBRECHT, Schloßstraße 24, D-4330 Mülheim/Ruhr.

Dr. WOELK, EBERHARD, Facharzt für Urologie, Leitender Arzt der Urolog. Abt. St.-Vinzenz-Hospital, D-4100 Duisburg-Mitte.

Dr. WOHLRABE, KURT, Facharzt für Urologie, Altendorfer Straße 288, D-4300 Essen.

Dr. WOLTERHOFF, HERMANN, Facharzt für Urologie, Poststraße 14, D-4010 Hilden.

Dr. WOSSIDLO, DIETHER, Facharzt für Urologie, Markt 5, D-1000 Berlin 20.

Dr. WRICKE, GERHARD, Facharzt für Urologie u. Chirurgie, Bonifatiusplatz 7, D-6500 Mainz.

Prof. Dr. WULFF, HANS DIEDERICH, Facharzt für Urologie, Chefarzt d. Urolog. Klinik, Schwarzenmoorstraße 70, D-4900 Herford.

Dr. WURDAS, HERMIN, Facharzt für Urologie, Theodor-Heuss-Platz 1–3, D-4040 Neuß.

Dr. ZEISS, PETER, Facharzt für Urologie, Leitender Chefarzt der Urolog. Klinik des Sanatoriums Reinhardquelle, Dr.-Born-Straße 7, D-3590 Bad Wildungen.

Univ.-Doz. Dr. ZEMAN, EMIL, Facharzt für Urologie, Oberarzt im Sanatorium „Westfälischer Hof", Masurenallee 2, D-3590 Bad Wildungen.

Prof. Dr. ZIEGLER, MANFRED, Direktor der Urologischen Univ.-Klinik, D-6650 Homburg/Saar.

Dr. ZIEGLER, WILHELM, Facharzt für Urologie, Schillerstraße 10, D-7600 Offenburg (Baden).

Dr. Dr. ZIKIO, Beneckestraße 11, D-4930 Detmold.

Prof. Dr. ZINGG, ERNST, Facharzt für Chirurgie u. Urologie, Direktor der Urolog. Univ.-Klinik, CH-3010 Bern (Schweiz).

Dr. ZOEDLER, DIETMAR, Facharzt für Urologie, Chefarzt der Urolog. Abt. der Klinik Golzheim, Friedrich-Lau-Straße 11, D-4000 Düsseldorf.

Prof. Dr. ZORN, DIETRICH, Facharzt für Urologie, Aussiger Wende 17, D-3000 Hannover-Kirchrade.

Dr. ZURBORG, CLEMENS, Facharzt für Urologie, Chefarzt der Urolog. Abt. des Krankenhauses Maria-Hilf, D-4150 Krefeld.